Bibliografische Information der Deutschen Nationalbibliothek
Die Deutsche Nationalbibliothek verzeichnet diese Publikation in der Deutschen Nationalbibliografie; detaillierte bibliografische Daten sind im Internet über http://dnb.d-nb.de abrufbar.

Wallstein Verlag GmbH
Geiststraße 11, 37073 Göttingen
info@wallstein-verlag.de
www.wallstein-verlag.de
Vom Verlag gesetzt aus der Adobe Garamond und der Frutiger
Umschlaggestaltung: Susanne Gerhards, Düsseldorf
Umschlagbild: Mutter und Säugling im DRK-Bereitschaftslazarett Lodz, 1. Dezember 1939, in: DRK Bildarchiv, Berlin, NS 2858drk
Lithografie: Wallstein Verlag
Druck und Verarbeitung: Esser bookSolutions GmbH
ISBN 978-3-8353-5503-3

Wiebke Lisner

Hebammen im Wartheland

Geburtshilfe zwischen Privatheit und Rassenpolitik 1939–1945

WALLSTEIN VERLAG

Wiebke Lisner
Hebammen im Wartheland

Das Private im Nationalsozialismus

Herausgegeben von Johannes Hürter und Andreas Wirsching,
im Auftrag des Instituts für Zeitgeschichte München – Berlin

Band 6

Leibniz Institute
for Contemporary History

Institut für
Zeitgeschichte
München – Berlin

INHALT

EDITORIAL

»Nein, in Deutschland gibt es keine Privatsache mehr!« Diese Formulierung von Robert Ley, dem Leiter der Deutschen Arbeitsfront, spiegelt den unbegrenzten Machtanspruch der nationalsozialistischen Diktatur wider. Doch entsprach sie der sozialen Realität zwischen 1933 und 1945? Inwieweit wurden die Grenzen des Privaten tatsächlich eingerissen? Das NS-Regime ging mit den tradierten, im Kern bürgerlich-liberalen Vorstellungen von Privatheit erstaunlich flexibel um. Je nach ideologischer Kategorisierung und politischem Kalkül wurden private Bereiche in Frage gestellt, eingeschränkt und zerstört, aber durchaus auch gewährt, begünstigt und propagiert. Die privaten Wünsche und Sehnsüchte der Deutschen konnten mit der nationalsozialistischen Herrschaft in Konflikt geraten, sich mit ihr arrangieren oder sich sogar zu gegenseitigem Vorteil eng mit ihr verbinden. Privatheit verschwand nicht, musste jedoch den Bedingungen der Diktatur angepasst werden.

Die soziale Praxis des Aufeinandertreffens von »privat« und »öffentlich« war für die Geschichte des Nationalsozialismus von fundamentaler Bedeutung, blieb aber bisher weitgehend unerforscht. Hier setzt das von uns geleitete Forschungsprojekt des Instituts für Zeitgeschichte München–Berlin an, das der Frage nachgeht, wie sich das Verhältnis zwischen privaten Lebensentwürfen und öffentlichen Gewaltansprüchen gestaltete. Das Projekt wurde von Juli 2013 bis Juni 2017 von der Leibniz-Gemeinschaft gefördert und stand in enger Kooperation mit der University of Nottingham (Prof. Dr. Elizabeth Harvey) und dem Deutschen Historischen Institut in Warschau. Es zielt darauf, mit dem Privaten ein zentrales Thema der nationalsozialistischen Gesellschaftsgeschichte konzeptionell und analytisch neu zu erschließen. Das Projekt dient darüber hinaus der Internationalisierung der NS-Forschung, indem es deutsche, angelsächsische und polnische Zeithistoriker/innen in der Diskussion eines innovativen Forschungsvorhabens zusammenführt.

Unser Projekt, dessen wichtigste Erträge in der vorliegenden Reihe publiziert werden, kommt im Wesentlichen zu drei Ergebnissen. Erstens bestätigt sich, dass Privatheit im »Dritten Reich« immer prekär war, etwas, das stets angefochten werden konnte und immer wieder neu ausgehandelt werden musste. Das galt besonders für politisch oder rassisch Verfolgte und für die Bevölkerung der besetzten Gebiete; das galt aber auch für die »arische« Mehrheitsgesellschaft. Niemand konnte sich sicher sein, ob, wann und inwieweit etwa die Reaktion auf nonkonformes Verhalten, eine rassenideologisch geprägte Gerichtsverhandlung oder eine Denunziation das zunichtemachten, was zuvor als Privatheit zugestanden worden war.

Zweitens wird ein »normales privates Leben« als ein Versprechen identifiziert, mit dem das Regime seine Herrschaft legitimieren, Massenanhang gewinnen und sich von den wirtschaftlichen Krisen, politischen Konflikten und als negativ empfundenen soziokulturellen Liberalisierungen der Weimarer Republik abheben wollte. Die Gewährung »privaten Glücks« wurde als Ressource zur Stärkung der »Volksgemeinschaft« eingesetzt. Die Verheißung und Förderung von privaten Interessen, Familienleben und Konsum bildeten keinen Gegensatz, sondern einen komplementären Ausgleich zur nationalsozialistischen Politik des »Gemeinnutzes« und der Massenmobilisierung.

Drittens fügten viele »Volksgenossen« von sich aus ihre eigenen privaten Entwürfe, Wünsche und Lebensweisen in das politische System des Nationalsozialismus ein und stützten es dadurch. Vor die Entscheidung gestellt, sich zum Nationalsozialismus zu verhalten und auch ihr privates Selbst »für oder gegen« ihn zu positionieren, nutzten sie, ob aus Überzeugung oder aus Opportunismus, aktiv die Möglichkeiten, ihre persönlichen Interessen innerhalb des von den Machthabern gesetzten Rahmens zu verfolgen – häufig zulasten der Opfer des NS-Regimes. Auch hier zeigte sich die Politisierung des Privaten.

In unserem Projekt entsteht ein breites Panorama, was Privatheit in der NS-Diktatur bedeutete. Ob den »Volksgenossen« vor Gericht oder den Wehrmachtsoldaten und ihren Angehörigen im Heimaturlaub eine Privatsphäre zugestanden wurde oder nicht, ob ein regimekonformes Ehepaar sein Familienleben und die Erziehung der Kinder den nationalsozialistischen Vorstellungen anpasste, ob jüdische Ghettobewohner in Polen sich mit bestimmten Praktiken einen Rest an Privatheit bewahrten: Das Private im Nationalsozialismus erwies sich durchgehend als vielschichtiger Erfahrungs- und Handlungsraum, in dem Privatheit sowohl eine systemstabilisierende Ressource als auch eine individuelle Strategie war. In diesem Raum vermengten sich die Interessen von Regime und Individuen viel häufiger und ließen sich viel besser vereinbaren, als das die Forschung zuvor angenommen hatte.

Die Ausgangshypothese des Projekts war, dass Privatheit im NS-Staat keineswegs nur dichotomisch vom Gegensatz einer privaten Sphäre, die verteidigt werden musste, und einer öffentlichen Ordnung, die das Private kontrollieren und gewaltsam verändern wollte, geprägt worden sei. Vielmehr wurden eine Verflüssigung der Grenzen sowie ein unterschiedlich ausdifferenziertes Wechselspiel staatlicher Konzessionen und Repressionen mit persönlichen Anpassungen und Aneignungen vermutet. Diese Vorannahme wird durch die Projektergebnisse bestätigt. Das dadurch geschaffene neue Verständnis für die Komplexität des Privaten in der NS-Diktatur belegt seine hohe Relevanz für die Geschichte des Nationalsozialismus und den heuristischen Wert des Privatheitbegriffs als Analysekategorie. Hieran werden, so hoffen wir, künftige Forschungen mit Erkenntnisgewinn anknüpfen können.

Johannes Hürter
Andreas Wirsching

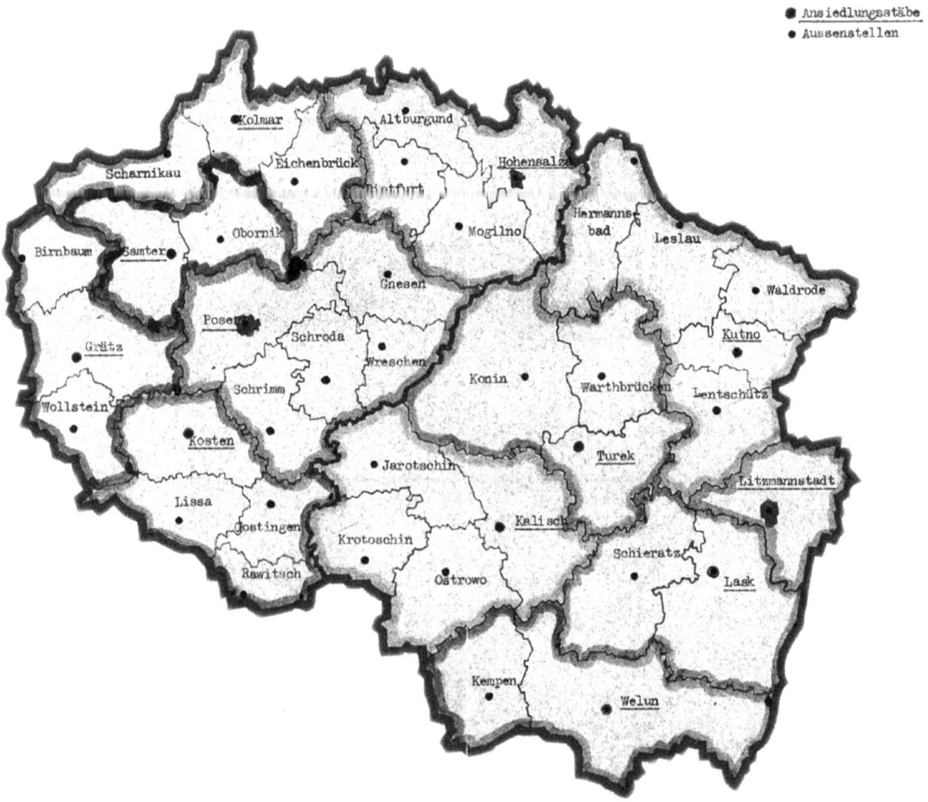

Abb. 1: Karte Reichsgau Wartheland

I. EINLEITUNG

Das Foto auf der Titelseite »Mutter und Säugling im DRK-Bereitschaftslazarett Lodz«[1] zeigt eine Schwester oder Hebamme,[2] die lächelnd einer Mutter ihren Säugling in die Arme legt. Sie steht leicht vorgebeugt, den beiden zugewandt. Ihr Blick ist freundlich auf das in ein weißes Tuch gewickelte Baby gerichtet. Ihre Körperhaltung ebenso wie ihre Uniform schaffen eine professionelle Distanz und inszenieren die Schwester/Hebamme als sorgend Handelnde, die Mutter und das Kind als Hilfsempfänger. Die Mutter, womöglich eine Wöchnerin, sitzt im Bett, ihr Blick ruht auf dem Kind. Die beiden Frauen sind völlig auf den Säugling konzentriert. Die Bildinszenierung drückt Innigkeit, Fürsorglichkeit, Frieden und Ruhe aus und zeichnet ein Bild vermeintlich privater Interaktion zwischen Schwester/Hebamme, Mutter und Kind.[3]

Das Bett der Frau, ein Feldbett, steht direkt an der Außenwand einer Baracke. Die obere Hälfte der Wand ist verglast. Die Scheiben sind beschlagen, draußen ist es offenbar kalt, das Kondenswasser rinnt hinter der Mutter an der Wand herab. Ein Thermometer an der Außenwand kontrolliert die Innentemperatur. Die im Bild angedeutete unwirtliche Außenwelt kann nicht zu Mutter und Kind vordringen.

Der erschöpfte Gesichtsausdruck der Mutter verrät, dass sie Anstrengungen hinter sich hat, vermutlich nicht nur die der Geburt, sondern auch die Strapazen eines Umzugs. Der Bildbeschreibung ist zu entnehmen, dass das Foto am 1. Dezember 1939 während der Umsiedlung der Wolhyniendeutschen aufgenommen wurde.[4] Die Frau könnte demnach aus Wolhynien oder Galizien in Ostpolen stammen; jedenfalls war sie eine der rund eine Million Volksdeutschen, die die Nationalsozialisten während des Zweiten Weltkrieges aus Südost- und Osteuropa ins Herrschaftsgebiet des Deutschen Reiches umsiedelten.[5] Das Abzeichen am Ärmel der Schwester/Hebamme kennzeichnete

1 Originalbildunterschrift, in: DRK Bildarchiv, Berlin, NS 2858drk.

2 Dafür, dass die Abgebildete eine DRK-Schwester war, spricht ihre Uniform. Hebammen durften seit 1939 nicht Mitglied in Schwesternverbänden sein und trugen i. d. R. keine Schwesternuniformen. Dafür, dass sie eine Hebamme war, spricht ihre Tätigkeit. Im Rahmen der Umsiedlungen arbeiteten Hebammen unter Regie des DRK und betreuten Schwangere und Mütter. Möglicherweise trugen sie dabei auch die DRK-Uniformen. Auskunft über die Berufszugehörigkeit könnte die Brosche vorne an der Bluse geben, die die Hebammenberufsorganisation an alle Mitglieder ausgab. Die Aufschrift ist jedoch nicht zu erkennen. Vgl. Kapitel III.

3 Visual History versteht Bilder nicht nur als Abbildungen oder Medien, sondern verweist darauf, dass sie auch Realitäten erzeugen. Dies Bild konstruierte und transportierte als NS-Propagandabild eine bestimmte Wirklichkeit im Kontext der Umsiedlung. Vgl. Paul, Visual History.

4 Bildbeschreibung, in: DRK Bildarchiv, Berlin, NS 2858drk.

5 Vgl. z. B. Fiebrandt, Auslese für die Siedlergesellschaft. Den Begriff »volksdeutsch« prägten die Nationalsozialisten 1938 als Bezeichnung für alle Deutschen, die außerhalb des Reichsgebietes lebten und keine deutsche Staatsangehörigkeit besaßen. »Volksdeutsch(er)« ist ein ideologisch aufgeladener Begriff. In den Quellen wird die Bezeichnung »volksdeutsch« vielfach auf Angehörige der deutschen Minderheit in Polen bezogen, um sie sprachlich von z. B. balten- oder

sie als dem Verband »Märkisches Land des Deutschen Roten Kreuzes (DRK)« zugehörig. Sie stammte also – anders als die von ihr versorgte Mutter – aus dem Gebiet des »Altreichs« (Deutschland in den Grenzen von 1937). Eingebunden waren die reichsdeutschen Hebammen bei ihrem Einsatz für die »Umsiedlungsaktion« in einen groß angelegten Apparat. Ihm gehörten auch Teile des DRK an.[6] Das Foto vermittelt Tatkraft und Organisationsfähigkeit der reichsdeutschen Stellen: Trotz des Krieges und der widrigen Umstände strahlen Mutter, Schwester/Hebamme und Säugling hygienisch rein in Weiß. Das Bild suggeriert: Gesundheitliche Standards waren erfüllt, Mutter und Kind tadellos versorgt und in besten Händen. Es unterstreicht Zivilisiertheit, Disziplin und Können der (reichs-)deutschen Akteurinnen und Akteure.[7]

Łódź/Lodz, ab April 1940 Litzmannstadt,[8] wo sich das abgelichtete DRK-Bereitschaftslazarett befand, war eine von der Textilwirtschaft geprägte Industriemetropole und die zweitgrößte Stadt Polens.[9] Ab November 1939 gehörte sie zum neu geschaffenen Reichsgau Wartheland und wurde Teil des Deutschen Reiches. Nach der militärischen Besatzung verfügte Hitler am 26. Oktober 1939, die westpolnischen Gebiete als neue Reichsgaue Wartheland und Danzig-Westpreußen sowie als Regierungsbezirke Kattowitz und Zichenau ans Deutsche Reich anzugliedern.[10] Mit der »Eingliederung« der westpolnischen Gebiete kamen rund 10 Millionen Menschen unter deutsche Herrschaft.[11] Etwa die Hälfte (rund 4,5 bis 4,9 Millionen) lebte im Gebiet des Warthelandes. Hiervon waren etwa 80 % polnisch-christlich, 10 % polnisch-jüdisch und 8 % deutsch.[12] Nach den Plänen der NS-deutschen Besatzer sollten die angeeigneten Gebiete zu einer

galiziendeutschen Umsiedlern zu unterscheiden. Zum Begriff »volksdeutsch« vgl. z. B. Schulze, »Der Führer ruft!«. NS-Begriffe wie »volksdeutsch« werden in der vorliegenden Studie nicht konsequent in Anführungszeichen gesetzt, um zu einer besseren Lesbarkeit beizutragen.

6 Vgl. Fiebrandt, Auslese für die Siedlergesellschaft. Vgl. auch: Riesenberger, Das Deutsche Rote Kreuz, S. 315-337.

7 In der Studie werden je nach Kontext weibliche und männliche Sprachformen sowie das generische Maskulin verwendet. Auf diese Weise sollen Anwesenheit und Beteiligung von Frauen sprachlich deutlich gemacht und notwendige Differenzierungen vorgenommen werden, ohne die Lesbarkeit des Textes einzuschränken.

8 Die polnischen Städtenamen wurden von den deutschen Besatzern geändert. Im folgenden Text wird nach Möglichkeit der Städtename verwendet, der zur jeweils betrachteten Zeit Gültigkeit hatte.

9 Zur Stadt Łódź vgl. Bömelburg, Lodz.

10 Die Polizeigrenze zwischen eingegliederten Gebieten und »Altreich« blieb bestehen. Dies ermöglichte eine Migrationskontrolle. Vgl. Pohl, Die Reichsgaue Danzig-Westpreußen und Wartheland.

11 Die Bevölkerungszahlen beruhen auf Schätzungen. Vgl. Alberti, Die Verfolgung und Vernichtung, S. 34; Simon/Lerchenmüller/Schermaul, Das Wartheland als Ostwall.

12 Vgl. z. B. Pohl, Die Reichsgaue Danzig-Westpreußen und Wartheland. Alberti geht von 85 % polnisch-christlicher Bevölkerung aus. Vgl. Alberti, Die Verfolgung und Vernichtung, S. 49. Im Wartheland waren etwa 2 % der Einwohnerinnen und Einwohner nicht den Gruppen Deutsch, Polnisch oder Jüdisch zuzuordnen. 1931 lebten z. B. in der Wojewodschaft Łódź 0,14 % Menschen, deren Muttersprache Ukrainisch, Belarussisch oder Russisch war, und rund 0,7 % Menschen, deren Muttersprache nicht erfasst wurde; in der Wojewodschaft Poznań waren es 0,2 %. Vgl. Główny Urząd Statystyczny Rzeczypospolitej Polskiej: Drugi Powszechny Spis Ludności z dn. 9.XII 1931 r.

»neuen deutschen Heimat« umgebildet und »germanisiert« werden. Den volksdeutschen Umsiedlerinnen und Umsiedlern wurde hierbei eine wichtige Rolle zugedacht. Sie sollten die eroberten Gebiete »kolonisieren«, ein »Bollwerk nach Osten« bilden und so die »Germanisierung« der eroberten Gebiete vorantreiben.[13] Was das Foto nicht zeigt, jedoch zu den Alltagserfahrungen der Menschen im Wartheland gehörte, ist die mit Inklusion und Assimilation der Volksdeutschen untrennbar verbundene gewaltvolle Exklusion und Vertreibung der polnischen und jüdischen Bevölkerung bis hin zu Massenmord und Holocaust.[14]

Das Bild visualisiert vor diesem Hintergrund eine Zukunftsversion: Man sieht einen neuen Erdenbürger, der als Teil der »Volksgemeinschaft« im Deutschen Reich respektive in den »eingegliederten Gebieten« aufwachsen würde. Die Hebamme leistete hier nicht nur individuelle Geburtshilfe, sondern half gleichsam der Utopie einer »erweiterten Volksgemeinschaft« im »germanisierten« Territorium der »eingegliederten Gebiete« auf die Welt. Reichs- und Volksdeutsche sollten zu einer Gemeinschaft verschmelzen und die polnische und jüdische Bevölkerung »verdrängen«.[15] Dabei galt es, Volksdeutsche durch »Erziehung« und kulturelle Überformung im Sinne eines *cultural engineering* an eine nationalsozialistische Gesellschaft anzupassen – so auch im Bereich der Geburtshilfe –, um sie auf diese Weise in die »Volksgemeinschaft« zu inkludieren.[16]

Die abgelichtete Interaktion zwischen reichsdeutscher Schwester/Hebamme, volksdeutscher Mutter und ihrem Kind inszenierte eine Praxis zur Herstellung dieser erweiterten »Volksgemeinschaft«.[17] Das Foto verweist somit nicht nur auf eine vermeintlich private Interaktion zwischen den Abgebildeten, sondern zugleich auf biopolitische Zugriffe des NS-Regimes im besetzten Polen. Unter der Besatzung der Deutschen waren die Bedingungen von Schwangerschaft, Geburt und Wochenbett je nach rassischer und volkstumspolitischer Klassifizierung völlig verschieden. In jedem Fall stellten sie jedoch eine biografische Umbruchsituation im Leben von Frauen dar.

In der vorliegenden Arbeit geht es darum, eben dieses Spannungsverhältnis zwischen privater Sphäre und Interessen des NS-Regimes, zwischen individueller Interaktion und gemeinschaftlichen Ansprüchen im weiblich definierten und dominierten Bereich von Schwangerschaft, Geburt und Reproduktion in den eingegliederten polnischen Gebieten auszuloten.

13 Vgl. z. B. Wolf, Ideologie und Herrschaftsrationalität; Heinemann, Rasse, Siedlung, deutsches Blut.
14 Vgl. z. B. Aly, »Endlösung«. Und aktuell: Stiller, Völkische Politik.
15 Vgl. Kundrus, Regime der Differenz.
16 Vgl. Fielitz, Das Stereotyp des wolhyniendeutschen Umsiedlers.
17 Zu diesem Ansatz vgl. Wildt, Volksgemeinschaft als Selbstermächtigung, S. 17-18.

Hebammen als Untersuchungsgegenstand

In Deutschland erfuhren Hebammen seit 1933 eine Aufwertung, die 1938 mit dem Erlass des Reichshebammengesetzes ihren Höhepunkt erreichte. Das Gesetz führte die Pflicht ein, zu jeder Geburt und Fehlgeburt eine Hebamme hinzuzuziehen, und sicherte ihnen damit das Monopol auf die Geburtshilfe. Der NS-Staat stärkte die Position von Hebammen als Expertinnen für Schwangerschaft, Geburt und Wochenbett.[18] Von Beginn der Besatzung an waren deutsche Hebammen und ihre Berufsorganisation in die Durchführung der Geburtshilfe im Wartheland einbezogen. Zur Versorgung der christlichen Bevölkerung setzte die deutsche Gesundheitsverwaltung ebenso wie im »Altreich« auf eine dezentrale hebammengeleitete Geburtshilfe, u. a. aus Mangel an Kliniken und Transportmöglichkeiten.[19] Das im Oktober 1940 in den »eingegliederten Gebieten« eingeführte Reichshebammengesetz sicherte deutschen Hebammen auch dort eine Monopolstellung zu. Zugleich entrechtete es die Hebammen der Zweiten Polnischen Republik, die als »polnisch« oder »jüdisch« klassifiziert wurden. Polnisch-jüdische Hebammen wurden ausgegrenzt und ihre Tätigkeit auf die Betreuung von Jüdinnen begrenzt.[20] Polnisch-christlichen Hebammen erlaubten die Gesundheitsbehörden hingegen aufgrund der geringen Anzahl deutscher Hebammen, unter bestimmten Bedingungen weiter zu praktizieren. Freiberuflich tätige deutsche und polnische Hebammen betreuten die Gebärenden in der Regel in der privaten Wohnung. Einen Arzt zogen sie nur im Falle von Komplikationen hinzu. Im Regierungsbezirk Posen leisteten die freiberuflichen Hebammen 1943 beispielsweise bei 93 % der Geburten Hilfe.[21] Die geburtshilfliche Betreuung beruhte dabei weitgehend auf individuellen Absprachen zwischen Hebamme und Familie.[22] Zugleich waren Schwangerschaft, Geburt und Reproduktion aufgrund ihrer herrschafts- und biopolitischen Bedeutung von höchstem staatlichen Interesse.

Hebammen arbeiteten im Spannungsfeld zwischen privater und gemeinschaftlicher Sphäre, zwischen Frauen, Medizin und Staat; die von ihnen ausgeübte Geburtshilfe war dabei zwischen Norm und Praxis angesiedelt. Aufgrund dieser ambivalenten Position spiegelten sich in der Hebammengeburtshilfe zentrale gesellschaftliche Spannungen und Konflikte wider, die so verschiedene Bereiche wie Sexualität, das Verhältnis der Geschlechter, konkurrierende Wissensordnungen in der Medizin, rassistische soziale Differenzierungen sowie biopolitische Planungen und Umsetzungen betrafen.[23] Dies

18 Vgl. Lisner, »Hüterinnen der Nation«.

19 Vgl. Bericht über die Sitzung in der Medizinalabteilung der Reichsstatthalterei, 16. 1. 1940, in: APP, 299 RSH/1923, Bl. 29-102.

20 Verordnung zur Einführung des Hebammengesetzes in den eingegliederten Ostgebieten vom 7. Oktober 1940, in: Reichsgesetzblatt 1940 I, S. 1333.

21 Von freipraktizierenden Hebammen wurden 22.252 und in einer Klinik 1.629 Geburten betreut. 343 der von freipraktizierenden Hebammen begleiteten Geburten mussten mit einer Operation beendet und 68 in eine Klinik verlegt werden. Vgl. APP, 299 RSH/1920, Bl. 19-20.

22 Den Betreuungsvertrag schloss die Hebamme mit der Schwangeren. Die Krankenkassen bestimmten den Leistungsumfang. Vgl. z. B. Rahlfs-Wentz: Mutter werden …, S. 6.

23 Duden, Von der Tauglichkeit der Geschichte.

galt sowohl für das »Altreich« als auch für die »eingegliederten Gebiete«. Die mit Priorität verfolgten Ziele der »Germanisierung« sowie der Schaffung einer »erweiterten Volksgemeinschaft« mit ihren interdependenten gewaltvollen Prozessen von Inklusion und Exklusion setzten im besetzten Polen jedoch andere, rassistisch determinierte und radikalisierte Dynamiken in Gang. In jedem Fall waren die Bedingungen von Schwangerschaft, Geburt und Wochenbett unter deutscher Besatzung und damit die Erfahrungen[24] von Hebammen und Müttern je nach rassischer und volkstumspolitischer Klassifizierung völlig verschieden.

Diese unterschiedlichen Erfahrungen reichs- und volksdeutscher, polnisch-christlicher und polnisch-jüdischer Hebammen in der Besatzungszeit sind Gegenstand der Arbeit. Dabei geht es nicht darum, deutsche, polnische und jüdische Hebammen zu vergleichen und Ähnlichkeiten oder Unterschiede herauszuarbeiten, sondern darum, soziale Praxen im »außeralltäglichen Alltag« (Tatjana Tönsmeyer) von Krieg und Besatzung im Bereich von Schwangerschaft, Geburt und Reproduktion aus den völlig unterschiedlichen und widersprüchlichen Perspektiven zu untersuchen.[25] Deutungen und Handeln von Hebammen werden exemplarisch anhand biografischer Aspekte einzelner polnisch-christlicher Hebammen wie Bronisława Z., polnisch-jüdischer Hebammen wie Róża Herszenberg und Szejna B., volksdeutscher Hebammen wie Irene P. und reichsdeutscher Hebammen wie Marie Bigott, Katharina D., Ingeborg Morsbach und Julie Prinz beleuchtet.[26] Auf diese Weise kann im Sinne einer multiperspektivischen Besatzungsgeschichte ein facettenreiches Bild ihres Handelns, ihrer Erfahrungen sowie der Inklusions- und Exklusionsprozesse von Hebammen und Müttern gezeichnet werden.[27] Ein mikrohistorischer Ansatz, der von den Menschen ausgeht und ihre Verflechtungen in größeren Zusammenhängen kontextualisiert, ist hierfür hilfreich.[28] Wie gestalteten sich lebensgeschichtliche Zusammenhänge, Erfahrungen und (Arbeits-) »Alltag« von Hebammen unter Besatzung, und wie ihre jeweiligen Interaktionen mit ihrer Klientel und dem Besatzungsregime?

24 Erfahrung wird verstanden als »Verarbeitung früherer Wahrnehmungen als Vorstrukturierung künftiger Praxis«, umfasst also sowohl bewusste als auch unbewusste Prozesse, die Handlungsstrukturen prägen. Vgl. Jureit, Erinnerungsmuster, S. 27. Zudem kann Erfahrung als ein »historisches Analyseinstrument« zur Untersuchung von individuellen und kollektiven Wahrnehmungen verwendet werden. Vgl. Münch, Einleitung.

25 Vgl. Tönsmeyer, Kriegstrennungen und Familienzerstörungen.

26 Hebammen, die unter ihrem Namen publizierten, werden ebenso wenig anonymisiert wie Personen des öffentlichen Lebens, z. B. Amtsärzte und Funktionärinnen des Hebammenverbandes.

27 Vgl. Tönsmeyer, Besatzungsgesellschaften. Der Fluchtpunkt der Arbeit ist demnach, anders als von Friedländer vorgestellt, nicht der Holocaust. Zu In- und Exklusionsprozessen vgl. Epstein, Model Nazi, S. 160-161.

28 Friedländer, Den Holocaust beschreiben. Zum Ansatz der Mikrogeschichte vgl. Medick, Mikrogeschichte.

Wartheland als regionaler Schwerpunkt

Herrschaft und Gewalt im besetzten Polen, Erfahrungen und Deutungen ebenso wie soziale Praxen von Besatzern und unter Besatzung Lebenden werden vor allem dann greifbar, wenn sie in ein gemeinsames Bezugssystem gesetzt werden.[29] Der geografische, soziale und politische Raum des 1939 neu geschaffenen Reichsgaus Wartheland stellt ein solches Bezugssystem dar.[30] Arthur Greiser, Reichsstatthalter des Warthelandes, erklärte sich zum Vorreiter der »Germanisierung« und seinen Gau zum »Mustergau«:[31] Er setzte eine im Vergleich zu den anderen »eingegliederten Gebieten« radikalisierte Germanisierungspolitik um und trieb die rassische Segregation der Bevölkerung voran. Seinen Maximen entsprechend wurden im Wartheland die meisten volksdeutschen Umsiedler angesiedelt.[32] Das Wartheland eignet sich daher gut für eine mikrohistorische Studie der Umsetzung der »Germanisierung« und der Praxis der Herstellung einer erweiterten »Volksgemeinschaft« im Bereich der Geburtshilfe.

In Anlehnung an Henri Lefebvres Konzept der Raumproduktion geht Tatjana Tönsmeyer davon aus,[33] dass sich die besetzten Gebiete einerseits durch Konzeptualisierungen, Planungen und Vorstellungen sowie andererseits durch Praktiken, das heißt durch das Handeln von anwesenden Akteuren, konstituierten.[34] Besatzerinnen und Besatzer, z. B. reichsdeutsche Hebammen, bildeten in den »eingegliederten Gebieten« zusammen mit der lokalen Bevölkerung, die Bürgerinnen und Bürger der Zweiten Polnischen Republik gewesen waren, eine »Besatzungsgesellschaft«.[35] Anwesenheit definiert Tönsmeyer als Schlüsselkategorie der Interaktion.[36] Dies eröffnet die Möglichkeit, die unterschiedlichen und widersprüchlichen Erfahrungen, Handlungspraktiken und Eigenlogiken[37] von Hebammen als Angehörige einer anwesenden Besatzungsgesellschaft im geografischen Raum der »eingegliederten Gebiete«, genauer gesagt des Warthelandes, zu fokussieren.[38] Inwiefern strukturierten sich Besatzungsalltag und Berufsausübung der Hebammen im Spannungsfeld von individueller Erfahrung, Privatheit und Biopolitik im Raum des Warthelandes sowohl durch soziale Praxen als auch durch Regelungen und Gewalt des NS-Regimes? Über welche Handlungsoptionen verfügten Hebammen?

29 Vgl. hierzu: Stargardt, »Maikäfer flieg!«, S. 30-31.
30 Zur Bedeutung des Raums vgl. Schlögel, Im Raume lesen wir die Zeit.
31 Vgl. z. B. Epstein, Model Nazi.
32 Vgl. ebenda, S. 215-221; Esch, »Gesunde Verhältnisse«, S. 33; 39.
33 Vgl. Lefebvre, The Production of Space.
34 Vgl. Tönsmeyer, Raumordnung, Raumerschließung und Besatzungsalltag. Vgl. jetzt auch: Tönsmeyer, Unter deutscher Besatzung.
35 Vgl. ebenda; Tönsmeyer, Besatzungsgesellschaften.
36 Kommunikation über und mit Abwesenden im Sinne einer Einbindung der Anwesenden in überregionale Bezüge misst sie Bedeutung zu. Vgl. Tönsmeyer, Besatzung als europäische Erfahrungs- und Gesellschaftsgeschichte.
37 Vgl. Lüdtke, Eigensinn.
38 Vgl. Tönsmeyer, Raumordnung, Raumerschließung und Besatzungsalltag.

»Volksgemeinschaft«, »Volkskörper« und Biopolitik

Ein wichtiger Unterschied zum »Altreich« bestand darin, dass die Mehrheit der Bevölkerung, also auch Hebammen und ihre Klientel, im Wartheland nicht als deutsch, sondern als »fremdvölkisch« galt und damit vom Projekt der Konstruktion einer »erweiterten Volksgemeinschaft« exkludiert war.[39] Der von Michael Wildt als zentral für die Herstellung von »Volksgemeinschaft« bezeichnete »Blick von den Ausgegrenzten auf die Inkludierten«,[40] also auch von polnisch-christlichen und polnisch-jüdischen Hebammen auf die Deutschen, ist insofern für die eingegliederten polnischen Gebiete signifikant und verspricht neue Perspektiven auf die Konstruktion von »Volksgemeinschaft«. Umgekehrt ist nach den rassistischen Mobilisierungen und Selbstmobilisierungen deutscher Hebammen zu fragen sowie nach ihren Wahrnehmungen der ausgegrenzten ortsansässigen Hebammen und Mütter, und damit nach Grenzziehungen und Konturierungen der »Volksgemeinschaft« in der Geburtshilfe.

Das Konzept der »Volksgemeinschaft« beinhaltete die utopische Verheißung eines Kollektivs und entwarf damit eine Gesellschaftsutopie. Es zielte aber zugleich auf das Individuum und sein Verhalten. So propagierte das NS-Regime konkrete Handlungsanweisungen zur Verwirklichung der Gemeinschaft. Auf diese Weise entfaltete die »Volksgemeinschaftsutopie« ihre mobilisierende politische Kraft.[41] Diese doppelte Ausrichtung verweist aber auch auf das Spannungsverhältnis zwischen Individuum und Gemeinschaft, z. B. zwischen individueller Erfahrung von Schwangerschaft und Geburt einerseits und den Zugriffsbestrebungen des NS-Regimes andererseits.[42] Im Fokus des NS-Regimes stand die Herstellung eines zukünftigen erbgesunden, leistungsstarken und »rassisch wertvollen« »Volkskörpers«, der den Kern der »Volksgemeinschaft« bilden sollte.[43] Dieser war nach Auffassung führender NS-Gesundheitspolitiker mittels Biopolitik im Sinne einer von biologischem Denken bestimmten Politik herzustellen.[44]

Ähnlich wie »Volksgemeinschaft«, entstammt auch der Begriff »Biopolitik« den Quellen und ist zugleich analytischer Begriff. In den 1920er Jahren geprägt, wurde er im Nationalsozialismus rassistisch aufgeladen und auf die Leistungssteigerung der »Volksgemeinschaft« ausgerichtet.[45] In den 1970er Jahren beschrieb Michel Foucault Biopolitik als eine für die Moderne charakteristische Technik der auf das Leben

39 Vgl. Harvey, Geschlechterordnung und »Volksgemeinschaft; Harvey, Die Inszenierung der expandierenden »Volksgemeinschaft«.

40 Vgl. Wildt, »Volksgemeinschaft«. Eine Zwischenbilanz.

41 Vgl. Bajohr/Wildt (Hrsg.), Volksgemeinschaft, S. 7-23; Steber/Gotto, Volksgemeinschaft im NS-Regime; Wildt, Volksgemeinschaft als soziale Praxis.

42 Vgl. Harvey, Eine Utopie mit tödlichen Ausschlussklauseln; Steber/Gotto, Volksgemeinschaft.

43 Wildt, Volksgemeinschaft als soziale Praxis; Weingart/Kroll/Bayertz, Rasse, Blut und Gene.

44 Hans Reiter, Präsident des Reichsgesundheitsamtes, vertrat z. B. diese Idee. Eugenik galt ihm als wichtiges Instrument von Biopolitik. Vgl. Lemke, Biopolitik, S. 22-23.

45 Der schwedische Geologe Rudolf Kjéllen führte den Begriff ein. Vgl. Stoff, Biopolitik; Lemke, Biopolitik.

ausgerichteten »Bio-Macht« und damit als Analysebegriff. Biopolitik, so Foucault, ziele auf eine Disziplinierung von Einzelkörpern sowie die Regulierung von Lebensprozessen und von Bevölkerung als zwei Techniken der »Bio-Macht«. Ein Ansatzpunkt dafür war die Steuerung von Reproduktion und Geburt. Durch Disziplinierung sollten individuelle Körper, z. B. Schwangere und Mütter, nach bestimmten Normen aus- und zugerichtet werden.[46] Rassismus, so Foucault weiter, sei dabei ein grundlegendes Machtelement der Biopolitik.[47] Rassistische Unterscheidungen gaben den Ausschlag dafür, welche »Lebensformen« weiterleben durften und welche sterben sollten. In diesem Sinne zielten die Techniken der »Bio-Macht« auf ein »Leben machen und Sterben lassen«.[48] Bezogen auf Geburt und Reproduktion führt dies zu der Frage, welche Kinder als »erwünscht« und welche als »unerwünscht« galten.

Im Nationalsozialismus entfalteten Rassismus und Biopolitik unter den Bedingungen der Diktatur eine spezifische Radikalität. Biopolitische Planungen und Umsetzungen wurden mit der zur Staatsprämisse erhobenen Rassenpolitik verknüpft.[49] Im Wartheland verbanden sich NS-Biopolitik und »Germanisierung« mit dem Ziel, das Gebiet zu einem »deutschen Lebensraum« umzugestalten.[50] Im Sinne der »Germanisierung« galt es, über eine Steuerung der Reproduktion den Anteil der deutschen Bevölkerung zu erhöhen.[51] Ein Ansatzpunkt biopolitischer Maßnahmen im Wartheland war daher eine Geburtenpolitik, die je nach »rassischem Wert« und Leistungsfähigkeit in Bezug auf die »Volksgemeinschaft« fördernd (pronatalistisch) oder verhindernd (antinatalistisch) ausgerichtet war.[52] Für Deutsche bedeuteten die biopolitischen Maßnahmen u. a. die Kriminalisierung von Abtreibungen und die Ausweitung der Mutterschaftshilfen. Für christliche Polinnen beinhalteten sie die Einführung eines Mindestheiratsalters, forcierte Abtreibungen und, wenn er überhaupt gewährt wurde, einen nur minimalen Mutterschutz.[53] Polnische Jüdinnen und Juden hingegen sollten nach den Plänen der Nationalsozialisten vollständig aus den annektierten Gebieten vertrieben werden; jüdische Kinder waren unerwünscht.[54] Die Maßnahmen zur Steue-

46 Vgl. Foucault, Sexualität und Wahrheit, S. 151-152. Vgl. auch: Sarasin, Zweierlei Rassismus, S. 57-58.

47 Foucault, Sexualität und Wahrheit, S. 150.

48 Vgl. Foucault, Leben machen und sterben lassen. Vgl. auch: Stoff, Biopolitik; Stingelin, Einleitung; Sarasin, Zweierlei Rassismus.

49 Hans-Walter Schmuhl bezeichnet den NS als »biopolitische Entwicklungsdiktatur«, deren »innere Logik« im »modernen Rassismus« begründet sei. Vgl. Schmuhl, Das »Dritte Reich« als biopolitische Entwicklungsdiktatur.

50 Vgl. Haar, Biopolitische Differenzenkonstruktionen.

51 Sybille Steinbacher beschreibt Volkstums- und Bevölkerungspolitik als Teil der Germanisierungspolitik. Vgl. Steinbacher, »Musterstadt« Auschwitz, S. 8. Laut Wolf wurde allerdings Bevölkerungspolitik ab 1941 nicht mehr durch Germanisierungspolitik, sondern durch kriegs- und arbeitsmarktpolitische Überlegungen bestimmt. Vgl. Wolf, Ideologie und Herrschaftsrationalität, S. 348-371, besonders S. 367-368.

52 Vgl. Epstein, Model Nazi, S. 215-218.

53 Vgl. Czarnowski, Women's Crimes, State Crimes.

54 Ofer, Die Belagerung der Mutterschaft.

rung der Reproduktion zielten vielfach auf Frauen und ihre Körper und brachten so geschlechtsspezifische Formen der Inklusion und Exklusion hervor.[55]

Edward Ross Dickinson weist darauf hin, dass die Techniken zur Regulierung von Lebensprozessen nach Foucault allerdings nicht nur von Experten oder staatlichen Instanzen im Sinne eines »Top-down-Prozesses« angewandt wurden, sondern »von überall«.[56] Das heißt, Biopolitik bezog sich nicht nur auf administratives und politisches Handeln, sondern auch auf Alltagspraktiken mit ihren zwischenmenschlichen Interaktionen, so beispielsweise zwischen Hebammen und Müttern. Zu fragen ist daher nach sozialen Praxen, spezifischen Partizipationsformen und Macht-Techniken von Hebammen als Frauen und weiblichen Expertinnen in den biopolitisch zentralen Bereichen von Schwangerschaft, Geburt und Reproduktion unter deutscher Besatzung in den eingegliederten polnischen Gebieten.[57]

Private Sphäre und Geburtshilfe unter den Bedingungen der NS-Diktatur

Das NS-Regime beanspruchte den Zugriff auf alle Bereiche des Privaten, also auch auf die häusliche Sphäre, sowie die Hoheit über biopolitische Maßnahmen hinsichtlich Schwangerschaft, Geburt und Reproduktion.[58] Das Private, als bürgerlich-liberales Leitbild im Sinne einer Sphäre der persönlichen Freiheit des Individuums, geschützt vor Zugriffen von außen, respektierte das NS-Regime nicht; vielmehr gewährte es Privatheit als Privileg.[59] Zugutekommen sollte diese Ressource nur den in die »Volksgemeinschaft« Inkludierten.[60] Diese konnten ihre persönlichen Interessen und Lebensentwürfe durchaus im Wechselspiel von Privatheit und Gemeinschaft verwirklichen.[61] So sicherte das NS-Regime beispielsweise Frauen die freie Wahl der Hebamme und des Geburtsortes zu. Diese Privilegien konnten jedoch jederzeit wieder eingeschränkt werden. Umsiedlerinnen in den Lagern beispielsweise, zu denen auch die auf dem Bild abgebildete Mutter gehörte, verfügten nicht über diese Optionen.[62]

Keinesfalls jedoch gestand das NS-Regime Privatheit denjenigen zu, die es aus rassischen, erbbiologischen oder politischen Gründen aus der »Volksgemeinschaft« ausschloss. Rücksichtslos zielte es auf Zerstörung der persönlichen Sphäre dieser Menschen und zementierte damit ihre Exklusion aus der Gemeinschaft.[63] Die polnisch-christliche und vor allem die polnisch-jüdische Bevölkerung erlebten ein Besatzungsregime, unter dem

55 Vgl. Weitzman/Ofer, The Sequential Development of Jewish Womens's Coping.
56 Vgl. Ross Dickinson, Biopolitics, S. 41-42.
57 Vgl. Lüdtke (Hrsg.), Herrschaft als soziale Praxis.
58 Vgl. Wirsching, Volksgemeinschaft and the Illusion of »Normality« from the 1920s to the 1940s.
59 Zur Bedeutung von Privatheit vgl. Rössler, Privatheit und Autonomie. Im Nationalsozialismus wurden die Grundrechte des Individuums mit der Reichstagsbrandverordnung (28.2.1933) abgeschafft. Vgl. Harvey/ Hürter/Umbach/Wirsching, Introduction.
60 Vgl. Wirsching, Privatheit. Vgl. auch Föllmer, Individuality and Modernity, S. 105-180.
61 Vgl. Hürter/Raithel/Oelwein (Hrsg.), »Im Übrigen hat die Vorsehung das letzte Wort …«, S. 21-22.
62 Vgl. Lisner, »Hüterinnen der Nation«, S. 89; 115-118.
63 Harvey, Hürter, Umbach und Wirsching verstehen die Anerkennung »des Privaten« der »Volksgenossinnen und Volksgenossen« und die Zerstörung »des Privaten« der Ausgeschlossenen und

Privatheit und Privatleben stets prekär und unkalkulierbar waren. Dies zwang zu permanenter Anpassung und situativem Handeln.[64]

Unter den Bedingungen von Diktatur und Krieg verschoben sich insofern die Grenzen zwischen privat, öffentlich und politisch, zwischen Individuum und Gemeinschaft, und wurden neu ausgehandelt. Öffentlichkeit im Nationalsozialismus war dabei nicht gleichzusetzen mit einer bürgerlich-liberalen, durch Meinungsvielfalt gekennzeichneten Öffentlichkeit.[65] Vielmehr entwickelte sich Gemeinschaft bzw. Gemeinschaftsleben komplementär zu Privatheit bzw. Privatleben.[66] Dies veränderte, so Andreas Wirsching, das Verhältnis der Geschlechter zueinander insofern, als getrennt angenommene Geschlechtersphären an Bedeutung verloren und gerade jungen Frauen durch den Krieg neue Möglichkeiten eröffnet wurden.[67] Deutsche Frauen erhielten, wie Elizabeth Harvey zeigt, in der »weiblichen Sphäre« von Haushaltsführung und Kinderbetreuung bei der »zivilisatorischen Mission« der »Germanisierung« der besetzten »Ostgebiete« weitreichende Handlungsoptionen und Machtpositionen.[68] Galt dies auch für deutsche Hebammen? Zu fragen ist darüber hinaus nach spezifischen Aushandlungsprozessen der Grenzen des Privaten zwischen Hebammen und Müttern.[69] Welche Praktiken und Strategien entwickelten polnisch-christliche und polnisch-jüdische Hebammen, um durch die Besatzungszeit hindurchzukommen, um Autonomie zu behaupten und um zu überleben?

Den eigenen Körper, die eigene Gesundheit, ja das eigene Leben und das des Kindes in der Geburtssituation in die Hände eines anderen Menschen zu legen, erfordert ein Mindestmaß an Vertrauen. Vertrauen, so Niklas Luhmann, birgt immer ein Risiko, z. B. das des Vertrauensmissbrauchs. Es eröffnet zugleich allerdings ein größeres Spektrum für Erleben und Handeln und neutralisiert gewisse Gefahren, die nicht ausgeräumt werden können, aber das Handeln nicht irritieren sollen.[70] Bezogen auf die Geburt können dies beispielsweise gesundheitliche Risiken für Mutter und Kind sein, oder im Besatzungskontext die Gefahr einer Denunziation. Unter der Geburt war die Gebärende geradezu darauf angewiesen zu vertrauen: auf das Können, das Wohlwollen und die Verschwiegenheit der Hebamme. Wie gelang es Hebammen und Müttern vor dem Hintergrund der Zugriffsbestrebungen des NS-Regimes und der Indienstnahme der Hebammen für bio- und germanisierungspolitische Ziele, Vertrauen aufzubauen? Konnten sie dieses Vertrauen darüber hinaus als Ressource nutzen, um z. B. ihre Handlungsspielräume zu weiten und eigene Bedürfnisse durchzusetzen?

Verfolgten als die zwei Seiten einer Medaille. Vgl. Harvey/Hürter/Umbach/Wirsching, Introduction.

64 Zu den Lebens- und Wohnbedingungen im Ghetto Litzmannstadt vgl. Haas, Das Private im Ghetto; Löw, Juden im Getto Litzmannstadt.

65 Vgl. Harvey/Hürter/Umbach/Wirsching, Introduction.

66 Hürter/Raithel/Oelwein (Hrsg.), »Im Übrigen hat die Vorsehung das letzte Wort …«, S. 21.

67 Vgl. Wirsching, Privatheit. Vgl. auch: Paulus/Röwekamp (Hrsg.), Eine Soldatenheimschwester an der Ostfront.

68 Vgl. Harvey, »Der Osten braucht dich«.

69 Vgl. Lisner, ›A Birth is Nothing out of the Ordinary Here …‹.

70 Vgl. Luhmann, Vertrauen, S. 7; 24-54.

Gliederung der Studie

Schwangerschaft, Geburt und Reproduktion wurden gewissermaßen zu einer Schnittstelle von privater und politisch-gemeinschaftlicher Sphäre. Individuelle autonome Handlungsmöglichkeiten standen in einem Spannungsverhältnis zu »Germanisierung« und biopolitischen Zugriffen. Hebammen mussten stets zwischen den Zielen des NS-Regimes, ihren eigenen Interessen und den Bedürfnissen ihrer Klientel abwägen. Je nach volkstumspolitischer und rassischer Kategorisierung, aber auch je nach sozialer Position verfügten sie dabei über höchst unterschiedliche Optionen. Wie Hebammen und Mütter Ziele und Maßnahmen des NS-Regimes im Wartheland an der Schnittstelle von privater und politisch-gemeinschaftlicher Sphäre verhandelten, umsetzten oder zurückwiesen, ist eine zentrale Frage der Arbeit.

Erfahrungen der Zwischenkriegszeit prägten Deutungen und Handeln der Hebammen unter deutscher Besatzung. In Kapitel II werden daher exemplarische Lebensläufe und Berufsbedingungen von Hebammen in der Zweiten Polnischen Republik untersucht. Hebammen gehörten sowohl der katholisch-polnischen Mehrheit als auch der jüdisch-polnischen und evangelisch-polnischen Minderheitsbevölkerung an. Die meisten Hebammen in Westpolen, die 1939 unter deutsche Besatzung gerieten, hatten in der Zwischenkriegszeit ihre Ausbildung absolviert und ihre Hebammentätigkeit begonnen.[71]

Krieg und Besatzung Polens durch NS-Deutschland bedeuteten in vielerlei Hinsicht einen Bruch im Leben der Menschen, auch der Hebammen.[72] Die Mobilisierung reichsdeutscher Hebammen, die Umsiedlung volksdeutscher Frauen und Hebammen, die Vertreibung und Deportation polnisch-christlicher und polnisch-jüdischer Hebammen und Mütter führten zu neuen An- und Abwesenheiten in der Besatzungsgesellschaft. Reichsdeutsche Hebammen waren zunächst vor allem im Rahmen der Umsiedlungen unter Regie der SS und des Reichskommissars für die Festigung des deutschen Volkstums tätig. Sie halfen bei der Umsiedlung volksdeutscher Familien aus Südost- und Osteuropa. Motive, Erwartungen und Vorstellungen reichsdeutscher Hebammen, sich für eine Tätigkeit in den »neuen Ostgebieten« zu entscheiden, stehen im Mittelpunkt von Kapitel III. Weiter geht es in diesem Kapitel um die Frage, wie sich für deutschbaltische und wolhyniendeutsche Schwangere und Mütter, die als erste Bevölkerungsgruppen umgesiedelt wurden, der Transfer in den Herrschaftsbereich des Deutschen Reiches gestaltete.

Gesundheitswesen und Geburtshilfe wurden im Wartheland nach reichsdeutschem Vorbild neu organisiert und das polnische Gesundheitswesen überformt. In der Besatzungsgesellschaft bestimmten Werte, Normen und Regelungen der Nationalsozialisten das Leben der Besatzer und der unter Besatzung Lebenden.[73] Die NS-Besatzer etablierten eine neue rassistische Gesellschaftshierarchie mit Reichsdeutschen an der Spitze, gefolgt

71 Vgl. Kassner/Lisner, Zwischen staatlichen Vorgaben.
72 Vgl. z. B. Lehnstaedt, Imperiale Polenpolitik; Böhler/Lehnstaedt (Hrsg.), Gewalt und Alltag.
73 Vgl. Tönsmeyer, Besatzungsgesellschaften.

von Volksdeutschen, Polinnen und Polen als Arbeitskräften sowie, auf der untersten Hierarchiestufe, Jüdinnen und Juden.[74] »Rasse« und »Volkstumszugehörigkeit« wurden innerhalb der Besatzungsgesellschaft und damit auch für Hebammen und Mütter zu bestimmenden Differenzkategorien, die Machtbeziehungen prägten sowie Lebensbedingungen und Überlebenschancen determinierten.[75] Das 1940 im Wartheland eingeführte Reichshebammengesetz zementierte diese rassistisch und volkstumspolitisch motivierte Inklusion und Exklusion in der Geburtshilfe und für Hebammen.[76] Rassische Segregation und soziale (Neu)Ordnungen standen jedoch teilweise im Widerspruch zu sozialen Beziehungen vor Ort, und insbesondere volkstumspolitische Zuordnungen erwiesen sich als weit weniger eindeutig, als in der NS-Propaganda suggeriert. In Kapitel IV geht es darum, wie sich reichsdeutsche Hebammen den Raum des Warthelandes aneigneten, um ihre Positionierungen in der Besatzungsgesellschaft sowie um Inklusions- und Exklusionsprozesse im Gesundheitswesen und in der Geburtshilfe.

Ausgehend von den Thesen, dass Biopolitik »von überall« und »Volksgemeinschaft« im Alltag individuell hergestellt wurden,[77] fragt Kapitel V danach, wie Hebammen und ihre Klientel die Erwartungen des Besatzungsregimes verhandelten, umsetzten oder zurückwiesen. Reichsdeutsche Hebammen erhielten den Auftrag, durch Disziplinierung ihrer Klientel und Kontrolle der polnisch-christlichen Hebammen in ihrem Kompetenzbereich dabei mitzuwirken, eine »erweiterte Volksgemeinschaft« in einem germanisierten Territorium zu schaffen. Die deutschen Gesundheitsbehörden erwarteten von ihnen unter anderem, volksdeutsche Mütter zu NS-deutschen Müttern zu erziehen. Wie tarierten Hebammen die jeweiligen, teilweise gegenläufigen Ansprüche des NS-Regimes und die Bedürfnisse ihrer Klientel aus? Über welche Handlungsmöglichkeiten verfügten sie?

Für die Hebammen, die Bürgerinnen der Zweiten Polnischen Republik gewesen waren, steckten die Regeln des NS-Regimes sowie rassische Segregation und Exklusion den Rahmen ihrer Tätigkeit zwar ab, waren aber nicht immer handlungsleitend. Parallel zu der von den deutschen Besatzern etablierten neuen sozialen Ordnung und Hierarchie bestanden soziale Strukturen und Praxen der Vorkriegszeit sowie auch soziale, ethnische und geschlechtliche Differenzierungen teilweise fort.[78] Inwieweit eröffneten sich dadurch Handlungsoptionen, etwa um eine eher private Sphäre zu behaupten, den Zugang zum Geburtsbett zu regulieren, aber auch, um eine ungewollte Schwangerschaft zu beenden oder um im Kontext der Zwangsarbeit die vom NS-Regime intendierte Trennung von Mutter und Kind zu verhindern? Soziale Strukturen erwiesen sich jedoch, ebenso wie bisherige Gewissheiten und Orientierungen, als instabil; sie veränderten sich oder lösten sich gar auf. Verhaltensfolgen wurden schwer ab- und

74 Vgl. Röger, Kriegsbeziehungen, S. 11-12.
75 Vgl. Barelkowski/Kraft/Röskau-Rydel, Zwischen Geschlecht und Nation.
76 Vgl. Lisner, Midwifery and Racial Segregation.
77 Vgl. Ross Dickinson, Biopolitics; Steber/Gotto, Volksgemeinschaft.
78 Vgl. Röger, Kriegsbeziehungen.

einschätzbar.[79] Angehörige besetzter Gesellschaften standen unter hohem emotionalem und sozialem Druck.[80] Dies galt für polnisch-christliche, vor allem aber für polnisch-jüdische Hebammen und Mütter. Sie wurden wie die gesamte jüdische Bevölkerung zunehmend ausgegrenzt, entrechtet und in Ghettos isoliert. Wie gelang es unter diesen Bedingungen, Geburtshilfe zu organisieren? Ausgehend von der Forschungsthese, Ghettos nicht als eine bloße Vorstufe der Vernichtung, sondern als eine Lebenswelt, als einen »Überlebens- und Lebensraum« zu verstehen,[81] werden Erfahrungen und Handeln der Hebamme Róża Herszenberg und ihrer Familie im Ghetto Litzmannstadt betrachtet und die geburtshilfliche und medizinische Versorgung im Ghetto fokussiert.

1. Forschungsstand und Forschungsfragen

Die spezifischen Rollen und Funktionen von Hebammen als Expertinnen für Geburtshilfe und Reproduktion im Kontext von Besatzung, »Germanisierung« und Biopolitik in den besetzten und ans Deutsche Reich angegliederten polnischen Gebieten waren bisher nicht Gegenstand der Forschung.[82]

Arbeiten zum Hebammenberuf in Polen liegen vor allem für die Zeit der Zweiten Polnischen Republik vor, eine Monografie zur Berufsgeschichte steht noch aus. Hervorzuheben ist ein von Bożena Urbanek herausgegebener Sammelband. Die Autorinnen untersuchen anhand von Hebammenzeitschriften der verschiedenen Berufsverbände der Zwischenkriegszeit Berufspolitik und Berufspraxis sowie die den Hebammen zugeschriebenen staatlichen Funktionen.[83] Zu Hebammen in Deutschland im 20. Jahrhundert entstanden in den letzten Jahren mehrere Arbeiten, die den Beruf in einen größeren frauen- und geschlechtergeschichtlichen Kontext einordnen und nach (De-)Professionalisierungsprozessen fragen.[84] In der Zeit des Nationalsozialismus bewegten sich deutsche Hebammen, eingebunden in das öffentliche Gesundheitswesen und als Akteurinnen des NS-Gesundheitssystems, im Spannungsfeld von Indienstnahme und Profitieren. Der NS-Staat wertete den Beruf auf, erwartete aber zugleich Loyalität und Mitwirkung bei der Umsetzung der Rassen- und Bevölkerungspolitik.[85] Zu untersuchen ist, wie reichsdeutsche Hebammen vor diesem Hintergrund als Angehörige des

79 Vgl. Tönsmeyer, Besatzungsgesellschaften.
80 Vgl. Tönsmeyer, Kriegstrennungen und Familienzerstörungen.
81 Vgl. Hansen/Steffen/Tauber, Fremd- und Selbstbestimmung.
82 Hinweise auf ihre biopolitische Bedeutung z. B. bei Abtreibungen finden sich allerdings. Vgl. Röger, Sexual Contact.
83 Vgl. Urbanek (Hrsg.), Zawód Położnej na Ziemiach Polskich; Doroszewska, Społeczne role położnych; Kassner/Lisner, Zwischen staatlichen Vorgaben.
84 Vgl. z. B. Schumann, Vom Dienst an Mutter und Kind; Tiedemann, Hebammen im Dritten Reich; Tiedemann, Über die Professionalisierung.
85 Vgl. Lisner, »Hüterinnen der Nation«. Für Leipzig vgl. König, »[D]ieWacht an der Wiege des deutschen Volkes«.

NS-Besatzungsregimes in den eingegliederten polnischen Gebieten agierten. Anja Peters beschreibt in ihrer biografisch angelegten Arbeit zur Reichshebammenführerin Nanna Conti Selbstmobilisierungsprozesse wie auch Funktionen der Hebammenberufsorganisation im Nationalsozialismus. Nanna Conti hatte in ihrem Sohn Leonardo Conti, der als Arzt und NSDAP-Anhänger ab Anfang der 1930er Jahre in der Gesundheitspolitik aktiv war und 1939 zum Reichsgesundheitsführer ernannt wurde, einen starken Verbündeten.[86] Welche Funktionen übernahm die Berufsorganisation in den »eingegliederten Gebieten«?

Ärztinnen und Ärzte, ja das gesamte Gesundheitssystem, erhielten, wie Maria Fiebrandt und Andreas Strippel herausarbeiten, innerhalb des Besatzungsregimes zur Durchsetzung von Herrschaft sowie bei der rassischen und erbbiologischen Erfassung und Selektion sowohl der einheimischen Bevölkerung als auch der Umsiedler eine zentrale Funktion.[87] Sie trugen zur Klassifizierung der Bevölkerung und zur »Neuordnung« der besetzten polnischen Gebiete bei.[88] Das NS-Gesundheitssystem war dabei sowohl auf »Heilen« als auch auf »Vernichten« ausgerichtet.[89] Insbesondere im besetzten Osteuropa verknüpften sich zudem, wie Paul Weindling darlegt, Seuchen- und Gesundheitspolitik mit Massengewalt.[90] Wie waren Hebammen in die Aufgaben des öffentlichen Gesundheitswesens im Kontext der Besatzung eingebunden?

Hebammen agierten als Angehörige des NS-Gesundheitssystems, zugleich aber auch als Frauen im weiblich dominierten Bereich von Schwangerschaft und Reproduktion. Fragen nach geschlechtsspezifischen Aspekten von Herrschaft und Besatzung sind in den letzten Jahren verstärkt in den Fokus der Forschung gerückt. Elizabeth Harvey weist in ihrer Arbeit zum Einsatz von Studentinnen und Mitgliedern der NS-Frauenorganisationen im besetzten Osteuropa sowie zum neu geschaffenen Frauenberuf der Ansiedlerbetreuerin auf die Bedeutung und Funktion von deutschen Frauen als Akteurinnen des NS-Besatzungsregimes hin. Als Frauen setzten sie in einem als spezifisch weiblich definierten Tätigkeitsfeld von Haushaltsführung und Kinderbetreuung eigenständig rassen- und volkstumspolitische Zielvorstellungen um und vertraten das Besatzungsregime.[91] Als Helferinnen in der traditionell männlich geprägten Wehrmacht, aber auch im Deutschen Roten Kreuz, unterstützten sie Krieg und Besatzungsherrschaft, wie Franka Maubach, Julia Paulus und Marion Röwekamp herausarbeiten.[92] Für die meist jungen deutschen Frauen bot ihr Einsatz im Kriegs- und Besatzungskontext vielfältige neue Möglichkeiten und Chancen: sinnstiftende und selbstständige

86 Vgl. Peters, Nanna Conti (1881-1951).
87 Vgl. Fiebrandt, Auslese für die Siedlergesellschaft; Strippel, NS-Volkstumspolitik.
88 Vgl. z.B. Süß, Der »Volkskörper« im Krieg; Vossen, Der öffentliche Gesundheitsdienst im »Reichsgau Wartheland«; Weindling, Epidemics and Genocide.
89 Ebbinghaus/Dörner (Hrsg.), Vernichten und Heilen. Vgl. auch z. B. Osterloh/Schulte (Hrsg.), »Euthanasie« und Holocaust.
90 Weindling, Epidemics and Genocide.
91 Vgl. Harvey, »Der Osten braucht dich!«.
92 Vgl. Paulus/Röwekamp (Hrsg.), Eine Soldatenheimschwester an der Ostfront; Maubach, Die Stellung halten

Tätigkeiten, ein hohes Maß an Mobilität und das Erlebnis von Kameradschaft, verbunden mit dem Versprechen auf eine bisher nicht gekannte Form der Gleichberechtigung.[93] Gerade diese neuen Möglichkeiten, aber auch Prozesse der Mobilisierung und Selbstmobilisierung sind für Hebammen als Expertinnen für Geburt und Reproduktion zu untersuchen.

Die lokale Bevölkerung erlebte mit der Besatzung ein beispielloses Ausmaß an Gewalt. Stephan Lehnstaedt spricht von einer »Veralltäglichung der Gewalt«.[94] Dies und der Verlust von Partnern und Familie veränderten, wie Maren Röger und Ruth Leiserowitz hervorheben, die Performanz als Mann und Frau, als Mutter und Vater und als Ehepartner.[95] Soziales Umfeld und gewachsene Nachbarschaften brachen auseinander. Handlungsmöglichkeiten verengten sich. Dies führte zu einem Verlust an sozialer Kontrolle. Bestehende Werte und Normen wurden auf den Kopf gestellt.[96] Was bedeutete dies für den weiblich dominierten Bereich der häuslichen Geburtshilfe? Zu fragen ist nach Berufspraxen und Handlungschancen von Hebammen, die Bürgerinnen der Zweiten Polnischen Republik waren, sowie nach ihren Interaktionen mit den von ihnen betreuten Frauen unter deutscher Besatzung.[97]

Seit den 1980er Jahren weist die Holocaustforschung auf spezifische Verfolgungsbedingungen jüdischer Frauen hin. Dalia Ofer beleuchtet die Bedeutung von Mutterschaft im Holocaust. Sie arbeitet sich verändernde Rollen und Funktionen in der Familie und neue Erwartungen an Mütter, Väter und Kinder unter den Bedingungen der Verfolgung heraus.[98] Welche Rollen und Funktionen kamen Hebammen als denjenigen zu, die schwangere Frauen, Gebärende und Wöchnerinnen betreuten? Wie Miriam Offer zeigt, waren Ärztinnen und Ärzte im Ghetto u.a. mit moralisch-ethischen Konfliktsituationen konfrontiert wie Überlegungen, das eigene Leben auf Kosten von Patienten oder das der Mutter auf Kosten des Kindes zu retten.[99] Standen Hebammen im Ghetto vor ähnlichen Entscheidungen?

Saul Friedländers Ansatz einer integrierten Geschichte des Holocaust regte in den letzten Jahren zahlreiche Forschungsarbeiten an und begründete eine mikrohistorische Perspektive der Holocaustforschung.[100] Diese nimmt sowohl deutsche Täterinnen und Täter, Maßnahmen der NS-Behörden, Verhalten der lokalen Bevölkerung und

93 Vgl. ebenda; Harvey, »Der Osten braucht dich!«; Röger/Leiserowitz (Hrsg.), Women and Men at War.

94 Vgl. Lehnstaedt, Zwei Okkupationsregime.

95 Vgl. Röger, Sexual Contact.

96 Das Handeln von Besatzern und unter Besatzung Lebenden war geprägt von patriarchalen Geschlechterbildern. »Gender« als Differenzkategorie wurde nicht ausgehebelt, sondern erhielt im Kontext von willkürlicher und alltäglicher Gewalt neue Zuschreibungen. Vgl. Jolluck, Life and Fate.

97 Vgl. Dobrowolska/Hoch/Jabkowska-Sochanska/Benedict/Shields, Wanda Ossowska (1912-2001) and Stanislawa Leszczynska (1896-1974); Macierzyńska Miłość Życia. Teksty o Stanislawie Leszczyńskiej, hrsg. Bejze, Akademia Teologii Katolickiej.

98 Vgl. Ofer, Die Belagerung der Mutterschaft; Ofer, Motherhood under Siege; Ofer, Parenthood.

99 Vgl. Offer, White Coats in the Ghetto.

100 Vgl. Wierzcholska, Nur Erinnerungen und Steine, S. 15; Bajohr/Löw (Hrsg.), Der Holocaust; Gross (Hrsg.), The Holocaust in Occupied Poland.

Entscheidungsprozesse als auch Wahrnehmungen der jüdischen Bevölkerung in den Blick.[101] Das von Tatjana Tönsmeyer und Peter Hasslinger geleitete Forschungsprojekt »Societies under German Occupation« fokussiert auf den Besatzungsalltag lokaler Bevölkerung und die jeweiligen Besatzungsbedingungen. Das Projekt regt dazu an, die Forschungsperspektive von einer deutschen Gewalt- und Besatzungsgeschichte einerseits und der Holocaustforschung andererseits auf die lokale Bevölkerung zu erweitern.[102] Die vorliegende Arbeit greift die von Friedländer, Tönsmeyer und Hasslinger vorgeschlagenen Forschungsansätze auf und untersucht Erfahrungen und Perspektiven der lokalen Bevölkerung und der deutschen Besatzer im Bereich der Geburtshilfe.

In den letzten Jahren erschienen mehrere Studien, die auf lokaler Ebene Interaktionen der verschiedenen Bevölkerungsgruppen im multiethnischen Polen über die zeitlichen Umbrüche von 1918/1939/1945 hinweg untersuchen.[103] Hervorzuheben sind die jüngst erschienenen Arbeiten von Agnieszka Wierzcholska zur jüdischen und nichtjüdischen Bevölkerung in der südpolnischen Stadt Tarnów und von Hans-Jürgen Bömelburg zu Deutschen, Polen und Juden in Lodz.[104] Die Arbeiten weisen auf ein zentrales methodisches Problem hin: Wie können Beziehungen zwischen den verschiedenen Bevölkerungsgruppen in einem multiethnischen Raum untersucht und erzählt werden, in dem ethnische Zuordnungen nur einen Teil von Identität ausmachten?[105]

Ethnizität, so Wierzcholska in Anlehnung an den Soziologen Rogers Brubaker, schaffe keine »Kollektivsubjekte« mit gleichen Interessen und gemeinsamem sozialen Handeln.[106] So konnten beispielsweise in der Zweiten Polnischen Republik ähnliche politische Überzeugungen eine größere Verbindung schaffen als eine ethnische Zugehörigkeit.[107] Wierzcholska plädiert daher dafür, nicht von Polen und Juden zu sprechen, da dies die Aufteilung nach ethnischen Gruppen lediglich doppele. Darüber hinaus werde suggeriert, dass ethnische Zuordnungen »objektive Gruppenzuschreibungen« seien. Sie fordert, nach Interaktionsräumen, nach Aushandlungs- und Gruppenbildungsprozessen zu fragen.[108] Geburtshilfe wird in der vorliegenden Arbeit als ein solcher Interaktionsraum in den Blick genommen, der durch die verschiedenen Interessen von staatlichen Akteuren, von Ärztinnen und Ärzten, von Hebammen sowie Frauen und Familien geformt wurde. Zu fragen ist, wie sich Interaktionen zwischen den verschiedenen, u.a. national, religiös und sozial geschichteten Bevölkerungsgruppen im Bereich der Geburtshilfe und des Hebammenberufs gestalteten.[109]

101 Vgl. z.B. Garbarani/Jaskot (Hrsg.), New Appoaches to an Integrated History.
102 Vgl. Tönsmeyer/Hasslinger, Projektbeschreibung: Societies under German Occupation. Vgl. jetzt auch Tönsmeyer: Unter deutscher Besatzung.
103 Vgl. z.B. Bartov, Anatomie eines Genozids; Ackermann, Palimpsest Grodno; Radziszewska/Woźniak, Pod jednym dachem. Unter einem Dach.
104 Vgl. Wierzcholska, Nur Erinnerungen und Steine; Bömelburg, Lodz.
105 Vgl. Wierzcholska, Nur Erinnerungen und Steine, S. 30-22. Zu Identitäten in Polen der Zwischenkriegszeit vgl. Barelkowski/Schutte (Hrsg.), Neuer Staat, neue Identitäten?
106 Vgl. Wierzcholska, Nur Erinnerungen und Steine, S. 22-24.
107 Vgl. z.B. Kozińska-Witt, Jüdische Stadtdeputierte.
108 Vgl. Wierzcholska, Nur Erinnerungen und Steine, S. 22-24.
109 Ansätze hierzu vgl. Kassner/Lisner, Zwischen staatlichen Vorgaben.

Ethnizität, so Wierzcholska, werde ebenso wie »Rasse« und Nation von bestimmten Akteuren als Kategorie mobilisiert, um Zugehörigkeit zu einer bestimmten Gruppe herzustellen.[110] Genau dies taten die NS-Besatzer, die darauf abzielten, durch rassische Segregation und rassistische Klassifizierungen eindeutige Zuordnungen von Zugehörigkeit zu den Gruppen von deutsch, jüdisch und polnisch vorzunehmen. »Rasse« wurde, wie Thomas Kühne hervorhebt, zur bestimmenden Differenzkategorie.[111] Kategorisierungen wie auch Praxen von rassischen und volkstumspolitischen Klassifizierungen der Nationalsozialisten wurden in der Forschung der letzten Jahre untersucht.[112] Wie Gerhard Wolf herausarbeitet, basierten die Zuordnungen zur Gruppe der Deutschen häufig nicht allein auf Abstammung, sondern auf einem Bekenntnis zum Deutschtum und Wohlverhalten.[113] Alexa Stiller betont die Uneindeutigkeit der Kategorisierungen, die in der Praxis auch vom Eindruck des jeweiligen Prüfers abhingen oder, wie Michael Esch zeigt, an Leistung orientiert waren.[114] Einmal getroffene Klassifizierungen bestimmten jedoch in hohem Maße die jeweiligen Möglichkeiten und Handlungsoptionen bis hin zu Überlebenschancen.[115]

Trotz der genannten Schwierigkeiten, Kategorien wie »deutsch«, »polnisch« und »jüdisch« in die historische Forschung zu übernehmen,[116] orientiert sich die Studie an den Zuschreibungen des NS-Besatzungsregimes, um die jeweils damit verbundenen Normen, Möglichkeiten und Handlungsoptionen untersuchen zu können.[117] Die Kategorisierungen der Nationalsozialisten entsprechen dabei mitunter nicht den Identitätskonzepten der jeweiligen Hebammen, die häufig polyvalent waren und im Widerspruch zu NS-Konstruktionen von Zugehörigkeit stehen konnten.[118] Ebenso wenig machen diese Einteilungen deutlich, wie heterogen Jüdischsein definiert werden konnte, etwa über religiöse, sprachliche, kulturelle und politische Zugehörigkeit oder über Zuschreibungen von außen. Die Einteilung in ethnische Gruppen lässt zudem außer Acht, dass die 1939 unter deutsche Besatzung geratene lokale Bevölkerung zuvor alle Bürger der Zweiten Polnischen Republik gewesen waren.[119] Die Kategorisierungen der Nationalsozialisten überformten diese Identitäten bestimmenden Merkmale.[120]

110 Vgl. Brubaker, Ethnizität ohne Gruppen. Vgl. auch: Wierzcholska, Nur Erinnerungen und Steine, S. 22-24.
111 Vgl. Kühne, Belonging and Genocide.
112 Vgl. z. B. Stiller, Völkische Politik.
113 Vgl. Wolf, Ideologie und Herrschaftsrationalität.
114 Vgl. Esch, »Gesunde Verhältnisse«.
115 Vgl. Stiller, On the Margins of Volksgemeinschaft.
116 Vgl. Brubaker, Ethnizität ohne Gruppen.
117 Polen, Juden und Deutsche müssten insofern in Anführungszeichen gesetzt werden, um die von außen erfolgte Zuordnung hervorzuheben. Zur besseren Lesbarkeit des Textes wurde hierauf verzichtet, ebenso darauf, durchgängig von polnisch-christlich und polnisch-jüdischen Hebammen zu sprechen, um neben Ethnizität zumindest Religion als Kategorie zu berücksichtigen.
118 Vgl. Barelkowski/Schutte, Neuer Staat, neue Identität?.
119 Vgl. Wierzcholska, Nur Erinnerungen und Steine, S. 31; Haas, Das Private im Ghetto.
120 Vgl. Heinemann, Rasse, Siedlung, Deutsches Blut.

Hebelten aber volkstumspolitische und rassische Zuschreibungen der NS-Besatzer frühere Grenzziehungen und Allianzen der Hebammen und ihrer Klientel völlig aus?

Obwohl die jeweiligen rassischen und volkstumspolitischen Kategorisierungen Normen und Handlungsoptionen bestimmten, waren die Zuordnungen zu den jeweiligen Volkstumsgruppen nicht statisch. Die Optionen der 1939 von Arthur Greiser eingeführten Deutschen Volksliste (DVL) und die Eindeutschungspolitik in den eingegliederten westpolnischen Gebieten bedingten vielmehr eine »Auffächerung und Flexibilisierung des Deutschseins«, wie Birthe Kundrus betont.[121] Das bedeutete, dass polnische und deutsche Volkstumszugehörigkeit in bestimmten Grenzen verhandelbar wurde. Aus dieser Uneindeutigkeit volkstumspolitischer Zuschreibungen ergaben sich im besetzten Polen Handlungsspielräume, auch für Kontakte zwischen den Bevölkerungsgruppen, wie Alexa Stiller und Gerhard Wolf herausarbeiten.[122]

Stiller und Wolf weisen darüber hinaus auf den Beitrag Einzelner für das Funktionieren des Besatzungsregimes hin sowie auf Entscheidungsfindungen und Radikalisierungsprozesse im Wechselspiel zwischen den verschiedenen Akteuren wie zwischen Peripherie und Zentrum.[123] Die Beziehungen zwischen den Bevölkerungsgruppen konnten sich dabei höchst unterschiedlich gestalten. Trotz des verhängten Umgangsverbotes zwischen den Bevölkerungsgruppen kam es beispielsweise zu vielschichtigen sexuellen Kontakten, die von konsensuellen bis zu erzwungenen reichten, wie Maren Röger für den Umgang zwischen reichsdeutschen Besatzern und Polinnen zeigt. Motivationen und Legitimationen der Akteurinnen und Akteure waren dabei verschieden, die Reaktionen des Besatzungsregimes wechselhaft und für die Betroffenen wenig vorhersehbar.[124] Wie veränderten rassische Segregation und Umgangsverbot Kontakte zwischen deutschen, polnischen und jüdischen Hebammen und ihrer Klientel unter der Besatzung?

2. Quellen und Quellenkritik

Die reichsdeutsche Hebamme Julie Prinz berichtete in der nationalsozialistischen Hebammenzeitschrift: »Einen hochbeladenen Wagen voll Idealismus und einen eisernen Willen, am Aufbau des Ostens mitzuarbeiten, brachten wir mit, und das war gut so.«[125] Sie und andere Autorinnen der nationalsozialistischen Hebammenzeitschrift zeichneten ein Bild von Hebammen, die sich aktiv für die »Germanisierung« im besetzten Polen und für volksdeutsche Familien einsetzten.[126] Die veröffentlichten Berichte spiegeln dabei vor allem die Deutungen und Selbstinszenierungen der in der

121 Vgl. Kundrus, Regime der Differenz.
122 Vgl. Stiller, Völkische Politik; Wolf, Ideologie und Herrschaftsrationalität.
123 Vgl. ebenda.
124 Vgl. Röger, Kriegsbeziehungen.
125 Prinz, Erlebtes und Erlauschtes einer Hebamme, S. 202.
126 Einen ähnlichen Stil wiesen auch die Berichte von z. B. Studentinnen und Ansiedlerbetreuerinnen der NS-Frauenschaft im besetzten Polen auf. Vgl. Harvey, »Der Osten braucht dich!«.

Berufsorganisation aktiven oder ihr nahestehenden reichsdeutschen Hebammen wider. Diese antizipierten in ihren Berichten häufig berufspolitische Aspekte, Propagandabilder aus den »neuen Ostgebieten« und Stereotype gegenüber der volksdeutschen sowie der polnischen und jüdischen Bevölkerung. Sie verfolgten – im Einklang mit der NS-Propaganda – das Ziel, für die deutsche »Aufbauarbeit« in ihrem Kompetenzbereich und für eine Tätigkeit in den »neuen Ostgebieten« zu werben.[127] Die Autorinnen identifizierten sich mit ihrer Autoritätsposition als Reichsdeutsche, beschrieben aus dieser Perspektive heraus Herrschafts- und Machtverhältnisse und reproduzierten rassistische Hierarchisierungen. Trotz ihrer propagandistischen und werbenden Intention geben die Berichte wichtige Hinweise auf Perspektiven, Arbeits- und Lebensverhältnisse reichsdeutscher Hebammen im besetzten Polen.[128]

Ergänzt und verglichen werden die Berichte der reichsdeutschen Hebammen mit Archivquellen, vor allem mit den Akten der deutschen Gesundheitsbehörden im Wartheland.[129] Die Akten vieler staatlicher Gesundheitsämter wurden bei der Evakuierung des »Warthegaus« im Januar 1945 vernichtet.[130] Umso wertvoller sind die in den Beständen der Gesundheitsämter Leslau/Włocławek und Litzmannstadt/Łódź fast vollständig überlieferten und bisher in der Forschung nicht beachteten Personalakten polnisch-christlicher und deutscher Hebammen.[131] Diese Akten bieten, wenngleich durch die Perspektive der deutschen Besatzungsbehörden gefärbt, Einblicke in Biografien, Arbeitsbedingungen und Alltag der polnisch-christlichen und deutschen Hebammen, die sonst aufgrund fehlender Selbstzeugnisse kaum möglich sind. Weitere biografische Informationen zu polnisch-christlichen Hebammen finden sich in den Personalakten der Ärztekammer Wartheland in der Zentralbibliothek der Ärzteschaft (Główna Biblioteka Lekarska im. Stanisława Konopki) in Warschau. Hier mussten sich alle Hebammen nach dem Ende des Zweiten Weltkrieges registrieren, wollten sie ihren Beruf weiter ausüben. Die Akten enthalten Informationen wie Lebensläufe und Passbilder und zum Teil auch ausführlichere Berichte über die Erfahrungen der Hebammen während der Besatzungszeit. Reflektiert werden muss der Entstehungskontext der Berichte in der unmittelbaren Nachkriegszeit. So betonten die Hebammen häufig ihre polnisch-nationale Zugehörigkeit oder begründeten ihre Inhaftierung mit ihrem Polnischsein. Im Registrierungsbogen erhobene Fragen, ob sie die Deutsche Volksliste unterzeichnet hätten oder »Leistungspole« gewesen seien, verneinten sie.[132] Interaktionen

127 Vgl. Morsbach, Von der Arbeit in den Ostgebieten, in: Die Deutsche Hebamme, 57 (1942), S. 60-61.
128 Vgl. Lisner, ›A Birth is Nothing out of the Ordinary Here …‹.
129 So beispielsweise der Abteilung II der Reichsstatthalterei. Vgl. APP, 299 RSH.
130 Vgl. Vossen, Gesundheitspolitik als Teil der »Volkstumspolitik«.
131 Hierzu habe ich bereits publiziert: z. B. Lisner, Hebammen im »Reichsgau Wartheland«; Lisner, Midwifery and Racial Segregation; Lisner, ›A Birth is Nothing out of the Ordinary Here …‹; Lisner, Schwangerschaft und Geburt während der »Umsiedlungsaktionen«.
132 Der Status »Leistungspole« wurde zum 1. Januar 1943 im Wartheland eingeführt und nur wenigen verliehen. Sie erhielten die gleichen Tariflöhne und Nahrungsrationen wie Deutsche, um einen Anreiz für mehr Produktivität zu schaffen. Vgl. Stiller, Volkstumspolitik, S. 506-507.

mit Deutschen erwähnten sie in ihren Berichten nicht.[133] Vermutlich wollten sie im politischen Nachkriegsklima, in dem eine Zusammenarbeit mit dem deutschen Besatzungsregime sanktioniert wurde, keinen entsprechenden Verdacht aufkommen lassen.[134]

Beziehungen und Interaktionen zwischen Hebammen und Gebärenden sowie Lebensumstände der betreuten Frauen und Familien hinterließen in den Akten meist nur dann Spuren, wenn es zu Konflikten kam. Eingaben, Beschwerden, Stellungnahmen gegenüber dem Amtsarzt und Aussagen vor Gericht – beispielsweise bei Anzeigen wegen Abtreibung – erlauben Einblicke in private Bereiche wie Wohnen, Sexualität, zwischenmenschliche Beziehungen, Geschlechter- und innerhäusliche Machtverhältnisse sowie Lebensentwürfe von Hebammen und ihrer Klientel, die ansonsten eher nicht verschriftlicht und öffentlich gemacht wurden. Die Verteidigungen gegen Anschuldigungen z. B. durch Nachbarn, Behörden oder Akteurinnen und Akteure des NS-Besatzungsregimes verfolgten hierbei konkrete, häufig existenzielle Ziele.[135]

Informationen über jüdische Hebammen finden sich in den Akten der deutschen Besatzungsbehörden nur vereinzelt, und zwar immer dann, wenn es zu Konflikten mit Deutschen oder Polen kam. Voraussetzung für Konflikte waren Interaktionen zwischen jüdischen Hebammen und der deutschen bzw. polnischen Bevölkerung. Kontakte zur deutschen und polnischen Bevölkerung waren nur denjenigen jüdischen Hebammen möglich, die nicht in einem geschlossenen Ghetto wie in Litzmannstadt lebten. Bis Herbst 1942 wurden die kleineren Ghettos im Wartheland jedoch aufgelöst, die Menschen deportiert und ab Herbst 1941 die als arbeitsunfähig Eingestuften im Vernichtungslager Kulmhof, ca. 70 km von Lodz/Litzmannstadt entfernt, ermordet.

Über die im Ghetto Litzmannstadt eingesperrten Hebammen finden sich einige wenige Informationen in den Akten des Gesundheitsamtes Litzmannstadt, das formell für die gesundheitliche Kontrolle des Ghettos zuständig war.[136] Die im Ghetto heimlich verfasste Chronik, die Akten der jüdischen Ghettoadministration im Staatsarchiv Łódź sowie Erinnerungsberichte von Überlebenden vermitteln dagegen Innenperspektiven der medizinischen und geburtshilflichen Versorgung im Ghetto Litzmannstadt.[137] Der Aktenbestand im Staatsarchiv Łódź bildet die Verwaltung des Ghettos durch die weit verzweigte jüdische Administration ab, an deren Spitze der »Älteste der Juden«, Mordechai Chaim Rumkowski, stand. Zur Dokumentation für die deutschen Behörden fertigte die Abteilung Statistik grafisch aufwendige Darstellungen der Geburtenzahlen sowie der Leistungen der Gesundheitsabteilung an.[138] Die Ghetto-Chronik wurde im Auftrag Rumkowskis von Mitarbeitern des Ghettoarchivs erstellt. Vom 12. Januar 1941 bis Ende Juli 1944 hielten die Autorinnen und Autoren, die vor dem Krieg als Journa-

133 Vgl. Aktenbestand in: Główna Biblioteka Lekarska Warszawa im. Stanisława Konopki, Warszawa, Poznańska Izba Lekarska Personel Pomocniczy, Poznań.
134 Vgl. z. B. Leiserowitz, Gleiche Muster der Zusammenarbeit unter NS- und Sowjetbesatzung?.
135 Vgl. z. B. den Aktenbestand des Frauenzuchthauses Fordon, in: APB, 90 Fordon.
136 Vgl. Liste der Hebammen im Ghetto, in: APŁ, L-15065.
137 Vgl. Feuchert/Leibfried/Riecke u. a. (Hrsg.), Chronik des Gettos Lodz/Litzmannstadt.
138 Vgl. Bestand: Przełożony Starszeństwa Żydów (Ältester der Juden), in: APŁ. Vgl. auch: AŻIH, 205 Lodz.

listen, Wissenschaftler und Schriftsteller tätig gewesen waren, Ereignisse im Ghetto fest. Die Chronik war wie eine Tageszeitung aufgemacht. Sie richtete sich jedoch nicht an die Menschen im Ghetto. Vielmehr wollten die Autorinnen und Autoren der Nachwelt ihre Perspektiven vermitteln und – wie Sascha Feuchert es formuliert – einen »Baustein« für eine spätere Erinnerung liefern.[139]

Erinnerungsberichte von Überlebenden, u.a. von Ärzten und Krankenschwestern, vermitteln weitergehende, subjektive Perspektiven auf die Organisation der Gesundheitsabteilung im Ghetto und die Gesundheitsversorgung. Zu nennen sind die publizierten Erinnerungen von Arnold Mostowicz, der als Arzt im Ghetto Litzmannstadt tätig war.[140] Darüber hinaus befinden sich in der Sammlung des Żydowski Instytut Historyczny (Jüdisches Historisches Institut) in Warschau mehrere von der Jüdischen Historischen Kommission in der Nachkriegszeit durchgeführte Interviews mit Bezug auf die Gesundheitsversorgung im Ghetto.[141] Über Schwangerschaft und Geburt während des Holocaust berichteten zudem mehrere Frauen, die für das Visual History Archive der USC Shoah Foundation interviewt wurden.[142]

Selbstzeugnisse wie Tagebücher oder Berichte von Hebammen, die im Ghetto Litzmannstadt tätig waren, konnten nicht gefunden werden.[143] Von besonderer Bedeutung war daher der Kontakt zur Tochter der Hebamme Róża (Rose) Rachel oder Ruchla Herszenberg.[144] Róża Herszenberg arbeitete von 1920 bis 1967 als Hebamme in Łódź-Bałuty. Ihre Tochter Salomea Herszenberg, später Kape, war zu Beginn des Krieges 13 Jahre alt. Zusammen mit ihren Eltern musste sie von der Abriegelung am 30. April 1940 bis zur Befreiung am 19. Januar 1944 im Ghetto Litzmannstadt leben. Róża Herszenberg gehörte zu den wenigen Hebammen, die im Ghetto von der jüdischen Verwaltung angestellt wurden. Angelehnt an die Methode des lebensgeschichtlichen narrativen Interviews führten Salomea Kape und ich im Herbst 2019 in New York und in den folgenden Monaten online Gespräche über ihre Erlebnisse und Erfahrungen im Ghetto.[145] Am 14. Februar 2021 verstarb Salomea Kape im Alter von 94 Jahren.

139 Feuchert, Vorwort, in: ders./Leibfried/Riecke (Hrsg.), Chronik des Gettos Lodz/Litzmannstadt 1941, S. 7-9.

140 Vgl. Mostowicz, Lekarska Ballada; Mostowicz, With a Yellow Star and a Red Cross.

141 Die Jüdische Historische Kommission wurde 1944 von dem Historiker Philip Friedmann in Lublin gegründet. 1945 verlegte die Kommission ihren Sitz nach Łódź, 1947 nach Warschau. Vgl. Stach, Holocaust und Kalter Krieg.

142 Vgl. Visual History Archive der USC Shoah Foundation, The Institute for Visual History and Education, in: http://vha.usc.edu/home [12.4.2015].

143 Salomea Kape erzählte, sie habe zusammen mit ihrer Freundin Stalla Szafir ein Tagebuch geführt. Dies sei nach dem Krieg verschollen.

144 Ich danke Anja Peters für die Vermittlung des Kontaktes. In Dokumenten wurde der Name mit Ruchla/Rachel angegeben. Salomea Kape meinte jedoch, der favorisierte Rufname ihrer Mutter sei »Róża« (Rose) gewesen. Insofern wird dieser Name in der vorliegenden Arbeit verwendet.

145 Vgl. dazu Jureit, Erinnerungsmuster, S. 60-70. Ihre Erinnerungen publizierte Kape zudem in Berichten und Kurzgeschichten, die sie in einem Buch zusammenfasste. Vgl. Kape, Kocham twą urodę złą.

Salomea Kape war es wichtig zu entscheiden, wie über sie, ihre Mutter und ihre Familie geschrieben und was erinnert wird. In Interviews werden, wie Ulrike Jureit betont, erinnerte Geschichte(n) bzw. erinnerte Erlebnisse in der Gegenwart neu präsentiert. Erinnerungen werden insofern, meist unbewusst, angepasst, geben jedoch Einblick in individuelle Erfahrungen und Reflexionen.[146] Salomea Kape berichtete in den Interviews von Ereignissen und Erlebnissen, die nicht verschriftlicht wurden und ihre persönlichen Wahrnehmungen und Erfahrungen widerspiegeln. Ihre Erinnerungen, die im Interview, in schriftlichen Aufzeichnungen und in biografischen Publikationen festgehalten wurden, sind daher einzigartige Quellen über ihr Leben als Jugendliche im Ghetto und über die Arbeit ihrer Mutter Róża Herszenberg.[147]

Die verwendeten Quellen sind aufgrund des Ansatzes, sowohl Besatzer als auch unter Besatzung Lebende in den Blick zu nehmen, vielfältig und in ihrer Individualität oft widersprüchlich. Doch gerade diese Vielstimmigkeit ermöglicht es, die jeweils einzelnen und eigenen Perspektiven deutscher, polnisch-christlicher und polnisch-jüdischer Hebammen und damit Inklusions- und Exklusionsprozesse im Bereich von Schwangerschaft, Geburt und Reproduktion zu beleuchten. Dies schafft eine breitere, »sprechende« Basis für das Anliegen der Studie: die Praktiken der »Germanisierung« und Biopolitik in diesem weiblich dominierten Aktionsraum ebenso wie Lebenswelten, Handlungschancen und *Agency* (Handlungsmacht) von Hebammen und Müttern zu untersuchen.

146 Vgl. Jureit, Erinnerungsmuster, S. 14-15. Vgl. auch: Alexander von Plato, Oral History.
147 Zur Verwendung von Interviews und Erinnerungen von Holocaustüberlebenden als Quellen in der historischen Forschung vgl. z. B. Adler, Survival on the Margins, S. 6-11.

II. HEBAMMEN, GEBURTSHILFE UND »NATION BUILDING« IN DER ZWEITEN POLNISCHEN REPUBLIK

Die Hebammen in Stadt und Umkreis Włocławek/Leslau waren im Durchschnitt 42 Jahre alt, als die Region 1939 nach dem Überfall auf Polen unter deutsche Herrschaft geriet.[1] Geboren im geteilten Polen vor dem Ersten Weltkrieg, hatten sie die Gründung der Zweiten Polnischen Republik erlebt, eine erste Phase der Berufstätigkeit abgeschlossen und in vielen Fällen auch die Phase der Familiengründung. Ihre Ausbildung absolvierten sie während des Ersten Weltkriegs oder in der Zwischenkriegszeit. Im Anschluss arbeiteten sie entweder freiberuflich in der Hausgeburtshilfe oder als Angestellte in einer Klinik. Sie waren Teil der polnisch-katholischen Majorität oder sie gehörten zur jüdischen oder deutschen Minorität. Alle waren sie jedoch Bürgerinnen der Zweiten Polnischen Republik. Die Erfahrungen der Hebammen, die 1939 unter deutsche Herrschaft kamen, umfassten insofern nicht nur die sechs Jahre der Okkupationszeit, vielmehr dürften ihre Biografien, ihre Arbeits- und Lebensbedingungen während der Zwischenkriegszeit sowie ihr soziales Milieu und die ethnische Zugehörigkeit ihre Wahrnehmungen und Deutungen geprägt haben und damit auch ihr Handeln unter deutscher Besatzung.

In der Holocaustforschung wird der enge Zusammenhang zwischen Vorkriegserfahrungen, dem Handeln im Zweiten Weltkrieg und während des Holocaust betont.[2] Stephan Lehnstaedt weist zudem auf die Bedeutung der Begegnung mit den deutschen Besatzern während des Ersten Weltkriegs hin, als kein Krieg gegen die Zivilbevölkerung geführt wurde. Diese Erfahrung beeinflusste Deutungen, Hoffnungen und Handeln zu Beginn des erneuten deutschen Überfalls 1939.[3]

Vor diesem Hintergrund widmet sich das folgende Kapitel den Fragen: Wie gestalteten sich Arbeits- und Lebensentwürfe von Hebammen in der Zweiten Polnischen Republik? Mit welchen Problemen waren sie konfrontiert und welche Erwartungen setzte der polnische Staat in sie? Welche Rollen und Funktionen wurden ihnen im polnischen Gesundheitswesen zugedacht?

1 1939 waren 55 Hebammen in Włocławek tätig. Bei einer Hebamme konnte das Alter nicht ermittelt werden. Vgl. Informationen zu Hebammen im Bestand 829, in: APW.

2 Vgl. Michman, Handeln und Erfahrung, in: Bajohr/Löw (Hrsg.), Der Holocaust, S. 255-280, S. 270; Bajohr/ Löw, Tendenzen und Probleme der neueren Holocaust-Forschung.

3 Vgl. Lehnstaedt, Imperiale Polenpolitik, S. 119-132; 458-465; Löw, Juden im Getto Litzmannstadt, S. 67.

1. Zwischen Aufwertung und unvollendeten Reformen

Die geburtshilfliche Betreuung der Bevölkerung – vor allem in ländlichen Regionen – lag in der Zeit der Zweiten Polnischen Republik weitgehend bei Hebammen.[4] Lediglich 15 % der Frauen entbanden in den 1920er Jahren in einer Klinik oder unter Hinzuziehung eines Arztes. 85 % der Frauen brachten ihre Kinder mithilfe einer Hebamme zur Welt oder zogen eine Laiengeburtshelferin hinzu.[5]

Auf dem 5. Polnischen Hebammenkongress in Warschau im Jahr 1937 umriss der Gynäkologe Dr. Kazimierz Maniszewski[6] seine Vision der Organisation eines zukünftigen öffentlichen Gesundheitswesens im ländlichen Raum. Nach dieser sollte in jeder Gemeinde ein Arzt, ein Hygieniker und eine Hebamme ansässig sein, um die ambulante medizinische und geburtshilfliche Versorgung der Bevölkerung zu übernehmen. Bis dieses anvisierte Versorgungsmodell umgesetzt werden könne, so meinte Maniszewski, sei es vordringliche Aufgabe, mehr Hebammen in den ländlichen Gebieten anzusiedeln. Hier könne die Hebamme, in der Provinz meist die einzige Person mit einer medizinischen Ausbildung, den Mittelpunkt der gesundheitlichen Versorgung bilden und in Personalunion als Hebamme, Hygienikerin und Krankenschwester in den Gemeinden wirken.[7] Kurzum, die Hebamme sollte die gesamte nicht-ärztliche medizinische Versorgung der Bevölkerung inklusive Säuglingsfürsorge übernehmen und darüber hinaus hygienische Standards vermitteln. Demnach mutete Maniszewski den Hebammen zu, den Mangel an medizinischem Personal in den ländlichen Regionen auszugleichen und zugleich durch niedrigschwellige Angebote die Bevölkerung zu einem gesundheitsfördernden Verhalten zu erziehen.

Maniszewskis Ausführungen verdeutlichen die mangelhafte medizinische Versorgung im ländlichen Raum, wo in den 1930er Jahren rund 74 % der polnischen Bevölkerung lebte. 1938 versorgten im Durchschnitt vier Ärzte 10.000 Einwohner. In den Großstädten, wie etwa Warszawa, Poznań und Łódź, standen 17 Ärzte pro 10.000 Einwohner zur Verfügung. Entsprechend unterversorgt war der ländliche Raum.[8] »Auf dem Land« gab es jedoch nicht nur einen Mangel an Ärzten, sondern auch an Hebammen. In den größeren Städten kamen rein rechnerisch etwa 20 Geburten auf jede Hebamme per annum, im ländlichen Raum hingegen 255 Geburten.[9] Im Vergleich dazu betreuten

4 Vgl. Klich-Kluczewska, Making up for the losses.
5 Vgl. Zuchora, Problematyka kształcenia położnych, S. 144. Im Deutschen Reich entbanden 1933 ca. 14 % der Frauen in einer Klinik. Vgl. Lisner, »Hüterinnen der Nation«, S. 100.
6 Maniszewski war Kreisarzt in der Wojewodschaft Warschau. Vgl. Urzędowy spis lekarzy, S. XVI. Seinem Vortrag lässt sich entnehmen, dass er an verantwortlicher Stelle im polnischen Gesundheitswesen arbeitete.
7 Vgl. Kazimiert Maniszewski (*1900), Rola położnej i jej praca na wsi.
8 Vgl. Mały Rocznik Statystyczny 1939, Warszawa 1939. Im Deutschen Reich kamen 1930 rund 7 Ärzte auf 10.000 Einwohner. Vgl. Statistisches Reichsamt (Hrsg.), Statistisches Jahrbuch für das Deutsche Reich, in: Statistisches Jahrbuch für das Deutsche Reich, 50 (1931), hier S. 406-407.
9 Vgl. Maniszewski, Rola położnej i jej praca na wsi.

die Hebammen im Deutschen Reich 1938 pro Jahr durchschnittlich 44 Geburten.[10] Abgehängt von medizinischer und geburtshilflicher Versorgung waren insbesondere die mittel- und ostpolnischen Wojewodschaften, die zum russischen und österreich-ungarischen Teilungsgebiet gehört hatten bzw. infolge des Polnisch-Sowjetischen Krieges (1919-1921) dem polnischen Staatsgebiet zugeschlagen worden waren.[11] In der Wojewodschaft Polesie/Polesien beispielsweise kamen 1930 rein rechnerisch rund 540 Geburten auf eine Hebamme und in Wolhynien waren es gar 1.168; in der Wojewodschaft Poznań hingegen belief sich die Zahl an Geburten lediglich auf 139 pro Jahr und Hebamme. Die Zahlen zeigen, dass es in Ost- und Mittelpolen vielfach gar nicht möglich gewesen sein wird, eine Hebamme zur Geburt hinzuzuziehen. Hier übernahmen Laiengeburtshelferinnen, die sogenannten Babkas, die Geburtshilfe.[12]

Den Mangel an Ärzten bezeichnete Maniszewski in seinem Vortrag als ein Problem, das nicht kurzfristig zu lösen sei.[13] Bei Hebammen hingegen ging er weniger von einem Mangel aus als vielmehr von einer ungleichmäßigen Verteilung. Rein rechnerisch – so ließ er seine Zuhörerinnen wissen – betreute jede der rund 12.000 Hebammen in Polen 74 Geburten jährlich,[14] ein Arbeitspensum, so meinte er, das gut zu bewältigen sei. Eine räumliche Ausgewogenheit hielt Maniszewski für ein erreichbares gesundheitspolitisches Ziel, das durch staatlich finanzierte Ausbildungsplätze und eine gewisse Mobilitätsbereitschaft der Hebammen zu bewerkstelligen sei.[15]

In der ungleichen Verteilung von Ärzten und Hebammen zwischen Stadt und Land sowie zwischen West- und Ostpolen spiegelte sich eine der zentralen Aufgaben der Zweiten Polnischen Republik, die darin bestand, die vormaligen Teilungsgebiete zusammenzuführen, die unter der 123-jährigen deutschen, russischen und österreich-ungarischen Herrschaft eigene wirtschaftliche, kulturelle und politische Entwicklungen genommen hatten. Sie verfügten beispielsweise über ihre eigenen Gesundheitssysteme und rechtlichen Regelungen.[16] Der neu geschaffene polnische Nationalstaat baute auf den Ordnungen, Institutionen und soziokulturellen Prägungen der vormaligen imperialen Teilungsmächte auf. Katrin Steffen beschreibt die Teilungsgebiete als transnationale Räume, die innerhalb des polnischen Nationalstaates weiterbestanden.[17] Ziel der Regierungen der Zweiten Polnischen Republik war es, im Sinne eines Prozesses des Nation Building Voraussetzungen für eine Angleichung der Lebensbedingungen zu schaffen und durch Vergemeinschaftungen eine relative nationale Einheit herzustellen.

10 Vgl. Lisner, »Hüterinnen der Nation«, S. 78.
11 Vgl. Kassner/Lisner, Zwischen staatlichen Vorgaben.
12 Vgl. Doroszewska, Społeczne role położnych, S. 97. Die Versorgung durch Hebammen konnte von 1921 bis 1938 von 2,7 auf 4,3 Hebammen pro 10.000 Einwohner verbessert werden. Vgl. Marcysiak, Rola i status zawodu położnej.
13 Zum Mangel an Gesundheitspersonal vgl. Balinska, The National Institute of Hygiene, hier S. 430-431.
14 Die genaue Anzahl der Hebammen ist nicht zu ermitteln. Nach Angaben von Agnieszka Bukowska waren 1938: 9.300 Hebammen in Polen tätig. Vgl. Bukowska, Związki zawodowe położnych.
15 Vgl. Maniszewski, Rola położnej i jej praca na wsi.
16 Vgl. z. B. Borodziej, Geschichte Polens, S. 130-141.
17 Steffen, Blut und Metall, S. 29-30.

So galt es, auch im Bereich der Gesundheitsversorgung und Geburtshilfe einheitliche Regelungen und Standards zu etablieren und damit im weiteren Sinne einen Beitrag zur Bildung eines polnischen Nationalstaates zu leisten.[18]

Gekennzeichnet war die Zwischenkriegszeit in Polen durch tiefgreifende Transformationsprozesse. Das Verhältnis von Gesellschaft, Politik, Wirtschaft und Ethnizität wurde neu austariert und soziale Ordnungen infrage gestellt. Dies forderte Kritik heraus. Sie manifestierte sich in einem von einer ethnisch polnisch-katholischen Nation ausgehenden Nationalismus sowie in strukturellem und individuellem Antisemitismus. Zugleich ermöglichten die Umbrüche gesellschaftspolitischen Aufbruch und Modernisierungen.[19] Im Folgenden wird untersucht, wie sich dies im Bereich der Geburtshilfe auswirkte.

a) Öffentliches Gesundheitswesen und Neuregelung des Hebammenberufes

Im April 1918 gründete die polnische Regierung das Ministerium für öffentliche Gesundheit, Wohlfahrt und Arbeitsschutz (Ministerstwo Zdrowia Publicznego, Opieki Społecznej i Ochrony Pracy) in Warschau. Polen verfügte damit über das erste Gesundheitsministerium in Europa.[20] Das 1919 erlassene Sanitätsgesetz umriss den Kompetenzbereich des Gesundheitsministeriums und vereinheitlichte die Gesundheitsverwaltung. Dem Ministerium für öffentliche Gesundheit, Wohlfahrt und Arbeitsschutz wies das Sanitätsgesetz die Funktion einer zentralen weisungsbefugten Behörde zu. Auf der Ebene der Wojewodschaften wurden in den Wojewodschaftsämtern Gesundheitsabteilungen geschaffen. Ihnen untergeordnet waren die auf Kreisebene in den Landratsämtern eingerichteten Abteilungen für öffentliche Gesundheit. Als staatliche Vertreter vor Ort setzten Stadt- und Kreisärzte die gesundheitlichen Vorgaben des Gesundheitsministeriums um.[21]

Katrin Steffen bewertet den Aufbau des öffentlichen Gesundheitswesens mit seiner bis in ländliche Gemeinden hineinwirkenden gesundheitlich-sozialen Infrastruktur als wichtige staatliche Maßnahme, die zum Aufbau einer einheitlichen nationalen Administration beitrug. Medizinische Expertise und Einrichtungen der öffentlichen Gesundheit seien auf diese Weise dazu genutzt worden, politische Stabilität herzustellen und nationale Einigkeit zu demonstrieren.[22] Ärzte wurden in diesem Kontext, ebenso wie vor dem Hintergrund des europaweiten Konzeptes einer wissenschaftlich-technokratischen

18 Vgl. z.B. Kraft, Wo steht die Frauen- und Geschlechtergeschichte; Müller/Struve, Einleitung, in: diess. (Hrsg,), Fragmentierte Republik?; Zloch, Polnischer Nationalismus, S. 14-20.

19 Vgl. Steffen, Who Belongs to the Healthy Body.

20 Gesundheitsminister wurde Tomasz Janiszewski. 1920 löste ihn der Psychiater Witold Chodźko ab. Vgl. Kreuder-Sonnen, Wie man Mikroben auf Reisen schickt, S. 139. In Deutschland war dem Reichsministerium des Innern eine Abteilung für Gesundheit angegliedert. Vgl. Süß, Der »Volkskörper« im Krieg, S. 26.

21 Regional wurde z.T. von dieser Struktur abgewichen. Zur Organisation des Gesundheitswesens vgl. Kreuder-Sonnen, Wie man Mikroben auf Reisen schickt, S. 139-144.

22 Vgl. Steffen, Who Belongs to the Healthy Body of the Nation.

Planbarkeit von Bevölkerung und Gesellschaftspolitik, zu wichtigen Akteuren des Nation Building.[23] Mehr noch trug die polnische Regierung mit der Einrichtung des Gesundheitsministeriums der Überzeugung Rechnung, dass allein eine von Experten geleitete Regierung Polen in die Moderne führen könne. Entworfen worden sei, so Katharina Kreuder-Sonnen, ein »interventionistischer Wohlfahrtsstaat«, in dem Ärzte die polnische Gesellschaft ebenso wie individuelle Körper »formen und modernisieren« sollten.[24] Den Ausführungen von Maniszewski folgend, war Hebammen, zumindest im ländlichen Raum, eine ähnliche Funktion zugedacht: Sie sollten über die Geburtshilfe hinausgehende Aufgaben in der Gesundheitsversorgung übernehmen, geburtshilfliche Standards etablieren und die Bevölkerung mit den Grundsätzen der Hygiene vertraut machen, mithin also eine erzieherische Funktion wahrnehmen und das Verhalten ihrer Klientel steuern.

Im November 1923 wurde das Ministerium für öffentliche Gesundheit, Wohlfahrt und Arbeitsschutz auf Druck des nationaldemokratischen Lagers im Sejm sowie der Finanzkrise infolge der vorherigen Hyperinflation zugunsten einer dezentralen Struktur des öffentlichen Gesundheitswesens aufgelöst.[25] Die Kompetenzen eines zentralen öffentlichen Gesundheitsdienstes gingen, ähnlich wie im Deutschen Reich, auf das Innenministerium über. 1926 organisierte es das öffentliche Gesundheitswesen neu und schuf die Abteilung für Gesundheitsdienst (Departament Służby Zdrowia).[26]

Nach dem Ende des Ersten Weltkriegs war der polnische Staat aufgrund fehlender Ressourcen bei der gesundheitlichen Versorgung der Bevölkerung auf internationale Hilfe angewiesen. Eine Vielzahl von Wohlfahrtsorganisationen, wie beispielsweise die »Herbert Hoover's American Relief Administration« oder das »American Jewish Joint Distribution Committee«, unterstützten wesentliche Gesundheitsprogramme in Polen.[27] Parallel zum öffentlichen Gesundheitswesen boten polnische Einrichtungen der katholischen und der evangelischen Kirche sowie jüdische Wohlfahrtsorganisationen, wie die Gesellschaft zum Schutz der Gesundheit der jüdischen Bevölkerung in Polen (Towarzystwo Ochrony Zdrowia Ludności Żydowskiej w Polsce; TOZ), gesundheitliche Leistungen und Fürsorge an.[28]

In Anlehnung an das deutsche Modell richtete der polnische Staat 1918 eine Krankenversicherung (Kasa Chorych) ein, die durch Beiträge von Arbeitnehmern und Arbeitgebern finanziert wurde. Die Kasa Chorych übernahm als staatliche Organisation

23 Kohlrausch/Steffen/Wiederkehr, Expert Cultures in Central Eastern Europe.

24 Vgl. Kreuder-Sonnen, Wie man Mikroben auf Reisen schickt, S. 140-141.

25 Vgl. Steffen, Experts, 2013, S. 579.

26 Vgl. Kreuder-Sonnen, Wie man Mikroben auf Reisen schickt, S. 146; 150-151. Balinska nimmt für die Abwicklung des Gesundheitsministeriums ursächlich wirtschaftliche Gründe an, wenn dies auch als »left-right issue« im Sejm ausgetragen worden sei. Vgl. Balinska, The National Institute of Hygiene, hier S. 437.

27 Das Jewish Joint Distribution Committee (JDC) spendete z. B. Gelder für den Bau der Staatlichen Hygieneschule in Warschau. Vgl. ebenda, S. 429-433.

28 Finanziert wurden die Organisationen vor allem durch das JDC. Vgl. Offer, White Coats in the Ghetto, S. 68-70. Zu Einrichtungen der katholischen Kirche vgl. Huener, The Polish Catholic Church.

neben jüdischen Wohlfahrtsorganisationen und Kirchen die Trägerschaft von Gesundheitseinrichtungen. Hebammen konnten wie Ärzte eine Kassenzulassung erhalten und damit ihre Leistungen über die Kasse abrechnen.[29] Versichert waren allerdings lediglich Angestellte. Sie machten einen Bevölkerungsanteil von gerade einmal rund 14% aus. Selbstständige, Bauern und in Privathaushalten Angestellte waren ausgeschlossen. In der Konsequenz kamen vor allem Teile der urbanen Bevölkerung in den Genuss der Versicherung, da es in den Städten mehr größere Betriebe mit Angestelltenpositionen gab.[30] Juden, die zwar vor allem in Städten lebten, aber oft selbstständig tätig waren, erhielten keine Versicherungsleistungen. Sie waren bei Zahlungsunfähigkeit im Krankheitsfall oder auch bei einer Geburt auf die Hilfe jüdischer Gemeinden und Organisationen angewiesen. Eine Einrichtung der Organisation »Linas Hacholim« (Linat ha-Cholim) in Łódź stellte beispielsweise eine gesundheitliche Versorgung für Bedürftige sicher.[31] Dies entlastete die Kassen der Kommunalverwaltungen, welche die öffentlichen Gelder stattdessen vielfach zur Förderung nichtjüdischer Einrichtungen verwendeten.[32] Hanna Kozińska-Witt spricht daher von einer »Ethnisierung der Sozialfürsorge« und einer engen Verflechtung von sozialen und ethnischen Fragen.[33]

Mit Gründung der Zweiten Polnischen Republik galt es, das Hebammen- und das gesamte Gesundheitswesen über die Grenzen der ehemaligen Teilungsgebiete hinweg zu vereinheitlichen. Eine für ganz Polen verbindliche Neuregelung des Berufes wurde schließlich durch das Gesetz vom 16. März 1928 verfügt.[34] Es unterstellte Hebammen flächendeckend der Aufsicht der Stadt- und Kreisärzte. Hebammen waren ihnen gegenüber berichtspflichtig und hatten regelmäßig eine Dokumentation der von ihnen betreuten Geburten vorzulegen.[35] Der Staat institutionalisierte auf diese Weise die Kontrolle der Hebamme und band sie in die geschaffene Struktur des öffentlichen Gesundheitswesens ein. Hebammen wurde eine Mittlerfunktion zwischen Gesundheitsbehörden und ihrer Klientel zugewiesen. Weiter stellte das Gesetz klar, dass die Berufsbezeichnung »Hebamme« nur Frauen führen durften, die über eine abgeschlossene Ausbildung an einer anerkannten Hebammenschule verfügten und die die polnische Staatsbürgerschaft besaßen; nur sie hatten das Recht, den Beruf auszuüben.[36] Darüber hinaus legte das Hebammengesetz eine Fortbildungspflicht der Hebammen fest. So-

29 Vgl. Ciesielska, The Doctors of the Warsaw Ghetto, S. 13-14.
30 Vgl. ebenda, S. 11-13.
31 Die Organisation hatte ihren Sitz in der ul. Rewolucji. Vgl. Interview mit Helena Bergson, geführt von Ewa Wiatr 2011. Helena Bergsons Vater war als Arzt bei Linas Hacholim in Łódź tätig.
32 Vgl. Kozińska-Witt, Jüdische Stadtdeputierte, S. 262-264.
33 Vgl. ebenda, S. 263-264.
34 Vgl. Rozporządzenie Prezydenta Rzeczypospolitej o położnych z dn. 16. Marca 1928. Am 25. September 1928 folgte eine Durchführungsverordnung. Vgl. Rozporządzenie Ministra Spraw Wewnętrznych z dnia 25 września 1928 r. w sprawie wykonania rozporządzenia Prezydenta Rzeczypospolitej z dnia 16 marca 1928 roku o położnych. Vgl. auch: Kassner, Zwischen Haus und Hospital.
35 Vgl. Fijałek/Indulski, Opieka zdrowotna w Łodzi, S. 304.
36 Vgl. Rozporządzenie Prezydenta Rzeczypospolitej o położnych z dn. 16. Marca 1928, I. Praktyka położnicza.

wohl die Kontrolle der Hebammen durch die Stadt- und Kreisärzte als auch die Fortbildungspflicht sollten die Qualität der geburtshilflichen Leistungen sichern.[37] Dies entsprach den Forderungen der Hebammenverbände, die im Sinne einer gesellschaftlichen Aufwertung des Berufes eine Überprüfung geburtshilflicher Leistungen sowie den Ausschluss von unqualifizierten Hebammen und vor allem von Laiengeburtshelferinnen verlangten.[38]

Als Zugangsvoraussetzung für Hebammenschülerinnen bestätigte der Gesetzgeber 1928 die 1920 festgelegten Mindeststandards. Demnach mussten die Bewerberinnen eine siebenjährige Schulbildung nachweisen und zwischen 18 und 35 Jahren alt sein.[39] Stanisław Mączewski, ab 1930 Leiter der Hebammenschule in Lwów, bezeichnete 1936 rückblickend die Zulassungsvoraussetzungen in den 1920er Jahren als mangelhaft und kritisierte die Qualität des polnischen Bildungssystems. Viele Hebammenschülerinnen seien trotz Volksschulabschluss nicht in der Lage gewesen, dem Unterricht zu folgen, da sie weder lesen noch schreiben konnten.[40] Tatsächlich war die Analphabetenquote Anfang der 1920er Jahre insbesondere im vormaligen österreichisch-ungarischen und russischen Teilungsgebiet mit 40-65 % hoch – im Vergleich zum preußischen Teilungsgebiet mit 4-8 %.[41] Um den Kreis der Bewerberinnen im Hinblick auf den Hebammenmangel nicht einzuschränken, sahen sich die Hebammenschulen gezwungen, zusätzlich zu den vorgesehenen Lehrinhalten Lese-, Hör- und Schreibkompetenzen zu vermitteln.[42] Durch die Einführung der allgemeinen Schulpflicht 1919 stieg die Alphabetisierungsquote jedoch stetig, und laut Mączewskis Ausführungen gehörte das Problem der unzureichenden Lese- und Schreibkompetenzen der Hebammenschülerinnen 1936 der Vergangenheit an.[43] Zu einer Anhebung der Zugangsqualifikation zum Hebammenberuf auf eine neunjährige Schulbildung, wie dies die Hebammenverbände seit 1935 forderten und wie es für die Aufnahme an einer Krankenpflegeschule vorgeschrieben war, konnte sich der Gesetzgeber jedoch nicht durchringen.[44] Ungeregelt blieb auch die wirtschaftliche und soziale Absicherung der Hebammen. Eine Erhöhung der Gebühren sahen die Neuregelungen nicht vor, ebenso wenig wie eine Absicherung im

37 Alle fünf Jahre waren sie verpflichtet, einen 30-tägigen Fortbildungskurs an einer der fünf staatlichen Hebammenschulen in Poznań, Wilno, Lwów, Warszawa oder Kraków zu besuchen. Vgl. Rozporządzenie Ministra Spraw Wewnętrznych z dnia 25 września 1928 r. w sprawie wykonania rozporządzenia Prezydenta Rzeczypospolitej z dnia 16 marca 1928 roku o położnych, III. Przeszkalanie położnych. Darüber hinaus bot, wie Kassner zeigt, die Staatliche Hygieneschule in Warschau zweimonatige Fortbildungskurse an. Vgl. Kassner/Lisner, Zwischen staatlichen Vorgaben.

38 Vgl. Doroszewska, Społeczne role położnych, S. 101.

39 An die Volksschule (szkoła powszechna) schlossen sich das Gymnasium und das Lyzeum mit dem Erwerb der allgemeinen Hochschulreife an. Vgl. Eser, »Volk, Staat, Gott«, S. 25-26.

40 Vgl. z. B. Kassner/Lisner, Zwischen staatlichen Vorgaben.

41 Vgl.: z. B. Borodziej, Geschichte Polens, S. 130; Eser, »Volk, Staat, Gott«!

42 Vgl. Kassner/Lisner, Zwischen staatlichen Vorgaben; Zuchora, Problematyka kształcenia położnych.

43 1938 erhielten 90 % der Kinder eine Schulausbildung. Vgl. Alexander, Kleine Geschichte Polens, S. 300-301.

44 Vgl. Bukowska, Związki zawodowe położnych, S. 134; Adela Giergielewicz, O posadach dla położnych, in: Przegląd Akuszeryjny, 85 (1939), H. 3, S. 20-21.

Alter und im Krankheitsfall. Erst 1933 erließ der Gesetzgeber eine einheitliche Gebührenordnung und verankerte überhaupt das Recht der Hebammen auf Entlohnung ihrer Tätigkeit. Die soziale Absicherung der Hebammen blieb eine anhaltende Forderung der Berufsverbände der Zwischenkriegszeit.[45]

In Polen gab es drei Verbände, in denen jeweils kleinere lokale Vereine zusammengeschlossen waren: »Związek Akuszerek Poznańsko-Pomorski« (Hebammenverband Posen-Pommerellen), gegründet 1922 in Poznań, »Stowarzyszenie Położnych« (Vereinigung der Hebammen), gegründet 1927 in Kraków, und »Związek Położnych Rzeczypospolitej Polskiej« (Hebammenverband der Republik Polen), ein Zentralverbund der bis 1926 in Warschau bestehenden Vereine.[46] Während die Vereine in Poznań und Kraków von den Leitungen der Hebammenschule ins Leben gerufen wurden,[47] ging die Vereinsgründung in Warschau auf die Initiative von Hebammen zurück.[48] Die Hebammenverbände setzten sich gemeinsam mit den Leitungen der staatlichen Hebammenschulen für eine einheitliche Regelung des Berufes über die Grenzen der Teilungsgebiete hinweg ein. Auf einer gemeinsamen Tagung im Oktober 1927 in Katowice formulierten die Verbände ihre zentralen Forderungen und überreichten sie der Regierung. Neben einer polenweiten einheitlichen Regelung forderten sie die Regierung u.a. auf, eine einheitliche Gebührenordnung zu verabschieden sowie Strafen gegen Personen zu erlassen, die ohne anerkannte Qualifizierung Geburtshilfe leisteten.[49] Die 1928 erlassene Verordnung erfüllte einen Teil der Forderung der Hebammen und wertete den Beruf auf, ein Erfolg, der nach Angniezka Bukowskas Einschätzung auf das Engagement der Hebammenverbände zurückzuführen war.[50] Antonia Doroszewska hingegen argumentiert überzeugend, dass sich die Interessen der Hebammenverbände und die der Gesundheitspolitik überschnitten hätten: Staatliches Ziel sei es gewesen, die Gesundheit der polnischen Bevölkerung zu verbessern und die im Vergleich zu anderen Ländern als zu hoch erachtete Säuglings- und Müttersterblichkeit zu senken.[51] Erst die Übereinstimmung der berufspolitischen mit den bevölkerungspolitischen Zielen habe die rechtliche Neuregelung des Hebammenwesens in dieser Form möglich gemacht.[52]

45 Vgl. Kassner/Lisner, Zwischen staatlichen Vorgaben.

46 Bereits vor dem Ersten Weltkrieg hatten sich in den jeweiligen Teilungsgebieten Hebammenverbände gegründet. Versuche, die Verbände in den 1920er Jahren über die Grenzen der ehemaligen Teilungsgebiete hinaus zusammenzuschließen, scheiterten. Vgl. Kassner/Lisner, Zwischen staatlichen Vorgaben. Jeder Verband gab eine Zeitschrift heraus: der Warschauer Verband die »Przegląd Akuszeryjny« (Hebammenrundschau), der Verband in Poznań die »Nowiny Akuszeryjne« (Hebammen-Nachrichten) und der Verband in Kraków die »Położna« (Die Hebamme). Vgl. Dworecka, »Nowiny Akuszeryjne«.

47 Die Hebammenschule in Krakow wurde als einzige in Polen, und vermutlich europaweit, von einer Frau, der Ärztin Ada Markowska geleitet. Sie hatte 1927 den Hebammenverband Stowarzyszenie Położnych in Kraków gegründet. Vgl. Kassner/Lisner, Zwischen staatlichen Vorgaben.

48 Vgl. Bukowska, Związki zawodowe położnych.

49 Vgl. Doroszewska, Społeczne role położnych; Kassner/Lisner, Zwischen staatlichen Vorgaben.

50 Bukowska, Związki zawodowe położnych.

51 Vgl. hierzu: Kreuder-Sonnen, Wie man Mikroben auf Reisen schickt, S. 140.

52 Vgl. Doroszewska, Społeczne role położnych, S. 92-102.

b) Hebammen als »Hygiene-Missionarinnen« im Dienst von Mutter und Nation

Die Sterblichkeitsrate von Kindern lag in Polen in den Jahren 1930-1934 bei rund 14 pro 100 Lebendgeborenen, die von Müttern in Warschau bei sechs und in Poznań bei vier pro 1.000 Geburten (1927).[53] Im Deutschen Reich starben im Vergleich dazu 1932/33 nur etwa halb so viele Säuglinge (8 von 100 Lebendgeborenen) und auch nur halb so viele Mütter wie in Warschau (3 auf 1.000 Geburten).[54] Eine Verbesserung der Hebammenversorgung und der Qualität der geburtshilflichen Leistungen betrachteten Gesundheitspolitiker als Voraussetzung, um Morbiditäts- und Mortalitätsraten zu senken.[55] Der Bekämpfung der Mütter- und Säuglingssterblichkeit maß die polnische Gesundheitsverwaltung einen hohen Stellenwert bei, setzte sie doch Bevölkerungswachstum mit einer Stärkung der Nation gleich.[56]

Mütter- und Säuglingssterblichkeit waren bis ins 19. Jahrhundert hinein als ein biologisches Problem mit Ursachen in der Konstitution von Mutter und Kind wahrgenommen worden. Im Kontext der Verbreitung von Konzepten gesunder Ernährung, eines gesundheitsfördernden Lebensstils sowie der Hygieneerkenntnisse und der Errichtung eines öffentlichen Gesundheitswesens setzte jedoch ein Umdenken ein. Gesundheit galt nicht länger als Schicksal, sondern sowohl durch individuelles Verhalten als auch sozialhygienische Maßnahmen steuerbar.[57] Die Sterblichkeit von Mutter und Kind wurde mehr und mehr als ein medizinisch-soziales Problem betrachtet.[58] Ärzte machten unzureichende Hygiene im Haushalt und eine mangelhafte Säuglingsernährung und -pflege infolge von Armut und Unwissenheit als Ursachen der Mütter- und Säuglingssterblichkeit aus. In Deutschland, wie in vielen anderen europäischen Ländern, setzten Ärzte auf eine Disziplinierung und Erziehung von Müttern als für die Haushaltsführung und Säuglingspflege Zuständigen.[59] Bürgerliche Frauen konnten als Verantwortliche für die Umsetzung der Gesundheits- und Hygienenormen in den Familien ihre Haus- und Erziehungsarbeit aufwerten, an der Seite der Ärzte für sich neue Machtbereiche erschließen und somit einen Zugewinn an sozialem Status erzielen. Frauen sozial schwächerer Schichten hingegen wurden vielfach Objekte der Hygiene-Disziplinierung.[60]

53 Vgl. Marcysiak, Rola i status zawodu położnej. 1927-1931 betrug die Säuglingssterblichkeit in Polen rund 28 %. Vgl. Ormicki, O polski program ludnościowy, S. 16.
54 Vgl. Anonym, Die Bevölkerungsbewegung 1937.
55 Vgl. Doroszewska, Społeczne role położnych, S. 92-102.
56 Vgl. Kassner/Lisner, Zwischen staatlichen Vorgaben; Steffen, Who Belongs to the Healthy Body of the Nation?, S. 130-131. Dies traf auch auf die Polnische Republik nach 1945 zu. Der Staat ergriff damals jedoch kaum Maßnahmen außer neuen Regelungen zum Mutterschutz. Vgl. Klich-Kluczewska, Making up for the losses of war.
57 Vgl. Frevert, »Fürsorgliche Belagerung«.
58 Vgl. Stöckel, Säuglingsfürsorge.
59 Vgl. Fehlemann, »Heldenmütter«; Limper, Flaschenkinder; Balinska, The National Institute of Hygiene.
60 Vgl. Frevert, »Fürsorgliche Belagerung«.

In Polen richteten Initiativen wie »Kropla Mleka« (Milchtropfen) bereits vor dem Ersten Weltkrieg Säuglings- und Mütterberatungsstellen ein und propagierten das Stillen der Säuglinge. Ebenso leiteten sie Mütter durch Beratung und entsprechende Schulungen zu einem gesundheitsfördernden Verhalten und zu Hygiene an.[61] Nach der Gründung der Zweiten Polnischen Republik wurden die Bemühungen fortgesetzt.[62] Die jüdischen Wohlfahrtsorganisationen richteten eigene Beratungsstellen ein. 1939 unterhielt die TOZ rund 380 Einrichtungen in 72 Städten und beschäftigte eigene Ärzte, Hebammen und Krankenschwestern.[63] Mit ihrem präventiven Ansatz und dem stetigen Ausbau von Fürsorgemaßnahmen und -einrichtungen für Mutter und Kind gelang es der TOZ in Zusammenarbeit mit anderen jüdischen Wohlfahrtsorganisationen, die Sterblichkeit von Müttern und Säuglingen innerhalb der jüdischen Bevölkerung zu senken. 1932 war nach Angaben von Joseph Marcus die Mortalitätsrate jüdischer Frauen während und infolge einer Geburt um 50 % geringer als innerhalb der christlichen Bevölkerung.[64]

Hebammen betrachteten die Hygieneerziehung von Müttern als Teil ihres Kompetenzbereiches. Anfang der 1930er Jahre forderte die 1923 gegründete International Confederation of Midwives (ICM), der 1928 der Warschauer Hebammenverband beigetreten war, Hebammen sollten die Funktion von »Hygiene-Missionaren« übernehmen und aufklärend in den Haushalten wirken.[65] Hiermit verbanden die Hebammen die Hoffnung, einen gesellschaftlich relevanten neuen Tätigkeitsbereich für sich erschließen und ihren Beruf aufwerten zu können.[66] Der polnische Staat hatte im oben erwähnten Gesetz vom 16. März 1928 Hebammen zur Vermittlung von Hygiene verpflichtet.[67] Hier knüpfte Maniszewski 1937 mit seinem Konzept an. Aufgrund der medizinischen Mangelversorgung und der hohen Mütter- und Säuglingssterblichkeit hielt er es für geboten, Hebammen neben ihren originären Aufgaben solche als Hygienikerin und Säuglingsschwester zu übertragen.[68] Besonders auf dem Land war es jedoch für Hebammen eine harsche Herausforderung, Hygiene-, Medizin- und Geburtshilfestandards im Verhältnis zu traditionellen und religiösen Vorstellungen sowie den lokalen sozialen Praxen auszuhandeln.

61 Vgl. Kuźma-Markowska, From »Drop of Milk« to Schools for Mothers. Zu sozialhygienischen Maßnahmen im deutschen Teilungsgebiet und deren Verknüpfung mit polnisch-nationaler Mobilisierung vgl. Turkowska, Der kranke Rand des Reiches, S. 353.

62 Kuźma-Markowska, From »Drop of Milk« to Schools for Mothers.

63 Vgl. Einhorn, Towarzystwo Ochrony Zdrowia; Freilich, Towarzystwo Ochrony Zdrowia.

64 Vgl. Marcus, Social and Political History. Vgl. auch: Offer, White Coats in the Ghetto, S. 71-72.

65 Vgl. Siegfried Hammerschlag, Ohne Titel, in: Mitteilungen der Internationalen Vereinigung der Hebammenverbände – Communications of the International Midwives Union (1932) 6, S. 57-64. Vgl. auch: Lisner »Hüterinnen der Nation«, S. 59-60.

66 Vgl. Kassner/Lisner, Zwischen staatlichen Vorgaben.

67 Vgl. Rozporządzenie Prezydenta Rzeczypospolitej o położnych z dn. 16. Marca 1928, I. Praktyka położnych.

68 Maniszewski, Rola położnej i jej praca na wsi.

In ländlichen Regionen fanden nach zeitgenössischen Schätzungen 20 bis 90 % der Geburten ohne Hebamme statt.[69] Abgesehen von dem Mangel an Hebammen in einigen Regionen, boten Laiengeburtshelferinnen ihre Dienste wesentlich günstiger an als Hebammen, vielfach im Austausch für Sachleistungen.[70] Wie Antonia Doroszewska hervorhebt, mangelte es zudem an einem Gesundheitsbewusstsein der Bevölkerung und an Vertrauen in die Institution »Hebamme«. Anders als die Babkas, die zum näheren Verwandten- oder Bekanntenkreis zählten und zur Dorfgemeinschaft gehörten, wurden Hebammen, sofern sie von außerhalb zuzogen, vielfach als nicht dazugehörig wahrgenommen.[71] Die Empfehlungen der Hebammen betrachte die Bevölkerung teilweise als unnötige Neuerungen, konstatierte 1937 die Redakteurin der Zeitschrift Położna, Maria Kulczyńska.[72] Ungünstig auf den Ruf der Hebamme wirkte sich zudem die Praxis aus, sie erst dann zur Geburt hinzuzuziehen, wenn es zu Komplikationen kam. In diesem Fall war die Hebamme verpflichtet, einen Arzt zu holen. Bei der Bevölkerung habe dies, so Doroszewska, zu der Wahrnehmung geführt, die Hebamme wüsste wenig, bürde der Familie jedoch unnötig hohe medizinische Kosten auf.[73] Die Babkas waren also für einen Teil der ländlichen Bevölkerung in der Zwischenkriegszeit nicht aus der Geburtshilfe wegzudenken. Hebammenverbände, Ärzte und Gesundheitspolitiker betrachteten hingegen die Laiengeburtshilfe unisono als ein zentrales Problem der polnischen Geburtshilfe und als gesundheitliche Gefährdung für Mutter und Kind.[74]

Maniszewski berichtete, es sei 1936 zu 1.721 Infektionen unter der Geburt und im Wochenbett gekommen, von denen 366 tödlich endeten, und dies seien nur die Fälle, die in einem Krankenhaus behandelt worden seien. Die hohen Infektionszahlen schrieb er teils der unsachgemäßen Betreuung durch Laiengeburtshelferinnen zu, teils den »unerlaubten Eingriffen«, das heißt den Abtreibungen. Doch unterbinden könne man die Laiengeburtshilfe nur dort, wo überhaupt genügend Hebammen zur Betreuung der Bevölkerung zur Verfügung stünden, führte Maniszewski aus.[75] Als vordringliche Aufgabe der Hebammen betrachtete er es, sich gegen die Babkas durchzusetzen.[76]

In den Hebammenzeitschriften berichteten Hebammen immer wieder entsetzt über die geburtshilflichen Praktiken der Babkas, die die Gebärenden beispielsweise dadurch in Lebensgefahr brachten, dass sie versuchten, die Plazenta durch Ziehen an der Nabelschnur aus der Gebärmutter zu befördern, mit ungewaschenen Händen vaginale Untersuchungen vornahmen oder, um einem Herausfließen des Blutes vorzubeugen, die Beine der Gebärenden mit Seilen vom Knie abwärts einschnürten. Andere Hebammen berichteten davon, dass Babkas heiße Ziegelsteine samt dem Neugeborenen unter

69 Vgl. Doroszewska, Społeczne role położnych, S. 98.
70 Vgl. z. B. Marcysiak, Rola i status zawodu położnej.
71 Vgl. Doroszewska, Społeczne role położnych, S. 101-102.
72 Kulszyńska zitiert nach: Zuchora, Problematyka kształcenia położnych.
73 Vgl. Doroszewska, Społeczne role położnych, S. 101-102.
74 Vgl. z. B. Marcysiak, Rola i status zawodu położnej.
75 Vgl. Maniszewski, Rola położnej i jej praca na wsi.
76 Vgl. ebenda.

eine Decke legten, um das Kind vor Kälte zu schützen, es dabei überhitzten oder gar die Bettdecke in Brand setzten.[77]

Die Berichte verdeutlichen die kaum überbrückbare Diskrepanz zwischen den von Ärzten und Hebammen vertretenen geburtshilflichen Standards und den geburtshilflichen Praktiken »auf dem Land«. 1937 erließ das Sozialministerium schließlich eine Verfügung, die die Laiengeburtshilfe unter Strafe stellte. An der sozialen Praxis änderte die Verfügung jedoch bis zum Beginn des Zweiten Weltkriegs wenig.[78] In gewisser Weise war die Diskrepanz zwischen Gesetzgebung und Praxis für das gesamte Gesundheitswesen charakteristisch. So attestierte der polnisch-jüdische Soziologe Ferdynand Zweig 1944 der polnischen Sozialgesetzgebung, eine der fortschrittlichsten in Europa gewesen zu sein, die jedoch mit den Lebensbedingungen der Menschen wenig zu tun gehabt hätte.[79]

Zusammenfassend lässt sich die Situation der Hebammen während der Zweiten Polnischen Republik wie folgt skizzieren: Gesundheitspolitiker erwarteten von Hebammen, geburtshilfliche Standards zu vermitteln, gerade in den ländlichen Regionen und auf lokaler Ebene. Sie erhielten damit einen erzieherischen Auftrag, der sie dem Staat gegenüber verpflichtete. Im gleichen Zuge wertete der polnische Staat den Hebammenberuf auf und schuf mit dem Hebammengesetz von 1928 für alle vormaligen Teilungsgebiete sowie für Hebammen aller Konfessionen und Nationalitäten einheitliche Regelungen. Die dort verankerte Beaufsichtigung durch Stadt- und Kreisärzte band Hebammen in das öffentliche Gesundheitswesen ein. Um die aufgrund der unterschiedlichen Gesundheitssysteme in den ehemaligen Teilungsgebieten stark divergierenden Ausbildungs- und Qualifikationsniveaus der bereits berufstätigen Hebammen anzugleichen, rief der Gesetzgeber ein umfassendes Fortbildungsprogramm ins Leben.[80] Aufgrund fehlender personeller und finanzieller Ressourcen konnten die Reformen jedoch nur unzureichend umgesetzt werden. Drängende Probleme wie der Ausschluss von Laiengeburtshelferinnen oder die wirtschaftliche und soziale Absicherung der Hebammen blieben trotz aller Bemühungen weitgehend ungelöst. Durch die Aufwertung ihrer Arbeit und die Vernetzung der Berufsverbände erreichten Hebammen jedoch eine politische Partizipation und Emanzipation.

77 Berichte von Hebammen zitiert nach: Doroszewska, Społeczne role położnych, S. 99-100.

78 Pismo okólne Ministerstwa Opieki Społecznej z dnia 31 marca 1937 r. w sprawie bezprawnego wykonywania praktyki położniczej, Dz. Urz. M. O. S. 1937 Nr 7, poz. 84. Zitiert nach: Doroszewska, Społeczne role położnych, S. 101.

79 Vgl. Ferdynand Zweig, Poland between two wars, London 1944. Zitiert nach: Balinska, The National Institute of Hygiene, S. 435-436.

80 Vgl. Rozporządzenie Prezydenta Rzeczypospolitej o położnych; Rozporządzenie Ministra Spraw Wewnętrznych z dnia 25 września 1928 r. w sprawie wykonania rozporządzenia Prezydenta Rzeczypospolitej z dnia 16 marca 1928 roku o położnych, III. Przeszkalanie położnych.

2. Geburtshilfe – Interaktionsraum von christlich-polnischer Mehrheitsbevölkerung und jüdisch-polnischer sowie deutscher Minderheit?

Maniszewski addressierte 1937 in seiner Rede auf dem Treffen in Warschau Hebammen in der Zweiten Polnischen Republik, ohne auf spezifische Situationen der ethnischen Minderheiten einzugehen.[81] Er zielte darauf, Reformen »auf dem Land« und einheitliche verbindliche Standards in der Geburtshilfe durchzusetzen. Wie Michael Esch herausarbeitet, behinderte nach Auffassung polnischer Bevölkerungs- und Gesundheitspolitiker vor allem die agrarische Bevölkerung, die vielfach einer sozialen Unterschicht zugeordnet und mit dem Problem von Überbevölkerung und Verarmung verbunden wurde, Prozesse von Modernisierung und Sanierung.[82] Diese Auffassung teilte offenbar auch Maniszewski, der die Probleme von Laiengeburtshilfe, Aborten und mangelnder Hygiene im ländlichen Raum verortete und diese zum Teil fehlender Bildung zuschrieb.[83] Für ihn stellten Mängel in der Geburtshilfe und in der Säuglingspflege offenbar eher ein soziales denn ein ethnisches oder religiöses Problem dar.

Neben dem Ungleichgewicht zwischen Stadt und Land sowie zwischen den ehemaligen Teilungsgebieten bedeutete es allerdings eine der großen Herausforderungen der Zweiten Polnischen Republik, die multiethnisch geprägte Bevölkerung in den neuen Nationalstaat zu integrieren.[84] Mehr noch: Laut Włodzimierz Borodziej war die Integration nationaler Minderheiten das Feld, auf dem über Stabilität und Erfolg des polnischen Nationalstaates entschieden wurde.[85] 30 % der Bevölkerung Polens gehörten einer ethnischen Minderheit an. Das Ergebnis der Volkszählung von 1921 wies folgende Nationalitäten aus: Ukrainisch (14 %), Weißrussisch (4 %), Deutsch (4 %) und Jüdisch (8 %).[86] Mit der Verfassung von 1921 sicherte der polnische Staat den Minderheiten Autonomie zu und erklärte sie zu formal gleichberechtigten Staatsbürgern.[87] Etliche staatliche Institutionen der Zwischenkriegszeit vertraten jedoch in erster Linie die

81 Vgl. Maniszewski, Rola położnej i jej praca na wsi.

82 Vgl. Esch, »Gesunde Verhältnisse«.

83 Vgl. Maniszewski, Rola położnej i jej praca na wsi.

84 In Anlehnung an Brubaker beschreiben Henschel und Stach Polen in der Zwischenkriegszeit als »nationalizing state«, in dem eine ethnokulturell definierte »Kernnation« das Gemeinwesen als Besitz beanspruchte mit dem Ziel, dieses in einen Nationalstaat zu transferieren. Vgl. Henschel/Stach, Nationalisierung und Pragmatismus.

85 Vgl. Borodziej, Geschichte Polens im 20. Jahrhundert, S. 97-160.

86 Bei der Volkszählung 1921 wurde nach der Nationalität gefragt; 1931 wurden Muttersprache und Religion als »objektive« Kriterien nationaler Zugehörigkeit erfasst. Vgl. Drugi Powszechny Spis Ludności z dn. 9.XII 1931 r. Mieszkania i Gospodarstwa Domowe Ludność, Warszawa 1938, S. 116-117.

87 Die Rechte der Minderheiten wurden gemäß dem im Versailler Vertrag verankerten Minderheitenschutzvertrag garantiert. Dieser sah u. a. das Recht vor, die bevorzugte Sprache zu verwenden und eigene Schulen zu gründen. Vgl. Minderheitenschutzvertrag vom 28. 6. 1919, in: Müller, Staatsbürgerschaft und Minderheitenschutz.

polnisch-katholische Mehrheitsbevölkerung.[88] Die Hebammenverbände der Zwischenkriegszeit repräsentierten ebenfalls vor allem ethnisch polnische Hebammen.[89]

Möglichkeiten und Grenzen der Integration, Partizipation und Autonomie der Minderheiten waren in der Zwischenkriegszeit permanent Gegenstand öffentlicher Debatten.[90] Die Positionen bewegten sich zwischen den Vorstellungen der beiden einflussreichsten politischen Lager, der Nationaldemokratie, der Endecja und des Piłsudski-Lagers, der Sanacja. Während Józef Piłsudski (1867-1935), Mitbegründer und Vorsitzender der Polnischen Sozialistischen Partei (Polska Partia Socjalistyczna, PPS), Polen als einen Vielvölkerstaat für selbstverständlich hielt, vertrat die Endecja Vorstellungen einer ethnisch polnisch-katholischen Nation.[91]

Die auf die Geburtshilfe bezogene Gesundheitspolitik zielte mit dem Erlass des Hebammengesetzes und der Neuordnung des Berufes seit 1928 wie beschrieben darauf, verbindliche Standards und Regelungen für alle Hebammen, unabhängig von Region, Religion und Nationalität zu schaffen. Entsprechend erfassten die Gesundheitsbehörden Hebammen nicht nach nationalen, sprachlichen oder religiösen Kriterien. Vielmehr definierten die 1932 vom polnischen Innenministerium herausgegebenen »Instruktionen für Geburtshilfe« drei Kriterien zur Bewertung der Qualität einer Hebamme: 1: In welcher Schule erhielt sie ihre Ausbildung? 2. Beherrscht sie die Grundsätze der Hygiene? 3. Hält sie sich bei der Geburtsbetreuung an ihre Pflichten?[92] Eine Hebamme galt demnach als empfehlenswert, wenn sie ihre Ausbildung an einer staatlichen Hebammenschule absolviert hatte, die Grundsätze der Hygiene beachtete und vor allem, wenn sie ihre Kompetenzen nicht überschritt. Diese waren begrenzt auf die Betreuung normal verlaufender Schwangerschaften, auf spontane Geburten und auf Wochenbettversorgungen.[93] Die Instruktionen für die Geburtshilfe formulierten berufliche Standards und legten diese als entscheidende Kriterien geburtshilflicher Praxis fest. Ethnische und religiöse Zugehörigkeiten thematisierten sie nicht.

In Großstädten wie Łódź fand kulturelles und politisches Leben vielfach in konfessionell und national getrennten Sphären statt.[94] Parallel verflochten sich gesellschaftliche Bereiche wie Wirtschaft, Kultur und Bildung. Über konfessionelle und ethnische

88 Vgl. z.B. Zloch, Polnischer Nationalismus, S. 581-585. Hinsichtlich des Aufbaus des öffentlichen Gesundheitswesens weist Balinska auf die internationale Unterstützung sowie die Zusammenarbeit zwischen jüdischen und nicht-jüdischen Organisationen hin. Vgl. Balinska, The National Institute of Hygiene.

89 Vgl. Kassner/Lisner, Zwischen staatlichen Vorgaben. Ob jüdische Hebammen Mitglieder der Verbände waren, konnte nicht geklärt werden. Im Ärzteverband (Związku Lekarzy Państwa Polskiego) waren Juden bis 1937 Mitglieder. Vgl. Einhorn, Towarzystwo Ochrony Zdrowia.

90 Vgl. Henschel/Stach, Nationalisierung und Pragmatismus.

91 Vgl. z.B. Borodziej, Geschichte Polens im 20. Jahrhundert, S. 164-169. Neuere Forschungen betonen, dass Reduzierungen auf die politischen Lager Sanacja und Endecja, auf ein »jagiellonisches« oder »piastisches« Konstrukt von Nation, zu kurz greifen. Vgl. z.B. Zloch, Polnischer Nationalismus, S. 20-21.

92 Vgl. Adam Czyżewicz, Położnictwo (1932), Cz. 2.

93 Vgl. auch: Kassner/Lisner, Zwischen staatlichen Vorgaben.

94 Vgl. z.B. Hensel (Hrsg.), Polen, Deutsche und Juden in Lodz; Bömelburg, Lodz.

Grenzen hinweg entstanden gemeinsam genutzte öffentliche Räume, beispielsweise in Schulen, Bibliotheken, Theatern oder auch Krankenhäusern, die Kontaktmöglichkeiten boten.[95] Wie gestalteten sich Interaktionen zwischen den verschiedenen Bevölkerungsgruppen im Bereich der Geburtshilfe? Um Handeln und Erfahrungen von Hebammen unter deutscher Besatzung einordnen zu können, werden im folgenden Abschnitt Lebensentwürfe und Berufsbedingungen jüdischer und nicht-jüdischer Hebammen in Polen exemplarisch in den Blick genommen.

Der von den deutschen Besatzern im Oktober 1939 geschaffene Reichsgau Wartheland umfasste Teile des ehemaligen preußischen und russischen Teilungsgebietes. Personalakten von Hebammen sind lediglich innerhalb der Archivbestände der Gesundheitsämter der Städte Łódź und Włocławek erhalten. Diese beiden Städte bilden daher im Folgenden den regionalen Schwerpunkt. Die Textilmetropole Łódź war 1939 die zweitgrößte Stadt Polens mit rund 670.000 Einwohnern.[96] Die Garnisonsstadt Włocławek mit ihren 1938 rund 67.000 Einwohnern war vor Beginn des Krieges Sitz eines katholischen Bistums und einer über die Stadtgrenzen hinaus bekannten Zellstoff- und Papierwirtschaft.[97] Der Landkreis Włocławek mit 1939 insgesamt rund 94.000 Einwohnern, neun Amtsbezirken und sechs Landstädten zwischen 1.400 und 7.200 Einwohnern war hingegen überwiegend agrarwirtschaftlich geprägt.[98] Sowohl die Stadt Łódź als auch die Stadt und das Umland Włocławek gehörten vor dem Ersten Weltkrieg zum russischen Zarenreich und lagen nach der deutschen Besatzung 1939 im östlichen Teil des Warthelandes. In Łódź waren 1939 vor Beginn des Krieges etwa 270[99] und für Stadt und Umland Włocławek 55 Hebammen registriert.[100] Wie viele der Hebammen zur deutschen oder jüdischen Bevölkerungsgruppe gehörten, lässt sich nicht mit Sicherheit rekonstruieren, da die polnischen Behörden, wie bereits beschrieben, die ethnische Zugehörigkeit nicht erfassten. Zuordnungen der Hebammen nach rassischen Kategorien nahmen erst die nationalsozialistischen Besatzer vor. Zugehörigkeiten der Hebammen zu ethnischen und religiösen Gruppen lassen sich daher vor allem über die Zuordnungen des NS-Besatzungsregimes nachvollziehen. Dies sagt zwar wenig über Identitäten der Hebammen während der Zwischenkriegszeit aus, gibt aber

95 Vgl. z. B. Wierzcholska, Nur Erinnerungen und Steine. Zu den gesundheitlichen Einrichtungen in der Stadt Łódź vgl. Fijałek/Indulski, Opieka zdrowotna w Łodzi.

96 Von diesen waren ca. 55 % polnisch, 30 % jüdisch und 10 % deutsch. Vgl. Bömelburg, Lodz, S. 70; Sitarek/Trębacz, Drei Städte.

97 Vgl. Główny Urząd Statystyczny Polskiej Rzeczypospolitej Ludowej, Rocznik Demograficzny. 1945-1966, Warszawa 1969; Schreiben vom 27.12.1939, Berichterstatter, Regierungsrat Dr. Beckmann, in: APP, 299 RSH/1832, Bl. 33-37.

98 Dies waren: Brest-Kujawien/Brześć Kujawski, Chodecz, Kowal, Lubien/Lubień Kujwaski, Lubranek und Moosburg/Przedecz. Vgl. Ergebnis der Einwohnererfassung 1939/40, in: APP, 299 RSH/594, Bl. 23.

99 Zahlen zusammengestellt aus: Urzędowy spis lekarzy, VI Położne, 1939. Ich danke Maria Ciesielska für den Hinweis auf das Register. Vgl. auch: Pingot, Informator Lekarski, 1939; Żumański, Księga Adresowa Miasta Łodzi, 1937. Ich danke Laura Schlutter für ihre Hilfe bei der Auswertung der Register und Zusammenstellung der Zahlen. Vgl. Tabelle im Anhang.

100 Vgl. APW, 829, 41-44; Urzędowy spis lekarzy, VI Położne. Vgl. Tabelle im Anhang.

einen Hinweis darauf, welcher Religion sie angehörten und welche Optionen ihnen die NS-Gesundheitsbehörden ab 1939 zugestanden. Vier der von den deutschen Behörden in Włocławek/Leslau registrierten Hebammen wurden als jüdisch und eine als volksdeutsch klassifiziert.[101] Zu Beginn der Besatzung wurden jedoch 15 Hebammen vom Beruf ausgeschlossen.[102] Möglicherweise galten einige dieser Hebammen ebenfalls als jüdisch. Anhand der Namen lässt sich in Włocławek bei mindestens neun (16 %) und in Łódź bei 60 (22 %) der registrierten Hebammen ein jüdischer Hintergrund vermuten.[103]

a) Polnisch-christliche Hebammen im ländlichen Raum

Bronisława Z. wurde 1896 in Kleczew/Lehmstädt, einer ländlichen Gemeinde im Kreis Konin geboren. Ihre Eltern waren Landwirte.[104] Vor dem Ersten Weltkrieg hatte Konin zum russischen Teilungsgebiet gehört.[105]

Nach dem Ersten Weltkrieg war Polen ein Agrarland an der Schwelle zur Industrialisierung.[106] Die Besitzverhältnisse in der Landwirtschaft waren extrem ungleich verteilt: 1921 verfügte knapp 1 % der Betriebe über rund 47 % der Ackerfläche. In Polen herrschte eine halbfeudale Oberschicht.[107] Etwa zwei Drittel der Höfe waren Kleinst- und Kleinbetriebe, die unter fünf Hektar Land bewirtschafteten. Sie betrieben hauptsächlich Subsistenzwirtschaft.[108]

Bronisława Z. teilte also die Erfahrung, »auf dem Land« geboren und im kleinbäuerlichen Milieu sozialisiert worden zu sein, mit einem Großteil der polnischen Bevölkerung. Damit erfüllte sie die von Maniszewski vorgestellte Voraussetzung, nach der die Hebamme »auf dem Land« »mit dem Dorf« leben und in den sozialen Strukturen verankert sein sollte. Dies betrachtete Maniszewski als eine wichtige Ressource der Hebammen, um das Vertrauen der Bevölkerung zu gewinnen und sich in ihrem Bezirk gegenüber den Laiengeburtshelferinnen durchsetzen zu können.[109]

101 1941 zählte die NS-Gesundheitsverwaltung des Warthelandes insgesamt nur 45 volksdeutsche gegenüber rund 800 polnischen Hebammen. Vgl. Leistungsbericht für die Zeit vom 1.10.1940-30.9.1941, 6.9.1941, in: APP, 299 RSH/1878, Bl. 1-11.

102 1939 zogen zwei weitere polnische Hebammen nach Włocławek. Vgl. Urzędowy spis, VI Położne; Hebammenlisten, in: APW 829/40.

103 Vgl. Żumański, Księga Adresowa Miasta Łodzi, 1937; Urzędowy spis, VI Położne; APW, 829, 41-44. Vgl. auch Hebammenlisten im Anhang.

104 Vgl. Personalformblatt, erstellt vom Gendarmerie-Posten Chodecz, 21.7.1941, in: APW, 1001/2524.

105 Vgl. Lebenslauf Bronisława Z., 1.7.1941, in: APW, 829/42. In der von den deutschen Behörden angelegten Personalakte werden verschiedene Geburtsdaten (1886, 1896 und 1906) angegeben. Im polnischen Hebammenregister und in den Prozessakten jedoch übereinstimmend das Jahr 1896. Vgl. Personalakte Bronisława Z, in: APW, 829/42; Prozessunterlagen, Sondergericht Leslau 1941-1944, in: APW, 1001/2524; Urzędowy spis, VI Położne.

106 Vgl. Alexander, Kleine Geschichte Polens, S. 289.

107 Vgl. Röhr, Occupatio Poloniae, S. 31; Gutman, Poles and Jews, S. 1039.

108 Vgl. Borodziej, Geschichte Polens, S. 131. Eine angestrebte Landreform konnte bis zum Beginn des Zweiten Weltkriegs nur ansatzweise umgesetzt werden. Vgl. Röhr, Occupatio Poloniae, S. 31.

109 Vgl. Maniszewski, Rola położnej i jej praca na wsi.

Wie die Mehrheit der Hebammen in Włocławek war Bronisława Z. polnisch-katholisch.[110] In Chodecz, einer Gemeinde mit rund 1.900 Einwohnern im Umland von Włocławek, besuchte sie die Schule.[111] Chodecz war mit einem Anteil von 10 % deutscher Bevölkerung in Stadt und im Umland von Włocławek 1931 eine »Hochburg« dieser Minderheit.[112] In ihrem später für die deutschen Besatzungsbehörden verfassten Lebenslauf betonte Bronisława Z. ihre während der Schulzeit erworbenen Sprachfähigkeiten, vermutlich auch, um ihre Qualifikation für eine Tätigkeit unter deutscher Besatzung zu unterstreichen. Sie schrieb: »Im 5. Lebensjahr fing ich an Kinderhort in Kleczewo zu besuchen, später habe ich 7 Klassen mit der deutschen und russischen Sprache in der Privatschule der Frau Emma K. in Chodetsch beendet.«[113]

Nach siebenjähriger Schulausbildung verfügte Bronisława Z. über eine durchschnittliche schulische Bildung und erfüllte die Voraussetzung für die Aufnahme an der Hebammenschule. »Im Jahre 1905«, führte Bronisława Z. weiter aus, »habe ich die Ehe mit Stephan Z. geschlossen und habe mit ihm 2 Kinder.«[114]

1917, im letzten Kriegsjahr des Ersten Weltkriegs, bekam Bronisława Z. ihr erstes Kind und 1923 ihr zweites.[115] 1926, im Alter von 30 Jahren, entschied sie sich für die Ausbildung an der privaten Hebammenschule Unitas in Łódź.[116] Ihre Ausbildung dauerte zwölf Monate.[117] Mit Erlass des Hebammengesetzes von 1928 waren die Schülerinnen verpflichtet, für die Dauer der Ausbildung in den Internaten zu leben, die den Schulen angeschlossenen waren.[118] Ob die »Unitas« in Łódź über ein Internat verfügte und Bronisława Z. hier für die Dauer ihrer Ausbildung getrennt von ihrer Familie lebte, kann nur vermutet werden. Welches ihre Motive waren, den Hebammenberuf zu ergreifen, geht aus ihren Personalunterlagen nicht hervor.[119] Mit der Wahl eines qualifizierten Berufes folgte Bronisława Z. jedenfalls dem Trend einer zunehmenden weiblichen

110 Vgl. Personalformblatt, erstellt vom Gendarmerie-Posten Chodecz, 21.7.1941, in: APW, 1001/2524; Personalakten der Hebammen, in: APW, 829/41-44

111 1938 waren 20 % der Bevölkerung jüdisch und 10 % deutsch. Vgl. Suty, Mniejszość niemiecka, S. 69.

112 In Stadt und Umland Włocławek lebten nach der Volkszählung von 1931: 147.786 Menschen, von denen 124.034 (84 %) katholisch, 7.155 (5 %) protestantisch und 15.042 (10 %) jüdisch waren. Vgl. Drugi Powszechny Spis Ludności z dn. 9.XII 1931 r. Mieszkania i Gospodarstwa Domowe. Ludnośc. Stosunki Zawodowe, Województwo Warszawskie, in: Statystyka Polski Seria C, (1937), H. 57. Den höchsten Anteil an deutscher Bevölkerung wiesen 1938 die Städte Dobiegniewo (35 %), Łęg (18 %) und Przedecz (22 %) auf. Vgl. Suty, Mniejszość niemiecka, S. 69-70.

113 Bronisława Z.: Lebenslauf, 1.7.1941, in: APW, 829/42.

114 Vgl. Bronisława Z.: Lebenslauf, 1.7.1941, in: APW, 829/42. Das Datum der Eheschließung kann nicht stimmen. 1905 wäre sie 9 Jahre alt gewesen. Die Ehe wird eher 1915 geschlossen worden sein.

115 Vgl. Registrierkarte beim deutschen Gesundheitsamt in Leslau, in: APW, 829/42; Prozessunterlagen, Sondergericht Leslau, 1941-1944, in: APW, 1001/2524.

116 Die »Unitas« war eine geburtshilfliche Klinik in der ul. Sienkienwicza, Ecke ul. Wigury, mit 40 Betten, die sich in privater Trägerschaft befand. Ab 1927 wurde die Klinik ausgebaut und 1934 von einem katholischen Schwesternorden übernommen. Vgl. Fijałek/Indulski, Opieka zdrowotna w Łodzi, S. 382.

117 Vgl. Hebammenzeugnis von Bronisława Z., 1.7.1941, in: APW, 829/42.

118 Vgl. Rozporządzenie Prezydenta Rzeczypospolitej o położnych.

119 Vgl. z. B. Krzemiński, Polen im 20. Jahrhundert, S. 66.

Erwerbstätigkeit in Ausbildungs- oder sogar Studienberufen im Polen der Zwischenkriegszeit.[120] Der Hebammenberuf bot Frauen die Möglichkeit, in einem anspruchsvollen Beruf tätig zu sein, ein gewisses Maß an Eigenständigkeit zu erlangen und zum Familieneinkommen beizutragen. Mit ihrem von Elternhaus oder Ehemann unabhängigen gesellschaftlichen Status erfüllten Hebammen eine eigenständige gesellschaftliche Funktion.[121] 1927 beendete Bronisława Z. ihre einjährige Ausbildung an der Unitas in Łódź.[122]

Die einzige Hebamme in Stadt und Umland Włocławek, die die NS-Besatzer als volksdeutsch klassifizierten, war die 1907 geborene Irene P. aus Chodecz. Sie gehörte dem protestantischen Glauben an und wurde 1941 in die Deutsche Volksliste aufgenommen.[123] 1930 absolvierte Irene P. ihre Hebammenausbildung in Warschau an der polnischen staatlichen Hebammenschule. Mehr noch als für Bronisława Z. wird für Irene P. die Ausbildung, allein wegen des Umzugs in die Hauptstadt Warschau für die Dauer der Ausbildung, einen gewissen Bruch zu ihrem vorherigen Leben dargestellt haben. Sie wurde – wie Hilary Marland es für Hebammen in den Niederlanden formuliert – aus der ihr vertrauten Gesellschaft herausgenommen, transformiert und wieder zurück zu Menschen ihres eigenen Milieus geschickt.[124]

Irene P. gehörte zu den ersten Kohorten, die nach dem 1928/1929 neu erlassenen polenweit gültigen Rahmenlehrplan ausgebildet wurden.[125] Dieser sorgte für eine Vereinheitlichung der Lehrinhalte an staatlichen und privaten Hebammenschulen und eine Qualitätsangleichung, wobei die jeweiligen Hebammenlehrer nach wie vor eigene Schwerpunkte setzten und unterschiedliche Lehrbücher verwendeten.[126] Das Hebammengesetz von 1928 legte eine einheitliche Ausbildungsdauer von 24 Monaten fest. Zuvor hatte die Ausbildungsdauer je nach Region und Hebammenschule zwischen sechs und zwölf Monaten variiert.[127] Im europäischen Vergleich gehörte Polen ab 1928 zu den Ländern mit der längsten Ausbildungsdauer. Lediglich in den Niederlanden betrug sie ebenfalls zwei Jahre.[128]

Nach dem Rahmenlehrplan gliederte sich die Ausbildung in praktischen und theoretischen Geburtshilfeunterricht, der auf vier Semester verteilt war und der die Vorgänge von Schwangerschaft, Geburt und Wochenbett im Normalfall umfasste sowie die dazugehörigen Pathologien.[129] Darüber hinaus erhielten die Schülerinnen einen

120 Vgl. Sierakowska, Macierzyństwo.
121 Vgl. Lisner, »Hüterinnen der Nation«, S. 188.
122 Vgl. Abschrift des Zeugnisses der Geburtshelferinnenschule Unitas in Łódź, April 1927, in: APW, 829/42.
123 Vgl. Personalakte in: APW, 829/42; Hebammenakten, in: APW, 829/41-44. Im polnischen Hebammenregister war ihr Vorname mit »Klaudia« angegeben. Vgl. Urzędowy spis, VI Położne.
124 Vgl. Marland, The Midwife as Health Missionary, S. 153.
125 Vgl. Rozporządzenie Prezydenta Rzeczypospolitej o położnych; Rozporządzenie Ministra Spraw Wewnętrznych z dnia 25 września 1928 r. w sprawie wykonania rozporządzenia Prezydenta Rzeczypospolitej z dnia 16 marca 1928 roku o położnych.
126 Vgl. Kassner/Lisner, Zwischen staatlichen Vorgaben.
127 Vgl. Bukowska, Związki zawodowe położnych; Zuchora, Problematyka kształcenia położnych.
128 Vgl. Kassner/Lisner, Zwischen staatlichen Vorgaben.
129 Rozporządzenie Ministra Spraw Wewnętrznych z dnia 2 maja 1929 r, zawierające instrukcje dla położnych, §16.

breiten Einblick in die Krankenpflege, erwarben Grundkenntnisse auf dem Gebiet der Geschlechtskrankheiten, der Psychiatrie, des Alkoholismus und der Prostitutionsbekämpfung; nicht zuletzt setzten sie sich mit ethischen Fragen auseinander.[130] Die breit gefächerte Ausbildung bereitete die zukünftige Hebamme auf das ihr zugedachte Aufgabenspektrum vor, das – wie Maniszewski forderte – von der Geburtshilfe bis zur Krankenpflege reichen sollte.[131]

Im Alter von 23 Jahren, als eine der jüngsten in Stadt und Land Włocławek, legte Irene P. ihr Examen ab und begann im März 1931 als freiberufliche Hebamme zu arbeiten.[132] Gegenüber anderen Hebammen könnte sie einen fachlichen Wissensvorsprung gehabt haben, war sie doch nach dem neuen Lehrplan 24 Monate lang ausgebildet worden, und nicht nur höchstens zwölf, wie beispielsweise Bronisława Z.[133] Tatsächlich benannten Gesundheitspolitiker und Hebammenverbände den unterschiedlichen Stand der Allgemeinbildung sowie der fachspezifischen Ausbildung der Hebammen als Problem und als eine Ursache dafür, dass einheitliche geburtshilfliche Standards kaum durchgesetzt werden konnten.[134]

Bronisława Z. legte nach ihrer Hebammenprüfung das Hebammengelöbnis ab:[135]

> »Ich […] schwöre, allmächtigem und allwissendem Gott [sic], dass ich der polnischen Republik immer und überall bis zum Tode treu sein werde, dass ich nach bestem Wissen und Willen den meiner Hilfe bedürftigen Schwangeren, Gebärenden, Wöchnerinnen und Säuglingen ohne Rücksicht auf Belohnung, offenherzig und gern helfen werde und immer mich so betragen werde, wie dieses die Pflicht der gewissenhaften polnischen Geburtshelferin verlangt. So wahr mir Gott und alle Heiligen helfen!«[136]

In dem Gelöbnis, das die Hebammen auf Gott als übergeordnete moralische Instanz schworen, versprachen sie, sich in den Dienst der Polnischen Republik zu stellen. Umgekehrt implizierte dies die Akzeptanz einer staatlichen Aufsicht.[137] Hebammen gelobten, allen Frauen gleichermaßen zu helfen und ihre Entlohnung als zweitrangig zu betrachten. Im Hebammeneid wurden damit gewissermaßen Grundzüge einer Berufsethik

130 Ebenda, §§ 16, 17.

131 Vgl. Sołga, Społeczny, medyczny i prawny kontekst aborcji.

132 Der Durchschnitt ihrer Kolleginnen war bei Beendigung der Ausbildung 29 Jahre alt. Eine weitere Hebamme war ebenfalls 1907 und zwei weitere waren 1910 geboren worden. Vgl. Personalakten, in: APW 829/40-42.

133 Vgl. Rozporządzenie Prezydenta Rzeczypospolitej o położnych; Rozporządzenie Ministra Spraw Wewnętrznych z dnia 25 września 1928 r., II. Szkoły położnych.

134 Vgl. Kassner/Lisner, Zwischen staatlichen Vorgaben.

135 Das Gelöbnis wurde vor einem Prüfungsausschuss unter Vorsitz eines Vertreters der staatlichen Gesundheitsbehörde abgelegt. Vgl. Rozporządzenie Ministra Spraw Wewnętrznych z dnia 25 września 1928 r. w sprawie wykonania rozporządzenia Prezydenta Rzeczypospolitej z dnia 16 marca 1928 roku o położnych.

136 Zeugnis Bronisława Z., 11.4.1927 (Amtliche Übersetzung vom 1.7.1941), in: APW, 829/42.

137 Rozporządzenie Ministra Spraw Wewnętrznych z dnia 2 maja 1929 r., zawierające instrukcje dla położnych.

formuliert. In der Hebammendienstordnung 1929 wurde diese aufgegriffen und zudem festgeschrieben, dass Hebammen ihr Verhalten nicht nur im Berufs-, sondern auch im Privatleben bestimmten Normen und Erwartungen anzupassen hätten.[138] Hebammen sollten beispielsweise ihren Körper, ihre Kleidung und Umgebung sauber halten, sich gegenüber Ärzten und Kolleginnen tadellos verhalten und ihre Schweigepflicht nicht verletzen.[139] Allerdings waren sie zugleich gehalten, die ihr von Frauen anvertrauten »Geheimnisse« (tajemnice) gegenüber dem Bezirksarzt oder dem Gericht offenzulegen. Eine Schweigepflicht bestand hier ausdrücklich nicht.[140] Hebammen waren damit in erster Linie den ihnen übergeordneten Bezirksärzten als staatlicher Instanz verpflichtet und erst nachgeordnet ihrer Klientel.

»1 ½ Jahr lang praktizierte ich im Krankenhaus in Łódź und am 1.8.1928 bin ich nach Moosburg gefahren und hier fing ich an als selbstständige Hebamme zu arbeiten«, schrieb Bronisława Z. über den Beginn ihrer Berufstätigkeit.[141] Sie zog also nach ihrer Berufsausbildung an einen Ort, der sich in der Nähe (13 km) ihres vorherigen Wohnortes befand. Moosburg/Przedecz war eine Kleinstadt mit 1933/35 rund 3.370 Einwohnern.[142] Bronisława Z. war mit 31 Jahren zum Ende ihrer Ausbildung nur wenig älter als die Hebammen in Stadt und Umland Włocławek, die durchschnittlich mit 28 Jahren ihre Ausbildung beendeten. Viele Hebammen waren, ebenso wie Bronisława Z., verheiratet (40 %) oder verwitwet (11 %).[143]

Tab. 1: Familienstand der 1939 in Włocławek tätigen Hebammen[144]

Familienstand	Anzahl	%
verheiratet	22	40 %
verwitwet	6	11 %
geschieden	1	2 %
ledig	4	7 %
unbekannt	22	40 %
gesamt	55	100 %

138 Vgl. ebenda. Den Anspruch, beruflich wie privat einem hohen ethischen Standard zu entsprechen, formulierten auch die Hebammenzeitschriften. Vgl. Giergielewicz, O posadach dla położnych; Elżbieta Swentekow, in: Nowiny Akuszeryjne, Nr. 7, 1930, S. 3, zitiert nach: Doroszewska, Społeczne role położnych, S. 101.

139 Vgl. Rozporządzenie Ministra Spraw Wewnętrznych z dnia 2 maja 1929 r., zawierającc instrukcje dla położnych.

140 Vgl. Rozporządzenie Ministra Spraw Wewnętrznych z dnia 2 maja 1929 r., zawierające instrukcje dla położnych, §7.

141 Lebenslauf Bronisława Z., 1.7.1941, in: APW, 829/42.

142 24 % waren jüdisch, 22 % deutsch. Vgl. Tomasz Kawski, Ludność Żydowska na Kujawach wschodnich i w ziemi Dobrzyńskiej w okresie międzywojennym (1918-1939), S. 134; Suty, Mniejszość niemiecka, S. 69.

143 Bei etwa der Hälfte der Hebammen war der Familienstand nicht zu ermitteln.

144 Zahlen zusammengestellt aus: Personalakten der Hebammen, in: APW, Bestand 829; Urzędowy spis, VI Położne. Ich danke Laura Schlutter für ihre Hilfe.

Zum Zeitpunkt ihrer Ausbildung hatten etliche der späteren Hebammen bereits eine Familie gegründet und eine andere Tätigkeit, z. B. im Haushalt oder der Landwirtschaft, ausgeübt.[145] Die Ehemänner der Hebammen waren, soweit ermittelbar, Arbeiter, Handwerker, Angestellte und kleine Beamte. Die Hebammenfamilien aus Włocławek und Umland gehörten entsprechend zwar zur ländlichen und kleinstädtischen Bevölkerung, aber nicht unbedingt zum bäuerlichen Milieu, dem in den ländlichen Gegenden das Gros der Hebammenklientel entstammte.[146]

Bronisława Z. leistete bei polnischen und deutschen Frauen Geburtshilfe. Wie Eingaben an den Amtsarzt in Leslau (Włocławek) von 1941 nahelegen, war sie innerhalb der deutschen Bevölkerung u. a. aufgrund ihrer Sprachkenntnisse beliebt und übte die Geburtshilfe auch im Fall von Komplikationen kompetent aus.[147] So erklärte der deutsche Landwirt Ludwig F. gegenüber dem Amtsarzt:

> »Meine Frau kam mit dem 5. Kinde zur Entbindung [...] meine Frau hatte starke Schmerzen und blutete [...]. Diese [Hebamme Z.] untersuchte meine Frau und erklärte, daß das Kind nicht mehr lebe, was auch Tatsache war. Trotzdem der Zustand meiner Frau sehr kritisch war, habe ich nur der fach- und sachgemäßen Behandlung der Hebamme Z. zu verdanken, daß das Leben meiner Frau gerettet war und meine 4 unmündigen Kinder eine Mutter haben.«[148]

Ludwig F. hatte an den deutschen Amtsarzt geschrieben, um ihn von der Notwendigkeit zu überzeugen, Bronisława Z. weiter als Hebamme zuzulassen. Dies weist auf den Respekt hin, den sie innerhalb der deutschen Bevölkerung genoss. Darüber hinaus legt die zitierte Schilderung nahe, dass Bronisława Z. gezwungen war, selbst im Falle von Komplikationen eigenständig ohne Hilfe eines Arztes zu handeln.

Als Kompetenzbereich der Hebammen beschrieb das Gesetz vom 16. März 1928 die eigenständige Betreuung während der Schwangerschaft, unter der Geburt und im Wochenbett.[149] Die gesetzlich festgelegte Trennlinie zwischen Hebammenhilfe und ärztlicher Geburtshilfe verlief zwischen normalen und pathologischen Vorgängen während der Schwangerschaft, unter der Geburt und im Wochenbett.[150] Eine gesetzliche Pflicht zur Hinzuziehung einer Hebamme bestand allerdings weder für Schwangere noch für Ärzte, so dass auch Ärzte spontane Entbindungen betreuen konnten. Umgekehrt gab es bestimmte Krankheitsbilder, bei denen laut Hebammendienstordnung vom 2. Mai 1929 ein Arzt gerufen werden musste; den Zeitpunkt dafür bestimmte

145 Vgl. Personalakten der Hebammen, in: APW, Bestand 829. Bronisława Z. ist hier nicht eingerechnet, da sie von 1931 bis 1939 in Gdynia lebte.

146 Die Berufe der Ehemänner waren bei neun Hebammen zu ermitteln. Einer der Ehemänner war »Gartenpächter«. Zwei Drittel der Bevölkerung in ländlichen Regionen lebte von der Landwirtschaft. Vgl. Borodziej, Geschichte Polens, S. 130-131.

147 Vgl. Protokoll Gesundheitsamt, 16. 7. 1941, in: APW, 829/42.

148 Schreiben des Landwirtes Ludwig F., 12. 11. 1941, in: APW, 829/42.

149 Vgl. Rozporządzenie Ministra Spraw Wewnętrznych z dnia 2 maja 1929 r., zawierające instrukcje dla położnych, §5.

150 Vgl. Czyżewicz, Położnictwo.

jedoch die Hebamme.[151] Bei Komplikationen während der Schwangerschaft, unter der Geburt und im Wochenbett gestand die Verordnung von 1928 Hebammen zu, bis zum Eintreffen des Arztes Erste Hilfe zu leisten. Aufgrund des Ärztemangels war diese Regelung für die Versorgung der Frauen von Bedeutung, war es doch insbesondere im ländlichen Raum nicht immer möglich, bei Erkrankungen und Komplikationen einen Arzt hinzuzuziehen oder Mutter und Kind in eine Klinik zu verlegen.[152] Die Regelung von 1928, bei Komplikationen Hilfe leisten zu dürfen, solange kein Arzt anwesend war, sicherte Hebammen in dieser Situation Rechtssicherheit zu.[153] Bronisława Z. handelte offenbar auch unter deutscher Besatzung entsprechend.

Die Biografie von Bronisława Z. entsprach bis zu ihrer Niederlassung in Przedecz den Lebensentwürfen ihrer Berufskolleginnen in Włocławek. Danach nahm ihr Leben jedoch eine für Hebammen und Frauen in der Zweiten Polnischen Republik außergewöhnliche Wendung. Bronisława Z. führte hierzu in ihrem Lebenslauf aus: »In dieser Zeit [in Przedecz] habe ich mich mit meinem Manne förmlich scheiden lassen«.[154] Laut Gerichtsunterlagen lebte sie 1941 seit 13 Jahren, also seit 1928, getrennt von ihm.[155]

Die Ehescheidung war während der Zweiten Polnischen Republik durch eine Stärkung der Rechte von Frauen und eine Liberalisierung des Eherechtes erleichtert worden. Vor Gründung der Republik war im russischen Teilungsgebiet das kirchliche Eherecht in Kraft, das die Rechtsprechung den Glaubensgemeinschaften überließ.[156] Nach katholisch-kirchlichem Recht galt und gilt die Ehe als Sakrament und »natürliche Institution« zwischen Mann und Frau und war daher unauflöslich.[157]

Innerhalb der polnischen Gesellschaft wurde Frauen in ihrer Rolle als Mutter und Ehefrau die Funktion zugewiesen, sich um das Wohl und Gedeihen von Familie und Nation zu kümmern. Sie wurden zur »Matka-Polka«, zur Bewahrerin des Polentums stilisiert und die Familie zur »Festung des Polentums«. Entsprechend galt ein Ausbrechen aus familiären Strukturen, z. B. eine Ehescheidung, als Angriff auf die »polnische Nation«.[158] Das Eherecht der Teilungszeit war jedoch mit der formalen Gleichstellung von Mann und Frau in der Zweiten Polnischen Republik nicht mehr vereinbar. 1918 erhielten Frauen politische Partizipationsrechte, und 1919 wurde ihnen das Wahlrecht zugesprochen. 1921 folgte eine Gesetzesänderung, die Frauen die Verfügungsgewalt

151 Vgl. Rozporządzenie Ministra Spraw Wewnętrznych z dnia 2 maja 1929 r., zawierające instrukcje dla położnych.

152 Vgl. Marcysiak, Rola i status zawodu położnej.

153 Vgl. Kassner/Lisner, Zwischen staatlichen Vorgaben.

154 Lebenslauf Bronisława Z., 1.7.1941, in: APW, 829/42.

155 1941 hieß es, ihr Ehemann sei ins Protektorat Böhmen und Mähren verzogen und dort verstorben. Vgl. Prozessunterlagen Sondergericht Leslau, 1941-1944, in: APW, 1001/2524.

156 Interkonfessionelle Ehen waren verboten. Vgl. Kraft, Das Eherecht.

157 Vgl. ebenda.

158 Vgl. ebenda, S. 74-79; Hytrek-Hryciuk/Jarska/Kałwa/Urbanek, Dyskusja: Wojna i okupacja w Polsce. Während der Zweiten Polnischen Republik übernahmen allgemeinbildende Schulen einen Teil der patriotischen Erziehung. Mütter wurden nun nicht mehr exklusiv für diese verantwortlich gemacht; entsprechende Rollenzuweisungen blieben jedoch wirkungsmächtig. Vgl. Sierakowska, Macierzyństwo.

über ihren persönlichen Besitz zusprach und das Recht einräumte, selbstständig vor Gericht aufzutreten.[159] Eine vom Parlament eingesetzte Kommission erarbeitete einen neuen Gesetzesentwurf, der die formalrechtliche Gleichstellung der Geschlechter – wenngleich nicht konsequent – reflektierte und ein weltliches Eherecht sowie Scheidungsmöglichkeiten vorsah. Vor Beginn des Zweiten Weltkriegs kam es zwar nicht mehr zur Verabschiedung des Entwurfes.[160] Wesentliche Forderungen der hauptsächlich von der »inteligencja« getragenen Frauenbewegung waren jedoch erfüllt worden und die Stärkung der Rechte der (Ehe-)Frauen erleichterte die Ehescheidung.[161] Dennoch galt die Ehescheidung vielen – vor allem Vertretern der katholischen Kirche – nach wie vor als ein Angriff auf die Familie, die »natürliche Ordnung« und die Nation.[162]

Aus welchen Gründen die Ehe von Bronisława Z. 1928 geschieden wurde, geht aus den Quellen nicht hervor; allerdings bekam sie 1929 ein drittes Kind. Möglicherweise stand die Scheidung mit dieser Schwangerschaft in Zusammenhang. In ihrem Lebenslauf betonte sie, dass sie mit ihrem Ehemann zwei Kinder hatte; das dritte Kind erwähnte sie nicht. Erst als sie 1941 vor Gericht stand, fand es in den Akten Erwähnung. Dies lässt eine außereheliche Schwangerschaft vermuten.[163]

1930 und 1931 wurde Bronisława Z. zu Gefängnisstrafen verurteilt. Sie hatte Schwangerschaftsabbrüche vorgenommen und Urkundenfälschung begangen.[164] Bronisława Z. verstieß damit nicht nur gegen das polnische Strafrecht, sondern auch gegen die von den Hebammenverbänden aufgestellten berufsethischen Standards, die insbesondere die Beteiligung von Hebammen an Schwangerschaftsabbrüchen ächteten.[165] Im Polen der 1920er und 1930er Jahre waren die Möglichkeiten der Geburtenkontrolle begrenzt. Informationen über Verhütungsmethoden und Verhütungsmittel waren nur schwer zu bekommen.[166] Das polnische Strafgesetzbuch von 1921 verbot Schwangerschaftsabbrüche ohne Ausnahme.[167] Der weibliche Körper wurde, wie Michael Zok ausführt, der »nationalen Aufgabe« verpflichtet, die Nation durch Fortpflanzung zu erhalten.[168]

159 Vgl. Kałwa, Polnische Emanzipation.
160 Kraft, Das Eherecht, S. 70-72. Ein säkulares Ehegesetz wurde am 25.9.1945 als Teil des neuen Familiengesetzes verankert. Vgl. Klich-Kluczewska, Making up for the losses, S. 313.
161 Vgl. Stegmann, Die Töchter der geschlagenen Helden, S. 241.
162 Entsprechend wurde auch Befürwortern einer Geburtenkontrolle vorgeworfen, die »Lebenskraft« der Nation zu schwächen. Vgl. Klich-Kluczewska, Making up for the losses, S. 311-312.
163 Vgl. Prozessunterlagen, Sondergericht Leslau, 1941-1944, in: APW, 1001/2524.
164 Die Prozessakten waren nicht auffindbar. Informationen zu Motivationen und Gründen ihres Handelns sind daher nicht verfügbar. Verurteilt wurde sie 1930 und 1931 zu je einem Jahr Gefängnis wegen Abtreibung und zu 4 Monaten wegen Urkundenfälschung. Vgl. Abschrift aus dem Strafregister der Staatsanwaltschaft zu Warschau, 4.7.1941, in: APW, 829/42. Zu Abtreibungen vgl. Kapitel 5.2.5 dieser Arbeit.
165 Vgl. Kassner/Lisner, Zwischen staatlichen Vorgaben, S. 101.
166 Vgl. z. B. Stern, Gender and Sexuality.
167 Kodeks Karny r. 1903 (Przekład z Rosyjskiego) z uwzględniem zmian i uzupełnień obowiązujących obowiazujących w Rzeczypospolitej Polskiej w dniu 1 Maja 1921 r., Art. 461-466, Warszawa 1922. Ich danke Teresa Willenborg für den Hinweis auf diese Quelle und die Hilfe beim Lesen.
168 Zok: Körperpolitik.

Die Aufklärungsraten bei Schwangerschaftsabbrüchen waren allerdings gering, und selbst wenn Abtreibungsfälle vor Gericht gebracht wurden, endeten viele mit einem Freispruch oder geringen Gefängnisstrafen. Gesellschaftlich war, worauf Przemysław Sołga hinweist, eine Abtreibung akzeptierter als eine außereheliche bzw. nichteheliche Schwangerschaft.[169] Bronisława Z. erhielt 1930 und 1931 eine Gefängnisstrafe von je einem Jahr.[170]

Im Falle einer ungewollten Schwangerschaft suchten Frauen nach Verständnis und praktischer Hilfe.[171] Bronisława Z. scheint eben dieses Verständnis aufgebracht und Frauen bei ungewollter Schwangerschaft Unterstützung angeboten zu haben. Ob ihr Handeln beispielsweise von wirtschaftlichen oder sozialen Motiven geprägt war, geht aus den Quellen nicht hervor. Bronisława Z.s Handeln könnte jedoch auch als eine politische Positionierung gelesen werden. Ab Ende der 1920er Jahre debattierte man in Teilen der polnischen Gesellschaft durchaus kontrovers über Entscheidungsfreiheit bei Schwangerschaften, Abtreibung und Geburtenkontrolle.[172] Die Bewegung »Bewusste Mutterschaft« (Świadome Macierzyństwo) beispielsweise setzte sich seit den späten 1920er Jahren für einen freien Zugang zu Verhütungsmitteln und für die Möglichkeit des Schwangerschaftsabbruchs ein.[173] In den größeren Städten entstanden Ambulanzen, die Frauen Beratung und Hilfe bei der Familienplanung anboten und über Verhütung informierten, jedoch keine Abbrüche vornahmen.[174] Angenommen wurden die Angebote in erster Linie von christlichen und jüdischen Frauen des städtischen Bürgertums und der Mittelschicht. Hingegen waren in ländlichen Regionen und Kleinstädten die von der katholischen Kirche und von orthodoxen Juden kritisierten Verhütungsmittel ebenso wenig verfügbar wie Sexualaufklärung.[175] Im Polen der Zwischenkriegszeit waren Schwangerschaftsabbrüche trotz des gesetzlichen Verbotes quer durch alle Bevölkerungsschichten soziale Praxis.[176] 1932 regelte der polnische Staat im Rahmen der Strafrechtsreform den Paragrafen über »Verbrechen gegen das Leben und die Gesundheit« neu und führte eine medizinische und kriminologische Indikation ein.[177]

169 Laut Sołga wurden in Warschau zwischen 1918 und 1924 64% der wegen Abtreibung Angeklagten frei gesprochen. Vgl. Sołga, Społeczny, medyczny i prawny kontekst aborcji.

170 Vgl. Abschrift aus dem Strafregister der Staatsanwaltschaft zu Warschau, 4.7.1941, in: APW, 829/42.

171 Vgl. Usborne, Abtreibungen in der Weimarer Republik.

172 Vgl. Steffen, Who Belongs to the Healthy Body of the Nation?, S. 130-131; Gawin, Planowanie Rodziny. Die Forderung nach Familienplanung und Abtreibungsmöglichkeiten wurde unterstützt von Teilen der Eugenik-Bewegung. Vgl. Bucur, Eugenics in Eastern Europe.

173 Der Arzt Tadeusz Boy-Żeleński war innerhalb der Bewegung führend. Zu Beginn des Zweiten Weltkriegs löste sich der Verein auf und gründete sich 1957 neu. Vgl. Titkow, Poland, S. 186.

174 Die erste Klinik für Familienplanung wurde 1928 eröffnet. Vgl. Kuźma-Markowska, »Zbudź się, Żydówko!«.

175 Vgl. ebenda.

176 Frauen der unteren sozialen Schichten waren in existenzieller Weise mit Fragen der Geburtenregulation konfrontiert und z.B. in Deutschland häufiger von Strafverfolgung betroffen. Vgl. Usborne, Abtreibungen in der Weimarer Republik.

177 Vgl. z.B. Machowska, Dr. Judym and Mr. Janieszewski. Die maximale Freiheitsstrafe bei Zuwiderhandlung wurde auf zehn Jahre erhöht. Vgl. Rozporządzenie Prezydenta Rzeczypospolitej z dnia 11 lipca 1932 r. – Kodeks Karny, Art. 227-234. Vgl. auch: Zok: Körperpolitik.

Den Vorstellungen polnischer Gesundheitspolitiker von einer »guten« und »empfehlenswerten« Hebamme, wie sie in den »Instruktionen der Geburtshilfe« beschrieben wurden, entsprach Bronisława Z. kaum. Zwar verfügte sie über die als zentral für die Ausübung des Berufes betrachtete Ressource »Vertrauen« innerhalb der Bevölkerung, handelte jedoch den Erwartungen zuwider, sich staatskonform zu verhalten und der sozialen Praxis der Schwangerschaftsabbrüche entgegenzuwirken.[178] Bronisława Z.s Beliebtheit schadeten die Verurteilungen nicht. Sie verfügte weiterhin über Rückhalt bei ihrer Klientel, und während der Besatzungszeit setzten sich deutsche und polnische Familien für sie ein.[179]

1931, nach Verbüßung ihrer Strafe, verließ sie zusammen mit ihrer Mutter und ihren Kindern Przedecz, zog nach Gdynia/Gotenhafen und wagte einen Neuanfang.[180] Im Vergleich zu Przedecz war Gdynia eine Großstadt mit 90.000 Einwohnern. In den 1920er Jahren wurde die Stadt in Konkurrenz zur unter Völkerrechtsmandat stehenden Freistadt Danzig zur polnischen Hafen- und Handelsmetropole ausgebaut.[181] Bis zum Beginn des Zweiten Weltkriegs arbeitete Bronisława Z., wie sie es gegenüber den deutschen Behörden darlegte, in Gdynia als Hebamme.[182] In ihrem Lebenslauf unerwähnt ließ sie, dass sie in Gdynia und auch in Danzig erneut verurteilt wurde, weil sie Schwangerschaftsabbrüche durchgeführt hatte, in einem Fall sogar mit Todesfolge.[183]

Irene P. hingegen erfüllte in weiten Teilen die in den »Instruktionen der Geburtshilfe« beschriebenen Qualitätsmerkmale allein dadurch, dass sie, anders als Bronisława Z., eine staatliche Schule besucht hatte. Nach Abschluss ihrer Ausbildung heiratete Irene P. und zog mit ihrem Mann, der als Fleischbeschauer tätig war, in das elf Kilometer von ihrem Geburtsort Chodecz entfernte Lubien. Aus ihrer von den deutschen Gesundheitsbehörden geführten Personalakte geht hervor, dass ihr Bezirk 1939 vor Kriegsbeginn das Städtchen Lubien sowie die umliegenden Ortschaften und Höfe in einem Umkreis von acht Kilometern umfasste.[184] Sie konnte die Gebärenden also zu Fuß oder mit dem Pferdewagen erreichen.

Aus den Quellen geht nicht hervor, welche politischen Einstellungen Irene P. vertrat, ob sie sich in der Zwischenkriegszeit in deutschen Verbänden engagierte und wie sie sich zum polnischen Staat oder zum Deutschen Reich positionierte. In Stadt und Umland Włocławek habe das Deutschtum vor dem Krieg keine Rolle gespielt, klagte im November 1939 die nationalsozialistische Besatzungsverwaltung.[185] Die deutsche

178 Vgl. Maniszewski, Rola położnej i jej praca na wsi; Czyżewicz, Położnictwo.

179 Vgl. Verschiedene Schreiben, 1940-1941, in: APW, 829/42. Erstmals formuliert in: Kassner/Lisner, Zwischen staatlichen Vorgaben.

180 Lebenslauf Bronisława Z., 1.7.1941, in: APW, 829/42.

181 Vgl. Stepko-Pape, Aspekte der NS-Bevölkerungspolitik.

182 Lebenslauf Bronisława Z., 1.7.1941, in: APW, 829/42; Abschrift aus dem Strafregister der Staatsanwaltschaft zu Warschau, 4.7.1941, in: APW, 829/42.

183 Vgl. Abschrift aus dem Strafregister der Staatsanwaltschaft zu Warschau, 4.7.1941, in: APW, 829/42. Vgl. auch Lisner: Midwifery and Racial Segregation.

184 Vgl. Personalakte, in: APW, 829/42.

185 Vgl. Lagebericht Stadt Leslau, 15.11.1939, in: APP RSH 299/1832, Bl. 3.

Minderheit sei nicht organisiert gewesen. Ortsgruppen der Deutschen Volksvereinigung oder der Jungdeutschen Partei für Polen habe es nicht gegeben, lediglich einige Vereine, die sich im Rahmen der evangelischen Kirchengemeinde engagiert hätten.[186] Der Bericht spielte auf das in der Zwischenkriegszeit von Deutschen aus Westpolen gegenüber Polen aus Mittelpolen kolportierte Ressentiment an, nur wenig national orientiert gewesen zu sein.[187] Unberücksichtigt ließ der Bericht, dass es in Włocławek, ebenso wie beispielsweise in der Region um Poznań, eine deutsche national-konservative Partei gegeben hatte, die Volksallianz für Demokratie.[188] Offenbar war der Bericht mit der Intention geschrieben worden, den Deutschen in Włocławek einen mangelnden Nationalismus zu bescheinigen und damit die Notwendigkeit der angestrebten »Germanisierung« und Ansiedlung von Deutschen zu unterstreichen.

In Stadt und Umland von Lubień lebten 1933 insgesamt 240 Deutsche. Irene P. pflegte vermutlich allein aufgrund dieser geringen Anzahl private und berufliche Kontakte über die Gruppe der Deutschen hinaus.[189] Für einen Kontakt zur polnisch-katholischen Bevölkerung spricht, dass sie auch unter der deutschen Besatzung mehrere polnische Frauen betreute.[190] Für Irene P., wie auch für Bronisława Z., ergaben sich, wie die Beispiele exemplarisch zeigen, während ihrer Ausbildung und ihrer beruflichen Tätigkeit Interaktionsmöglichkeiten zwischen den unterschiedlichen Bevölkerungsgruppen.

b) Róża Herszenberg: Jüdisch-polnische Hebamme in Łódź

Róża Herszenberg, geborene Toronczyk, und ihre Zwillingsschwester Anna kamen 1901 als Jüngste von sechs Geschwistern im jüdisch geprägten Lodzer Stadtteil Bałuty zur Welt.[191] Ihr Hintergrund und soziales Umfeld lassen sich wie folgt skizzieren: In Łódź lebte ein hoher Anteil jüdischer und deutscher Bevölkerung: 1931 bezeichneten sich rund 10 % der Stadtbevölkerung als deutsch und 30 % als jüdisch – es handelte sich um die zweitgrößte jüdische Gemeinde Polens (nach Warschau).[192] Różas und Annas Vater arbeitete als Händler und besaß ein Mietshaus, in dem 18 Mieter wohnten. Die

186 Vgl. Lagebericht Stadt Leslau, 15.11.1939, in: APP RSH 299/1832, Bl. 3.

187 In den 1930er Jahren avancierte Łódź allerdings zu einem neuen Zentrum der deutschen Minderheit. Vgl. Chu, Metropole der Minderheit.

188 Vgl. Chu, The German minority, S. 128; 133.

189 Rund 3 % der 7.900 Einwohner in Stadt und Umland Lubień waren 1933 deutsch, aber 32 % jüdisch. Vgl. Kawski, Ludność Żydowska na Kujawach, in: Wojciechowski (Hrsg.), Mniejszości narodowe na Kujawach.

190 Vgl. Anzeige Unterbrechung einer Schwangerschaft bei einer Polin vom 15.3.1941, in: APW, 829/152.

191 Vgl. Salomea Kape, E-Mail, 28.11.2012. In der polnischen Hebammenliste werden Róża und Anna als Ruchla und Chana Toronczyk geführt. Vgl. Urzędowy spis, VI Położne.

192 Die Zahlenangaben schwanken in der Literatur zwischen 30 und 32 % jüdischer und 9 und 10 % deutscher Bevölkerung. Vgl. Zarząd Miasta Łodzi, Księga Adresowa Miasta Łodzi, 1937-1939; Haas, Das Private im Ghetto, S. 50. Sowohl die deutsche als auch die jüdische Minderheit bewahrten vielfach ihre eigene Sprache und kulturellen Eigenarten. Vgl. Bömelburg, Lodz, S. 94-95.

Mieteinnahmen sicherten den Lebensunterhalt der Familie.[193] Viele Menschen in Łódź-Bałuty gehörten zur wirtschaftlich benachteiligten Bevölkerung, gingen Gelegenheitsarbeiten nach, waren Handwerker, Industriearbeiter oder führten einen kleinen Laden.[194] Nach der Volksschulausbildung besuchten Róża und Anna Toronczyk Gymnasium und Lyzeum. Bildung war nach der Gründung der Republik – gerade innerhalb vieler jüdischer Familien – ein zentraler Wert. Bildung versprach der jungen Generation einen Ausweg aus Armut und prekären Verhältnissen.[195] Ebenso wie Róża und Anna erhielten in der Zwischenkriegszeit insbesondere Mädchen eine höhere weltliche Schulbildung und absolvierten berufliche Ausbildungen.[196] Um die Schulausbildung zahlen zu können – weiterführende Schulen verlangten im Gegensatz zu den grundständigen Schulen meist hohe Schulgelder[197] –, verkaufte der Vater seine goldene Uhr und eine Goldmünze. Dennoch war das Geld knapp. »Mom told me how difficult and shameful the situation in school became and they were often sent home for nonpayment«, erinnerte sich Różas Tochter, Salomea Kape.[198] 1919 beendeten Róża und Anna erfolgreich ihre Schulausbildung.[199]

Mit der Gründung der Republik erlebte Łódź einen Aufschwung: Der Beschäftigungsstand erreichte in den 1920er Jahren einen neuen Rekord. Etliche, vor allem junge Arbeiterinnen und Arbeiter zogen in die Stadt.[200] Zugleich immigrierte eine hohe Anzahl von Einwohnern vor allem in die USA. Die Gesellschaft im Łódź der Zwischenkriegszeit wird in der Literatur als »Migrantengesellschaft« beschrieben, die von einer hohen Mobilität der Bevölkerung gekennzeichnet gewesen sei.[201] Die Stadt habe sich um ein besseres Image bemüht, weg vom »industriellen Moloch«, bewohnt von habgierigen, kulturlosen, wenig national orientierten »Lodzermenschen«, hin zu einer »Stadt der Arbeit« mit Förderung der avantgardistischen Kunst und Kultur, beschrieb Andreas Hofmann die Imagekampagne der Stadt in der Zwischenkriegszeit.[202]

In diesem Klima des gesellschaftspolitischen und kulturellen Aufbruchs absolvierten Róża und Anna Toronczyk ihre Berufsausbildungen. Róża entschied sich für eine Ausbildung als Krankenschwester und im Anschluss für die Hebammenausbildung. Sie besuchte ebenso wie Bronisława Z. die Unitas in Łódź. Während es in Warschau eine Krankenpflegeschule für Jüdinnen gab, fehlten entsprechende rein jüdische Ausbildungseinrichtungen für Hebammen.[203] Jüdinnen und Christinnen absolvierten somit gemeinsam die Hebammenausbildung. Anna Toronczyk wollte zunächst Lehrerin

193 Vgl. Kape, Kocham twą urodę złą, S. 29-32.
194 Vgl. Haas, Das Private im Ghetto, S. 51.
195 Vgl. Bacon, Poland. Interwar.
196 Vgl. Aleksiun, Female, Jewish, Educated.
197 Vgl. Eser, »Volk, Staat, Gott!«.
198 E-Mail Salomea Kape, 28.11.2012.
199 Vgl. Kape, Kocham twą urodę złą, S. 22.
200 Vgl. Eser, Lodz.
201 Vgl. Bömelburg, Lodz, S. 78.
202 Vgl. Hofmann, Imageprobleme einer Antimetropole.
203 Vgl. Golden, »Show that you are really alive«.

werden, entschied sich jedoch nach kurzer Zeit ebenso wie ihre Zwillingsschwester für die Hebammenausbildung.[204] Die Schwestern gehörten folglich zu jenen jungen Frauen, die einen qualifizierten Beruf anstrebten und eine gewisse Unabhängigkeit von ihrer Familie erlangen wollten. Sie wandten sich damit auch gegen einen jüdischen Konservatismus, der Frauen einen Platz innerhalb von Haus und Familie zuwies und der – wie es in der jüdischen Frauenzeitschrift »Ewa« hieß – versucht habe, Frauen in einer »abgeschotteten Welt« einzuschließen.[205]

1922 erhielt Róża die Hebammenzulassung und Anna 1929.[206] Mit 21 Jahren, zu Beginn ihrer Berufstätigkeit, war Róża etwa zehn Jahre jünger als der Durchschnitt ihrer Kolleginnen.[207] Sie entschied sich nach einem Jahr im Militärkrankenhaus zu einer Tätigkeit als Hausgeburtshebamme und erhielt eine Zulassung der Krankenkasse.[208] Die Krankenkassen finanzierten die medizinische Versorgung durch Ärzte und Hebammen zwei Wochen vor Entbindungstermin sowie sechs Wochen nach der Geburt. Mütter erhielten zudem ein Wochen- und Stillgeld für die Dauer des zwölfwöchigen Mutterschutzes.[209] Anna Toronczyk nahm eine Stelle in der jüdischen Klinik für Geburtshilfe und Gynäkologie (Klinika Położniczo-Ginekologiczna) in der ul. Sterlinga 13 an.[210]

Nachdem sich Róża als freiberufliche Hebamme niedergelassen hatte, heiratete sie den Baumwolllieferanten Calel Herszenberg. 1926 wurde die Tochter Salomea geboren. Unweit ihres Elternhauses bezog die Familie Herszenberg in der ul. Brzezińska Nr. 30 eine Wohnung; Anna Toronczyk wohnte gegenüber, in der ul. Brzezińska Nr. 33.[211] Der Stadtteil Bałuty war nicht nur Róża Herszenbergs Wohn-, sondern auch ihr Arbeitsbezirk.[212]

Bałuty war ein Arbeiterstadtteil, der im Verhältnis zu anderen Łódźer Bezirken wenig erschlossen war.[213] Salomea Kape erinnerte sich an Łódź-Bałuty als einen Ort, an

204 Vgl. Salomea Kape, E-Mail, 28. 11. 2012.

205 Vgl. Steffen, Jüdische Polonität, S. 211-212. Emanzipationsbestrebungen jüdischer Frauen wurden von religiöser und zionistischer Seite kritisiert. Der Zionismus wollte traditionelle Geschlechterordnungen ebenso überwinden wie bürgerliche. Die »neue zionistische Frau« sollte charakterlich und körperlich stark sein und sich, individuelle Interessen unterordnend, in den Dienst der Gemeinschaft stellen. Der zionistische Mann sollte »männlich« werden und außerhalb des Hauses durch produktive physische Arbeit beim Aufbau des Landes helfen. Vgl. Mickute, Making of the Zionist Woman; Rose, Die »Neue Jüdische Familie«.

206 Vgl. Urzędowy spis, VI Położne.

207 Das Durchschnittsalter der Łódźer Hebammen bei Zulassung betrug 30,6 Jahre.

208 Vgl. Salomea Kape, E-Mail, 28. 11. 2012. Ein städtisches Krankenhaus gab es in Łódź nach dem Krieg nicht. Die Gesundheitsversorgung wurde durch private und religiöse Stiftungen organisiert. Vgl. Bömelburg, Lodz, S. 79.

209 Von der Versicherungspflicht waren in der Landwirtschaft Tätige sowie besser Verdienende, Auszubildende und Schüler ausgenommen. Fijałek/Indulski, Opieka zdrowotna w Łodzi, S. 332-333.

210 Vgl. Salomea Kape, E-Mail, 28. 11. 2012.

211 Vgl. Żumański, Księga Adresowa Miasta Łodzi.

212 Vgl. Kape, Kocham twą urodę złą, S. 17-35. Nach dem Krieg wurde die Straße in Wojska Polskiego umbenannt. Das Haus steht noch heute.

213 In den Stadtteilen Bałuty und Radogoszcz sowie im Norden der Innenstadt, entlang der Straßen Narutowicza und Zielona, erreichte die jüdische Bevölkerung einen Anteil von etwa 60 %. Vgl. Samuś, Lodz; Bömelburg, Lodz, S. 106.

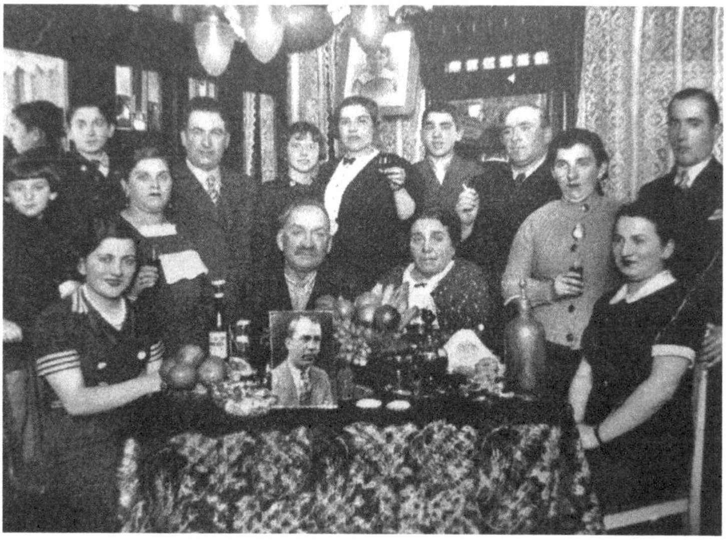

Abb. 2: Familie Toronczyk, 1935. Mitte, hintere Reihe, Róża Herszenberg mit Tochter Salomea. Auf dem Foto, das Róża Herszenbergs Vater in die Kamera hält, ist der Sohn zu sehen, der kurz zuvor in die USA auswanderte. Rechts neben dem Vater sitzt Róża Herszenbergs Mutter.

dem dicker Rauch, der aus hohen Schornsteinen quoll, die Luft und das Geschirr schwärzte. Viele Menschen hätten an Atemwegserkrankungen gelitten.[214]

Familie Herszenberg wohnte in einem dreistöckigen Backsteinhaus in einer Zweizimmerwohnung, bestehend aus Küche und Wohnzimmer.[215] In der Küche schliefen Salomea und ihre Großmutter Cerka Herszenberg. Róża Herszenberg war eine viel beschäftigte Hebamme. Wenn sie arbeitete und tage- und nächtelang nicht zu Hause war, kümmerte sich die Großmutter um Salomea und den Haushalt. »My grandma was all I had and all I needed; we slept together in the kitchen where the hot bottle she placed at my feet in the winter was as warm as her body. Her rhythmic breathing made me happily somnolent.«[216]

30 weitere Familien lebten in dem Gebäude, das von einem polnisch-christlichen Hausmeister verwaltet wurde. Der »stróż« war eine Institution, die kaum aus einem jüdischen Mietshaus wegzudenken war.[217] Fließendes Wasser gab es nicht. Die Mieter mussten das Wasser aus einem Brunnen im Hof hinter dem Haus holen. Im Winter,

214 Vgl. Kape, Kocham twą urodę złą, S. 18-19.

215 Noch 1931 verfügten 63 % der Lodzer Wohnungen nur über einen Wohnraum. 58 % der Bevölkerung lebte in einer dieser Wohnungen. Vgl. Bömelburg, Lodz, S. 80. Vgl. auch: Marcus, Social and Political History.

216 Salomea Kape: Dybuk, unveröffentlichte Erinnerungen, Privatbesitz.

217 Die Hauswarte ließen nach einer bestimmten Uhrzeit die Bewohner des Hauses nur noch gegen ein festgelegtes Trinkgeld ein. Vgl. Bömelburg, Lodz, S. 80; Gerson, Antisemitische Erfahrungen in Lodz, S. 258.

wenn der Boden gefroren war und das darauf verschüttete Wasser ebenso, wurde das Tragen der schweren Eimer zum Balanceakt. In einer Ecke des Hofes stand der Holzverschlag mit dem Plumpsklo, das von allen Mietern genutzt wurde.[218]

In Łódź fehlte nach dem Ende des Ersten Weltkriegs eine sanitäre Infrastruktur. Zwar verfügte die Stadt bereits Ende des 19. Jahrhunderts, übrigens als erste polnische Stadt, über eine elektrische Straßenbahn, aber eine Kanalisation und Wasserleitungen waren nicht verlegt worden.[219] Die 1919 eingerichtete Abteilung für öffentliche Gesundheit (Wydział Zdrowotności Publicznej) trat mit dem Ziel an, Infrastruktur und öffentliche Hygiene zu verbessern.[220] 1929 wurde schließlich zunächst im Zentrum eine sanitäre Grundversorgung mit einem Wasser- und Abwassersystem gebaut und 1934 kam ein Wasserwerk hinzu. Obgleich die meisten Menschen der Stadt auch in den 1930er Jahren ihr Wasser noch aus hand- oder maschinenbetriebenen Brunnen bezogen und der Stadtteil Bałuty nach wie vor nur ansatzweise über ein Wasser- und Abwassersystem verfügte, gelang es, die Lebensbedingungen insgesamt zu verbessern. Die gesundheitlichen Konsequenzen des fehlenden Wasser- und Abwassersystems in Bałuty waren jedoch noch in den 1930er Jahren an der Typhusinfektionsrate ablesbar. Während im Stadtteil Śródmieście (Zentrum) die Zahl der Erkrankten in den 1930er Jahren von zwei auf eine Person pro 1.000 Einwohner gesenkt werden konnte, stieg in Bałuty die Infektionsrate im gleichen Zeitraum von zwei auf 3,4 pro 1.000 Einwohner sogar noch an.[221]

Die jüdische und die christliche Bevölkerung der Stadt lebte in getrennten Sphären. Die Wohnquartiere waren erstens sozial nach Bürger- und Arbeitermilieu strukturiert sowie zweitens nach Religionszugehörigkeit in jüdisch und christlich. Die Wahl des Wohnortes markierte damit die eigene soziale Position, aber auch religiöse oder ethnische Zugehörigkeit.[222]

Die Nutzung des öffentlichen Raums in Łódź erfolgte teilweise nach Konfessionen getrennt. Die größeren Parks waren am Samstag, dem jüdischen Ruhetag Schabbat, der jüdischen Bevölkerung vorbehalten, die dafür am Sonntag und an anderen christlichen Feiertagen wie Ostern keinen Zutritt hatte.[223] Auch die ul. Piotrkowska, die zentrale Einkaufsstraße und Flaniermeile von Łódź, war in eine jüdische und eine christliche

218 Vgl. Kape, Kocham twą urodę złą, S. 17-35.

219 Vgl. Eser, Lodz.

220 Per Verordnung vom 4.2.1919 wurde der öffentliche Gesundheitsdienst eingerichtet und die Kommunen mit dem Schutz der öffentlichen Gesundheit, der Errichtung und Instandhaltung von Krankenhäusern und Sanitäranlagen beauftragt. 1925 wurden die Aufgaben in drei Abteilungen gebündelt, der Abteilung für Krankenhäuser, der Sanitätsabteilung und dem Veterinäramt. Der Sanitätsabteilung oblag die Aufsicht über die Geburtshilfe und Hebammen. Vgl. Fijałek/Indulski, Opieka zdrowotna w Łodzi, S. 302-304. Der im jüdischen Arbeiterbund aktive Arzt Aleksander Margolis, der 1927-1933 Leiter des Gesundheitsamtes wurde, setzte sich erfolgreich für eine Verbesserung der Gesundheit ein. Vgl. Bömelburg, Lodz, S. 81.

221 Vgl. Fijałek/Indulski, Opieka zdrowotna w Łodzi, S. 307-310.

222 Juden, die sich bewusst assimilierten und häufig zur Mittelschicht gehörten, zogen z.T. gezielt aus den jüdischen Stadtteilen weg. Vgl. Haas, Das Private im Ghetto, S. 53.

223 Vgl. Bömelburg, Lodz, S. 108.

Seite geteilt.[224] Diese praktizierte, nicht offiziell festgelegte Teilung öffentlicher Räume, ist – laut Daniel Gerson – nicht zwangsläufig oder ausschließlich als antisemitisch motivierte Abgrenzung zu deuten. Vielmehr ermöglichte sie der Łódźer Bevölkerung »einen gesicherten, distanzierten Umgang miteinander auf engem Raum«.[225] Die territorialen Trennlinien verliefen hierbei offenbar vorrangig zwischen Christen und Juden und weniger zwischen Katholiken und Protestanten.[226] Bis sich in den 1930er Jahren der polnische Nationalismus ebenso wie der Antisemitismus radikalisierte, die demokratische Verfassung ausgehebelt wurde und deutsche Łódźer sich zunehmend zum Nationalsozialismus bekannten, waren gemeinsame Interessen und politische Ziele oft entscheidend für private und wirtschaftliche Kontakte.[227] Beispielsweise gab es Zusammenschlüsse in Vereinen und Verbänden, um die miteinander geteilten Anliegen besser vertreten zu können. Allerdings waren die Beziehungen nicht frei von Interessenskonflikten.[228] Auf politischer Ebene gelang es vor allem den sozialistischen Parteien, die unterschiedlichen Gruppierungen zu einen, um gemeinsam zu agieren.[229]

In Łódź lebte die jüdische Bevölkerung zusammengeballt in bestimmten Straßenzügen und Stadtteilen. Dennoch bildete sie, wie in ganz Polen, eine Minderheit, die äußerst heterogen war.[230] Die unterschiedlichen politischen, religiösen und kulturellen Orientierungen im Judentum wertet Carlos Haas als jeweils eigene Antwort auf Fragen nach jüdischer Identität, nach wirtschaftlichen Krisen und nicht zuletzt nach dem strukturellen und individuellen Antisemitismus, mit dem die jüdische Bevölkerung konfrontiert war und der Ausgrenzungserfahrungen produzierte.[231] Ein breites Parteienspektrum repräsentierte die jüdische Minderheit mit je unterschiedlichen Einstellungen zu Religion und Klasse, zum polnischen Staat sowie zu jüdischen Nationalbewegungen.[232] Während die Łódźer jüdische Bevölkerung 1923 noch mehrheitlich konservativ-religiös wählte, wurde Anfang der 1930er Jahre der sozialistische Algemeyne Yidishe Arbeter Bund, der sich für ein säkulares, pluralistisches, multi-ethnisches Polen einsetzte, zur stärksten Organisation innerhalb der jüdischen Minderheit und sogar zur drittstärksten Kraft im Stadtparlament, bezeichnet als die »Bundisten«.[233] Sie verstanden

224 Vgl. Karl Schlögel, Promenade in Jalta, S. 130-133.

225 Gerson, Antisemitische Erfahrungen in Lodz.

226 Vgl. ebenda. Vgl. auch Guesnet, Die beiden Bekenntnisse leben weit entfernt.

227 Vgl. Bömelburg, Lodz, S. 129-131; Polonsky, The Jews in Poland and Russia, S. 56-97; Gutman, Poles and Jews between the Wars, in: Strauss (Hrsg.), Hostages of Modernization.

228 Vgl. Bömelburg, Lodz, S. 93-127. Vgl. auch: Wierzcholska, Polen, Juden, Tarnowianer?; Henschel/Stach, Nationalisierung und Pragmatismus.

229 Pickhan, Gegen den Strom, S. 411-413.

230 Vgl. Haas, Das Private im Ghetto, S. 51-56.

231 Haas, Vergangenheit erinnern, Zukunft erhoffen.

232 Vertreten wurde die jüdische Minderheit z. B. durch zionistische Parteien wie »Mizrahi« oder religiöse Parteien wie der chassidischen »Agudas Yisrael«. Die »Folkists« und »Zjednoczenie Polaków Wyznania Mojzeszowego Wszystkich Ziem Polskich« traten für eine jüdische Autonomie in Polen ein. Vgl. Polonsky, Fragile Coexistence.

233 In Łódź schlossen sich die sozialistischen Parteien 1930 zu einer gemeinsamen Liste zusammen. 1936 trat die jüdische Partei aufgrund des zunehmenden Antisemitismus aus dem Bündnis aus. Vgl. Walicki, Juden und Deutsche; Trębacz, »Our Power is Not the Number of Seats«.

sich als Angehörige eines internationalistisch ausgerichteten Arbeitermilieus und als Sozialisten. Zugleich forderten sie die Anerkennung der jüdischen Bevölkerung Polens als nationale Minderheit mit Autonomierechten wie dem Gebrauch der jiddischen Sprache.[234]

Ein großer Teil der jüdischen Bevölkerung Polens bekannte sich zum Chassidismus, einer orthodox-religiösen Strömung, die das jüdische Leben als Gottesdienst verstand, strukturiert und bestimmt durch Gebete und religiöse Praktiken. Vor allem im urbanen Umfeld wuchs jedoch eine jüngere Generation Juden heran, die sich mehr und mehr assimilierte und von Traditionen löste.[235] In den größeren Städten wie Warszawa und Łódź fand eine spezifische Akkulturation statt, die Vertreter der polnischen Juden als »jüdische Polonität« bezeichneten.[236] Ebenso wie der Wohnort wurde die Sprache zu einem Merkmal der Distinktion. Sprachen traditionell orientierte Juden untereinander überwiegend Jiddisch, kam der polnischen Sprache im Prozess der Akkulturation eine zentrale Bedeutung zu.[237] Mit Einführung der allgemeinen Schulpflicht lernten alle Kinder in der Schule Polnisch, das als verpflichtende Unterrichtssprache festgelegt wurde. Die Sprachkenntnisse ermöglichten eine Integration in die polnische Gesellschaft.[238] Róża Herszenberg bestand auch im Privaten auf dem Gebrauch der polnischen Sprache. Ihrer Tochter Salomea verbot sie, mit der Großmutter jiddisch zu sprechen. Die Gespräche zwischen Großmutter und Enkelin waren daher zweisprachig – die Großmutter sprach jiddisch, Salomea polnisch.[239] Róża Herszenberg unterstrich mit diesem Verbot ihre eng mit Polen verbundene Zukunftsperspektive. Über das Verhältnis ihrer Familie zu Polen berichtete Salomea Kape: »Despite of the daily, heavy dose of anti-semitism my parents planned their future in Poland. Love for Poland was deeply planted in my heart.«[240] Obgleich Antisemitismus verbreitet war und Juden häufig als Bürger zweiter Klasse behandelt wurden, fühlten sich viele der polnischen Nation verbunden und dem Staat gegenüber loyal, ohne ihre jüdische(n) Identität(en) aufzugeben.[241] So auch die Familie Herszenberg, von der Józef Piłsudski

234 Vgl. Pickhan, Gegen den Strom, S. 91-109; Vgl. Polonsky, The Jews in Poland and Russia, S. 56-97.

235 Vgl. Haas, Vergangenheit erinnern, Zukunft erhoffen.

236 Wie Katrin Steffen anmerkt, gab es eine Vielzahl jüdischer Identitäten und Identitätsentwürfe, von denen »jüdische Polonität« nur eine und auch in sich heterogen war. Vgl. Steffen, Jüdische Polonität, S. 380-388.

237 1931 gaben 88 % der polnischen Juden Jiddisch als Muttersprache an. In der Wojewodschaft Łódź waren es sogar 95 %. Vgl. Alberti, Die Verfolgung und Vernichtung, S. 25-26.

238 Vgl. Kosmala, Juden und Deutsche, Berlin 2001, S. 136-139. Vgl. auch: Zloch, Polnischer Nationalismus, S. 544-551. In orthodoxen Familien waren Frauen oft diejenigen, die über eine säkulare Schulbildung verfügten. Es waren daher oft Frauen, die sich der polnischen Umwelt und bürgerlichen Werten anpassten und polnische Sprache und Kultur innerhalb der Familie förderten. Vgl. Bacon, Poland. Die Akkulturation jüdischer Frauen wurde kritisch von der jüdischen Presse diskutiert. Vgl. Steffen, Jüdische Polonität, S. 226-227.

239 Vgl. Kape, Kocham twą urodę złą, S. 22.

240 Vgl. Salomea Kape, E-Mail, 28. 11. 2012.

241 Vgl. Beyrau, Anti-Semitism. Antisemitische Ressentiments rekurrierten teils auf den Vorwurf, dass Juden während der Teilung Polens und auch während des Ersten Weltkriegs mit den jewei-

volle Zustimmung erhielt.[242] Er hatte 1926 geputscht, die »Sanacja« (Sanierung) durchgesetzt und eine »moralische Diktatur« mit einem autoritären Herrschaftssystem errichtet.[243] Zuspruch von breiten Teilen der jüdischen Bevölkerung erhielt er, da das von ihm propagierte Verständnis von Nation auf staatlicher Loyalität und nicht auf ethnischer Zuordnung und religiöser Zugehörigkeit zur katholischen Kirche basierte. Dies verhieß neue Möglichkeiten der Integration.[244] Der »Sanacja« gelang es, die aufgeheizte politische und öffentliche Debatte um die nationalen Minderheiten bis zu einem gewissen Grad zu versachlichen und einige diskriminierende rechtliche Regelungen und Gesetze aufzuheben.[245] Staatliche Repressionen und die Weltwirtschaftskrise verschärften jedoch in den 1930er Jahren die sozialen Spannungen. Der Antisemitismus nahm zu, die teilweise in den Untergrund verdrängten Nationaldemokraten erhielten Zulauf und politische Konflikte entluden sich immer wieder in gewalttätigen Konfrontationen.[246] Ab Mitte der 1930er Jahre eskalierte der Antisemitismus. Juden waren mit Diskriminierungen und Ausgrenzungen, etwa dem Ausschluss vom Medizinstudium, konfrontiert. Es kam sogar zu Pogromen mit etlichen Toten.[247]

Piłsudski starb 1935, im gleichen Jahr wie Róża Herszenbergs Vater. Beim Anblick des Porträts »des Marschalls« nach seinem Tod habe sie mehr geweint als bei der Beerdigung ihres Großvaters, erinnerte sich Salomea Kape.[248]

Über den Arbeitsalltag von Róża Herszenberg schreibt Salomea Kape: »Delivering babies was not a nine to five job but contained an unpredictable time schedule with a strong predilection to nightly hours. The deliveries took place at home where candles may have been the only source of light.«[249]

Die Dienstordnung von 1929 verpflichtete Hebammen dazu, jederzeit Hilfe zu leisten. Hierfür mussten sie Tag und Nacht in ständiger Rufbereitschaft leben.[250] Hilfe durfte eine Hebamme laut Dienstordnung nur verweigern, wenn sie selbst oder ein Angehöriger krank oder sie bereits zu einer anderen Person gerufen worden war.[251] In

ligen Besatzungsmächten zusammengearbeitet hätten. Sie waren von der polnischen Nationalbewegung ausgeschlossen. Vgl. Alberti, Die Verfolgung und Vernichtung, S. 28-29.

242 Vgl. Polonsky, The Jews in Poland and Russia.

243 Das System erlaubte jedoch persönliche und politische Freiheit, setzte das demokratische System nicht außer Kraft, ließ Parteien und Opposition zu, bündelte aber mehr Macht beim Präsidenten und entmachtete den Sejm. Vgl. z. B. Krzemiński, Polen im 20. Jahrhundert, S. 33-55; 69-71.

244 Vgl. z. B. Zloch, Polnischer Nationalismus, S. 14-15.

245 Vgl. Henschel/Stach, Nationalisierung und Pragmatismus, S. 179; Polonsky, The Jews in Poland and Russia.

246 Vgl. Bömelburg, Lodz, S. 96-97.

247 Außenminister Józef Beck (seit 1932) stellte gar Überlegungen an, die jüdische Bevölkerung des Landes zu verweisen, was jedoch nicht umgesetzt wurde. Vgl. Kellmann, Dimensionen der Mittäterschaft, S. 322.

248 Vgl. Kape, Kocham twą urodę złą, S. 31.

249 Vgl. Salomea Kape, E-Mail, 28.11.2012.

250 Vgl. Rozporządzenie Ministra Spraw Wewnętrznych z dnia 2. Maja 1929 r., zawierające instrukcje dla położnych, § 13.

251 Vgl. Rozporządzenie Ministra Spraw Wewnętrznych z dnia 2. Maja 1929 r., zawierające instrukcje dla położnych, §14.

jedem Fall waren Hebammen ungeachtet religiöser Unvereinbarkeiten oder nationaler Unterschiede zur Hilfe verpflichtet.[252] Róża Herszenberg betreute allerdings laut der Erinnerung ihrer Tochter Salomea Kape lediglich jüdische Frauen.[253] Aufgrund der getrennten jüdischen und christlichen Lebensbereiche im Łódź der Zwischenkriegszeit wurde Róża Herszenberg vermutlich kaum von christlichen Frauen um Hilfe gebeten. Im Gegensatz zur Großmutter Cerka Herszenberg, die dem orthodoxen Judentum angehörte, war Róża Herszenberg nicht streng religiös, wenngleich sie wichtige jüdische Feiertage einhielt.[254] Dennoch könnten auch religiöse Gründe sie motiviert haben, sich auf eine jüdische Klientel zu konzentrieren, die wiederum ihrerseits möglicherweise aus religiösen Gründen jüdische Hebammen hinzuzog. In der Halacha, dem jüdisch-religiösen Gesetzbuch, ist dargelegt, dass jüdische Frauen keine Geburtshilfe bei nicht-jüdischen Frauen leisten sollen.[255] Umgekehrt forderten die in den 1930er Jahren zunehmend nationalistisch und antisemitisch agierenden polnischen Ärzteverbände, christliche Patienten sollten ausschließlich von christlich-polnischen Ärzten und ebenso eingestelltem medizinischen Personal behandelt werden.[256] In der klinischen Geburtshilfe allerdings arbeiteten Hebammen und Krankenschwestern in gemischtkonfessionellen Teams, so beispielsweise in der jüdischen Klinik für Gynäkologie und Geburtshilfe in der ul. Sterlinga.[257]

War eine Hebamme zu einer Gebärenden gerufen worden, durfte sie diese nur auf Anordnung des Arztes verlassen oder musste in Absprache mit den Verwandten eine Vertretung organisieren. Nach der erfolgten Geburt waren Hebammen laut Dienstordnung dazu verpflichtet, Mutter und Kind mindestens zwei bis drei Stunden zu beobachten.[258] Róża Herszenberg übernachtete daher häufig bei Gebärenden, aber auch aus Gründen fehlender Kommunikationsmöglichkeiten:

> »Mom often slept in patient's home fearing to leave them incommunicado because a phone service was almost non-existent and scant means of transportation were of little help in an emergency situation; she could rely only on the speed of her own legs and was not a Marathon runner. Mom often spent a few nights in patients' apartment (an ›apartment‹ equaled one room) sometimes forgetting to leave patient's address at home. My father was a familiar figure at the Police Station where he often needed help to find his wife.«[259]

252 Vgl. Rozporządzenie Ministra Spraw Wewnętrznych z dnia 25 września 1928 r. w sprawie wykonania rozporządzenia Prezydenta Rzeczypospolitej z dnia 16 marca 1928 roku o położnych, § 15.

253 Vgl. Salomea Kape, E-Mail, 28.11.2012.

254 Vgl. Kape, Kocham twą urodę złą; Kape/Lisner/Peters, Die Hebamme von Lodz, S. 71-74.

255 Vgl. Kadari, Midwife. Midrash and Aggadah. So weist Deena Aranoff auf die Bedeutung religiöser und kultureller Prägungen in der Säuglingspflege zur Produktion einer jüdischen Kultur hin. Vgl. Aranoff, Mother's Milk.

256 Vgl. Ciesielska, The Doctors, S. 40-41.

257 Vgl. Personalliste der jüdischen Klinik für Gynäkologie und Geburtshilfe in der ul. Sterlinga 12, 26.12.1939, in: APŁ, 278/1572; E-Mail von Salomea Kape, 5.11.2019.

258 Rozporządzenie Ministra Spraw Wewnętrznych z dnia 2. Maja 1929 r., zawierające instrukcje dla położnych, §§ 16, 30.

259 Vgl. Salomea Kape, E-Mail, 28.11.2012.

Róża Herszenberg musste ihren Alltag so organisieren, dass sie schnell auffindbar war, wenn jemand ihrer Hilfe bedurfte. Salomea Kape erinnert sich an die Hebammentasche ihrer Mutter, die diese stets bei sich führte:

> »I remember vividly my fast walking Mom holding a heavy, black leather bag. The bag contained a big bottle of Iodine and its heavy odor penetrated the leather. Inside the bag full of yellow Iodine stains, were scissors of different shapes and sizes to cut the umbilical cord and a funny instrument that was shaped like an ear-trumpet used by the deaf. The antediluvian trumpet served to check baby's heart rate, and Mom became glued to the trumpet if she detected the smallest acceleration or change in baby's cardiac rate or rhythm.«[260]

Neben Jod hatten Hebammen in Polen nach Dienstordnung von 1929 u.a. Mutterkornpulver und Opiumtinktur in ihrer Hebammentasche mitzuführen, d.h., sie verfügten über Medikamente, die dem Anregen der Wehen und der Schmerzlinderung dienten.[261] Führende Vertreterinnen der Hebammen in Deutschland betrachteten Schmerzen als »natürlich« und zur Geburt dazugehörig und lehnten daher den Einsatz von Schmerzmitteln durch Hebammen ab.[262] Der Einsatz von Medikamenten, insbesondere von Mutterkornpräparaten, die eine Kontraktion der Gebärmutter zur Anregung der Wehentätigkeit auslösten, war Hebammen in Deutschland untersagt und Ärzten vorbehalten.[263] In Polen war Hebammen eine Beschleunigung der Geburt und somit der Einsatz von wehenfördernden Mitteln ebenfalls verboten. Die Mutterkornpräparate waren demnach für Notfallsituationen vorgesehen, falls die Wehen aussetzten und ein Arzt nicht erreichbar war.[264]

Im Hinblick auf die häufig beengten Wohnverhältnisse der Bevölkerung in Łódź-Bałuty und fehlende sanitäre Einrichtungen gestaltete sich die Einhaltung hygienischer Standards in der Geburtshilfe, wie sie die Hebammen in ihrer Ausbildung gelernt hatten, oftmals schwierig.[265] Kam es während der Schwangerschaft, unter der Geburt oder im Wochenbett zu Komplikationen, verpflichtete die polnische Dienstordnung Hebammen dazu, einen Arzt zu rufen. Nach dessen Eintreffen durfte die Hebamme weder eigenständige Entscheidungen treffen noch seine Anordnungen kritisieren.[266] Vielmehr sollte sie diese gegenüber den Frauen und ihren Familien durchsetzen.[267] Gerufen werden musste der Arzt bei unregelmäßigen Wehen, abnormaler Kindslage

260 Salomea Kape, E-Mail, 28.11.2012.
261 Rozporządzenie Ministra Spraw Wewnętrznych z dnia 2. Maja 1929 r., zawierające instrukcje dla położnych, §9.
262 Vgl. Lisner, »Hüterinnen der Nation«, S. 107-115; 190-197.
263 Zu Mutterkorn als Medikament in der Geburtshilfe vgl. Bächi, LSD auf dem Land.
264 Vgl. Rozporządzenie Ministra Spraw Wewnętrznych z dnia 2. Maja 1929 r., zawierające instrukcje dla położnych, § 26.
265 Vgl. Salomea Kape, E-Mail, 28.11.2012.
266 Vgl. Lisner, »Hüterinnen der Nation«, S. 216-217.
267 Vgl. Rozporządzenie Ministra Spraw Wewnętrznych z dnia 2. Maja 1929 r., zawierające instrukcje dla położnych, §§ 17, 27.

oder Blutungen, aber auch im Falle eines Dammrisses. Hebammen war das Nähen nicht gestattet.[268] Wie Salome Kape erklärt, führten Hebammen aus diesem Grund nur selten einen Dammschnitt (Episiotomie) aus. »Episiotomies were seldom done because the post-partum suture of the episiotomy had to be performed by a doctor and calling for an ambulance from the Police Station was tiresome.«[269]

Für die berufliche Praxis der Hebammen war eine gute Zusammenarbeit mit Ärzten, der Ambulanz und den Gesundheitsbehörden entscheidend. Hinsichtlich der Einschaltung eines Arztes mussten Hebammen allerdings ein gutes »Fingerspitzengefühl« entwickeln. Riefen sie einen Arzt hinzu, ohne dass eine Komplikation vorlag, konnten sie in den Ruf geraten, inkompetent zu sein. Riefen sie den Arzt hingegen zu spät, machten sie sich strafbar. Róża Herszenberg gelang es offenbar, ein gutes, auf Vertrauen basierendes Verhältnis mit den Ärzten und der Ambulanz aufzubauen:

> »The midwife, like the god Janus, had to have eyes in the front and the back of her head and perfect hearing while using ›the trumpet‹ to earn the reputation of a reliable midwife who was not calling ›wolf‹ too often or too late. The ambulance's team respected her judgement and responded quickly to her calls. Her detailed progress ledger Mom presented to the Health Department monthly."[270]

In der Hausgeburtshilfe tätige Hebammen wie Róża Herszenberg erhielten tiefe Einblicke in die Privatsphäre ihrer Klientel und es konnten emotionale Bindungen entstehen. Innerhalb der jüdischen Bevölkerung von Łódź-Bałuty war Róża Herszenberg laut der Erinnerung ihrer Tochter eine beliebte Hebamme: »The mouth-to-mouth enthusiastic recommendations of her patients made her a highly popular figure among the Jewish families. During the war, in the ghetto, some of her influential patients helped me to get a job.«[271]

Róża Herszenberg entsprach demnach Maniszewskis Anspruch, wie er ihn auf dem Kongress 1937 in Warszawa formuliert hatte, nämlich eng mit ihrer Klientel in einem ähnlichen Milieu, im gleichen Wohnumfeld und einer vertrauten Lebenswelt verflochten zu sein.[272] Reputation war für ihre Arbeit entscheidend, wollte sie auch zukünftig Aufträge bekommen, schließlich lag die Entscheidung, welche Hebamme zur Geburt hinzugezogen wurde, bei den Frauen und Familien. In Städten wie Łódź hatten die Schwangeren die Wahl, auf dem Land gab es eine starke Konkurrenz durch die Babkas. Wohlwollen und Empfehlungen waren unabdingbar, um die Tätigkeit auf Dauer ausüben zu können. Religion, ethnische Zugehörigkeit, das gemeinsame Wohnumfeld und persönliche Bekanntschaft verbanden Róża Herszenberg und ihre Klientel. Die eigene Mutterschaft suggerierte darüber hinaus Verständnis für die Bedürfnisse ihrer Klientinnen.[273] Hieraus

268 Vgl. ebenda, §§ 17, 27.
269 Vgl. Salomea Kape, E-Mail, 28. 11. 2012.
270 Vgl. ebenda.
271 Salomea Kape, E-Mail, 28. 11. 2012.
272 Vgl. Maniszewski, Rola położnej i jej praca na wsi.
273 Vgl. Lisner, »Hüterinnen der Nation«, S. 187.

entstanden verlässliche soziale Beziehungen, die während des Krieges im Ghetto überlebenswichtig wurden.

c) Kriegsbeginn: Entscheidungen und Deutungen

Als Salomea Kape im August 1939 die Aufnahmeprüfung an der jüdischen weiterführenden Schule in Łódź bestand, freute sie sich. Zusammen mit ihrer Großmutter Cerka Herszenberg malte sie sich aus, wie es sein würde, nach ihrem Schulabschluss in Paris Medizin zu studieren, wie es sich ihre Mutter wünschte. Wenige Tage darauf wurde Polen von NS-Deutschland überfallen. Salomea, Cerka und Róża Herszenbergs Leben veränderte sich damit erosionsartig, einer Apokalypse gleichend, wie es Salomea beschreibt.[274]

Vielen Menschen, so auch Salomea Kape, schien ein Krieg im Sommer 1939 trotz zunehmender Kriegsrhetorik unvorstellbar.[275] Am frühen Morgen des 1. September startete Deutschland den Überfall auf Polen – bekanntlich ohne Kriegserklärung – mit der Bombardierung von 64 Ortschaften, darunter Poznań und Warschau.[276] Bronisława Z. erlebte den Beginn des Krieges in Gdynia. Die benachbarte Freistadt Danzig stand unter Mandat des Völkerbundes und wurde bereits seit 1933 von einem Senat mit NSDAP-Mehrheit regiert. Gauleiter Albert Forster schloss Danzig gleich am 1. September unter dem Jubel der deutschen Bevölkerungsmehrheit dem Deutschen Reich an.[277] Am 14. September nahm die Wehrmacht Gdynia ein.[278] Bronisława Z. blieb vorerst in der Stadt. Ihre Aussiedlung kündigte sich jedoch wenige Tage nach der Eroberung an. Hitler hatte bei seinem Besuch am 21. September 1939 angeordnet, die polnische Bevölkerung aus der Stadt zu vertreiben.[279]

Anders als beispielsweise das nahe gelegene Wieluń wurde Łódź nicht besonders stark bombardiert.[280] Alarmsirenen, Bangen im Luftschutzkeller, Flugzeuggeschwader über der Stadt, Bedrohungen durch einzelne Treffer, Ungewissheit und das Schaufeln von Schutzgräben bestimmten jedoch auch hier die ersten Tage und Nächte des Krieges.[281] Reginka, ein Mädchen, das vor dem Krieg in einem jüdischen Kinderheim in Łódź gelebt hatte, berichtete im September 1940 in der von Kindern und Jugendlichen im Ghetto Litzmannstadt unter Anleitung von Erzieherinnen und Erziehern gestalteten Zeitschrift »Nasza Gazetka« von ihren Erinnerungen an den Beginn des Krieges:[282]

274 Kape, Kocham twą urodę złą, Salomea Kape, E-Mail, 28.11.2012.
275 Vgl. Margolin, Reise ins Land der Lager, S. 13.
276 Vgl. Madajczyk, Die Okkupationspolitik, S. 3. Zum Luftkrieg vgl. Süß, Tod aus der Luft, S. 11-15; 52-54.
277 Albert Forster (1902-1952), 1930 von Hitler zum »kommissarischen Führer des Freistaats Danzig« ernannt, gewann mit der NSDAP 1933 die absolute Mehrheit im Danziger Senat. Vgl. Schenk, Hitlers Mann.
278 Vgl. Schenk, Danzig 1930-1945, S. 90-107; Madajczyk, Die Okkupationspolitik, S. 7-8.
279 Stepko-Pape, Aspekte der NS-Bevölkerungspolitik.
280 Vgl. z. B. Lehnstaedt, Deutsche in Warschau, S. 205-206.
281 Zum Handeln der polnischen Regierung vgl. Bömelburg, Lodz, S. 144-145.
282 Die Nasza Gazetka erschien vom 24.8.1940 (Ausg. 1) bis zur Ausg. 48/49, o. D. Die vorherige Nr. 46 erschien am 13.4.1942. Initiiert wurde das Zeitungsprojekt von den Erziehern Lunia

»Die Nachrichten wurden bedrohlicher. Man sprach über die Besatzung Polens durch Deutsche. Wir glaubten es nicht. Doch sollten wir uns leider davon selbst überzeugen. Eines Tages erfuhr ich, dass die Deutschen in Łódź sind. Und so war es in der Tat. Łódź, unser Łódź, war in den Händen der Fremden.«[283]

Nachrichten über die Brutalität der deutschen Besatzungstruppen, die sich in Łódź verbreiteten, und das Wissen um den Antisemitismus der Nationalsozialisten veranlassten etwa 60.000 Łódźer, vor allem jüdische Männer, aus der Stadt Richtung Ostpolen zu fliehen. Darüber hinaus verließen in der Nacht vom 5. auf den 6. September 1939 auch die polnischen Behörden sowie die polnische Armee die Stadt.[284] Unter den Fliehenden befand sich Anna Toronczyk, die Schwester von Róża Herszenberg: »She ran from the Nazis in Lodz to the Soviet Union for protection against the Nazis, instead she was treated as an enemy from the West and sent to the Siberian Gulag«, berichtete die Nichte Salomea Kape.[285]

Insgesamt 200.000 bis 300.000 Menschen gelang die Flucht vor den deutschen Truppen und den Kampfhandlungen. Sie flohen nach Ostpolen, das, dem geheimen Zusatzprotokoll des deutsch-sowjetischen Nichtangriffspaktes vom 23. August 1939 entsprechend, seit dem 17. September 1939 von der Sowjetunion besetzt war.[286] Der NKWD (Volkskommissariat für Innere Angelegenheiten/Narodny Kommissariat Wnutrennich Del), der Aufgaben einer sowjetischen Geheimpolizei übernahm, betrachtete die Flüchtlinge aus dem Westen als Sicherheitsrisiko. Weigerten sie sich, wie Anna Toronczyk, die sowjetische Staatsbürgerschaft anzunehmen, deportierte der NKWD sie in Lager.[287] Ab Mitte Oktober 1939 schloss die Sowjetunion zunehmend die Grenzen. Damit wurde es immer schwieriger, die Demarkationslinie zwischen den deutschen und sowjetischen »Interessensgebieten« zu passieren.[288]

»Die Besatzung wird sicher nicht lange dauern«, schätzte Róża Herszenberg die Situation anders als ihre Zwillingsschwester ein und entschied sich, mit ihrer Familie in Łódź zu bleiben. Genaue Informationen waren schwer zu bekommen. Die Lage war

Lancberg und Herrn Wäcker. Lancberg kam 1937/38 nach Łódź, um im jüdischen Kinderheim als Erzieherin zu arbeiten. Zuvor war sie in Warschau im Kinderheim bei Janusz Korczak tätig. In Łódź initiierte sie bereits vor dem Krieg ein Zeitungsprojekt mit den Kindern. Im Sinne der von Korczak geprägten pädagogischen Ansätze gestalteten Lunia Lancberg und Herr Wäcker auch im Ghetto das Leben mit den Kindern. Vgl. P. Lunia: 3 lata; Anonym: Nasze wspomnienie, in: Nasza Gazetka, Nr. 1, Litzmannstadt Getto, 24.8.1940, Bl. 6; 8; Natek L.: Jak płynie życie na Marysinie, in: Nasza Gazetka, Nr. 6, 28.9.1940, Bl. 63, alle in: AŻIH, 205/326. Viele der Kinder wurden im September 1942 ins Vernichtungslager Kulmhof deportiert. Lunia Lancberg überlebte. Vgl. Lunia Lancberg, in: AŻIH, 301/3291. Ich danke Franziska Rebmann für die Übersetzung der Texte.

283 Reginka Sz.: Wspomnienia wojenne (Kriegserinnerungen), in: Nasza Gazetka. Litzmannstadt Getto, Nr. 4, 14.9.1940, in: AŻIH, 205 Łódź /326, Bl. 48-49.

284 Vgl. Löw, Juden im Getto Litzmannstadt, S. 66.

285 Salomea Kape, E-mail, 28.11.2012.

286 Vgl. Weber, Der Pakt.

287 Vgl. Radchenko, Getrennte jüdische Familien.

288 Vgl. Friedrich, Einleitung, S. 29-30.

unübersichtlich und die Optionen, zu bleiben oder zu gehen, ließen sich kaum gegeneinander abwägen.[289] »Anna [...] asked her twin to join her but Mom refused. She calculated – wrongly – that the war shall not last long and the final victory of combined British-Franco-American forces was around the corner.«[290]

Die polnische Regierung hatte ebenso auf eine rasche Hilfe durch Briten und Franzosen gesetzt. Diese erklärten zwar Deutschland am 3. September den Krieg, griffen jedoch nicht ein.[291] In dieser Situation entschied sich Róża Herszenberg, ihre Zwillingsschwester Anna Toronczyk im Krankenhaus zu ersetzen.[292] Ein am 6. September gegründetes Bürgerkomitee übernahm die Regierung der Stadt Łódź.[293]

Am 9. September 1939 inszenierte die Wehrmacht die Einnahme der Stadt wie eine militärische Parade. Die deutschen Soldaten marschierten durch die ul. Piotrkowska – die »Wirbelsäule« von Łódź, wie die Journalistin Julie Zeh die über vier Kilometer lange zentrale Straße 60 Jahre später beschrieb.[294] Hakenkreuzfahnen wehten, der deutsche Männergesangsverein sang deutsche Lieder. Eine aus Deutschen bestehende Menschenmenge begrüßte die Soldaten mit Blumen und Getränken. Die Parade demonstrierte die Macht der Besatzer.[295] Viele polnisch-katholische und polnisch-jüdische Einwohner der Stadt waren entsetzt; das Verhalten ihrer deutschen Nachbarn empfanden sie als Verrat.[296] Frühere Befürchtungen, die deutsche Bevölkerung agiere als »fünfte Kolonne« des Deutschen Reiches, schienen sich zu bestätigen.[297]

In Włocławek marschierten die deutschen Truppen am 14. September ein. Vor dem Einmarsch stellte Regierungspräsident Witold Mystkowski, der seit 1935 im Amt war,[298] eine Delegation zusammen und verhandelte. Als Gegenleistung dafür, dass sie die Stadt nicht bombardieren und Geiseln frei lassen würden, forderten die deutschen Militärs die Registrierung und vollständige Entwaffnung der Bevölkerung sowie die Unterstützung der Wehrmacht durch Aufrufe, wie z. B. die Verkündung einer Ausgangssperre von 18.00 bis 6.00 Uhr.[299]

Ob Irene P. den Einmarsch der deutschen Soldaten begrüßte, ist nicht überliefert. Ebenso wenig ist bekannt, ob sich ihr Mann, wie dies etwa 3.000 Łódźer umgehend

289 Vgl. z. B. Löw, Juden im Getto Litzmannstadt, S. 95-96.
290 Salomea Kape, E-Mail, 28. 11. 2012.
291 Vgl. Mazower, Hitlers Imperium, S. 72-73; 102-112; Süß, Tod aus der Luft, S. 56-58.
292 Vgl. Salomea Kape, E-Mail, 28. 11. 2012.
293 Vgl. Bericht des Bürgerkomitees der Stadt Łódź, Nr. 1 an die Militärverwaltung, 16. 9. 1939, in: Bömelburg/Klatt (Hrsg.), Lodz im Zweiten Weltkrieg, S. 70-75. Ausführlich zum Bürgerkomitee vgl. Bömelburg, Lodz, S. 150-155.
294 Zeh: Dann fahr doch!, in: Die Zeit, Nr. 11, 6. 3. 2002.
295 Vgl. Bömelburg, Lodz, S. 145-148.
296 Klatt und Bömelburg vermuten, dass das Jubeln der Deutschen z. T. inszeniert war und z. B. die Fahnen von den Besatzern mitgebracht wurden, da Hakenkreuzfahnen zuvor in Łódź verboten waren. Vgl. Bömelburg/Klatt (Hrsg.), Lodz im Zweiten Weltkrieg, S. 36.
297 Einige Deutsche agierten als V-Leute, hatten sich bewaffnen und zu Einheiten zusammenstellen lassen. Sie handelten als Verbündete des Deutschen Reiches und halfen beim Überfall auf Polen. Vgl. Wolf, Die deutschen Minderheiten, S. 69.
298 Vgl. Gruszczyńska, Organizacja władz miejskich.
299 Vgl. Sziling, Z Dziejów Włocławka.

taten, dem »Volksdeutschen Selbstschutz« anschloss.[300] Ein Lagebericht von November 1939 beschrieb die Volksdeutschen in Włocławek, nun Leslau, als »verschüchtert«. Sie wollten an den »endgültigen Umschwung der politischen Verhältnisse in Polen nicht glauben«, interpretierte der Bericht ihr Verhalten.[301]

Nach der Kesselschlacht bei Kutno am 19. September waren alle Gebiete des späteren Warthelandes von deutschen Truppen eingenommen. Warschau kapitulierte wenig später am 26./27. September.[302] Der polnisch-jüdische Philosoph Julius Margolin fasste in seinen Memoiren die Ereignisse der ersten Kriegstage in Worte:

> »Zwischen dem ersten und dem 17. September erlebten wir ein erschütterndes Schauspiel: den Zusammenbruch Polens. Ein Staat mit einer Bevölkerung von 36 Millionen, eine ganze Welt mit Gut und Böse, mit historischen Traditionen und einer tausendjährigen Kultur stürzte ein wie ein Kartenhaus.«[303]

Anders als im Ersten Weltkrieg, in dem Deutschland vor allem eine Ausdehnung des Machtbereiches anstrebte, führte NS-Deutschland einen »Rassenkrieg«, der auf die Gründung eines deutschen »Imperiums«, die Eroberung neuen »Lebensraums« für Deutsche und auf eine vollständige Unterwerfung Osteuropas abzielte.[304] Von Hitler eingesetzte Militärbefehlshaber sowie die ihnen zugeordneten Stäbe des »Chefs der Zivilverwaltung« übernahmen eine Woche nach dem deutschen Überfall die Verwaltung des in vier Militärbezirke (Westpreußen, Posen, Lodz und Krakau) eingeteilten deutsch besetzten Polens.[305] Der polnische Staat existierte aus deutscher Sicht nicht mehr. Dies hatte zur Folge, »dass die Deutschen von Beginn an in einem rechtsfreien Raum operierten. Strafverfolgung für Verbrechen gegen Polen oder Juden brauchte man nicht zu fürchten.«[306] Die nationalsozialistische Propaganda der Sommermonate 1939 über angebliche Gräueltaten von Polen gegen Deutsche schuf eine Legitimation für »Lynchaktionen«.[307] Beweise von Gewalttaten, verübt durch die deutschen Besatzer gegenüber der polnischen und jüdischen Bevölkerung sowie an Insassen von Psychiatrien, wurden umgedeutet und ersetzt durch Bilder, die Deutsche als Opfer von Ausschreitungen zeigten. Die Propaganda transformierte den deutschen Überfall von

300 Zum »Selbstschutz« vgl. Jansen/Weckbecker, Der »Volksdeutsche Selbstschutz«. Für Łódź vgl. Chu, The German minority, S. 262-264; Bömelburg, Lodz, S. 155-157.
301 Vgl. Lagebericht vom 15.11.1939, in: APP RSH 299/1832, Bl. 3.
302 Vgl. z. B. Röhr, Occupatio Poloniae, S. 12.
303 Margolin, Reise in das Land der Lager, S. 14. Julius Margolin (1900-1971) studierte in Berlin Philosophie. 1929 zog er nach Łódź und emigrierte 1936 nach Palästina. Während eines Besuches in Łódź wurde er vom Beginn des Krieges überrascht und floh nach Ostpolen. 1941 wurde er in einem Gulag inhaftiert, 1946 entlassen. Er zog nach Palästina. Vgl. Radetzkaja: Der einsame Zeuge, S. 620-623.
304 Vgl. Raphael, Imperiale Gewalt; Kundrus, »Dieser Krieg ist der große Rassenkrieg«.
305 Arthur Greiser wurde Chef der Zivilverwaltung in Posen, Albert Forster in Danzig, Georg von Craushaar in Łódź. Włocławek wurde zunächst Danzig zugeschlagen. Vgl. Alberti, Die Verfolgung und Vernichtung, S. 38-40; Broszat, Nationalsozialistische Polenpolitik, S. 27.
306 Böhler, Nur ein Leben als ob, in: Frankfurter Allgemeine Zeitung F.A.Z. PLUS vom 2.10.2017.
307 Vgl. Alberti, Die Verfolgung und Vernichtung, S. 42.

einem Angriff zu einer Maßnahme der Verteidigung.[308] Die NS-Besatzer legitimierten Gewalt gegen die Zivilbevölkerung, z. B. Geiselnahmen, Folter, öffentliche Demütigungen und Exekutionen, als vermeintliche Sicherungs- und Vergeltungsmaßnahmen.[309] In Włocławek wurden, ungeachtet der ausgehandelten Bedingungen der Kapitulation im September und Oktober 1939, Mitglieder der jüdischen Gemeinde, katholische Geistliche und Lehrer verhaftet, Zivilbevölkerung als Geisel genommen und insbesondere Angehörige der Vorkriegselite ermordet, unter ihnen Regierungspräsident Witold Mystkowski.[310]

Reichsdeutsche Zeitungen bereiteten die Ereignisse für ihre Leser auf. Die Besatzung habe, so die »Niedersächsische Tageszeitung«, die Deutschen in Polen »von allem Terror, aller Not und aller Verfolgung für immer erlöst und befreit«.[311] Die Wehrmacht wurde als tatkräftige Truppe inszeniert, die umgehend nach dem Einmarsch damit begann aufzuräumen. So berichtete die »Niedersächsische Tageszeitung« am 14. September 1939, das »Lodzer Gebiet« böte ein »Bild des Friedens«, da »die Polen« aufgrund des schnellen Vormarsches der deutschen Truppen »keine Gelegenheit mehr hatten, große Zerstörungen vorzunehmen oder gar, wie sie es in fast allen anderen Orten taten, ganze Straßenzüge der Stadtviertel anzuzünden und in Schutt und Asche zu legen«.[312] Lediglich am Ortsausgang gäbe es eine »aufgerissene Straße«. »Offenbar wollten die Polen«, so die »Niedersächsische Zeitung«, »mitten im Rückzug noch rasch eine letzte Schützengrabenstellung ausheben«. Allerdings würde diese jetzt zugeschüttet und damit die Spuren der Kämpfe von »hunderten von Juden, zum Teil noch mit dem Kaftan bekleidet und die schmierigen ostjüdischen Käppchen auf den Köpfen«, beseitigt.[313] Die Form der heiteren und auf die »Volksgemeinschaft« ausgerichteten Berichterstattung beschreibt Adelheid von Saldern als wichtiges Stilmittel des NS-Rundfunks zur Beeinflussung des Lebensgefühls, zur Beschönigung der sozialen Verhältnisse, aber auch als Maßnahme, Zustimmung zum System oder, wie im Fall des zitierten Artikels, zum Überfall auf Polen zu erzeugen.[314]

Die polnische und besonders die jüdische Bevölkerung hatte indes neben den willkürlichen Zwangsarbeitseinsätzen, die der zitierte Artikel aufgriff, und mit der oben beschriebenen Gewalt jetzt auch mit Lebensmittel- und Gebrauchsgüterverknappungen zu kämpfen.[315] In Łódź, nun Lodz oder Lodsch, mussten sie bereits am frühen Morgen

308 Vgl. Bergen, Instrumentalization.

309 In den ersten drei Kriegswochen brannten Wehrmachtseinheiten 500 Ortschaften nieder und exekutierten Tausende von Zivilisten. Vgl. Böhler, Auftakt zum Vernichtungskrieg.

310 104 Lehrer aus Włocławek und Umgebung wurden ebenso ermordet. Vgl. Sziling, Z dziejów Włocławka

311 W. B. Sonderberichterstatter, Volksdeutsche in Lodz jubeln dem Führer zu. Zur gleichen Zeit lügt Reuter, daß die polnischen Truppen Lodz wieder erobert hätten, in: Niedersächsische Tageszeitung (1939), Nr. 215, S. 5. Ich danke Jonathan Voges für das Finden und Überlassen der Quelle.

312 Ebenda.

313 Ebenda.

314 Vgl. Saldern, Zur Inszenierung der NS-Volksgemeinschaft.

315 Vgl. Alberti, Die Verfolgung und Vernichtung, S. 41-42.

vor den Bäckereien Schlange stehen, um überhaupt eine Chance zu haben, im Verlauf des Tages ein Brot zu ergattern.[316] In Leslau gab es im November 1939 Textilien und Schuhe nur noch gegen Bezugsscheine in von Deutschen geführten Läden. Kohle, Öl und Petroleum waren Mangelware. Lebens- und Futtermittel kosteten rund 30-40% mehr als vor dem Krieg. Alle Schulen in Leslau, mit Ausnahme einer Schule für volksdeutsche Kinder, waren geschlossen worden, das katholisch-religiöse Leben war, infolge der Vertreibung des Bischofs und der Verhaftung etwa 50 Geistlicher, stark eingeschränkt.[317] Zur Situation der polnischen Bevölkerung in Leslau hieß es im Bericht der deutschen Verwaltung von November 1939, die Stimmung sei »sehr gedrückt«, »weil viele tausende von Arbeitnehmern seit Monaten ohne Arbeit und Verdienst sind und nicht mehr wissen, wovon sie leben sollen.«[318]

Der deutsche Angriff wurde als Krieg gegen die Zivilbevölkerung geführt.[319] Wohnungen und Häuser stellten keine Rückzugs- und Schutzräume mehr dar, sie konnten jederzeit durch die Besatzer und vormalige volksdeutsche Nachbarn beschlagnahmt oder zerstört werden. Die Situation war chaotisch, die Folgen des eigenen Handelns waren kaum ein- und abschätzbar.[320]

Bronisława Z., Róża Herszenberg und Irene P. erlebten den Krieg und die ersten Besatzungswochen an unterschiedlichen Orten aus unterschiedlichen Perspektiven. Irene P. gehörte nun nicht mehr einer Minderheit im polnischen Staat an, sondern wurde als »Befreite« sowie als Teil der privilegierten volksdeutschen Bevölkerung betrachtet, die es in eine zu schaffende »erweiterte Volksgemeinschaft« zu inkludieren galt.[321]

Bronisława Z. verlor ihre Wohnung. Sie gehörte zu den rund 44.800 Einwohnern Gdynias, die im September und Oktober 1939 als erste polnische Staatsbürger vertrieben wurden, um Platz für volksdeutsche Umsiedler aus dem Baltikum zu schaffen.[322] Von den Vertriebenen flohen rund 4.700 Menschen Richtung Posen, darunter Bronisława Z. zusammen mit ihren Kindern und ihrer Mutter.[323] Bronisława Z. glückte es, mit ihrer Familie nach Chodecz im Umland von Leslau/Włocławek zu gelangen, wo sie bereits zur Schule gegangen war. Dort ließ sie sich als Hebamme nieder.

Róża Herszenberg musste erleben, dass die jüdische Bevölkerung in Lodz mehr und mehr ausgegrenzt und verfolgt wurde, unabhängig davon, welcher politischen Richtung oder religiösen Strömung man sich vor dem Krieg zugeordnet hatte, ob man polonisiert

316 Juden wurden dabei teilweise von Polen denunziert und von deutschen Polizisten aus den Schlangen gezerrt. Vgl. Löw, Juden im Getto Litzmannstadt, S. 69-71.

317 Vgl. Bericht, 15.11.1939, in: APP, RSH/1832, Bl. 3-16. Eine zivile Verwaltung unter Hans Cramer (1904-1945) übernahm die Regierung. Cramer war zuvor Bürgermeister in Dachau gewesen. Vgl. Sziling, Z dziejów Włocławka.

318 Bericht vom 15.11.1939, in: APP, RSH/1832, Bl. 4.

319 Vgl. Lehnstaedt, Imperiale Polenpolitik; Böhler, Auftakt zum Vernichtungskrieg.

320 Tönsmeyer, Kriegstrennungen.

321 Vgl. Bömelburg, Lodz, S. 155.

322 Fiebrandt, Auslese für die Siedlergesellschaft, S. 290.

323 Die meisten der »Ausgesiedelten« (12.000 Menschen) wurden ins Generalgouvernement deportiert. Vgl. Stepko-Pape, Aspekte der NS-Bevölkerungspolitik, in: Böhler/Lehnstaedt (Hrsg.), Gewalt und Alltag.

war oder traditionell lebte. Nachdem Lodz zunächst Teil des Generalgouvernements werden sollte, schlug die Besatzungsverwaltung das Gebiet am 9. November 1939 u. a. aus wirtschaftlichen Überlegungen dem Wartheland und damit dem Reichsgebiet zu.[324] Wenige Tage später zerstörten die Deutschen mehrere Synagogen.[325] Die jüdische Bevölkerung durfte die ul. Piotrkowska nicht mehr betreten. Ab dem 14. November galt für Juden eine Kennzeichnungspflicht, ab dem 12. Dezember mussten sie einen gelben Davidstern tragen.[326] Volksdeutsche markierten ihre Zugehörigkeit zu den neuen Machthabern durch NSDAP-Abzeichen, die sie an ihrer Kleidung trugen. Die Abzeichen berechtigten beispielsweise dazu, in Geschäften bevorzugt behandelt zu werden. Nicht-Deutsche, die ein NS-Abzeichen nutzten, um z. B. Zigaretten zu kaufen oder ein Paket aufzugeben, mussten mit hohen Strafen rechnen.[327] Die rassische Segregation der Bevölkerung wurde so durch Markierungen der Exklusion und Inklusion visualisiert und im Stadtbild und in der Wahrnehmung der Menschen verankert.[328]

Am 26. Oktober 1939 erklärte Hitler die Militärverwaltung für beendet. Er verfügte die »Angliederung« der neu geschaffenen Reichsgaue Danzig-Westpreußen und Posen – wie der spätere Reichsgau Wartheland bis Januar 1940 hieß – sowie der Gebiete Zichenau und Kattowitz ans Deutsche Reich. Er setzte eine Zivilverwaltung ein, die im Wartheland dem Danziger Arthur Greiser (1897-1946) unterstand.[329] Der Regierungsbezirk Kattowitz wurde dem Gau Schlesien und der Regierungsbezirk Zichenau dem Gau Ostpreußen angegliedert. Die übrigen von Deutschland besetzten Gebiete wurden als »Rest-Polen« zum sogenannten Generalgouvernement zusammengefasst und unter deutsche Verwaltung gestellt; die deutsche Zollgrenze wurde bis zur Demarkationslinie des Generalgouvernements vorverlegt. Die Polizeigrenze zwischen den »eingegliederten Gebieten« und dem »Altreich« blieb bestehen. Wer diese übertreten wollte, bedurfte einer behördlichen Genehmigung.[330]

d) Zwischenfazit

Hebammen in der Zweiten Polnischen Republik waren, wie die Lebensgeschichten von Bronisława Z., Róża Herszenberg und Irene P. exemplarisch zeigen, vielfach im sozialen und religiösen Milieu ihrer Klientel verwurzelt. Dies begründete ein spezifisches Vertrauensverhältnis, das sich durch eine ähnliche Lebens- und Erfahrungswelt ergab und auf persönlicher Bekanntschaft beruhte.[331] Vergleichbares galt für soziale und politische Räume in der Stadt Łódź. In der Hausgeburtshilfe scheinen die Trennlinien

324 Vgl. ausführlich: Bömelburg, Lodz, S. 161.
325 Vgl. Lustiger (Hrsg.), The Black Book Of Polish Jewry, S. 69. Vgl auch: Alberti, Die Verfolgung und Vernichtung, S. 121-122.
326 Bömelburg/Klatt (Hrsg.), Lodz im Zweiten Weltkrieg, S. 26.
327 Vgl. Hütt, Urteile des Sondergerichts, S. 81-83.
328 Vgl. z. B. Stiller, Völkische Politik, S. 346-350.
329 Vgl. Epstein, Model Nazi.
330 Vgl. z. B. Pohl, Die Reichsgaue Danzig-Westpreußen und Wartheland.
331 Zu Hebammen im Deutschen Reich vgl. Lisner, »Hüterinnen der Nation«.

zwischen katholischer Mehrheits- und protestantischer Minderheitsbevölkerung durchlässiger gewesen zu sein als zwischen jüdischer und christlicher Bevölkerung. Es ist davon auszugehen, dass die Lebens- und Erfahrungswelt der Menschen unter anderem durch religiöse Praktiken strukturiert war. So bestimmten religiöse Feste und Feiertage den Wochen- und Jahresablauf; Geburten waren von bestimmten Riten begleitet, z. B. Taufe, Segnung des Neugeborenen oder Beschneidung. Einer Hebamme gleichen Glaubens vermittelten sich solche Abläufe sicher einfacher als einer Hebamme anderer Religionszugehörigkeit.[332] Vertrauen begründete sich aber auch durch den Expertenstatus der Hebamme, durch ihr geburtshilfliches Können, das sie durch ihre wissenschaftlich fundierte Ausbildung erworben hatte. Ihr Können versprach lebensrettende Hilfe auch in schwierigen Situationen. Dies erklärt, warum Laiengeburtshelferinnen vielfach eine examinierte Hebamme bei Komplikationen hinzuzogen. Zugleich scheint, wie in den Hebammenzeitschriften beklagt wurde, gerade auch der Expertenstatus der Hebammen in einigen ländlichen Regionen eine gewisse Distanz geschaffen zu haben, so dass Frauen und Familien teilweise die Hinzuziehung einer Babka bevorzugten. Aufgrund des Hebammenmangels, der insbesondere in ländlichen Gebieten in Ost- und Mittelpolen gravierend war, hatten viele Frauen allerdings keine andere Wahl, als mithilfe einer Laiengeburtshelferin zu entbinden.[333] Die medizinische Unterversorgung des ländlichen Raums blieb ungelöst.

Verpflichtet waren Hebammen nicht allein ihrer Klientel, sondern zugleich dem Staat. Mit den Neuregelungen des Gesundheits- und Hebammenwesens schuf er verbindliche Standards und unterstellte Hebammen einheitlich der Aufsicht von Kreisärzten als den lokalen Akteuren des polnischen öffentlichen Gesundheitswesens. Die Dienstordnung von 1929 schrieb ein Doppelmandat der Hebammen fest, das sie sowohl ihrer Klientel als auch dem Staat gegenüber verpflichtete. Deutlich wird dies beispielsweise anhand der verankerten Schweigepflicht, die explizit nicht gegenüber den Kreisärzten und den Gerichten galt. Ihnen mussten die Hebammen Informationen z. B. über den Vater eines Kindes preisgeben.

Gesundheitspolitiker formulierten darüber hinaus beispielsweise in den »Instruktionen für Geburtshilfe« gesundheitspolitische Anliegen und schrieben Hebammen bestimmte Funktionen zu: Sie sollten geburtshilfliche und hygienische Standards auf lokaler Ebene vertreten und in die Familien tragen. Maniszewski forderte Hebammen zudem auf, ihr Vertrauensverhältnis in der Bevölkerung zu nutzen, um gegen Laiengeburtshelferinnen vorzugehen. Durch ihr Handeln sollten Hebammen das Vertrauen in das öffentliche Gesundheitswesen stärken. Sie sollten, wie Ute Frevert es nennt, »Zugangspunkte« des öffentlichen Gesundheitssystems sein.[334] Hebammen wurde da-

332 Vgl. Haas, Vergangenheit erinnern, Zukunft erhoffen; Cramsey, It was easier with a child than without.

333 Vgl. z. B. Doroszewska, Społeczne role położnych.

334 So bezeichnet Frevert die Funktion von Experten, die Vertrauen zu Institutionen und Systemen aufbauten und zugleich von dem Vertrauen in diese profitierten. Vgl. Frevert, Vertrauen – eine historische Spurensuche.

mit eine Mittlerposition zwischen gesundheitspolitischen Vorgaben und ihrer Klientel zugeschrieben. Durch die Wahrnehmung dieser Funktion trugen sie zu einer Vereinheitlichung und Durchsetzung von Standards in der Geburtshilfe bei und ähnlich, wie Kathrin Steffen dies für Ärzte beschreibt, im erweiterten Sinne auch zu einer einheitlichen Administration und einem »Nation-Building«.[335] In der Praxis konnten die festgelegten geburtshilflichen und hygienischen Standards aufgrund des unterschiedlichen Bildungs- und Qualifizierungsgrades sowie des Mangels an Hebammen und vor allem an Ärzten bis zum Beginn des Krieges jedoch nur ansatzweise umgesetzt werden. Die Einbindung von Hebammen in das soziale Milieu ihres Bezirks und in lokale soziale Netzwerke konnte zudem, wie bei Bronisława Z., in bestimmten Situationen, z. B. bei einer ungewollten Schwangerschaft, zu Konflikten mit staatlichen Vorgaben und Regularien führen.[336]

Der Überfall NS-Deutschlands auf Polen stellte für Hebammen, die Bürgerinnen der Zweiten Polnischen Republik waren, einen radikalen Bruch dar. Die Zerstörung des polnischen Staates machte erreichte Reformen zunichte. Hebammen waren, ebenso wie die gesamte Bevölkerung, mit einem feindlichen, mit äußerster Brutalität agierenden Besatzungsregime als neuer Staatlichkeit konfrontiert. Ungeachtet dessen, und vielleicht sogar noch mehr als zuvor, war die Bevölkerung auf die Hilfe der Hebammen angewiesen. Rassistische Klassifizierungen und rassische Segregation bestimmten jedoch von Beginn der Besatzung an Handlungschancen und Möglichkeiten der Hebammen.

335 Vgl. Steffen, Experts and the Modernization.
336 Vgl. Kassner/Lisner, Zwischen staatlichen Vorgaben.

III. AUF DEM WEG INS WARTHELAND – MOTIVATIONEN REICHSDEUTSCHER HEBAMMEN UND UMSIEDLUNGEN VOLKSDEUTSCHER MÜTTER

Die ersten reichsdeutschen Hebammen, abgeordnet von der Reichshebammenschaft, machten sich im November und Dezember 1939 auf den Weg ins besetzte Polen. Vorrangig sollten sie im Rahmen der Um- und Ansiedlungen Volksdeutscher aus Südost- und Osteuropa tätig werden. »Im Osten gilt es ja zu siedeln, um das erkämpfte Land zu halten. Und wo deutsche Menschen siedeln, gehört auch die deutsche Hebamme hin«,[1] fasste eine Hebamme ihre Mission zusammen. Sie rückte damit die geburtshilfliche Tätigkeit deutscher Hebammen im besetzten Polen in den Kontext von Umsiedlungspolitik und Grenzverteidigung.

In seiner Reichstagsrede vom 6. Oktober 1939 in Berlin legitimierte Hitler die Besatzung Polens mit der Notwendigkeit der Gewinnung von Lebensraum für Deutsche, der Revision des Versailler Vertrages und der Rückeroberung der an Polen abgetretenen Gebiete.[2] Allerdings ging es Hitler nicht um eine bloße Revision der im Versailler Vertrag gezogenen nationalen Grenzen, sondern um eine völkisch-rassistische Neuordnungspolitik in Europa unter deutscher Hegemonie, die er mit dem »Selbstbestimmungsrecht der Völker« begründete.[3] Europa war für Hitler kein geografischer, sondern ein »rassischer Begriff«.[4] Die »Splitter deutschen Volkstums« sollten »rückgesiedelt« und »Siedlungsgebiete für Deutsche« geschaffen werden. Der europäische Raum sollte »ethnographisch« neu geordnet und damit Minderheitenkonflikte beseitigt werden.[5] Dies war, wie Michael Wildt konstatiert, eine Abkehr von der »klassischen europäischen Machtpolitik«: Nicht mehr nationalstaatliche Grenzen, sondern Völker und Volksgruppen und deren rassenbiologische Hierarchisierung stellten den Bezugspunkt von Planung und Handeln dar.[6]

Einen Tag nach seiner Reichstagsrede zur »ethnographischen Neuordnung Europas« übertrug Hitler am 7. Oktober 1939 Heinrich Himmler die praktische und organisatorische Durchführung. Himmler gab sich den Titel »Reichskommissar für die Festigung deutschen Volkstums« (RKF). Seine Aufgaben erstreckten sich sowohl auf die Um- und

1 G. P.: Ein Stimmungsbild aus dem Osten, S. 188.
2 Vgl. Stiller, Völkische Politik, S. 85-86.
3 Während Woodrow Wilson (1856-1924) unter »Selbstbestimmungsrecht der Völker« das Recht auf demokratische Selbstregierung verstand, meinten die Nationalsozialisten eine Neuordnung Europas, orientiert an Trennlinien zwischen Bevölkerungsgruppen. Vgl. z. B. Roth, Nationalsozialistische Umsiedlungspolitik.
4 Vgl. Schlögel, Im Raume lesen wir die Zeit, S. 54.
5 Vgl. Aly, »Endlösung«, S. 37-38.
6 Vgl. Wildt, Völkische Neuordnung Europas, S. 135.

Ansiedlung Volksdeutscher als auch auf die »Aussiedlung« und »Ausschaltung« von »Unerwünschten« im gesamten deutschen Machtbereich.[7]

Die am 26. Oktober 1939 eingegliederten westpolnischen Gebiete sollten nach Maßgabe Hitlers und Himmlers germanisiert, zu einem deutschen Lebensraum umstrukturiert und Teil eines zu errichtenden Großdeutschlands werden.[8] Hierzu gehörte die Umbenennung von Orts- und Straßennamen genauso wie die Neuordnung von Infra-, Sozial- und Bevölkerungsstruktur.[9] Als Ziel der »Germanisierung« strebte Hitler an, »Fremdvölkische« durch Deutsche zu ersetzten.[10] Es sollte ein kulturell, sprachlich und rassisch einheitliches Gebiet geschaffen werden: durch Vertreibung der »Fremdvölkischen« und durch Inklusion der einheimischen Deutschen in eine »erweiterte Volksgemeinschaft«, die durch die Ansiedlung der besten deutschen Siedler gestärkt werden sollte.[11] Der »zahlenmässigen Stärkung« der deutschen Bevölkerung durch deutsche Siedler kam im Hinblick auf die »Germanisierung« der eingegliederten Gebiete eine zentrale Bedeutung zu, mussten die Deutschen doch nach dem Sieg über Polen feststellen, dass »sie kein ›Volk ohne Raum‹ waren, sondern vielmehr einen ›Raum ohne deutsches Volk‹ erobert hatten«, wie Schweizer Zeitungen im Herbst 1939 bissig bemerkten.[12]

Eine Hebamme berichtete in der Hebammenzeitschrift über ihre Tätigkeit in den »eingegliederten Gebieten«: »Leicht ist es nicht hier anzufangen, da große Teile der Bevölkerung noch Polen sind und kein Deutsch verstehen.«[13] Hiervon ließ sie sich allerdings nicht entmutigen – betrachtete sie doch die Anwesenheit der polnischen Bevölkerung als vorübergehende Schwierigkeit. Sie betonte vielmehr ihre Mitwirkung bei der Eroberung »des Ostens« und informierte ihre Kolleginnen im »Altreich«: »Aber für alle Schwierigkeiten soll und wird uns das Gefühl entschädigen, mit in vorderster Front gestanden zu haben im Zuge nach dem Osten.«[14]

Noch im November 1939 beauftragte Himmler den Raumplaner und Ostforscher Konrad Meyer mit der Konzeptionierung der deutschen Besiedlung.[15] Im Januar 1940 stellte Meyer die »Planungsgrundlagen für den Aufbau der Ostgebiete« vor.[16] Priorität räumte er dem »Wall deutschen Volkstums« ein, der entlang der Grenzen zum General-

7 Vgl. Leniger, »Heim im Reich?«. Zu Himmler vgl. Longerich, Heinrich Himmler.
8 Die Eckpfeiler der »Germanisierung« hatte Hitler bereits in »Mein Kampf« umrissen. Vgl. Stiller, Völkische Politik, S. 328-329.
9 Haar, Inklusion und Genozid.
10 Epstein, Model Nazi, S. 161.
11 Vgl. Kundrus, Regime der Differenz.
12 »Neue Züricher Zeitung« vom 19. 10. 1939 und »Neues Winterthurer Tageblatt« vom 22. 11. 1939, zitiert nach Bosse, 2001, S. 301.
13 G. P.: Ein Stimmungsbild aus dem Osten, S. 188.
14 Ebenda.
15 Nach dem Krieg erhielt Meyer 1956 eine Professur für Raumforschung und Landesplanung an der Fakultät für Gartenbau an der TU Hannover. Vgl. Heinemann, »Deutsches Blut«.
16 Der »Generalplan Ost« bezog sich auf die eroberten Gebiete der Sowjetunion, der »Generalsiedlungsplan« von Dezember 1942 neben den »eingegliederten Ostgebieten« auf das Protektorat Böhmen und Mähren, Elsass, Lothringen, Luxemburg, die Untersteiermark und Oberkrain. Vgl. Stiller, Völkische Politik, S. 711-733; Madajczyk, Generalplan Ost.

gouvernement zur Sicherung der »eingegliederten Gebiete« errichtet werden sollte.[17] Zunächst sollten, so Meyer, »Volkstumsbrücken« geschaffen und dafür etwa 100.000 deutsche Siedlerfamilien aus Südost- und Osteuropa, aber auch aus dem »Altreich« neu angesiedelt werden. Innerhalb von fünf Jahren plante er 50% der »eingegliederten Gebiete« einzudeutschen, hierfür 3,4 Millionen Deutsche anzusiedeln und ebenso viele Polen zu vertreiben.[18] Umsiedler und Reichsdeutsche sollten zusammen mit den einheimischen Deutschen die eingegliederten polnischen Gebiete besiedeln, einen »Schutzwall« nach Osten bilden und die polnische Bevölkerung »biologisch verdrängen«.[19] Weiter ging Meyer von einer schnellen und vollständigen »Evakuierung« der jüdischen Bevölkerung aus.[20]

Etwa eine Million Volksdeutsche aus Südost- und Osteuropa wurden, basierend auf den Planungen der NS-Experten, bis zum Ende des Krieges in deutsche »Interessensgebiete« umgesiedelt und insbesondere im Wartheland angesiedelt.[21] Volksdeutsche aus dem Baltikum und aus Ostpolen waren die ersten beiden Bevölkerungsgruppen, die noch im Winter 1939/40 »heim ins Reich« geholt wurden. Sie stehen im folgenden Abschnitt im Fokus.

Reichsdeutsche Hebammen wurden, wie die eingangs zitierte Hebamme es auf den Punkt brachte, für die geburtshilfliche Betreuung der volksdeutschen Umsiedler rekrutiert. Die Hebammenzeitschrift berichtete hierüber unter Überschriften wie: »Der Einsatz der Hebamme bei der großen Heimkehr im Osten«.[22] Berufsorganisation und Zeitschrift erzeugten im Einklang mit Darstellungen der NS-Propaganda das Bild einer lang ersehnten »Rückkehr« der Auslandsdeutschen ins Deutsche Reich und konstruierten damit ein historisch legitimiertes Recht der Um- und Ansiedlung.[23]

1. Reichsdeutsche Hebammen zwischen Abenteuerlust, Propaganda und pragmatischen Entscheidungen

Ein wichtiges in der Forschung der letzten Jahre betontes Merkmal des Zweiten Weltkrieges ist die Verwischung der Grenzen zwischen Front und Heimat, zwischen Kampfgebiet und zivilen Räumen.[24] Beschrieben wird hiermit einerseits die gezielte Kriegsführung gegen die Zivilbevölkerung, wie durch die deutschen Besatzer in Polen praktiziert, und andererseits die Mobilisierung der deutschen Bevölkerung für den

17 Vgl. Haar, Inklusion und Genozid.
18 Vgl. Aly, »Endlösung«. Neben dem RKF legten der Reichsnährstand und das Rassenpolitische Amt der NSDAP Planungen vor. Vgl. Stiller, Völkische Politik, S. 734-736.
19 Vgl. Heinemann, Rasse, Siedlung, deutsches Blut, S. 188.
20 Vgl. z.B. Alberti, Die Verfolgung und Vernichtung der Juden, S. 147-148.
21 Die Zahlen der Umsiedler differieren zwischen rund 920.500 und 1.044.300. Vgl. Stiller, Völkische Politik, S. 1103-1104; Fiebrandt, Auslese für die Siedlergesellschaft, S. 629-630.
22 Conti, Der Einsatz der Hebamme, 1940, S. 65-67.
23 Vgl. z.B. Harvey, Homelands on the Move; Schulze, »Der Führer ruft!«.
24 Maubach/Satjukow, Zwischen Emanzipation und Trauma. Dies traf bereits auf den Ersten Weltkrieg zu. Vgl. Hagemann, Heimat – Front. Militär.

Krieg, geleitet von der Idee einer »kämpfenden Volksgemeinschaft« in einem »totalen Krieg«.[25] Der Aktivierung von Frauen für die »militärische Angriffs- und Verteidigungsgemeinschaft«[26] kam eine zentrale Bedeutung zu:[27] In der »Heimat« ersetzten sie nicht nur Männer in der Erwerbsarbeit, sondern leisteten in noch höherem Ausmaß als ehrenamtliche Helferinnen einen entscheidenden Beitrag zur Kriegsorganisation und zur Bewältigung der Kriegsfolgen, beispielsweise als Luftschutzhelferinnen.[28] Darüber hinaus wurden Frauen erstmals in größerer Zahl – allein 500.000 Frauen waren in der Wehrmacht tätig – in Kriegseinsätze einbezogen, als Nachrichtenhelferinnen, Kraftfahrerinnen, Helferinnen des Deutschen Roten Kreuzes, der SS und der Gestapo.[29] Frauen arbeiteten nicht nur innerhalb weiblich konnotierter Arbeitsgebiete, etwa dem Lazarett oder als Schreibkraft, sondern auch in traditionell männlich definierten Bereichen und in Kampfgebieten.[30] Frauen wurden zudem auf verschiedenen Ebenen und in unterschiedlichen Funktionen in den eingegliederten polnischen Gebieten im Rahmen der Sicherung sowie »Aufbauarbeit« und »Germanisierung« tätig: als Helferinnen in NS-Organisationen wie dem Bund Deutscher Mädel (BDM) oder dem Reichsarbeitsdienst, als Erwerbstätige in klassisch weiblichen Berufen wie Erzieherin, Lehrerin oder Krankenschwester oder in neu geschaffenen Berufen wie dem der »Ansiedlerbetreuerin«. Letztere widmeten sich den volksdeutschen Umsiedlern aus Südost- und Osteuropa.[31] Die Expansion des Deutschen Reiches eröffnete auf diese Weise deutschen Frauen neue Räume und Möglichkeiten.

Noch im September 1939 rief die Reichshebammenführerin Nanna Conti auch die deutschen Hebammen auf, ihren Beitrag für den Krieg und die deutsche Expansionspolitik zu leisten: »Deutsche Hebammen! Der Adel eines Menschen beginnt, wenn er mehr als seine Pflicht tut. Bewährt Euch in Deutschlands Schicksalstagen!«[32] Der Aufruf bezog die deutschen Hebammen in die Kriegsereignisse und den »Volkstumskampf« ein. Die zentrale Rolle, die Hebammen in der geburtshilflichen Betreuung im Deutschen Reich einnahmen, sollten sie nach Vorstellungen der gesundheitspolitischen Akteure auf das besetzte Polen und später auf die anderen Länder unter deutscher Herrschaft ausweiten.[33]

25 Vgl. Kramer, Volksgenossinnen an der Heimatfront, S. 11-18; Echternkamp, Im Kampf an der inneren und äußeren Front.
26 Vgl. Maubach/Satjukow, Zwischen Emanzipation und Trauma, S. 349.
27 Vgl. Kramer, Volksgenossinnen an der Heimatfront.
28 Vgl. ebenda, S. 11-12. Nach Maubach stellt der Begriff »Helferin« einen Euphemismus dar, der die tatsächliche Beteiligung von Frauen am Zweiten Weltkrieg verschleiert. Maubach, Expansionen weiblicher Hilfe.
29 Vgl. Mühlenberg, Das SS-Helferinnenkorps. Zur Einbindung von DRK-Schwestern vgl. Tewes, Rotkreuzschwestern.
30 Vgl. Maubach, Die Stellung halten, S. 23. Frauen wurden in vielen Ländern, wie der Sowjetunion, ins Militär und auch in Kampfhandlungen einbezogen. Vgl. z. B. Bischl, Telling Stories.
31 Harvey, »Der Osten braucht dich!«.
32 Aufruf von Nanna Conti, 1939, S. 393.
33 Vgl. z. B. Einsatz der Hebammen im Kommissariat Ostland, 1943/44, in: BArch, R 90/344. Zurückgreifen konnte die Hebammenberufsorganisation hierbei auf ihre Erfahrungen bei der

Hebammen in Deutschland betreuten, wie in Polen auch, Frauen während der regelrechten Schwangerschaft, der Geburt und im Wochenbett selbstständig, eigenverantwortlich und weisungsungebunden. Dem hohen Anteil der Hausentbindungen entsprechend – er betrug 1939 rund 61% –, arbeiteten die meisten freiberuflich als niedergelassene Hebamme. Von rund 23.700 berufstätigen Hebammen im »Altreich« im Jahr 1942 waren lediglich 1.600 (7%) in einer Klinik angestellt.[34] Privatleben und Berufsalltag gestalteten niedergelassene Hebammen in ihrem Arbeitsbezirk. Anders als andere Frauen in qualifizierten Berufen, beispielsweise Lehrerinnen, Fürsorgerinnen oder auch in Kliniken angestellte Hebammen, mussten sie sich nicht zwischen Ehe und Beruf entscheiden. Vielmehr war der überwiegende Teil der niedergelassenen Hebammen verheiratet oder verwitwet und hatte eigene Kinder.[35] Ähnlich wie die in Kapitel II vorgestellten Hebammen in Polen während der Zwischenkriegszeit stammten sie meist aus der Region, in der sie später arbeiteten. Sie waren mit ihrer Klientel im selben sozialen Milieu durch persönliche Bekanntschaft und ähnliche biografische Erfahrungen verbunden.[36] Aufgrund dieser Berufsstruktur war es, wie Nanna Conti anlässlich einer Tagung der deutschen Hebammen in Posen/Poznań im Juli 1942 rückblickend einräumte, zunächst nicht einfach, genügend Hebammen für die Arbeit im »neuen Osten« zu gewinnen.

> »Die Hebammenschaft hatte ja vor den politischen und kriegerischen Ereignissen des Jahres 1939 überhaupt keine ›mobile Truppe‹. Es ist leichter, aus einem Mutterhaus Schwestern, die alle ledig sind, heute hier und morgen dorthin zu schicken, als aus einem bodenständigen Beruf von vielfach verheirateten, durch Haus- und Grundbesitz gebundenen Frauen, Hunderte für neue Aufgaben herauszuheben.«[37]

Trotz dieser »Schwierigkeiten« meldeten sich im November 1939 nach Angaben von Nanna Conti rund 200 Hebammen »freiwillig zum Ehrendienst in Polen«.[38]

Unter den reichsdeutschen »Pionierinnen« befanden sich nicht nur Frauen aus dem »Altreich«, sondern auch Hebammen, die beispielsweise als Diakonissen in einem Mutterhausverband in Afrika gearbeitet hatten.[39] Mit dem Beginn des Zweiten Welt-

Angliederung des Sudetenlands und Österreichs an das Deutsche Reich. Vgl. Peters, Nanna Conti (1881-1951), S. 218-219.

34 Zahlen vgl. Lisner, »Hüterinnen der Nation«, S. 76. Vgl. auch: Conti, Rückblick und Ausblick, 1945, S. 3-4.

35 Zur Berufstätigkeit von Frauen vgl. Heineman, What difference does a husband make?; von Saldern, Innovative Trends.

36 Lisner, »Hüterinnen der Nation«, S. 169-190.

37 Nanna Conti zitiert nach: Morsbach: Bericht über die Tagung in Posen, 1942, S. 206. Ab 1940 stellte die Reichshebammenschaft Hebammen mit einem Festgehalt »zur besonderen Verwendung« an. Mit dieser »mobilen Truppe« konnte sie nun schnell reagieren und nach der Eroberung weiterer europäischer Länder und der sich in der Folge immer weiter ausdehnenden Einflusssphäre des sich »überdehnenden Deutschen Reiches« (Elizabeth Harvey) Hebammen zur Unterstützung der Besatzungsregime entsenden. Conti, Rückblick und Ausblick, 1941, S. 301-305; Conti, Die finanzielle Lage der Hebammen, 1942, S. 43; Witte, Haupttagung der Hebammenschaft im Reichsgau Danzig-Westpreußen, 1940, S. 228-229.

38 Conti, Achtung! Gebietsneueinteilungen im Reich, 1939, S. 434.

39 Weßler, Rückblick auf ein Jahr Hebammenarbeit im Osten, 1940, S. 259-260.

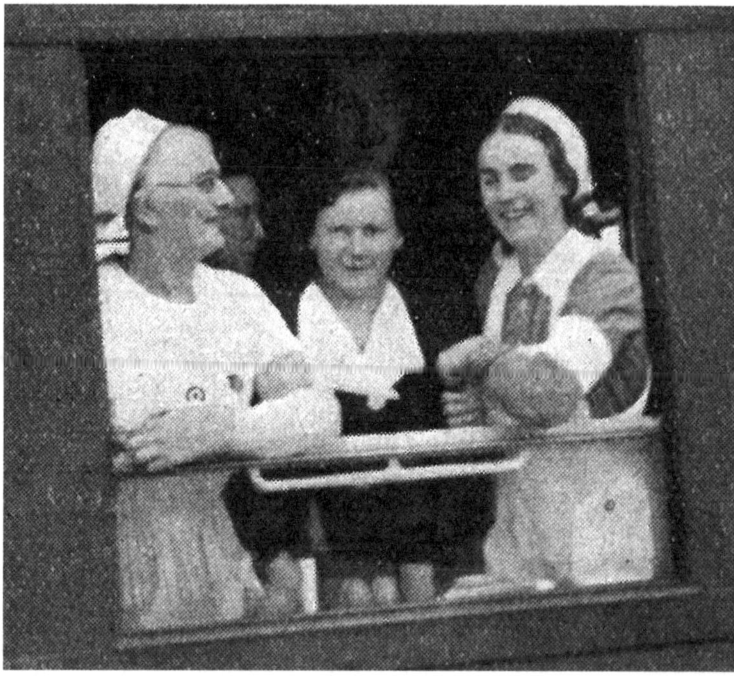

Abb. 3: »Hebammen auf der Fahrt nach Polen zum Umsiedlungswerk der Wolhynier«, 1939

krieges wiesen die Mandatsmächte fast alle Deutschen, und damit auch Hebammen, aus Afrika und der Pazifikregion aus.[40] Einige von ihnen wurden von der Reichshebammenschaft übergangslos in die annektierten polnischen Gebiete vermittelt. Sie »leisteten dem Kriegsruf der Heimat Folge«, wie eine Diakonisse, die 1939 von Ägypten nach Bromberg versetzt wurde, in der Hebammenzeitschrift betonte.[41]

Elizabeth Harvey und Franka Maubach arbeiten in ihren Studien eine Reihe an Beweggründen heraus, die Frauen im BDM und in anderen NS-Organisationen ebenso wie Lehrerinnen und Kindergärtnerinnen veranlassten, sich für eine Tätigkeit »im Osten« zu melden. Die Motive reichten von Begeisterung für die »Vision des deutschen Ostens« und der Aussicht darauf, sich beweisen, selbstständig arbeiten und Verantwortung übernehmen zu können, bis hin zu pragmatischen Überlegungen, mit dem Blick darauf, eventuell bessere Berufschancen zu erhalten. Durch Rekrutierungskampagnen, aber auch durch formelle und informelle Druckmittel wurden die Frauen für Einsätze von unterschiedlicher Dauer im besetzten Polen gewonnen.[42] Vor welchem persönlichen und beruflichen Hintergrund reichsdeutsche Hebammen ihre Entscheidung trafen, bei der Aufbauarbeit in den »neuen Ostgebieten« mitzuwirken, und

40 Vgl. Eckart, Medizin und Kolonialimperialismus, S. 509-531.
41 Weßler, Rückblick auf ein Jahr Hebammenarbeit im Osten, S. 259-260.
42 Vgl. Harvey, Women and the Nazi East, S. 134-156; Maubach, Die Stellung halten.

welche Vorstellungen und Wünsche sie mit der neuen Tätigkeit verbanden, ist Gegenstand des nächsten Abschnitts.

a) Hebammen bei der »Aufbauarbeit im Osten« – ein berufspolitischer Erfolg?

Marie Bigott aus Ostpreußen verpflichtete sich im Herbst 1939 als eine der ersten reichsdeutschen Hebammen für die »neuen Ostgebiete«. Sie wollte beim »großen Umsiedlungswerk« mitwirken und entschied sich für die geburtshilfliche Betreuung der volksdeutschen Umsiedler aus Ost- und Südosteuropa. »Mitten in den Freudentaumel, infolge des Sieges über Polen, kam der Ruf: ›Deutsche Hebammen werden für den Osten gebraucht‹«, schrieb Marie Bigott 1942 rückblickend in der Hebammenzeitschrift. Und:

> »Unsere Frau Conti drückte ihre Freude, daß man auch zum ersten Male die Hebammen anforderte, dadurch aus, daß sie die deutschen Hebammen aufforderte, an diesem Ehrendienste teilzunehmen. Galt es doch, auch aus den Reihen unseres Berufstandes zu beweisen, wie sehr wir unseren Führer lieben.«[43]

Für Marie Bigott war – so stellte sie es zumindest in der Hebammenzeitschrift dar – der Einsatz deutscher Hebammen im besetzten Polen und ihre Mitwirkung bei der Umsiedlung Volksdeutscher aus Ost- und Südosteuropa ins Deutsche Reich eine Frage der Loyalität zum NS-Regime und zu Hitler. Zugleich hob sie die berufspolitische Bedeutung des Einsatzes der Hebammen bei der Umsiedlung und der Aufbauarbeit hervor.

Ab 1933 hatte der Hebammenberuf eine Aufwertung erfahren. Noch 1933 wurden die Berufsverbände der Hebammen »gleichgeschaltet« und in der Reichsfachschaft Deutscher Hebammen zusammengefasst. Mit Nanna Conti kam eine Hebamme an die Spitze der Berufsorganisation, die sich bereits seit den 1920er Jahren für rechtsnationalistische politische Ziele engagiert hatte und über beste Kontakte zur gesundheitspolitischen Führung des NS-Staates verfügte. Die neue Berufsorganisation bekannte sich zum Nationalsozialismus und bot eine Mitarbeit ihrer Mitglieder beim Aufbau des »neuen Staates« an.[44] Im Rahmen der Neustrukturierung und Politisierung des Gesundheitswesens wurden ab 1933 einige bereits seit den 1920er Jahren geforderte Reformen des Hebammenwesens umgesetzt.[45] Zu nennen sind die Einführung einer reichseinheitlichen Ausbildungsdauer von 18 Monaten (1934), die staatliche Förderung von Hausentbindungen als Kompetenzbereich von niedergelassenen Hebammen und schließlich 1938 der Erlass des Reichshebammengesetzes.[46] Der NS-Staat sicherte sich

43 Bigott: Aufbau im Osten, 1942, S. 254-256.

44 Zur Berufsorganisation der Hebammen vgl. Tiedemann, Hebammen im Dritten Reich; Peters, Nanna Conti (1881-1951).

45 Zu den Forderungen der Hebammenverbände während der Weimarer Republik vgl. Szasz, »Den zukünftigen Hebammen die Wege ebnen«.

46 Vgl. Hebammengesetz vom 21.12.1938, in: Reichsgesetzblatt 1938, I, S. 1893; Zimdars/Sauer (Hrsg.), Hebammengesetz vom 21. Dezember 1938.

durch die mit den Reformen vermittelte Wertschätzung und Anerkennung des Berufes die Loyalität des Berufsverbandes und seiner Mitglieder.[47]

Im Rahmen dieser Verknüpfung von Aufwertung und Loyalitätsverpflichtung verortete Marie Bigott 1942 den Einsatz von reichsdeutschen Hebammen im besetzten Polen sowie ihre eigene Motivation, innerhalb der »Umsiedlungsaktion« tätig zu werden. Sie folgte damit der Argumentation Nanna Contis, die die Einbindung der Hebammen als berufspolitischen Erfolg wertete.[48] Zur Vorbereitung auf ihren »Einsatz im Osten« nahm Marie Bigott im November/Dezember 1939 an einer 14-tägigen Schulung in Berlin durch das Deutsche Rote Kreuz teil. Hier hörte sie Vorträge zu den Themen »Verhalten im besetzten Gebiet«, »Spionageabwehr« und »Seuchengefahr«.[49] Zusammen mit zwei Hebammenkolleginnen, 120 Helfern, unter denen sich auch einige Ärzte befanden, sowie 230 Schwestern und Helferinnen fuhr sie Mitte Dezember 1939 nach Lodz/Lodsch.[50] Die Leitung der medizinischen Betreuung für die Umsiedler in Lodz oblag dem Deutschen Roten Kreuz. Es wurde im Auftrag des von Leonardo Conti ernannten »Beauftragten des Gesundheitsführers für die Umsiedlungsaktion« tätig.[51]

Marie Bigott beschrieb ihre Fahrt ins besetzte Polen als eine Reise in ein ihr fremdes, vom Krieg gezeichnetes Gebiet, wobei sie »den Polen« für Zerstörungen verantwortlich machte:

> »Bei der 12stündigen Fahrtdauer konnten wir so manche Schrecken des Krieges sehen. Überall an den Flüssen ragten Eisenpfeiler steil empor, auf der anderen Seite senkten sich die Brücken tief in das Wasser. Jede Brücke hatte der Pole bei seinem Rückzuge gesprengt.«[52]

Lodz mit seinen rund 680.000 Einwohnern war die größte Stadt, die nach der Besatzung Polens ins Deutsche Reich eingegliedert wurde.[53] Die Stadt hatte für die deutschen Besatzungsbehörden aufgrund der hier ansässigen Industriebetriebe wirtschaftspolitische Bedeutung. Allerdings brach die Industrie bereits im September und Oktober 1939 aufgrund fehlenden Nachschubs und Vernachlässigung durch die deutschen Stellen in weiten Teilen zusammen.[54] Vielen Deutschen galt die Industriestadt als »scheußlich«: Goebbels beschrieb sie gar verächtlich als »Dreckhaufen, in dem fast ausschließlich Ausschuß aus Polen und Juden wohnt«.[55] Marie Bigott zeichnete in der

47 Vgl. Lisner, »Hüterinnen der Nation«, S. 259-298; 329-330.

48 Vgl. Conti, Achtung!, S. 434; Conti, Der Einsatz der Hebamme, S. 65-67.

49 Vgl. Bigott, Aufbau im Osten, S. 254-256; Großeinsatz Osten. Generalbericht der Sonderbereitschaft Honisch, 15.3.1940, in: BArch R 49/3055, Bl. 1-21.

50 Insgesamt wurden bei der Umsiedlung Volksdeutscher aus Ostpolen und Weißrußland 30 Hebammen eingesetzt. Vgl. Conti, Der Einsatz der Hebamme.

51 Beauftragter des Gesundheitsführers für die Umsiedlungsaktion wurde der Endokrinologe und SS-Führer Hellmut Haubold (1905-1968). Vgl. Kapitel III, 2 b).

52 Bigott, Aufbau im Osten, S. 254-255.

53 Baranowski/Nowinowski (Hrsg.), Lodz Ghetto, S. 6-7.

54 Vgl. Bömelburg/Klatt (Hrsg.), Lodz im Zweiten Weltkrieg.

55 Goebbels zitiert nach: ebenda, S. 25.

Hebammenzeitschrift ein ähnliches Bild. Sie erlebte die Stadt als »dreckig« und »feindlich« und grenzte sich von Beginn an von der als »polnisch« und »jüdisch« wahrgenommenen Umgebung ab.

> »Abends 7 Uhr trafen wir in Lodsch ein. Auf Militär-Lastwagen wurden wir zu unserem Bestimmungsort, das Krankenhaus Nord, transportiert. Wir fuhren durch die Hauptstraße, die jetzige Adolf-Hitler-Straße. Ein grauenhafter Anblick bot sich uns dar. Die Straße stark verschmutzt, in Rinnsteinen von etwa 30 bis 40 cm Höhe stand schmutziges Wasser, teils fließend, teils eingefroren! Die sog. Schaufenster mit Läden und Eisenstangen verbarrikadiert! Sofort war uns klar, daß der Pole sein Volk am besten kannte, also nur Schutz gegen das Verbrechertum! Zur Abwechslung konnten wir Schilder erblicken mit der Aufschrift: ›Wegen allzu großer Unsauberkeit geschlossen.‹ Das war die Hauptstraße von Lodsch. Unsere Fahrt führte weiter, noch mehr Grauen bot sich unseren Blicken. Schmutzige Judenhäuser, vor deren Türen das Judengesindel kauerte, starrten uns an. Entsetzen trat in unsere Gesichtszüge.«[56]

Marie Bigott zeichnete ihre Eindrücke der Stadt Lodz für die Leserinnen der Hebammenzeitschrift im »Altreich« drastisch und in düsteren Farben. Sie sparte dabei nicht mit rassistischen Stereotypen, die sich ähnlich auch in der NS-Propaganda fanden. Ihren Arbeitsort, das Krankenhaus Nord, schilderte sie als einen Ort, den sie nur mit Widerwillen betrat: »Weiter, immer weiter ging unsere Fahrt. Schließlich wurde haltgemacht. Ein großer, schlichter Bau, das Krankenhaus Nord, war erreicht. Also hinein! Leere und verschmutzte Räume starrten uns an. Mein Gott, hier hausen? Ja, es mußte sein!«[57]

Pflichtgefühl, »Liebe zum Führer« und ihr Auftrag, eine Geburtsstation für volksdeutsche Umsiedler einzurichten, scheinen für Marie Bigott genug Motivation gewesen zu sein, das Krankenhaus trotz der mit Aversion betrachteten Umgebung zu betreten. Die Inbesitznahme und der Aufbau der Krankenstation seien dank der »deutschen Tatkraft« und Kameradschaft innerhalb kürzester Zeit gelungen. Je düsterer das Bild der polnischen Stadt gezeichnet wurde, umso besser ließen sich deutsche Erfolge und deutsche Sauberkeit hervorheben. Marie Bigott schilderte sich selbst, ebenso wie dies andere Autorinnen der Berufsfachzeitschrift taten, als eine sich aktiv für die Aufbauarbeit im besetzten Polen einsetzende Hebamme, die erfolgreich gegen »polnische Wirtschaft« und »Dreck« vorging.[58]

Unter der Regie des Deutschen Roten Kreuzes und in Trägerschaft der Volksdeutschen Mittelstelle errichteten die entsandten Kräfte im Krankenhaus Nord eine Station zur geburtshilflichen Versorgung der Umsiedler. Hier arbeitete Bigott in einem klinischen Umfeld als Hebamme, leitete die Entbindungs- und Wochenbettstation

56 Bigott, Aufbau im Osten, S. 255.
57 Ebenda.
58 Vgl. z. B. Conti: Der Einsatz der Hebamme, S. 65-67.

und stieg beruflich auf.[59] Sie wurde letztlich zur Leiterin aller in Umsiedlerlagern tätigen Hebammen befördert und erhielt eine wichtige Funktion bei der Organisation der Umsiedlungen Volksdeutscher.[60]

b) In die »neuen Ostgebiete« für neue berufliche Perspektiven

Neue berufliche Perspektiven erhoffte sich nachweislich die 1891 geborene Hebamme Katharina D., als sie sich für eine Tätigkeit im Wartheland bewarb. Sie stammte aus einer alteingesessenen Bauernfamilie in der Nähe von Bonn. Nach dem Abschluss der Volksschule hatte sie zunächst auf dem Hof ihrer Eltern gearbeitet. Im Alter von 20 Jahren absolvierte sie die Hebammenausbildung in Köln und war im Anschluss freiberuflich im Landkreis Bonn tätig. Anfang der 1920er Jahre heiratete sie; ihr Mann Peter stammte aus der Eifel.[61] Im Zuge der Durchführung des Reichshebammengesetzes von 1938 verweigerten ihr die Gesundheitsbehörden im Landkreis Bonn eine Niederlassungsgenehmigung für ihren bisherigen Wohnort. Im März 1941 bewarb sie sich um einen neuen Niederlassungsbezirk im Wartheland.[62]

Das Reichshebammengesetz verschaffte Hebammen nicht nur ein Monopol in der Geburtshilfe, sondern strukturierte den Beruf nach reichseinheitlichen Kriterien grundlegend neu. Hebammen benötigten nun eine Niederlassungserlaubnis für einen bestimmten Arbeitsbezirk. Verknüpft war diese mit der Zusicherung eines Mindesteinkommens. Die Einführung der Niederlassungsbeschränkung ermöglichte es dem Staat, den Beruf unter ökonomischen Gesichtspunkten zu regulieren. Ziel war die optimale regionale Verteilung der Hebammen sowie die Sicherung eines auskömmlichen Einkommens für die Berufstätigen.[63] Umgekehrt bedeutete dies allerdings eine Verweigerung der Niederlassungserlaubnis für Hebammen, sofern sie die vorgeschriebene Altersgrenze erreicht hatten oder der Bezirk ausreichend mit Hebammen versorgt bzw. die Zahl an betreuten Geburten zu gering war. Es handelte sich gewissermaßen um eine Rationalisierung des Hebammenwesens. Darüber hinaus konnten über die Vergabe der Niederlassungserlaubnis »politisch unzuverlässige« oder aufgrund unangepassten Verhaltens in Misskredit geratene Hebammen unter Druck gesetzt oder verdrängt werden.[64] In etlichen Fällen versagten die Gesundheitsbehörden Hebammen eine Niederlassungserlaubnis, wenn es zu Konflikten mit dem Amtsarzt oder der lokalen Vertretung der Hebammenschaft gekommen war.[65] Für Hebammen, die

59 Ebenda; Generalbericht der Sonderbereitschaft Honisch, Großeinsatz Osten, 15.3.1940, in: BArch, R 49/3055, Bl. 1-21.

60 Vgl. Kapitel IV.

61 Ich danke der Archivarin des Staatsarchives Meckenheim, Frau Sönnert, für diese Auskunft.

62 Vgl. Schreiben der Gauhebammenschaft Wartheland, 6.3.1941; Bewerbungsschreiben von Katharina D., 9.3.1941, in: APW, 829/41.

63 Vgl. z. B. Tiedemann, Hebammen im Dritten Reich.

64 Vgl. 7. DVO zum Reichshebammengesetz von 1938: Prüfung der Zuverlässigkeit der Hebamme, in: DDH, 1942, S. 259.

65 Vgl. Lisner, »Hüterinnen der Nation«, S. 146-147.

keinen Arbeitsbezirk an ihrem bisherigen Wohnort bekamen, übernahm die Reichshebammenschaft die Vermittlung in unterversorgte Gebiete – so auch im Fall von Katharina D.[66]

In ihrem Bewerbungsschreiben nannte Katharina D. den Hebammenüberschuss in ihrem Heimatkreis als Grund dafür, dass sie keine Niederlassungserlaubnis für ihren Wohn- und bisherigen Arbeitsort erhalten hatte.[67] Einen Konflikt thematisierte sie nicht. Vielmehr stellte sie pragmatische und berufliche Überlegungen für eine Übersiedlung in den »Warthegau« in den Vordergrund. Sie betonte ihr »vaterländisches Engagement« und ihr fachliches Können. Während des Ersten Weltkriegs habe sie neben ihrer Hebammenpraxis als Rot-Kreuz-Schwester gedient und nach dem Krieg einen dreimonatigen Säuglingspflegekurs besucht.[68]

Katharina D. lockte die Aussicht auf eine abgesicherte Position in ihrem erlernten Beruf, verbunden mit einem eventuell besseren Verdienst. Reichsdeutschen Hebammen wurden im Wartheland finanzielle und materielle Vergünstigungen zugesichert.[69] Ihrem Mann Peter bot der Amtskommissar eine Stelle als Verwalter eines landwirtschaftlichen Gutes an. So zog die Familie D. im März 1941 nach Moosburg/Przedecz im Umland von Leslau.

Moosburg hatte 1939 vor der deutschen Besatzung rund 3.300 Einwohner, darunter 179 (5%) Deutsche, 2.390 (72%) Polen und 730 (22%) Juden.[70] Die deutschen Berichte aus diesem Jahr schildern die Wohn- und Lebensverhältnisse einhellig als »schlecht«.[71] 1941 hatte sich die Bevölkerungszahl erheblich reduziert: In Moosburg lebten nun nur noch rund 2.180 Menschen.[72] Viele polnische und vor allem die jüdischen Einwohnerinnen und Einwohner waren vom NS-Besatzungsregime vertrieben, ghettoisiert oder ermordet worden.[73]

Katharina D. erhielt einen Niederlassungsbezirk als freiberufliche Hebamme und ihr Mann die versprochene Stelle als Gutsverwalter.[74] Die Umzugskosten übernahm die Kreisverwaltung.[75] Die Familie bezog ein für sie instand gesetztes Haus, in dem ein Raum als Geburtszimmer mit zwei Betten hergerichtet worden war. Hier sollten Frauen entbinden, die nicht in der eigenen Wohnung niederkommen konnten, weil sie zu weit weg oder in schwierigen Wohnverhältnissen lebten.[76] Die Wege waren größtenteils

66 Vgl. z.B. Hartmann, Umsiedlung nicht voll beschäftigter Berufsschwestern, 1941, S. 163. Eine Intention war es, durch die Reduzierung der Hebammen im »Altreich« Personal für die »neuen Ostgebiete« zu gewinnen. Vgl. Peters, Nanna Conti (1881-1951), S. 250-251.
67 Vgl. Lebenslauf Katharina D., 9.3.1941, in: APW, 829/41.
68 Lebenslauf Katharina D., 9.3.1941, in: APW, 829/41.
69 Vgl. Conti, Rückblick und Ausblick, 1941, S. 301-305.
70 Vgl. Endgültiges Ergebnis der Einwohnererfassung 1939/40, in: APP, RSH 594, Bl. 23.
71 Vgl. Lagebericht des Landkreises Włocławek, 15.12.1939, in: APP, RSH 1833, Bl. 1; Schreiben Amtskommissar, 22.7.1942, in: APW, 829/84.
72 Vgl. Bevölkerung des Warthelands, Stand 10.10.1941, in: APP, RSH 595, Bl. 19, 23.
73 Lagebericht des Landkreises Włocławek, 15.12.1939, in: APP, RSH 1833, Bl. 1.
74 Schreiben der Gauhebammenschaft Wartheland, 6.3.1941, in: APW, 829/41.
75 Schreiben des Amtsarztes, 13.8.1941, in: APW, 829/41.
76 Vgl. Schreiben Dr. Bosse, 20.8.1941, in: APW, 829/84.

unbefestigt, bei Regenwetter weichten sie auf und bei Hitze staubten sie.[77] Zur Bewältigung dieser Wege stellte die Kreisverwaltung Katharina D. ein Pferdegespann zur Verfügung.[78] Eine Schulung in nationalsozialistischer Weltanschauung und Hebammenberufspolitik, die sie auf ihre Tätigkeit im Wartheland, an der »Rassenfront«, vorbereiten sollte, erhielt Katharina D. wenige Monate nach ihrem Umzug in einem Schulungslehrgang der Reichshebammenschaft in der »Reichsärzteschule Alt-Rehse«.[79]

c) »Im Osten« aus Begeisterung für »Aufbauarbeit« und »Umsiedlungswerk«?

In Alt-Rehse lernte Katharina D. eventuell Ingeborg Morsbach kennen, die ebenfalls 1941 an einem Kurs teilnahm.[80] Ingeborg Morsbach, geboren in den 1890er Jahren, zog im Winter 1941 ins Wartheland. Sie war geschieden und lebte seit 1935 mit ihrer Freundin Else P., die ebenfalls Hebamme war, in einem gemeinsamen Haushalt in Bernburg.[81] Während eines Schulungslehrganges in der »Reichsärzteschule Alt-Rehse« sei ihr Interesse für »den Osten« geweckt worden, schrieb sie in der Hebammenzeitschrift.[82]

In dieser 1935 für Ärzte errichteten und entsprechend ausgestatteten Schulungsanlage organisierte die Hebammenberufsorganisation bis 1941 einmal jährlich Kurse für ihre Mitglieder. Mit der Einladung nach Alt-Rehse zollten Staat und Ärzteschaft den Hebammen Anerkennung. Unterstrichen wurde die Wertschätzung des Berufes durch die gelegentliche Anwesenheit von NS-Prominenz wie Reichsgesundheitsführer Leonardo Conti oder Reichshebammenführerin Nanna Conti während der Kurse. Den Aufenthalt in landschaftlicher Idylle, ohne dienstliche Pflichten, Familienaufgaben und Alltagsorganisation empfanden viele Hebammen wie einen ansonsten unerschwinglichen Urlaub.[83] Ziel der Schulungen war eine Indoktrination im nationalsozialistischen Sinne. In Alt-Rehse hörten die Teilnehmerinnen Vorträge zu Themen wie nationalsozialistische Weltanschauung, nationalsozialistisches Gesundheitswesen, Erb- und Rassenpolitik, Berufsorganisation und germanische Geschichte. Auch die »Aufbauarbeit« in den »neuen Gebieten« war Unterrichtsgegenstand.[84] Die Gauhebamme Charlotte Kehle machte während der Schulungskurse »mit ihrer ganzen Wärme« Werbung für eine Tätigkeit in »ihrem Warthegau«.[85]

77 Vgl. Schreiben Amtskommissar, 22.7.1942, in: APW, 829/84.
78 Schreiben des Amtsarztes, 24.6.1942, in: APW, 829/41.
79 Schreiben von Peter D., 10.9.1941, in: APW, 829/41.
80 Es ist davon auszugehen, dass Ingeborg Morsbach 1941 in Alt-Rehse war, da 1940 keine Kurse für Hebammen stattfanden und Charlotte Kehle 1941 bei den beiden Kursen im August und September 1941 als Rednerin auftrat. Vgl. Anonym, Zwei Lehrgänge in Alt-Rehse, 1941, S. 259; Peters, Der Geist von Alt-Rehse.
81 BArch Bayreuth, ZLA 1/3 144143. Zu Ingeborg Morsbach vgl. auch: Lisner, Midwifery and Racial Segregation.
82 Vgl. Morsbach, Von der Arbeit in den Ostgebieten, 1942, S. 60-61.
83 Vgl. Peters, Die Hebammenkurse in Alt Rehse; Maibaum, Die Führerschule.
84 Anonym, Zwei Lehrgänge in Alt-Rehse; Hartmann, Bericht über den Lehrgang in der Führerschule zu Alt-Rehse, 1935, S. 594-597.
85 Morsbach, Von der Arbeit in den Ostgebieten.

Ingeborg Morsbach ließ sich in Alt-Rehse für die »Aufbauarbeit« im »neuen Osten« begeistern und zog kurze Zeit später gemeinsam mit Else P. nach Lehmstädt/Kleczew im Kreis Konin.[86] Lehmstädt war 1939 eine Kleinstadt mit rund 3.300 Einwohnern, darunter 104 (3%) deutschen, 2.400 (73%) polnischen und 790 (24%) jüdischen Personen.[87] 1943 belief sich die Bevölkerungszahl aufgrund von Deportationen und Gewalt durch das NS-Besatzungsregime nur noch auf rund 2.400 Personen.[88]

Die ihr in Alt-Rehse vermittelte Begeisterung für politische Ziele wie »Germanisierung« und »Aufbauarbeit« benannte Ingeborg Morsbach in der Hebammenzeitschrift als Motiv, warum sie ins Wartheland gezogen sei. Mit ihren Berichten wollte sie den Kolleginnen im »Altreich« Enthusiasmus vermitteln und sie auf diese Weise dafür gewinnen, sich ebenfalls für eine Tätigkeit »im Osten« zu bewerben. Schwärmerisch beschrieb Ingeborg Morsbach die dortige Landschaft, ihr Leben in Lehmstädt und ihre Tätigkeit als Hebamme.[89] Vor ihrem Umzug ins Wartheland habe sie Bedenken gehabt, sei jedoch positiv überrascht worden. 1942 schrieb sie:

> »Vor etwas über zwei Monaten begann ich hier mit meiner Arbeit, die mir, wie jeder wirklichen Hebamme, Herzenssache ist. Ich hatte mir vor der Umsiedlung natürlich all das gesagt, was sich wohl jeder, der sich zur Arbeit im Osten entschließt, sagt, daß hier alles primitiv ist und alle Ansprüche an Zivilisation usw. nicht gemacht werden dürfen, daß man, mit einem Wort gesagt, nicht an sich, sondern nur an die denken darf, denen man helfen will. Meine ganze Liebe zum Beruf, zu den deutschen Menschen, die hier zwischen den Polen leben, meinen ganzen Idealismus nahm ich mit und bin restlos glücklich geworden.«[90]

Ingeborg Morsbach und ihre Freundin Else bekamen ein frisch renoviertes Haus mit fließendem Wasser und einer Badewanne zugewiesen. Zu dem Haus gehörte ein großer Garten. Die Umzugskosten wurden ihr erstattet und obendrein erhielt sie ein »Anlaufgeld«.[91]

> »Man hatte sich die erdenklichste Mühe gegeben, es uns für den Osten direkt ›komfortabel‹ zu machen, und wir waren ganz glücklich über unsere Behausung, als wir sie uns dann mit der Zeit – so schnell wie im Altreich geht das natürlich nicht – gemütlich gemacht hatten.«[92]

86 BArch Bayreuth, ZLA 1/3144143.
87 Vgl. Endgültiges Ergebnis der Einwohnererfassung 1939/40, in. APP, RSH 299/594, Bl. 20.
88 Vgl. Bevölkerung im Regierungsbezirk Hohensalza, Stichtag 1.1.1943, in: APP, RSH 299/595, Bl. 22.
89 Morsbach, Von der Arbeit in den Ostgebieten.
90 Ebenda.
91 Hebammen erhielten ein Anlaufgeld in Höhe von 150 RM. Vgl. Schreiben der Gauselbstverwaltung, 23.6.1943, in: APP, RSH 2070, Bl. 36. Ingeborg Morsbach verfügte über einen Telefonanschluss, was für Hebammen nicht selbstverständlich war. Vgl. P. Staudenmayer, Deutsches Reichs-Adressbuch. Die Ostgebiete. Ortsverzeichnis – Branchenverzeichnis, Berlin 1942.
92 Morsbach, Von der Arbeit in den Ostgebieten.

Die Artikel wurden aus (berufs-)politischen Gründen in der Hebammenzeitschrift publiziert und waren entsprechend gefärbt. Ingeborg Morsbach betonte zwar die Notwendigkeit zu improvisieren, hob aber im gleichen Atemzug die Großzügigkeit und Hilfsbereitschaft der Behördenvertreter und des Amtsarztes hervor als Eigenschaften der deutschen Bevölkerung, dank derer sich alle Probleme lösen ließen. In ihren Schilderungen beschrieb sie das Wartheland als einen Raum neuer Möglichkeiten und der Selbstverwirklichung. Ein von ihr in den Berichten nicht thematisiertes Motiv, ins Wartheland zu ziehen, könnte allerdings auch der Wunsch gewesen sein, als geschiedene Frau im gemeinsamen Haushalt mit ihrer Freundin Else P. sozialer Kontrolle und traditionsverhafteter Enge in der Heimat zu entkommen.

d) In »den Osten«, um sozialer Enge zu entkommen?

Ein ähnliches Motiv, sich um einen Niederlassungsbezirk im »Warthegau« zu bewerben, könnte die 1905 geborene Hebamme Anna D. gehabt haben. Sie stammte aus einer Landgemeinde in Schlesien.[93] 1938 war ihre Tochter geboren worden, die sie als alleinerziehende, unverheiratete Mutter versorgte.[94]

Für eine Ledige bedeutete Mutterschaft in der ersten Hälfte des 20. Jahrhunderts einen Verstoß gegen soziale Normen. In der öffentlichen Wahrnehmung wurden unehelich geborene Kinder in Zusammenhang mit Kriminalität, Armut und Verwahrlosung gebracht. Unverheiratete Mütter waren rechtlichen, wirtschaftlichen und sozialen Diskriminierungen ausgesetzt. Während der Zeit des Nationalsozialismus änderte sich diese Einstellung nicht grundlegend, auch wenn sich einige führende NS-Funktionäre, z. B. Heinrich Himmler, für eine Neubewertung einsetzten. Himmlers Auffassung nach sollte weniger die Ehe Legitimation der Mutterschaft sein als vielmehr Erbgesundheit, »arische« Abstammung und »Tüchtigkeit«. Frauen und Männer, die einer »rassischen Elite« angehörten, sollten sich, ohne Diskriminierungen fürchten zu müssen, außerhalb der Ehe fortpflanzen dürfen.[95]

Infolge fehlender Arbeitskräfte für die Kriegsvorbereitungen forderte das NS-Regime ab 1937 Frauen zur Erwerbsarbeit auf. Auch Mütter sollten berufstätig bleiben bzw. erwerbstätig werden.[96] Den als »rassisch wertvoll« eingestuften unverheirateten Müttern billigte man vor diesem Hintergrund Erleichterungen zu, wie z. B. eine günstigere Steuerklasse. Eine »uneheliche Schwangerschaft« galt zudem nicht mehr unbedingt als Kündigungsgrund. Die NS-Volkswohlfahrt (NSV) bot parallel, um Abtreibungen bei als »wertvoll« klassifizierten Frauen zu verhindern, Hilfsmaßnahmen an. Diese reichten von der Vermittlung von Adoptionen und Pflegestellen bis hin zu

93 Es handelte sich um ein Gebiet in Niederschlesien, das zum »Altreich« gehörte.

94 BArch Bayreuth, ZLA 1/3047922.

95 Heineman, What difference does a husband make?, S. 31-33.

96 Nicole Kramer bewertet den Erfolg der Mobilisierungsmaßnahmen von Frauen für den Arbeitsmarkt als mäßig. Sie weist aber auf die im NS erfolgte Entprivatisierung der Hausarbeit hin. Vgl. Kramer, Haushalt, Betrieb, Ehrenamt.

Unterstützungen, um das Zusammenleben von Mutter und Kind und die Erwerbstätigkeit der Mutter zu ermöglichen. Diskriminierende Regelungen wurden allerdings, obgleich es einen entsprechenden Gesetzentwurf gab, nicht außer Kraft gesetzt. Unverheiratete Mütter erhielten beispielsweise nach wie vor nicht die Vormundschaft für ihre minderjährigen Kinder. Hierfür bestellte das Jugendamt einen männlichen Vormund. Ebenso blieb die gesellschaftliche Einstellung unverheirateten Müttern gegenüber unverändert negativ.[97] Insbesondere in der öffentlichen Fürsorge herrschte die Überzeugung vor, »unehelich« geborene Kinder seien ein Indikator für einen »unsittlichen Lebenswandel«. Das konnte zu einer Klassifizierung als »asozial« führen.[98] In diesem Fall konnten der Mutter Unterbringung in einer Anstalt bzw. einem Heim, Zwangssterilisation oder Konzentrationslagerhaft drohen.[99] Betroffen waren insbesondere Mütter mehrerer Kinder mit unterschiedlichen Vätern, Frauen der sozialen Unterschicht oder Unangepasste.[100]

Anna D. bewarb sich möglicherweise für eine Tätigkeit im Wartheland, um als unverheiratete Mutter einer Stigmatisierung in ihrem Heimatort zu entgehen. Im Frühjahr 1941 zog sie in die Stadt Leslau.[101] Vor dem deutschen Überfall hatten 1939 rund 70.000 Menschen in Włocławek gelebt, darunter ca. 52.000 (74 %) Polen, 16.000 (23 %) Juden und 2.000 (3 %) Deutsche.[102] Als Anna D. mit ihrer zweijährigen Tochter und einer Tante in die Stadt kam, lebten dort nur noch rund 52.000 Menschen, darunter ca. 8.870 (17 %) Deutsche.[103] In Leslau war Anna D.s Tätigkeit als Hebamme willkommen, und sie konnte auf eine bessere soziale und materielle Situation hoffen. Die Tante kümmerte sich um das Kind und eine polnische Hausangestellte hielt die zugewiesene Vierzimmerwohnung in Ordnung. Anna D. konnte so ihren Beruf ausüben, ohne auf eine Fremdunterbringung der Tochter angewiesen zu sein. Zur Bewältigung der Wege schaffte sie sich ein Motorrad an.[104]

e) Zwischenfazit

Die exemplarisch vorgestellten reichsdeutschen Hebammen Marie Bigott, Katharina D., Ingeborg Morsbach und Anna D. planten, für eine längere Zeit oder gar dauerhaft im Wartheland zu leben. Anders als beispielsweise BDM-Mädchen und Nachrichtenhelferinnen waren diese Hebammen keine Jugendlichen mehr, sondern im mittleren Lebensalter; selbst die Jüngste von ihnen, Anna D., war bereits 35 Jahre alt. Im Gegensatz zu den von Elizabeth Harvey und Franka Maubach untersuchten reichsdeutschen

97 Ein entsprechendes Gesetz scheiterte 1940 am Veto Hitlers. Vgl. Buske, Fräulein Mutter und ihr Bastard, S. 147-166.
98 Vgl. Heineman, What difference does a husband make?, S. 36-38.
99 Vgl. Ayaß, »Asoziale« im Nationalsozialismus.
100 Heineman, What difference does a husband make?
101 Vgl. Schreiben der Gauhebamme, Charlotte Kehle, 15.3.1941, in: APW, 829/41.
102 Vgl. Bericht vom 15.11.1939, in: APP, RSH 1832, Bl. 3.
103 Vgl. Bevölkerung des Warthelands, Stand 10.10.1941, in: APP, RSH 595, Bl. 19, 23.
104 BArch Bayreuth, ZLA 1/3047922.

Frauen, die während des Krieges für eine Tätigkeit in den besetzten Gebieten mobilisiert wurden, entschieden sich die Hebammen mit Kindern und Lebenspartnern für den Umzug ins Wartheland.[105]

Bei der Ausübung ihres Berufes waren freiberufliche Hebammen – auch im »Altreich« – auf die Mithilfe mindestens einer weiteren Person angewiesen, um die Versorgung ihres Haushalts und ihre Erreichbarkeit gewährleisten zu können. Geburten waren hinsichtlich des Zeitpunkts und ihrer Dauer nicht planbar. Die Hebamme konnte daher nie mit Sicherheit die jeweilige Zeitspanne eines Einsatzes und die damit verbundenen Stunden ihrer Abwesenheit vorhersehen. Freiberufliche Hebammen brauchten insofern eine Person, die vor Ort Aufgaben übernehmen und sie vertreten konnte. Eine Angestellte war für viele Hebammen aufgrund ihres geringen Einkommens unerschwinglich;[106] daher half meist eine Familienangehörige aus. Dies war auch den Gesundheitsbehörden bewusst. Haushaltshilfen von Hebammen waren daher von der während des Zweiten Weltkriegs eingeführten Arbeitsverpflichtung ausgenommen.[107]

Die reichsdeutschen Hebammen, die sich im Wartheland niederließen, brauchten ebenfalls Unterstützung: Katharina D. erhielt diese von ihrem Ehemann, Anna D. von ihrer Tante und Ingeborg Morsbach und Else P. bewältigten Haushalt und Berufsaufgaben gemeinsam. Die reichsdeutschen Hebammen transferierten gewissermaßen ihr Arbeits- und Lebensmodell in den Raum des Warthelandes. Zudem stand es ihnen aufgrund ihrer hierarchisch übergeordneten Position als Reichsdeutsche zu, Polinnen zu ihrer Unterstützung im Haushalt einzusetzen, wovon Anna D. Gebrauch machte.

Marie Bigott lebte und arbeitete im Wartheland in einer Klinik. Sie hatte daher völlig andere Arbeitsbedingungen als ihre niedergelassenen Berufskolleginnen. Gemeinsam mit ihren Kolleginnen, Krankenschwestern, Pflegern, Helferinnen und Ärzten lebte sie – ähnlich wie angestellte Hebammen im »Altreich« – in der Klinik in einem Sozialverband.[108] In der Besatzungssituation scheint sich dieses Gefüge zu einer »deutschen Krankenhausgemeinschaft« verdichtet zu haben. Marie Bigott betonte die Kameradschaft innerhalb der Klinik. Die Welt außerhalb beschrieb sie hingegen als »fremd« und reizlos, als eine Welt, die sie nur in schützender Begleitung deutscher Kolleginnen und Kollegen betrat. Innerhalb der »Krankenhausgemeinschaft« ordnete sie ihren Kolleginnen und Kollegen über Berufsgrenzen hinweg familiäre Rollen zu. Zur Verteilung der Schlafplätze zwischen ihr selbst, ihren beiden Kolleginnen, den Schwestern und DRK-Helferinnen in einem großen Saal schrieb sie:

> »Anscheinend hatten die jungen Helferinnen unsere Herzensnot erkannt und taten alles was sie nur konnten […]. Es wurden zwei Betten aneinandergestellt. Also Vater

105 Vgl. Maubach, Expansionen weiblicher Hilfe, S. 100; Harvey, »Der Osten braucht dich!«, S. 29-34.

106 Vgl. Lisner, »Hüterinnen der Nation«, S. 201-202.

107 Vgl. Runderlass für die Arbeitseinsatz-, Reichstreuhänder- und Gewerbeaufsichtsverwaltung Nr. 73, 29.11.1944; 1249/44: Einsatz von Hausgehilfinnen in Hebammenhaushalten, in: NdsHStA, Hann 122 XII, Nr. 3294, Bl. 32.

108 Lisner, »Hüterinnen der Nation«, S. 238-239.

> und Mutter der Hebammenschaft waren versorgt. Die Erbtante Emmchen bekam ihr Bett mitten in den Saal gestellt. Rechts und links glaubten wir nun unsere Kinder und Enkelkinder zu haben.«[109]

Das fortgeschrittene Alter, aber auch ein abgegrenzter Kompetenzbereich verschafften den drei Hebammen im Verhältnis zu DRK-Schwestern und Helferinnen offenbar eine herausgehobene Position. Zumindest wies Marie Bigott in dem von ihr imaginierten Familienbild die Rolle der Erwachsenen (Vater, Mutter, Tante) den Hebammen zu, während Schwestern und Helferinnen die Rolle der Kinder oder gar Enkel erhielten.

Die Motive, sich für eine Tätigkeit in den »neuen Ostgebieten« zu entscheiden, waren breit gefächert, wie die vier vorgestellten Biografien exemplarisch zeigen. Sie umfassten Begeisterung für die »Aufbauarbeit« und das »Umsiedlungswerk«, den Wunsch, den Deutschen im besetzten Polen zu helfen, die Hoffnung auf Selbstverwirklichung und eine Verbesserung der Lebensverhältnisse und nicht zuletzt das berufspolitische Streben nach einer Aufwertung. Jede der vier Hebammen versprach sich eine Verbesserung der beruflichen, aber auch der privaten Situation und neue Möglichkeiten der Wirksamkeit.

Die Beweggründe, im Wartheland als Hebamme tätig zu werden, scheinen sich allerdings mit der Dauer der Besetzung Polens und dem Grad der deutschen Aneignung des Gebietes verändert zu haben. Die ersten reichsdeutschen Hebammen, die sich wie Marie Bigott 1939 kurz nach dem Ende der Kampfhandlungen entschieden, in »den Osten« zu gehen, wollten vor allem bei der Umsiedlung Volksdeutscher mitwirken. Sie rückten Motive in den Vordergrund wie an »vorderster Front« zu stehen oder einen »Beitrag zum Krieg« zu leisten.[110] Bei Hebammen, die später ins Wartheland kamen und sich von vornherein für die Übernahme eines Niederlassungsbezirkes entschieden, wie dies bei Katharina D. der Fall war, scheinen hingegen Überlegungen besserer Berufschancen oder eines sozialen Aufstiegs überwogen zu haben.

Gemeinsam war allen Hebammen die Wahrnehmung des Warthelandes als »Raum der Möglichkeiten«, auf den Erwartungen projiziert wurden und in dem Wünsche und Hoffnungen umsetzbar erschienen.[111] Gerade das Gefühl erweiterter Entfaltungsmöglichkeiten erachteten die beiden Juristen Erhard Wetzel und Günther Hecht, tätig im Rassenpolitischen Amt in Berlin, in ihrer Denkschrift zur Behandlung der Bevölkerung der ehemaligen polnischen Gebiete von November 1939 als elementar, um die Besiedlung des annektierten Gebietes erfolgreich zu gestalten und eine deutsche »Herrenmenschenhaltung« zu erzeugen:

> »Die Lebens- und Wohnverhältnisse müssen bei der gleichen Leistungs- und Berufsstufe deutlich günstiger liegen gegenüber dem entsprechenden binnendeutschen Lebensstandard. Wir müssen unserer Bevölkerung dort einen erheblich grösseren Wohnraum und eine breitere Grundlage zum Leben und zur Erhaltung eines

109 Bigott, Aufbau im Osten, S. 255.
110 G. P., Ein Stimmungsbild aus dem Osten, S. 188.
111 Ich danke Ruth Leiserowitz für diesen Hinweis.

> Mindestmasses an Kultur vermitteln. [...] Die Deutschen dieser Gebiete müssen sowohl in der Stadt als auch auf dem Lande das Gefühl der grösseren Weite und der persönlichen Entfaltungsfreiheit erhalten.«[112]

Die von Ingeborg Morsbach beschriebene Annahme, im Wartheland in einem Provisorium, außerhalb der bekannten »Zivilisation« zu leben, konnte ein Reiz sein, den Raum nach eigenen Vorstellungen zu gestalten. So notierte sie, das Gebiet sei »so groß und weitläufig« und die Arbeit sei »für Menschen, die gewillt sind, sich voll und ganz einzusetzen, unsagbar schön und dankbar«.[113] Eine Vorstellung von dem Leben der Menschen in den »neuen Ostgebieten« aus der Zeit vor dem Krieg hatte kaum eine der reichsdeutschen Hebammen, geschweige denn Kenntnisse der polnischen Sprache.[114]

2. »Die Umsiedlung ist ein einziges kurzes Wort, aber eine lange Geschichte«.[115] Geburtshilfe während der »Umsiedlungsaktionen« 1939/40

Kaum zwei Wochen nach Hitlers bereits erwähnter Reichstagsrede am 6. Oktober 1939 informierte Nanna Conti ihre »Berufsschwestern« über bevorstehende Aufgaben im Rahmen der Umsiedlungen Volksdeutscher aus dem Baltikum und dem sowjetisch besetzten Ostpolen, die im Herbst und Winter 1939/40 erfolgen sollten. Sie betonte die damit einhergehenden Herausforderungen, aber auch die besondere Würdigung der Hebammen durch die Einbeziehung in das »Umsiedlungswerk« und die damit verbundene berufspolitische Bedeutung. Die Idee, eine »Großdeutsche Volksgemeinschaft« zu schaffen, bestimmte die mediale Berichterstattung im Deutschen Reich und war zentraler Teil der Planungen zur »Neuordnung Europas«.[116] Durch ihren Einsatz für Mutter und Kind konnten die Hebammen daran teilhaben und ihre Nützlichkeit und Wirksamkeit für die »Volksgemeinschaft« unter Beweis stellen.

> »Auch die Frage der Rückwanderung deutscher Volkssplitter in ihr Heimatland berührt die Hebammen. Zum Teil werden die deutschen Volksgruppen aus dem Auslande ihre Hebammen mitbringen, zum Teil aber auch nicht [...]. Die Umsiedlung auslandsdeutscher Hebammen und die Bereitstellung deutscher Hebammen für

112 Erhard Wetzel/Günther Hecht: Die Frage der Behandlung der Bevölkerung der ehemaligen polnischen Gebiete nach rassenpolitischen Gesichtspunkten, 25.11.1939, in: National Archives and Records Administration (USA), RG 238, PS-660, Bl. 27. Ich danke Alexa Stiller dafür, dass sie mir diese Quelle zur Verfügung stellte.

113 Morsbach, Von der Arbeit in den Ostgebieten.

114 Anonym, Ein Brief aus dem Osten, S. 166. Eine Hebamme hatte allerdings vor dem Ersten Weltkrieg im preußischen Teilungsgebiet gelebt und berichtete begeistert über ihre Rückkehr in die »alte Heimat«. Vgl. Anonym: Heimkehr nach Deutschland, S. 17.

115 Benita H.: Bericht »Die Umsiedlung«, o.D, in: APP, 800/146 Abteilung Presse, Baltendeutsche Berichte, 1939-1940, Bl. 375-385.

116 Vgl. z. B. Harvey, Homelands on the Move.

solche Auslandsdeutschen, die ohne Hebammen kommen, stellen auch wiederum neue Anforderungen an die deutsche Hebammenschaft und deren Organisation! Es ist eine Ehre für uns, diesen Anforderungen zu genügen.«[117]

Zur Umsetzung der Um- und Ansiedlungen sowie der »Aussiedlung« von »Fremdvölkischen« gründete Himmler als RKF die Stabshauptstelle Reichskommissar für die Festigung Deutschen Volkstums unter der Leitung von Ulrich Greifelt und baute im Herbst 1939 den NS-Umsiedlungsapparat auf.[118] Die Koordination der Umsiedlungen delegierte Himmler im Vorfeld der Umsiedlung der Wolhyniendeutschen an die Volksdeutsche Mittelstelle (VoMi) unter Leitung von Werner Lorenz.[119] Ihre ursprüngliche Aufgabe, die politisch-kulturelle Betreuung von deutschen Minderheiten im Ausland, wurde erweitert um die Planung, Vorbereitung und Durchführung der Umsiedlungen sowie Unterbringung der Umsiedler in eigens geschaffenen Lagern bis zum Zeitpunkt der Ansiedlungen.[120]

Die Verantwortung für den Komplex »Gesundheit« delegierte Himmler mit Anordnung vom 6. November 1939 an Reichsgesundheitsführer Leonardo Conti. Dieser war damit zuständig für die »Unterbringung und gesundheitliche Betreuung von Kranken, Schwangeren und Gebärenden sowie von behandlungsbedürftigen Gebrechlichen und Säuglingen«.[121] Conti hatte hierfür im Oktober 1939 innerhalb der Auslandsabteilung der Reichsärztekammer eine eigene Dienststelle unter Leitung von Hellmut Haubold (1905-1968) als Beauftragten des Gesundheitsführers für die Umsiedlungsaktion eingerichtet.[122] Die Aufgaben der Dienststelle umfassten die gesundheitliche Betreuung der volksdeutschen Umsiedler während des gesamten Prozesses, d.h. während der Erfassung in den Herkunftsgebieten, der Reise, des Aufenthaltes in den Lagern der VoMi und im Rahmen der Ansiedlung.[123] Gemeinsam mit Rasseprüfern des Rasse- und Siedlungs-

117 Nanna Conti: Achtung! Gebietsneueinteilungen im Reich, in: DDH, 54. Jg. 15. 10. 1939, S. 434.

118 Vgl. Fiebrandt, Auslese für die Siedlergesellschaft, S. 137.

119 Die VoMi wurde 1936/37 aus dem »Volksdeutschen Rat« und »Büro Kursell« neu gebildet und formal Hitler unterstellt, 1941 zum SS-Hauptamt. Vgl. z. B. Leniger, Nationalsozialistische Volkstumsarbeit.

120 Die VoMi bestand aus 11 Abteilungen, verwaltete mehr als 1.500 Lager und verfügte damit über eines der größten Lagersysteme im NS. Vgl. Leniger, »Heim im Reich?«, in: Gruner/Nolzen (Hrsg.), »Bürokratien«.

121 Vgl. Anordnung zur Organisation des Gesundheitsdienstes für rückwandernde Volksdeutsche, 24. 11. 1939, gez. Conti, in: BArch, R 69/570, Bl. 81-82.

122 Haubold war für alle »Rücksiedlungsfragen der Heilberufe« verantwortlich. Sein Stellvertreter war Wilhelm Zietz (1897-1969). Die ärztliche Leitung der Transporte übertrug Haubold Walter Julius Loew. Ab Juli 1940 wurde Loew Referent in Haubolds Dienststelle und Verbindungsmann zur VoMi. Seit 1948 arbeitete Haubold in einem Münchner Krankenhaus. 1950 wurde er Vizepräsident der Forschungsstelle für Mangelkrankheiten der Deutschen Gesellschaft für Ernährungsbiologie. Vgl. Fiebrandt, Auslese für die Siedlergesellschaft, S. 150-178. Als Pädiater reiste er 1960 nach Israel und versuchte mit umstrittenen Methoden, Kinder u. a. mit Trisomie 21 zu heilen. Ich danke Oded Heilbronner für diesen Hinweis. Vgl. http://www.haaretz.com/israel-news/.premium-1.805314?=&ts=_1502085036546#article-comments [12. 9. 2022].

123 Vgl. Zusatzvereinbarung für die Gesundheitssicherung der Rücksiedlung der deutschen Volksgruppe Wolhynien, Galizien, in: BArch, R 69/149, Bl. 25. Die Gebietsärzte berichteten an die

hauptamtes (RuSHA) und den Mitarbeitern der Gesundheitsstelle der Einwandererzentralstelle (EWZ) überprüften Ärzte des Reichsgesundheitsführers die volksdeutschen Umsiedler im Zuge ihrer Erfassung und des Einbürgerungsverfahrens durch die EWZ auf ihre Siedlungstauglichkeit, rassische Wertigkeit, Gesundheit und Erbgesundheit.[124]

Haubold beigeordnet wurde Gerhard Rose (1896-1992) als leitender Hygieniker. Rose war Vizepräsident des Robert-Koch-Instituts und Leiter der Abteilung für Tropenmedizin. Seine Aufgabe war die Bekämpfung von Infektionskrankheiten während der Umsiedlungen, wozu auch die Durchführung von Impfungen gehörte und die Absonderung von Kranken.[125] Haubold griff bei der Umsetzung seiner Aufgaben auf die Dienststellen des Amtes für Volksgesundheit der NSDAP, die Amtsärzte, das Deutsche Rote Kreuz und die Berufsverbände im Gesundheitswesen, etwa die Reichshebammenschaft, zurück.[126] Letztere stellte zur Betreuung der volksdeutschen Umsiedler in den verschiedenen Lagern Hebammen zur Verfügung, so in den Sammellagern auf deutscher Seite der deutsch-sowjetischen Demarkationslinie im Raum Lublin, den Durchgangslagern in Litzmannstadt und während der Ansiedlung in den Ansiedlungsgebieten.[127] Die Reichshebammenschaft war auf organisatorischer Ebene in die Planungen eingebunden. Die Hebammen wurden in den geschaffenen Umsiedlungsapparat einbezogen, der die Reise der Volksdeutschen ins Deutsche Reich bzw. in die von Deutschland besetzten Gebiete, ihre Unterbringung und Ansiedlung organisierte.[128]

Wie bewerteten Hebammen ihre Tätigkeit für das »Umsiedlungswerk«? Wie interagierten sie mit den volksdeutschen Umsiedlern und mit ihren Kolleginnen und Kollegen im NS-Umsiedlungsapparat? Untersucht werden diese Fragen exemplarisch anhand der Umsiedlung der Deutschbalten[129] sowie der Deutschen aus dem sowjetisch besetzten Ostpolen. Die Umsiedlung der rund 64.000 Deutschbalten fand von Oktober bis Dezember 1939 statt. Sie kamen als erste Gruppe in die »eingegliederten Gebiete«.[130] Direkt anschließend, von Dezember 1939 bis Februar 1940, fand die Umsiedlung der zweiten Gruppe statt, der rund 134.000 Wolhynien-, Galizien- und Narewdeutschen.[131]

Reichsärztekammer, Auslandsabteilung. Vgl. Rundschreiben Nr. 5 an Gebietsärzte, 19. 1. 1940, in: BArch, R 69/149, Bl. 30.

124 Vgl. Strippel, NS-Volkstumspolitik.

125 Vgl. z. B. Wolters, Humanexperimente und Hohlglasbehälter, S. 407-444.

126 Vgl. Fiebrandt, Auslese für die Siedlergesellschaft, S. 165-172.

127 Zur Tätigkeit von Hebammen in den Ansiedlungslagern vgl. Kapitel IV, 3 b).

128 Vgl. Der Gesundheitsdienst bei der Umsiedlung der Volksdeutschen aus Wolhynien, Galizien und Westweißrußland, o. D., in: BArch, R 69/149, Bl. 91-94.

129 Im Baltikum bezeichnete sich die deutsche Minderheit als »Deutschbalten«, seit den 1930er Jahren zunehmend als »Baltendeutsche«. Sie verstanden sich nun mehr als »Volksgruppe«. Vgl. Bömelburg, Lodz, S. 189.

130 Während der Nachumsiedlungen Januar bis März 1941 waren es ca. 12.900 Menschen aus dem Baltikum. Vgl. z. B. Leniger, Nationalsozialistische Volkstumsarbeit, S. 76.

131 Dies waren rund 66.500 Wolhyniendeutsche, 57.000 Galizien- und 11.000 Narewdeutsche. Bis 1944 folgten Umsiedlungen u. a. aus dem Cholmer und Lubliner Raum, Rumänien (Bessarabien, Nordbukowina, Südbukowina, Dobrudscha), Slowenien (Laibach, Gottschee, Krain) sowie aus Jugoslawien und 1943/44 aus der Sowjetunion. Vgl. Fiebrandt, Auslese für die Siedlergesellschaft, S. 629-630; Anhang.

Beide Gruppen setzte die NS-Propaganda konträr in Szene und versah sie mit auf soziale Unterschiede rekurrierenden Etikettierungen. Anknüpfend an bereits während der Zwischenkriegszeit verbreitete Stereotype, galten Wolhyniendeutsche als Angehörige einer verarmten, ungebildeten, kinderreichen und ländlich geprägten Unterschicht.[132] Baltendeutsche hoben sich laut der NS-Berichterstattung gegenüber den Wolhyniern als städtisch und (bildungs-)bürgerlich Geprägte oder als Adlige ab.[133]

Wahrnehmung und mediale Inszenierung der beiden Gruppen differierten ebenso stark wie die Organisation ihres Transfers in die eingegliederten Gebiete und die Möglichkeiten der Selbstbeteiligung.[134] Unterschiede bestehen zudem hinsichtlich der überlieferten Quellen. Von Deutschbalten sind umfangreiche Selbstzeugnisse in Form von Briefen und Berichten überliefert. Diese verfassten sie u.a. auf Aufforderung der Baltendeutschen Einwandererberatungsstelle, die diese Berichte sammelte. Dagegen enthalten die ausgewerteten Quellen deutscher und polnischer Archive kaum Berichte von Umsiedlern aus Ostpolen.[135] Vielmehr waren es Mitarbeiter des NS-Umsiedlungsapparates, die über diese Menschen und über Begegnungen mit ihnen berichteten. Entsprechend reflektieren die Quellen die Sichtweisen der damaligen Akteure. Die Berichte fertigten sie u.a. mit dem Ziel an, Effektivität und Erfolg ihrer Arbeit für die Presse sowie für interne Rapporte darzustellen.[136] Allerdings prangern die Berichte auch Organisationsmängel auf deutscher Seite an und lassen Bestürzung der Akteure über die den Umsiedlern zugemuteten Bedingungen erkennen, wie die Reise in ungeheizten Zügen bei Temperaturen von minus 40 Grad.[137]

Wolhyniendeutsche selbst verfassten, sammelten und veröffentlichten eigene Dokumente zur Umsiedlung vermehrt erst ab den 1970er Jahren, u.a. um ihre Identität als eigene Bevölkerungsgruppe in Westdeutschland und ab den 1990er Jahren auch in Ostdeutschland zu dokumentieren sowie ihre Geschichte zu erzählen.[138] Die Berichte wurden insofern mit einem großen zeitlichen Abstand zum Geschehen und unter dem Eindruck der jeweiligen bundesdeutschen Debatten, u.a. zu Vertriebenen, verfasst.[139]

132 Vgl. Fielitz, Das Stereotyp.

133 Vgl. Feldmanis, Die Umsiedlung der Deutschbalten.

134 Ausführlicher hierzu in: Lisner, Schwangerschaft und Geburt.

135 Gesammelt wurden die Briefe und Berichte von der Baltendeutschen Einwandererberatungsstelle, Abteilung »Presse«, vermutlich in der Absicht, sie zu einem späteren Zeitpunkt zu veröffentlichen. Vgl. Aktenbestand 800 Volksdeutsche Mittelstelle des APP.

136 Vgl. Harvey, Homelands on the Move; Chu, The German minority, S. 270; Leniger, Umsiedlungen, S. 95; Strippel, NS-Volkstumspolitik und die Neuordnung Europas.

137 Vgl. Loose, Wartheland.

138 Vgl. z.B. Schmidt, Historische Quellen. Ende der 1970er Jahre wurde ein eigenes Archiv aufgebaut und 1993 in Linstow (Mecklenburg-Vorpommern) ein Museum der Wolhyniendeutschen eingerichtet. Vgl. z.B. Effenberger: Das Archiv der Deutschen, S. 15; https://umsiedlermuseum-wolhynien.de [16.9.2022].

139 Die Berichte folgten Masternarrativen wie der Selbstkonstruktion als Opfer oder der Betonung der guten Nachbarschaft zwischen Deutschen, Polen und Juden in der Vorkriegszeit. Vgl. Harvey, Die Inszenierung der expandierenden »Volksgemeinschaft«. Zur Vertriebenenpolitik in BRD und DDR vgl. Schwartz, Vertriebene und »Umsiedlerpolitik«, S. 1-35.

Deutschbalten folgten, wie sie in ihren Berichten betonten, dem »Ruf des Führers«, wohingegen Wolhyniendeutsche laut den reichsdeutschen Akteuren umgesiedelt wurden, also nicht eigenständig ins Deutsche Reich reisten. Laut Weisung des Reichspropagandaministeriums vom Januar 1940 waren Wolhyniendeutsche als »Rückgeführte« zu bezeichnen. Mit dem Wort »zurückgeführt« wurde ihre Passivität im Umsiedlungsprozess zementiert und die Notwendigkeit einer Betreuung durch (reichsdeutsche) Mitarbeiter des NS-Umsiedlungsapparates unterstrichen.[140] Viele Wolhyniendeutsche befürworteten allerdings die Umsiedlung, ebenso wie die Deutschbalten.[141] Die verantwortlichen Stellen wiesen ihre Mitarbeiter darauf hin, Wolhyniendeutsche ungeachtet ihrer »Rückständigkeit« als »Volksgenossen« zu betrachten und zu behandeln.[142] Die Umsiedlung sollte schließlich eine deutsche Gemeinschaft konstruieren und präsentieren, die Gleichheit bzw. die Überformung von Religions- und Klassenzugehörigkeit und Vergemeinschaftung über geografische Grenzen hinweg versprach. Die völlig unterschiedliche Inszenierung der baltischen und wolhynischen »Volksgenossen« verdeutlichte jedoch das sozialhierarchische Gefälle innerhalb der »Volksgemeinschaft«.[143]

Der Begriff »Rückgeführte« und die in den Quellen häufig verwendeten Bezeichnungen »Rückkehrer« oder »Rückwanderer« suggerierten, die Umsiedler würden nach einiger Zeit der Abwesenheit in ihre Heimat zurückkehren und nicht vom Ausland, wo sie oft seit Generationen lebten, nach Deutschland migrieren. Die von Hitler proklamierte »ethnographische Neuordnung Europas« wurde damit sprachlich greifbar und zu einer historisch legitimierten, quasi »natürlichen« Ordnung erklärt. Die Umsiedlung, gerade jene der deutschen Bevölkerung aus Ostpolen, diente, wie Elizabeth Harvey zeigt, medial zur Machtpräsentation des Dritten Reiches und seiner Führer. Die NS-Propaganda stellte die Neuorganisation der Bevölkerungszusammensetzung in Europa als gelungen dar. Familien, vor allem Mütter und Kinder, wurden einerseits als Symbol für Neuanfang, Zukunft und als Verkörperung der neuen Bevölkerung hochstilisiert und andererseits als eine vulnerable, Mitgefühl weckende Gruppe inszeniert.[144]

Den reichsdeutschen männlichen und weiblichen Umsiedlungsakteuren, wie beispielsweise den Hebammen, wurde Verlockendes geboten: Marie Bigott erhielt in den Umsiedlerlagern eine Leitungsfunktion und machte Karriere.[145] Anderen wurden Reisen in entlegene Ecken des Deutschen Reiches und über seine Grenzen hinaus in Aussicht gestellt. Die Tätigkeit im NS-Umsiedlungsapparat versprach Abenteuer und Herausforderung.[146]

140 Vgl. Fielitz, Das Stereotyp, S. 18; 102-119.
141 Vgl. Roth, Nationalsozialistische Umsiedlungspolitik.
142 Vgl. Stiller, Völkische Politik, S. 815.
143 Freilich ging es nie darum, sozialstratifikatorische Unterschiede tatsächlich aufzulösen. Zur »Volksgemeinschaft« vgl. Steber/Gotto, Volksgemeinschaft; Harvey, Homelands on the Move.
144 Vgl. Harvey, Homelands on the Move.
145 Vgl. Haag/Conti, Tagung der Leiterinnen im neuen Heim der Reichshebammenschaft, S. 160-161.
146 Vgl. Harvey, Homelands on the Move; Paulus/Röwekamp (Hrsg.), Eine Soldatenheimschwester an der Ostfront.

a) Mit dem »Mütterschiff« ins Deutsche Reich. Zur Umsiedlung der Deutschbalten[147]

Hitler und Stalin einigten sich im deutsch-sowjetischen Freundschaftsvertrag vom 28. September 1939 auf einen Transfer deutscher Minderheiten aus den »sowjetischen Interessensgebieten«. Dies betraf die Gebiete, die laut dem geheimen Zusatzprotokoll des Hitler-Stalin-Paktes von August 1939 der Sowjetunion zugesprochen worden waren.[148] Nachdem Hitler am 6. Oktober in seiner Reichstagsrede die Planungen der NS-Siedlungspolitik abgesteckt hatte, nahmen deutsche Vertreter Verhandlungen mit der lettischen und estnischen Regierung zur Umsiedlung der Deutschbalten auf. Wenig später unterzeichneten sie die entsprechenden Verträge.[149] Das erste Umsiedlerschiff verließ Reval/Tallinn am 18. Oktober 1939, das letzte den Hafen von Riga am 16. Dezember. Urlaubsschiffe der NS-Gemeinschaft »Kraft durch Freude« (KdF) brachten die Umsiedler mit Kurs auf Danzig, Gotenhafen und Stettin/Szczecin in »deutsche Interessensgebiete«.[150]

Registrierung, Reise, Betreuung und gesundheitliche Versorgung organisierte die »Volksgruppe« selbst. Sie richtete Arbeitsstäbe und »Nachbarschaftsgruppen« ein, die die Erfassung und Umsiedlung auf lokaler Ebene organisierten, und baute eine übergeordnete Organisationsstruktur in Abstimmung mit reichsdeutschen Stellen auf.[151] Auch die Betreuung von Schwangeren und Gebärenden durch deutschbaltische Hebammen lag in ihrer Hand. Der aus Riga stammende Lungenfacharzt Hermann Schlau (1897-1945) koordinierte den Gesundheitsdienst während der Umsiedlung.[152] Reichsdeutsche Stellen, etwa die VoMi und die NSV, übernahmen erst in den Zielhäfen die weitere Betreuung der deutschbaltischen Ankömmlinge.[153] Ansiedlung und »beruflicher Einsatz« erfolgten wiederum in Abstimmung mit den in Posen und Danzig eingerichteten Dienststellen der Baltendeutschen Einwandererberatungsstelle. Die Beratungsstelle unterstand der VoMi und vertrat die Interessen der Deutschbalten bei der Wohnort-, Wohnungs- und Stellensuche.[154]

Begeisterung für den Nationalsozialismus, Angst vor einer sowjetischen Okkupation des Baltikums, negative Erfahrungen mit den sowjetischen Besatzern während des Ersten Weltkriegs,[155] Gemeinschaftsgefühl und sozialer Druck zählten zu den Motiven der Deutschbalten, sich mehrheitlich im Oktober 1939 für die Umsiedlung

147 Zum folgenden Abschnitt vgl. ausführlicher Lisner, Schwangerschaft und Geburt.
148 Vgl. Weber, Der Pakt, S. 225-227.
149 Vgl. Bosse, Vom Baltikum in den Reichsgau Wartheland.
150 Vgl. Bericht zur Umsiedlung der Baltendeutschen, o. D., in: APP, 800/146, Bl. 88-96.
151 Vgl. Fiebrandt, Auslese für die Siedlergesellschaft, S. 223-225. Zur Arbeit der »Nachbarschaftsgruppen« vgl. Käthe Dahlwitz: Bericht, o. D., in: APP, 800 VoMi/146, Bl. 32-36.
152 Er war seit 1937 im deutschbaltischen Volkspflegeamt als »Vertrauens- und Erbarzt« tätig und leitete die Abteilung »Volksgesundheit«. Schlau ertrank 1945 beim Untergang der »Goya«. Vgl. Fiebrandt, Auslese für die Siedlergesellschaft, S. 72; 226.
153 Vgl. z. B. Lumans, Himmler's Auxiliaries.
154 Vgl. Stiller, Völkische Politik, S. 794-795.
155 Vgl. z. B. Roth, Nationalsozialistische Umsiedlungspolitik.

ins Deutsche Reich zu entscheiden.[156] Der Abschied fiel allerdings nicht leicht und wurde für viele zur emotionalen und körperlichen Belastung.

»Hinter uns lagen Wochen ungeheurer Anstrengungen psychischer und physischer Art für jeden einzelnen [...] die Heimat zu verlassen, in der wir durch Generationen mit allen Fasern verwurzelt waren, mit der uns hunderte und aberhunderte von Fäden verbanden, die in uns lebte in tausend Erinnerungsbildern und Herzensbindungen; es war einfach unvorstellbar!«, schilderte Elene T. von A. aus Riga rückblickend ihre Gefühle.[157]

Die Auflösung der Haushalte und Betriebe stellte sich als kaum zu bewältigende logistische Herausforderung dar, weil die Zeit dafür viel zu knapp bemessen war.[158] Die Zuwanderung von Deutschbalten in das Deutsche Reich war für die nationalsozialistische Regierung lange keine Option gewesen. Dann plötzlich gab Hitler in seiner Rede am 6. Oktober 1939 die Pläne für eine Umsiedlung bekannt.[159] Viele Deutschbalten hatten auf eine Angliederung des Baltikums ans Deutsche Reich nach dem Vorbild Österreichs, des Sudetenlands und des Protektorats Böhmen und Mähren gehofft. Dass die baltischen Länder der Sowjetunion überlassen werden könnten, wie mit dem Hitler-Stalin-Pakt von August 1939 besiegelt, war für sie unvorstellbar. Die Nachricht über die bevorstehende Umsiedlung traf die deutschbaltische Bevölkerung daher unvorbereitet.[160] Elene T. von A. betonte die für sie kaum zu fassenden Entscheidungen und Ereignisse, von denen sie sich mitgerissen fühlte und die sie als »schicksalshaft« einordnete. Sie schrieb:

»Wie von einem Schwungrats [sic!] erfasst, fühlte man sich emporgerissen und hinausgeschleudert in das Unbekannte, Ungewohnte, nicht mehr Herr seines eigenen Wollens, abhängig von fremdem Willen, dem man sich dennoch freiwillig und vorbehaltlos fügte. Denn das Rätselhafte, fast Geheimnisvolle des Vorganges erschien zugleich gerade als das Schicksalhafte, als Bestimmung, die den Entschluss bewirkte und ihn ohne Rückblick zur Ausführung brachte.«[161]

Die Regierung in Berlin drängte zur Eile. Denn es war nur eine Frage der Zeit, bis die Sowjetunion die Länder besetzte, die im geheimen Zusatzprotokoll ihrem Interessensgebiet zugesprochen worden waren. Vorher aber, so der Wille der NS-Regierung, sollte die deutschbaltische Bevölkerung umgesiedelt sein.[162] Der Ankunfts- und Ansiedlungs-

156 Vgl. Bosse, Vom Baltikum in den Reichsgau Wartheland.

157 Elene T. von A.: Bericht, in: APP, 800 VoMi/146, Bl. 16-19, hier Bl. 16.

158 Vgl. Leniger, Nationalsozialistische Volkstumsarbeit, S. 75-76.

159 Vgl. Roth, Nationalsozialistische Umsiedlungspolitik. Grundlage war der Deutsch-sowjetische Grenz- und Freundschaftsvertrag vom 28.9.1939. Vgl. Weber, Der Pakt, S. 225-227.

160 Vgl. Bosse, Vom Baltikum in den Reichsgau Wartheland, in: Garleff (Hrsg.), Deutschbalten; Schulze, »Der Führer ruft!«.

161 Elene T. von A.: Bericht, in: APP, 800 VoMi/146, Bl. 16-19, hier Bl. 17. Rechtschreibung wie im Original.

162 Zu vermuten sind ökonomische Interessen. Vgl. Bosse, Vom Baltikum in den Reichsgau Wartheland, S. 300-301. Bei der Ausreise musste das Eigentum der Umsiedlungs-Treuhand-Aktien-

ort konkretisierte sich für die meisten Menschen aus dem Baltikum und Ostpolen im Wartheland, denn 68 % der Umsiedler wurden hier angesiedelt.[163] Eine konkrete Vorstellung, was sie an ihrem Ankunftsort erwarten würde, hatten die wenigsten.

Benita H., die sich im Herbst 1939 von Lettland auf den Weg ins Deutsche Reich begab, machte in einem Bericht ihre persönlichen Motive für den Umzug deutlich. Lettland betrachtete sie nicht als ihre Heimat, sondern sehnte sich danach, wieder in Deutschland zu leben, wo sie bereits nach ihrer »Flucht«, vermutlich im Zuge der Besatzung Lettlands durch die Bolschewiken von 1918 bis 1920, einige Zeit verbracht hatte.[164] Benita H. berichtete von Angriffen auf die deutsche Minderheit in Lettland, die bei ihr Gefühle von Fremdheit und Bedrohung ausgelöst hatten. Die lettische Bevölkerung, so schrieb sie abfällig, sei »ekelhaftes Pack«, mit dem sie auf keinen Fall ihre letzten Minuten in Riga verbringen wolle.[165] Nach dem Ende des Ersten Weltkriegs erlangten Lettland und Estland mit dem Zerfall des russischen Imperiums ihre Unabhängigkeit. Die deutschbaltische Minderheit hatte bis dahin die bestimmende politische, wirtschaftliche und soziale Schicht dargestellt. Diese zentrale Position verlor sie mit der Unabhängigkeit Lettlands. Seit Ende der 1920er Jahre und verstärkt ab 1934 unter der Ulmanis-Diktatur gestaltete sich die Politik nationalistisch und richtete sich auch gegen die deutsche Minderheit.[166] Die Abreise aus Riga am 7. November 1939 beschrieb Benita H. als ein freudiges Ereignis. Der Abschied fiel ihr nicht schwer: »Jetzt, eben, um 12 Uhr mittags am 7. November 1939 waren wir wohlgeborgen an Bord der ›Potsdam‹. Die Vergangenheit versank hinter uns, die Zukunft für uns und unsere Kinder stieg hell herauf. Unsere Herzen quollen über vor Dankbarkeit.«[167]

Benita H. rekurrierte auf eine in der NS-Propaganda entworfene zeitliche Zäsur, wonach das Leben in den Heimatländern einer Vergangenheit angehörte und das im Deutschen Reich als glücklich und hell in die Zukunft projiziert wurde, vor allem für

gesellschaft übergeben werden, die den Besitz im Auftrag des Deutschen Reiches liquidierte. Die Gesellschaft war ein Tochterunternehmen der Deutschen Umsiedlungs- und Treuhandgesellschaft beim Stabshauptamt des RKF. Diese war für die Erfassung, Verwaltung und Verwertung des Vermögens zuständig. Eine Übertragung des geraubten polnischen Vermögens an die Umsiedler erfolgte nicht. Dafür erhielten Deutschbalten umfassende Versorgungsbezüge. Vgl. z. B. Roth, Nationalsozialistische Umsiedlungspolitik; Schlau, Zur Wanderung und Sozialgeschichte.

163 Vgl. Bosse, Vom Baltikum in den Reichsgau Wartheland. Die Zahlen variieren allerdings. Maria Fiebrandt geht davon aus, dass weniger Umsiedlerinnen und Umsiedler im Wartheland angesiedelt wurden. Vgl. Fiebrandt, Auslese für die Siedlergesellschaft, S. 629-630.

164 1918-1920 besetzte die Rote Armee das Baltikum. Viele Deutschbalten emigrierten ins Deutsche Reich. Vgl. z. B. Brüggemann, Erinnerungen von Frauen. Zur Geschichte des Baltikums vgl. Dohrn, Baltische Reise.

165 Benita H.: Die Umsiedlung, o. D., in: APP, 800/146 Abteilung Presse, Baltendeutsche Berichte, 1939-1940, Bl. 375-385.

166 Bis 1939 stellte die deutsche Minderheit weiterhin eine wichtige Verbindung zu Westeuropa dar. Vgl. Feldmanis, Die Umsiedlung der Deutschbalten. 1935 beschlagnahmte der Staat das Gemeinschaftsvermögen der deutschen Minderheit, z. B. von Gewerbevereinen und Gilden. Vgl. Schlau, Um- und Ansiedlung.

167 Benita H.: Die Umsiedlung, o. D., in: APP 800/146, Bl. 375-385.

die Kinder.[168] Der Bericht von Benita H. drückte Hoffnung aus, die sich für sie mit der Umsiedlung verband. Sie reiste laut ihrer Darstellung gemeinsam mit einer Frau namens »Wewi« und deren fünf Kindern. Mit dieser Familie hatte sie bereits in Riga zusammengelebt; Wewis Mann fuhr getrennt von Frau und Kindern ins Deutsche Reich.[169]

Wie Benita H., Wewi und die Kinder die Überfahrt auf den KdF-Dampfern erlebten, ist nicht überliefert, aber eine ihrer Weggefährtinnen, Frau D., beschrieb die Fahrt als komfortable Erholungsreise nach den Strapazen des Packens und des emotional aufreibenden Abschieds. Frau D., die zusammen mit ihrer kleinen Tochter und einer weiteren Frau von Reval nach Danzig unterwegs war, notierte am 21. Oktober 1939 an Bord:

> »Wir gondeln immer noch. [...] Die Fahrt ist wundervoll. Der erste Tag war sehr ausruhend – ich lag viel und kam zu vorzueglichen Kraeften. Wir sind ausgezeichnet placiert in einer geraeumigen Kabine, das Personal reizend, vaeterlich besorgt und von echter Waerme, die zu Herzen geht. [...] Wir halten uns viel an Bord auf – die wunderbare Weite des Meeres vor Augen. Heute ist es ganz still. Die Fahrt dauert laenger und es hat auch keine Eile, weil es Genuss ist.«[170]

Zusammen mit Frau D. hatte das Schiff 911 Menschen an Bord.[171] So begeistert Frau D. von der Überfahrt berichtete, so negativ äußerte sie sich über einige der Mitreisenden: »Die Ladung, die wir fahren ist recht erschreckend, die dunkelste Seite des Alters, viele Sieche und Kranke. Zum Glueck auch einige Kinderreiche, Frauen in Umstaenden.«[172]

Ihre Schilderung »der Anderen«, der Alten, Kranken und Siechen, lässt erahnen, dass die Schiffsreise nicht für alle so etwas wie Regeneration bedeutete. Frau D. kontrastierte, auf leistungsrationale und utilitaristische Argumentationen eugenischer Debatten rekurrierend, die Gruppe der Alten und Kranken mit jener der kinderreichen Familien und Schwangeren. Sie deutete damit unterschiedliche Wertigkeiten der Umsiedler an, was einer Legitimation ungleicher Behandlung gleichkam.[173]

Hochschwangere und Familien mit mehreren Kindern fuhren mit den »Normaltransporten«, teilweise aber auch gesondert, mit einem sogenannten »Mütterschiff«, ins

168 Vgl. z. B. Harvey, Die Inszenierung der expandierenden »Volksgemeinschaft«.

169 Nicht deutlich wird, ob Wewi eine Freundin oder Verwandte war. Benita H. fühlte sich in jedem Fall mit ihr verbunden und übernahm Verantwortung für die Kinder. Vgl. Benita H.: Die Umsiedlung, o. D., in: APP, 800/146.

170 Brief von Frau D. an Frau M., 21. 10. 1939, in: APP, 800/146, Bl. 327-328.

171 Am 22. Oktober erreichte der »Deutsche« Danzig. Vgl. O. Hartge: Bericht über die Organisation der Baltenumsiedlung, o. D., in: APP, 800/146 Abteilung Presse, Baltendeutsche Berichte, 1939-1940, Bl. 88-96.

172 Brief von Frau D. an Frau M., 21. 10. 1939, in: APP, 800/146, Bl. 327-328.

173 Rassenhygienische Ideen waren innerhalb der baltendeutschen Bevölkerung verbreitet. So bemerkte der stellvertretende Landesleiter der »Bewegung« in Lettland, Andreas von Koskull, es sei leider nicht möglich gewesen, den »minderwertigen Teil der Volksgruppe« in Lettland zu lassen. Zitiert nach Fiebrandt, Auslese für die Siedlergesellschaft, S. 181; 224-225.

Deutsche Reich. Die Ehemänner wurden häufig anderen Transporten zugeteilt.[174] Das »Mütterschiff« aus Lettland, die »Potsdam«, verließ am 20. November 1939 den Hafen von Riga. Der baltendeutsche Gynäkologe Heino von Knorre erhielt die Verantwortung für die Versorgung der Schwangeren an Bord. »Ich war gut für Geburten und Wochenpflege vorbereitet, da mir das Instrumentar und Inventar und fast das gesamte gut eingearbeitete Personal meiner Privatklinik zur Verfügung stand«, schrieb von Knorre in seinem Bericht vom 24. November 1939.[175]

Zum Personal von Knorres gehörten drei Krankenschwestern, drei Hebammen, drei Pflegerinnen, zwei »Aufwartfrauen« (Haushaltshilfen) und drei Wäscherinnen, die sich um 172 Erwachsene kümmerten. Bei den Reisenden handelte es sich um Schwangere in den letzten beiden Schwangerschaftsmonaten und ihre Familienangehörigen, darunter 93 Kinder. Während der Schiffsreise entbanden drei Frauen.[176] Die Versorgung der Schwangeren und Wöchnerinnen sowie die Entbindungen an Bord scheinen ohne Komplikationen verlaufen zu sein, Heino von Knorres Bericht enthält hierzu keine weiteren Ausführungen.

Das »Mütterschiff« legte in Gotenhafen an. Von der Stadt sahen die meisten Ankömmlinge kaum mehr als den Hafen, den Bahnhof und eine Wartehalle. Von den Vertreibungen der polnischen und jüdischen Bevölkerung aus Gotenhafen wenige Tage zuvor, bei denen auch die Hebamme Bronisława Z. mit ihrer Familie die Stadt hatte verlassen müssen, war in den Berichten der Deutschbalten nichts zu lesen.[177] Vielmehr warteten, wie Benita H. berichtete, am Hafen und am Bahnhof NSV-Frauen, eine Kapelle sowie Vertreter von Partei, Wehrmacht und Staat auf die Umsiedler. Mit Musik, Hakenkreuzfahnen, belegten Broten, Suppe und Kaffee demonstrierten sie den Zusammenhalt der »erweiterten Volksgemeinschaft«.[178]

Für Heino von Knorre brachte der Empfang in Gotenhafen eine Ernüchterung mit sich. Kaum angekommen, gab es Kompetenzstreitigkeiten mit einem reichsdeutschen Arzt, den er nur mit Mühe davon abbringen konnte, Hochschwangere, frisch Entbundene und Erkrankte von ihren Familien zu trennen und in einem Krankenhaus in Danzig unterzubringen.[179]

Mit der Ankunft der Umsiedler im Deutschen Reich bzw. in den ins Deutsche Reich eingegliederten westpolnischen Gebieten übernahmen reichsdeutsche Stellen die Verantwortung. Dies führte zu Konflikten, wie aus dem Bericht von Knorres hervorgeht. Erich Großmann, Gaugesundheitsführer in Danzig-Westpreußen und Leiter der

174 Auf den Schiffen wurden z.T. mehrere unterschiedliche Gruppen und Transporte zusammengefasst. Vgl. Heino von Knorre. Bericht über den Abtransport und die Unterbringung einer Gruppe von Baltendeutschen aus Riga (sog. Mütterschiff), in: APP, 800/123, Bl. 85-87.

175 Dr. med. et phil. H. von Knorre, Bericht vom 24.11.1939, in: APP, 800/123, Bl. 85-87.

176 Ebenda.

177 Vgl. Stiller, Völkische Politik, S. 362-365.

178 Vgl. Bericht »Die Umsiedlung« von Benita H., o.D., in: APP 800/146, Bl. 375-385; Tornau: Baltendeutsche kommen ins Reich, S. 729-731. Vgl. auch: Schulze, »Der Führer ruft!«.

179 Bericht »Die Umsiedlung« von Benita H., Liebigstr. 5, Posen, in: APP, 800/146 Abteilung Presse, Baltendeutsche Berichte, 1939-1940, Bl. 375-385.

Gesundheitsstelle der EWZ in Gotenhafen, war für die gesundheitliche Betreuung der Deutschbalten in Danzig-Westpreußen zuständig. In Pommern übernahm Gauärzteführer Gottfried Ende diese Aufgaben.[180] Dazu gehörte, kranke Mütter, Kinder, Hochschwangere, Wöchnerinnen, Alte, Gebrechliche, als geisteskrank Eingestufte oder an Infektionskrankheiten Leidende von den übrigen Umsiedlern zu trennen. So ordnete Großmanns Beauftragter im Oktober 1939 an, dass die Kranken noch an Bord von den Ärzten der Gesundheitsstelle der EWZ registriert und in Krankenhausbedürftige und Sieche eingeteilt werden sollten.[181] Maria Fiebrandt bezeichnet daher den Abtransport der Deutschbalten aus den Hafenstädten als eine »Selektionsetappe«. Entschieden wurde hierbei jeweils über die Unterbringung entweder in einem Übergangsquartier oder in einer Krankeneinrichtung.[182] Während Hochschwangere und Wöchnerinnen vorübergehend in Krankenhäusern untergebracht wurden, sollten kranke, alte und gebrechliche Umsiedler auf keinen Fall in die »Ansiedlungsgebiete« gelangen.[183] Sie wurden mit gesonderten »Krankentransporten« beispielsweise in das für Deutschbalten eingerichtete Altersheim in Schwetz in Danzig-Westpreußen gebracht oder auch in Psychiatrien eingewiesen.[184]

Heino von Knorre wollte es den Familien auf dem »Mütterschiff« ersparen, auf verschiedene Orte aufgeteilt zu werden. Er erklärte:

> »Ich bestand auf einem Abtransport der Gebärenden und der 3 Wöchnerinnen, um ein Auseinanderreissen der Wohngemeinschaften zu vermeiden. Die vorübergehenden Unbequemlichkeiten des Bahntransportes werden von den Aufregungen und zahllosen Schwierigkeiten, die beim Zerreissen der Wohngemeinschaften entstehen, bei weitem aufgewogen.«[185]

Mit dieser Auffassung konnte er sich schließlich gegenüber dem reichsdeutschen Kollegen durchsetzen. Die Familien oder, wie von Knorre es formulierte, »Wohngemein-

180 Beauftragt wurden sie von der Auslandsabteilung der Reichsärztekammer. Vgl. Fiebrandt, Auslese für die Siedlergesellschaft, S. 287.

181 Die Organisation des Transportes der Kranken delegierte die Gesundheitsstelle der EWZ an das DRK. Vgl. Schreiben des Medizinalrates Möllins an Dr. Meixner, EWZ Gotenhafen, 27.10.1939, in: BArch, R 69/426, Bl. 43. Ab Ende Oktober konzentrierte sich die EWZ mehr auf ihre Kernaufgabe, die »Durchschleusung« der Umsiedler. Vgl. Tornau: Baltendeutsche kommen ins Reich. Ärztliche Betreuung der Kranken, Gebrechlichen und Alten, in: Deutsches Ärzteblatt, 69 (1939), H. 52/53, S. 729-731.

182 Vgl. Fiebrandt, Auslese für die Siedlergesellschaft, S. 285.

183 Vgl. ebenda, S. 285.

184 Hiervon betroffen waren auch an Infektionskrankheiten Leidende. Am 30.10., 31.10. und 2.11.1939 erreichte jeweils ein »Krankenschiff« Stettin. Acht weitere Krankentransporte folgten im November und Dezember 1939. Vermerk der EWZ Gotenhafen, Dr. Vellguth vom 27.10.1939. Beides in: BArch, R 69/106, Bl. 4-5; 18; Schreiben der NSDAP Kreisleitung Usedom-Wollin an die VoMi in Posen, 23.2.1940, in: APP, 800/123, Bl. 43. Begleitet wurden die Transporte von reichs- und baltendeutschen Ärzten, Pflegern und Schwestern. Im Frühjahr 1940 wurde die Heilanstalt Tiegenhof bei Gnesen zur Sammelanstalt für baltendeutsche psychisch Kranke. Vgl. Fiebrandt, Auslese für die Siedlergesellschaft, S. 180-182; 228; 273-283.

185 Dr. med. et phil. Heino von Knorre, Bericht vom 24.11.1939, in: APP, 800/123, Bl. 85-87.

schaften«, die mit dem »Mütterschiff« nach Gotenhafen gekommen waren, fuhren von dort in einem Zug weiter. Frau von Knorre beschwerte sich in einem Brief über die Umstände der Zugreise ab Gotenhafen:

> »Nachdem wir die von uns allen schon heiss geliebte ›Potsdam‹ in Gotenhafen um Mittagszeit verlassen hatten, wurden wir [...] dann in drei Eisenbahnzügen weiter expediert ... Für uns hörte damit die gute Organisation auf. Dass ein Mütterschiff (ein Schiff mit vielen Frauen, die kurz vor der Niederkunft standen und Frauen mit zahlreichen kleinen Kindern) d. h. dass ein solcher Transport, der telegrafisch rechtzeitig angemeldet worden war auch weiter einer gewissen Rücksicht bedarf und Aufmerksamkeit, schien keiner Organisation hier aufgegangen zu sein. [...] Wir hatten weder Wasser noch Licht. Es musste alles erst geschafft werden. Dabei passierte unter diesen unglücklichen Umständen natürlich eine Geburt. Wie das alles war, lässt sich nur mündlich erzählen ...«[186]

Frau von Knorre empörte sich über die Organisationsmängel, verursacht durch die reichsdeutschen Stellen, in deren Abhängigkeit sie und der »Schwangerentransport« sich nach Verlassen des Schiffes befanden. Ihre Schilderung der Reisebedingungen der vulnerablen Gruppe der Schwangeren und Mütter ließ die Versäumnisse der reichsdeutschen Stellen dabei besonders deutlich hervortreten. Im überfüllten Zug improvisierte Heino von Knorre einen Kreissaal für die Gebärende und brachte die Lage damit wieder unter seine Kontrolle:[187]

> »Als Gebärraum wählte ich den Vorraum eines Wagens 3. Klasse, der sauber und genügend breit war, um die Kreissende bequem hinein- und heraustransportieren zu können und sie ordnungsgemäss auf 2 Strohsäcken zu lagern. Der Raum war auch genügend geheizt und durfte trotz des Verdunkelungsbefehls dank dem Entgegenkommen des Zugpersonals erleuchtet werden. Die Wasserbehälter des Wagens waren leer. Von der NSV Gotenhafen wurde bereitwilligst ein Eimer mit heissem Wasser zur Verfügung gestellt, da Wasser auf dem Bahnhof nicht vorhanden war. [...] Der Gebärenden zur Hilfe zugeteilt war eine Hebamme (Frau Marie W.) und eine Pflegerin.«[188]

Während der Fahrt wurde die Frau entbunden. Das Kind starb jedoch bereits fünf Minuten nach der Geburt, da es, so Heino von Knorre, »nicht lebensfähig« war. Ob die Bedingungen der Zugreise den Tod des Kindes mit verursacht hatten, ließ von Knorre in seinem Bericht offen. Die Schwangeren wurden in das etwa 20 km von Stettin entfernte Gollnow in Westpommern gebracht, wo sie die nächste Enttäuschung erwartete, wie Frau von Knorre schilderte:

186 E. v. Knorre Brief an W. v. Knorre, 24. 11. 1939, zur vertraulichen Kenntnisnahme weitergeleitet an die Einwandererberatung der Volksdeutschen Mittelstelle in Posen, in: APP, 800/123, Bl. 91.
187 Vgl. Lisner, Schwangerschaft und Geburt.
188 Dr. med. et phil. H. von Knorre, Bericht vom 24. 11. 1939, in: APP, 800/123, Bl. 85-87.

»Am Morgen kamen wir hier – nicht erwartet – in der Frühe an. In einem grossen Gasthaus-Saal bekamen wir nach endlosem Warten unsere Quartierscheine – nach der im aus polnischem Waggon bestehenden Zuge verbrachten schlaflosen Nacht – recht bitter. Die Kinder hungrig und übermüdet schliefen endlich nach Gebrüll auf Bänken und den Armen ihrer Mütter ein.«[189]

Frau von Knorre betonte die Erschöpfung und den Hunger der Kinder als der Schwächsten der Gruppe und hob damit erneut die Organisationsmängel der reichsdeutschen Stellen drastisch hervor.

Wenige Tage später, am 29. November, schrieb Heino von Knorre, die Unterbringung in Gollnow werde stetig besser und sei bereits zum Teil eine sehr gute. »Die geburtshilfliche Versorgung im Kreiskrankenhaus lässt ebenfalls nichts zu wünschen übrig. Wir können daher mit der Unterbringung unseres Müttertransportes sehr zufrieden sein.«[190] In Gollnow wurden neben von Knorres »Müttertransport« weitere Kinder- und Frauentransporte untergebracht. Ende Dezember befanden sich 848 Umsiedler im Ort. Von diesen waren 239 (30 %) Frauen und Mädchen über 15 Jahren und 341 (40 %) Kinder im Alter von 0 bis 14 Jahren, davon allein 110 Säuglinge und 133 Kinder bis fünf Jahre.[191] Ein Bericht der Baltendeutschen Dienststelle in Gollnow bezeichnete die Umsiedler im Ort daher als den »völkische[n] Reichtum unserer Volksgruppe«.[192] Fünf deutschbaltische Hebammen kümmerten sich um die Versorgung der Schwangeren, Gebärenden und Wöchnerinnen, allerdings ohne Heino von Knorre, der diesen pommerschen Ort nach wenigen Tagen verließ.[193] Gollnow stellte eine Zwischenstation dar. Von hier aus sollten die deutschbaltischen Familien »abberufen« und vor allem im Wartheland angesiedelt werden.[194]

Ebenso wie für die zum »Müttertransport« Gehörenden, ging es für Benita H. von Gotenhafen per Zug ins Innere von Pommern. Zusammen mit Wewi und deren fünf Kindern wurde sie vorübergehend bei einer Pastorenfamilie untergebracht. Die gesamte deutschbaltische Gruppe, mit der sie zusammen angekommen war, richtete sich

189 E. v. Knorre Brief an W. v. Knorre, 24.11.1939, zur vertraulichen Kenntnisnahme weitergeleitet an die Einwandererberatung der Volksdeutschen Mittelstelle in Posen, in: APP, 800/123, Bl. 91. Dr. Ende bemängelte ebenso Pannen in der Organisation und vor allem das Fehlen von Getränken für Mütter und Milchflaschen für Säuglinge. Vgl. Bericht Dr. Ende, Beauftragter für die Unterbringung der Kranken und Gebrechlichen in Pommern, Stettin, 2.12.1939, in: BArch, R 69/1223, Bl. 1-2.

190 Schreiben von Heino v. Knorre an Lankenfeld, 29.11.1939, in: APP, 800/125, Bl. 268.

191 Demgegenüber lebten lediglich 168 deutschbaltische Männer über 15 Jahren in Gollnow. Vgl. Schreiben der Baltendeutschen Dienststelle in Gollnow, 27.12.1939, in: APP, 800/123, Bl. 121-123.

192 Schreiben der Balten-Deutsche Dienststelle in Gollnow, 27.12.1939, in: APP, 800/123, Bl. 121.

193 Aufstellung der in Gollnow einquartierten baltendeutschen Ärzte, Schwestern, Apotheker und Hebammen, in: APP 800/123, Bl. 109; Heino von Knorre an F. Lankenfeld, 29.11.1939, in: APP, 800/124, Bl. 268.

194 Schreiben der Baltendeutschen Dienststelle in Gollnow, 27.12.1939, in: APP, 800/123, Bl. 121-123.

im Umland von Greifenhagen ein. Anders als Heino von Knorre war Benita H. mit ihrer Situation nicht zufrieden.

Empört äußerte sie sich über die Unterbringung »im engen, ungesunden Zimmer, wo die Wände schimmeln, an der Decke ungezählte winzige Fliegen sitzen, Tag und Nacht Windeln und Wäsche am Ofen trocknen, die Kinder bald mit Durchfällen oder Erkältungen mit hohem Fieber krank liegen.«[195] Benita H. ärgerte sich, wie viele Deutschbalten, über die als mangelhaft empfundene Organisation und das Kompetenzgewirr bei den reichsdeutschen Behörden. Ihre Schilderung, die Wohnsituation führe bei den Kindern zu Erkrankungen, unterstrich die Notwendigkeit, eine bessere Lösung zu finden, aber auch die Verantwortungslosigkeit der zuständigen reichsdeutschen Stellen.

Nicht nur die Art der Unterbringung verärgerte Benita H., sondern auch die Haltung der Reichsdeutschen, die ihr als Umsiedlerin entgegengebracht wurde. Nach einem Begrüßungsabend der SA für die Deutschbalten notierte sie ihre Gefühle:

> »Die Redner sind ganze Männer, sie […] sprechen […] vom Grossen, Neuen, Unbekannten, das wir kennenlernen sollen: vom Nationalsozialismus. Ich sitze da mit meinem lieben alten Frauenschaftsabzeichen der Bewegung – und weiss nicht, soll ich lächeln oder weinen?«

Sie fühlte sich von den reichsdeutschen SA-Männern in ihrer nationalsozialistischen Überzeugung nicht ernst genommen. Der Vertreter der Deutschbalten in Greifenhagen meldete sich zu Wort und stellte klar, dass die Baltendeutschen schon seit Jahren Nationalsozialisten seien. Sie seien auch keine Flüchtlinge, sondern dem »Ruf des Führers« gefolgt und hätten sich ihm mit der Umsiedlung zur Verfügung gestellt.[196] »Gut, dass er das sagt«, meinte Benita H. – der von ihr zitierte Vertreter der Deutschbalten hatte ihr offenbar aus der Seele gesprochen. Im Kontakt mit den reichsdeutschen SA-Männern forderte er, Baltendeutsche gleichberechtigt in die »Volksgemeinschaft« einzuschreiben.[197] Mit ihrem Bericht an die Einwandererberatungsstelle und damit letztlich an die VoMi trug Benita H. diese Forderung an die verantwortlichen Stellen heran und prangerte das Verhalten der SA-Männer als ungerecht und den »volkstumspolitischen« Ziele zuwiderlaufend an.[198]

Das Wartheland und vor allem die Stadt Posen erklärten die Verantwortlichen zum Ansiedlungszentrum für Deutschbalten. Reichsstatthalter Arthur Greiser schuf die Voraussetzungen.[199] Bis Weihnachten 1939 waren bereits 8.500 Personen in Posen

195 Bericht »Die Umsiedlung« von Benita H., o. D., in: APP, 800/146, Bl. 375-385.
196 Er spiegelte damit Einstellung und Selbstbild der Gruppe der Deutschbalten. Vgl. Bosse, Vom Baltikum in den Reichsgau Wartheland.
197 Zu ähnlichen Konflikten zwischen Balten- und Reichsdeutschen kam es vielfach. Vgl. Schulze, »Der Führer ruft!«.
198 Die VoMi nahm diese Beschwerden durchaus ernst. Hoyer, »Volksgemeinschaft« im Werden?«.
199 Frühere Pläne, nach denen die Deutschbalten in Gotenhafen angesiedelt werden sollten, zerschlugen sich. Die Wehrmacht beanspruchte die Stadt als Marinestützpunkt. Vgl. Stiller, Völkische Politik, S. 761-762. Das Gaukommissariat für die Einwanderung, Leitung Albert Derichsweiler, koordinierte in Absprache mit der Baltendeutschen Beratungsstelle, Leitung

angesiedelt worden. Insgesamt zogen rund 29.000 Deutschbalten in die Stadt, also knapp die Hälfte der Umsiedler aus Lettland und Estland.[200] Am 7. Dezember, einen Monat nach Benita H.s Abreise aus Riga, kamen sie, Wewi und die Kinder endlich am Wunsch-Ort an, allerdings in einer Sammelunterkunft.[201]

Das speziell für Mütter und Kinder eingerichtete Lager befand sich in der Raczinskystraße.[202] Ein Bericht vom März 1940 lobte den im Vergleich zu anderen Lagern guten Gesundheitszustand der dort Untergebrachten.[203] Ganz anders war die Wahrnehmung von Benita H. wenige Monate zuvor. Sie berichtete: »Wir bekommen 4 von 20 Betten im Saal angewiesen für 6 Personen, unser Säugling kommt hinauf ins Babyzimmer.«[204] Den Verlust ihrer Privatsphäre und die zumindest zeitweise Trennung von den Kindern im Lager erwähnte sie eher beiläufig. Wichtiger erschien ihr die mangelnde Hygiene im Lager – vielleicht hoffte sie, mit diesem Argument Verbesserungen zu erreichen. Über das Leben im Lager schrieb sie:

> »Die Schwestern sind sehr freundlich, die Kindergärtnerinnen sammeln das kleine Volk um sich. Es ist für alles gesorgt – und doch, wenn man genauer hinschaut, stehen einem die Haare zu Berge, weil in vielen Dingen nicht die nötige Sorgfalt beobachtet wird. In der Babyküche laufen unzählige Schaben herum, die schmutzigen Windeln der kranken und gesunden Säuglinge werden durcheinandergeworfen, und es besteht keine Möglichkeit, sie zu kochen. Ansteckende Krankheiten verbreiten sich in unheimlicher Schnelligkeit. Der Lagerarzt hat viel zu tun … Die Sauberkeit in den Räumen lässt zu wünschen übrig. Kein Wunder bei der knappen Bedienung im Lager und den wechselnden Bewohnern darin, die selber meist nicht viel von Sauberkeit wissen. Wie lange wird man im Lager bleiben?«[205]

Benita H., Wewi und die Kinder blieben acht Tage im Lager, bevor sie in eine Wohnung in Posen umziehen konnten. Zuvor mussten sie sich jedoch dem Einbürgerungsverfahren der EWZ unterziehen. Deren Aufgabe war es, die volksdeutschen Umsiedler

Erhard Kroeger, Transport, Ansiedlung und Einsatz der Umsiedler. Vgl. Bosse, Vom Baltikum in den Reichsgau Wartheland.

200 Vgl. Verteilung der baltendeutschen Umsiedler auf Kreise und Städte im Wartheland, o. D., in: BArch, R 69/233, Bl. 43. Mit der gesundheitlichen Betreuung der Umsiedler in Posen und Lodz betraute L. Conti den NSV-Arzt Dr. Schmidt, der eng mit Prof. Bernauer, dem Leiter der Gesundheitsstelle in der VoMi zusammenarbeitete. Vgl. Aktenvermerk, Ärztliche Überwachung und Betreuung der Baltendeutschen, 21.11.1939, in: BArch, R 69/648, Bl. 14-17.

201 Vgl. Bosse, Vom Baltikum in den Reichsgau Wartheland; Bericht »Die Umsiedlung« von Benita H., o. D., in: APP, 800/146, Bl. 375-385.

202 Die im Lager eingerichtete Betreuungsstelle wurde von dem estländischen Arzt Dr. Lutz geleitet. Aufgrund von Beschwerden sollte die Stelle neu mit Dr. Irmintraut Schlau, der Ehefrau von Hermann Schlau, besetzt werden. Von ihr erhoffte man sich mehr Verständnis für die Bedürfnisse der Mütter. Vgl. Schreiben an Dr. Schmidt, Bevollmächtigter für die Betreuung der Rückwanderer, 11.12.1939, in: APP, 800/123, Bl. 99.

203 Protokoll über die Besprechung der Abteilungsleiter, Abt. Presse, 13.3.1940, in: APP, 800/23, Bl. 128-130.

204 Bericht »Die Umsiedlung« von Benita H., o. D., in: APP, 800/146, Bl. 375-385.

205 Ebenda.

zu erfassen, auf ihre rassische, politische, gesundheitliche und berufliche Eignung für die Ansiedlung zu prüfen, in Zusammenarbeit mit den Rasseprüfern des Rasse- und Siedlungshauptamtes (RuSHA) über ihre »Siedlungstauglichkeit« zu entscheiden und die Einbürgerungen vorzunehmen.[206]

Alle Umsiedlerinnen und Umsiedler mussten die stundenlange Prozedur der Einbürgerung über sich ergehen lassen.[207] Die »Durchschleusung«, so Maria Fiebrandt, bildete zusammen mit der gesundheitlichen und rassischen Musterung in den EWZ-Gesundheitsstellen durch die vom Reichsgesundheitsführer abgeordneten Ärzten sowie die Eignungsprüfer des Rasse- und Siedlungshauptamtes »das Herzstück der rassenhygienischen und rassenbiologischen Selektion« der Umsiedler.[208] Mit der Ausreise verloren die Umsiedler ihre bisherige Staatsangehörigkeit. Zwar verpflichtete sich das Deutsche Reich in den Umsiedlungsverträgen dazu, die deutsche Bevölkerung umzusiedeln, nicht aber, die Neuankömmlinge als deutsche Staatsbürger aufzunehmen.[209]

Entschieden die Gutachter positiv über die »Siedlungstauglichkeit«, erhielten die Menschen nach der Musterung im Idealfall eine Einbürgerungsurkunde und einen »O-Entscheid«. Dieser dokumentierte die »Ostraumwürdigkeit«. Diese war Voraussetzung dafür, eine Wohnung, einen Hof oder einen Betrieb »im Osten« in Aussicht gestellt zu bekommen. Wer einen »A-Entscheid« erhielt, musste ins »Altreich« ziehen, dort eventuell im Lager leben und abhängig arbeiten.[210] Im Fall der Deutschbalten verfügte Himmler allerdings, dass – anders als bei den späteren Umsiedlergruppen – die »Osttauglichkeit« nicht zu überprüfen sei. Vielmehr wurden die Deutschbalten geschlossen in den eingegliederten westpolnischen Gebieten angesiedelt.[211] Wer nicht sofort eine Einbürgerungsurkunde erhielt, etwa aus rassischen oder erbbiologischen Gründen, wurde auf das reguläre Einbürgerungsverfahren verwiesen. Damit waren die

206 Himmler beauftragte Reinhard Heydrich, als Leiter des Reichssicherheitshauptamtes und Chef der Sicherheitspolizei und des SD, mit dem Aufbau der EWZ. Am 16. Oktober 1939 nahm sie ihre Tätigkeit in Gotenhafen auf. Ende Oktober verlegte sie ihren Hauptsitz nach Posen. Vgl. Heinemann, Rasse, Siedlung, deutsches Blut, S. 196-197. Am 15. 1. 1940 wurde der Hauptsitz von Posen nach Lodz verlegt, wo er mit kurzer Unterbrechung bis 1945 verblieb. Ebenso wurde das Prozedere der Musterung professionalisiert. Vgl. Fiebrandt, Auslese für die Siedlergesellschaft, S. 452-453.

207 Zum Prozedere der »Durchschleusung« vgl. Strippel, NS-Volkstumspolitik. »Durchgeschleust« wurde hierbei in der Regel »herdweise«. Zu einem »Herd« gehörten neben der Kernfamilie weitere Angehörige des Haushaltes, wie entferntere Familienangehörige, Angestellte und Bedienstete, wie z. B. »das Gesinde«. »Herde« erhielten nur gemeinschaftlich einen Ansatzentscheid. So wurde z. B. »fremdvölkisches Gesinde« nicht abgeschoben, sondern zusammen mit dem »Herd« angesetzt. Vgl. Stiller, Völkische Politik, S. 815-816.

208 Fiebrandt, Auslese für die Siedlergesellschaft, S. 438. Säuglinge und Kleinkinder wurden während der Untersuchungen ihrer Eltern von einer »Hilfsschwester« betreut. Vgl. Bericht über die Tätigkeit der Gesundheitsstelle der Einwandererzentralstelle Posen, o. D., in: BArch, R 69/728, Bl. 10-12.

209 Vgl. Fiebrandt, Auslese für die Siedlergesellschaft, S. 234-235.

210 Bis April 1942 erhielten 22 % der Umsiedler einen »A-Entscheid«. Das RKF ordnete aufgrund der hohen Zahlen eine Kurskorrektur an. Vgl. Fiebrandt, Auslese für die Siedlergesellschaft, S. 456-470.

211 Vgl. Stiller, Völkische Politik, S. 872.

Betroffenen zumindest vorübergehend staatenlos.[212] Menschen, die im rassenhygienischen oder erbbiologischen Sinne als »minderwertig« galten oder als »unheilbar« krank eingestuft wurden, stellten keinen »erwünschten Bevölkerungszuwachs« dar. Sie wurden in Psychiatrien, Altenheimen oder Kliniken untergebracht und zum Teil im Rahmen der NS-»Euthanasie-Aktionen« ermordet.[213] Alle, die als »rassisch minderwertig« klassifiziert wurden, erhielten einen »Ablehnungsbescheid« und wurden über das Arbeitsamt als »fremdstämmige Arbeitskräfte« zur Zwangsarbeit ins Deutsche Reich »vermittelt«, ins Generalgouvernement oder in ihre Heimatländer abgeschoben.[214] Einigen jüdischstämmigen Ärzten gelang es allerdings, über die »Baltendeutsche Beratungsstelle, Ärzteeinsatz« und Reichsgesundheitsführer Leonardo Conti eine Ausnahmegenehmigung zu erwirken.[215] Reinhard Behr aus Lettland, der sich als »Mischling I. Grades« bezeichnete, erhielt eine solche Ausnahmegenehmigung und eine Arztstelle in Leslau zugewiesen. In einem Schreiben an die »Baltendeutsche Beratungsstelle« betonte er seine Zugehörigkeit zur deutschen Volksgruppe Lettlands und seine Verdienste als freiwilliger Kämpfer 1919/20 gegen »den Bolschewismus im Baltenlande«. Außerdem sei er mit einer »deutschblütigen« Frau verheiratet.[216] In einer Aktennotiz der »Beratungsstelle« hieß es:

> »Dr. Behr ist alter Kämpfer der Baltischen Landeswehr, hat die Organisation der Deutschen Volksgemeinschaft in Kandau geschaffen und geleitet und ist während der ganzen schwierigen Zeiten in Deutschtumsfragen massgeblich beteiligt und besonders einsatzbereit gewesen. Die Frage nach besonderen Verdiensten um das Deutschtum ist zu bejahen.«[217]

Ungeachtet dieser Empfehlung und der von höchster Stelle ausgestellten Genehmigung verweigerten Amtsarzt Karl Nieberding und Bürgermeister Cramer in Leslau Dr. Behr jedoch aufgrund seiner Abstammung die Niederlassung in der Stadt.[218] Nieberding argumentierte, »es sei nicht möglich, dass auf der einen Seite die Juden aus dem Gebiet evakuiert würden und auf der anderen Seite von uns aus wieder Juden oder Mischlinge als ›deutsche Ärzte‹ eingesetzt würden.«[219] Herrmann Schlau und Hans Reinicke, zu-

212 Vgl. z.B. Schreiben von Zietz, 27.2.1940, in: APP, 800/123, Bl. 75; Schreiben des Reichsministers des Innern, Betr. Einbürgerung von Ostumsiedlern, 12.3.1941, in: BArch, R59/415, Bl. 125-128.

213 Fiebrandt kann die Einbeziehung Volksdeutscher in die T4-Aktion u.a. anhand von Meldebögen nachweisen und damit die frühere Annahme widerlegen, nach der Umsiedler von der »Euthanasie« ausgenommen waren. Vgl. Fiebrandt, Auslese für die Siedlergesellschaft, S. 371-384.

214 Vgl. Strippel, NS-Volkstumspolitik und die Neuordnung Europas, S. 118-125.

215 Vgl. Schreiben der Reichsärztekammer an Hermann Schlau, 21.2.1940, in: APP, 800 VoMi/119, Bl. 79.

216 Reinhard B.: Gesuch, Brief an die Kanzlei des Führers vom 2.4.1940, in: APP, 800 VoMi/119, Bl. 125.

217 Aktennotiz zum Fall Dr. Reinhard Behr, 12.3.1940, in: APP, 800 VoMi/120, Bl. 90.

218 Wochenbericht der Baltendeutschen Einwandererberatungsstelle, Ärzteeinsatz, 12.3.1940, in: APP, 800 VoMi/120, Bl. 88-89.

219 Aktennotiz zum Fall Dr. Reinhard Behr, 12.3.1940, in: APP, 800 VoMi/120, Bl. 91.

ständig für den »Wiedereinsatz des Sanitätspersonals« im Wartheland, konnten sich nicht durchsetzen. Dr. Behr wurde nicht in Leslau tätig.[220] Die Ausgrenzung jüdischer Ärztinnen und Ärzte sowie die Umsetzung der NS-Rassenpolitik erfolgte, wie die Geschichte von Dr. Behr zeigt, nicht nur von zentraler, übergeordneter Stelle aus, sondern wurde auf lokaler Ebene nach eigenen Vorstellungen interpretiert und durchgesetzt.[221]

Benita H. erhielt im Anschluss an die »Durchschleusung« in Posen die ersehnte Urkunde zur Einbürgerung. Von dieser versprach sie sich die Lösung von Identitätskonflikten: »Jetzt bin ich vollberechtigt ein Glied des Deutschen Reiches, jetzt bin ich voll heimatberechtigt hier, wo mir der Führer die neue Heimat angewiesen hat. Nicht Flüchtling, nicht Gast mehr, sondern zu Hause.«[222]

Das Leben im Mutter-und-Kind-Lager in Posen gestaltete sich jedoch für sie zunehmend schwierig: Sie fühlte sich nicht »zu Hause« und die Kinder erkrankten. Erkrankungen, besonders Infektionserkrankungen, stellten aus Sicht der verantwortlichen Stellen eine Gefahr für Mütter und Kinder in den Lagern dar.[223] Nach einem Aktenvermerk erkrankten im November 1939 allein im Mutter-und-Kind-Lager in Posen 50-70% der Minderjährigen.[224] Die Baltendeutsche Dienststelle in Gollnow bat daher darum, den im Ort untergebrachten Müttern und Kindern des »Müttertransportes« einen Aufenthalt in den Posener Sammellagern zu ersparen und sie erst nach Bereitstellung von Wohnungen ins Wartheland überzusiedeln.[225]

Als Hauptursachen für die gesundheitsgefährdende Situation in Posen machten die verantwortlichen Ärzte die mangelhaften Voraussetzungen für eine ausreichende Hygiene und Versorgungsfehler der Mütter aus. Durch eine räumliche Trennung von Mutter und Kind sollten »viele ängstliche Bedenken und unvernünftige Handlungen der um ihre Säuglinge besorgten Mütter ausgeschaltet werden.«[226]

Die Ärzte machten die Mütter demnach mitverantwortlich für Erkrankungen und Pflegemängel der Kinder. Mit dem Argument der gesundheitlichen Fürsorge lehnten sie individuelle Vorstellungen und das Bedürfnis von Müttern und Kindern nach Nähe ab.[227]

220 Im Verzeichnis der Ärzte von 1941 war Dr. Behr nicht verzeichnet. Offenbar wurde ihm die Niederlassung im Wartheland insgesamt verweigert. Vgl. Verzeichnis der Ärzte in den Gauen Danzig-Westpreußen und Wartheland sowie in dem neu eingegliederten Ost-Oberschlesien, Leipzig 1941.

221 Vgl. hierzu: Alberti, Die Verfolgung und Vernichtung.

222 Bericht »Die Umsiedlung« von Benita H., Liebigstr. 5, Posen, in: APP, 800/146 Abteilung Presse, Baltendeutsche Berichte, 1939-1940, Bl. 375-385.

223 Dass diese Befürchtungen nicht unbegründet waren, zeigt ein Bericht vom 31.3.1940, in dem ein Kinderarzt den Tod von zehn Kleinkindern meldet, die sich alle im Mutter-und-Kind-Lager infiziert hatten. Vgl. Schreiben von Erich Breckoff an Hermann Schlau, 31.3.1940, in: APP, 800/129.

224 Vgl. Aktenvermerk, betr. Ärztliche Überwachung und Betreuung der Baltendeutschen, 21.11.1939, in: BArch, R 69/648, Bl. 14-17.

225 Vgl. Schreiben der Baltendeutschen Dienststelle in Gollnow, 27.12.1939, in: APP, 800/123, Bl. 121-123.

226 Aktenvermerk, betr. Ärztliche Überwachung und Betreuung der Baltendeutschen, 21.11.1939, in: BArch, 69/648, Bl. 14-17.

227 Vgl. Lisner, Schwangerschaft und Geburt während der »Umsiedlungsaktionen«.

Für Benita H. gab die Drohung, die erkrankten Kinder müssten in der Scharlachbaracke isoliert werden, den Anstoß, sich gemeinsam mit Wewi um eine andere Unterbringung zu kümmern.

> »Da bäumt sich alles in uns auf. Bis hierher haben wir die Kleinen noch durchgebracht, wir geben sie nicht in die Ansteckung hinein, das tun wir ganz bestimmt nicht. Wewis Mann kommt zum Glück ins Lager. Wir empfangen ihn mit der bösen Nachricht. [...] Er wird sofort für eine Wohnung sorgen. Aber es dauert doch noch bis zum nächsten Tage. Wir sind inzwischen im Isolierzimmer untergebracht. Die Nacht ist kalt. Ich reisse mir das letzte weg, um die Kinder zu bedecken. [...] Dann ist der letzte von den acht Tagen Lagerleben. [...] Dann fahren wir durch den frühen Abend in zwei Autos zu unsrer neuen Wohnung, Liebigstrasse 5 – Wir ziehen mit unsren kranken Kindern in einen Eispalast, Parkett, Klubsessel, Kronleuchter und Kälte empfangen uns.«[228]

Benita H. fürchtete, die Kinder könnten sich in der »Scharlachbaracke« im Kontakt mit anderen kranken Kindern infizieren. Mithilfe von Wewis Mann gelang es den Frauen, sich gegen die Lagerleitung durchzusetzen und eine Isolation der Kinder zu verhindern. Die neue Wohnung beschrieb Benita H. als luxuriös ausgestattet, jedoch wegen der fehlenden Heizmöglichkeit als ungeeignet. Woher Wewis Mann plötzlich die Wohnung bekommen hatte, wer den »Eispalast« vor ihr bewohnt hatte, wem Kronleuchter und Klubsessel gehörten, fragte sich Benita H. nicht. Ihre eigene Not stand für sie im Vordergrund.[229]

> »Die erste Nacht ist unbeschreiblich grauenhaft. [...] Dann wird es langsam erträglich, nach einigen Tagen sogar warm. [...] Das, was man hier lebt und leistet, heisst noch nicht Aufbau, sondern: ein nackter Kampf ums Dasein. [...] In Pommern erlebten wir eine Ernüchterung, hier – unzählige Enttäuschungen. Und doch – und doch – unser Schicksal steht nicht mehr abseits und verloren da, sondern ist hineingestellt in das des Reiches. Was wir kämpfen und leiden, tun wir für Deutschland, und wir erfüllen mit unsrem Kampf den Willen des Führers. Und für unsre Kinder sehn wir doch in eine lichte Zukunft – das heisst: nur, wenn wir selber recht durchhalten, sonst nicht.«[230]

Benita H., Wewi und die Kinder richteten sich nach einigen Tagen in der fremden Wohnung ein und fühlten sich offenbar mehr und mehr heimisch. Benita H.s Schilderungen der empfundenen Dankbarkeit dafür, nicht mehr der deutschen Minderheit

228 Bericht »Die Umsiedlung« von Benita H., Liebigstr. 5, Posen, in: APP, 800/146 Abteilung Presse, Baltendeutsche Berichte, 1939-1940, Bl. 375-385.

229 Vgl. Lisner, Schwangerschaft und Geburt. Allerdings äußerten auch einige Baltendeutsche ihr Befremden und Beklemmungen darüber, »als Eindringling in noch wohnwarme Häuser zu kommen«. Vgl. Bosse, Vom Baltikum in den Reichsgau Wartheland; Schröder, »Rettung vor dem Bolschewismus«?.

230 Bericht »Die Umsiedlung« von Benita H., Liebigstr. 5, Posen, in: APP, 800/146 Abteilung Presse, Baltendeutsche Berichte, 1939-1940, Bl. 375-385.

in Lettland, sondern der privilegierten Gruppe der Deutschen in den »eingegliederten Gebieten« anzugehören, unter Verknüpfung des individuellen »Schicksals« mit dem der »Volksgemeinschaft« und des Großdeutschen Reiches, transportierten Bilder der Umsiedlung, wie sie in der NS-Berichterstattung und Propaganda vielfach gezeichnet wurden.[231] Im Gegensatz dazu standen die geschilderten Bedingungen der Ankunft im Deutschen Reich: die herablassende Behandlung durch Reichsdeutsche, die beengte und ärmliche Unterbringung, mangelnde Hygiene und gesundheitliche Gefährdung sowie das Leben im Lager, das Privatsphäre raubte. Selbst die ersehnte Ansiedlung in Posen gestaltete sich anders, als Benita H. es sich vorgestellt hatte. Sie war enttäuscht, und doch gab sie ihrem Bericht eine positive und kämpferische Wendung. Sie wollte durchhalten: für Deutschland, für die Zukunft und für die Kinder. Sie bekräftigte ihren Willen, an der »Aufbauarbeit«, an der »Germanisierung« der westpolnischen Gebiete mitzuwirken. Als baltendeutsche Nationalsozialistin forderte sie dabei allerdings Respekt von den Reichsdeutschen und die Verwirklichung der Utopie einer homogenen »erweiterten Volksgemeinschaft«.[232]

Um Platz für die Deutschbalten wie Benita H., aber auch für die zum »Müttertransport« Gehörenden, für die Bediensteten der Wehrmacht und für »reichsdeutsche« Beamte zu schaffen, wurde die polnische und jüdische Bevölkerung aus dem Wartheland und aus Danzig-Westpreußen vertrieben.[233] In Posen beispielsweise wurde im November 1939 ein polnisches Altersheim in der Posadowskistraße geräumt, um dort ein neues Mutter-Kind-Lager mit 60 Säuglingsbetten einzurichten. Hier sollte die zuvor beklagte fehlende Trennung von Mutter und Kind durchgesetzt und die Säuglinge von Schwestern betreut werden.[234] Darüber hinaus wurden Privatwohnungen zwangsweise geräumt, vorrangig bessere Domizile in guter Lage, oder Wohnungen von Personen, die als politisch unerwünscht galten.[235] Die Vertreter der baltendeutschen Volksgruppe standen mit den für die »Aussiedlungen« verantwortlichen Stellen in Verbindung. Um für ihre »Volksgruppe« die bestmöglichen Bedingungen zu schaffen, erhoben sie Anspruch auf die »freiwerdenden« Wohnungen und das Mobiliar.[236] Deutschbaltische Umsiedler legten sogar selbst Hand an und beteiligten sich aktiv an

231 Vgl. Verschiedene Berichte in: APP, 800/146 Abteilung Presse, Baltendeutsche Berichte 1939-1940.

232 Vgl. Hoyer, »Volksgemeinschaft« im Werden?

233 Bis Anfang Dezember 1939 ein »Evakuierungsapparat« aufgebaut war, übernahmen Landräte und Bürgermeister in Zusammenarbeit mit dem Volksdeutschen Selbstschutz die Vertreibungen, vor allem in Posen, in Eigenregie. Vgl. z. B. Browning, Die Entfesselung der »Endlösung«, S. 83; 170.

234 Vgl. Aktenvermerk, betr. Ärztliche Überwachung und Betreuung der Baltendeutschen, 21.11.1939, in: BArch, 69/648, Bl. 14-17; Bericht über die Tätigkeit der Gesundheitsstelle der Einwandererzentralstelle Posen, o. D., in: BArch, R 69/728, Bl. 10-12.

235 Vgl. Stiller, Völkische Politik, S. 357-358.

236 Vgl. z. B. Protokoll über die Besprechung der Abteilungsleiter der Volksdeutschen Einwandererberatungsstelle, 17.2.1940, in: APP, 800/23, Bl. 97-98; Protokoll über die Besprechung der Abteilungsleiter der Volksdeutschen Einwandererberatungsstelle, 23.2.1940, in: APP, 800/23, Bl. 105.

den Vertreibungen.[237] Möglicherweise bekam Wewis Mann auf diese Weise den »Eispalast«.

Heino von Knorre erhielt bereits wenige Tage nach seiner Ankunft in Gollnow eine Aufforderung, nach Posen zu kommen.[238] Friedrich Lankenfeld, der als deutschbaltischer Arzt innerhalb der Einwandererberatungsstelle für den »Berufseinsatz« der Ärzte im Wartheland verantwortlich war, schrieb ihm am 27. November 1939:[239]

> »In Danzig hat Prof. Fuchs seinen Posten verlassen und hat in Posen die Landesfrauenklinik mit seinem Stabe besetzt. Um die übrigen Krankenhäuser wird sozusagen gekämpft. Einige kleinere, jedoch gute Krankenhäuser könnten wir unter Umständen noch für uns sichern. [...] Es wäre dringend notwendig, dass Du bald hier auf dem Plan erscheinst, denn nur bei Anwesenheit eines ernst zu nehmenden Kandidaten verspricht so ein Kampf mehr Erfolg.«[240]

Der vorherige polnische Leiter der Hebammenschule in Poznań, Dr. Bolesław Kowalski (1885-1945), wurde mit seinen Mitarbeitern vertrieben, er selbst ins Generalgouvernement deportiert.[241] Sein Schicksal interessierte Heino von Knorre nicht. Er zögerte aber, die Aufforderung Lankenfelds anzunehmen, da er Bedenken hatte, in Konkurrenz zu Hans Fuchs (1873-1942) zu treten:[242]

> »Mir ist es natürlich besonders bitter, dass ich mich in einen gewissen Gegensatz zu Prof. Fuchs werde begeben müssen, denn ich bin sein Schüler und glaubte in

237 Baron Cecil von Hahn, Baltendeutsche Einwandererberatung in Litzmannstadt, forderte gar, Polen und Juden sollten sich selbst evakuieren, da Deutschbalten und Deutsche Schaden bei den Vertreibungen nähmen. Vgl. Schreiben von Dr. Baron Cecil von Hahn, 7.3.1940, in: APP, 800/61, Bl. 7.

238 Vgl. Schreiben Dr. Ende, Beauftragter für die Unterbringung der Kranken und Gebrechlichen in Pommern, bei der Rückgliederung der Baltendeutschen, 2.12.1939, in: APP, 800/124, Bl. 82.

239 Vgl. Mitarbeiter der Volksdeutschen Einwandererberatungsstelle, 28.11.1939, in: APP, 800/23, Bl. 9. Auf Anordnung L. Contis richtete die Volksdeutsche Einwandererberatungsstelle die Abteilung Ärzteeinsatz unter Leitung von Hermann Schlau ein, angesiedelt bei der VoMi in Posen. Aufgabe der Abteilung war die Vermittlung von Arbeitsstellen an deutschbaltische Ärzte sowie die Überprüfung ihrer »arischen« Abstammung. Der Einsatz in Kliniken erfolgte durch Kurt Huchzermeyer, Beauftragter für den Einsatz der Krankenhausärzte und Gauamtsleiter des Amts für Volksgesundheit der NSDAP. Ärzte in freier Praxis und ärztliches Hilfspersonal wurden über die Ärztekammer Wartheland unter Leitung von Hans Reinicke vermittelt. Vgl. Schreiben von Dr. Kaiser, Leitung des Sanitätsdienstes im Wartheland, angesiedelt bei der Reichsstatthalterei, an die Balten-Beratungsstelle, 14.11.1939, in: APP, 800 VoMi/119, Bl. 18; Schlau: Bericht über den Berufseinsatz der baltendeutschen Ärzte, 29.3.1940, in: APP, 800 VoMi/119, Bl. 119-124.

240 Lankenfeld an Kamerad Knorre, 27.11.1939, in: APP, 800/124, Bl. 269.

241 Vgl. Kassner/Lisner, Zwischen staatlichen Vorgaben. Nach 1945 übernahmen Karol Ryglewicz und ab 1946 Tadeusz Zwoliński die Leitung. Vgl. Krajowa Klinika dla Kobiet [Landesfrauenklinik], unter: https://www.gpsk.ump.edu.pl/pl/1941-1950-1-1 [3.5.2025].

242 Zur Biografie von Fuchs vgl. Dross/Frobenius/Thum/Bastian, »Ausführer und Vollstrecker des Gesetzeswillens«, S. S17-S19.

freundschaftlichen Beziehungen zu ihm zu stehen. Doch lässt sich so etwas im Leben gelegentlich nicht vermeiden.«[243]

Etliche deutschbaltische Ärzte hatten in Danzig oder dem Deutschen Reich studiert und waren über die Grenzen des Baltikums hinaus beruflich vernetzt, so auch von Knorre.[244] Ein Konkurrenzkampf mit seinem ehemaligen Lehrer war ihm unangenehm, er war jedoch bereit, diesen zu führen. Soweit kam es jedoch nicht.[245] Heino von Knorre zog nach Lodz, wo er als Verbindungsmann der Baltendeutschen Beratungsstelle in der Abteilung Ärzteeinsatz tätig wurde und Stellen im medizinischen Bereich an Deutschbalten vermittelte.[246]

Die Zitate spiegeln den Macht- und Verteilungskampf wider, der sich aus der Vertreibung der einen und der Ansiedlung der anderen Menschen entwickelte. Die Neuankömmlinge konzentrierten sich darauf, für sich selbst etwas zu sichern und ein neues Leben aufzubauen.[247] Über das Schicksal der vertriebenen polnischen und jüdischen Einwohner, Ärztinnen und Ärzte machte sich zumindest in den schriftlichen Quellen niemand Gedanken.

b) »Ganz schlimm war es, wenn sich während der Fahrt eine Geburt ereignete«.[248] Zur Umsiedlung der Wolhyniendeutschen

Die Umsiedlung der Deutschbalten war noch nicht abgeschlossen, als die Planungen und Vorbereitungen für die Umsiedlung der Deutschen aus Wolhynien, Ostgalizien und dem Narewgebiet begannen.[249] Die Umsiedler aus Ostpolen sollten per Bahn und Pferdetreck reisen und – wie alle folgenden Umsiedlergruppen – über Lodz/Litzmannstadt geleitet werden.[250] Hier wurden die Umsiedler bis zu ihrer Weiterfahrt ins

243 Schreiben von Heino v. Knorre an Lankenfeld, 29.11.1939, in: APP, 800/125, Bl. 268.

244 Vgl. verschiedene Lebensläufe von baltendeutschen Ärzten, in: APP, 800/126, 127, 129.

245 Vgl. z.B. Verzeichnis deutscher Hebammenschulen mit Leitern, 24.8.1940, in: APP, RSH 299/2970.

246 Schreiben von Schlau an August E., 15.2.1940, in: APP, 800/124, Bl. 72. Aus Lettland und Estland wurden 356 Ärzte umgesiedelt; 201 waren im März 1940 im Wartheland tätig. Vgl. Schlau: Berufseinsatz der baltendeutschen Ärzte, 29.3.1940, in: APP, 800 VoMi/199, Bl. 199-124.

247 Zur Konkurrenzsituation zwischen Reichsdeutschen, Baltendeutschen und Volksdeutschen vgl. Meldungen aus dem Reich, 20.12.1939, in: BArch, R 58/146, Bl. 80. Von 99 Chefarztposten waren 1940 60 mit Deutschbalten besetzt. Vgl. Protokoll Abteilungsleiterbesprechung, 16.3.1940, 3.4.1940, in: APP, 299 RSH/1861, Bl. 267-268. Vgl. auch: Hoyer, »Volksgemeinschaft« im Werden?.

248 Honisch: Großeinsatz Osten. Generalbericht der Sonderbereitschaft, 15.3.1940, in: BArch, R 49/1/3055. Ausführlicher formuliert in: Lisner, Schwangerschaft und Geburt.

249 Sowjetunion und Deutschland verhandelten über einen »Bevölkerungsaustausch«, der faktisch die Umsiedlung deutscher Bevölkerung bedeutete. Lediglich 11.000 Ukrainer und Russen wurden in sowjetische »Interessensgebiete« umgesiedelt. Das Ende der Umsiedlungen wurde vertraglich auf den 1. März 1940 festgelegt. Vgl. Fiebrandt, Auslese für die Siedlergesellschaft, Anhang; Leniger, Nationalsozialistische Volkstumsarbeit, S. 77; Döring, Die Umsiedlung der Wolhyniendeutschen, S. 87.

250 Vgl. Leniger, Nationalsozialistische Volkstumsarbeit, S. 80.

»Altreich« oder ihrer dauerhaften Ansiedlung in den »eingegliederten Gebieten« in Lagern untergebracht.

Das »Umsiedlungskommando« traf sich Anfang November 1939 in Berlin, um unter der Leitung des VoMi-Mitarbeiters und Hauptbevollmächtigten für die Umsiedlungsaktion, Horst Hoffmeyer (1903-1944),[251] den »Transport« der Deutschen aus Ostpolen nach Lodz zu organisieren.[252] Anders als bei der Umsiedlung der Deutschbalten lagen die gesamte Organisation und Durchführung in den Händen reichsdeutscher Stellen: von der Erfassung in den Herkunftsgebieten über die Reise zur sowjetisch-deutschen Grenze und von dort weiter in Durchgangs- und Beobachtungslager in Lodz und im »Altreich« bis hin zur Ansiedlung in den »Ansiedlungsgebieten«, die vor allem im Wartheland liegen sollten.[253] Der NS-Umsiedlungsapparat wurde daher weiter auf- und ausgebaut. Die VoMi übernahm die Logistik, d. h. den Transport, die Verpflegung und die Unterbringung der Menschen in Lagern.[254] Hoffmeyer war für die Betreuung der Umsiedlerinnen und Umsiedler bis zur sowjetisch-deutschen Demarkationslinie zuständig. Als Leiter des VoMi-Einsatzstabes Litzmannstadt sorgte Ludwig Doppler (1903-1944)[255] für die Reise von dort bis nach Lodz sowie für den Aufbau der Lager in Lodz und die Unterbringung der Umsiedlerinnen und Umsiedler.[256]

Zur Führung des Einsatzstabes Litzmannstadt gehörte zudem der Leiter der Gesundheitsabteilung Prof. Dr. Emil Bernauer (1891-?), leitender Arzt der Umsiedlung.[257] Die Gesamtleitung der gesundheitlichen Betreuung oblag allerdings, ebenso wie zuvor bei

251 Hoffmeyer wurde in Posen geboren, war Mitarbeiter des SD und bereits bei der Baltenumsiedlung tätig gewesen. Ab Juli 1941 leitete er das Sonderkommando R, das in Transnistrien und der Ukraine für die Betreuung und Umsiedlung Volksdeutscher zuständig war. Ihm unterstand ab 1943 der »Selbstschutz«, der Jagd auf Juden, Kommunisten und Partisanen machte. 1944 beging er in Rumänien Suizid. Vgl. Heinemann, Rasse, Siedlung, deutsches Blut, S. 420; Lumans, Himmler's Auxiliaries.

252 Vgl. Wilhelm Gradmann (Leiter der Gruppe Planung im Führungsstab der EWZ) an das Deutsche Auslandsinstitut in Stuttgart, 17. 12. 1939. Abgedruckt in: Bömelburg/Klatt (Hrsg.), Lodz im Zweiten Weltkrieg, S. 84-88. Zu Gradmann vgl. Andreas Strippel, Einwanderzentrale Litzmannstadt.

253 Jeweils vier Deutsche gehörten zusammen mit russischen Delegierten einem Umsiedlungskommando an. Sie reisten von Dorf zu Dorf und registrierten Umsiedlungswillige. Vgl. Leniger, Nationalsozialistische Volkstumsarbeit und Umsiedlungspolitik 1933-1945, S. 79.

254 Vgl. Lumans, Himmler's Auxiliaries, S. 186-187. Der Transport von der Grenze durchs Generalgouvernement wurde von der Ordnungspolizei koordiniert. Vgl. Stiller, Völkische Politik, S. 810.

255 Doppler trat 1928 in die NSDAP ein. Vgl. NSDAP Mitgliederkartei, in: BArch, R 9361-IX Kartei/6701147; Gesuch Goldenes Parteiabzeichen, in: BArch, R/9361-II/176399. Ich danke Maximilian Jacob für die Recherchen zu Doppler.

256 Doppler hatte zuvor Umsiedlerlager der VoMi geleitet. Vgl. Leniger, Um-Siedlungen, S. 95.

257 Vgl. ebenda, S. 95. Bernauer, approbiert 1919, war von 1927 bis 1939 als Professor in Südchina tätig. 1934 trat er der NSDAP bei. Seit 1939 arbeitete er in Lodz für die VoMi. 1943 erhielt er die Anerkennung als Facharzt für Innere Medizin und wurde als Chefarzt im Siegfried-Staemmler-Krankenhaus in Litzmannstadt tätig. Vgl. NSDAP-Mitgliederkartei, in: BArch, R 9361-IX Kartei/2621014; RÄK-Karte, Emil Bernauer, in: BArch (ehem. BDC). Vgl. auch: Fiebrandt, Auslese für die Siedlergesellschaft, Fußnote 1472. Ich danke Maximilian Jacob und Christine Wolters für die Recherchen.

der »Baltenumsiedlung«, Hellmut Haubold als Beauftragtem des Reichsgesundheitsführers.[258] Für die Betreuung der Umsiedler während der Reise und in den verschiedenen Lagern im besetzten Polen richtete Haubold einen eigenen Gesundheitsdienst ein und baute damit auch für die folgenden Umsiedlungen eine Struktur der gesundheitlichen Versorgung auf.[259] 30 Hebammen, mehr als 100 Ärzte, 450 Schwestern und 250 DRK-Helfer wurden hier während der Umsiedlung der Deutschen aus dem sowjetisch besetzten Ostpolen tätig.[260]

Einen Teil der Durchführung der gesundheitlichen Betreuung während der Bahnfahrten und am Zielort Lodz delegierte Haubold Ende November 1939 an das DRK.[261] Die Leitung der »DRK-Sonderbereitschaft« übernahm SS-Obersturmbannführer Karl Honisch (1894-1964).[262] Dem DRK organisatorisch angegliedert wurden auch die von der Reichshebammenschaft entsandten reichsdeutschen Hebammen.[263]

Die EWZ, deren Führungsstab im Januar 1940 nach Lodz verlegt wurde, übernahm, wie auch schon zuvor, die Erfassung und Einbürgerung sowie die politische und rassische Selektion der wolhyniendeutschen Umsiedler.[264] Eine »Schnellerfassung« und generelle Ansiedlung im besetzten Westpolen, analog zu der der Deutschbalten, wurde nicht in Betracht gezogen.[265]

Am 8. Dezember 1939, nach etwa einem Monat Vorbereitung, traf das deutsche Umsiedlungskommando, bestehend aus rund 300 Personen, in Ostpolen ein.[266] In der

258 Vgl. Der Gesundheitsdienst bei der Umsiedlung der Volksdeutschen aus Wolhynien, Galizien und Westweißrussland, o. D., in: BArch, R 69/149, Bl. 91-94.

259 Vgl. Kehrer/Isert: 5. Bericht des GA, Tarutino, Hauptstab – Abt. III, 20. 10. 1940, in: BArch, R 59/377, Bl. 103-136.

260 Vgl. Bericht über den Aufbau des Gesundheitswesens für die Rückführung der deutschen Volksgruppen aus Wolhynien und Galizien, Stand 21. 11. 1939, in: BArch, R 69/149, Bl. 17-20. Ärzte und Sanitäter wurden aus SS, Wehrmacht und DRK zusammengezogen. Vgl. Lorenz, Der Treck der Volksdeutschen, S. 18.

261 In Lodz stellte das DRK u. a. sein motorisiertes Bereitschaftslazarett zur Verfügung. Vgl. Fiebrandt, Auslese für die Siedlergesellschaft, S. 169-170.

262 Karl Honisch, geboren in Oberschlesien, trat 1931 in die NSDAP ein. Er arbeitete beim DRK, wurde von der SS in Dachau ausgebildet und 1938 zum Untersturmführer, 1939 zum Obersturmbannführer und 1942 zum Hauptsturmbannführer befördert. Seit 1939 war er in Lodz/Litzmannstadt als Leiter des DRK-Sondereinsatzes Osten tätig. Nach einer Verletzung 1943 blieb er bis 1944 im Lazarett. Vgl. Dienstaltersliste der Schutzstaffel der NSDAP, Stand 1. 12. 1938, neu hg. von Brün Meyer, Biblio-Verlag, Osnabrück 1996, S. 400; NSDAP-Mitgliedskartei; SS-Akte; Lebenslauf; versch. Schreiben des DRK, in: BArch, R 9361-III/532192. Ich danke Maximilian Jacob für die Recherchen.

263 Vgl. Honisch: Großeinsatz Osten. Generalbericht der Sonderbereitschaft, 15. 3. 1940, in: BArch R 49/1/3055.

264 Zum Aufbau des EWZ-Führungsstabes vgl. Leniger, Nationalsozialistische Volkstumsarbeit und Umsiedlungspolitik 1933-1945, S. 159-160.

265 Die Umsiedler wurden den Wertungsgruppen I-IV analog zur DVL zugeordnet. Beurteilt wurden nicht nur das äußere Erscheinungsbild, sondern auch körperliche Verfassung, Leistungsfähigkeit und »Gesamtauftreten«. Von der Bewertung hing u. a. ab, wie groß der zugeteilte Hof ausfiel. Vgl. Stiller, Völkische Politik, S. 828-830.

266 Bericht über den Aufbau des Gesundheitswesens für die Rückführung der Deutschen Volksgruppen aus Wolhynien und Galizien, Stand 21. 11. 1939, in: BArch, R 69/149, Bl. 17-20.

Stadt Łuck/ Luzk, die während der Zweiten Polnischen Republik Hauptstadt der Wojewodschaft Wołyń/Wolhynien war und heute zur Ukraine gehört, bezog der Hauptstab der Umsiedlungskommission Quartier.[267] Von der Umsiedlung waren lediglich Deutsche im westlichen Teil Wolhyniens betroffen, der seit dem Frieden von Riga 1921 zu Polen gehörte. Deutsche Bevölkerungsgruppen im sowjetischen Ostwolhynien waren davon ausgenommen.[268] Umgesiedelt wurden insofern nur Menschen, die, wie die deutsche Bevölkerung in Lodz, Bürger der Zweiten Polnischen Republik gewesen waren. Sie zogen nun innerhalb des besetzten polnischen Staatsgebietes von Ost nach West, d. h. vom polnisch-ukrainisch-weißrussischen Grenzgebiet in das Wartheland und die anderen eingegliederten polnischen Gebiete. Die Wojewodschaft Wołyń/Wolhynien mit den größeren Städten Równe, Łuck, Kowel, Horochów, Kostopol und Dubne war 1921 entstanden. Der Anteil der deutschen Bevölkerung im polnischen Teil Wołyńs betrug nach der Volkszählung von 1931 ca. 2 %. Das waren rund 47.000 Personen, von denen der größte Teil (ca. 44.000) in ländlichen Gebieten lebte. Ukrainer stellten mit 68 % die Bevölkerungsmehrheit, Polen mit 17 % und Juden mit 10 % eine Minderheit in Wołyń dar.[269] Der Osten Polens galt während der Zeit der Zweiten Polnischen Republik im Vergleich zu Zentral- oder gar Westpolen als »rückständig«, so auch auf dem Gebiet der Geburtshilfe. Im Jahr 1929 gab es in den östlichen Wojewodschaften Polens insgesamt 26 Kliniken mit geburtshilflichen Abteilungen, in Zentralpolen waren es 88.[270] Von den insgesamt 6.357 Hebammen, die 1921 in Polen registriert waren, arbeiteten nur 353 in den östlichen Wojewodschaften. Damit war hier rechnerisch eine Hebamme für 11.900 Einwohner zuständig, gegenüber rund 4.300 Einwohnern pro Hebamme im Landesdurchschnitt.[271] Die Bevölkerung, vor allem in den ländlichen Gebieten, war also auf die Hilfe einer Laiengeburtshelferin angewiesen.[272] Erna Wolz, die zusammen mit ihren Eltern und drei Geschwistern 1939 aus Wolhynien ins Deutsche Reich übersiedelte, erinnerte sich 1995 rückblickend an die geburtshilflichen Praktiken in Topcża/Toptscha im Kreis Równe/Riwne:

> »Die Geburten fanden zu Hause statt, mit Hilfe einer älteren, kundigen Frau. Eine Hebamme oder gar ein Arzt waren wohl nur in den seltensten Fällen zugegen, schon

267 Innerhalb des Hauptstabes wurde eine Stabsabteilung Gesundheitswesen unter Leitung von Dr. Franke gebildet. Vgl. Döring, Die Umsiedlung der Wolhyniendeutschen, S. 88; 99-100.

268 Vgl. Schenk, Danzig 1930-1945. Erst als 1941 auch dieser Teil Polens von Deutschland besetzt wurde, gerieten die Deutschen aus Ostwolhynien in den Fokus der Umsiedlungsakteure. Viele waren allerdings von den sowjetischen Behörden evakuiert worden. Vgl. Fielitz, Das Stereotyp, S. 15.

269 Wołyń gliederte sich in elf Kreise. Bevölkerungszahlen vgl. Volkszählung in Polen, 1931, unter: Główny Urząd Statystyczny Rzeczypospolitej Polskiej, Drugi Powszechny Spis Ludności Z Dn. 9.XII 1931 R. Mieszkania i Gospodarstwa Domowe Ludnośc Polksa, Warszawa 1938. Zu den Deutschen in Westwolhynien vgl. Kessler: Die Deutschen im polnischen Westwolhynien.

270 Zu den östlichen Wojewodschaften gehörten: Wilna, Nowogródek, Polesie, Wołyń. Insgesamt gab es 1929 in Polen rund 140 klinische geburtshilfliche Einrichtungen. Ihre Zahl stieg bis 1938 auf 645 an. Vgl. Marcysiak, Rola i status zawodu położnej.

271 Vgl. ebenda.

272 Vgl. Zuchora, Problematyka kształcenia położnych.

wegen der weiten Entfernungen zur Stadt, zu einem Krankenhaus zu kommen war ein großes Problem. Davon abgesehen war man damals der Ansicht, daß eine Geburt keine Krankheit sei und die Natur sich schon selber helfen wird.«[273]

Um die Versorgungssituation insbesondere von Mutter und Kind innerhalb der deutschen Bevölkerung in Wołyń zu verbessern, gab der Evangelische Frauenverein mit Sitz in Łuck Säuglingspflegekurse. Einige deutsche Gemeinden in Wołyń stellten in den 1930er Jahren Säuglings- oder Gemeindeschwestern an und in Tuczyn im Kreis Równe sogar eine Hebamme.[274] Verbindender Mittelpunkt der deutschen Gemeinschaften in Wolhynien war die protestantische Kirche.[275] Viele Vereine und Verbände waren entsprechend kirchlich ausgerichtet.[276] So verwundert es nicht, dass der evangelische Pastor Alfred Kleindienst Vorsitzender der Deutschen Volksvertretung Wolhynien war und als solcher Ansprechpartner der deutschen Umsiedlungsakteure. Diese bezogen aber auch nicht national organisierte Pfarrer und Kantoren in die Organisation der Umsiedlung ein.[277]

Die Anmeldung zur Umsiedlung war freiwillig. Die überwiegende Mehrheit der Deutschen in Wolhynien entschied sich ebenso wie die Deutschbalten dafür. Die Hauptgründe wurden bereits in anderem Zusammenhang genannt: Angst vor Deportationen und Repressionen durch die sowjetischen Besatzer, wie es sie im Ersten Weltkrieg gegeben hatte, und eine idealisierte Vorstellung vom Deutschen Reich.[278] Es meldeten sich auch Personen, die in »Mischehe« mit Deutschen lebten. Nach einem Grundsatzbeschluss des RKF sollten auch sie umgesiedelt werden – sofern sie nicht als Juden galten.[279]

Deutsch-sowjetisch besetzte Umsiedlungskommissionen reisten in Ostpolen von Ort zu Ort und erfassten die umsiedlungswillige Bevölkerung und deren Besitz.[280] Gebietsärzte durchkämmten[281] die Krankenhäuser, selektierten in »Marschfähige« und »Nichtmarschfähige«, sonderten Schwangere, Erkrankte und Menschen mit Infektions-

273 Wolz: Ein Rückblick, S. 11. Zur Familiengeschichte vgl. Wolz: Umsiedlung aus Wolhynien.

274 Vgl. Kleindienst, Unsere Gemeinden 1937, S. 125-129. Der Ort bzw. das Schtetl Tuczyn wurde 1942 bekannt, als die gesamte jüdische Bevölkerung deutschen Soldaten und ukrainischen Faschisten erbitterten Widerstand leistete. Vgl. Lustiger, Zum Kampf auf Leben und Tod!.

275 In den 1920er Jahren bildeten sich verschiedene christlich-religiöse Sekten. Vgl. z. B. Arndt, Die Deutschen in Wolhynien.

276 Vgl. Jahns, Vereine und Vertretungen, S. 15-18.

277 Vgl. Döring, Die Umsiedlung der Wolhyniendeutschen, S. 35-36; 103-106.

278 Während des Ersten Weltkrieges waren Teile der deutschen Bevölkerung Wolhyniens von russischen Behörden in andere Landesteile umgesiedelt worden. Etliche der Umgesiedelten kamen ums Leben oder kehrten nicht nach Wolhynien zurück. Vgl. Kostjuk, Die Deportation von Wolhyniendeutschen.

279 Schreiben des RKF, Hauptamt Volksdeutsche Mittelstelle, Völkische Schutzarbeit, betr. Umsiedlermischehen, 14.11.1942, in: BArch, R 59/415, Bl. 27-28. Rassische Überprüfungen konnten nicht durchgeführt werden, da innerhalb der Umsiedlungskommandos keine Rasseprüfer tätig waren.

280 Zur Erfassung der Umsiedler vgl. ausführlich: Stiller, Völkische Politik, S. 800-803.

281 Sie waren den Gebietsbevollmächtigten beigeordnet. Vgl. Lorenz, Der Treck der Volksdeutschen aus Wolhynien, Galizien und dem Narew-Gebiet, S. 18-19.

krankheiten ab.[282] Kranke und hochschwangere Frauen wurden in Sammelstellen zusammengezogen und von dort per Lastwagen und Bahn weitertransportiert. Im Januar 1940 berichtete Horst Hoffmeyer:

> »Neben den Krankentransporten spielte die Versorgung hochschwangerer Frauen, die kurz vor der Entbindung standen, eine zahlenmässig erhebliche Rolle unter den ärztlichen Transporten. Teilweise wurden besondere Entbindungsstationen eingerichtet. In ihnen und den Krankensammelstellen wurden eine Reihe von Entbindungen durchgeführt, sodass solche auf dem Antransport oder in den Zügen auf sowjetischer Seite bisher vollständig vermieden werden konnten.«[283]

Die Angabe Hoffmeyers, dass es auf sowjetischer Seite keine Entbindungen während der Fahrt gegeben habe, erscheint vor dem Hintergrund, dass die Frauen teilweise mehrere hundert Kilometer bis zum nächsten Grenzübergang zurücklegen mussten, fragwürdig.[284] Der leitende Arzt einer späteren »Umsiedlungsaktion« bemerkte, Entbindungen seien unterwegs nicht zu vermeiden gewesen, da »die Volksdeutschen nie den Empfängnistermin auch nur annähernd angeben können«. Der Geburtstermin sei weder rechnerisch noch durch Untersuchungen sicher festzustellen gewesen.[285] Außer der Berechnung des Geburtstermins standen den Ärzten und Hebammen nicht viele Möglichkeiten offen, um das Alter eines Ungeborenen zu bestimmen. Größe und Lage des Kindes konnten sie durch manuelle Untersuchung feststellen, aber bildgebende Verfahren waren nicht verfügbar. Der Geburtsbeginn war nicht plan- und steuerbar, Geburtseinleitung zwar möglich, aber mit einem hohen gesundheitlichen Risiko verbunden.[286] Um Entbindungen unterwegs möglichst zu vermeiden, waren die Ärzte angehalten, nach Hochschwangeren Ausschau zu halten, sie ebenso wie Kranke aus den regulären Fahrten herauszunehmen und in die Krankentransporte zu integrieren.[287] Schwangere und Mütter mit Kleinkindern versuchten jedoch häufig, sich den Selektionen zu entziehen und ihre Schwangerschaft zu verheimlichen, um nicht von ihren Familien getrennt zu werden.[288]

282 Vgl. Auszug aus dem Bericht Nr. 9 des Deutschen Hauptbevollmächtigten für Aussiedlung, Wolhynien Galizien vom 22.1.1940, in: BArch, R 69/149, Bl. 34-45.

283 Auszug aus dem Bericht Nr. 9 des Deutschen Hauptbevollmächtigten für Aussiedlung, Wolhynien – Galizien vom 22.1.1940, in: BArch, R 69/149, Bl. 35-45, hier Bl. 38-39.

284 Vgl. Lorenz, Der Treck der Volksdeutschen, S. 9.

285 Der Deutsche Hauptbevollmächtigte, leitender Arzt (ohne Unterschrift): Erfahrungs-Bericht der Abteilung Gesundheitswesen über den Abschnitt Bessarabien-Buchenland der Umsiedlungs-Aktion, 7.12.1940, in: BArch, R 59/376, Bl. 17-38, hier Bl. 24-25.

286 Durch äußere und innere manuelle Untersuchung war das Alter eines Ungeborenen anhand der Größe und Lage zu bestimmen. Es wurde davon ausgegangen, dass Schwangerschaften unterschiedlich lang, zwischen 240 und 320 Tagen, dauern konnten und damit der genaue Geburtstermin nicht exakt zu bestimmen war. Vgl. Hebammenlehrbuch, hrsg. Reichsministerium des Innern durch Reichsgesundheitsamt, 1943, S. 192-207.

287 Vgl. Der Deutsche Hauptbevollmächtigte, leitender Arzt: Erfahrungs-Bericht der Abteilung Gesundheitswesen über den Abschnitt Bessarabien-Buchenland der Umsiedlungs-Aktion, 7.12.1940, in: BArch, R 59/376, Bl. 17-38.

288 Ebenda, Bl. 25.

Die Ängste vor einer Trennung waren nicht unbegründet, war es doch auch den Verantwortlichen bewusst, dass ein späteres Wiederfinden der Angehörigen schwierig werden würde.[289] So vermerkte Gerhard Rose als leitender Hygieniker in einem Bericht zur Vorbereitung der Umsiedlung der Wolhyniendeutschen im November 1939:

> »Die Trennung von Kranken von ihrer Familie während der Transporte zwingen [sic] zur Vorsorge für ein späteres Wiederfinden. Bei der wandernden Bevölkerung handelt es sich angeblich zu einem erheblichen Teil um schriftunkundige. [...] Die Geburtstage sind in vielen Fällen nicht datumsmässig bekannt. Alle diese Faktoren erschweren die Identifizierung ausserordentlich und damit auch das Wiederfinden nach irgendeiner Trennung. Die praktische Erfahrung bei früheren Bevölkerungsbewegungen lehrt, dass solche Trennung oft eine Trennung fürs Leben ist.«[290]

Zur Erleichterung der Familienzusammenführungen empfahl Gerhard Rose, ein differenziertes Registrierungssystem einzuführen, dessen Unzulänglichkeit ihm jedoch bewusst war. Die Einschleppung von Infektionskrankheiten durch Deutsche aus Ostpolen und den Ausbruch von Epidemien sahen Rose und Haubold jedoch als hohes Risiko an. Ebenso fürchteten sie Gesundheitsgefährdungen von Mutter und Kind bei einer Entbindung in den »Normaltransporten« ohne geburtshilfliche Versorgung. Bedürfnisse der Umsiedler, etwa während der Umsiedlung nicht von ihren Familien getrennt zu werden, ordneten sie der Seuchenprävention und der Gesundheitsfürsorge für Mutter und Kind unter.[291]

Rose begründete die umfassenden, im Vergleich zur Umsiedlung der Deutschbalten sehr viel schärferen Seuchenschutzmaßnahmen damit, dass die Umsiedlung aus einem Raum erfolge, der als »klassisches Fleckfiebergebiet Osteuropas« bekannt sei.[292] Das gesamte Sanitätspersonal, das zusammen mit Rose nach Ostpolen reiste, wurde daher zuvor gegen Fleckfieber geimpft.[293] Fleckfieber wird durch Kleiderläuse übertragen und war damit eine Erkrankung, die diskursiv eng mit »Sauberkeit« und »Reinheit« im Zusammenhang stand.[294] Die jüdische Bevölkerung Ostpolens galt deutschen Ärzten als Hauptüberträger des Fleckfiebers. Vermeintliche Bestätigung dieser Ansicht fanden sie in der geografischen Verbreitung der Krankheit, die insbesondere im polnisch-

289 Familientrennungen, u.a. aufgrund von Erkrankungen einzelner Mitglieder, und die spätere Zusammenführung blieben auch bei den folgenden Umsiedlungen problematisch. Vgl. Fiebrandt, Auslese für die Siedlergesellschaft, S. 320-322.

290 Gerhard Rose: Bericht Dienstreise nach Lodz, 8.-10.11.1939, in: BArch, R 69/149, Bl. 1-13, hier Bl. 12-13.

291 Vgl. z.B. Bericht über den Aufbau des Gesundheitswesens für die Rückführung der Deutschen Volksgruppen aus Wolhynien und Galizien, Stand 21.11.1939, in: BArch, R 69/149, Bl. 17-20.

292 Rose, Fleckfieberfragen bei der Umsiedlung, S. 1262-1265.

293 Fleckfieberimpfstoffe waren während des Zweiten Weltkriegs noch unzureichend erforscht. Eine Produktion der Impfstoffe in großen Mengen war nicht möglich. Vgl. z.B. Süß, Der »Volkskörper« im Krieg.

294 Zu Fleckfieber vgl. Werther, Fleckfieberforschung. Ähnlich gefürchtet war die Einschleppung der Augenkrankheit Trachom. Vgl. Leniger, »Heim im Reich?«.

sowjetischen Grenzgebiet auftrat.[295] Rassistische und antisemitische Stereotype wurden unter anderem auf Krankheitsbilder und vor allem auf Fleckfieber und die Verbreitung von Läusen bezogen.[296]

Rose erklärte die Notwendigkeit der Seuchenschutzmaßnahmen damit, dass das Gebiet Ostpolens infolge des Krieges und der doppelten Besatzung durch deutsche und sowjetische Truppen »angefüllt« sei mit Flüchtlingen aus dem »ehemaligen polnischen Staat«.[297] Die Zusammenballung der Menschen und die schlechte medizinische Versorgung hätten, so Rose, zu einer zunehmenden Verlausung geführt und die Seuchengefahr erhöht. Dadurch sei das Risiko für die deutsche Bevölkerung gestiegen, sich mit Fleckfieber – über das Umsiedlungsgebiet hinaus – anzustecken.[298] Die Seuchenprävention orientierte sich vor allem bei den Wolhyniendeutschen, die der bäuerlichen Unterschicht zugerechnet wurden, an sozial-hierarchischen Kriterien.[299] Diese flossen auch in die Planung des Umsiedlungsprozederes ein.[300] Die Umsiedler waren als Männer, Frauen und Kinder, als Mütter und Väter einerseits Gegenstand der Berichterstattung und einer gewissen Fürsorge, denn sie waren, wie Elizabeth Harvey formuliert, die »Stars der Propaganda«. Andererseits waren sie aber auch der Autorität und Macht der Umsiedlungsakteure unterworfen.[301]

Ältere Menschen, Kranke, die städtische Bevölkerung sowie die meisten Frauen und Kinder aus Wolhynien, Ostgalizien und dem Narewgebiet, insgesamt 60-70 % der Umsiedler, reisten in sowjetischen Zügen bis an die sowjetisch-deutsche Demarkationslinie.[302] Auf deutscher Seite errichtete die VoMi Sammellager, in denen die Ankommenden versorgt wurden, bevor sie mit deutschen respektive beschlagnahmten polnischen Zügen und polnischem Zugpersonal weiter in die Durchgangslager in Lodz gebracht wurden.[303] Problematisch waren die mangelhafte Ausstattung der Züge und die Kälte.[304] Gerhard Rose kritisierte die Reichsbahn, die sich außerstande sah, beheizbare Personenwagen für die Fahrt von der Grenze bis nach Lodz zur Verfügung zu stellen.[305] Roses Kritik führte allerdings nicht zu einer Änderung der Planungen. Er bestand aber auf der Einhaltung hygienischer Mindestanforderungen, etwa auf frischen

295 Vgl. Süß, Der »Volkskörper« im Krieg, S. 226-227.
296 Vgl. Weindling, Epidemics and genocide.
297 Rose, Fleckfieberfragen bei der Umsiedlung, S. 1262-1265.
298 Ebenda.
299 Vgl. Fielitz, Das Stereotyp, S. 116-117.
300 Vgl. ebenda, S. 116-117; 156-157.
301 Harvey, Homelands on the Move.
302 Die Bahnübergänge waren in den Planungen zur Umsiedlung zuvor genau festgelegt worden. Vgl. Döring, Die Umsiedlung der Wolhyniendeutschen, S. 94; 120.
303 Die Umsiedler mussten an der Grenze in andere Züge umsteigen, da die Spurbreite der Züge unterschiedlich war. Vgl. ebenda, S. 120.
304 Auszug aus dem Bericht Nr. 9 des Deutschen Hauptbevollmächtigten für Aussiedlung, Wolhynien – Galizien vom 22. 1. 1940, in: BArch, R 69/149, Bl. 35-45, hier Bl. 39-40.
305 Gerhard Rose: Bericht über die Dienstreise vom 8.-10. 11. 1939 an die Reichsärztekammer, Reichsgesundheitsführer, Volksdeutsche Mittelstelle, Greifelt, Krüger, Doppler, 10. 11. 1939, in: BArch, R 69/149, Bl. 1-13, hier Bl. 8.

Strohaufschüttungen und der Bereitstellung eines Nachtstuhls in den umfunktionierten, nicht beheizbaren Viehwaggons.[306] Die Fahrt war eine Strapaze für die Umsiedler.

In seinem Abschlussbericht bemerkte Karl Honisch, Leiter der DRK-Sonderbereitschaft, die für die Begleitung der Zugtransporte durch DRK-Helferinnen und Helfer bis nach Lodz verantwortlich war:

> »Dass die Kälte in den Zügen auch den abgehärteten Rückwanderern tüchtig zusetzte, ist begreiflich. Kleine Kinder froren mit den Kleidern an den Holzbänken an und mussten vorsichtig losgemacht werden, junge Mütter trockneten die nassen Windeln ihrer Säuglinge notdürftig an der blossen Brust. Ganz schlimm war es, wenn sich während der Fahrt eine Geburt ereignete, ein Fall, der nach den Meldungen unserer Transportbegleiter verhältnismässig oft vorkam [...]. Diesem Vorgang stand eine grosse Zahl von Helfern und Helferinnen vollkommen unvorbereitet gegenüber [...] unsere Helferinnen [meisterten] auch diese kritische Situation und leisteten die erste Hilfe in so vorzüglicher Art, dass in allen Fällen Mutter und Kind wohlbehalten dem diensthabenden Arzte des nächsten Bahnhofes zur weiteren Behandlung übergeben werden konnten.«[307]

Die Aufregungen und die Erschütterungen im Zug hätten bei mehreren Frauen vorzeitige Wehen ausgelöst, berichtete Honisch. Einige Hochschwangere hatten sich offenbar erfolgreich einer Verlegung in Krankentransporte entziehen können. Ärzte und Hebammen waren als Begleiter in den Zügen der »Normaltransporte« allerdings nicht vorgesehen. Die Züge sollten in regelmäßigen Abständen an Bahnhöfen halten, damit die Umsiedler mit Getränken und Lebensmitteln versorgt und medizinisch betreut werden konnten. In der Praxis erwies sich diese Organisationsstruktur als unzureichend, und die DRK-Helferinnen und Helfer mussten – oft ohne entsprechende Qualifikation – eigenständig medizinische Hilfe bis hin zur Geburtshilfe leisten.[308] Angesichts der Zahl der zu betreuenden Menschen – ein Transport umfasste 800 bis 1.000 Personen und wurde neben dem SS-Begleitpersonal lediglich von zwei DRK-Helferinnen und zwei DRK-Helfern begleitet – ist davon auszugehen, dass sich die Umsiedlerinnen und Umsiedler untereinander halfen. Möglicherweise waren in einigen Zügen auch wolhyniendeutsche Hebammen oder Laiengeburtshelferinnen dabei. Die Angabe Honischs, dass es unter den geschilderten Bedingungen zu keinen Todesfällen von Wöchnerinnen und Neugeborenen gekommen sei, erscheint fragwürdig, da in anderen Berichten insbesondere der Tod von Kleinkindern während der Reise hervorgehoben wird.[309] Honisch unterstrich in seinem Bericht vor allem die Tatkraft und die

306 Vgl. ebenda, Bl. 1-13.

307 Honisch: Großeinsatz Osten. Generalbericht der Sonderbereitschaft, 15.3.1940, in: BArch, R 49/1/3055.

308 Etliche Helferinnen hatten lediglich einen Kurs mit 20 bis 30 Doppelstunden zur Krankenpflege besucht. Vgl. Paulus/Röwekamp (Hrsg.), Eine Soldatenheimschwester, S. 37.

309 Vgl. Auszug aus dem Bericht Nr. 9 des Deutschen Hauptbevollmächtigten für Aussiedlung, Wolhynien – Galizien vom 22.1.1940, in: BArch, R 69/149, Bl. 35-45, hier Bl. 39-40.

Erfolge der DRK-Bereitschaft, die Geburtshilfe ohne Vorbildung unter widrigen Bedingungen leistete.[310]

Als eine Ursache des Versorgungsmangels während der Zugfahrten benannte Honisch die langen Fahrtzeiten. So seien die Züge – anders als geplant – oft 18 bis 24 Stunden von einer Verpflegungsstation bis zur nächsten unterwegs gewesen.

> »Der Hauptgrund für die unglaublich klingenden Zugverspätungen ergab sich durch die gewaltige Überlastung der fast durchweg eingleisigen Bahnstrecke. […] Dazu kam noch versteckte und offene Sabotage seitens des Lokomotivführers in erster Linie durch die Heizer. […] Äusserst unangenehm für die Begleitmannschaft waren auch die in jedem Bahnhof zu hunderten anstürmenden Polen, die unter allen Umständen mitfahren wollten. […] Wenn alles Zureden und Hinausdrängen nichts nützte, musste eben mit Brachialgewalt und im Notfall mit der blanken Waffe gegen die unerwünschten Reisegäste und Schwarzfahrer vorgegangen werden. Trotzdem sprangen viele noch auf den fahrenden Zug und fuhren, auf den Trittbrettern stehend, in der eisigen Kälte die längsten Strecken mit und versuchten immer wieder in irgend einen Wagen einzudringen, erst als sie das Nutzlose ihres Beginnens einsahen sprangen sie wieder ab und verschwanden im Dunkel der Nacht. Manche kollerten wohl auch unfreiwillig, vor Kälte steif gefroren, seitwärts in den tiefen Schnee.«[311]

Honisch machte weniger die Streckenplanung der Reichsbahn und die konkurrierenden Interessen der reichsdeutschen Stellen für die Verspätungen der Züge und damit für die Versorgungsmängel der Umsiedler verantwortlich (zeitgleich fand der Transport deutscher Soldaten von Ost nach West statt) als vielmehr die polnischen Lokführer und Heizer sowie die polnische Zivilbevölkerung.[312] Hatte Honisch zuvor in seinem Bericht die Bedürftigkeit der Umsiedler und deren fürsorgliche Betreuung durch das DRK hervorgehoben, so demonstrierte er – ganz im Einklang mit der NS-Propaganda – Strenge und Durchsetzungskraft gegenüber der polnischen Zivilbevölkerung, die er als Bedrohung darstellte.[313]

Die polnisch-jüdische Bevölkerung im Raum Lublin wurde immer wieder zu Zwangsarbeitseinsätzen herangezogen. Sie musste z. B. das Gepäck der Umsiedler verladen und im Schnee steckengebliebene Züge freischaufeln. Die polnischen Bauern in

310 Bei der Umsiedlung der Bessarabiendeutschen erhielten Mütter daher vor Beginn des Transportes Flaschen mit zubereiteter Säuglingsnahrung und wurden aufgefordert, Tee mitzunehmen. Vgl. Erfahrungsbericht der Abteilung Gesundheitswesen über den Abschnitt Bessarabien-Buchenland der Umsiedlungs-Aktion, Leitender Arzt, 7.12.1940, in: BArch, R 59/376, Bl. 17-38.

311 Honisch: Großeinsatz Osten. Generalbericht Sonderbereitschaft, 15.3.1940, in: BArch, R 49/1/3055.

312 Auf den eingleisigen Strecken kamen öfter Zugunfälle vor. Vgl. Döring, Die Umsiedlung der Wolhyniendeutschen in den Jahren 1939 bis 1940.

313 Damit transportierte Honisch von verschiedenen Umsiedlungsakteuren reproduzierte Zuschreibungen. Vgl. Harvey, Homelands on the Move.

der Umgebung von Lagern wurden ihrer Vorräte zur Versorgung der Umsiedler beraubt.[314] Honisch rechtfertigte die Gewalt gegen die polnische und jüdische Bevölkerung mit der Notwendigkeit, die Transporte planmäßig abzuwickeln. Auf ihrer Reise durch das besetzte Polen wurden die Umsiedler Zeugen der durch die Besatzungspolitik hervorgerufenen Not der polnisch-jüdischen und polnisch-christlichen Bevölkerung, die unter der Rationierung von Lebensmitteln, Brennstoffen und Transportmitteln litt.[315] Ebenso wurden sie Zeugen von Gewalttätigkeiten der SS-Mannschaften, die die Umsiedlerzüge eskortierten, gegenüber der Zivilbevölkerung, den polnischen Lokführern und Heizern.[316] Die gewaltsame Durchsetzung der rassischen Segregation und der rassistischen Sozialhierarchie der »erweiterten Volksgemeinschaft« wurde so für sie erfahrbar.

Menschen, die nicht mit der Bahn ins Deutsche Reich gelangten – vor allem Angehörige der wohlhabenderen Landbevölkerung, darunter in erster Linie Männer, aber auch (schwangere) Frauen und kleine Kinder, reisten mit Fuhrwerken ins Deutsche Reich. Die Pferdewagen-Trecks wurden propagandistisch in Szene gesetzt und medial begleitet. Sie illustrierten die »größte Völkerwanderung aller Zeiten« in romantisch-archaischen Bildern,[317] die u.a. den Aufbruch in ein neues Land und eine moderne Welt symbolisieren sollten. Für die Umsiedler bot diese Art des Reisens die Möglichkeit, Besitz und Vieh über die Grenze zu bringen.[318] Jeder Treck wurde von einem Führer geleitet, bestand aus mehr als 150 Wagen und war ca. vier bis fünf Kilometer lang. Je nach Route dauerte die Fahrt zur russisch-deutschen Grenze etwa fünf Tage. Bei Frost und Schnee war die Fahrt für Mensch und Tier anstrengend und gefährlich: Wagen kippten im Schnee um, kamen vom Weg ab, Wasser gefror und es fehlte an Trinkwasser.[319] Zudem, so berichtete Rose, durften die Trecks aus Seuchenschutzgründen nur in »volksdeutschen Dörfern« in Häusern übernachten, ansonsten mussten sie im Freien campieren. Rose befürchtete eine Verlausung und Ansteckung der Umsiedler, da er die jüdische und polnische Bevölkerung Ostpolens sowie die innerpolnischen Flüchtlinge potenziell als Träger von Fleckfieber ausmachte.[320]

Am 21. Dezember 1939 überquerte der erste Treck die russisch-deutsche Grenze, der letzte am 26. Januar 1940. An zuvor festgelegten Grenzübergängen wurden insgesamt sechs Sammellager mit jeweils einer hebammengeleiteten Entbindungsstube für die

314 Auch die jüdischen Zwangsarbeiter wurden z.T. per Bahn transportiert. Im Januar 1940 kam es zu einem Zusammenstoß zwischen einem Zug mit Umsiedlern und einem mit 1.000 jüdischen Zwangsarbeitern besetzten Zug, die auf der Strecke Schnee räumen sollten. Es gab mehrere Verletzte. Vgl. Döring, Die Umsiedlung der Wolhyniendeutschen, S. 137-144.

315 Zur Situation im Generalgouvernement vgl. z.B. Gross/Grudzińska-Gross, Golden Harvest, S. 97-109.

316 Vgl. Stiller, Völkische Politik, S. 818-819.

317 Vgl. z.B. Lorenz, Der Treck der Volksdeutschen.

318 Vgl. Harvey, Die Inszenierung der expandierenden »Volksgemeinschaft«; Leniger, Um-Siedlungen, S. 79.

319 Vgl. Döring, Die Umsiedlung der Wolhyniendeutschen, S. 128-133.

320 Vgl. Rose: Fleckfieberfragen.

Durchziehenden errichtet.[321] Über ihre Tätigkeit in den verschiedenen Lagern im deutsch besetzten Polen berichteten reichsdeutsche Hebammen regelmäßig in der Hebammenzeitung. Eine Hebamme schrieb Nanna Conti von ihrer Ankunft in einem der Versorgungslager, gelegen in Dorohusk, einem Dorf in der Wojwodschaft Lublin, das sich heute an der polnischen Grenze zur Ukraine befindet:[322]

> »Gleich darauf wurden wir von dem Lagerkommandanten – einem Polizeihauptmann – sehr freundlich begrüßt. [...] Dann wurden wir zu unserem Lazarett geführt, einem niedrigen, langgestreckten Bau mit ungefähr sieben Räumen. Alles war verdreckt und bodenlos schmierig, voller Spinnweben und mit zerschlagenen Fenstern. Es wurde mit Feuereifer angefangen, alles zu säubern, und nach und nach ist es ganz gemütlich und heimisch hier geworden. Für die Neugeborenen sollen Krippen gezimmert werden, und ich will mir auch noch Kinderwäsche besorgen.«[323]

Die Hebamme schilderte, wie sie voller Elan innerhalb kürzester Zeit die Entbindungsstube und das Lazarett im Lager mitaufbaute und einrichtete. Sie zeichnete damit für den Bereich der Hebammentätigkeit und Geburtshilfe und für ihre Kolleginnen im »Altreich« das von der NS-Propaganda verbreitete Bild einer effektiv und gut zusammenarbeitenden Umsiedlungskommission nach.[324] Die Effizienz der deutschen Umsiedlungsakteure wurde hervorgehoben durch Ausdrücke wie »verdreckt« und »schmierig«, bezogen auf polnische Einrichtungen. Dem gleichen Zweck diente die Benennung organisatorischer Mängel auf sowjetischer Seite. Von den Lagern an der Grenze ging es für viele Umsiedler mit der Bahn weiter durch das Generalgouvernement nach Lodz.[325]

In Lodz bereitete die VoMi parallel die Unterbringung der Umsiedlerinnen und Umsiedler in sogenannten Durchgangs- und Beobachtungslagern vor und die EWZ ihre Erfassung und Musterung.[326] Bis Dezember 1939 richtete die VoMi unter Leitung von Ludwig Doppler insgesamt 47 Lager in beschlagnahmten Industrieanlagen, in Schulen, Wohnhäusern und in der jüdischen Garten- und Ferienhausanlage in Tuschin

321 Vgl. Conti, Der Einsatz der Hebamme bei der großen Heimkehr im Osten; Der Gesundheitsdienst bei der Umsiedlung der Volksdeutschen aus Wolhynien, Galizien und Westweißrussland, o. D., in: BArch, R 69/149, Bl. 91-94.

322 Weitere Grenzübergänge befanden sich bei: Uzilug bzw. in Hrubieszow, Brest-Litowsk bzw. Terespol und Koden. Vgl. Döring, Die Umsiedlung der Wolhyniendeutschen, S. 121.

323 Brief einer anonymen Hebamme, zitiert nach: Nanna Conti, Der Einsatz der Hebamme bei der großen Heimkehr im Osten.

324 Die Leitung der Lager durch Polizisten war üblich. In den Grenzlagern tätig waren v. a. Polizei, SS, NSV, NS-Bauernschaft und DRK. Vgl. Döring, Die Umsiedlung der Wolhyniendeutschen, S. 139-140.

325 Vgl. ebenda, S. 132-139.

326 Zum Aufbau des Stabes der VoMi in Lodz vgl. Leniger, Nationalsozialistische Volkstumsarbeit, S. 95-96. Ursprüngliche Planungen, Lager in Krakau zu errichten, scheiterten am Widerspruch von Generalgouverneur Hans Frank. Vgl. Stiller, Völkische Politik, S. 811-814. Vgl. auch: Gerhard Rose: Bericht über die Dienstreise vom 8.-10. 11. 1939, 10. 11. 1939, in: BArch, 69/149, Bl. 1-13.

ein und schuf damit Platz für insgesamt rund 30.000 Umsiedler.[327] Die Lager in Lodz waren für eine kurzzeitige Aufnahme vor der Weiterfahrt ins »Altreich« gedacht.[328] Die größeren Sammellager zur längerfristigen Unterbringung befanden sich außerhalb der Stadt in Pabianice, Zgierz und Kolumna.[329]

Der Zugriff der VoMi auf die Immobilien wurde durch die Enteignung der polnisch-christlichen und polnisch-jüdischen Bevölkerung durch die Haupttreuhandstelle Ost (HTO) und den RKF ermöglicht.[330] Auch das Haus, in dem sich die jüdische Erziehungseinrichtung befand, in der das bereits erwähnte Mädchen Reginka vor dem Krieg in Lodz gelebt hatte, wurde von den deutschen Besatzern beansprucht. Reginka berichtete darüber in der »Nasza Gazetka«:

> »Viele Häuser sind von den deutschen Kommandanturen besetzt worden. Auch unser Haus war an der Reihe. Und das war so: Eines Tages kamen die deutschen Offiziere, um unsere Zimmer anzuschauen. Das gefiel anscheinend, denn sie kamen wieder und sagten, dass wir ausziehen müssten. Wir sollten in die Cegelniana 21 [in einem Randbezirk der Stadt gelegen] umziehen. Das war ein schwerer Umzug, der 2 Tage dauern sollte. [...] In der Cegelniana hatten wir nur wenige Zimmer zur Verfügung. Es war nicht komfortabel, aber es musste gehen.«[331]

Um Platz für deutsche Behörden, reichsdeutsche Angestellte und volksdeutsche Umsiedler zu schaffen, wurde die polnisch-jüdische und polnisch-christliche Bevölkerung der Stadt zunächst innerstädtisch in Rand- bzw. wenig erschlossene Gebiete »verdrängt«.[332] Die polnisch-jüdische Bevölkerung von Lodz und Umgebung wurde zudem zur Zwangsarbeit beim Aufbau der Umsiedlerlager herangezogen.[333] Um die anfänglich chaotischen und gewalttätigen Razzien der Deutschen zur Rekrutierung von Arbeitskräften zu beenden, stellte die jüdische Gemeinde in Lodz ab dem 15. Oktober 1939 hierfür täglich 600 Arbeiter zur Verfügung.[334] Die Familie der Hebamme Róża Herszenberg hatte Glück – ihr Haus wurde nicht geräumt. Auch gelang es Róża Herszenberg und ihrem Mann Calel, den Rekrutierungen zu den Zwangsarbeitseinsätzen zu entkommen.[335]

327 Vgl. Bömelburg/Klatt (Hrsg.), Lodz im Zweiten Weltkrieg, S. 27-28. 31 Lager befanden sich in Lodz, 6 in Pabianice und 10 in Zgierz. Später wurden weitere 19 Lager geschaffen, so dass schließlich 66.000 Plätze zur Verfügung standen. Vgl. Leniger, »Heim im Reich?«.

328 Vgl. Döring, Die Umsiedlung der Wolhyniendeutschen, S. 149-150.

329 Vgl. Honisch: Großeinsatz Osten. Generalbericht der Sonderbereitschaft, 15.3.1940, in: BArch, R 49/1/3055, Bl. 1-21, hier Bl. 9.

330 Vgl. Leniger, Nationalsozialistische Volkstumsarbeit, S. 95; Rosenkötter, »eine der radikalsten Räubereien der Weltgeschichte«.

331 Reginka Sz.: Wspomnienia wojenne (Kriegserinnerungen), in: Nasza Gazetka. Litzmannstadt Getto, Nr. 4, 14.9.1940, in: AŻIH, 205 Lodz/326 Naza Gazetka, Bl. 48-49.

332 Vgl. Löw, Das Ghetto Litzmannstadt.

333 Vgl. Leniger, Nationalsozialistische Volkstumsarbeit, S. 96.

334 Vgl. Löw, Juden im Getto Litzmannstadt, S. 78.

335 Vgl. Lisner, Midwifery under German Occupation.

Die reichsdeutsche Hebamme Marie Bigott fuhr Mitte Dezember 1939, also etwa zehn Tage vor Eintreffen der ersten Umsiedler, zusammen mit Ärzten, Sanitätspersonal und Helfern unter Leitung des DRK nach Lodz.[336] Zuvor hatte die VoMi das moderne Krankenhaus in der Łagiewniecka/Hanseatenstraße Nr. 34/35, eines der drei Krankenhäuser, die in der Zwischenkriegszeit von der polnischen Sozialversicherung in Łódź neu errichtet worden waren, beschlagnahmt und geräumt. Die Klinik sollte als »Krankenhaus Nord« ausschließlich der gesundheitlichen Versorgung der Umsiedler dienen.[337] Zusammen mit Marie Bigott wurden zwei weitere Hebammen im Krankenhaus Nord tätig, eine vierte betreute Entbindungen in den außerhalb von Lodz liegenden Umsiedlerlagern.[338] Für Marie Bigott war die Ankunft im Krankenhaus Nord ernüchternd.[339] Es war nicht für den Krankenhausbetrieb hergerichtet worden. Über ihre erste Nacht dort schrieb sie:

> »Da wir unseren Wäschekoffer noch nicht hatten, hieß es wohl oder übel in Kleidern schlafen. Im Dezember in ungeheizten Räumen ohne Decken zu schlafen ist nicht angenehm. […] Am Morgen glaubten wir unsere Kleider voll von den grausigen Sechsbeinigen, solch Unbehagen setzte ein. Aber nein, wir fanden nichts. Anschließend daran zum gemeinsamen Frühstück! Also reden wir nicht, der Proviantwagen war noch nicht da. […] Nun hieß es: ›Trocken Brot macht Wangen rot.‹ Schließlich Blümchenkaffee, wenn er heiß ist, schmeckt auch gut.«[340]

Marie Bigotts Unbehagen hinsichtlich der Unterbringung drückte sich in Form von Angst vor Läusen aus, die während der zweiwöchigen vorbereitenden Schulung in Berlin geschürt worden war.[341] Zugleich hob sie, ganz im Duktus des propagandistischen NS-Narrativs, ihre Fähigkeit hervor, durch »Tatkraft« aus widrigen Umständen »das Beste« machen zu können.[342] Hierbei bezog sie sich auf ein kollektives »Wir«, dem sie sich zugehörig fühlte und dem es durch die Gemeinschaft gelang, alle Schwierigkeiten zu bewältigen.

Karl Honisch, Leiter der DRK-Sonderbereitschaft in Lodz, der auch für die zusammen mit Marie Bigott im Krankenhaus Nord tätigen DRK-Schwestern und Helferinnen verantwortlich war, hob ebenfalls das Gemeinschaftsgefühl und die gute Kamerad-

336 Laut Bericht von Honisch brachen die Helfer und Helferinnen in drei Gruppen, am 10., 11. und 12. Dezember 1939 nach Lodz auf. Vgl. Honisch: Großeinsatz Osten. Generalbericht der Sonderbereitschaft, 15.3.1940, in: BArch, R 49/1/3055, Bl. 1-21.

337 Während der ersten Wochen der Besatzung war hier unter Regie polnischer Ärzte eine Notambulanz zur Versorgung von Verletzten eingerichtet worden. Vgl. Fijałek/Indulski, Opieka Zdrowotna w Łodzi, S. 430. Vgl. auch: Schreiben Dr. August Eckhardt an Dr. Hermann Schlau, 13.2.1940, in: APP, 800/124, Bl. 69-70.

338 Die VoMi stationierte vier Hebammen zur Betreuung von Umsiedlern in Lodz. Vgl. Bericht über den Aufbau des Gesundheitswesens für die Rückführung der Deutschen Volksgruppen aus Wolhynien und Galizien, 21.11.1939, in: BArch, R 69/149, Bl. 17-20.

339 Vgl. Kapitel III, 1a) dieser Arbeit.

340 Bigott, Aufbau im Osten, S. 255.

341 Vgl. Bigott, Aufbau im Osten.

342 Vgl. z. B. Harvey, Die Inszenierung der expandierenden »Volksgemeinschaft«.

schaft innerhalb der Gruppe der Sonderbereitschaft hervor. Dies habe dabei geholfen, sowohl die Hürden zu überwinden als auch die Bereitschaftsmitglieder zu Höchstleistungen anzuspornen.[343] Kameradschaft beschreibt Thomas Kühne für deutsche Soldaten des Zweiten Weltkriegs als Schlüssel des Mitmachens. Kameradschaft bot, so Kühne, soziale Nähe, und erleichterte es, den militärischen Alltag im Krieg zu ertragen. Sie sei mit Gruppendruck und Konformitätszwang verbunden gewesen; auf diese Weise habe Kameradschaft für Soldaten soziales Erleben und gemeinsame Macht ermöglicht und als »Motor der Gewalt« gewirkt.[344] Ähnliche Mechanismen von Kameradschaft und Macht werden auch im Bericht von Honisch deutlich.[345]

Für seine Sonderbereitschaft wollte Honisch eine bessere Unterbringung durchsetzen und war schließlich erfolgreich. Ihm wurde ein von 600 Jüdinnen und Juden bewohntes Haus unter der Bedingung zur Verfügung gestellt, es eigenständig zu räumen. Von der Räumung berichtete er:

> »Während Schupo die Ausgänge besetzten, ging Hauptführer Honisch allein von Wohnung zu Wohnung und eröffnete den mehr als bestürzten Bewohnern, dass sie binnen einer Stunde die Wohnung zu räumen haben und nur etwas Leibwäsche und Kleider mitnehmen dürfen. Alles übrige, speziell Bettwäsche und Einrichtungsgegenstände musste für die nachkommenden Helfer und Helferinnen sicher gestellt werden. [...] Nachdem sich die Juden vom ersten Schreck erholt hatten, versuchten sie mit allen Mitteln und Mätzchen, noch irgend etwas heimlich aus den Wohnungen mitzunehmen. [...] Die Frechheit und Aufdringlichkeit der Juden nahm derartige Formen an, dass energisch durchgegriffen werden musste. Helfer beteiligten sich mit stillem Vergnügen am Hinauswurf der Juden und einige Schreckschüsse im Stiegenhaus hatten eine so nachhaltige Wirkung auf das erbärmliche Pack, dass im Handumdrehen das Haus leer war.«[346]

Honisch handelte aus seiner Perspektive für das Wohl der eigenen Gruppe. Mit ihrem Bedarf nach Unterbringung legitimierte er Machtausübung und Gewalt gegen die jüdischen Bewohnerinnen und Bewohner der zur Räumung ausgewählten Häuser. In seinem Bericht zeigte Honisch hierbei keinerlei Empathie mit den Zwangsgeräumten. Ihre Interessen wertete er als Zumutung, die den planmäßigen Ablauf störten. Kühne beschreibt ein ausschließlich auf das Wohl der eigenen Gruppe ausgerichtetes, zivilgesellschaftlichen Normen entgegenstehendes Handeln als eine »funktionale Moral« der Kameradschaft, die jedwedes Handeln, bis hin zur Anwendung von Gewalt, zum Wohl der Gruppe legitimiert.[347] Mit dem Ziel vor Augen, die »gewaltigste Völker-

343 Honisch: Großeinsatz Osten. Generalbericht der Sonderbereitschaft Honisch, 15.3.1940, in: BArch, R 49/1/3055, Bl. 1-21, hier Bl. 20-21.

344 Vgl. Kühne, Kameradschaft, S. 272-276.

345 Zu Selbstbildern der männlichen Umsiedlungsakteure vgl. Harvey, Homelands on the Move.

346 Honisch: Großeinsatz Osten. Generalbericht der Sonderbereitschaft, 15.3.1940, in: BArch, R 49/1/3055, Bl. 1-21, hier Bl. 5.

347 Vgl. Kühne: Kameradschaft, S. 272-276.

wanderung aller Zeiten« mitzugestalten und hierfür die Interessen der Seinen zu vertreten, sah sich offenbar auch Honisch legitimiert, die Vertreibung der polnisch-jüdischen Hausbewohner einzufordern, dies gegenüber den verantwortlichen Stellen in Lodz durchzusetzen und in Eigenregie mithilfe und unter Applaus seiner Bereitschaftsmitglieder durchzuführen.[348]

Marie Bigott sowie Ärzte, Schwestern und Helferinnen des DRK richteten sich unterdessen im Krankenhaus Nord ein und warteten auf die Ankunft der ersten Umsiedler.

> »Jede Schwester bekam ihre Station, Muttchen B. [so bezeichnete sich Marie Bigott selbst] die geburtshilfliche. [...] Blitzblank und freudestrahlend wurden Schrubber und Besen in die Ecke gestellt, denn morgen war Weihnachten. Fleißige Hände hatten für einen herrlichen Tannenbaum gesorgt.«[349]

Von dem kalten, schmutzigen, unter Ungezieferverdacht stehenden Provisorium, das Marie Bigott bei ihrer Ankunft laut eigener Darstellung vorgefunden hatte, war offenbar nichts geblieben. Nun war das Krankenhaus Nord »blitzblank« und »freudestrahlend«, der Tannenbaum schuf eine warme, heimelige Atmosphäre – für die erwarteten Umsiedler war alles vorbereitet. Marie Bigott hatte sich zusammen mit ihren Kolleginnen, den Schwestern des DRK und den Ärzten den Raum des ehemaligen polnischen Krankenhauses angeeignet. Das zuvor gezeichnete Bild des Provisoriums unterstrich die Leistung, innerhalb weniger Tage nicht nur einen funktionierenden Krankenhausbetrieb aufgebaut, sondern zudem noch einen Raum geschaffen zu haben, in dem sie sich als reichsdeutsche Hebamme wohlfühlen und die Umsiedlerinnen und Umsiedler gut versorgt werden konnten.

Am 23. Dezember 1939 erreichte der erste Zug mit Umsiedlern aus dem sowjetisch besetzten Ostpolen um zwei Uhr nachts Lodz; der letzte Zug traf am 9. Februar 1940 in Zgierz ein.[350] Viele Umsiedler waren infolge der Strapazen der Fahrt erkrankt, die Krankenhäuser in Lodz innerhalb weniger Tage überfüllt.[351] Hochschwangere Umsiedlerinnen wurden ins Krankenhaus Nord eingeliefert. Marie Bigott berichtete:

> »Im 3. Stock füllten sich die Säle mit jungen Müttern. Als erste hatten wir Wolhyniendeutsche. [...] Nachdem die große Säuberung der Frauen vor sich gegangen war, erschien es uns oft, als wenn wir ganz andere Gesichter vor uns hatten. Glücklich und zufrieden schauten sie drein. Selbstverständlich kamen auch wieder

348 Nach der Räumung stellte Honisch fest, dass es im Haus Ungeziefer gab, und lehnte den Einzug der DRK-Bereitschaft ab. Er erreichte die »Freigabe« zweier weiterer Häuser in der Danzigerstraße. Am 26. Dezember räumte er diese in Eigenregie und quartierte die DRK-Bereitschaft ein. Vgl. Honisch: Großeinsatz Osten. Generalbericht der Sonderbereitschaft Honisch, 15.3.1940, in: BArch, R 49/1/3055, Bl. 1-21.

349 Bigott, Aufbau im Osten, S. 255.

350 Vgl. Leniger, Nationalsozialistische Volkstumsarbeit und Umsiedlungspolitik 1933-1945, S. 80; vgl. Döring, Die Umsiedlung der Wolhyniendeutschen in den Jahren 1939 bis 1940, S. 153; 157.

351 Vgl. Honisch: Großeinsatz Osten. Generalbericht der Sonderbereitschaft, 15.3.1940, in: BArch, R 49/1/3055, Bl. 1-21, hier Bl. 5.

trübe Augenblicke; denn Mann und Söhne waren ja noch nicht auf deutschem Boden geborgen, sondern noch mit der Fuhre unterwegs. Dennoch wurde die schwere Stunde, die nun einmal durchzustehen ist, mutig durchkämpft; brachte doch das Neugeborene neue Pflichten und Aufgaben mit sich.«[352]

Nach der Zugfahrt und der Unterbringung in Lagern empfanden die Frauen möglicherweise den Klinikaufenthalt tatsächlich als eine Erleichterung und Erholungspause. Marie Bigott thematisierte Hoffnung, jedoch auch die psychische Belastung der Frauen, die von ihren Familien getrennt und allein in fremder Umgebung ihr Kind zur Welt bringen mussten. Allerdings waren die Frauen nicht nur von ihren Ehemännern und älteren Söhnen getrennt, die noch mit dem Treck unterwegs waren, sondern sie konnten auch eventuell vorhandene minderjährige Kinder, mit denen sie zusammen im Zug nach Lodz gekommen waren, nicht in die Klinik mitnehmen. Sie waren gezwungen, diese im Lager zurückzulassen. Die NSV, die u. a. für Verpflegung, Betreuung, Wohlfahrts- und Jugendpflege in den Lagern zuständig war,[353] richtete ein Kinderheim für verwaiste und »alleinstehende Rückwandererkinder« in Lodz ein, in dem sie 1940 rund 50 Kinder betreute.[354]

Bevor die Umsiedlerinnen in die Krankenhäuser der Stadt eingeliefert wurden, mussten sie die Prozedur der prophylaktischen Entlausung über sich ergehen lassen.[355] Anders als bei der Umsiedlung der Deutschbalten betrachteten führende Mediziner wie Gerhard Rose aus Angst vor Seuchen – vor allem vor Fleckfieber – die Entlausung der Umsiedler aus Ostpolen als zwingend.[356] Die Ostgrenze des Deutschen Reiches war, wie Winfried Süß formuliert, eine rassisch und epidemiologisch definierte Grenze, die zwischen dem seuchenfreien, sauberen Deutschen Reich und dem unsauberen, »rassisch minderwertigen« und verseuchten »Osten« verlief.[357] Nach der Besatzung und Eingliederung der polnischen Gebiete errichtete die deutsche Gesundheitsverwaltung an der neuen Ostgrenze des Deutschen Reichs zum Generalgouvernement einen »Seuchenkordon«, den man nur nach vorheriger Desinfektion und Entlausung übertreten durfte.[358] Dies galt auch für die volksdeutschen Umsiedler,[359] die allein aufgrund ihrer geografi-

352 Bigott, Aufbau im Osten, S. 255.

353 Vgl. Leniger, Nationalsozialistische Volkstumsarbeit.

354 1940 wurden 528 reichsdeutsche Frauen durch die NSV in den Lagern in und um Litzmannstadt eingesetzt. Nach sechs bis acht Wochen wurden sie ausgetauscht. Vgl. Leistungsbericht vom 1.12.1939 bis zum 31.10.1940 der NSDAP-Reichsleitung, Hauptamt für Volkswohlfahrt, gez. Schraml, in: BArch, R 57 neu/9.

355 In Notfällen wurden Erkrankte und Schwangere auch ohne vorherige Entlausung aufgenommen. Vgl. Bericht der NS-Schwesternschaft, Gauvertrauensschwester, 18.1.1940, in: BArch, R 69/851, Bl. 21.

356 Vgl. Stiller, Völkische Politik, S. 812-813. Vgl. auch: Telegramm Gestapo Posen, 17.11.1939: Einrichtung der EWZ in Lodz und zur Entlausung/Quarantäne der wolhyniendeutschen Umsiedler, in: BArch, R 69/851.

357 Süß, Der »Volkskörper« im Krieg, S. 226.

358 Ebenda, S. 228-229.

359 Vgl. Conti, Der Gesundheitsdienst bei der Umsiedlung, in: Die Gesundheitsführung, Ziel und Weg (1940), H. 4, S. 123-131.

schen Herkunft als Risikofaktoren galten.[360] Einzelne von Läusen befallene Umsiedler und einzelne Fleckfiebererkrankungen schienen die Vorbehalte zu bestätigen.[361] In Zgierz und Pabianice wurden Entlausungsanlagen errichtet, die täglich 2.400 bzw. 4.000 Personen fassen konnten.[362] Karl Honisch beschrieb die Entlausungsanlagen als »Zivilisationswerk für die Rückwanderer«[363] und suggerierte damit, die volksdeutschen Umsiedler hätten vor ihrer Ankunft im Deutschen Reich nur über mangelhafte Hygieneeinrichtungen verfügt und kämen nun in den Genuss eines hygienischen Fortschritts.

Für die Umsiedler war die Entlausung indes eine weitere Strapaze und konnte eine Gefährdung ihrer Gesundheit darstellen, wie ein Mitarbeiter der EWZ berichtete:[364]

> »Bei 35 Grad Frost wurden die Umsiedler in eine schnell errichtete Entlausungsanstalt geführt. Nachdem die Entlausung dann durchgeführt war, wurden diese Umsiedler mit nassen Kleidern mittels offenen Lastwagen oft Kilometer weit in die Auffanglager gebracht. Es passierte sogar, dass auf diesen Transporten von der Badeanstalt zum Lager hochschwangere Frauen entbunden haben.«[365]

Die Umsiedler mussten sich bei Ankunft in der Entlausungsanstalt entkleiden, mit Desinfektionslösung behandeln lassen und baden. In der Zwischenzeit wurden Kleidung und Gepäckstücke entweder durch Begasung, z. B. mit Blausäure, oder durch Heißluft bzw. Dampf desinfiziert.[366] Angesichts der gesundheitlichen Risiken für die Umsiedler und der geringen Zahl der Fleckfieberfälle – insgesamt waren nur neun Personen erkrankt – sah sich Gerhard Rose nach Abschluss der »Umsiedlungsaktion«

360 Leonardo Conti betonte, die Deutschen aus Ostpolen hätten sich in ihrer »Reinlichkeit« deutlich von ihrer polnischen Umwelt abgehoben und insofern sei es nur selten zu Erkrankungen an Fleckfieber gekommen. Demgegenüber war die Augenkrankheit Trachom weit verbreitet. Vgl. ebenda.

361 Vgl. Auszug aus dem Bericht Nr. 9 des Deutschen Hauptbevollmächtigten für Aussiedlung, Wolhynien – Galizien vom 22. 1. 1940, in: BArch, R 69/149, Bl. 35-45, hier Bl. 43-44.

362 Vgl. Aktenvermerk von MX/Ko., 22. 12. 1939, betr. Ärztliche und hygienische Verhältnisse in den Durchgangslagern der Wolhyniendeutschen, in: BArch, R 69/851, Bl. 13. Zusätzlich stellte die Wehrmacht Entlausungszüge zur Verfügung. Vgl. Leniger, Nationalsozialistische Volkstumsarbeit, S. 98.

363 Honisch: Großeinsatz Osten. Generalbericht der Sonderbereitschaft Honisch, 15. 3. 1940, in: BArch, R 49/1/3055, Bl. 1-21, hier Bl. 19. Vgl. auch: Aktenvermerk, Dr. Meixner, EWZ Gesundheitsstelle, 27. 11. 1939, in: BArch, R 69/851. Eine Lodzer Firma erbaute innerhalb von drei Wochen die Entlausungsanstalt auf dem Gelände der Kindler-Fabrik in Pabianice. Vgl. Leniger, Nationalsozialistische Volkstumsarbeit, S. 98.

364 In der Entlausung kam es immer wieder zu Pannen. So berichtete die NSV, in einem Lager in Zgierz seien trotz Entlausung Kleiderläuse festgestellt worden. Vgl. Schreiben der Oberin der NS-Schwesternschaft, Gauvertrauensschwester, Posen, 18. 1. 1940, an die EWZ betr. Krankenhauseinweisungen vom Wolhynientransport Lodsch-Berlin, 17. 1. 1940, in: BArch, R 69/851, Bl. 21.

365 Erich P. Tammoscheit: EWZ-Kriegsgeschichte – Erlebnisse, 1. 3. 1942, in: BArch, R 69/39, Bl. 155-160.

366 Vgl. z. B. Johannes Pikarski, Bericht: Kriegsgeschichte der EWZ, Erlebnisse bei der Durchschleusung der Umsiedler aus Wolhynien in der Zeit vom 23. Dezember 1939 bis Ende März 1940 in der EWZ-Nebenstelle Pabianice, August 1942, in: BArch, R 69/39, Bl. 179-183. Durch das Begasen der Kleidung wurden allerdings nur die Läuse, nicht aber die Fleckfiebererreger, die Rickettsien abgetötet. Vgl. Kirstein, Leitfaden der Desinfektion, S. 81-82.

veranlasst, die prophylaktische Entlausung zu verteidigen. Er rechtfertigte das Vorgehen damit, dass es sich bei dem Herkunftsgebiet der Wolhyniendeutschen um ein »Fleckfiebergebiet« und damit einen Gefahrenherd gehandelt habe. Die geringe Zahl von Fleckfiebererkrankungen wertete er als Beweis für den Erfolg der seuchenpräventiven Maßnahmen. Die später eintreffenden Umsiedlerinnen und Umsiedler aus anderen Gebieten wurden jedoch nicht mehr prophylaktisch entlaust.[367]

Die Ankunft in der Stadt Lodz mit ihrem hohen jüdischen Bevölkerungsanteil stellte die für die Umsiedlung verantwortlichen Ärzte aufgrund des rassistischen Generalverdachts, Juden seien die Hauptüberträger von Läusen, vor das Problem, eine vermeintliche Neuansteckung durch Kontakt mit der polnisch-jüdischen Bevölkerung verhindern zu müssen.[368] Aus diesem Grund schlossen die Verantwortlichen Straßenbahnen zunächst als Transportmittel für Umsiedlerinnen und Umsiedler aus. In einem Aktenvermerk von Dezember 1939 hieß es:

> »Strassenbahnen können nicht benutzt werden, weil sie sämtlich verlaust sind. [...] Da die Strassenbahnen auch von Juden benutzt werden, besteht die grösste Gefahr, dass durch infizierte Läuse Fleckfieber auf die Fahrgäste der Strassenbahn übertragen wird.«[369]

Kurze Zeit später, am 13. Januar 1940, verbot die Lodzer Stadtverwaltung Jüdinnen und Juden, die Straßenbahnen zu nutzen. Die Straßenbahn im Großraum Lodz wurden nun zum zentralen Transportmittel der Umsiedlerinnen und Umsiedler.[370] Eine vierwöchige Quarantänezeit für die Neuankömmlinge, einhergehend mit einem Verbot, die Lager zu verlassen, unterband den Kontakt zur Lodzer Bevölkerung und minimierte so nach Auffassung der zuständigen Mediziner die Ansteckungsgefahr für alle Seiten.[371]

In den Lagern außerhalb von Lodz, in denen per Pferdetreck gereiste Umsiedler untergebracht wurden, entbanden Schwangere, begleitet von einer Hebamme, in hierfür eingerichteten Räumen vor Ort.[372] Eine Hebamme, die in diesen Lagern tätig war, berichtete 1940 in der Hebammenzeitschrift:

367 Vgl. Rose: Fleckfieberfragen, in: Deutsche Medizinische Wochenschrift, 46 (1941), S. 1262-1265.

368 Bernauer und Meixner rieten aus hygienischen Gründen zunächst davon ab, die Umsiedler nach Lodz zu transportieren. Vgl. Aktenvermerk gez. Mashur, Gesundheitsstelle der EWZ, 28.11.1939, in: BArch, R 69/851, Bl. 17-18. Vgl. auch: Weindling, Epidemics and genocide.

369 Vgl. Aktenvermerk Dr. MX/KO, 22.12.1939, in: BArch, R 69/851, Bl. 13. Vermutlich stammt der Vermerk von Dr. Meixner, Leiter der Gesundheitsstelle der EWZ in Lodz. Vgl. Strippel, NS-Volkstumspolitik, S. 105.

370 Seit dem 22. November 1939 war Juden die Nutzung von Straßenbahnen nur eingeschränkt erlaubt. Vgl. Stiller, Völkische Politik, S. 824-825.

371 Leniger und Fiebrandt vertreten die These, die Quarantäne habe den Umsiedlungsakteuren vor allem Zeit verschafft, um die Ansiedlung zu organisieren und um die Umsiedler einer genauen Überprüfung zu unterziehen. Vgl. Leniger, Nationalsozialistische Volkstumsarbeit, S. 102-103; Fiebrandt, Auslese für die Siedlergesellschaft, S. 408.

372 Für die Aufnahme der per Treck nach Lodz gekommenen Umsiedler standen mehrere Lager zur Verfügung, die organisatorisch von den übrigen Lagern getrennt waren. Vgl. Döring, Die Umsiedlung der Wolhyniendeutschen, S. 156-157.

> »Als Hebamme habe ich die Lager Waldhorst mit 900, Utwata mit 400 und Therdowy[373] mit 1000 Volksdeutschen zu betreuen. Diese Lager liegen 7 und 10 km voneinander entfernt. Für die Fahrten steht mir ein Schlitten zur Verfügung. [...] Ich habe hier zwei Zimmer mit 8 Betten, 1 Entbindungszimmer und 1 Säuglingszimmer zur Verfügung. Die ersten Kinder, die hier geboren wurden, waren Knaben, worüber unser Lagerführer, SS-Obersturmführer, sehr erfreut war und den Wöchnerinnen ein gekochtes Huhn spendete. Diese beiden Mütter waren im hochschwangeren Zustand zwei und drei Wochen mit dem Fuhrwerk unterwegs. Die eine Frau führte hinter ihrem Mann ein zweites Fuhrwerk, und der Mann der zweiten Wöchnerin war vor 5 Monaten von den Polen verhaftet worden. Allen Müttern geht es gut und alle stillen selbst.«[374]

Die Hebamme hob anerkennend die Leistungen der beiden Mütter hervor, die nicht nur Schwangerschaft und Geburt unter widrigen Bedingungen meisterten, sondern darüber hinaus in der Ausnahmesituation geschlechtsspezifische Rollenzuschreibungen übertraten, indem sie die von der NS-Propaganda als männlich konnotierte Tätigkeit des Wagenlenkens im Umsiedlertreck übernommen hatten. Mit der Erzählung vom von »Polen« verhafteten Ehemann und seiner hochschwangeren Frau, die die Strapazen des Trecks allein bewältigt, kolportierte die Hebamme NS-Propaganda, die vielfach als Legitimation und Beweis für die Notwendigkeit der Umsiedlung zur Rettung der Volksdeutschen diente. Väterlich erfreut und fürsorglich zeigte sich der Lagerleiter nach dem Bericht der Hebamme und versorgte die Mütter mit Hühnerfleisch, das sonst wohl nur schwer zu bekommen war. Besonders goutierte er die Geburten der Jungen. Das Attribut »Stammhalter« symbolisierte dabei die Hoffnung auf eine biopolitisch erfolgreiche Zukunft und die Verwirklichung der Utopie einer »erweiterten Volksgemeinschaft«.[375]

Die Entbindungszimmer im Lager boten für die Mütter im Vergleich zur Klinik den Vorteil, in größerer räumlicher Nähe zu den älteren Kindern bleiben und von diesen besucht werden zu können. Dies wird auf dem nachstehenden Foto angedeutet, das ein älteres Kind zeigt, welches zwischen den beiden Hebammen steht, während der Umsiedlungsarzt ein Kind untersucht.

Die Frauen hatten allerdings kaum die Möglichkeit, den Ort der Entbindung oder die Hebamme zu wählen. Lagerleiter und -ärzte entschieden über Einweisungen in die lagereigene Revierstube oder in eine Klinik außerhalb. Ebenso wenig konnten sich die Umsiedlerinnen und Umsiedler aussuchen, in welchem Lager sie untergebracht werden wollten, noch konnten sie über ihr Vieh und weiteren Besitz bestimmen: Nach Ankunft in Lodz wurden Pferde und Wagen gegen Barzahlung dem Landrat überstellt

373 Die Lager Waldhorst, Utrata/Utwata und Theodori/Therdowy befanden sich in der Region und Stadt Lask. Vgl. Leniger, Nationalsozialistische Volkstumsarbeit, S. 99.

374 Brief einer anonymen Hebamme, zitiert nach: Conti, Der Einsatz der Hebamme bei der großen Heimkehr im Osten, S. 65-67.

375 Vgl. Lisner, Schwangerschaft und Geburt.

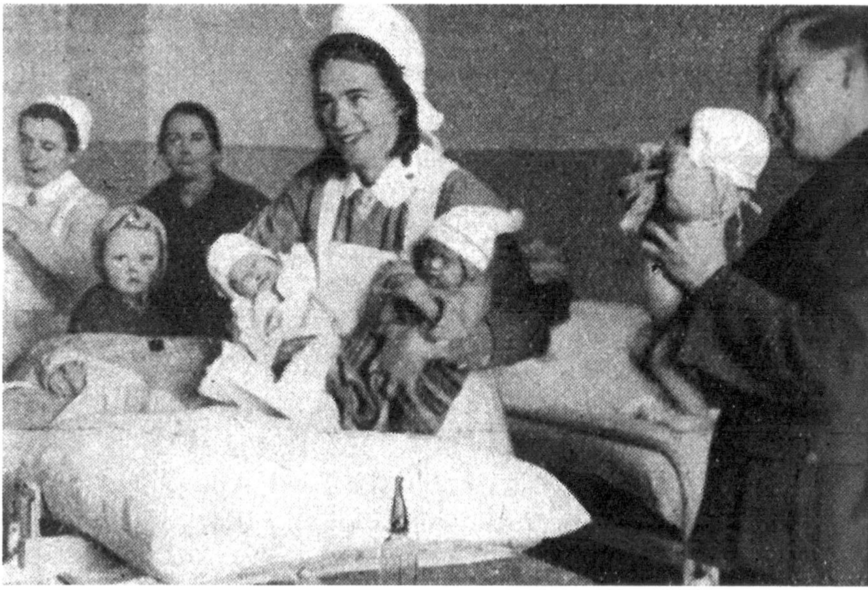

Abb. 4: »Besichtigung der Wolhynien-Kinder durch den Umsiedlungsarzt«, 1940

und die Ankömmlinge auf die Beobachtungslager verteilt.[376] »Nicht selten kam es vor,« schrieb Marie Bigott,

> »daß die Mutter mit dem Säugling im Arme das Krankenhaus verließ, meistenteils mittels Sanitätszug nach irgendeinem Lager ins Altreich transportiert wurde, ohne vom Manne überhaupt ein Lebenszeichen erhalten zu haben. Stolz und mutig, wie eben nur eine deutsche Frau sein kann, ertrugen sie auch dieses.«[377]

Offen bleibt, ob ältere Geschwisterkinder zusammen mit ihrer Mutter und dem Neugeborenen im Sanitätszug weitergeschickt wurden oder ob der Aufenthalt in der Klinik eine längerfristige oder gar dauerhafte Trennung von den älteren Kindern bedeutete. Marie Bigott kontrastierte den »Stolz und Mut« der deutschen Umsiedlerfrauen mit dem Verhalten von Polinnen, deren männliche Verwandte zur Zwangsarbeit ins »Altreich« deportiert wurden:

> »Da hatte ich einmal die Gelegenheit, am Bahnhofe in Litzmannstadt einen Transport arbeitsloser Polen, Männer, die nach dem Altreich verfrachtet wurden, zu beobachten. Unbeschreiblich das zügellose Geheule der Polenweiber, ja laut gebrüllt haben die! Machen Sie sich ein Bild, etwa 200 Tonarten!«[378]

376 Vgl. Bericht Wilhelm Gradmann, 17.12.1939. Abgedruckt in: Bömelburg/Klatt (Hrsg.), Lodz im Zweiten Weltkrieg, S. 84-88. Nach Befehl Himmlers sollten die Umsiedler Pferde und Wagen zurückerhalten. Die VoMi schuf daher im Januar 1940 eine Pferdeabteilung. Vgl. Döring, Die Umsiedlung der Wolhyniendeutschen, S. 166-167.

377 Bigott, Aufbau im Osten, S. 255.

378 Ebenda.

Gefühlsäußerungen der polnischen Frauen beim erzwungenen Abschied von ihren männlichen Verwandten wertete Marie Bigott als »zügelloses Geheule«, als unpassend und übertrieben ab. Den Zwangscharakter der Rekrutierung von Arbeitskräften blendete sie aus.[379] Im Gegensatz dazu suggerierte sie, die Umsiedlerinnen, die das Krankenhaus ohne Nachricht von ihren Angehörigen verließen, hätten Grund zur Klage gehabt, jedoch ihre Emotionen tapfer kontrolliert und ihre Bedürfnisse hinter die größere Idee des »Umsiedlungswerkes« zurückgestellt und damit ihr Deutschsein bewiesen.[380] Mit ihrem Bericht transportierte Marie Bigott auch die in der EWZ kursierenden Vorstellungen einer durch Blut und Schicksal verbundenen Gemeinschaft der Deutschen.[381] Diese Ansichten griffen bereits in der Zwischenkriegszeit verbreitete Konstruktionen einer »Rassenseele« auf, die von einem kollektiven Wesen der »Rasse« ausgingen, das sich u.a. in Handlungen und kulturellen Leistungen ausdrücke.[382] Ebenso knüpfte Marie Bigott an Ideologien an, nach denen »Volksbewusstsein« und »Volkswille«, also Bekenntnis und Verhalten, Zugehörigkeit zum Deutschtum begründeten.[383] Versatzstücke davon verankerte sie in ihrem Bericht im Bereich eigener Erfahrung, die sie als »Bild aus dem Osten« den Leserinnen der Hebammenzeitschrift im »Altreich« vermittelte. Die Umsiedlerinnen, so ihr gezeichnetes Bild, seien zwar einfache Frauen und bei ihrer Ankunft nicht in bester Verfassung gewesen, aber stolze und mutige, ihre Gefühle kontrollierende »wertvolle« Deutsche, die keineswegs mit den »zügellosen« emotionalen Polinnen gleichzusetzen seien. Marie Bigott konstruierte eine geografische Grenzen überschreitende deutsche Gemeinschaft, die sie durch die Zuschreibung vermeintlich deutscher Charaktereigenschaften und Emotionen von den Polinnen abgrenzte. Dabei weckte sie Empathie für die volksdeutschen Umsiedlerinnen, denen sie mit mütterlicher Fürsorge begegnete. Den Nicht-Deutschen begegnete sie dagegen mit Unverständnis und Abwertungen.[384]

Bis zur Musterung und Ausstellung der Staatsbürgerurkunde durch die EWZ waren die Umsiedler staatenlos.[385] Das Leben in den Beobachtungslagern wird daher vielfach als eine Transitphase beschrieben.[386] Mit der Registrierung mussten die Umsiedlerinnen und Umsiedler ihre bisherige Staatsangehörigkeit aufgeben. In den Lagern lebten sie in einer abgegrenzten Zwangsgemeinschaft. Dort waren sie nahezu uneingeschränkt

379 Zu Zwangsarbeit vgl. z.B. Buggeln, Unfreie Arbeit.

380 Vgl. Lisner, Schwangerschaft und Geburt.

381 Vgl. Chu, The German Minority in Interwar Poland, S. 257.

382 Vgl. z.B. Weingart/Kroll/Bayertz, Rasse, Blut und Gene, S. 496.

383 Vgl. Wolf, Ideologie und Herrschaftsrationalität, S. 485-487.

384 Harvey, Homelands on the Move.

385 Durchgeschleust wurde nur ein Teil der Umsiedler in Lodz. Etliche wurden lediglich von der EWZ vorerfasst und erst in den Lagern im »Altreich« vollständig erfasst und gemustert. 1941 gab es im »Altreich« über 1.500 VoMi-Lager, von denen sich ca. ein Drittel in Teilkomplexen von Heil- und Pflegeanstalten befanden. Vgl. Fiebrandt, Auslese für die Siedlergesellschaft, S. 407-408; 450-455. Zur Selektion durch die EWZ vgl. Strippel, NS-Volkstumspolitik.

386 Die meisten Umsiedler lebten bis zu zwölf Monate im Lager. Vgl. Stiller, Völkische Politik, S. 1101-1109.

dem Zugriff der NS-Umsiedlungsakteure ausgesetzt.[387] Sie unterstanden der Aufsicht des jeweiligen Lagerleiters, dem sie bei Strafandrohung Folge zu leisten hatten. Ihr Tagesablauf wurde durch die Lagerordnung bestimmt, die mit gemeinsamen Mahlzeiten, Arbeitseinsätzen, Gemeinschaftsveranstaltungen, Bettruhe um 22.00 Uhr sowie stark eingeschränkten und reglementierten Möglichkeiten, das Lager zu verlassen, vor allem auf eine Disziplinierung der Insassen abzielte. Dies ließ wenig Raum für individuelle Gestaltung, Privatsphäre oder – selbst nach dem Ende der Quarantänezeit – für Kontakte außerhalb des Lagers. Die Ausübung religiöser oder soziokultureller Traditionen wurde im Lager unterbunden. Zentrales Anliegen der VoMi war es, den Umsiedlern das »deutsche Wesen« durch Vorträge, Sprachunterricht oder Aufführungen von Puppentheatern etc. näher zu bringen.[388]

Genau mit dieser Absicht übernahm die NSV die Betreuung von Müttern mit Säuglingen und Kleinkindern in den Lagern.[389] Sie strebte eine lückenlose Betreuung der Mütter nach der Geburt und nach der Entlassung aus der Klinik an. Um dies zu gewährleisten, arbeitete die NSV mit der Berufsorganisation der Hebammen zusammen.[390] Eine der Hebammen, die in den Lagern zur Betreuung der Umsiedler aus Ostpolen tätig war, betonte in einem Brief an Nanna Conti, der in der Hebammenzeitschrift veröffentlicht wurde, wie wichtig die Betreuung der Umsiedler durch die NSV sei:

> »In meiner Freizeit gehe ich durch die Lager, um mich für Kleinkinder und Säuglinge zu interessieren. Da ist mir aufgefallen, daß alle Kinder der Rückwanderer spät laufen lernen. Im allgemeinen sind die Kinder alle unterernährt; die Mütter geben an, sie hätten ihre Kinder 3/4 Jahre gestillt, aber nicht zugefüttert. Andere haben nur 4 Wochen oder gar nicht gestillt und haben ein Neugeborenes mit Kaffee und Brot gefüttert, der Erfolg war, daß von 10 bis 15 Kindern 5 bis 7 groß wurden. In diesem Punkt wird von der NSV alles getan, was möglich ist, damit uns die Kinder, die der Nation geschenkt werden, erhalten bleiben.«[391]

Die Hebamme vermittelte mit ihrer Darstellung Bilder von fahrlässiger Rückständigkeit und Unwissenheit im Hinblick auf die Ernährung und Versorgung von Kindern.[392] Vertreterinnen der NSV vermittelten den Müttern im Lager in regelmäßigen Beratungen

387 Vgl. Leniger, »Heim im Reich?«.

388 Vgl. Leniger, Nationalsozialistische Volkstumsarbeit, S. 112-124; Schlechter, Verschwundene Umsiedler aus Bessarabien.

389 Spätestens im März 1940 übernahm die NSV flächendeckend die Betreuung von Müttern und Kindern in den Lagern. Vgl. Döring, Die Umsiedlung der Wolhyniendeutschen, S. 163.

390 Vgl. Betreuungsarbeit in den Lagern der NSDAP-Reichsleitung, Hauptamt für Volkswohlfahrt, Sonderbeauftragter für die Umsiedlung, gez. Schraml, 1.12.1939-31.10.1940, in: BArch, R 57 neu/9.

391 Anonym an Nanna Conti, in: Conti, Der Einsatz der Hebamme bei der großen Heimkehr im Osten, S. 66.

392 Das Bild eines mäßigen Gesundheitszustandes zeichneten auch die Berichte der EWZ-Gesundheitsstellen. Vgl. hierzu Döring, Die Umsiedlung der Wolhyniendeutschen, S. 175-176.

Ernährungsgrundsätze sowie Hygienevorstellungen und Standards der Säuglingspflege. Das Ziel, die als zu hoch wahrgenommene Säuglingssterblichkeit zu senken, die auf Ernährungs- und Versorgungsfehler zurückgeführt wurde, verlieh der Erziehungsarbeit der NSV eine besondere Bedeutung.[393]

Die Bemühungen von NSV und Hebammen wurden durch die mangelnde Hygiene in den Lagern konterkariert. Die Umsiedler litten unter der Überbelegung. Vielfach gab es nicht einmal Betten, sondern nur Strohaufschüttungen.[394] In den Lagern traten vermehrt Masern, Scharlach, Diphtherie und Grippe auf. Besonders betroffen waren Säuglinge und Kleinkinder, etliche starben. Das Leben im Lager konnte damit zu einer existenziellen Bedrohung werden, gerade für Familien mit Kindern.[395] So starben nach einem Bericht der EWZ im Winter 1939/40 allein im Lager Kloster im Kreis Lentschütz 30 Kinder an Masern; eine Familie verlor drei Kinder.[396]

In seinem Abschlussbericht bezeichnete der Gesundheitsdienst Erkrankungen von Säuglingen und Kleinkindern in den Lagern als »unvermeidlich«.[397] Der Bericht endete mit dem Fazit, »zu anderen Umsiedlungen und im Vergleich zu der relativ hohen Kindersterblichkeit des Ostens [sei es] ein im ganzen gesehen sehr erfreuliches Ergebnis.«[398] Die als hoch angenommene Säuglings- und Kindersterblichkeit innerhalb der wolhyniendeutschen Bevölkerung wurde damit zur – nicht weiter konkretisierten – Bezugsgröße und zum Beweis für den Erfolg des Gesundheitsdienstes umgedeutet.[399]

c) Zwischenfazit

Die Betreuung der Schwangeren und Mütter bei der Umsiedlung der Deutschbalten erfolgte durch Hebammen und Ärzte der eigenen Volksgruppe. Deutschbalten wie Heino von Knorre und die Hebamme Marie W. konnten durch das hohe Maß an Selbstorganisation der Gruppe aktiv zum Gelingen der Umsiedlung beitragen. Heino von Knorre, der für den »Schwangerentransport« zuständige Arzt, und Benita H., die

393 Vgl. Betreuungsarbeit in den Lagern der NSDAP-Reichsleitung, Hauptamt für Volkswohlfahrt, Sonderbeauftragter für die Umsiedlung, gez. Schraml, 1.12.1939-31.10.1940, in: BArch, R 57 neu/9.

394 Vgl. verschiedene Briefe von Umsiedlern, in: AŻIH, 205/71 Lodz-SS-Ansiedlungsstab, Planungsabteilung.

395 Vgl. Tschierschky, Chef der Sicherheitspolizei und des SD, Einwandererzentralstelle Nordost, Erfahrungsberichte der Fliegenden Kommission II Kalisch aus der Durchschleusung vom 7.2. bis 22.2.40, 28.2.1940, in: BArch, R 69/58, Bl. 15-21.

396 Aktenvermerk Dr. Rö/Cr., Mitarbeiter beim Chef der Sicherheitspolizei und des SD Einwandererzentralstelle Nordost, Lodsch, 13.2.1940, in: BArch, R 69/71, Bl. 12.

397 Der Gesundheitsdienst bei der Umsiedlung der Volksdeutschen aus Wolhynien, Galizien und Westweißrussland, o.D. (1940?), in: BArch, R 69/149, Bl. 91-94.

398 Ebenda.

399 Die Akteure waren sich über die Notwendigkeit einer Verbesserung der gesundheitlichen Betreuung im Klaren und bauten ab 1940 ein einheitliches Gesundheitssystem in den Beobachtungslagern mit Lagerärzten und regelmäßigen Überprüfungen auf. Vgl. Fiebrandt, Auslese für die Siedlergesellschaft, S. 418-419.

mit Wewi und ihren fünf Kindern umsiedelte, prangerten in ihren Briefen und Berichten Missmanagement der reichsdeutschen Stellen an. Endlich im Wartheland angekommen, sahen sie sich in Konkurrenz zu Reichsdeutschen und Danzigern um Ressourcen, soziale und berufliche Positionen. Trotz aller Hürden gelang es Heino von Knorre und Benita H., ihre eigenen Interessen durchzusetzen und sich gegenüber den reichsdeutschen Stellen zu behaupten, indem sie berufliche und familiäre Kontakte und Netzwerke, Handlungsspielräume und professionelle Autorität nutzten und ihr kulturelles Kapital einsetzten.

Die Deutschbalten verstanden sich als Gruppe und waren bestrebt, bestimmte Positionen, beispielsweise die Leitung von Kliniken, gezielt mit Landsleuten zu besetzen und so die Netzwerkstrukturen weiter auszubauen. Heino von Knorre konnte zwar nicht gegen den Danziger Hans Fuchs antreten, erhielt aber mithilfe seines Netzwerks eine für ihn befriedigende Position. Offenbar konnte er auch einigen seiner ehemaligen Angestellten eine Stellung verschaffen, so z. B. der Hebamme Marie W., die ebenso wie er nach Litzmannstadt ging und dort in einer Klinik arbeitete.[400]

Benita W. betonte in ihrem Bericht, dass sie sich trotz aller Missstände und ernüchternder Erfahrungen als Teil der »Volksgemeinschaft« verstand. Sie pochte auf einen respektvollen Umgang mit den Baltendeutschen und forderte deren Gleichstellung mit den Reichsdeutschen ein, und damit die Verwirklichung der Utopie einer inklusiven »Volksgemeinschaft«.[401]

Die Bedingungen des Transfers der Umsiedler aus Ostpolen in das Deutsche Reich bzw. in die besetzten polnischen Gebiete waren im Gegensatz zu denen der Deutschbalten durch existenzielle Entbehrungen gekennzeichnet. Insbesondere für Schwangere, Säuglinge und Kleinkinder konnte die Umsiedlung zu einer gesundheitlichen oder gar tödlichen Bedrohung werden. Der von der Hebamme Marie Bigott gelobte »Stolz«, gepaart mit emotionaler Kontrolle, konnte unter diesen Bedingungen in psychische Erkrankungen umschlagen, wie der von Prof. Emil Bernauer in einer Aktennotiz geschilderte Fall einer »Rückwanderin« deutlich macht:[402] Ihre beiden Kinder waren im Lager Konstantynow in Lodz gestorben. Ihr Mann war Pole und als solcher im Winter 1939/40 in deutsche Kriegsgefangenschaft geraten. Aufgrund der schweren emotional belastenden Verluste litt die Frau an einer Depression und wurde in die psychiatrische Anstalt Kochanowka eingewiesen. Im Februar 1940 teilte die Anstaltsleitung mit, die Frau könne als geheilt entlassen werden. Ihre Eltern, die als Volksdeutsche im Kreis Sieradz bei Lodz lebten, bemühten sich um die Erlaubnis, ihre Tochter aufnehmen zu dürfen. Bernauer als VoMi-Beauftragter gab sein Einverständnis.[403] Ob die junge Frau tatsächlich zu ihren Eltern ziehen durfte, geht aus den Akten nicht hervor. Wie Maria Fiebrandt zeigt, konnten jedoch psychische Erkrankungen aufgrund der emotionalen

400 Vgl. Personalliste der städtischen Frauenklinik in Litzmannstadt, o. D., in: APŁ, 221/31836.
401 Vgl. Hoyer, »Volksgemeinschaft« im Werden?.
402 Vgl. Liysner, Schwangerschaft und Geburt.
403 Prof. Dr. Bernauer, VoMi, an die Einwandererzentralstelle Lodsch, 28. 2. 1940, in: BArch, R 69/787, Bl. 36.

Belastungen während und nach der Umsiedlung zu dauerhaften Einweisungen in die Psychiatrie führen.[404]

Wilhelm Fielitz bezeichnet die wolhyniendeutschen Umsiedler als »eine zum ›Menscheneinsatz‹ bestimmte Variable der Völkerverschiebung«.[405] Tatsächlich verfügten die Umsiedlerinnen und Umsiedler aus Ostpolen im Vergleich zu Deutschbalten über wenig Möglichkeiten, ihren Transfer ins Deutsche Reich selbstbestimmt zu gestalten. Im Deutschen Reich angekommen, wurden gerade die Umsiedlerinnen und Umsiedler aus Ostpolen vielfach durch Arbeitsverpflichtungen als billige Arbeitskräfte ausgebeutet.[406] In den Lagern unterlagen sie einer medizinischen Überwachung und Disziplinierung und wurden möglicherweise sogar unfreiwillig für Studien zur Wirksamkeit von Impfstoffen herangezogen. So testete die Abteilung Tropenmedizin des Robert-Koch-Instituts unter der Leitung von Gerhard Rose in Zusammenarbeit mit der Dienststelle Haubold vermutlich bei Massenimpfungen in den VoMi-Lagern die Wirksamkeit von Scharlachimpfstoffen.[407] Markus Roth unterstützt die Schlussfolgerung von Fielitz, wenn er schreibt, ein Teil der volksdeutschen Umsiedler sei »zu bloßen Objekten der Macht- und ›Germanisierungspolitik‹ degradiert« worden.[408] Berichte von sich in Szene setzenden NS-Umsiedlungsakteuren, wie beispielsweise Hebammen, in denen insbesondere wolhyniendeutsche Mütter und ihre Kinder als Objekte der Fürsorge darstellt wurden, unterstreichen diese These. In der Ausnahmesituation der Umsiedlung erwartete das NS-Regime die Zurückstellung individueller Bedürfnisse hinter das übergeordnete Ziel der ethnischen Homogenisierung und des Umsiedlungsprozesses.

Die volksdeutschen Umsiedler waren allerdings nicht nur eine passive »Verschiebemasse« der Umsiedlungsakteure, vielmehr verfolgten sie auch eigene Interessen. So war beispielsweise die Meldung zur Umsiedlung freiwillig, und damit war sie eine aktive Entscheidung zur Übersiedlung ins »Großdeutsche Reich«.[409] Der aus Wolhynien umgesiedelte Hugo Schmidt betonte noch 1978: »Die Umsiedlung war tatsächlich die Rettung für das Wolhyniendeutschtum im ehemals polnischen Teil. Das kann nicht dankbar und deutlich genug festgehalten werden.«[410] Ebenso nutzten Schwangere und Mütter Handlungsspielräume. Sie entzogen sich beispielsweise bewusst den Sonder- bzw. Krankentransporten oder entschieden sich für eine Umsiedlung per Pferdetreck, um ein gewisses Maß an Selbstbestimmung zu behaupten. Deutschbalten wie Heino von Knorre und Benita H. betonten in ihren Berichten und Briefen ihre Selbstwirksamkeit sowie ihren Anspruch, auf Augenhöhe mit den (reichsdeutschen) Umsiedlungsakteuren zu agieren.[411]

404 Vgl. Fiebrandt, Auslese für die Siedlergesellschaft, S. 615-628.
405 Fielitz, Das Stereotyp, S. 18.
406 Vgl. ebenda, S. 308-309.
407 Vgl. Dissertation von Pumptow, Scharlach und aktive Scharlach-Schutzimpfung, 1944; Fiebrandt, Auslese für die Siedlergesellschaft, S. 420-422.
408 Roth, Nationalsozialistische Umsiedlungspolitik, S. 11.
409 Vgl. hierzu Harvey, Die Inszenierung der expandierenden »Volksgemeinschaft«.
410 Schmidt, Die Wolhyniendeutschen im Umbruch, S. 20.
411 Vgl. Lisner, Schwangerschaft und Geburt.

In jedem Fall veränderten die Umsiedler durch ihre Anwesenheit die Besatzungsgesellschaft im Wartheland. Etliche Umsiedler forcierten Ausgrenzung, Vertreibung und Beraubung polnischer und jüdischer Familien. So forderten Benita H. und ihre Begleitung Wohnraum. Die eigene Not und der Wunsch, dem »Lagerleben« zu entkommen, waren Legitimation genug, um Ressourcen zu beanspruchen und die Vertreibung polnischer und jüdischer Familien in Kauf zu nehmen bzw. davon zu profitieren. Umsiedlungsakteure, wie beispielsweise Karl Honisch, enteigneten, auch mit Zustimmung von Hebammen, die polnisch-christliche und polnisch-jüdische Bevölkerung; entrissen ihnen Gebäude, Haushaltsgegenstände und bestimmte Ressourcen, legitimiert durch den Bedarf der Umsiedler nach Unterbringung und Versorgung. Die »potentiell unbegrenzte Bedürftigkeit« von Frauen und Kindern als einer besonders schutzbedürftigen Gruppe wurde, wie Elizabeth Harvey herausarbeitet, von den Umsiedlungsakteuren genutzt, die »unbegrenzte Gewalt gegen Nicht-Deutsche« zu legitimieren.[412] Mit großer Selbstverständlichkeit wurde z. B. das polnische und jüdische Personal der Kliniken ersetzt, wie das der Hebammenschule in Posen und das der Klinik in Lodz, dem späteren Krankenhaus Nord, und nicht zuletzt wurden Gebäude mit ihrer Ausstattung zur gesundheitlichen Versorgung der Umsiedlerinnen und Umsiedler beschlagnahmt.

Die Narrative der Umsiedlungsakteure, einschließlich die der Hebammen, konstruierten Differenz, betonten Praktiken der Inklusion der Umsiedler und legitimierten die Exklusion der polnischen und insbesondere der jüdischen Bevölkerung. Die Befriedigung der eigenen Bedürfnisse – Platz schaffen für Reichsdeutsche, für die Umsiedlungsakteure und für immer neue Gruppen von Umsiedlern sowie die Rekrutierung von Ressourcen – ging Hand in Hand mit der »Verdrängung«, »Aussiedlung« und Deportation der jüdischen und polnischen Bevölkerung.[413] Der für notwendig erklärte Schutz der Umsiedler vor Seuchen legitimierte die zunehmende Ausgrenzung der Lodzer jüdischen Bevölkerung aus dem öffentlichen Leben und schließlich ihre Ghettoisierung.[414] Ab Dezember 1939 wurde Lodz zur »Drehscheibe« für die Umsiedlung der Volksdeutschen und gleichzeitig für die »Aussiedlung« der polnischen und jüdischen Bevölkerung ausgebaut.[415] Damit wurde die Stadt gewissermaßen zum Kristallisationspunkt der Inklusions- und Exklusionspraktiken der deutschen Germanisierungspolitik.

412 Vgl. Harvey, Homelands on the Move.

413 Vgl. Aly, »Endlösung«. U. a. Gerhard Wolf weist darauf hin, dass es nicht von Anfang an einen ursächlichen Zusammenhang zwischen Deportation und Vernichtung der polnisch-jüdischen Bevölkerung und der Umsiedlung Volksdeutscher gab; dieser wurde erst hergestellt, entfaltete dann jedoch eine sich radikalisierende Dynamik. Vgl. Wolf, Ideologie und Herrschaftsrationalität, S. 121-122.

414 Vgl. versch. Schreiben von Januar und Februar 1940 des Gesundheitsamtes Litzmannstadt, in: APŁ, L-15065 Stadtverwaltung Litzmannstadt Gesundheitsamt.

415 Vgl. Bömelburg/Klatt (Hrsg.), Lodz im Zweiten Weltkrieg.

IV. EINRICHTEN IN DER BESATZUNG – »GERMANISIERUNG« DER GEBURTSHILFE

Die reichsdeutschen Hebammen, die wie Marie Bigott, Ingeborg Morsbach, Anna D. und Katharina D. seit Herbst 1939 in den »Warthegau« zogen, gestalteten ihr soziales und berufliches Umfeld von nun an in der Besatzungsgesellschaft. In ihren Berichten vermittelten die Hebammen den Anschein, das Gebiet des Warthelandes sei vorwiegend von Deutschen bewohnt, als wäre das germanisierungspolitische Ziel, die Vertreibung der polnischen und jüdischen Bevölkerung, bereits weitgehend verwirklicht worden. Ingeborg Morsbach berichtete in der Hebammenzeitschrift von ihren Eindrücken im Kreis Konin. Sie schrieb: »So fährt man [...] an Höhlen, die in die Erde hineingebaut sind [vorbei], in denen noch Polen wohnen«.[1] Polen gab es zwar »noch«, so Ingeborg Morsbach, jedoch wies sie ihnen einen tiergleichen ausgegrenzten und abgewerteten Status zu, als in Erdhöhlen hausende Primitive. Die Anwesenheit der polnischen Bevölkerung erwähnte Morsbach als eine vorübergehende Erscheinung. Die jüdische Bevölkerung, immerhin fast ein Viertel der Vorkriegsbevölkerung im Kreis Konin, erwähnte sie in ihren Berichten gar nicht.[2]

Tatsächlich vervierfachte sich der Anteil der deutschen Bevölkerung im Wartheland von etwa 7% im Jahr 1939 auf 23% im Jahr 1944.[3] Die Zahl Deutscher stieg durch die Ansiedlungen volksdeutscher Umsiedler an, weiter durch den Zuzug von Reichsdeutschen und die Inklusion ehemaliger polnischer Staatsbürger über die Deutsche Volksliste (DVL).[4] Mit der DVL sollte eine eindeutige Grenze zwischen Deutschen und Polen gezogen werden. Alle ortsansässigen Deutschen waren daher aufgerufen, sich bei einer der Zweigstellen der DVL einzutragen.[5] Rund 12% der ehemaligen polnischen Staatsangehörigen wurden im Wartheland so in die »erweiterte Volksgemeinschaft« inkludiert.[6]

Untrennbar mit Inklusion sowie der Um- und Ansiedlung Volksdeutscher verbunden waren Exklusion und Vertreibung der polnischen und jüdischen Bevölkerung aus den eingegliederten westpolnischen Gebieten.[7] In seinem noch im November 1939

1 Morsbach, Von der Arbeit in den Ostgebieten, S. 61.

2 Vgl. Endgültiges Ergebnis der Einwohnererfassung 1939/40, in: APP, 299 RSH/594, Bl. 20.

3 Vgl. Krzoska, Volksdeutsche im Warthegau, S. 67.

4 Eingeführt wurde die DVL am 28.10.1939 im Warthegau und am 12.9.1940 in allen annektierten Gebieten. Vgl. Heinemann, Rasse, Siedlung, deutsches Blut, S. 262.

5 Dr. Karl Albert Coulon leitete die DVL. Eine Zweigstelle gab es in Posen und Litzmannstadt. Bei den Regierungspräsidenten wurden Bezirks- und bei den Oberbürgermeistern bzw. Landräten lokale Dienststellen eingerichtet. Vgl. Stiller, Völkische Politik, S. 1137-1138; 1145.

6 Vgl. Roth, Nationalsozialistische Umsiedlungspolitik, S. 19.

7 Am 12.11.1939 erging die Anordnung, Polen und Juden aus den Städten Lodz, Posen und Hohensalza zu vertreiben, um Platz für Umsiedler zu schaffen. Vgl. Aly, »Endlösung«, S. 68.

vorgelegten »Fernplan« hatte Reinhard Heydrich als Leiter des Reichssicherheitshauptamtes eine vollständige »Entpolonisierung« und »Entjudung« der »deutschen Ostgebiete« zum Ziel erklärt.[8] Projektiert in drei Nahplänen und einem Zwischenplan organisierte das Reichssicherheitshauptamt die Deportation von Polen und Juden ins Generalgouvernement oder in Zusammenarbeit mit dem Arbeitsamt zum Arbeitseinsatz ins »Altreich«.[9] Ein Ziel der Vertreibungen war es, Wohnraum und Erwerbsmöglichkeiten für volksdeutsche Umsiedlerinnen und Umsiedler zu schaffen. Weiter zielte das Besatzungsregime darauf, eine politische Sicherung der Gebiete durch Abschiebung »politisch führender Polen« zu erreichen.[10] Im März 1941 wurden die Deportationen ins Generalgouvernement aufgrund der Kriegsvorbereitungen gegen die Sowjetunion gestoppt. Zu diesem Zeitpunkt waren bereits 280.743 Menschen aus dem Wartheland ins Generalgouvernement zwangsumgesiedelt worden. Etwa noch einmal so viele Menschen »verdrängten« die Deutschen bis 1944 innerhalb des Gaus und deportierten rund 12% der Vorkriegsbevölkerung zur Zwangsarbeit ins »Altreich«.[11]

Trotz Deportationen, Vertreibungen und Mord stellte die polnisch-christliche Bevölkerung bis zum Ende des Krieges mit einem Anteil von 77% im Jahr 1944 die Bevölkerungsmehrheit.[12] Der Fokus der Hebammenzeitschrift auf die deutsche Bevölkerung entsprach somit nicht den realen Mehrheitsverhältnissen im Wartheland, aber den Machtverhältnissen und den Darstellungen der NS-Propaganda.

Die jüdische Bevölkerung des Warthelandes grenzte das NS-Regime radikal aus. Als sich abzeichnete, dass eine zügige Deportation aller Jüdinnen und Juden nicht umsetzbar war, begannen die Stellen der Zivilverwaltung ab Frühjahr 1940 die jüdische Bevölkerung in rund 173 Ghettos zu isolieren.[13] Eigentum, Wohnungen und Geschäfte gingen in den Besitz des NS-Staates über.[14] Bis 1944 hatten die Deutschen fast die gesamte jüdische Bevölkerung deportiert oder ermordet.[15]

Das NS-Besatzungsregime verfolgte unter der politischen Prämisse von »Germanisierung« und Rassenpolitik für jede Bevölkerungsgruppe unterschiedliche Ziele. Jede auf eine Gruppe bezogene Maßnahme hatte dabei gravierende Auswirkungen auf die anderen, wie Catherine Epstein hervorhebt.[16] »Germanisierung« und Rassenpolitik

8 Vgl. Browning, Die Entfesselung der »Endlösung«, S. 166-172.

9 Die früheren Deportationen führten verschiedene Stellen durch. Mit Gründung der UWZ oblagen sie allein dem Reichssicherheitshauptamt. Vgl. Stiller, Völkische Politik, S. 230-231.

10 Vgl. Browning, Die Entfesselung der »Endlösung«, S. 79-83.

11 Im Rahmen des 2. Nahplans wurden 133.506 Personen ausgesiedelt; weitere 19.226 Menschen im Rahmen des 3. Nahplans vom 21.1. bis zum 15.3.1941. Im Rahmen des 3. Nahplans und des 3. erweiterten Nahplans wurden 253.641 Menschen innerhalb des Warthegaus bis 1943 »verdrängt«. Vgl. Stiller, Völkische Politik, S. 408-411. Insgesamt verloren rund 800.000 Polen bis zum Ende des Krieges ihren Besitz. Vgl. Heinemann, Privilegierung und Gewalt. Zu Zwangsarbeit vgl. Linne, Die deutsche Arbeitsverwaltung.

12 Vgl. Alberti, Die Verfolgung und Vernichtung, S. 33-34; 91; 518; Aly, »Endlösung«.

13 Vgl. Alberti, Die Verfolgung und Vernichtung, S. 147-148.

14 Vgl. Loose, Die Enteignung der Juden.

15 Vgl. Krzoska, Volksdeutsche im Warthegau, S. 67.

16 Vgl. Epstein, Model Nazi, S. 160-164.

manifestierten sich als Herrschaft des NS-Besatzungsregimes, das Deutschen Privilegien gewährte, verbunden mit Terror gegen die örtliche polnisch-christliche und polnisch-jüdische Bevölkerung.[17] Selbst Deutsche in mittleren und unteren Verwaltungsfunktionen wie die Kreishauptleute agierten dabei, wie Markus Roth für das Generalgouvernement herausarbeitet, als »Herrenmenschen« mit uneingeschränkter Herrschaft über eine rechtlose Bevölkerung.[18] Rassische Segregation, »Germanisierung« und Volkstumspolitik bestimmten auch die Organisation der Geburtshilfe und implementierten neue Normvorstellungen. Im folgenden Kapitel werden Aneignungs-, Inklusions- und Exklusionsprozesse im Bereich der Geburtshilfe untersucht. Zu fragen ist, wie sich Formen von Differenz, von Inklusion und Exklusion im Aktionsraum von Schwangerschaft und Reproduktion ein- und fortschrieben.

1. Aneignungsprozesse: Mit »Schrubber und Besen« gegen »polnische Wirtschaft« im Gesundheitswesen

»Vollständig verschmutzt haben wir alles vorgefunden. Na, nicht verwunderlich, ›polnische Wirtschaft‹. Schrubber und Besen haben bewiesen, daß deutsche Frauen am Werke sind«,[19] berichtete eine reichsdeutsche Hebamme stolz über die Einrichtung einer Entbindungsstation für Umsiedler im besetzten Polen Anfang 1940. Sie beschrieb sich und ihre Kolleginnen als tatkräftig, mit Putzutensilien »bewaffnet«, um hinter den (männlichen) Kampflinien in ihrem Kompetenzbereich polnische Strukturen und Traditionen zu beseitigten und an der »Aufbauarbeit« und »Germanisierung« mitzuwirken.

Das Fehlen festgefügter staatlicher Strukturen eröffnete vor allem reichsdeutschen Frauen die Möglichkeit, sich neue Macht- und Herrschaftsräume zu erschließen. Sie konnten das Besatzungsregime vertreten und den ihnen untergeordneten volksdeutschen oder »fremdvölkischen« Männern und Frauen Befehle erteilen.[20] Franka Maubach beschreibt dies in Bezug auf Frauen im Kriegsdienst als Erfahrungen »gesteigerter Selbstbedeutsamkeit«.[21]

»Gesteigerte Selbstbedeutsamkeit« zu erfahren, ging jedoch immer auf Kosten der Opfer des NS-Regimes, so Maubach.[22] Das galt auch für Hebammen. Anfängliche »volkstumspolitische« Planungen, Polen aus Berufen und Wirtschaft herauszudrängen und durch Deutsche zu ersetzen, mussten aufgrund ökonomischer Überlegungen nach kurzer Zeit fallengelassen werden, denn es fehlte schlicht an Fach- und Arbeitskräften,[23]

17 Tonsmeyer stellt dies für die besetzten Gebiete der Sowjetunion fest. Vgl. Tönsmeyer, Raumordnung, Raumerschließung. Das Ineinandergreifen von Raumordnungsplanungen, Herrschaft und Terror lässt sich auf die westpolnischen Gebiete übertragen. Vgl. Haar, Inklusion und Genozid.
18 Vgl. Roth, Die nationalsozialistische Besatzungspolitik.
19 Conti, Der Einsatz der Hebamme bei der großen Heimkehr im Osten, S. 65-67.
20 Vgl. Harvey, »Der Osten braucht dich!«, S. 28; 417-418.
21 Vgl. Maubach, Expansionen weiblicher Hilfe, S. 102-104.
22 Vgl. ebenda.
23 Vgl. Alberti, Die Verfolgung und Vernichtung, S. 95-96.

auch und gerade im medizinischen Bereich.[24] Eine geburtshilfliche Versorgung der deutschen und polnischen Bevölkerung wäre ohne die Tätigkeit polnischer Hebammen nicht möglich gewesen. So gestattete die deutsche Gesundheitsverwaltung polnisch-christlichen Hebammen, vorübergehend weiter zu praktizieren. Ihre dauerhafte Integration war jedoch nicht vorgesehen, vielmehr war ihre Berufstätigkeit durch die Willkür des Besatzungsregimes bedroht und prekär. Die Ausgrenzung jüdischer Hebammen trieben die deutschen Gesundheitsbehörden mit Priorität voran. Für die gesundheitliche und geburtshilfliche Versorgung der jüdischen Bevölkerung erklärten sich die NS-Besatzungsbehörden als nicht zuständig und überließen die Organisation der von ihr eingesetzten jüdischen »Selbstverwaltung«.[25] Polnische und jüdische Hebammen konnten aufgrund ihrer weitgehenden Entrechtung weder eine »Absetzung« durch deutsche Behörden verhindern noch Vertreibung und Ghettoisierung.[26] Die Prozesse von Inklusion und Exklusion und damit die Implementierung sowie Praxen und Rationalitäten von Herrschaft und rassischer Segregation im Bereich der Hebammengeburtshilfe werden im folgenden Kapitel in den Blick genommen.

a) Hebammenberufsorganisation und Gesundheitswesen im Wartheland

Reichshebammenführerin Nanna Conti umriss 1940 ihre Vorstellungen hinsichtlich eines deutschen Hebammenwesens in den »eingegliederten Gebieten« wie folgt: »Die zunächst aus dem Reich einzusetzenden Hebammen müssen sorgfältig ausgewählt werden, dann muß auch im Osten sich allmählich ein deutscher Hebammenstand in den Dorfgemeinschaften entwickeln, der dann immer dort tätig sein wird.«[27]

»Politisch zuverlässige« und in der Verbandsarbeit erfahrene reichsdeutsche Hebammen sollten nach den Plänen Contis ein »deutsches Hebammenwesen« aufbauen, die Berufsorganisation vertreten und eine geburtshilfliche Versorgung für Deutsche organisieren.[28] Ihr Einsatz war hierbei nicht auf Dauer angelegt. Vielmehr sollten langfristig ansässige Volksdeutsche geschult, zur Hebamme ausgebildet und in den »eingegliederten Gebieten« tätig werden.[29]

In Österreich, in Danzig und dem Sudetenland schloss die Reichshebammenschaft die bestehenden Hebammenverbände nach der »Eingliederung« der Gebiete dem reichsdeutschen Verband an.[30] Im Wartheland und ebenso im gesamten besetzten

24 Vgl. Vossen, Gesundheitspolitik als Teil der »Volkstumspolitik«.

25 Vgl. Bericht zur Organisation des Gesundheitsamtes Lodsch, o. D., in: APP, 299 RSII/1873, Bl. 274-278.

26 Vgl. z. B. Bericht der Hebamme Władysława K, in: Główna Biblioteka Lekarska Warszawa, 23/327/12/198.

27 Nanna Conti zitiert nach: Witte, Haupttagung im Reichsgau Danzig-Westpreußen, S. 228-229.

28 Vgl. Peters, Nanna Conti (1881-1951), S. 276-289.

29 Conti, Rückblick und Ausblick, 1943.

30 Insbesondere zum Danziger Hebammenverband hatte die Reichshebammenschaft bereits vor Beginn des Krieges enge Verbindungen aufgebaut. Vgl. Peters, Nanna Conti (1881-1951), S. 266-270; 276-289.

Polen zog sie es – im Einklang mit dem germanisierungspolitischen Ziel, alles Polnische zu beseitigen – nicht in Erwägung, die bestehenden polnischen Berufsverbände in die Verbandsstrukturen aufzunehmen.[31] Vielmehr baute die Reichshebammenschaft für den Bereich des Hebammenwesens und der Geburtshilfe Strukturen nach Vorbild des »Altreiches« neu auf. Hebammenberufsorganisation und Gesundheitsverwaltung arbeiteten hierbei eng zusammen.[32] Ziel war es, für die deutsche Bevölkerung eine dezentrale Geburtshilfe durch deutsche Hebammen sicherzustellen und auf diese Weise die Gesundheit von Mutter und Kind zu fördern.[33]

Kompetenzen und Machtposition der Reichshebammenschaft waren schon ab 1933 in Deutschland gestärkt worden, vor allem 1938 mit dem Erlass des Reichshebammengesetzes.[34] Die Reichshebammenschaft erhielt den Status einer eigenständigen Organisation und verfügte über weitreichende (Selbst-)Regulierungskompetenzen des Berufes. Organisiert war die Berufsvertretung nach dem »Führerprinzip«: Allein der Reichshebammenführerin – von 1933 bis 1945 Nanna Conti – war es vorbehalten, die Interessen des Berufsstandes zu vertreten, die Arbeitsschwerpunkte festzulegen und sämtliche Leiterinnen der Gaue, der Landes- und Kreisgruppen zu ernennen bzw. abzuberufen. Darüber hinaus hatte sie die Befugnis, für die Mitglieder – aufgrund der 1939 verfügten Zwangsmitgliedschaft waren dies alle Hebammen – verbindliche Anordnungen zu treffen und sogar Ordnungsstrafen zu verhängen. Die Reichshebammenführerin war dem Reichsministerium des Innern und dem Stellvertreter des Führers direkt unterstellt und wurde auch von diesen ernannt. Sie war in allen Belangen, die das Hebammenwesen betrafen, zu hören und in Entscheidungsprozesse einzubeziehen, so auch in den annektierten westpolnischen Gebieten.[35]

Nanna Conti beauftragte zwei Hebammen mit dem Aufbau des Hebammenwesens in den »neuen Reichsgauen«, die sich bereits in der Zwischenkriegszeit im Danziger Berufsverband als engagiert gezeigt hatten. Zur Gauhebamme für das Wartheland ernannte sie die promovierte Ingenieurin und Hebamme Brunhilde Prehn (1902-?)[36] und für Danzig-Westpreußen Margarete Jancke (1895-?).[37]

31 Vgl. z. B. Conti, Rückblick und Ausblick, 1941, S. 301-305.

32 Vgl. Hoffs, Stadtmedizinalrat: Das Gesundheitswesen in Litzmannstadt und in Bromberg, 1939-1945, Bericht vom 15. 11. 1953, in: BArch Bayreuth, Ost-Dok.8/147, Bl. 1-6.

33 Allgemeine gesundheitliche Versorgung der Zivilbevölkerung, 7. 8. 1943, in: APP, 299 RSH/1882, Bl. 67-70.

34 Vgl. Tiedemann, Hebammen im Dritten Reich.

35 Vgl. Lisner, »Hüterinnen der Nation«, S. 93-94. Zur Organisation der Reichshebammenschaft und zu Nanna Conti vgl. Tiedemann, Hebammen im Dritten Reich; Peters, Nanna Conti (1881-1951).

36 Brunhilde Prehn war seit Februar 1939 Mitglied der NSDAP in Danzig. Vgl. BArch (ehem. BDC), NSDAP-Gaukartei, M0092.

37 Margarethe Jahnke war seit Mai 1933 Mitglied der NSDAP in Danzig und nahm als Delegierte des Danziger Verbandes am Internationalen Hebammenkongress 1936 in Berlin und 1938 in Paris teil. Vgl. Peters, Nanna Conti (1881-1951), S. 278, FN 501; BArch (ehem. BDC), NSDAP Ortskartei J00026. Für die Regierungsbezirke Kattowitz und Oberschlesien waren Franziska Thomalla und für Zichenau die ostpreußische Gauhebamme Greta Bayer zuständig. Vgl. Thomalla/Schwarz, Tagung für Niederschlesien und Oberschlesien, S. 205; Schreiben des

Brunhilde Prehn erläuterte im November 1939 ihre Bemühungen um eine Bestandsaufnahme des Hebammenwesens im Wartheland. Entgegen dem in der Hebammenzeitschrift vermittelten Bild einer völlig fehlenden Verbandsstruktur in Polen war sich Prehn der Organisation des polnischen Hebammenwesens bewusst. In Posen traf sie sich mit einer Vertreterin des Związek Akuszerek Poznańsko-Pomorski (Hebammenverband Posen-Pommerellen) und ließ sich über die Verbandsarbeit, Fragen der Aus- und Fortbildung sowie Probleme in der Geburtshilfe der Vorkriegszeit informieren. Kurze Zeit später eröffnete sie den 80 Hebammen der Stadt Posen, die Reichshebammenschaft habe die Organisation übernommen. Sie demonstrierte damit eine gewisse Kontinuität der Berufsorganisation, zugleich aber auch die Aneignung und Überformung des polnischen Verbandes. Laut ihrem Bericht sprachen fast alle Hebammen in Posen deutsch und beriefen sich darauf, dass sie »noch zu deutscher Zeit«, also vor 1918, als Posen zu Preußen gehörte, ihre Ausbildung absolviert hätten und »echte Posener« seien.[38] Sie verwiesen damit auf ihre Identität als Posenerinnen, die sie möglicherweise quer zu einer deutschen, polnischen oder jüdischen volkstumspolitischen oder rassischen Klassifizierung verorteten.[39] Zudem betonten sie ihre deutsche Ausbildung und machten ihren Anspruch auf Gleichbehandlung und Gleichwertigkeit zu reichsdeutschen und Danziger Hebammen geltend. Der Reichshebammenschaft als Berufsorganisation ging es allerdings nicht um die Vertretung aller Hebammen, sondern lediglich um die der deutschen.[40] Brunhilde Prehn interessierte sich entsprechend wenig für Identitätskonzepte der Posener. Vielmehr suchte sie nach Hebammen, die ihr Deutschsein durch Bescheinigungen über eine entsprechende Abstammung und ein Engagement in deutschnationalen Vereinen der Vorkriegszeit nachweisen konnten, das galt besonders für das Amt der Ortsgruppenleiterin Posen. Die einzige der fünf deutschen Posener Hebammen, die sie aufgrund ihrer ethnischen Zugehörigkeit und »charakterlichen« Eigenschaften für eine solche Leitungsaufgabe für geeignet hielt, kam dennoch nicht infrage, da sie mit einem Polen verheiratet war.[41]

Die Auflösung der polnischen Hebammenverbände und die Einstellung ihrer Presseorgane, die mit der Besatzung de facto erfolgte, wurde mit Verordnung vom 27. Februar 1940 formal besiegelt.[42] Polnische Hebammen verloren die Möglichkeit, sich zu organisieren, ihre Interessen zu vertreten oder sich über ihre in der Zwischenkriegszeit etablierten Fachzeitschriften fachlich fortzubilden. Über die Weiterführung einer polnischen Hebammenorganisation im Untergrund, wie dies etliche Vereine, Verbände oder sogar Nachbarschaftsgruppen im Generalgouvernement vollzogen, ist nichts be-

Regierungspräsidenten Kattowitz, 28.3.1940, in: APK, 771/415, Bl. 6-7; Haag/Conti, Tagung der Leiterinnen im Heim der Reichshebammenschaft, S. 160.

38 Vgl. Prehn, Die geburtshilflichen Verhältnisse in Posen-Stadt, S. 456-457.

39 Zu Identitätsentwürfen vgl. Barelkowski/Schutte, Neuer Staat, neue Identität? (Einführung).

40 Vgl. Nanna Conti an Gundermann, 21.12.1940, in: APP, 299 RSH/2070, Bl. 14.

41 Vgl. Prehn, Die geburtshilflichen Verhältnisse in Posen-Stadt.

42 Vgl. Verordnung über die Organisation der polnischen Volksgruppe im Deutschen Reich, 27.2.1940. Im Wartheland waren alle polnischen Vereine und Zeitschriften ab dem 11.9.1939 aufgelöst worden. Vgl. Majer, »Fremdvölkische« im Dritten Reich, S. 296; 388; 840-841.

kannt. Aufgrund der gewaltvollen Aussiedlungspolitik und Herrschaftspraxis des NS-Besatzungsregimes war die Formierung des polnischen Widerstands in den »angegliederten Gebieten« ungleich gefährlicher und schwieriger als im Generalgouvernement. Der Widerstand war daher nur wenig organisiert.[43] Dennoch gab es rund 50 polnische Widerstandsgruppen im Wartheland.[44]

Im Juli 1940 ersetzte Nanna Conti Brunhilde Prehn durch Charlotte Kehle. Was aus Brunhilde Prehn wurde, ist unbekannt. Kehle war eine langjährige enge Mitarbeiterin Contis und zuvor als Gauhebamme im Sudetengau tätig.[45] Conti stellte somit eine loyale Verbandspolitik im Wartheland sicher. Parallel zur Gauhebamme ernannte die »übergeordnete Stelle« (gemeint war die Dienststelle Hellmut Haubold, Beauftragter des Reichsgesundheitsführers für die Umsiedlungen) Marie Bigott zur Leiterin aller in den Umsiedlerlagern im Wartheland tätigen Hebammen.[46] Mit der Einrichtung dieser Stelle etablierte Haubold eine dem NS-Umsiedlungsapparat und der VoMi verpflichtete Parallelstruktur. In den Strukturen der Reichshebammenschaft war diese Stelle nicht vorgesehen. Nanna Conti hatte offenbar keinen direkten Einfluss auf deren Besetzung und die ihr übertragenen Aufgaben, arrangierte sich jedoch mit der Tatsache, dass es im Wartheland zwei Gauhebammen gab: eine, die für die bei der »Umsiedlungsaktion« eingesetzten Hebammen zuständig war, und eine, die niedergelassene und angestellte deutsche Hebammen im Wartheland vertrat. Durch die Gleichstellung von Marie Bigott mit den Gauhebammen ordnete Conti sie in die Strukturen der Reichshebammenschaft ein und unterstellte sie ihren Weisungen. Zu Machtkämpfen zwischen Nanna Conti, Charlotte Kehle und Marie Bigott scheint es nicht gekommen zu sein.[47]

Den Hebammen formal übergeordnet und weisungsbefugt waren die Amtsärzte als Leiter der Gesundheitsämter. Durch diese Organisationsform waren Hebammen im Wartheland ebenso wie im »Altreich« in den Öffentlichen Gesundheitsdienst eingebunden. Analog zu den Verbandsstrukturen wurde das Gesundheitswesen im Wartheland – nach preußischem Vorbild – neu strukturiert und das polnische überformt. Ein Konzeptpapier der Reichsstatthalterei von Juni 1940 erklärte, Ziel müsse es sein, im Wartheland als »grenzdeutschem Siedlungsgebiet« eine »gefestigte Gesundheitsgrundlage« zu schaffen. »Halbheiten im Aufbau des öffentlichen Gesundheitsdienstes sind nicht tragbar.«[48] Das Konzept benannte das Ziel des NS-Besatzungsregimes, im

43 Vgl. z.B. Borodziej, Soziale und politische Konturen; Bömelburg, Lodz, S. 237; 257-261.

44 6.000 Personen wurden bis zum Ende der Besatzungszeit aufgrund von Aktivitäten für den Widerstand verhaftet. Vgl. Epstein, Model Nazi, S. 206.

45 Vgl. Haag/Conti, Tagung der LeiterInnen im Heim der Reichshebammenschaft, S. 160. Im Januar 1945 floh Kehle nach Schliersee in Bayern. Vgl. Peters, Nanna Conti (1881-1951), S. 266.

46 Zunächst bezog sich ihre Leitungsfunktion auf die Lager der Wolhyniendeutschen. Haag/Conti, Tagung der Leiterinnen im neuen Heim der Reichshebammenschaft, S. 160-161. Später wurde sie zur Leiterin aller in Umsiedlerlagern im Warthegau tätigen Hebammen. Notizen des Amtsarztes in Litzmannstadt auf Karteikarten von Hebammen, in: APŁ, 221/31837.

47 Vgl. Morsbach, Arbeitsbesprechung der Hebammen des Reichsgaues Wartheland am 22.3.1944, S. 58.

48 Abteilung II/1, Betr. Vordringliche Aufgaben des öffentlichen Gesundheitsdienstes, 26.6.1940, in: APP, 299 RSH/1861, Bl. 59-74, hier Bl. 59.

Wartheland ein Gesundheitswesen aufzubauen, das »Germanisierung« und volkstumspolitischer Sicherung verpflichtet war.[49]

Arthur Greiser steuerte als Reichsstatthalter im »Warthegau« die gesamte innere Verwaltung in den Regierungsbezirken, so auch die staatliche Medizinalverwaltung.[50] Auf Intervention von Leonardo Conti schuf er innerhalb der Reichsstatthalterei die Abteilung II, Gesundheitswesen und Volkspflege als oberste Gesundheitsbehörde.[51] Parallel zur Abteilung II in der Reichsstatthalterei richtete die NSDAP-Gauselbstverwaltung die Abteilung II, Gesundheitswesen und Leibesübungen ein. Der Vorgabe entsprechend, in den eingegliederten Gebieten die Dualität von Staat und Partei aufzuheben, übernahm ein Medizinalbeamter die Leitung beider Abteilungen.[52] Dies war ab Sommer 1940 der aus Naumburg abgeordnete Amtsarzt Oskar Gundermann (1894-1968).[53] Mit den beiden Abteilungen II unter einheitlicher Leitung wurde nun im Wartheland eine Behörde geschaffen, die sowohl für den öffentlichen Gesundheitsdienst als auch die gesamte öffentliche Fürsorge und Wohlfahrtspflege zuständig war.[54] Eine solche Behörde gab es im »Altreich« nicht.[55]

Gundermann gliederte die Abteilung II bei der Reichsstatthalterei in vier Referate.[56] Rudolf Mayer aus dem Stadtgesundheitsamt Breslau war im Referat II/B »Medizinalwesen« für den Bereich Gesundheitsschutz und damit für Ärzte und das ärztliche Hilfspersonal, so auch für Hebammen zuständig.[57] In den Arbeitsbereich der Abteilung II fiel darüber hinaus die ärztliche Betreuung von Müttern, Säuglingen und Kleinkindern.[58] Gundermanns Stellvertreter in der Gesundheitsabteilung der Gauselbstverwaltung wurde Hans Friemert (1910-1975).[59] In Friemerts Aufgabenbereich fiel u.a. der Betrieb der Gaufrauenklinik mit Hebammenschule in Posen und von Entbindungskliniken

49 Vgl. ebenda.

50 Stellvertreter Arthur Greisers wurde August Jäger. Vgl. Alberti, Die Verfolgung und Vernichtung, S. 58.

51 Vgl. Vossen, Gesundheitspolitik als Teil der »Volkstumspolitik«.

52 Vgl. Fiebrandt, Auslese für die Siedlergesellschaft, S. 343.

53 Vor Gundermann hatten Wilhelm Kaiser aus Köslin und seit Dez. 1939 Fritz Bunz aus Berlin-Neukölln die Abteilung II geleitet. Vgl. Vossen, Gesundheitspolitik als Teil der »Volkstumspolitik«.

54 Vgl. Reichsstatthalter: Führung des öffentlichen Gesundheitsdienstes im Reg. Bez. Litzmannstadt, 1940, in: APP, 299 RSH/1861, Bl. 7-13; Werner Ventzki (1906-2004): Die Abteilung Wohlfahrts- und Fürsorgewesen bei der Gauselbstverwaltung in Posen, 31.3.1965, in: BArch Bayreuth, Ost.-Dok. 13/167, Bl. 24-27.

55 Vgl. Süss, Der »Völkskörper« im Krieg.

56 Dies waren die Referate II/A Allgemeine Verwaltungssachen unter Walther Heß, II/B Medizinalwesen unter Werner Geßner, II/C Veterinärwesen unter Weyl und II/D Volkspflege, geleitet von Walther Heß. Vgl. Vossen, Gesundheitspolitik als Teil der »Volkstumspolitik«, S. 10.

57 In dem Referat arbeiteten zudem der Zahnarzt de Laporte sowie Prof. Dr. Kaiser, der das Arzneimittelwesen außerhalb der Apotheken betreute. Vgl. ebenda. Zu den Aufgaben der Gesundheitsabteilung vgl. Aufgaben des leitenden Medizinalbeamten beim Reichsstatthalter im Warthegau, in: APP, 299 RSH/1859, Bl. 2-6.

58 Vgl. Behörde des Reichsstatthalters und Gauselbstverwaltung, Aufgabenbeschreibung, ohne Datum, in: APP, 299 RSH/1859, Bl. 8-25.

59 Friemert hatte 1937 seine Approbation erhalten, war beim Gesundheitsamt in Stettin tätig und ab 1939 Assistenz- bzw. später Oberarzt in der Heil- und Pflegeanstalt Stralsund. Im Dezember

sowie die gesamte Verwaltung und Unterstützung des Hebammenwesens.[60] Charlotte Kehle in ihrer Funktion als Gauhebamme fungierte in der Reichsstatthalterei als Referentin für Hebammenfragen und arbeitete als solche eng mit Rudolf Mayer und Hans Friemert zusammen.[61]

Der Reichsstatthalterei nachgeordnete Instanzen waren die Regierungspräsidenten in den drei Regierungsbezirken des Warthelandes: Posen, Hohensalza und Kalisch/ Litzmannstadt, die jeweils über eine eigene Medizinalabteilung verfügten.[62] Anders als im »Altreich« stellten die Regierungspräsidenten im Wartheland keine Mittelinstanzen im Gesundheitswesen dar, sondern waren »Außenorgane des Reichsstatthalters«. Entsprechend liefen die Fäden der Gesundheitsverwaltung in der Abteilung II der Reichsstatthalterei zusammen.[63] Die Regierungspräsidenten waren jedoch für die Ausbildung, Prüfung und staatliche Anerkennung der Hebammen in ihren Bezirken zuständig. Den Vorsitz der staatlichen Hebammenprüfungen hatte allerdings der Reichsstatthalter inne, der damit unmittelbaren Einfluss auf die Zulassung der Hebammen im Wartheland erhielt.[64] Die drei Regierungsbezirke des Warthelandes gliederten sich auf der unteren Verwaltungsebene in insgesamt 38 Land- und drei Stadtkreise. Innerhalb der Landkreise unterstand den jeweiligen Landräten die gesamte Verwaltung, also auch die gesundheitliche Verwaltung. Bei der Besetzung der Stellen wurde bis hin zur Kreisebene darauf geachtet, das Prinzip der angestrebten Einheit von staatlicher und parteiamtlicher Verwaltung durchzusetzen. So hatten die Regierungspräsidenten zugleich die Funktion eines NSDAP-Gauinspektors und die ihnen nachgeordneten Landräte die Funktion von NSDAP-Kreisleitern inne.[65]

Bürgermeister führten die Kommunalverwaltungen als unterste Verwaltungsinstanz in den Städten Litzmannstadt, Posen und Leslau. Diese Städte hatten Selbstverwaltungsrechte und unterstanden nicht der Weisung des Landrats. Entsprechend führten sie die Gesundheitsadministration eigenständig. In Städten und Gemeinden hingegen, die kein Selbstverwaltungsrecht erhielten, übernahmen Amtskommissare diese Aufgabe, weisungsgebunden, den Landräten unterstellt.[66] Im Wartheland richtete die Medizinal-

wurde er in die Gauselbstverwaltung Posen übernommen. Vgl. Fiebrandt, Auslese für die Siedlergesellschaft, Fußnote 526.

60 Vgl. ebenda, S. 343. Die Gauselbstverwaltung war gemäß dem Reichshebammengesetz »Träger der Gewährleistung« und zuständig für Fragen der Niederlassung, der Unterstützung bei der Wohnungs- und Einrichtungsbeschaffung, ebenso wie für die Fortbildung der Hebammen. Ihr oblag zudem die »Förderung der wirtschaftlichen und gesundheitlichen Existenz der Hebammen.« Behörde des Reichsstatthalters und Gauselbstverwaltung, Aufgabenbeschreibung, ohne Datum, in: APP, 299 RSH/1859, Bl. 8-25, hier Bl. 18.

61 Vgl. Schreiben des Reichsministers des Innern, 6. 5. 1944, in: APP, RSH 299/2070, Bl. 5.

62 Im Frühjahr 1940 wurde der Sitz des Regierungspräsidenten nach Litzmannstadt verlegt und der Regierungsbezirk umbenannt. Vgl. Alberti, Die Verfolgung und Vernichtung, S. 62.

63 Oskar Gundermann zitiert nach Vossen, Gesundheitspolitik als Teil der »Volkstumspolitik«, S. 4.

64 Zuständigkeiten Reichsstatthalter und Regierungspräsident, 29. 2. 1940, in: APP, 299 RSH/ 1859, Bl. 1.

65 Vgl. Alberti, Die Verfolgung und Vernichtung, S. 61-67.

66 Vgl. ebenda.

verwaltung auf Kreisebene insgesamt 40 Gesundheitsämter ein, geleitet jeweils von einem Amtsarzt.[67] Die meisten von ihnen wurden aus »Altreichsgebieten« für einen bestimmten Zeitraum für das Wartheland abgestellt.[68] In Lodz übernahm der aus Halle entsandte Professor Walter Schnell die Leitung des Gesundheitsamtes,[69] in Leslau der aus dem Kreis Stade stammende Curt-Erich Borsutzky.[70] In »zweiter Reihe« arbeiteten Umsiedler als Hilfsärzte, z. B. in Leslau Hans-Jürgen Bosse aus Dorpat/Tartu in Estland.[71] Vor allem deutschbaltischen Ärzten und Hebammen gelang es, im Wartheland leitende Positionen im Gesundheitswesen zu besetzen.[72]

Die Gesundheitsämter waren auf lokaler Ebene die zentralen Akteure zur Umsetzung der NS-Gesundheitspolitik. Zu ihren Aufgaben gehörte neben der Aufsicht über die freiberuflich tätigen Hebammen die Seuchenprävention sowie die Mütter- und Säuglingsfürsorge ebenso wie die Durchführung der »Erb- und Rassenpflege«. Diese zielte durch sich ergänzende, einerseits fördernde und andererseits »ausmerzende« Maßnahmen auf eine Steuerung der Reproduktion der Bevölkerung.[73] Die Amtsärzte führten darüber hinaus die gesundheitliche bzw. seuchenpolizeiliche Aufsicht über die Ghettos.[74] Deutsche und polnische Hebammen hatten den Gesundheitsämtern regelmäßig eine Dokumentation der von ihnen betreuten Geburten vorzulegen. Die Amtsärzte überprüften die Qualität der von Hebammen geleisteten Geburtshilfe und überwachten die Einhaltung von Standards.[75] Darüber hinaus waren Hebammen verpflichtet, den Amtsärzten Fehl-, Früh- und Totgeburten zu melden.

67 Im Gesundheitsamt tätig waren zudem: Hilfsärzte, Gesundheitspflegerinnen sowie technische Assistenten und Büroangestellte. Einige der Angestellten waren Polen. Vgl. Vossen, Gesundheitspolitik als Teil der »Volkstumspolitik«, S. 11-13.

68 Vgl. ebenda; Der Reichsstatthalter an den Reichsminister des Innern: Führung des öffentlichen Gesundheitsdienstes im Reg. Bez. Litzmannstadt, 1940, in: APP, 299 RSH/1861, Bl. 7-13. Dies entsprach der Verteilung von Verwaltungsämtern insgesamt. So stammten 90 % der Beamten im Warthegau aus dem Reichsgebiet, 6 % waren ortsansässige Deutsche und 4 % Umsiedler. Nur in Litzmannstadt waren 74 % des Verwaltungspersonals Ortsansässige, gegenüber 19 % Reichsdeutschen. Vgl. Alberti, Die Verfolgung und Vernichtung, S. 82.

69 Notiz des Amtsarztes, 2. 4. 1941, in: APŁ, L-15064.

70 Zuvor war er Amtsarzt des Gesundheitsamtes Lodz-Land. Vgl. Übersicht über Amtsärzte in Leslau, 1940, in: APP, 299/1884, Bl. 189; Reichsmedizinalkalender, 1937, § 564. In Leslau war zunächst Hans Nieberding Amtsarzt gewesen. Vgl. Abteilungsleiter II, Reisebericht über die Dienstreise am 1. und 2. Juli 1940 nach Berlin, 4. 7. 1940, in: APP, 299 RSH/1862, Bl. 54-57.

71 Vgl. Bericht: Fahrt Leslau und Janowitz, 18.2. bis 20. 2. 1940, gez. Amelung, in: APP, 800 VoMi/59, Bl. 2.

72 Aus Lettland und Estland wurden 356 Ärzte umgesiedelt. Von diesen waren 201 im März 1940 im Warthegau tätig. Vgl. Schlau: Bericht über den Berufseinsatz der baltendeutschen Ärzte, 29. 3. 1940, in: APP, 800 VoMi/199, Bl. 199-124. Von 99 Chefarztposten waren 1940 60 mit Deutschbalten besetzt. Vgl. Protokoll Abteilungsleiterbesprechung, 16. 3. 1940, 3. 4. 1940, in: APP, 299 RSH/1861, Bl. 267-268.

73 Vgl. z. B. Weingart/Kroll/Bayertz, Rasse, Blut und Gene.

74 Vgl. Johannes Vossen, Der öffentliche Gesundheitsdienst, in: Hüntelmann/Vossen/Czech (Hrsg.), Gesundheit und Staat, S. 237-254; Notiz des Judenrates in Leslau, Juni 1941; Notiz des Amtskommissars in Brest-Kujawien, Nov. 1940, beides in: APW, 829/39.

75 Vgl. Lisner, »Hüterinnen der Nation«, S. 213-214.

Deutschen Hebammen oblag es außerdem, mögliche »Erbkrankheiten« ihrer Klientel oder Kinder mit Behinderungen anzuzeigen. Die Meldungen stellten die Grundlage für weitere Ermittlungen dar.[76] Hebammen fungierten, formalisiert über ihre Meldepflichten, als Verbindungsglied zwischen der Bevölkerung in ihrem Bezirk und den Gesundheitsämtern.[77]

Das Reichsministerium des Innern wies 1944 die Medizinalbeamten in den »eingegliederten Gebieten« an, hinsichtlich der Beaufsichtigung und der Organisation der geburtshilflichen Betreuung nach »Vorbild der gängigen Praxis« im »Altreich«, mit den lokalen Leiterinnen der Reichshebammenschaft, also den Gau- und den von diesen ernannten Kreishebammen, »engste Fühlung zu halten und sich in allen das Hebammenwesen berührenden Fragen ihres Rats zu bedienen«.[78] Die Weisung von 1944 schrieb die Zusammenarbeit von Gesundheitsbehörden und Hebammenberufsvertretung bei der Organisation der Geburtshilfe und des Hebammenwesens auf allen Verwaltungsebenen fest und bildete die bereits beim Aufbau des deutschen Gesundheitswesens erprobte Praxis ab.

Für den Kreis Leslau ernannte Charlotte Kehle im Dezember 1940 die Hebamme Anna W. zur Kreishebamme.[79] Anna W. (1904-?) stammte ursprünglich aus dem »Sudetengau«.[80] Nach Abschluss ihrer Ausbildung an der Hebammenschule Berlin-Neukölln im März 1940 unter dem Hebammenlehrer Benno Ottow hatte sie sich für eine Tätigkeit im Wartheland gemeldet.[81] Zu ihren Aufgaben als Kreishebamme gehörte es, die Berufsorganisation in ihrem Bezirk zu vertreten.

Mit der Verordnung zur Einführung des Reichshebammengesetzes in den eingegliederten Ostgebieten vom 7. Oktober 1940 unterstellte der Gesetzgeber polnische, aber nicht jüdische Hebammen der Aufsicht der Reichshebammenschaft. Einen Mitgliedstatus erhielten die polnischen Hebammen dadurch nicht. Sie waren beispielsweise von Verbandssitzungen und fachlichen Fortbildungen ausgeschlossen, ebenso konnten sie nicht darauf hoffen, dass die Reichshebammenschaft ihre Interessen vertrat. Die Mitgliedsbeiträge in voller Höhe von zwei Reichsmark monatlich mussten sie dennoch zahlen.[82] Bis zum 15. Februar 1942 mussten sich alle Hebammen »nichtdeutscher

76 Vgl. Lisner, »Hüterinnen der Nation«, S. 329-330. Vgl. auch: Anzeigen Unterbrechung von Schwangerschaften und Fehlgeburten; Geburtsdokumentationen, in: APW, 829/148; 149; 150.

77 Vgl. Kapitel V, 1d) dieser Arbeit.

78 Schreiben des Reichsministeriums des Innern an die Reichsstatthalter, 6.5.1944, in: APP, 299/2070, Bl. 5.

79 Vgl. z.B. Notiz von Anna W. zur Kontrolle des Tagebuchs einer polnischen Hebamme, 1941, in: APW, 829/41; Vermerk von Anna W. über den Besuch bei einer polnischen Hebamme, 30.10.1940, in: APW, 829/43.

80 Im März 1940 hatte sie ihr Prüfungszeugnis erhalten. Anna W. war unverheiratet und katholischen Glaubens. Vgl. Personalakte Anna W, in: APW, 829/44.

81 Benno Ottow, Approbation in Dorpat, war ab 1933 Leiter der Hebammenschule Berlin-Neukölln. Sein Vorgänger Dr. Sigfried Hammerschlag floh aufgrund seiner jüdischen Abstammung nach Persien. Ottow zeichnete sich durch gute Kontakte in die Spitze der NS-Gesundheitspolitik aus. Vgl. David/Ebert (Hrsg.), Berühmte Frauenärzte in Berlin.

82 Vgl. Schreiben von Nanna Conti an Gundermann, 21.12.1940, in: APP, 299 RSH/2070, Bl. 14.

Volkszugehörigkeit« bei der Gauhebammenschaft im Wartheland registrieren.[83] Die Berufsorganisation wurde polnischen Hebammen gegenüber mit Weisungs- und Kontrollbefugnissen ausgestattet, die über jene gegenüber den deutschen Hebammen hinausgingen. Polnische Hebammen unterstanden der doppelten Kontrolle durch Berufsorganisation und Gesundheitsamt.[84]

Im Auftrag der Reichshebammenschaft und in enger Abstimmung mit dem Amtsarzt übernahmen es die Kreishebammen wie Anna W. in Leslau, die polnischen Hebammen in ihren Wohnungen zu besuchen, ihre Hebammentaschen und Arbeitsgeräte auf Vollständigkeit und Sauberkeit zu überprüfen sowie die Einhaltung der Geburtsdokumentationen und Meldevorschriften nach reichsdeutschen Vorstellungen zu kontrollieren. In ihren Berichten an den Amtsarzt äußerte sich Anna W. über den Zustand der von ihr geprüften Hebammentaschen, teils bemängelte sie die Unvollständigkeit der Instrumente und deren »unsauberen« Zustand oder die fehlerhafte Führung des Hebammentagebuches. Ein anderes Mal hob sie die »ordentliche« Geburtsdokumentation und die häusliche Situation der besuchten Hebamme hervor.[85] Ihre Berichte, in denen sie die Arbeitsqualität und Lebensverhältnisse bewertete, ermöglichten es dem Amtsarzt, sich einen Überblick über die Hebammen im Kreis zu verschaffen. Nicht zuletzt bildeten ihre Formulierungen die Grundlage für vom Amtsarzt für »Fehlverhalten« der polnischen Hebammen verhängte Strafen.[86] Im »Altreich« war eine ähnliche, bis in die Privatsphäre hineinreichende Kontrolle von Wohnung und Arbeitsmaterial bis hin zur Beschaffenheit der Fingernägel der frei praktizierenden Hebammen üblich, jedoch war diese Amtsärzten vorbehalten.[87] Deutsche Hebammen in der Funktion der Kreishebamme konnten insofern im Wartheland, mit Franka Maubach gesprochen, eine hohe »Selbstbedeutsamkeit« erreichen und ihre Kompetenzen auf Kosten polnischer Hebammen erweitern, selbst wenn sie, wie Anna W., Berufsanfängerinnen waren.

Mit Verordnung vom 2. Februar 1942 wurden die Kontrollbefugnisse der Hebammenberufsorganisation als Sonderaufsicht festgeschrieben und ausgeweitet. Nun konnten Kreishebammen, als Vertreterinnen der Berufsorganisation vor Ort, den Hebammen »nichtdeutscher Volkszugehörigkeit« bindende Weisungen erteilen, Strafen verhängen und sogar beim Regierungspräsidenten ein Berufsverbot erwirken.[88] Die Verordnung

83 Vgl. Anordnung über die Meldepflicht und Erfassung von Medizinalpersonen nichtdeutscher Volkszugehörigkeit im Reichsgau Wartheland, 22.12.1941, in: Verordnungsblatt des Reichsstatthalters im Warthegau, 21.1.1942, S. 14-15.

84 Vgl. Verordnung zur Einführung des Hebammengesetzes in den eingegliederten Ostgebieten vom 7. Oktober 1940, in: Reichsgesetzblatt I, Nr. 178 (1940), S. 1333.

85 Vgl. Berichte Anna W, in: Personalakten, APW, 829/41; 829/42; 829/43; 829/44.

86 Vgl. z.B. Personalakte der Hebamme Janina W., in: APW, 829/44.

87 Mit dem Gesetz zur Vereinheitlichung des Gesundheitswesens von 1935 wurden die Kontrollbefugnisse der Amtsärzte reichsweit vereinheitlicht. Vgl. Lisner, »Hüterinnen der Nation«, S. 50-55.

88 Vorläufige Verwaltungsanordnung über die Aufsicht über Medizinalpersonen nicht-deutscher Volkszugehörigkeit im Reichsgau Wartheland, 2.2.1942, in: Verordnungsblatt des Reichsstatthalters im Warthegau, Nr. 2, 1942, S. 38-39.

von 1942 verbriefte der Reichshebammenschaft und der Kreishebamme als ihrer Vertreterin weitgehende neue Kontrollbefugnisse über polnische Hebammen. Die Berufsorganisation erhielt damit in Bezug auf diese Gruppe das, was sie gerne auch für deutsche Hebammen erhalten hätte: eine Deutungsmacht über die Qualität der beruflichen Praxis.[89]

Während erweiterte Überwachungsmaßnahmen den Handlungsrahmen der polnischen Hebammen verkleinerten, ergaben sich für deutsche Hebammen neue Freiräume. Im »Altreich« war die Beziehung zwischen Amtsarzt und Hebamme durch Hierarchie und Kontrolle gekennzeichnet, wobei diese Struktur nicht nur formale, sondern auch soziale und geschlechterbezogene Gründe hatte. Die in der Regel männlichen Amtsärzte hatten beispielsweise ein Hochschulstudium absolviert, Hebammen verfügten in der Regel lediglich über einen Volksschulabschluss.[90] Hinsichtlich ihrer Tätigkeit im Wartheland beschrieb Ingeborg Morsbach in der Hebammenzeitschrift die Zusammenarbeit mit dem Amtsarzt als kooperativ und von Verständnis und Fürsorge getragen, trotz der ebenfalls vorhandenen Hierarchie:

> »Dazu hat der Amtsarzt des Kreises mir den Beginn der Arbeit mit großem Verständnis und unendlicher Großzügigkeit und Hilfsbereitschaft erleichtert. Schon das Bewußtsein zu haben, du kannst mit deinen Nöten zu deinem Vorgesetzten kommen und findest volles Verstehen, gibt einem ein so ruhiges Gefühl.«[91]

Für Ingeborg Morsbach begründete das Deutschsein im besetzten Polen Zugehörigkeit und erzeugte ein Gemeinschaftsgefühl.

Amtsärzte hatten tatsächlich nicht nur eine Kontroll-, sondern auch eine Fürsorgepflicht. So schalteten sie sich zur Unterstützung der deutschen Hebammen ein: bei Konflikten im Verhältnis zu ihrer Klientel oder Partei- und Verwaltungsstellen. Als Irene P. beispielsweise im April 1942 von einer deutschen Familie beschuldigt wurde, den Tod des Neugeborenen durch falsches Verhalten verursacht zu haben, leitete der Amtsarzt Ermittlungen ein. Er konnte kein Fehlverhalten feststellen und ergriff Partei für Irene P.[92] Unter der Prämisse der geburtshilflichen Versorgung der Bevölkerung setzten sich Amtsärzte hier und da auch für polnisch-christliche Hebammen ein. Der Amtsarzt in Lentschütz machte sich beispielsweise für die Zuweisung von unter hygienischen und baulichen Gesichtspunkten akzeptablen Wohnungen an polnische Hebammen stark, um die Ausbreitung von Infektionskrankheiten zu verhindern.[93] Der Amtsarzt in Leslau stellte polnischen Hebammen Bescheinigungen aus, die sie zur Benutzung eines Fahrrades berechtigten, etwas, das der polnischen Bevölkerung

89 Ihre Vorschläge zur Beaufsichtigung deutscher Hebammen scheiterten am Widerstand des RMdI. Schreiben Charlotte Kehle, 26. 10. 1943, und Schriftwechsel Okt./Nov. 1943, in: APP, 299 RSH/2070, Bl. 24 ff.

90 Vgl. Lisner, »Hüterinnen der Nation«, S. 331.

91 Morsbach, Von der Arbeit in den Ostgebieten, S. 60-61.

92 Vgl. Personalakte von Irene P., in: APW, 829/42.

93 Vgl. Schreiben des Amtsarztes in Lentschütz vom 9. 4. 1942, in: APŁ, 176/621.

ansonsten untersagt war. Ebenso erhielten die polnischen Hebammen Passierscheine, die es ihnen ermöglichten, sich nach 19 Uhr trotz der für die polnische Bevölkerung geltenden Ausgangssperre auf der Straße zu bewegen.[94] Für polnische Hebammen brachte ihre berufliche Tätigkeit in der Besatzungssituation insofern auch Vergünstigungen mit sich. Allerdings orientierten sich diese an den Bedarfen der deutschen Bevölkerung und wurden in Einzelentscheidungen von den Gesundheitsbehörden gewährt. Die Bitte einer Hebamme, ihr eine Raucherkarte auszustellen, lehnte der Amtsarzt in Leslau kategorisch ab und erteilte ihr ein Rauchverbot.[95]

b) Hebammengeburtshilfe für Deutsche

»Es besteht ein außerordentlicher Mangel an Hebammen im Gau Wartheland«, räumte Gundermann im Juli 1940 ein und meinte damit einen Mangel an deutschen Hebammen.[96] Das Büro des stellvertretenden NSDAP-Gauleiters Kurt Schmalz[97] beklagte ein Jahr später, im Oktober 1941, in den 541 Ortskreisen des Warthelandes seien lediglich 173 deutsche Hebammen tätig. Der Bericht forderte die Gauverwaltung auf, jeden Ortskreis mit mindestens einer deutschen Hebamme zu besetzen, um eine adäquate geburtshilfliche Versorgung der deutschen Bevölkerung sicherzustellen. Es fehlten – so der Bericht – insofern rund 400 deutsche Hebammen. Der Anteil der deutschen an den Gesamtgeburten betrug laut Rechnung von Schmalz' Büro je nach Kreis zwischen 10 und 50 %.[98] Allerdings boten auch die Arbeitsleistungen der deutschen Hebammen Anlass zu Kritik. In Samter, Regierungsbezirk Posen, wies der Amtsarzt in einem Bericht von September 1941 nicht nur auf die geringe Anzahl der deutschen Hebammen hin, sondern auch auf deren teilweise unzureichende Arbeitsleistung. So gäbe es lediglich zwei volksdeutsche Hebammen, eine davon sei bereits 75 Jahre alt. Die einzige aus dem »Altreich« entsendete Hebamme lehne es ab, Außendienste zu übernehmen und ein motorisiertes Fahrzeug anzuschaffen. Demgegenüber seien 18 polnische Hebammen vorhanden, auf deren Hilfe die deutsche Bevölkerung angewiesen sei.[99] Mit seinem Bericht unterstrich der Amtsarzt den Mangel an deutschen Hebammen, ver-

94 Vgl. Schreiben Amtsarzt in Leslau, 19. 3. 1942; Bescheinigung des Amtsarztes in Leslau, 24. 5. 1940, in: APW, 829/43. Zur Ausnahmeregelung für Hebammen und Ärzte vgl. Lagebericht des Oberbürgermeisters in Hohensalza, 6. 11. 1939, in: APP, Chef der Zivilverwaltung Nr. 5. Zum Verbot der Fahrradnutzung und Sperrstunde für Polen vgl. Majer, »Fremdvölkische« im Dritten Reich.

95 Vgl. Personalakte der Hebamme Paulina Z., in: APW, 829/42.

96 Gundermann: Bericht über Dienstreise nach Berlin, 4. 7. 1940, in: APP, 299 RSH/1862, Bl. 54-57.

97 Kurt Schmalz (1906-1964) bekleidete seit dem 10. 3. 1941 das Amt als stellvertretender NSDAP-Gauleiter im Warthegau. Zuvor war er stellvertretender Leiter des Gaus Süd Hannover-Braunschweig gewesen. Vgl. https://www.zukunft-braucht-erinnerung.de/uebersicht-der-nsdap-gaue-und-gauleiter-1933-1945 [3. 5. 2025].

98 Der stellvertretende NSDAP-Gauleiter, Abt. Berichtswesen, Kürzel: Ne/Wa an den Gauamtsleiter, Rassenpolitisches Amt Dr. Iden, 1. 1. 1941, in: IPN, GK 746/95, Bl. 88-108, hier Bl. 107-108. Ich danke Robert Parzer für das Überlassen der Quelle.

99 Bericht des Amtsarztes im Kreis Samter, gez. Dr. Gessner, 3. 9. 1941, in: Arbeitsübersichten der Gesundheitsämter, 1942-43, APP, 299/RSH 1931.

mittelte aber zugleich auch das Problem einer Überalterung der ansässigen volksdeutschen Hebammen sowie Schwierigkeiten reichsdeutscher Berufskolleginnen, sich an die örtlichen Gegebenheiten anzupassen.

Zu Beginn der Besatzung griff die deutsche Bevölkerung aufgrund des Personalmangels bisweilen auf die Dienste jüdischer Ärzte und Hebammen zurück. So prangerte Gundermann 1941 an, dass es in einem Ort üblich sei, die jüdische Hebamme zu rufen, wenn die deutsche nicht erreichbar war.[100] Der Bericht aus dem Büro Schmalz führte einen weiteren Fall an und berichtete, in Lentschütz sei »sogar für die Entbindung der Frau eines SS-Mannes« eine jüdische Hebamme hinzugezogen worden.[101] Die Bevölkerung handhabte in beiden Fällen die Geburtsbetreuung offenbar pragmatisch, eher an dem Ziel einer Gesunderhaltung von Mutter und Kind orientiert als an rassenpolitischen Vorstellungen.

Aufgrund des Mangels an deutschen Hebammen erhielten polnische Hebammen, wie auch Bronisława Z., im Herbst 1939 nach einer Überprüfung durch die Amtsärzte die Erlaubnis, bis auf Widerruf weiter zu praktizieren.[102] Die Amtsärzte erteilten jedoch denjenigen Hebammen ein Berufsverbot, die sie als »ethisch minderwertig« oder »politisch unzuverlässig« und damit als »Gefährdung« für die deutsche Bevölkerung einstuften.[103] Sie waren befugt, in Absprache mit den Regierungspräsidenten ohne weitere Begründung Berufsverbote zu erteilen, d. h., gegenüber polnischen Hebammen willkürlich zu agieren.

Um den Mangel an deutschen Hebammen im Wartheland zu beheben, startete Charlotte Kehle 1941 einen Aufruf in der Hebammenzeitschrift:

> »Der Warthegau benötigt dringend Hebammen für die Stadt und noch mehr für das Land. Berufskameradinnen, meldet euch freiwillig, kommt und helft deutschen Müttern und Kindern, die dringend eurer Hilfe bedürften. Laßt euch auf ein bis zwei Jahre beurlauben, bis der Nachwuchs die Tätigkeit übernehmen kann.«[104]

Die reichsdeutschen Hebammen sollten, so vertrat es auch Nanna Conti, die geburtshilfliche Versorgung übergangsweise sichern, bis genügend volksdeutsche Hebammen ausgebildet waren und die Bezirke im »Warthegau« übernehmen konnten.[105] Die Strategie war in gewisser Weise erfolgreich: 1941 registrierten sich 146 deutsche Hebammen im Wartheland, von diesen galten 49 als reichsdeutsch, 45 als volksdeutsch (gemeint waren ansässige Deutsche), sowie 22 als balten- und galiziendeutsch.[106]

100 Vgl. Protokoll Tagung Gesundheitspflegerinnen in Hermannsbad, 20.-21.5.1941, in: APP, RSH 299/1923.
101 Der stellvertretende Gauleiter, Kürzel: Ne/Wa, an Dr. Iden, 1.1.1941, in: IPN, GK 746/95, Bl. 92.
102 Vgl. Personalakte Bronisława Z., in: APW, 829/42.
103 Vgl. Dienstreiseberichte Abt. II, 1940-1941, in: APP, 299 RSH/1862; Lagebericht Kreis Kalisch, 1939, in: APP, 299 RSH/1831, Bl. 1-15; Lageberichte Stadt Leslau, 1939-1943, in: APP, 299 RSH/1832.
104 Kehle, Hebammen gesucht, S. 278-279.
105 Vgl. Conti, Rückblick und Ausblick, 1943.
106 Vgl. Lagebericht, 6.9.1941, in: APP, 299 RSH/1878.

Tab. 2: Anzahl der deutschen und polnisch-christlichen freiberuflich tätigen Hebammen im Wartheland, 1941-1944[107]

	1941	1942	1943	1944
Polnische Hebammen	800	706	625	604
Deutsche Hebammen	146	260	299	343
Insgesamt	946	966	924	947

Ein Jahr später arbeiteten deutlich mehr, nämlich 260 deutsche Hebammen, als Niedergelassene im Wartheland. Von diesen galten 105 als ortsansässige Deutsche und waren in die DVL in den Gruppen 1 bis 4 eingetragen. 30 weitere Hebammen waren Umsiedlerinnen und 106 Reichsdeutsche, zu denen teilweise auch Deutschbalten gerechnet wurden.[108] Erhöht hatte sich 1942 demnach vor allem die Anzahl der Hebammen, die durch Aufnahme in der DVL nun als Deutsche galten, und die Zahl derjenigen, die aus dem Reichsgebiet ins Wartheland gezogen waren. Von den volksdeutschen Umsiedlerinnen erhielten außer den Deutschbalten und Galiziendeutschen nur wenige die Erlaubnis, als Hebamme im Wartheland tätig zu werden.[109]

Die Zahlen verdeutlichen, dass polnische Hebammen sukzessive zugunsten deutscher Hebammen »abgesetzt« wurden. Die Gesamtzahl der Hebammen im Wartheland blieb relativ konstant. Nach Planungen der Gesundheitsabteilung in der Reichsstatthalterei von 1943 sollten innerhalb von neun Jahren alle polnischen Hebammen durch deutsche ersetzt werden.[110] Die geburtshilfliche Versorgung der deutschen und polnischen Bevölkerung im Wartheland war 1942 mit 2,4 Hebammen pro 10.000 Einwohnerinnen und Einwohnern schlechter als im »Altreich«, wo 3,5 Hebammen pro 10.000 Einwohnerinnen und Einwohnern zur Verfügung standen.[111] Durch die Verdopplung der Anzahl deutscher Hebammen von 1941 bis 1944 gelang es der Gesundheitsverwaltung allerdings, die geburtshilfliche Versorgung der deutschen Bevölkerung auf Kosten der Versorgung der polnischen Bevölkerung rein rechnerisch den Ver-

107 Abteilung II, Lagebericht der Abteilung II für das 4. Vierteljahr 1942, 20. 1. 1943, in: APP, 299 RSH/1880, Bl. 65-66; Allgemeine gesundheitliche Versorgung der Zivilbevölkerung, 1943, 1944, in: APP, 299 RSH/1882; Berichterstattung über die gesundheitliche Betreuung der Zivilbevölkerung; hier: Hebammeneinsatz, 15. 1. 1944, in: APP, 299 RSH/2031, Bl. 170-172. Im Bericht aus dem Büro Schmalz weichen die Zahlen leicht ab (z. B. 173 deutsche Hebammen 1941). Der stellvertretende NSDAP-Gauleiter, Kürzel: Ne/Wa, 1. 1. 1941, in: IPN, GK 746/95, Bl. 107-108.

108 Ende 1942 fehlten 165 Hebammen zur Versorgung der deutschen Bevölkerung. Vgl. Abteilung II, Lagebericht der Abteilung II für das 4. Vierteljahr 1942, 20. 1. 1043, in: APP, 299 RSH/1880, Bl. 65-66.

109 Vgl. Personalakten der Hebammen in Stadt- und Landkreis Leslau, in: APW, 829/41-44.

110 Vgl. Bericht zur gesundheitlichen Versorgung der Zivilbevölkerung, 7. 8. 1943, in: APP, 299 RSH/1882.

111 Vgl. Gesundheitspflege, Statistisches Jahrbuch für das Deutsche Reich, 59 (1941/42), S. 614-615. In Polen kamen im Jahr 1938 rund 2,7 Hebammen auf 10.000 Einwohner. Vgl. Rzeczypospolitej Polskiej, Mały Rocznik Statystyczny 1939, Warszawa 1939, Tabl. I, Personel Lekarski.

hältnissen im Reichsgebiet anzugleichen. So standen im Jahr 1944 rund 3,4 deutsche Hebammen für 10.000 deutsche Einwohnerinnen und Einwohner zur Verfügung, aber nur 1,7 polnische Hebammen für 10.000 polnische Einwohnerinnen und Einwohner.[112]

Polnische Hebammen sollten deutsche und polnische Frauen während der Schwangerschaft, unter der Geburt und im Wochenbett betreuen, wohingegen deutsche Hebammen vorrangig deutsche Frauen versorgten. Ingeborg Morsbach betonte, sie kümmere sich nur um »deutsche Geburten«.[113] Allerdings befürwortete die Reichshebammenschaft ausdrücklich die Betreuung polnischer Frauen durch deutsche Hebammen. Sie zielte mit dieser Regelung darauf, genügend Geburtshilfeaufträge für deutsche Hebammen zu sichern. Nanna Conti hielt diese Regelung aber auch für notwendig, »weil die polnischen Hebammen [...] politisch und bevölkerungspolitisch einen Einfluß auf die polnische Bevölkerung ausüben können«.[114] Diesem »Einfluss« wollte die Reichshebammenschaft durch den Einsatz deutscher Hebammen in polnischen Familien entgegenwirken. Man verband die Tätigkeit deutscher Hebammen folglich mit einem volkstumspolitischen und die Besatzungsherrschaft stabilisierenden Auftrag.

In welchem Umfang deutsche Hebammen in polnischen Familien Geburtshilfe leisteten, ist aufgrund fehlender Zahlen nicht rekonstruierbar. In Zwangssituationen, beispielsweise bei Geburten im Frauenzuchthaus, scheint eine Betreuung durch deutsche Hebammen üblich gewesen zu sein.[115] Allerdings, so hatte das Reichsministerium des Innern 1944 klargestellt, seien deutsche Frauen in jedem Fall – und zwar sowohl von deutschen als auch polnischen Hebammen – im »Interesse der deutschen Volkstumspolitik« grundsätzlich bevorzugt zu betreuen.[116] Die Hebammendienstordnung von 1943 verpflichtete Hebammen dazu, »jederzeit allen Schwangeren, Gebärenden und Neugeborenen ohne Unterschied des Standes und Vermögens [...] Beistand zu leisten«.[117] Die Frauen waren – außer in Notfällen – in Reihenfolge ihrer Anmeldung zu versorgen.[118] Die Weisung des Reichsministeriums des Innern von 1944 hebelte diese Regelung aus und präzisierte die Hebammendienstordnung für die eingegliederten polnischen Gebiete unter rassen- und volkstumspolitischer Prämisse, wobei sie die Nachrangigkeit der geburtshilflichen Versorgung polnischer Frauen festschrieb.

Die meisten deutschen und polnischen Hebammen arbeiteten freiberuflich in der Hausgeburtshilfe. Im Raum Leslau waren 1944 drei Hebammen in einer Klinik angestellt, 47 hingegen freiberuflich tätig.[119] 1943 betreuten freiberuflich tätige Hebammen

112 Eigene Berechnungen, ausgehend von 4.350.000 Einwohnern im Jahr 1942; 1.012.343 Deutschen und 3.40.000 Polen im Jahr 1944. Zahlen vgl. Stiller, Völkische Politik, S. 1240.
113 Ingeborg Morsbach an den Reichsstatthalter, 20.7.1943, in: APP, 299 RSH/2070, Bl. 6-7.
114 Conti, Rückblick und Ausblick, 1944.
115 Vgl. Fall der Czesława P, in: APB, Zuchthaus Fordon, Nr. 1551.
116 Schreiben des Reichsministers des Innern, 17.1.1944, in: APP, 299 RSH/2070, Bl. 8.
117 Ebenda.
118 Vgl. Dienstordnung für Hebammen. HebDo, in: Reichsgesetzblatt I, Nr. 10 (1943), S. 1893.
119 Hebammen im Stadt- und Landkreis Leslau. Vgl. Hebammenlisten, in: APW, 829/38; 40.

im Regierungsbezirk Posen rund 93 % der Geburten; im Regierungsbezirk Hohensalza waren es sogar 96 %. Allerdings bestand hinsichtlich der Wahl des Geburtsortes ein starkes Stadt-Land-Gefälle. In der Stadt Leslau beispielsweise entbanden 1940 etwa 29 % der Frauen in einer Klinik und in Litzmannstadt im Jahr 1941 rund 23 %; im ländlich geprägten Kreis Mogilno hingegen nur 3 %; dies lässt sich u. a. mit der Anzahl und Erreichbarkeit der Kliniken erklären.[120] Schlecht ausgebaute Straßen machten einen Transport der Gebärenden nur schwer möglich und eventuelle Überlegungen, die Geburtshilfe für Deutsche im Wartheland zu institutionalisieren, um den Mangel an deutschen Hebammen zu überbrücken, zunichte. So war es, wie der Regierungspräsident von Hohensalza 1941 erläuterte, nicht möglich, selbst Kranke in die Krankenhäuser zu bringen:

> »Die Kreiskrankenhäuser [liegen] 30 und mehr Kilometer voneinander entfernt. [...] Ausreichende Krankenwagen für weite Krankentransporte stehen nicht zur Verfügung, ausserdem hängen derartige Transporte auch von einer Sonderzuteilung des erforderlichen Kraftstoffs ab.«[121]

Darüber hinaus fehlte es an Klinikbetten für die gesundheitliche Versorgung der Bevölkerung. Die Gesundheitsabteilung beim Regierungspräsidenten errechnete für die Stadt Posen einen Bettenbedarf von 2.500, vorhanden waren jedoch lediglich 1.000.[122] Eine größere Zahl von Geburten in Kliniken zu verlegen war also aufgrund der infrastrukturellen Voraussetzungen nicht möglich, obwohl die Gesundheitsverwaltung 1941 plante, die Krankenhausbetten in den kommenden Jahren aufzustocken, so dass letztlich für je 10.000 Einwohner 30 Betten zur Verfügung stehen sollten.[123]

Abgesehen von praktischen Gründen lief eine Förderung klinischer Entbindungsmöglichkeiten Vorgaben der NS-Gesundheitsführung entgegen. Anlässlich einer Tagung der Gesundheitspflegerinnen im Mai 1941 berichtete Oskar Gundermann über eine Initiative in Kalisch, für deutsche Mütter eine Entbindungsklinik einzurichten. Er ließ die Gesundheitspflegerinnen wissen: »Ich persönlich begrüße die Sache, obwohl sie absolut der Altreichstendenz entgegen läuft, dort werden die Anstaltsentbindungen bekämpft und die Hausentbindungen gefördert.«[124] Reichsgesundheitsführer Leonardo Conti und Reichshebammenführerin Nanna Conti traten für eine Förderung der

120 Zahlen aus Geburtsmeldungen der Hebammen. Vgl. Haus- und Anstaltsentbindung in: APP, 299 RSH/1884; 1920; 1937; APŁ, L-15054. Weitere Geburten könnten ohne eine Hebamme stattgefunden haben.

121 Regierungspräsident Hohensalza, 13.10.1941, betr. Planwirtschaftliche Maßnahmen in Krankenhäusern, 21.10.1941, in: APP, 299 RSH/2134, Bl. 63.

122 Bericht: Vordringliche Aufgaben des öffentl. Gesundheitsdienstes, Krankenhausplanung, gez. Heuer, 29.11.1941, in: APP, RSH 299/2133.

123 Vgl. ebenda. Eine solche Versorgungsdichte war vor Beginn des Krieges lediglich für die Wojewodschaft Poznań mit 42 Betten auf 10.000 Einwohner erreicht worden. In Lodz mit 19,8 Betten pro 10.000 Einwohnern lag sie deutlich darunter. Vgl. Rzeczypospolitej Polskiej, Mały Rocznik Statystyczny 1939, Tabl. 5: Szpitale i Łóżka w Szpitalach.

124 Gundermann, zitiert nach Protokoll der Tagung der Gesundheitspflegerinnen, 20.-21.5.1941, in APP, RSH 299/1923, Bl. 50-102, hier: Bl. 59-60.

häuslichen Geburtshilfe ein.[125] Über die Frage des idealen Geburtsortes bei spontanen Entbindungen wurde in Deutschland seit den 1920er Jahren und noch nach 1933 unter den Bedingungen von NS-Diktatur und Zensur zwischen praktischen Ärzten, Hebammenlehrern und Hebammen auf der einen und Gynäkologen auf der anderen Seite kontrovers diskutiert. Der nationalsozialistische Staat förderte zwar mit Erlass von 1934 und 1939 aktiv die Hausgeburtshilfe, doch stieg der Anteil der Klinikentbindungen von etwa 16% im Jahr 1933 auf rund 39% im Jahr 1939 im »Altreich« an.[126]

Mit einem Runderlass zur Förderung der Hausentbindung von September 1939 hatte Leonardo Conti verfügt, die Wohnung sei – selbst bei beengten Wohnverhältnissen – einer Klinikentbindung vorzuziehen.[127] Mit seinen »Leitsätzen für die Ordnung der Geburtshilfe« von August 1940 konkretisierte Conti aufgrund scharfer Kritik von Seiten der Gynäkologen seine Vorstellungen hinsichtlich der Organisation der Geburtshilfe.[128] Normal verlaufende Geburten ordnete er danach dem Kompetenzbereich der Hebammen zu, leichtere, ambulant therapierbare Komplikationen dem der niedergelassenen Ärzte. Lediglich Geburten, bei denen schwerwiegende Komplikationen auftraten, gehörten den Leitsätzen nach in die Klinik. Schwangeren räumte Conti das Recht ein, den Geburtsort selbst zu bestimmen. Ein Motiv der Förderung der Hausentbindung war hierbei der antizipierte durch Kriegsbedarfe hervorgerufene Mangel an Ärzten und Krankenhausbetten zur Versorgung der Zivilbevölkerung.[129] Leonardo und Nanna Conti waren bestrebt, diese Maßgaben zur Organisation der Geburtshilfe sowohl im »Altreich« als auch in den eingegliederten Gebieten umzusetzen.[130]

Die Gesundheitsverwaltung im Wartheland stellte sich nicht gegen Contis Ordnung der Geburtshilfe. Oskar Gundermann erläuterte, er hätte sich bereiterklärt, »diese Dinge hier in dieser Form durchzuführen«.[131] Er setzte jedoch aufgrund des Mangels an deutschen Hebammen und des zur politischen Prämisse erklärten »Volkstumskampfes« einen Kompromiss durch.[132] Gundermann schlug vor, Hebammenheime zur geburtshilflichen Versorgung im Wartheland einzurichten. Diese sollten jeweils von einer deutschen Hebamme geleitet werden und zugleich deren Privatwohnung sein. Entsprechend kamen die Schwangeren zur Entbindung zum Wohnort der Hebamme. Die Hebammen sollten freiberuflich tätig sein und die Geburtsbetreuungen mit den Krankenkassen

125 Vgl. Tagung der Gesundheitspflegerinnen, 20.-21.5.1941, in APP, RSH 299/1923.
126 Über die Verlagerung von Geburten in Kliniken bei Komplikationen waren sich alle Berufsgruppen einig. Die Grenzen zwischen »normaler« und »pathologischer« Geburt waren jedoch Streitpunkt und unterlagen einem stetigen Aushandlungsprozess. Vgl. Lisner, »Hüterinnen der Nation«, S. 105-125.
127 Anordnung des Reichsministers des Innern v. 6.9.1939 (IV d4992/39/3715), S. 400.
128 Leonardo Conti: Leitsätze für die Ordnung der Geburtshilfe, in: StAD, L 80 Ic., Gr. XI, Fach 7, Nr. 10.
129 Vgl. Lisner, »Hüterinnen der Nation«, S. 117-118.
130 Vgl. Conti, Rückblick und Ausblick, 1943.
131 Gundermann zitiert nach Protokoll der Tagung der Gesundheitspflegerinnen, 20.-21.5.1941, in APP, RSH 299/1923, Bl. 60.
132 Vgl. Gundermann bei der Tagung der Gesundheitspflegerinnen, 20.-21.5.1941, in APP, RSH 299/1923.

bzw. den Gebärenden abrechnen. Von der Kommune bekamen sie jedoch einen Zuschuss für den Unterhalt des Hauses.[133] Keinesfalls sei die Geburt im Hebammenheim mit einer Klinikentbindung gleichzusetzen, versicherte das Gesundheitsamt in Leslau, »sondern ist wie eine Hausentbindung zu betrachten, nur mit dem Unterschied, dass die unsauberen, unhygienischen Verhältnisse in der Wohnung der Wöchnerin hier hygienisch und einwandfrei gestaltet worden sind«.[134] Die Gesundheitsverwaltung des Warthelandes, allen voran Oskar Gundermann, argumentierte, die Heime seien im Wartheland aufgrund des Mangels an deutschen Hebammen und schlechten Wohnverhältnissen als »Notbehelf« unverzichtbar, um deutschen Müttern die Möglichkeit zu geben, von deutschen Hebammen entbunden zu werden. Er versprach, »viele Hebammenheime« zu errichten, was letztlich nur vereinzelt geschah.[135] Im Kreis Leslau richtete die Gesundheitsverwaltung zwei Heime ein, eines in Brest-Kujawien und eines in Moosburg.[136] Teilweise übernahm die NSV die Führung und Trägerschaft dieser Häuser, so auch 1942 in Brest-Kujawien.[137] 1944 betrieb die NSV insgesamt 15 Entbindungsheime im Wartheland. In diesen arbeiteten deutsche Hebammen entweder als Angestellte oder freiberuflich.[138]

c) Hebammen im »Geburtenkrieg«[139]

Die Verantwortlichen der Gesundheitsverwaltung im Wartheland problematisierten den Mangel an deutschen Hebammen aus Sorge um die geburtshilfliche Versorgung deutscher Mütter und Kinder, aber vor allem aus ideologischen Gründen. Die NS-Propaganda beschwor nach der Besatzung Polens einen »biologischen Kampf« und einen »Geburtenkrieg« herauf, angeführt von polnischen Frauen mit dem Ziel, die Deutschen biologisch durch eine hohe Geburtenrate zu verdrängen, nachdem die Männer den Krieg militärisch verloren hatten.[140] »Volkstumskampf ist keine politische, sondern eine biologische Auseinandersetzung, aus der immer das biologisch stärkere und lebenstüchtigere Volk als Sieger hervorgeht«, erläuterte Herbert Grohmann,

133 Vgl. Schreiben zur Einrichtung eines »Hebammenheimes« in Brest-Kujawien, 1941-1942, in: APW, 84.
134 Schreiben des Gesundheitsamtes Leslau, gez. Dr. Bo./Se. an das Landratsamt, 11.9.1941, in: APW, 84.
135 Vgl. Tagung der Gesundheitspflegerinnen, 20.-21.5.1941, in APP, RSH 299/1923, Bl. 59-60.
136 Vgl. Einrichtung eines Hebammenheimes in Brest-Kujawien und in Moosburg, 1941-1942, in: APW, 84.
137 Vgl. Aktenvermerk, 20.8.1942, in: APW, 829/84.
138 Bericht an Mayer über die gesundheitliche Betreuung der Zivilbevölkerung; hier: Hebammeneinsatz, 15.1.1944, in: APP, 299 RSH/2031, Bl. 170.
139 Vgl. Brüntrup, Verbrechen und Erinnerung.
140 »Wenn ich vorhin sagte, daß das Polentum in seiner breiten Masse keine politische Gefahr ist, dann ist es umso mehr durch den Einsatzwillen seiner Frauen eine biologische Gefahr. Trotz des Krieges ist die Geburtenzahl bei den Polen im Steigen begriffen«, hieß es z.B. in den Ausführungen zur Polenpolitik aus der Reichsstatthalterei, o.D. (1941?), in: BArch Berlin, R 138/2, Bl. 75. Vgl. auch Brüntrup, Verbrechen und Erinnerung, S. 35; Reiter, Tötungsstätten für ausländische Kinder, S. 36; 83.

Amtsarzt in Litzmannstadt.[141] Grohmann zeigte sich wie NS-Volkstumsexperten und die Gauverwaltung entschlossen, diese Form der Auseinandersetzung ebenso zu gewinnen wie den militärischen Krieg.

Das Büro des stellvertretenden NSDAP-Gauleiters Kurt Schmalz maß Geburtshilfe und Fürsorge für Mutter und Kind in diesem Kontext eine kriegswichtige Bedeutung bei:

> »Bei den Bestrebungen des Polentums, den Kampf bewusst und planmässig auf der bevölkerungspolitischen Ebene durch eine möglichst hohe polnische Geburtenziffer weiterzuführen, ist jede Fehlgeburt einer deutschen Frau, die bei genügender Belehrung hätte vermieden werden können, jeder durch unsachgemässe Behandlung zugrunde gegangene deutsche Säugling und jede infolge des Fehlens von Fachkräften durch falsche Eingriffe oft für das Leben geschädigte deutsche Mutter ein unersetzlicher Verlust im deutschen Kampfabschnitt. Soll dieser Kampf zugunsten des Deutschtums entschieden werden, dann ist die Voraussetzung hierzu die Beseitigung der Mißstände auf dem Gebiet der Geburtenhilfe, Wochen- und Säuglingspflege«.[142]

Geburten, ebenso wie Wochen- und Säuglingspflege, wurden zu einem Kampfgebiet zwischen deutscher und polnischer Bevölkerung. Hebammen als Expertinnen für Geburtshilfe und Reproduktion erhielten eine Schlüsselrolle zugewiesen. Um den »Geburtenkrieg« zu gewinnen, sah es das Büro von Schmalz als unerlässlich an, mithilfe der Tätigkeit von deutschen Hebammen die Sterblichkeitszahlen von Säuglingen und Müttern zu reduzieren.

Der »Warthegau« müsse durch ein »starkes leistungsfähiges deutsches Bauerntum« und eine »deutschbewusste städtische Bevölkerung« »für alle Zeiten einen natürlichen Grenzwall gegen eine rassisch und völkisch unerwünschte Ein- und Unterwanderung bilden«, führte Grohmann in einer Denkschrift von Herbst 1941 aus.[143] Er griff die Planungen der Gauverwaltung zur »Germanisierung« des Warthelandes auf, verarbeitete aber auch die Grundzüge der nationalsozialistischen Bevölkerungspolitik.[144] Diese beruhte auf der Annahme, Grundelement nationaler Stärke, rassischer Überlegenheit und

141 Grohmann: Erb- und Rassenpflege als Grundlagen Biologischer Volkstumspolitik, 7. 10. 1941, in: APP, 299 RSH/1137, Bl. 24-36, hier Bl. 36. Herbert Grohmann (*1908) trat 1931 der NSDAP, 1932 der SS bei. Seit 1936 war er in Berlin als Mitarbeiter des Rasse- und Siedlungshauptamtes, als Assistent im Kaiser-Wilhelm-Institut für Anthropologie und Leiter der Abteilung für »Erb- und Rassenpflege« im Gesundheitsamt Berlin-Pankow tätig. In Lodz arbeitete er seit dem 15. 2. 1940. Er setzte sich für eine enge Zusammenarbeit zwischen Gesundheitsamt, SS-Apparat und RKF ein und betrieb eine radikale Erb- und Rassenpolitik. 1943 meldete sich Grohmann zur Wehrmacht und nahm u. a. als Truppenarzt und stellvertretender Leiter der Einsatzgruppe D am Krieg gegen die Sowjetunion teil. Nach dem Krieg war er als Obervertrauensarzt der Landesversicherungsanstalt von Schleswig-Holstein tätig. Vgl. Vossen, Gesundheitspolitik als Teil der »Volkstumspolitik«.

142 Der stellvertretende NSDAP-Gauleiter, Kürzel: Ne/Wa an den Gauamtsleiter, Rassenpolitisches Amt Dr. Iden, 1. 1. 1941, in: IPN Lodz, GK 746/95, Bl. 88-108, hier Bl. 89.

143 Grohmann: Erb- und Rassenpflege als Grundlagen Biologischer Volkstumspolitik, 7. 10. 1941, in: APP, 299 RSH/1137, Bl. 24-36, hier Bl. 24.

144 Vgl. z. B. Epstein, Model Nazi, S. 161-162; Stiller, Völkische Politik, S. 86.

Unbesiegbarkeit im Krieg sei ein gesunder, leistungsstarker, »rassenreiner« und zahlenmäßig überlegener »Volkskörper«, den es durch eine Steuerung der Fortpflanzung in der Gegenwart für die Zukunft zu schaffen galt.[145] Im Wartheland als Grenzland wurde insbesondere der quantitativen Stärkung des »Volkskörpers« eine wichtige Bedeutung beigemessen. Das Wartheland sollte nach Grohmanns Ausführungen – ganz im Sinne des Generalplans Ost – die Funktion eines »natürlichen Grenzwalls« erfüllen. In diesem Gebiet sah es Grohmann ebenso wie andere NS-Planer als Aufgabe des »Volkskörpers« an, sich im »Volkstumskampf« biologisch gegen das polnische Volk durchzusetzen. Vergrößert und »gekräftigt«, sollte der deutsche »Volkskörper« in diesem »Grenzland« verhindern, von »gewaltigen unzivilisierten Massen aus dem Osten« überrollt zu werden.[146]

Der »Warthegau« sei »erst dann als deutscher Siedlungsraum gesichert, wenn der letzte Angehörige fremden Volkstums seine Grenzen verlassen hat,«[147] definierte Grohmann das Ziel der »Germanisierung«. Er hielt es zwar in Übereinstimmung mit dem RKF für unwahrscheinlich, dieses Ziel in absehbarer Zeit zu erreichen, so könne auf »das Polentum als Arbeitskraft« in den »kommenden Jahren und Jahrzehnten« nicht verzichtet werden. Sicherzustellen sei jedoch, dass die polnische Bevölkerung nicht weiter durch einen Geburtenanstieg wachse, vielmehr müsse »die biologische Kraft des polnischen Volkes […] auf jeden Fall gebrochen werden«.[148]

Ebenso wie bei Grohmann hatte sich Ende 1940/Anfang 1941 in der NS-Gauführung die Erkenntnis durchgesetzt, dass die angestrebte Deportation aller als »fremdvölkisch« Klassifizierten in der ursprünglich vorgesehenen Zeitspanne weder durchführbar noch sinnvoll war.[149] Dementsprechend galt es, die Übergangszeit bis zur Realisierung eines rein »deutschen Warthegaus« zu gestalten.[150] Ein Vermerk der Reichsstatthalterei von 1942 konstatierte: »Unsere Volkstumspolitik dem Polentum gegenüber ist nach dem augenblicklichen Stand keine machtpolitische, sondern eine biologische Auseinandersetzung.«[151] Dem »biologischen Volkstumskampf« zwischen Deutschen und Polen im Sinne einer Förderung der Fortpflanzung der deutschen Bevölkerung einerseits und einer Beschränkung der Reproduktion der »Fremdvölkischen« andererseits maß auch Grohmann eine zentrale Bedeutung bei.

Eine rassistisch und volkstumspolitisch begründete Ungleichbehandlung sollte im Hinblick auf die erklärten Ziele im Gesundheitswesen handlungsleitend sein.[152] Das Prinzip erläuterte 1941 eine Gesundheitsfürsorgerin:

145 Vgl. Süß, Der »Volkskörper« im Krieg, S. 32-40.
146 Vgl. Haar, Vom »Volksgruppen-Paradigma«; Stiller, Völkische Politik, S. 35-36.
147 Herbert Grohmann: Erb- und Rassenpflege als Grundlagen Biologischer Volkstumspolitik, 7.10.1941, in: APP, 299 RSH/1137, Bl. 24-36, hier Bl. 32.
148 Ebenda.
149 Albert Coulon hatte dies in einer Denkschrift vom 4.3.1941 ausformuliert. Vgl. Wolf, Ideologie und Herrschaftsrationalität, S. 326.
150 Vgl. ebenda, S. 326-328.
151 Vermerk, gez. unleserlich, an Abt. I, Oberregierungsrat Weber, 10.12.1942, in: IPN, 196/16, Bl. 22.
152 Vossen, Gesundheitspolitik als Teil der »Volkstumspolitik«. Der öffentliche Gesundheitsdienst im »Reichsgau Wartheland«, 1939-1945, S. 34.

> »Wir müssen eindeutig erkenn[en], daß nicht der Einzelmensch das Ziel unserer Arbeit ist, sondern die Erhaltung des Staates. [...] Da steht im Wartheland an erster Stelle der Volkstumskampf. Wir [...] dürfen da nur eine klare, unbeirrbare Linie sehen, sie heisst bewusst den Deutschen Menschen das geben, das wir den Polen verweigern, ja wegnehmen müssen. Das ist nichts weiter als ein Selbsterhaltungstrieb, sittlich, weil er dem Leben unseres Volkes dient.«[153]

Die Fürsorgerin benannte die auf Ungleichheit und rassischer Hierarchisierung basierenden Prinzipien des nationalsozialistischen Konzepts von »Volksgemeinschaft«, wobei sie Nutzen und Leistung des Individuums im Hinblick auf die Gemeinschaft bewertete.[154] »Volksgemeinschaft« galt es in den eingegliederten Gebieten, auch im Bereich des Gesundheitswesens, herzustellen als Verheißung für Deutsche bei gleichzeitiger scharfer Abgrenzung und durch gewaltsamen Ausschluss von als »fremdvölkisch« Betrachteten im Sinne der Festigung einer »rassisch hierarchisierten Gesellschaft«.[155] Raub von Ressourcen und Gewalt legitimierte die Fürsorgerin mit dem Argument der »Selbsterhaltung« der Deutschen als »Notwehr« und steckte damit Werte und Normen der »Besatzungsgesellschaft« ab.[156]

Von Hebammen erwarteten die Verantwortlichen im Gesundheitswesen eine ähnliche Haltung und mehr noch, dass sie die von ihnen betreuten deutschen Mütter im Hinblick auf den angestrebten Sieg im »Geburtenkrieg« zu einem entsprechenden Verhalten »erziehen«. Das Büro des Regierungspräsidenten in Litzmannstadt konkretisierte:

> »Am wichtigsten ist es jedoch, dass eine grössere Anzahl deutscher Hebammen eingesetzt wird, die die deutschen Frauen erziehen. Sie müssen die deutschen Mütter zunächst einmal soweit bringen, dass es für diese eine Selbstverständlichkeit wird, zur Geburt eine Hebamme hinzuzuziehen. Ist das Kind geboren, dann beginnt die wichtigste Aufgabe der Hebamme in der Belehrung und Anleitung der Mutter über die Grundbegriffe der Säuglingsernährung und Säuglingshygiene.«[157]

Der Regierungspräsident erwartete von (reichs-)deutschen Hebammen, gegen Laiengeburtshelferinnen vorzugehen. Er bezog sich damit auf internationale Diskurse, die sich auf eine Professionalisierung der Geburtshilfe bezogen und seit Beginn des 20. Jahrhunderts auch in Polen geführt worden waren. Darüber hinaus machte er deutlich, dass deutsche Hebammen ihrer deutschen Klientel reichsdeutsche Standards rund um Geburtshilfe, Säuglingsernährung und Hygiene vermitteln sollten. Dies

153 Hertha Sch.: Vortragsmanuskript, 23.11.1941, in: APP, 299 RSH/1923, Bl. 202-208.

154 Vgl. Harvey, Weibliche Gemeinschaft als »Volksgemeinschaft«, S. 249-265; Herbert, »Volksgemeinschaft«.

155 Vgl. Kundrus, Regime der Differenz.

156 Bergen, Instrumentalization of »Volksdeutschen«.

157 Medizinalrat Dr. Patzschke beim Regierungspräsidenten Litzmannstadt: Bericht: Versorgung des Regierungsbezirkes Litzmannstadt mit Hebammen, 4.8.1941, in: APP, 299 RSH/2031, Bl. 6-12.

betrachtete er als essenziell.[158] Mängel in diesen Bereichen machte er schließlich als Ursache für eine im Vergleich zum »Altreich« hohe Sterblichkeitsrate von deutschen Säuglingen aus.[159]

1941 starben im Wartheland rund 9,5 % der deutschen Säuglinge innerhalb des ersten Lebensjahres. In einigen Kreisen lag die Sterblichkeitsrate sogar deutlich über dem Durchschnitt, wie beispielsweise in Leslau mit 13 % oder in Konin mit knapp 16 %.[160] Im »Altreich« starben im gleichen Jahr lediglich rund 6 % der Säuglinge.[161] Im Hinblick auf die biopolitischen Zielsetzungen waren die hohen Sterbeziffern im Wartheland unakzeptabel. So stellte Grohmann fest: »Was nützt dem deutschen Volke der Kinderreichtum der einheimischen und umgesiedelten Bevölkerung, wenn in der Regel […] nur selten mehr als die Hälfte der geborenen Kinder am Leben bleibt?«[162] Das Büro von Schmalz forderte:

> »Der Kampf gegen alle diese Mißstände ist aber nicht zu führen mit theoretischen Schulungen allein, sondern Erziehung und praktische Hilfe müssen sich ergänzen. Hierzu muss den deutschen Menschen dieses Raumes die deutsche Hebamme und die deutsche Säuglingsschwester zur Seite gestellt werden.«[163]

Um die Säuglingsmortalität zu senken, die Geburtenrate zu erhöhen und die Gesundheit von Mutter und Kind zu fördern, sollte für die deutsche Bevölkerung eine Versorgung durch deutsche Hebammen sichergestellt werden. Die Verantwortlichen der Gesundheitsverwaltung gewährten zudem wirtschaftliche Hilfen und Beratung für Mütter, führten Regelungen zum Mutterschutz und restriktive Abtreibungsregelungen ein.[164]

Laut einem Bericht von Rudolf Mayer aus der Abteilung II der Reichsstatthalterei starben im Jahr 1942 fast doppelt so viele polnische wie deutsche Säuglinge. Die Säuglingssterblichkeit innerhalb der polnischen Bevölkerung betrug rund 17 % und lag

158 Vgl. Stöckel, Säuglingsfürsorge; Fehlemann/Vögele, Frauen in der Gesundheitsfürsorge, in: Lindner/Niehuss (Hrsg.), Ärztinnen, Patientinnen, S. 23-47.

159 Vgl. Medizinalrat Dr. Patzschke beim Regierungspräsidenten Litzmannstadt: Bericht: Versorgung des Regierungsbezirkes Litzmannstadt mit Hebammen, 4.8.1941, in: APP, 299 RSH/2031, Bl. 6-12.

160 Vgl. Statistiken Säuglingssterblichkeit im Warthegau, 1941-42, in: APP, 299 RSH/1990.

161 1941 betrug die Sterblichkeitsrate 6,4 %, 1939 und 1942 jedoch 6,6 %. Vgl. Dr. Mayer: Medizinstatistische Aufarbeitung der standesamtlichen Unterlagen über die deutsche und polnische Bevölkerungsbewegung im Reichsgau Wartheland, 1942, 25.1.1943, in: APP, 299 RSH/1882, Bl. 25-34.

162 Grohmann: Erb- und Rassenpflege als Grundlagen Biologischer Volkstumspolitik, 7.10.1941, in: APP, 299 RSH/1137, Bl. 24-36, hier Bl. 28. Ähnlich argumentierte auch das Büro von Kurt Schmalz: »Was nützen alle Reden über die völkische Auseinandersetzung an den Wiegen der deutschen und polnischen Bevölkerung, wenn bei unseren gesunden Familien, verstärkt durch die Umsiedler, die Voraussetzungen für Kinder fehlen«? Büro Kurt Schmalz, Abt. Berichtswesen, betr. Hebammeneinsatz im Gau Wartheland, 1.10.1941, in: IPN, GK 746/95, Bl. 98.

163 Der stellvertretende Gauleiter, Kürzel Ne/Wa., 1.10.1941: betr. Hebammeneinsatz im Gau Wartheland, in: IPN, GK 746/66, Bl. 104.

164 Vgl. Lisner, ›A Birth is Nothing out of the Ordinary Here …‹.

damit um drei Prozentpunkte über der der Vorkriegszeit.[165] Mit dem Hinweis auf die »viel mehr gestiegene« Sterberate polnischer Säuglinge im Vergleich zur Vorkriegszeit legitimierte Mayer in seinem Bericht die hohe Mortalität deutscher Säuglinge und versuchte, die Leistungen des deutschen öffentlichen Gesundheitswesens in ein besseres Licht zu rücken. Handlungsbedarf zur Senkung der Todeszahlen polnischer Säuglinge sah er nicht. Im Gegenteil: Er interpretierte sie als im Interesse der Germanisierungspolitik.[166]

Grohmann warnte davor, Statistiken, die eine hohe Sterblichkeit der polnischen Bevölkerung in allen Altersgruppen seit Kriegsbeginn belegten, als »Erfolg« biopolitischer Bemühungen des NS-Regimes zu werten. Vielmehr betrachtete er dies als logische Konsequenz der Besatzungspolitik. Als alarmierend wertete er jedoch, dass 1940 die Geburtenziffer der polnischen Bevölkerung trotz der erhöhten Sterblichkeit nicht oder nur wenig unter der der deutschen Bevölkerung lag. Grohmann konstatierte: Es könne »von einem Nachlassen der Lebenskräfte des polnischen Volkes überhaupt nicht die Rede sein, im Gegenteil, die Geburtenfreudigkeit hat wahrscheinlich im Verhältnis zu früher erheblich zugenommen«.[167] Er spielte hier auf den angenommenen »Geburtenkrieg« an, den die polnischen Frauen zu führen schienen, und nahm mit Verweis darauf, dass aufgrund der »veränderten Lebensbedingungen die Sterblichkeit aller Altersklassen« zwar gestiegen, die Geburtenrate aber im Vergleich zur Vorkriegszeit gleich geblieben sei, eine höhere Geburtenrate als vor dem Krieg an.[168] Mit dieser Annahme begründete er die Notwendigkeit, weitere Maßnahmen zur »Brechung« der »biologischen Kraft« der polnischen Bevölkerung zu ergreifen. Er forderte u.a. die Sterilisation der »Primitivschichten« der polnischen Bevölkerung, das Heraufsetzen der Heiratsgrenze und die »Abschiebung« verheirateter Polen zum Arbeitseinsatz ins »Altreich«.[169]

Ein Mindestheiratsalter für Polen hatte Greiser bereits im September 1941 eingeführt und für Männer auf 28 Jahre und für Frauen auf 25 Jahre festgesetzt.[170] Polinnen erhielten gesundheitliche und geburtshilfliche Leistungen nur zur Erhaltung ihrer Arbeitskraft und um gesundheitliche Gefährdungen von der deutschen Bevölkerung abzuwenden. In diesem Sinne wurde ihnen lediglich ein minimaler Mutterschutz zugestanden.[171]

165 Vgl. Dr. Mayer: Medizinstatistische Aufarbeitung der standesamtlichen Unterlagen über die deutsche und polnische Bevölkerungsbewegung im Reichsgau Wartheland, 1942, 25.1.1943, in: APP, 299 RSH/1882, Bl. 25-34, hier Bl. 31.

166 Vgl. ebenda.

167 Grohmann: Erb- und Rassenpflege als Grundlagen Biologischer Volkstumspolitik, 7.10.1941, in: APP, 299 RSH/1137, Bl. 24-36, hier Bl. 33.

168 Ebenda.

169 Vgl. Grohmann: Erb- und Rassenpflege als Grundlagen Biologischer Volkstumspolitik, 7.10.1941, in: APP, 299 RSH/1137, Bl. 24-36.

170 Vgl. Verordnung des Reichsstatthalters, betr. Eheschließungen von Polen, 10.9.1941, in: IPN, 196/16, Bl. 11.

171 Vgl. Majer, »Fremdvölkische« im Dritten Reich, S. 433. Vgl. auch: Verfügung zum Mutterschutz bei Polinnen, 22.4.1944, in: APP, 299 RSH/2070, Bl. 26; Verschiedene Schreiben von Leonardo Conti zur Frage der Abtreibung in: BArch, R 1501/3806.

Bei drohender Fehl- oder Frühgeburt war nach Auffassung einiger Ärzte nicht einzuschreiten, Abtreibungen sollten unterstützt werden.[172]

Den Tod jüdischer Säuglinge erfassten die deutschen Statistiken nicht. Lediglich die Geburtenzahlen wurden statistisch ausgewertet.[173] Als biopolitisches Ziel definierten die Nationalsozialisten die »Niederhaltung der Geburtenziffern« und die »Erhöhung der Sterbeziffern« innerhalb der jüdischen Bevölkerung.[174] Die niedrige Anzahl der Geburten innerhalb der verbliebenen jüdischen Bevölkerung des Warthelandes von insgesamt 1.040 Kindern im Jahr 1941 und 574 im Jahr 1942 entsprach diesen Zielvorstellungen und wurde entsprechend positiv dargestellt.[175]

Ab Mitte 1942, nachdem Rudolf Mayer festgestellt hatte, dass die Säuglingssterblichkeitsrate innerhalb der deutschen Bevölkerung nicht wie erhofft sank, sondern »erheblich«, um 0,7 %, angestiegen war,[176] wurde die Mütter- und Säuglingsfürsorge für die deutsche Bevölkerung als »kriegs- und lebenswichtige« Aufgabe in den Mittelpunkt der Tätigkeit des öffentlichen Gesundheitswesens gerückt.[177] Der Einsatz deutscher Hebammen erfuhr damit eine Aufwertung. Als Expertinnen für Geburt und frühe Elternschaft bezogen Gesundheitsämter und die NSV deutsche Hebammen in die Mütter- und Säuglingsfürsorge ein. So berichtete Ingeborg Morsbach im Juli 1943, sie sei neuerdings »von der NSV zur nachgehenden Fürsorge eingesetzt, die gerade hier im Warthegau so bitter nötig ist.«[178]

Grenzziehungen gegenüber als »fremdvölkisch« Betrachteten konturierten, wie Michael Wildt betont, die »Volksgemeinschaft« nach außen und innen und machten Zugehörigkeit wie auch Ausschluss im Alltag erfahrbar.[179] Für die Bereiche Gesundheitswesen und Geburtshilfe galt ebenso wie für alle anderen Lebensbereiche der Grundsatz der Ungleichbehandlung und der generellen Schlechterstellung der polnischen Bevölkerung.[180] In der gesundheitlichen Versorgung erhielten Deutsche entsprechend ein

172 Studentische Umfrage im Regierungsbezirk Litzmannstadt zum Thema »Bevölkerungspolitik des Polentums«, 1941; Kurt Nierlich: Wochenbericht, in: IPN, GK 196/16; Erhard Wetzel/Günther Hecht: Die Frage der Behandlung der Bevölkerung der ehemaligen polnischen Gebiete nach rassenpolitischen Gesichtspunkten, 25.11.1939, in: National Archives and Records Administration (USA), RG 238, PS-660.

173 Vgl. Statistiken Säuglingssterblichkeit im Warthegau, 1941-42, in: APP, 299 RSH/1990.

174 Schreiben des Polizeipräsidenten, 7.8.1941, in: AŻIH, 205/140, Bl. 37-39.

175 Vgl. Trunk, Łódź Ghetto. 1937/38 wurden insgesamt 7.361 Kinder in der Stadt Lodz geboren. Vgl. Liszba urodzin i zgon, zkieów, Łodzkie, 1937/38, AAN, 813/2. Ich danke Elżbieta Kassner für das Finden und Überlassen dieser Quelle.

176 Vgl. Dr. Mayer: Medizinstatistische Aufarbeitung der standesamtlichen Unterlagen über die deutsche und polnische Bevölkerungsbewegung im Reichsgau Wartheland für das 1. und 2. Kalenderhalbjahr 1942, 25.1.1943, in: APP, 299 RSH/1882, Bl. 25-34, hier Bl. 31. Die Säuglingssterblichkeit insgesamt betrug 1941 14,8 % im Warthegau. Vgl. Säuglingssterblichkeit im Warthegau, 1941-42, in: APP, 299 RSH/1990.

177 Vgl. Vossen, Der öffentliche Gesundheitsdienst.

178 Schreiben von Ingeborg Morsbach an den Reichsstatthalter, 13.7.1943, in: APP, 299 RSH/2070, Bl. 6-7.

179 Vgl. Wildt, Volksgemeinschaft.

180 Für Lodz hatte Uebelhoer am 14.11.1939 eine Verordnung zur »Besserstellung Deutscher« erlassen. Vgl. Alberti, Die Verfolgung und Vernichtung, S. 119-120.

Behandlungsvorrecht.[181] Dies bedeutete in der Konsequenz, wie die oben zitierte Gesundheitspflegerin postulierte, dass knappe gesundheitliche Ressourcen der polnischen und erst recht der jüdischen Bevölkerung entzogen wurden – zugunsten der Deutschen. Die Privilegien für Deutsche wurden hierbei allerdings nicht nur von der politischen Führung und der Besatzungsverwaltung durchgesetzt. Vielmehr forderten Deutsche Privilegien und Ressourcen als ihr Recht ein.[182] In Leslau beschwerte sich beispielsweise die bei der Kreisamtsleitung beschäftigte NSV-Schwester Helga T. (1920-?)[183] im Januar 1942 beim NSDAP-Kreisamtsleiter darüber, dass polnische Mütter in Apotheken die Mangelware Gummisauger für Säuglingsflaschen kaufen konnten: »Ich möchte Sie bitten«, forderte Helga T.,

> »den Verkauf von Flaschensaugern an Polen vollkommen verhindern zu lassen, damit wir sie für unsere deutschen Säuglinge ausreichend zur Verfügung haben. Es ist klar, dass die Polen mit ihrer großen Kinderzahl den Löwenanteil bekommen. Weshalb geben wir den Polen noch die Kleiderkarte für Säuglinge? Auch hier müsste sich ein bevölkerungspolitischer Riegel vorschieben lassen!«[184]

Die NSV Kreisleitung Leslau unterstützte Helga T.s Forderungen und leitete ihren Brief an das Gesundheitsamt weiter mit der Bitte, beim Regierungspräsidenten Hohensalza den Erlass eines Abgabeverbotes von Gummisaugern an Polen zu erwirken. Der Amtsarzt kam der Bitte ohne Zögern nach und hielt die Maßnahme nicht nur auf Ebene des Regierungsbezirkes für geboten. Vielmehr setzte er sich bei der Gauamtsleitung der NSV in Posen für ein gauweites Abgabeverbot sowohl von Flaschensaugern als auch von Säuglingskleiderkarten für polnische Familien ein.[185] Ob das Verbot letztlich durchgesetzt wurde, war nicht zu klären.[186] Die Forderung, Polen Bezugskarten für Säuglingswäsche zu verweigern, entsprach jedenfalls der »Polenpolitik« der Reichsstatthalterei. So hatte Karl Albert Coulon bereits im Juli 1941 erklärt: »Säuglingskarten und Kleinkinderkarten sind zu kassieren.«[187] Helga T. forderte hier insofern eine Umsetzung und Weiterführung der formulierten Ziele. Den Grundsatz der Schlechterstellung von Polen benutzte sie als politisches Argument, um ihrer Forderung nach Gummisaugern für deutsche Familien Nachdruck zu verleihen. Sie agierte damit ganz im Sinne der »Polenpolitik« der Gauführung.

181 Majer, »Fremdvölkische« im Dritten Reich, S. 327; 456.
182 Vgl. Dickinson, Biopolitics.
183 Vgl. Liste der Krankenpflegepersonen in Leslau, in: APW, 829/49.
184 Abschrift des Schreibens von Helga T. an den NSDAP-Kreisleiter, weitergeleitet an den Landrat von der NSV, Kreisleitung Leslau, 16. 1. 1942, in: APW, 829/145.
185 Schreiben des Amtsarztes, Kürzel »Bo« (Borsutzky oder Bosse), 21. 1. 1942, in: APW, 829/145.
186 In den Verordnungsblättern des Warthegaus war ein Verbot der Abgabe von Gummisaugern an Polen nicht zu finden. Vgl. Verordnungsblatt des Reichsstatthalters im Reichsgau Wartheland, 1942; 1943.
187 Coulon: Bericht betr. Gegenwärtiger Stand der Polen-Politik im Reichsgau Wartheland im Rahmen der gesamten Polenfrage, 30. 7. 1941, in: BArch, R 138 II/2, Bl. 42.

d) Das Reichshebammengesetz in den »eingegliederten Ostgebieten« – Instrument von Inklusion und Exklusion?

Terror gegen die polnische und jüdische Bevölkerung, der nach dem Ende der Militärverwaltung keineswegs aufhörte, sondern sogar systematisiert wurde, war charakteristisch für die Besatzungsherrschaft.[188] Ziel war »nicht die Assimilierung, sondern die Trennung«, wie es in einem Bericht aus der Reichsstatthalterei hieß.[189] Wer jedoch zu welcher Volkstumsgruppe gehörte, war nicht ohne Weiteres erkennbar.[190] Im Kontext des »Volkstumskampfes« galt es daher, wie beschrieben, durch verschiedene Ge- und Verbote, beispielsweise die Pflicht zum Tragen von NS-Abzeichen für Deutsche und die Kennzeichnungspflicht für Juden durch gelbe Symbole, die jeweilige »Volksgruppe« erkennbar zu machen und von anderen abzugrenzen.[191] Für jede Gruppe galten spezifische Ge- und Verbote, für alle aber ein Umgangsverbot.[192] Die polnische Bevölkerung musste vielfältige Einschränkungen im Alltag hinnehmen und noch mehr die jüdische, zum Beispiel: Ausgangssperre, Radioverbot, Zutrittsverweigerung zu öffentlichen Verkehrsmitteln bis auf wenige Ausnahmen, Untersagung des Fahrradfahrens.[193]

Diemut Majer beschreibt das Muster einer Trennung und Absonderung »Fremdvölkischer« in einem ersten Schritt und die Einführung eines »Sonderrechts« für die ausgegrenzte Gruppe in einem zweiten als charakteristisch für das rassistisch begründete Prinzip der Ungleichheit im Nationalsozialismus.[194] Ab Frühjahr 1940 erfolgte in den »eingegliederten Ostgebieten« eine partielle Angleichung an das Reichsrecht unter der Maßgabe, stets die »Vorzugsstellung« der »deutschen Volkszugehörigen« zu sichern.[195] So wurde auch das Reichshebammengesetz am 7. Oktober 1940 per Verordnung in den »eingegliederten Ostgebieten« in Kraft gesetzt. Es schrieb das Prinzip der rassischen Segregation und Ungleichheit im Sinne eines Sonderrechts für Polen und Juden für den Bereich der Geburtshilfe im Wartheland und den anderen eingegliederten polnischen Gebieten fest.[196] Im folgenden Kapitel wird argumentiert, dass das Reichshebammengesetz damit im Bereich der Geburtshilfe zu einem zentralen Instrument rassischer Segregation wurde, bzw. der Inklusion in die »erweiterte Volksgemeinschaft« und der Exklusion aus dieser.[197]

188 Vgl. Alberti, Verfolgung und Vernichtung, S. 92-93.
189 Vgl. Lösung der Polenfrage, o. D., in: BArch, R 138 II/2, Bl. 81.
190 Vgl. hierzu Stiller, Völkische Politik.
191 Je nach Region mussten beispielsweise gelbe Dreiecke, Kreise oder Sterne an der Kleidung angebracht werden. Vgl. z. B. Berent, Holocaust Ludności Żydowskiej; Baranowski/Nowinowski, Lodz-Ghetto.
192 Vgl. Röger, Kriegsbeziehungen.
193 Vgl. Majer, »Fremdvölkische« im Dritten Reich, S. 358-361; 435-458.
194 Ebenda, S. 358-360.
195 Loose, Wartheland, S. 235-236.
196 Vgl. Verordnung zur Einführung des Hebammengesetzes in den eingegliederten Ostgebieten vom 7. Oktober 1940, in: Reichsgesetzblatt I, Nr. 178 (1940), S. 1333.
197 Vgl. Lisner, [A]ls deutsche Hebamme im befreiten Osten.

Das Reichshebammengesetz war am 21. Dezember 1938 für das Gebiet des »Altreichs« erlassen worden. Es strukturierte den Beruf »Hebamme« umfassend neu, schuf reichseinheitliche Rechtsgrundlagen, regelte Ausbildung, Beaufsichtigung und das Verhältnis zu der Kommunalverwaltung und legte den Kompetenzbereich der Hebammen fest, der die Betreuung von Frauen während der Schwangerschaft, unter der Geburt und im Wochenbett sowie ihre Mitarbeit in der Säuglings- und Kleinkinderfürsorge umfasste.[198] Entscheidende Neuerung war die Einführung der Hinzuziehungspflicht einer Hebamme zu jeder Geburt und Fehlgeburt. Die Geburtshilfe wurde damit eine Hebammen vorbehaltene, monopolisierte Tätigkeit. Ferner verband das Reichshebammengesetz die Berufsausübung mit einer Niederlassungserlaubnis und der Garantie eines Mindesteinkommens. Es führte eine Kranken- und Rentenversicherungspflicht ein und schrieb die Zwangsmitgliedschaft in der Reichshebammenschaft vor. Weiter schloss es alle »nicht-arischen« sowie politisch unliebsamen Hebammen vom Beruf aus.[199]

Mit Verordnung vom 7. Oktober 1940 wurden die im Reichshebammengesetz getroffenen Regelungen für Hebammen in den eingegliederten polnischen Gebieten einheitlich in Kraft gesetzt.[200] Dies bedeutete, Hebammen im Wartheland galten ebenso wie im »Altreich« – sofern sie nicht Angestellte z. B. einer Klinik oder der NSV waren – als selbstständig tätig, unterlagen jedoch infolge der Niederlassungsbeschränkung einer staatlichen Reglementierung. Um freiberuflich tätig werden zu können, benötigten Hebammen besagte Erlaubnis, die in der Regel vom Regierungspräsidenten erteilt wurde. Voraussetzung dafür und für die Zuerkennung der Berufsbezeichnung »Hebamme« war über das Abschlusszeugnis der Hebammenschule hinaus die staatliche Anerkennung, die lediglich »politisch zuverlässige«, deutsche und »arische« Frauen erhielten.[201] Die Erteilung der Anerkennung wurde damit zu einem Instrument der Exklusion »unerwünschter« Hebammen.

Mit der Verordnung zur Einführung des Reichshebammengesetzes in den »eingegliederten Ostgebieten« passte der Gesetzgeber die Regelungen zur Erteilung von Anerkennung und Niederlassungserlaubnis den Bedingungen im besetzten Polen an. So legte die Verordnung in Ergänzung zu den im Reichshebammengesetz getroffenen Regelungen fest, dass Hebammen »deutscher Volkszugehörigkeit«, die nach dem »bisher in den eingegliederten Ostgebieten« geltenden Recht die Berechtigung zur Ausübung des Hebammenberufes und eine mindestens zwölfmonatige Berufsausbildung vorweisen konnten, eine staatliche Anerkennung erhielten. Sie wurden damit reichsdeutschen Hebammen formal gleichgestellt. Ebenso sollten Frauen »deutscher Volkszugehörigkeit«, die vor dem 1. September 1939 nicht in den eingegliederten Gebieten

198 Vgl. Hebammengesetz vom 21.12.1938, in: Reichsgesetzblatt I, (1938), S. 1893.

199 Lisner, »Hüterinnen der Nation«, S. 85-99. Vgl. auch: Tiedemann, Hebammen im Dritten Reich; Peters, Nanna Conti (1881-1951).

200 Vgl. Verordnung zur Einführung des Hebammengesetzes in den eingegliederten Ostgebieten.

201 Vor der Erteilung von Anerkennung und Niederlassungserlaubnis waren die Reichshebammenschaft und der zuständige Amtsarzt zu hören. Vgl. Lisner, »Hüterinnen der Nation«, S. 86-92.

gelebt hatten, aber eine Fachausbildung nachweisen konnten und innerhalb von zwölf Monaten die Hebammenprüfung an einer deutschen Hebammenschule ablegten, die staatliche Anerkennung erhalten. Somit konnten aus Südost- und Osteuropa umgesiedelte deutschstämmige Hebammen die Voraussetzungen für eine staatliche Anerkennung erwerben und eine Gleichstellung mit reichsdeutschen Hebammen erreichen.[202]

Hebammen »nicht-deutscher Volkszugehörigkeit« durften demgegenüber keine staatliche Anerkennung und damit keine Niederlassungserlaubnis erhalten. Ihnen konnte lediglich die Erlaubnis zur Berufsausübung auf sofortigen Widerruf erteilt werden, sofern sie bereits vor dem 1. September 1939 in den »eingegliederten Ostgebieten« gewohnt und als Hebamme tätig gewesen waren. Somit konnten polnisch-christliche und polnisch-jüdische Hebammen jederzeit ohne weitere Begründung durch den Regierungspräsidenten »abgesetzt« werden. Die Tätigkeit jüdischer Hebammen begrenzte die Verordnung darüber hinaus auf die geburtshilfliche Betreuung von Jüdinnen.[203] Die Ausbildung zur Hebamme wurde Polinnen und Jüdinnen gänzlich verboten.[204]

Für deutsche Hebammen führte Arthur Greiser, Reichsstatthalter im Wartheland, vor Erteilung der Niederlassungserlaubnis eine im Reichshebammengesetz ursprünglich nicht vorgesehene »Bewährungszeit« von sechs Monaten ein. Er erläuterte:

> »Zeigt eine Hebamme, dass sie nach einer Anlaufzeit von ca. 6 Monaten den besonderen Anforderungen des betreffenden Kreises nicht genügt oder aus einem in ihrer Person liegenden Grunde als nicht geeignet erscheint, so besteht ohne weiteres die Möglichkeit, sie mit einer anderen geeigneteren Hebamme auszutauschen.«[205]

Der Reichsstatthalter hielt sich mit dieser Regelung die Möglichkeit einer unkomplizierten »Absetzung« deutscher Hebammen offen, ohne ein mitunter langwieriges Verfahren anstrengen zu müssen. Als geboten betrachtete er die »Bewährungszeit« aufgrund der »besonderen Verhältnisse« im Wartheland. Hiermit verwies er auf die Besatzungssituation ebenso wie auf die Prämissen der Germanisierungs- und Volkstumspolitik, nach denen deutsche Hebammen zu handeln hatten.

In Verbindung mit der Niederlassungserlaubnis erhielten deutsche Hebammen im Wartheland, analog zum »Altreich«, ein garantiertes Mindesteinkommen zugesichert. Anspruch hatten sowohl reichsdeutsche als auch volksdeutsche Hebammen.[206] Mit

202 Vgl. Verordnung zur Einführung des Hebammengesetzes in den eingegliederten Ostgebieten.

203 Im »Altreich« konnte jüdischen Hebammen die Anerkennung erteilt werden, sie durften jedoch lediglich jüdische Frauen in jüdischen Einrichtungen betreuen. Vgl. Lisner, »Hüterinnen der Nation«, S. 88.

204 Vgl. Verordnung zur Einführung des Hebammengesetzes in den eingegliederten Ostgebieten, 7. 10. 1940.

205 Reichsstatthalterei, Abt. II, betr. Hebammeneinsatz und Niederlassungserlaubnis, 23. 7. 1943, in: APP, 2070, Bl. 36.

206 Vgl. Gewährung des Mindesteinkommens an Hebammen der Klasse 3 und 4 der DVL, 24. 9. 41, in: APP, 299 RSH/2070, Bl. 125.

2.400 RM jährlich war es im Wartheland doppelt so hoch angesetzt wie der Höchstsatz im »Altreich«.[207] Damit und mit weiteren Vergünstigungen warb Charlotte Kehle 1941 in der Hebammenzeitschrift für eine Tätigkeit im Wartheland: »Bei Bewährung in der Arbeit wird nach kurzer Zeit den Hebammen ein Kraftwagen zur Verfügung gestellt. [...] Es bestehen steuerliche Vergünstigungen.«[208] Gundermann erläuterte 1943, reichsdeutschen Hebammen werde in den ersten sechs Monaten ein Übergangsgeld von 50 Reichsmark monatlich gezahlt, weiter sicherte er die Instandsetzung der Wohnung zu, kostenlose Fortbildungen und für volksdeutsche Frauen, die den Beruf erlernen wollten, eine kostenlose Ausbildung.[209] Polnischen Hebammen stand kein Übergangsgeld zu und keine der anderen Vergünstigungen.[210]

Für deutsche Hebammen dagegen waren die materiellen Vorteile einer Tätigkeit im Wartheland durch die neuen Regelungen unübersehbar. Auf staatlicher Seite lagen sie darin, dass Bewährungszeit, Anerkennung und Niederlassungsbeschränkung weitreichende Kontrolle und planmäßige Verteilung zuließen. Die Bestimmungen erlaubten den Ausschluss von politisch missliebigen, nicht ausreichend »tüchtigen« oder »anderweitig« ungeeigneten Hebammen, kurzum jener, die nicht ins nationalsozialistische Berufs- und Weltbild passten und die den Verantwortlichen im Wartheland als untauglich für den »Volkstumskampf« erschienen.[211]

Nach der Angliederung der westpolnischen Gebiete ans Deutsche Reich hatten polnische Hebammen, die ihren Beruf bereits vor dem Krieg ausgeübt hatten, wie beschrieben die Erlaubnis erhalten, weiterhin zu praktizieren, sofern sie aus Sicht der deutschen Behörden in politischer Hinsicht keine Gefahr darstellten. Nach Inkrafttreten der Verordnung zur Einführung des Hebammengesetzes mussten alle polnischen Hebammen einen neuen Antrag auf Zulassung beim Regierungspräsidenten stellen. Für die Stadt Kalisz/Kalisch sind die Akten des Gesundheitsamtes zur Überprüfung der Hebammen überliefert. Sie besagen, dass die Hebammen dem Neuzulassungsantrag ein in deutscher Sprache verfasstes Anschreiben beizulegen hatten, weiter einen Lebenslauf, ebenfalls in Deutsch, eine Übersetzung des Zeugnisses der Hebammenschule, ein Gesundheitszeugnis des Amtsarztes und ggf. eine Bescheinigung über ihren Antrag auf Unterzeichnung der DVL.[212] Für das Gesundheitszeugnis erfasste der Amtsarzt u.a. familiäre Erb- und Geisteskrankheiten, untersuchte die Antragstellerinnen auf Typhus und Tuberkulose, Herz-Kreislauf- und Lungenerkrankungen.[213] In

207 Vgl. Reichsstatthalter, betr. Gebührenordnung, 14.6.1941, in: APP, 299 RSH/2070, Bl. 111-112; Verordnung zur Einführung des Hebammengesetzes in den eingegliederten Ostgebieten.

208 Kehle, Hebammen gesucht, S. 278-279.

209 Vgl. Schreiben der Gauselbstverwaltung, Hebammeneinsatz und Niederlassungserlaubnis, 23.7.1943, in: APP, 299 RSH/2070, Bl. 36. Die Hebammenschülerinnen hatten in der Regel ein monatliches Schulgeld in Höhe von 40 bis 50 RM zu zahlen. Vgl. Lisner, »Hüterinnen der Nation«, S. 144-150.

210 Vgl. Schreiben von Charlotte Kehle, 15.6.1941, in: APP, 299 RSH/2070, Bl. 114.

211 Vgl. Lisner, »Hüterinnen der Nation«, S. 85-92.

212 Vgl. Verordnung zur Einführung des Hebammengesetzes in den eingegliederten Ostgebieten.

213 Vgl. Gesundheits-Zeugnisse für verschiedene Hebammen, Januar und Februar 1941, in: APŁ, 176 Regierungspräsident Litzmannstadt/683.

Absprache mit den Amtsärzten, teilweise unter Einholung weiterer Beurteilungen durch z. B. Amtskommissare und Gerichte, erteilten oder verweigerten die Regierungspräsidenten die Zulassung.[214] Das Zulassungsverfahren nutzten sie als Instrument für eine systematische politische, fachliche, (erb)gesundheitliche und volkstumspolitische Überprüfung der polnischen Hebammen. Jedes Zulassungsverfahren war hierbei eine Einzelfallentscheidung.

Von insgesamt 29 polnischen Hebammen, die 1939 in Stadt und Land Kalisch praktizierten, erhielten im Januar 1941 fünf oder sechs keine Zulassung. Bis 1943 wurden fünf weitere abgesetzt und durch deutsche Hebammen ersetzt.[215] Damit verlor rund ein Drittel der in der Vorkriegszeit in Kalisch tätigen polnisch-christlichen Hebammen während der Besatzungszeit durch die Einführung des Reichshebammengesetzes in den eingegliederten Ostgebieten ihre Lizenz.

Drei der Polinnen, denen die Zulassung verweigert worden war, hatten sich nach Aussagen eines volksdeutschen Standesbeamten in ihrer Muttersprache darüber unterhalten, dass mehr Kinder ihrer Nation geboren werden müssten. Im Krieg seien so viele Polen erschossen worden.[216] Die Frauen positionierten sich mithin in den Augen des Regierungspräsidenten im »Geburtenkrieg« auf der polnischen Seite und galten damit als »untragbar«.[217] Mit dem Berufsverbot verloren Hebammen ihre Einkommensquelle. Bei Arbeitslosigkeit und dem Gang zum Arbeitsamt drohte ihnen zudem die Deportation zur Zwangsarbeit ins »Altreich«.[218]

Im Falle von Veronika R. (* 1898), einer der drei genannten Hebammen aus Kalisch, wurde das Berufsverbot zu einem ersten folgenschweren Schritt in den Fokus der deutschen Besatzungsbehörden. Zwei Jahre nach der Erteilung des Berufsverbotes, im April 1943, verhaftete die Gestapo Veronika R. Sie selbst gab rückblickend als Grund an, »polnisch« gewesen zu sein.[219] Veronika R. verwies hier auf einen bereits während der Teilungszeit verbreiteten national wie christlich geprägten Deutungsrahmen von kollektiv erlebter Unterdrückung und Gewalt, der individuelles Leiden in den Kontext des Aufopferns für die polnische Nation stellte.[220] Zugleich machte sie deutlich, dass sie ihre Verhaftung als einen willkürlichen Akt der Besatzer verstand, der den Terror gegen die polnische Bevölkerung unterstrich. Nach Haftaufenthalten in verschiedenen Polizei-

214 Vgl. versch. Zulassungsverfahren von Hebammen in Kalisz, Dez. 1940 bis Nov. 1943, in: APŁ, 176 Regierungspräsident Litzmannstadt/683.

215 Vgl. Entscheidungen über die Zulassung von Hebammen im Kreis Kalisch, 1940 bis 1944, in: APŁ, 176 Regierungspräsident Litzmannstadt/683.

216 Vgl. Schreiben vom 26.5.1941 an den SD-Abschnitt Litzmannstadt, in: BArch, R 70/514, Bl. 114; Schreiben des Amtsarztes an den Regierungspräsidenten, 9.1.1941, in: APŁ, 176/683.

217 Bescheinigung der Untersagung der Hebammentätigkeit an die Hebamme Veronika R, in: APŁ, 176/683.

218 Zur Praxis der Rekrutierung von Zwangsarbeitern vgl. Karsten Linne, Die deutsche Arbeitsverwaltung.

219 Dokument 6.3.3.2/109916153 ITS Archiv Bad Arolsen; Personalakte Veronika R, in: Główna Biblioteka Lekarska, Nr. 365.

220 Vgl. Jolluck, The Nation's Pain.

gefängnissen wurde Veronika R. im Januar 1944 als politische Gefangene ins Frauenkonzentrationslager Ravensbrück eingewiesen.[221]

Einer weiteren Hebamme, Franziska D. (* 1879), entzogen Amtsarzt und Regierungspräsident 1942 die ein Jahr zuvor erteilte Zulassung, da sie – wiederum nach Angaben des Standesbeamten – die »polnische Bevölkerung von dem Zuziehen deutscher Hebammen zur Entbindung« abgehalten habe.[222] Als »Beweis« führte der Amtsarzt an, dass sie im Jahr 1941 von allen Hebammen in der Stadt Kalisch die meisten Geburtshilfeaufträge, nämlich 262, bekommen habe.[223] Am 12. Februar 1942 teilte ihr der Regierungspräsident mit, sie dürfe ihren Beruf nicht mehr ausüben.[224] Möglicherweise war die Beliebtheit der Hebamme Franziska D. dem Amtsarzt ein Dorn im Auge. Eine Hebamme, die in irgendeiner Form – und sei es nur gerüchteweise – gegen das Besatzungsregime agierte, indem sie z. B. ihrer Klientel empfahl, deutsche Hebammen zu meiden, wurde nicht geduldet.

Im Fall der Hebamme Władysława M. (* 1893) entschieden Amtsarzt und Regierungspräsident im Februar 1941 konträr zu den anderen beiden Fällen zunächst zugunsten der Hebamme:[225] Sie war im Juni 1940 vom deutschen Amtsgericht in Kalisch zu drei Monaten Gefängnis verurteilt worden, weil eine mit ihrer Hilfe entbundene Wöchnerin kurz nach der Geburt starb. Ein Teil der Plazenta war von der Hebamme unbemerkt im Uterus verblieben und hatte nach der Entbindung starke, den Tod verursachende Blutungen ausgelöst. Die Angehörigen riefen Hebamme und Arzt erst sechs Stunden nach dem Auftreten der Blutungen. Medizinische Hilfe war zu diesem Zeitpunkt nicht mehr möglich. Das Gericht fällte ein vergleichsweise mildes Urteil, obgleich es Władysława M. in zwei Punkten für schuldig erkannte. Nach Auffassung des Gerichtes hätte sie erstens die Situation nach der Geburt korrekt einschätzen müssen und zweitens habe sie die Wöchnerin bereits vor Ablauf der vorgeschriebenen zwei Stunden nach der Geburt verlassen. Allerdings habe ihre Schuld nicht sehr schwer gewogen, urteilte das Gericht. »Nach Ansicht der Ärzte hatte sie einen Fehler begangen, der jeder, auch der erfahrensten Hebamme unterlaufen kann.«[226] Wichtig war es dem Gericht allerdings, mit der Strafe deutlich zu machen, »daß der Staat über die öffentliche Gesundheitspflege wacht und jeden zur Rechenschaft zieht, der dagegen verstößt.«[227] Das Amtsgericht betrachtete die Verurteilung von Władysława M. demnach als eine vertrauensbildende Maßnahme in die deutsche Besatzungs- und Gesundheitsverwaltung

221 Dokument 6.3.3.2/109916153 und Dokument 6.3.3.2./109916160, beide in: ITS Archiv Bad Arolsen.

222 Empfehlung der Zulassung der Hebamme Franziska D., 14.1.1941, in: APŁ, 176 Regierungspräsident Litzmannstadt/683.

223 Schreiben des Amtsarztes, 3.2.1942, in: APŁ, 176 Regierungspräsident Litzmannstadt/683.

224 Mitteilung über Entziehung der Zulassung an Franziska D., 12.2.1942, in: APŁ, 176 Regierungspräsident Litzmannstadt/683.

225 Zulassungsbescheinigung des Regierungspräsidenten, ausgestellt für Władysława M., 18.2.1941, in: APŁ, 176 Regierungspräsident Litzmannstadt/683.

226 Abschrift des Gerichtsurteils des Amtsgerichts Kalisch gegen die Hebamme Władysława M., 20.6.1940, in: APŁ, 176 Regierungspräsident Litzmannstadt/683.

227 Ebenda.

und zugleich als eine ordnungspolitische Notwendigkeit zur Stabilisierung von Herrschaft.

Im März 1941, einen Monat nach Zulassung von Władysława M., meldete der Amtsarzt gegenüber dem Regierungspräsidenten Bedenken an. Den geburtshilflichen Fehler im Juni 1940 bewertete er als einen Grenzfall. Anders als beispielsweise im Fall von Veronika R. gab er dieses Mal in seinem Schreiben an den Regierungspräsidenten keine Empfehlung für die »Absetzung« der Hebamme, sondern überließ die Bewertung dem Regierungspräsidenten. Wie dieser letztlich entschied, geht aus den Quellen nicht hervor.

Polnisch-jüdische Hebammen konnten nach der Verordnung zur Einführung des Reichshebammengesetzes lediglich die Erlaubnis erhalten, jüdische Frauen zu betreuen. Obgleich sich die deutsche Gesundheitsverwaltung für die gesundheitliche Versorgung der jüdischen Bevölkerung als nicht zuständig erklärte, mussten sich die Hebammen beim Amtsarzt registrieren. Da die jüdischen Gemeinden bzw. die von den deutschen Behörden eingesetzten »Judenräte« die Gesundheitsversorgung der jüdischen Bevölkerung organisierten, übernahm in Leslau der »Älteste der Juden« die Kommunikation mit dem Amtsarzt und beantragte die Zulassung jüdischer Hebammen. Im November 1940 ließ der Amtsarzt je eine Hebamme für Brest-Kujawien und für das Ghetto in Leslau zu, da seines Erachtens »den polnischen Hebammen die Ausübung ihres Berufes bei Jüdinnen nicht mehr zugemutet werden kann«.[228] Fajga T. (* 1910), die seit 1930 als Hebamme in Brest-Kujawien tätig war, erhielt die Erlaubnis, die jüdische Bevölkerung der Stadt, es handelte sich um 608 Personen, geburtshilflich zu betreuen.[229] Anders als in der Stadt Leslau errichteten die deutschen Behörden in Brest-Kujawien kein Ghetto.[230] Die zweite jüdische Hebamme in Brest-Kujawien, ihr Name war Sura R. (* 1914), erhielt im November 1940 keine Zulassung und verlor damit ihre Einkommensquelle.[231] Für das Ghetto in der Stadt Leslau, in dem die jüdische Bevölkerung ab November 1940 leben musste, erteilte der Amtsarzt Ryfka R. (* 1894) eine Arbeitserlaubnis als Hebamme und als Sanitäterin. Sie war bereits seit 1923 als Hebamme der Sozialversicherung in der Stadt tätig.[232] Ryfka R. und Fajga T. waren Angestellte des »Ältesten der Juden« und betreuten die Frauen in ihren Unterkünften. Ein Krankenhaus für jüdische Patienten gab es in Leslau und Brest-Kujawien nicht, anders als in Litzmannstadt.[233] Bis zur Auflösung der jüdischen Gemeinde in Brest-Kujawien im Herbst 1941 und des Ghettos in Leslau im April 1942 wurden nur wenige jüdische Kinder geboren: Im Jahr 1941 registrierten die deutschen Gesundheitsbehörden

228 Schreiben des Stadtkommissars, Abt. Fürsorgeamt, Brest-Kujawien, 12.11.1940, in: APW, 829/39.

229 Ebenda.

230 1939 lebten rund 630 Juden in der Stadt. Vgl. https://www.jewishvirtuallibrary.org/brzesc-kujawski [19.3.2021].

231 Schreiben des Stadtkommissars, Abt. Fürsorgeamt, Brest-Kujawien, 12.11.1940, in: APW, 829/39; Hebammenliste Polen.

232 Schreiben des »Judenältesten«, L. Abrams, an den Amtsarzt Leslau, 13.6.1941, in: APW, 829/39.

233 Schreiben des Amtsarztes in Leslau, 18.11.1940, in: APW, 829/39.

im Landkreis Leslau 24 und in der Stadt 20 Geburten; 1942 lediglich eine in der Stadt Leslau.[234]

Polnische und jüdische Hebammen, die keine Zulassung erhielten oder »abgesetzt« wurden, mussten die in der Regel auf eigene Kosten angeschaffte Hebammentasche mit allen Instrumenten, Materialien und Medikamenten unentgeltlich abgeben; die deutsche Gesundheitsverwaltung stellte die Ausrüstung anschließend deutschen Hebammen zur Verfügung.[235]

e) Hinzuziehungspflicht: Monopol auf die Geburtshilfe für Hebammen

Neben den Sonderbestimmungen wurden mit der Verordnung von Oktober 1940 die im Reichshebammengesetz getroffenen Regelungen in den annektierten polnischen Gebieten einheitlich wirksam.[236] Entsprechend galt von nun an die Hinzuziehungspflicht einer zugelassenen Hebamme zu jeder spontanen, pathologischen und Fehlgeburt oder, sollte dies nicht möglich sein, spätestens zur Nachsorge von Mutter und Kind. Umgekehrt galt damit für Schwangere ein Anspruch auf Hebammenhilfe. Der Regierungspräsident in Litzmannstadt stellte im März 1942 klar: »Mit der Einführung des Hebammengesetzes vom 21.12.1938 in den eingegliederten Ostgebieten [...] besteht die Hebammenpflicht.«[237] Die Verankerung der Hinzuziehungspflicht bedeutete, dass Hebammen von nun an auch in den »eingegliederten Gebieten« das Monopol auf die Geburtshilfe erhielten.[238] Im »Altreich« war dafür wesentliche Intention des Gesetzgebers gewesen, die Tätigkeitsfelder der Berufe »Krankenschwester« und »Hebamme« in der klinischen Geburtshilfe voneinander abzugrenzen sowie die Laiengeburtshilfe zu unterbinden. Die Hinzuziehungspflicht kann zudem als Maßnahme zur Gesunderhaltung von Mutter und Kind und zur Senkung der Säuglings- und Müttersterblichkeit und schließlich auch der Professionalisierung des Hebammenberufs bezeichnet werden. Umgekehrt bedeutete dies, dass Frauen und Familien Geburt und Wochenbett nicht ausschließlich nach ihren Wünschen gestalten konnten, sondern mit der Hebamme z. B. aushandeln mussten, wer bei einer Geburt anwesend sein durfte.[239]

Im Wartheland kam der Hinzuziehungspflicht zudem eine meldepolizeiliche Bedeutung zu. Hebammen waren nach dem Personenstandsgesetz des Deutschen Reiches von 1937 verpflichtet, die Geburt eines Kindes innerhalb einer Frist von einer Woche anzuzeigen, sofern es keinen »ehelichen Vater« gab oder dieser verhindert war.[240] Der

234 Vgl. Geburtsstatistik Hohensalza, 1941-1943, in: APP, 299 RSH/600, Bl. 170.

235 Schreiben des Amtsarztes in Leslau, gez. Nieberding, 29.1.1940, in: APW, 829/39.

236 Vgl. Verordnung zur Einführung des Hebammengesetzes in den eingegliederten Ostgebieten.

237 Schreiben des Regierungspräsidenten Litzmannstadt, betr. Geburtsanzeigen und Fragebogen zum Geburtenbuch, 23.3.1942, in: APŁ, 176/377.

238 Zum Reichshebammengesetz vgl. Tiedemann, Hebammen im Dritten Reich.

239 Vgl. Lisner, »Hüterinnen der Nation«, S. 86-87.

240 Der Reichsstatthalter, betr. Geburtsanzeigen und Fragebogen zum Geburtenbuch, 15.1.1942, in: APŁ, 176/377. Zum Personenstandsgesetz von 1937, mit dem das Familienstammbuch eingeführt wurde, vgl. Jane Caplan, Civil Status in Nazi Germany.

Reichsstatthalter des Warthelandes verfügte 1942 ergänzend, dass jede Geburt dem Standesbeamten, also auch in den Fällen, in denen ein »ehelicher Vater« anwesend war, durch eine Hebamme oder einen Arzt schriftlich nachgewiesen werden musste. Die Bescheinigung konnte sowohl von deutschen als auch von registrierten polnischen Hebammen ausgestellt werden.[241] Sie erfasste Geburtsdatum, Sozial- und Familienstatus von Vater, Mutter und Kind (ehelich/nichtehelich) und deren Volkstumszugehörigkeit.[242] Damit stellten Hebammen den Standesämtern entscheidende Informationen zur Verfügung. Wie Jane Caplan herausarbeitet, ist der Personenstand und seine Dokumentation durch die Standesämter ein zentrales Element moderner Staaten und schafft eine stabile Rahmung individueller Identität. Im Nationalsozialismus wurden Standesämter laut Caplan eine der staatlichen Behörden, die das Prinzip der Auslese und Segregation durch Kategorisierung und Festlegung beispielsweise der rassischen und sozialen Zugehörigkeit umsetzten und Inklusion in die »Volksgemeinschaft« oder Ausschluss aus dieser bestimmten.[243] Die Registrierung Neugeborener bzw. die Bescheinigungen der Hebammen über die Geburt eines Kindes zur Vorlage bei den Standesämtern im Wartheland waren demnach ein wichtiges Instrument zur Erfassung und Kategorisierung der Bevölkerung. Zur Sicherstellung der vorschriftsmäßigen Registrierung der Neugeborenen maß die Reichsstatthalterei der Hinzuziehungspflicht einer Hebamme zu jeder Geburt Bedeutung bei und pochte auf die Umsetzung.

Diese gestaltete sich im Wartheland jedoch allein aufgrund des Hebammenmangels und fehlender Infrastruktur schwierig. So konstatierte der Regierungspräsident in Litzmannstadt 1944: »Im Wartheland besteht Hebammenpfllicht. Gleichwohl scheint [...] die Hebammenpflicht auf dem flachen Lande überhaupt nicht beachtet zu werden.«[244] Die Missachtung der Hinzuziehungspflicht warf im Wartheland die Frage auf, wie die Registrierung des Neugeborenen garantiert werden könnte.[245] Der Standesbeamte aus Klonowa im Kreis Sieradz/Schieratz erläuterte: »Es wurde bereits 1941 die Regelung getroffen, dass die Ortsvorsteher über jede erfolgte Geburt, die ihnen zur Kenntnis kommt, eine Bescheinigung ausstellen müssen. Diese Regelung hat sich bewährt.«[246] Der Landrat des Kreises Schieratz ergänzte:

»In den Fällen, in denen ein Arzt oder eine Hebamme nicht zur Geburtshilfe zugezogen werden – in z.T. ausgedehnten ländlichen Bezirken und nur bei Polen –, sind die zuständigen Ortsvorsteher angewiesen die Tatsache einer angezeigten Geburt festzustellen.«[247]

241 Der Reichsstatthalter, Geburtsanzeigen und Fragebogen zum Geburtenbuch, 15.1.1942, in: APŁ, 176/377.
242 Ebenda.
243 Caplan, Registering the Volksgemeinschaft.
244 Regierungspräsident Litzmannstadt, 6.4.1944, in: APŁ, 176/377.
245 Ebenda.
246 Der Standesbeamte Klonowa, betr. Geburtsanzeigen und Fragebogen, 18.2.1942, in: APŁ, 176/377.
247 Der Landrat des Kreises Schieratz, 8.5.1944, in: APŁ, 176/377.

Die Hinzuziehung einer Hebamme zur Geburt wurde mithin zwar als Ziel formuliert, ein Unterlassen jedoch nicht geahndet.[248] Vielmehr mussten sich die zuständigen Behörden im Wartheland ihre flächendeckende Durchsetzung als nicht machbar eingestehen. Vor allem bei Geburten in polnischen Familien betrachtete die Gesundheitsverwaltung die Durchsetzung der Hinzuziehungspflicht offenbar als vernachlässigungswürdig. Im Wartheland galt ihre Einführung in der praktischen Konsequenz – obgleich nicht explizit formuliert – lediglich für deutsche Frauen.[249]

Besondere Bedeutung maßen die Besatzungsbehörden der Beurkundung und damit der Erfassung eines Neugeborenen bei. Sofern diese wegen der lückenhaften Umsetzung der Hebammenhinzuziehungspflicht nicht gewährleistet war, bewährte es sich, den Ortsvorsteher mit dieser Aufgabe zu betrauen. Dies entsprach einer Verordnung des Reichsstatthalters vom 5. Dezember 1940, die Standesbeamte anwies, in jedem Ort einer Vertrauensperson (z. B. Hebamme oder Ortsvorsteher) die Verantwortung für die Ausstellung der Geburtsbescheinigungen zu übertragen. Auf diese Weise sollten »fehlerhafte Anzeigen« verhindert werden.[250] Im Gegensatz zur Hebamme, die eine Geburt bezeugen konnte, musste sich der Ortsvorsteher z. B. hinsichtlich des Geburtsdatums auf die Auskunft der Eltern verlassen.[251]

Bei deutschen Frauen legten Hebammen allein aus wirtschaftlichen Überlegungen Wert auf die Umsetzung der Hinzuziehungspflicht. Nicht alle deutschen Familien, die im Wartheland lebten, waren allerdings gewillt, ebenso wenig wie viele polnische Frauen, eine vergleichsweise teure zugelassene Hebamme zur Geburt zu rufen, vielmehr griffen sie immer wieder auf Laiengeburtshelferinnen zurück.[252] Julie Prinz, die mit ihrer Schwester, ebenfalls Hebamme, in Welun/Wieluń im Regierungsbezirk Litzmannstadt freiberuflich tätig war, schilderte 1943 in der deutschen Hebammenzeitschrift, wie sie in ihrem Bezirk die Hinzuziehungspflicht durchsetzte:[253]

> »Wir standen vor der Entscheidung: Entweder die Leute wurden gezwungen, eine Hebamme zu holen oder wir mußten uns ein anderes Arbeitsgebiet suchen. Nochmalige energische Vorstellungen beim Amtsarzt und der NSV bezweckten, daß die standesamtlichen Geburtsmeldungen nur noch mit einer Bescheinigung der Hebamme angenommen wurden, andernfalls erhielten die Leute keine Wochenhilfe.«[254]

248 Dr. Patzschke, Versorgung des Regierungsbezirkes Litzmannstadt mit Hebammen, 4. 8. 1941, in: APP, RSH 299/2031, Bl. 10. Auch im »Altreich« wurde die Missachtung der Hinzuziehungspflicht nicht geahndet.

249 Vgl. z. B. Stand des Gesundheitswesens in Litzmannstadt, 22. 8. 1941, in: APP, 299 RSH/1862.

250 Verordnung des Reichsstatthalters, betr. Regelung des Standesamtswesens, 5. 12. 1940, in: IPN, 196/16, Bl. 3.

251 Vgl. versch. Schreiben zur Umfrage des Regierungspräsidenten bezügl. Geburtsmeldungen, April bis Mai 1944, in: APŁ, 176/377.

252 Vgl. Standesbeamte Klonowa: Geburtsanzeigen und Fragebogen, 18. 2. 1942, in: APŁ, 176/377.

253 Reichsadressbuch. Die Ostgebiete, 1942, S. 197; Gesundheitsamt Welun, Übergebietlicher Ausgleich der Hebammen und der Hilfskräfte in der Gesundheitspflege, 27. 8. 1943, in: APP, 299 RSH/2031, Bl. 160-161.

254 Prinz, Erlebtes und Erlauschtes einer Hebamme, S. 203.

Indem sie die Geburtsmeldungen an die Gewährung von Wochenhilfe koppelte, die allerdings nur deutschen Frauen zustand, schuf Julie Prinz gemeinsam mit dem Amtsarzt, der NSV und dem Standesamt ein finanzielles Sanktionssystem, um durchzusetzen, dass eine zugelassene (deutsche) Hebamme zur Geburt gerufen wurde.[255] Mit der Einführung dieser Regelung stellte Julie Prinz eine professionelle geburtshilfliche Betreuung für alle deutschen Frauen und die Meldung von Neugeborenen beim Standesamt sicher. Sie entledigte sich zudem der Konkurrenz durch polnische Hebammen und Laiengeburtshelferinnen und sorgte für eine ausreichende Anzahl an Aufträgen für sich und ihre Schwester.

f) Einkommen und Auftragslagen deutscher und polnischer Hebammen

Für die unter der Besatzung verarmte polnische Bevölkerung, aber auch für viele Deutsche war die Hinzuziehung einer zugelassenen Hebamme eine Kostenfrage, wie Julie Prinz in dem obigen Zitat andeutete. Der Standesbeamte von Klonowa berichtete 1942: »Die polnischen Frauen gebären grundsätzlich ohne Mithilfe der Hebamme und können auch in den meisten Fällen die Hebammenkosten nicht aufbringen. Zu den deutschen Frauen werden die polnischen Hebammen auch nur vereinzelt gerufen.«[256]

Im Zuge der Garantie eines Mindesteinkommens in Verbindung mit einer Niederlassungserlaubnis für deutsche Hebammen passte die Gauverwaltung in Absprache mit der Reichshebammenschaft die Gebührenordnung im April 1941 für deutsche und polnisch-christliche Hebammen den reichsdeutschen Sätzen an.[257] Mit dem Erlass der Gebührenordnung zielte der Gesetzgeber im Wartheland darauf, es deutschen Hebammen zu erleichtern, Fuß zu fassen und ein auskömmliches Einkommen zu erlangen. Mit der allgemeinen Pflicht, nach der erlassenen Gebührenordnung abzurechnen, sollte sichergestellt werden, dass deutsche Hebammen das Mindesteinkommen erreichten und den Gewährleistungsträger, im Wartheland war dies die Gauselbstverwaltung, nur ausnahmsweise in Anspruch nehmen mussten. Ein Unterbieten der deutschen Hebammen durch polnische sollte zudem vermieden werden.[258]

Für die Bevölkerung aber schnellten die Kosten für die Geburtshilfe im Wartheland sprunghaft in die Höhe. Die Betreuung einer normalen Geburt kostete nun 32,50 RM, hinzu kamen 3,50 RM für Desinfektionsmittel.[259] Dies war mehr als das Doppelte der bis dahin gültigen Sätze. Bis 1941 war die polnische Gebührenordnung von 1934 in

255 Vgl. Archiwum Państwowe w Poznańiu (APP), Gauselbstverwaltung/286.

256 Der Standesbeamte Klonowa: Geburtsanzeigen und Fragebogen, 18.2.1942, in: APŁ, 176/377.

257 Zeitgleich wurden Gebühren in gleicher Höhe für das »Altreich« festgelegt. Vgl. Gebührenordnung für Hebammen im Wartheland, 17.4.1941, in: Verordnungsblatt des Reichsstatthalters Warthegau, 1941, S. 264-265, Nr. 146; Conti, Verordnung über die von den Krankenkassen für Hebammenhilfe zu zahlenden Gebühren.

258 Vgl. Schreiben von Gundermann, 22.1.1942, in: APP, 299 RSH/2070, Bl. 137-139.

259 Bei Mehrlingsschwangerschaften waren 36 RM und bei einer Fehlgeburt 14 RM in Rechnung zu stellen. Vgl. Schreiben des Regierungspräsidenten, gez. Bleschke, 8.8.1941, in: APP, 299 RSH/2070, Bl. 117.

Kraft. Nach dieser konnten Hebammen für eine Geburt 20 Złoty sowie 10 Złoty für Desinfektionsmittel in Rechnung stellen. Dies entsprach in etwa 15 RM.[260] Polnische Hebammen boten ihre Dienste mancherorts für ein reduziertes Entgelt von rund fünf RM an.[261] Hiermit unterboten sie die reichdeutschen Hebammen, die vor der Einführung der neuen Gebührenordnung pro Geburt mit 12 bis 16 RM abrechneten. In Anlehnung an die polnische Gebührenordnung hatte der Reichsstatthalter diesen Betrag für deutsche Familien festgesetzt. 1940 klagten deutsche Hebammen darüber, dass diese Gebühren viel zu gering seien. Einige Krankenkassen billigten ihnen daher bereits vor Erlass der neuen Gebührenordnung von 1941 höhere, an der preußischen Gebührenordnung orientierte Sätze zu.[262]

Eine Reihe deutscher und polnischer Frauen waren nicht krankenversichert. Sie mussten die Hebammengebühren privat bezahlen.[263] Innerhalb der deutschen Bevölkerung stieß die Höhe der 1941 festgelegten Hebammengebühren auf Unverständnis, wie Julie Prinz berichtete:

> »Eine Frau sagte mir einmal: ›Die Hebamme will doch auch etwas verdienen und noch grob‹, d. h. verlangen, wie sie hier sagen. 36 RM für eine Geburt und Wochenbettpackung kommt ihnen sehr viel vor, und ein Ehemann meinte einmal, ob der Führer wüßte, daß die Hebammen soviel Geld verlangen! Aus allem dem kann man erkennen, daß die Leute den Wert einer Hebamme gar nicht fassen können.«[264]

Ein deutscher Arbeiter in der Fleischindustrie verdiente 1939 im Wartheland bei einer wöchentlichen Arbeitszeit von 48 Stunden ab dem 26. Lebensjahr zwischen 25 und 31 RM pro Woche.[265] Polnische Arbeiter erhielten lediglich 80 %.[266] Der Wochenarbeitslohn reichte somit nicht aus, um die Hebammengebühren zu zahlen. In der Landwirtschaft Tätige verfügten oftmals nur über eine geringe Barentlohnung.[267] Die von Julie Prinz geschilderte Fassungslosigkeit über die Höhe der Hebammengebühren ist insofern nicht nur darauf zurückzuführen, dass ihre Klientel den Wert der Hebamme

260 Schreiben an die Preisbildungsstelle in der Reichsstatthalterei, 22. 6. 1941, in: APP, 299/2070, Bl. 97.

261 Monatsbericht des Gesundheitsamtes in Pabianice, Dezember 1940, in: APP, 299 RSH/1934, Bl. 36-38.

262 Vgl. Schreiben des Regierungspräsidenten in Posen, 17. 10. 1940; Schreiben des Reichsstatthalters, 22. 1. 1942; Schreiben des Reichsstatthalters in Posen, 21. 11. 1940. Alle in: APP, 299 RSH/2070, Bl. 102; 137; 170-175.

263 Vgl. Bericht des stellvertretenden Gauleiters im Warthegau, Ne/Wa., 1. 10. 1941: betr. Hebammeneinsatz im Gau Wartheland an Dr. Iden (Rassenpolitisches Amt), in: IPN, GK 746/66, Bl. 88-108.

264 Prinz, Erlebtes und Erlauschtes einer Hebamme, S. 203.

265 Tarifordnung für alle handwerklichen und industriellen Fleischereibetriebe, 27. 11. 1939, in: Verordnungsblatt des Reichsstatthalters im Reichsgau Wartheland, Nr. 8, 9. 12. 1939, S. 80-81.

266 Das monatliche Gehalt polnischer Angestellter durfte 310 RM nicht übersteigen. Erste Ergänzungsanordnung über die arbeitsrechtliche Behandlung der polnischen Beschäftigten im Reichsgau Wartheland, 15. 2. 1942, in: Verordnungsblatt des Reichsstatthalters im Warthegau, 21. 1. 1942, S. 76.

267 Vgl. Blaschke, Zwischen »Dorfgemeinschaft« und »Volksgemeinschaft«, S. 50-53.

nicht zu schätzen wusste. Vielmehr ist sie in Relation zur damaligen Wirtschaftslage bzw. zu Einkommen und Barvermögen der betreuten Familien zu sehen. Wie Gundermann 1942 einräumte, war für viele – auch deutsche Familien – die Zahlung der Hebammengebühren eine finanzielle Belastung, die sie nur in kleinen Beträgen in wöchentlichen oder monatlichen Raten begleichen konnten.[268]

In Deutschland waren die Krankenkassen seit Beginn des 20. Jahrhunderts mit Anstieg der Zahl der Versicherten und Familienversicherten zunehmend zum Hauptkostenträger der Geburtshilfe geworden. Nach Angaben von Nanna Conti übernahmen sie 1937 bereits bei rund 76% der Geburten die Gebühren.[269] In welchem Umfang die Krankenkassen für Geburtshilfekosten im Wartheland aufkamen, geht aus den vorliegenden Quellen nicht hervor. Problematisch war jedoch, dass in der Landwirtschaft selbstständig Tätige und Umsiedler nicht krankenversichert waren. Während für Geburtshilfekosten der Umsiedler vielfach die Umsiedlerkreisfürsorge aufkam, mussten die in der Landwirtschaft Tätigen die Gebühren selbst zahlen.[270] Bei deutschen krankenversicherten Müttern übernahmen die Kassen den in der Gebührenordnung vorgesehenen Pauschalbetrag in Höhe von 32,50 RM für Entbindung und Wochenbettbetreuung.[271] Zusätzlich zahlten die Kassen an Mütter für die Dauer von 13 Wochen nach der Entbindung je nach Erwerbs- und Versichertenstatus ein Wochengeld in Höhe von mindestens 0,50 RM täglich. Zusätzlich erhielten die krankenversicherten Mütter ein Stillgeld für die Dauer von 26 Wochen in Höhe von 0,50 RM täglich.[272]

Bei deutschen bedürftigen, nicht krankenversicherten Müttern übernahm das Volkspflegeamt Entbindungskosten und Wochenhilfe im Sinne einer Leistung der öffentlichen Fürsorge. Polnische Mütter hatten hingegen weder Anspruch auf Wochenhilfe und Stillgelder noch auf Fürsorgeleistungen. Lediglich Beihilfen für die Hebammenkosten übernahm in besonderen Fällen das Wohlfahrtsamt, wobei es polnischen Hebammen lediglich 6 RM, deutschen aber 18 RM zahlte.[273] Gundermann wies in diesem Zusammenhang darauf hin, dass die Gebühren aus öffentlichen Kassen in erster Linie an deutsche Hebammen zu zahlen seien, um die Kosten für das garantierte Mindesteinkommen möglichst gering zu halten.[274] Lediglich Anträge deutscher Hebammen auf Übernahme von Entbindungskosten bei Zahlungsunfähigkeit ihrer

268 Vgl. Schreiben von Gundermann, 22.1.1942, in: APP, 299 RSH/2070, Bl. 137-139; Reichsstatthalterei an das Reichsministerium des Innern, 5.11.1940, in: APP, 299 RSH/2070, Bl. 156; Mehlhorn an die Umsiedlerkreisfürsorge, 13.3.1942, in: APŁ, 176/647, Bl. 11-14.

269 Vgl. Lisner, Hüterinnen der Nation, S. 79.

270 Vgl. Zusammenstellung der wichtigsten Vorschriften über Schutz und Fürsorge für werdende und stillende Mütter, Stand vom 1.7.1943, in: APP, 299 RSH/2079.

271 Vgl. Verordnung über die von Kassen der Sozialversicherung und den Trägern der öffentlichen Fürsorge für Hebammenleistungen im Wartheland zu zahlenden Gebühren, 17.4.1941, in: APP, 299 RSH/2070, Bl. 148.

272 In der Regel wurden 60-75% des letzten Bruttolohns gezahlt. Vgl. Vorschriften über Schutz und Fürsorge für werdende und stillende Mütter, 1.7.1943, in: APP, 299 RSH/2079.

273 Vgl. ebenda; Krankenkasse Lissa, Beitragszahlung für polnische Wöchnerinnen, 2.2.1943, in: Łuczak (Hrsg.), Położenie ludności polskiej, S. 268.

274 Vgl. Schreiben von Gundermann, 22.1.1942, in: APP, 299 RSH/2070, Bl. 137-139.

Klientel seien durch die öffentliche Fürsorge »wohlwollend« zu behandeln. Für polnische Hebammen bedeutete dies, dass sie zwar ab 1941 rückwirkend zum 15. Oktober 1940 die erhöhten Gebühren in Rechnung stellen mussten, sie aber mitunter nicht erhielten.[275]

Dennoch dürften sich mit Einführung der Gebührenordnung die Einnahmen polnischer Hebammen ab 1941 gleichermaßen erhöht haben wie die der deutschen Hebammen. Die polnische Hebamme Celina Z. im Kreis Leslau gab für das Jahr 1940 (also vor dem Erlass der neuen Gebührenordnung) an, sie verfüge über ein monatliches Einkommen in Höhe von 80 bis 100 RM und damit über rund die Hälfte des Geldes, das deutschen Hebammen 1941 als Mindesteinkommen zugesichert wurde.[276] In der Stadt Leslau betreuten die polnischen Hebammen 1941 im Durchschnitt rund 58 Geburten pro Jahr.[277] Rein rechnerisch entsprach dies nach der neuen Gebührenordnung von 1941 einem jährlichen Bruttoeinkommen von 2.088 RM bzw. einem monatlichen Einkommen von 174 RM; hinzu kamen die Gebühren für Wege und Wochenbettbesuche. Nach Einführung der neuen Gebührenordnung 1941 erreichten polnische Hebammen in Leslau demnach ungefähr das deutschen Hebammen zugesicherte Mindesteinkommen in Höhe von 200 RM monatlich. Laut einer Bescheinigung des Amtsarztes aus dem Jahr 1943 erzielten polnische Hebammen ein Bruttoeinkommen von 3.120 RM jährlich bzw. 260 RM monatlich – und damit mehr als das deutschen Hebammen zugesicherte Mindesteinkommen –, allerdings nur, wenn sie jährlich 120 Geburten betreuten.[278]

Um die Ungleichbehandlung von Polen und Deutschen auch auf diesem Feld zu gewährleisten, mussten polnische Hebammen 20% ihres Einkommens an die Reichshebammenschaft abgeben, die mit dem Geld einen Fonds zur Unterstützung deutscher Hebammen einrichtete.[279] Zur Kontrolle und Abrechnung der Bruttoeinnahmen mit der Gauhebammenschaft hatten polnische Hebammen neben dem Geburtentagebuch ein Rechnungsbuch über sämtliche Einnahmen zu führen.[280] Charlotte Kehle vermerkte, den polnischen Hebammen bliebe nach Abzug der 20% immer noch eine höhere Gebühr als zuvor.[281] Wie hoch allerdings das durchschnittliche Einkommen

275 Die Gebührenordnung trat rückwirkend zum 15. Oktober 1940 in Kraft. Die erhöhten Gebühren waren von den Hebammen nachträglich einzuziehen. Vgl. Friemert, 14.6.1941, in: APP, 299 RSH/2070, Bl. 111-112.

276 Schreiben der Polizei in Brest-Kujawien, 9.1.1941, in: APW, 829/42.

277 Vgl. Hebammenliste mit Anzahl der Geburten pro Hebamme in der Stadt Leslau, 1940-1942, in: APW, 829/40.

278 Vgl. Bescheinigung des Amtsarztes in Leslau, 7.10.1943, in: APW, 829/41.

279 Anordnung über die Erhebung einer Abgabe von den Gebühren für Hebammenleistungen der Frauen polnischer Volkszugehörigkeit, 22.7.1941, in: APP, 299 RSH/2070, Bl. 42-43.

280 Schreiben der Reichshebammenschaft, Reichsgau Wartheland, 15.6.1941, in: APP, 299 RSH/2070, Bl. 114.

281 Reichshebammenschaft, Reichsgau Wartheland, 15.6.1941, in: APP, 299 RSH/2070, Bl. 114; Anordnung über die Erhebung einer Abgabe von den Gebühren für Hebammenleistungen der Frauen polnischer Volkszugehörigkeit, die den Hebammenberuf ausüben, 22.7.1941, in: APP, 299 RSH/2070, Bl. 42-43.

polnischer Hebammen tatsächlich war, auch angesichts dessen, dass sie die ihnen zustehenden Gebühren nicht in allen Fällen einfordern konnten, muss wegen fehlender Quellen offenbleiben.

Deutsche Hebammen konnten von der neuen Gebührenordnung sowie der Regelung der großzügigen Übernahme der Entbindungskosten durch die Krankenkassen und die Umsiedlerkreisfürsorge im Wartheland profitieren. Ingeborg Morsbach war eine gutverdienende Hebamme. In ihrem Antrag auf Lastenausgleich gab sie in den 1950er Jahren an, sie habe während ihrer Tätigkeit im Wartheland rund 6.000 RM im Jahr, also fast den dreifachen Satz des Mindesteinkommens, verdient und zwei Autos besessen. Im Vergleich zu einem Jahreseinkommen der Hebammen im »Altreich«, das 1937 bei durchschnittlich 40 Geburten etwa 1.500 RM betrug, war dies ein guter Verdienst, der aber auch der rund viermal höheren Anzahl von Geburten (160-180 jährlich) entsprach.[282]

Kritik an den neuen Gebührensätzen für Hebammen hagelte es vom Deutschen Frauenwerk, das Partei für die Betreiber landwirtschaftlicher Domänen ergriff. Diese seien nun damit konfrontiert, für ihre polnischen Landarbeiterinnen im Falle einer Entbindung die erhöhten Gebühren zu zahlen. Um Kosten bei der Betreuung polnischer Frauen zu senken, schlug das Frauenwerk vor, auf Desinfektionsmittel zu verzichten. »Unseres Erachtens ist hier eine Maßnahme ergriffen worden, die absolut geeignet ist eine Förderung der polnischen Geburtenzahlen zu erreichen«, argumentierte das Deutsche Frauenwerk im Sinne der rassistischen deutschen Volkstumspolitik.[283] Ein Abrücken von den vereinbarten Gebührensätzen kam für Charlotte Kehle und die Reichsstatthalterei nicht infrage. Allerdings sei, so der Reichsstatthalter, lediglich eine »gewisse Zahl« von Wochenbettbesuchen erforderlich, »um das Auftreten von Infektionskrankheiten zu verhindern und längere Arbeitsunfähigkeit zu verhüten.«[284] Ziel der geburtshilflichen Versorgung bei Polinnen war nach Auffassung der Reichsstatthalterei schließlich die Erhaltung ihrer Arbeitsfähigkeit, nicht die Senkung der Säuglingssterblichkeit.[285] Die Wochenbettbesuche hatten nach den Bestimmungen der Hebammendienstordnung innerhalb der ersten zehn Tage nach der Geburt mindestens einmal täglich zu erfolgen.[286] Um Kosten zu senken, betrachteten Reichshebammenschaft und Reichsstatthalter es als vertretbar, die Anzahl der Wochenbettbesuche bei polnischen Müttern auf fünf zu begrenzen.[287] Eine Verminderung der Betreuungsqualität nahmen sie billigend in Kauf. Zwangsläufig ging mit der geringeren Anzahl der Wochenbettbesuche eine Minderung des Einkommens der polnischen Hebammen einher.

282 Vgl. Lisner, »Hüterinnen der Nation«, S. 76-80. Lisner, Midwifery and Racial Segregation.

283 Schreiben des Deutschen Frauenwerkes, Gaustelle Warthegau, 18.9.1941, in: APP, 299 RSH/2070, Bl. 118.

284 Schreiben des Reichsstatthalters, Abt. II B1, 223/1-3, Posen, 29.11.1941, in: APP, 299 RSH/2070, Bl. 127.

285 Vgl. ebenda.

286 Hebammendienstordnung, 1943, §§ 32; 35.

287 Stellungnahme von Charlotte Kehle zu Gebühren bei Arbeiterinnen von landwirtschaftlichen Gütern; Schreiben des Reichsstatthalters, Abt. II B1, 223/1-3, 29.11.1941, in: APP, 299 RSH/2070, Bl. 121; 127.

Die Betreuung von Wöchnerinnen in den ersten zehn Tagen nach der Entbindung gestaltete sich im Wartheland allerdings auch bei deutschen Frauen in der Praxis schwierig. Ingeborg Morsbach erklärte in einem Schreiben an den Reichsstatthalter vom August 1943, in dem sie um die Zuteilung von mehr Benzin für ihr Auto bat, sie betreue jährlich 160 bis 180 Geburten in einem Radius von 50 Kilometern. Aufgrund der Wegeverhältnisse, einer unzureichenden Benzinzuteilung und der hohen Anzahl von Geburten könne sie jedoch lediglich vier bis fünf und manchmal noch weniger Wochenbettbesuche pro Wöchnerin leisten und käme sogar zu spät zu den Geburten.[288] Das Reichsministerium des Innern legte für das Reichsgebiet im Rahmen der Neuregelungen des Hebammenberufes 1942 für in Kliniken beschäftigte Hebammen eine jährliche Geburtenobergrenze von 100 fest, sofern die Hebammen die Versorgung der Wöchnerinnen und Säuglinge mitübernahmen.[289] Ingeborg Morsbach betreute als niedergelassene Hausgeburtshebamme 1943 deutlich mehr Entbindungen, als dies Hebammen in einer Klinik erlaubt war. Noch Anfang 1942 hatte sie berichtet: »Ich habe nun in diesem Vierteljahr meines Hierseins 25 Geburten gehabt, und mehr kann man hier bei den Entfernungen und Wegeverhältnissen kaum bewältigen, wenn man die Frauen einigermaßen versorgen will.«[290]

Wenn die Anzahl von hochgerechnet 100 Geburten pro Jahr tatsächlich auf die in dem Schreiben vom August 1943 genannten 160 bis 180 angestiegen war, litt zwangsläufig die Qualität der geburtshilflichen Betreuung. Ingeborg Morsbach äußerte daher warnend, sie sehe sich veranlasst, »deutsche Frauen, die meine Hilfe brauchen, an polnische Hebammen zu verweisen«.[291] In ihrem Schreiben machte sich Ingeborg Morsbach das Ziel der deutschen Besatzer, die deutsche Bevölkerung zahlenmäßig u.a. durch Verringerung der Mütter- und Säuglingssterblichkeit zu stärken sowie eine rassische Segregation im Bereich der Geburtshilfe durchzusetzen, zunutze. Mit dem Verweis darauf, deutsche Frauen an polnische Hebammen verweisen zu müssen, verlieh sie ihrer Forderung nach mehr Benzin Nachdruck – womit sie schließlich Erfolg hatte.[292] Zugleich bietet ihr Brief einen Einblick in die Hebammenpraxis im Wartheland, die bestimmt war von einer kriegsbedingten Mangelversorgung mit Personal und Material, verschärft durch rassische Segregation und Exklusion.[293]

Deutlich wird dies auch anhand der durchschnittlichen Geburtshilfeaufträge. Nach Angaben von Nanna Conti und Charlotte Kehle betreuten die deutschen Hebammen in den »eingegliederten Ostgebieten« im Jahr 1943 durchschnittlich 87 Geburten pro Jahr; im »Altreich« hingegen lediglich 47.[294] Die Arbeitsbelastung im besetzten Polen

288 Ingeborg Morsbach an den Reichsstatthalter, 20.7.1943, in: APP, 299 RSH/2070, Bl. 6-7.
289 Vgl. Runderlass des Reichsministeriums des Innern vom 7.12.1942 – IV d 1576/42-3716 (MBliV. S. 2319).
290 Morsbach, Aus einem Hebammenbrief aus dem neuen Osten, S. 119.
291 Ingeborg Morsbach an den Reichsstatthalter, 20.7.1943, in: APP, 299 RSH/2070, Bl. 6-7.
292 Notiz unter dem Brief von Ingeborg Morsbach, die Angelegenheit sei zur Zufriedenheit der Antragstellerin und der Hebammenschaft gelöst worden, in: APP, 299 RSH/2070, Bl. 7.
293 Vgl. Vossen, Gesundheitspolitik als Teil der »Volkstumspolitik«. Der öffentliche Gesundheitsdienst im »Reichsgau Wartheland«, 1939-1945.
294 Conti, Rückblick und Ausblick, 1944, S. 9; Lisner, »Hüterinnen der Nation«, S. 78.

war demnach tatsächlich wesentlich höher.[295] Als existenzsichernd galten etwa 50 Geburten pro Jahr und Hebamme. 70 bis 80 Geburten pro Jahr definierten Gesundheitsexperten zumindest für das Reichsgebiet als Leistungsobergrenze der Hausgeburtshilfe.[296] Diese wurde von der Anzahl der Geburten, die deutsche Hebammen im Wartheland betreuten, überschritten.

Die Anzahl der von freiberuflich Tätigen geleiteten Niederkünfte variierte im Wartheland jedoch je nach Bezirk. So übernahmen die deutschen Hebammen der Stadt Litzmannstadt 1942 im Durchschnitt 60 Geburten und 1943 sogar nur 50. Ihre polnischen Kolleginnen entbanden hingegen 1942 im Durchschnitt 76 Frauen und ein Jahr später 68; im Landkreis Litzmannstadt betreuten die deutschen und polnischen Hebammen im Schnitt je 95 Geburten im Jahr 1941.[297] In der Stadt Leslau leisteten die deutschen Hebammen 1942 durchschnittlich bei 51 und die polnischen bei 72 Entbindungen Hilfe.[298] Im Vergleich zu den ein Jahr zuvor betreuten durchschnittlichen 58 Geburten pro polnischer Hebamme war die Anzahl der Geburtshilfeaufträge sprunghaft gestiegen.[299] Die deutschen Hebammen in den Städten des Warthelandes Litzmannstadt und Leslau leiteten im Durchschnitt allerdings nur wenig mehr Geburten pro Jahr als im Reichsgebiet. Überschritten wurde die Leistungsobergrenze im ländlichen Raum: von einigen deutschen Hebammen, aber von vielen polnischen Hebammen.[300]

Unabhängig von der Anzahl der Geburtshilfeaufträge gestaltete es sich im Wartheland für Hebammen schwierig, rechtzeitig zur Entbindung zu den Frauen zu gelangen. Gründe dafür waren die schlechten Wegeverhältnisse und die geringe Anzahl von Telefonanschlüssen.[301] Ein Medizinalbeamter im Büro des Regierungspräsidenten Litzmannstadt, Dr. Patzschke, bemerkte 1941, eine »große Anzahl Entbindungen« finde ohne Hebamme statt.[302] Über eine Geburt berichtete er beispielhaft: »Eine Wolhynierin gebar vor einigen Wochen Zwillinge, die Mutter musste sich selbst entbinden, den Nabel abschneiden usw., da keine andere Hilfe vorhanden war.«[303] Allerdings könne hier »erst dann Wandel geschaffen werden, wenn die Straßenverhältnisse so sind, dass die Hebamme zumindest mit dem Fahrrad zu einer Geburt erscheinen kann«.[304] Eine Motorisierung der deutschen Hebammen strebte die Gesundheitsverwaltung im Wartheland an, konnte diese jedoch nur bedingt durchsetzen:

295 Vgl. Kehle, Die Hebammen-Geburten im Warthegau, S. 37.

296 Vgl. Schabel, Soziale Hygiene zwischen Sozialer Reform und Sozialer Biologie, S. 274.

297 Hausgeburtenblätter Litzmannstadt, 1942, in: APŁ, 221 Akta Miasta Łodzi/L-15054; Dr. Patschke, Versorgung des Regierungsbezirks Litzmannstadt mit Hebammen, 4.8.1941, in: APP, 299 RSH/2031, Bl. 7.

298 Anzahl der von den Hebammen der Stadt Leslau betreuten Geburten, 1942, in: APW, 829/40.

299 Vgl. Hebammenliste mit Anzahl der Geburten pro Hebamme in der Stadt Leslau, 1940-1942, in: APW, 829/40.

300 In Leslau legte der Amtsarzt eine Obergrenze von 120 Geburten jährlich pro polnischer Hebamme fest. Vgl. Bescheinigung des Amtsarztes in Leslau, 7.10.1943, in: APW, 829/41.

301 Vgl Kehle, Die Hebammen-Geburten im Warthegau, S. 37.

302 Patzschke, Versorgung des Regierungsbezirks Litzmannstadt mit Hebammen, 4.8.1941, in: APP, 299 RSH/2031, Bl. 8.

303 Ebenda, Bl. 10.

304 Ebenda, Bl. 7.

»In den Landkreisen dient im allgemeinen der Pferdewagen als Verkehrsmittel. Es besitzt bisher noch keine Hebamme ein eigenes Auto. Die Motorisierung der Hebammen, vor allem erst einmal der deutschen, eventuell aber auch der polnischen Hebammen, die zur Zeit noch in vorwiegend deutschen Siedlungsgebieten tätig sind, ist dringend erforderlich.«[305]

Die Wege waren allerdings vielerorts kaum ausgebaut, so dass auch »motorisierte« Hebammen wie Ingeborg Morsbach auf Pferd und Wagen zurückgreifen mussten. Über die Wegesituation im Wartheland schrieb sie in der Hebammenzeitung:

»Zur Geburt wird man immer mit der ›Britschke‹, einem hohen, vierrädrigen Wagen, geholt. Oft geht es über Wege, die eben nur mit diesen Wagen befahrbar sind. Mit dem Auto ist da kein Durchkommen. Ich habe gestaunt, was sich hier im ehemaligen Polen Wege nennt. In keiner Gegend des Reiches kennt man so etwas Unergründliches. Die Räder des Wagens sind, besonders in der Regenzeit, bis zur Hälfte im Lehm oder Schlamm, und die Pferde haben ihre Not, voranzukommen.«[306]

Hinzu kam der Bezinmangel, der die Nutzung eines Autos oder Motorrades, selbst wenn es vorhanden war, verhinderte: »Bisher bekam ich monatlich 120 Liter Benzin, mit dem ich etwa bis zum 20. des Monats reichte. Jetzt, ausgerechnet zur Erntezeit, hat man mir die Hälfte gestrichen, sodass ich bereits ab 10. des Monats ohne Benzin bin«,[307] klagte Ingeborg Morsbach.

Unter Kriegsbedingungen wurde selbst der Unterhalt eines Pferdefuhrwerkes in Frage gestellt. Die Hebamme Katharina D. in Moosburg verfügte über ein eigenes Pferdegespann und legte damit in ihrem Bezirk nach Rechnung des Amtsarztes in Leslau täglich 30 bis 50 Kilometer zurück. Um diese Leistung erbringen zu können, benötigten die Pferde rationiertes Kraftfutter. Erst durch Verhandlungen des Amtsarztes mit dem Kreisbauernführer gelang es Katharina D., ausreichend Futter für ihre Pferde zu bekommen.[308]

War es schon nicht immer möglich, rechtzeitig zur Geburt zu den Gebärenden zu gelangen, stellte die Versorgung von Wöchnerin und Neugeborenem für die Dauer von zehn Tagen nach der Entbindung mit täglich mindestens einem Hausbesuch erst recht eine Herausforderung dar.[309] Charlotte Kehle entschied sich daher in Absprache mit den Gesundheitsbehörden für eine pragmatische Handhabung der vorgeschriebenen Wochenbettbesuche. Sie erläuterte, tägliche Hausbesuche für die Zeit des Wochenbettes seien im »Warthegau« – auch bei deutschen Wöchnerinnen – lediglich in den Städten verpflichtend. Auf dem Land hingegen könnten die Besuche auf jeden zweiten

305 Ebenda, Bl. 6.
306 Morsbach, Von der Arbeit in den Ostgebieten.
307 Schreiben von Ingeborg Morsbach an den Reichsstatthalter, 20.7.1943, in: APP, 299 RSH/2070, Bl. 6-7.
308 Vgl. Schreiben Dr. Bo an Kreisbauernführer Lilienthal, 21.8.1942; Kreisbauernführer an Dr. Borsutzky, 9.9.1942. Beides in: APW, 829/41.
309 Vgl. Dienstordnung für Hebammen, in: Reichsgesetzblatt I, Nr. 10.

Tag reduziert werden. In jedem Fall müsse jedoch die deutsche Hebamme beweisen, »dass unter ihrer Hand Mutter und Kind aufs beste und sorgfältigste betreut werden«.[310] Charlotte Kehle befürwortete damit zwar die Reduzierung der Wochenbettbesuche, pochte aber zugleich auf die Einhaltung eines gewissen Qualitätsstandards. Sie machte deutlich, dass Erkrankungen und Todesfälle von deutschen Müttern und Kindern zu verhindern seien, und stellte die Bedeutung der Betreuung durch deutsche Hebammen für die »Aufbauarbeit« im Wartheland in den Mittelpunkt.

g) Aus- und Fortbildung für einen »eigenen deutschen Hebammenstand«

In Leslau wurden lediglich vier umgesiedelte Hebammen tätig: drei deutschbaltische und eine galiziendeutsche.[311] Dies war kein Zufall, erhielten doch nur ortsansässige Volksdeutsche und deutschbaltische sowie einige galiziendeutsche Hebammen ohne weitere Nachweise im Wartheland eine Zulassung. Hebammen anderer deutscher Volksgruppen mussten nach der Verordnung zur Einführung des Hebammengesetzes in den »eingegliederten Ostgebieten« mehrmonatige Fortbildungskurse besuchen und eine Prüfung ablegen, bevor sie als Hebammen im Wartheland arbeiten durften.[312] Diese Regelung zielte darauf ab, reichsweit verankerte Standards in der Geburtshilfe durchzusetzen, berührte allerdings auch die Frage, welche Form der Ausbildung mit jener, die im Deutschen Reich absolviert wurde, als gleichwertig anzusehen war. Nanna Conti berichtete:

> »Man findet unter diesen Frauen [Rückwanderinnen], die in ihrer bisherigen Heimat im Hebammenberuf tätig waren, die verschiedenartigste Vorbildung von einer sechswöchigen Ausbildung bei einem Arzt oder einer Hebamme bis zu zweijährigen Lehrgängen in verschiedenen Hebammenlehranstalten. Vielfach sehen diese Rückwanderinnen selbst die Notwendigkeit einer Fortbildung nicht ein, und es ergeben sich daraus besondere Schwierigkeiten.«[313]

Die Gauselbstverwaltung war bestrebt, den Anteil deutscher Hebammen nicht künstlich zu verknappen, und setzte sich für eine großzügige Anerkennung der umgesiedelten volksdeutschen Hebammen ein. Sie forderte, denjenigen, die an ihrem Herkunftsort als Hebamme gearbeitet hatten, im Wartheland eine Zulassung zu erteilen, unabhängig von der Dauer und Qualität ihrer Ausbildung. In Anbetracht des chronischen Mangels sei dies geboten. Die Abteilung II der Reichsstatthalterei sowie das Reichsministerium des Innern lehnten die Vorschläge ab und bestanden auf einer zwölfmonatigen Fortbildung.[314] Im Laufe des andauernden Krieges konnte die Gauselbst-

310 Charlotte Kehle, An alle deutschen Hebammen!, o.D. (1941?), in: APP, 299 RSH/2070, Bl. 201-203.
311 Vgl. Hebammenliste Leslau, in: APW, 828/40.
312 Verordnung zur Einführung des Hebammengesetzes in den eingegliederten Ostgebieten, § 3, Abs. 2.
313 Conti, Rückblick und Ausblick, 1943, S. 2-3.
314 Vgl. Friemert an den Reichsstatthalter, 11.9.1941; Schreiben von Lokay, betr. Anerkennung bezw. Einsatz von Frauen deutscher Volkszugehörigkeit als Hebammen im Warthegau,

verwaltung einen Teilerfolg erreichen. 1942 entschied das Ministerium des Innern, statt der obligatorischen zwölf Monate sollten die Hebammenschulen je nach Können der Frauen die Dauer des Kurses selbst festlegen.[315] Noch ein Jahr später legte der Reichsstatthalter des Warthelandes schließlich im Hinblick auf die Integration der schwarzmeerdeutschen Hebammen fest, diese sollten – sofern sie »in Rußland« über eine Zulassung verfügt hatten – maximal einen sechswöchigen Fortbildungskurs besuchen. Die Kosten der Fortbildung übernahm die Gauselbstverwaltung.[316] Reichsstatthalterei und Reichsministerium des Innern entschieden sich demnach angesichts des anhaltenden Mangels an deutschem Gesundheitspersonal sowie aufgrund des Drucks, immer weitere Umsiedlergruppen integrieren zu müssen, schließlich pragmatisch gegen eine umfassende Qualitätssicherung.

Über die Integration von bereits als Hebamme tätigen Umsiedlerinnen hinaus verfolgte die Reichshebammenschaft das Ziel, in den »neuen Ostgebieten« durch die gezielte Ausbildung von Volksdeutschen einen »eigenen Hebammenstand« aufzubauen.[317] Problematisch war, wie Nanna Conti ausführte, dass es sich bei den Anwärterinnen vielfach um Frauen handelte, »die keine deutsche Schule mehr besucht haben«.[318] Conti bemängelte fehlende Deutschkenntnisse und eine geringe Schulbildung. Für diese Frauen richtete die Reichshebammenschaft 1942 eine Vorschule in Penskau im Kreis Samter ein. »Das Haus in Penskau heißt aber nicht Hebammenvorschule, sondern Hebammenheim Wartheland«, erläuterte ein Mitarbeiter der Gauselbstverwaltung, die Trägerin des Hauses war.[319]

> »Es enthält außer den Räumen für den Unterricht [...] einen sehr gemütlichen großen Aufenthaltsraum, einen besonderen Eßsaal und noch ein besonders stilvoll ausgestattetes Empfangszimmer. Ein Park von 8 Morgen Größe mit einem größeren Gemüsegarten umgibt das massiv gebaute Haus«,

erläuterte der Mitarbeiter.[320]
Die Fotos der Landesbildstelle Wartheland setzten die gleichsam als modern, großzügig, gemütlich und familiär beschriebene Ausstattung des Gauhebammenheims in Szene. Die Aufnahme der Lernsituation im Klassenraum mit Weltkarten und Hitlerbild vermittelt, dass die Schülerinnen Unterricht in NS-Weltanschauung und in Geografie erhielten.

14. 11. 1941, Schreiben Dr. Cropp, Reichsministerium des Innern, 2. 12. 1941. Beides in: APP, 299 RSH/2070, Bl. 47; 71-72; 74.

315 Vgl. Fortbildung der rückgewanderten volksdeutschen Hebammen: Erlass IV d 942/42-3718, (1942), S. 195-196; Conti, Rückblick und Ausblick, 1943, S. 2-3.

316 Schreiben von Jäger, betr. Einsatz und staatliche Anerkennung der rußlanddeutschen Hebammen, 25. 5. 1944, in: APP, 299 RSH/2070, Bl. 1-3.

317 Witte, Haupttagung der Hebammenschaft im Reichsgau Danzig-Westpreußen, S. 229.

318 Conti, Rückblick und Ausblick, 1943, S. 2.

319 Vgl. Zuständigkeitsverteilung zwischen Reichsstatthalter und Regierungspräsidenten, 29. 2. 1940, in: APP, 299 RSH/1859.

320 Storck, Vom Hebammenwesen im Reichsgau Wartheland, S. 201.

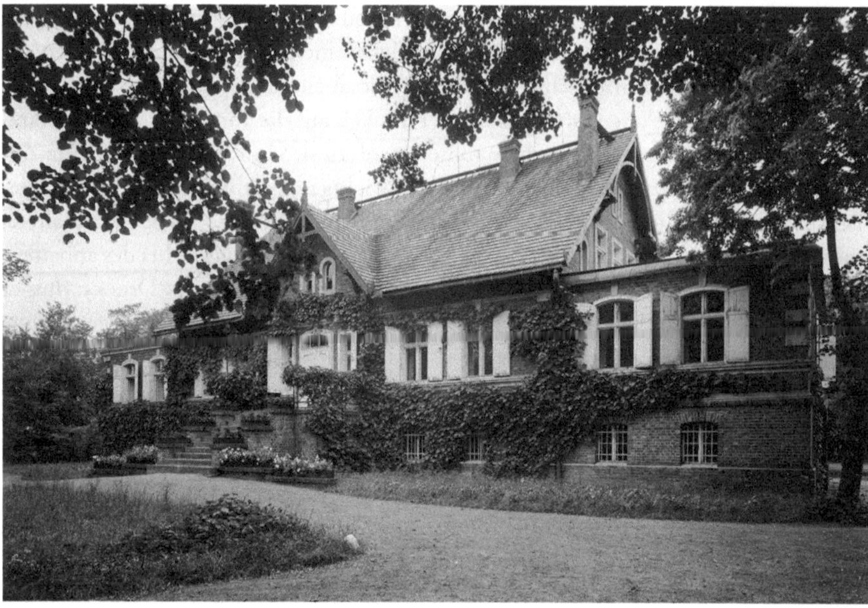

Abb. 5: Gauhebammenheim in Penskau, Außenansicht, Juli 1944

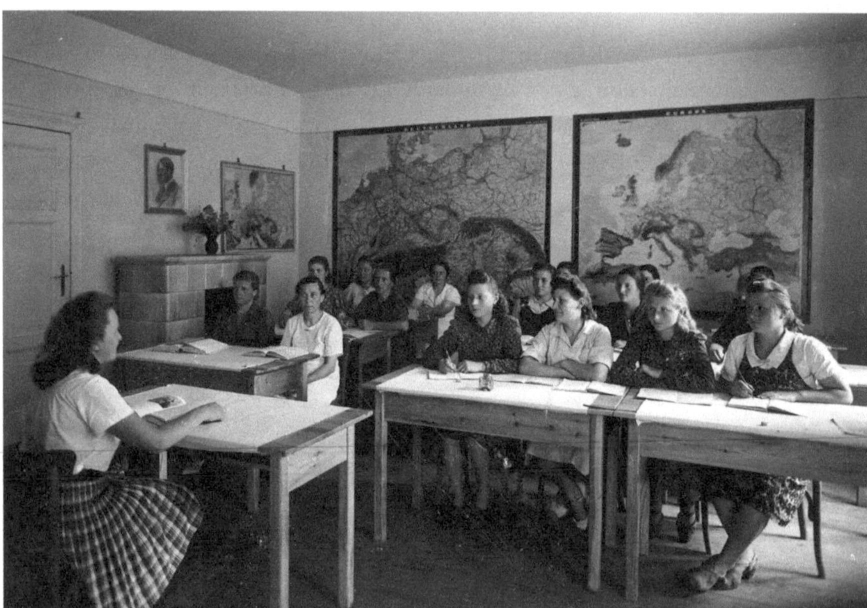

Abb. 6: Gauhebammenheim in Penskau, Unterricht, Juli 1944

Im Hebammenheim wurden volksdeutsche Frauen in drei- bis fünfmonatigen Kursen von jeweils 22 bis 24 Teilnehmerinnen auf die Ausbildung an der Hebammenschule in Posen vorbereitet. Für die Dauer des Kurses wohnten die Schülerinnen im Heim. Die Teilnahme an den Kursen war kostenlos.[321] Auf dem Lehrplan standen neben dem Erlernen der deutschen Sprache die Fächer »Lesen«, »Schreiben« und »Rechnen«, »Sport«, »Zimmerdienste«, »Singen«, »Märchenspiele« sowie »Flick- und Stopfunterricht«.[322] Die Schülerinnen sollten mit diesem Programm durch Aneignung kultureller Praktiken, Fertigkeiten und Techniken erlernen, die für deutsche Frauen als elementar galten, und so zu NS-Deutschen erzogen werden.[323] »Der ganze Mensch wird erfaßt«, betonte Charlotte Kehle, und fügte hinzu: »So spielt sich das Leben im Hebammenheim wie in einer großen Familie ab.«[324] Die gezeichnete Idylle verdeckte jedoch, dass es in der Einrichtung neben der Vermittlung von Wissen darum ging, die Bewerberinnen für den Hebammenberuf einer Vorprüfung zu unterziehen und auszusieben, wie die Schwarzmeerdeutsche Melina Sch. 1944 erfahren musste.

Melina Sch. war in ihrem Heimatort als Hebamme ohne Diplom tätig gewesen. In Penskau nahm sie 1944 an einem Kurs zur Vorbereitung auf eine Fortbildung und die Prüfung an der Hebammenschule in Posen teil. Im Hebammenheim hielt sie sich allerdings lediglich 14 Tage auf, bevor sie durch die EWZ zur »Durchschleusung« »abberufen« wurde. Der Leiterin des Hebammenheims in Penskau genügte diese Zeitspanne für ein negatives Urteil. In ihrem abschließenden Bericht hob sie hervor, Melina Sch. habe sich durch ihre »sorgfältige, ja geschmackvolle Kleidung« von der Gruppe der Schwarzmeerdeutschen und deren »ärmlicher Ausstattung« abgehoben. Im Gegensatz zu ihrem Äußeren habe sie jedoch nur geringe Kenntnisse im Schreiben und Rechnen gezeigt. »Frau Sch. fiel hier in der Hausgemeinschaft recht unangenehm auf durch ihr lautes, anspruchsvolles Wesen, das sich überall vordrängelte.« Zudem habe sie die Verhältnisse in Russland »in Schutz« genommen.[325] Eine Mitschülerin aus demselben Herkunftsort attestierte Melina Sch., eine Bolschewistin zu sein, darüber hinaus sei sie zweimal verheiratet gewesen und habe mit einem rumänischen Arzt in wilder Ehe gelebt.[326] Die Gauselbstverwaltung lehnte daraufhin eine Tätigkeit von Melina Sch. als Hebamme im Wartheland ab. Eine russlandfreundliche Einstellung sowie ein als ausschweifend betrachtetes Sexualleben disqualifizierten sie nach Ansicht der Gauselbstverwaltung für eine Tätigkeit als Hebamme. Inwiefern die als Denunziationen

321 Die Kosten übernahm die Gauselbstverwaltung. Vgl. Telegramm aus Posen, 18.5.1943, in: APW, 829/38. Das Haus sollte zusätzlich als Erholungsheim für Hebammen dienen. Vgl. Conti, Das Hebammen-Erholungsheim in Oberschlesien, S. 115.

322 Vgl. Stork, Vom Hebammenwesen im Reichsgau Wartheland, S. 201; Morsbach, Tagung am 28. Juni 1944 in Penskau, S. 106-107. Das Programm ähnelte den Schulungskursen in der Reichsärzteschule Alt-Rehse. Vgl. Peters, Nanna Conti (1881-1951), S. 286-287.

323 Vgl. hierzu z. B. Leniger, Nationalsozialistische Volkstumsarbeit und Umsiedlungspolitik.

324 Ch. K., Hebammenheim Wartheland, S. 99-100.

325 Rittershaus, Hebammenheim Wartheland, an die Gauhebammenschaft in Posen, 23.8.1944, in: APP, 299 RSH/1979, Bl. 1.

326 Aussage Apolonia F., 28.8.1944, in: APP, 299 RSH/1979, Bl. 2.

einzustufenden Bewertungen auch Einfluss auf das Ergebnis der Musterung und Einbürgerung durch die EWZ hatten, ist den Quellen nicht zu entnehmen.[327]

Lediglich Frauen, die über ausreichende Deutschkenntnisse verfügten und nationalsozialistische politische wie kulturelle Vorstellungen adaptierten, erhielten die Möglichkeit, einen Ausbildungs- bzw. Fortbildungskurs zu besuchen. Die Vorschule in Penskau wählte die Frauen für die Kurse an der Hebammenschule entsprechend aus. Hebammen sollten schließlich Multiplikatorinnen zur Durchsetzung geburtshilflicher Standards ebenso wie zur Vermittlung nationalsozialistischer Vorstellungen mütterlicher Qualitäten sein und damit ihren Beitrag im »Geburtenkrieg« sowie zur Integration Volksdeutscher in die »erweiterte Volksgemeinschaft« leisten.

Die Frauen, die im Hebammenheim eine positive Beurteilung erhielten, sicherten sich einen Platz an der Schule in Posen, die am 12. Oktober 1940 feierlich (wieder-) eröffnet wurde.[328] »Posen erhält die modernste und größte Frauenklinik des Ostens«, titelte der Ostdeutsche Beobachter im August 1940.[329] Die Klinik verfügte über 380 Betten und war für 1.800 Geburten pro Jahr ausgelegt.[330] Den Schülerinnen versprach der Ostdeutsche Beobachter im August, »zu dreien in hellen, luftigen Räumen« in einer ehemaligen polnischen Druckerei gegenüber der Frauenklinik zu wohnen. Hier befand sich auch der Lehrsaal für den theoretischen Unterricht.[331]

Gaufrauenklinik und Hebammenschule repräsentierten mit ihrer vom Ostdeutschen Beobachter betonten modernen, frisch renovierten, »blitzsauberen« Einrichtung den Erfolg der deutschen Aufbauarbeit im Wartheland im Bereich der Geburtshilfe. Dies dokumentierten ebenso die beiden Aufnahmen der Landesbildstelle Wartheland aus dem Jahr 1944, die einen modern eingerichteten Kreis- und Operationssaal zeigen.

Arthur Greiser hatte im Herbst 1939 Professor Hans Fuchs (1873-1942) mit der Leitung der Gaufrauenklinik und Hebammenschule in Posen betraut, nachdem der langjährige polnische Direktor, Prof. Dr. Bolesław Kowalski, ins Generalgouvernement deportiert worden war.[332] Aus der Hebammenschule Berlin-Neukölln entsandte das Reichsministerium des Innern drei Hebammen zum Aufbau der Schule, von denen

327 Bis Januar 1945 konnte die Frage der Zulassung von Melina Sch. nicht abschließend bearbeitet werden. Vgl. Schreiben der Abt.II Reichsstatthalterei, 31.10.1944, in: APP, 299 RSH/1979, Bl. 3-4.

328 Kehle, Einweihung des Hebammen- und Schwesternheimes der Landesfrauenklinik und Hebammenlehranstalt in Posen, S. 245-246. Zusätzlich wurden 50 Plätze für Volksdeutsche an Hebammenschulen im »Altreich«, z. B. in Hamburg, geschaffen. Vgl. Blöcher, Hebammensonderlehrgang für die Ostgebiete, S. 118. 1943 wurden die Schülerinnen wegen der Bombardierung aus Hamburg nach Posen verlegt. Schreiben vom 17.8.1943, in: APP, 299 RSH/2070, Bl. 39.

329 Zwei Hebammenschulen im Warthegau, in: Der Ostdeutsche Beobachter, 79. Jg., Nr. 235, 24.8.1940.

330 Vgl. Dross/Frobenius/Thum/Bastian/Thoms, »Ausführer und Vollstrecker des Gesetzeswillens«, S. 18-19.

331 Zwei Hebammenschulen im Warthegau, in: Der Ostdeutscher Beobachter, 79. Jg., Nr. 235, 24.8.1940.

332 Vgl. Kassner/Lisner, Zwischen staatlichen Vorgaben; Kronika Stołecznego Miasta Poznania, Nr. 1, 1946, S. 71-72.

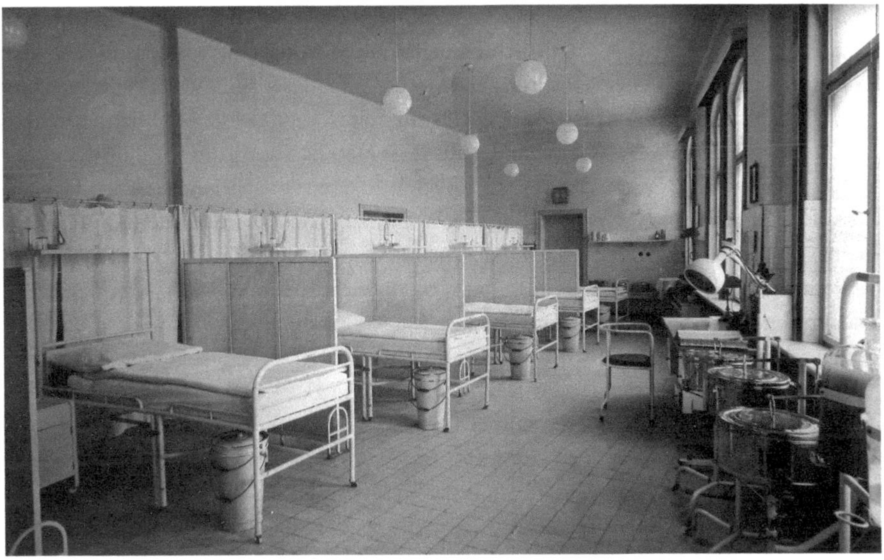

Abb. 7: Gaufrauenklinik Posen, Kreißsaal, 27. 5. 1944

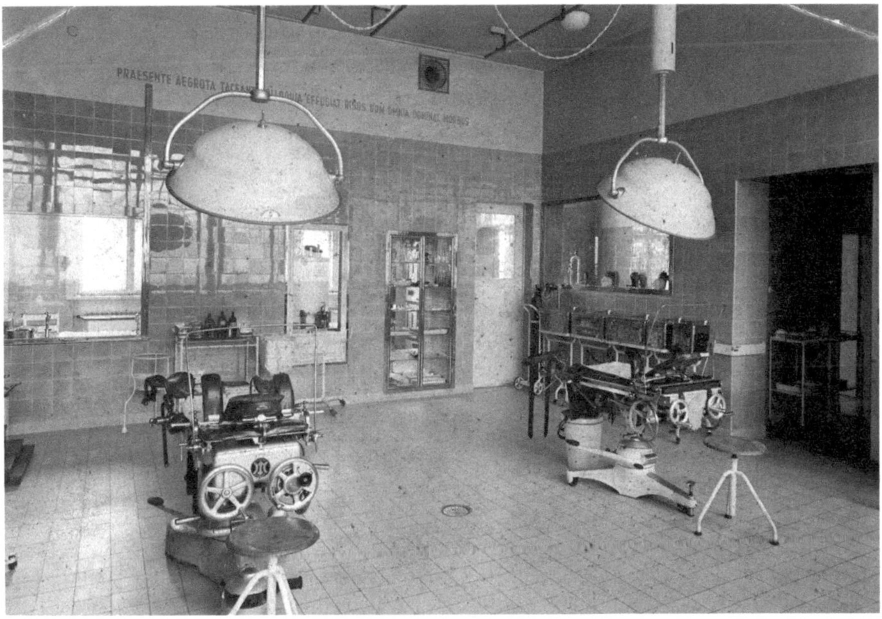

Abb. 8: Gaufrauenklinik Posen, Aseptischer Operationssaal, 27. 5. 1944

eine die Führung der geburtshilflichen Abteilung übernahm.[333] Vor seiner Abberufung nach Posen stand Fuchs der staatlichen Frauenklinik in Danzig vor.[334] Hebammen seien, so betonte Fuchs in seiner Eröffnungsrede, »das Wichtigste und Vordringlichste, was unseren deutschen Frauen hier fehlt«.[335] Damit sprach er Reichshebammenschaft und Gesundheitspolitikern des Warthelandes aus dem Herzen. Die Gaufrauenklinik und die Hebammenschule in Posen sollten den vielfach beklagten Mangel an deutschen Hebammen beheben und daher in erster Linie der Ausbildung von Frauen für den »Warthegau« dienen.[336] Geplant war die Eröffnung der Schule ursprünglich für den 1. April 1940. Im Februar 1940 lagen bereits 100 Bewerbungen für den Hebammenkurs vor, berichtete Nanna Conti.[337] Bei der Eroberung Polens hatte jedoch die Wehrmacht Posen bombardiert und die Klinik stark zerstört. Die Instandsetzungsarbeiten verzögerten sich.[338]

Um möglichst viele Bewerberinnen aufnehmen und den Bedarf an Hebammen im Wartheland decken zu können, planten Gauselbst- und Stadtverwaltung, parallel zur Hebammenschule in Posen eine zweite in Litzmannstadt einzurichten.[339] Eine solche sei ein »dringliches Erfordernis«, argumentierte der Leiter des NSDAP-Amtes für Volksgesundheit im März 1940.[340] Als Gebäude für die Hebammenlehranstalt in Litzmannstadt fasste Oberbürgermeister Franz Schiffer[341] im Februar 1940 das Krankenhaus Nord ins Auge. Hier betreute zu diesem Zeitpunkt Marie Bigott noch wolhyniendeutsche Umsiedlerinnen.[342] Die Pläne des Oberbürgermeisters erwiesen sich als nicht realisierbar. Das Krankenhaus Nord wurde im April 1940 dem Ghetto zugeteilt. Die Gauselbstverwaltung plante, stattdessen im Poznański- oder August-Bier-Krankenhaus provisorisch eine Hebammenschule einzurichten, hierfür 130 Betten für eine geburts-

333 Schreiben Reichsminister des Innern, Dr. Linden, 17.11.1939, in: APP, 299 RSH/2070, Bl. 62.

334 Vgl. Reichsmedizinalkalender, 1937, §1337. 1929 hatte er die Direktion der Frauenklinik in Danzig übernommen und seit 1937 war er Präsident der Deutschen Gesellschaft für Gynäkologie. Als Fuchs 1942 unerwartet starb, übernahm Willi Schultz (* 1900) aus dem Universitätsklinikum Eppendorf/Hamburg, Approbation 1926, die Leitung der Gaufrauenklinik. Vgl. Dross/Frobenius/Thum/Bastian, »Ausführer und Vollstrecker des Gesetzeswillens«, S. 18-19. Zu Schultz vgl. Schreiben Willi Schultz, Direktor der Gaufrauenklinik, 3.7.1943, in: APP, 299 RSH/1952, Bl. 3; Ärzte im Warthegau, Bezirk Posen, in: APP, 299 RSH/2030, Bl. 203.

335 Kehle, Einweihung des Hebammen- und Schwesternheimes der Landesfrauenklinik und Hebammenlehranstalt in Posen, S. 245-246.

336 Träger der Gaufrauenklinik und der Hebammenvorschule in Penskau war die Gauselbstverwaltung in Posen. Aufgaben der leitenden Medizinalbeamten im Warthegau, o.D. (1940?), in: APP, 299 RSH/1859, Bl. 18.

337 Schreiben Nanna Conti an den Reichsstatthalter in Posen, 15.2.1940, in: APP, 299 RSH/2070, Bl. 65-66.

338 Vgl. Dross/Frobenius/Thum/Bastian, »Ausführer und Vollstrecker des Gesetzeswillens«, S. 18-19. Insbesondere mangelte es an geeigneten Unterbringungsmöglichkeiten für die Schülerinnen. Vgl. Schreiben der Abt. II Reichsstatthalterei, 4.7.1940, in: APP, 299 RSH/1862, Bl. 56.

339 Schreiben des Oberbürgermeisters von Lodsch an das Reichsministerium des Innern, 21.2.1940, in: APP, 299 RSH/2070, Bl. 47.

340 Schreiben Huchzermeyer an den Reichsminister des Innern, 23.3.1940, in: APP, 299 RSH/2070, Bl. 48.

341 Schiffer war bis Mai 1940 Oberbürgermeister von Litzmannstadt. Zu Schiffer vgl. Klein, Die Ghettoverwaltung, S. 32ff.

342 Vgl. Schreiben des Oberbürgermeisters an das RMdI, 21.2.1940, in: APP, 299 RSH/2070, Bl. 47.

hilfliche Station »abzuzweigen« und in einer Baracke Unterkünfte für Hebammenschülerinnen zu schaffen.[343]

Zum 1. Oktober 1940 sollten – so die Planungen noch im Juli – 30 Schülerinnen in Litzmannstadt und 30 in Posen ihre Ausbildung zur Hebamme beginnen.[344] Während jene in Posen zu dem Datum tatsächlich mit der Ausbildung begannen, suchten ein Medizinalbeamter der Reichsstatthalterei und Heino von Knorre in Litzmannstadt im Dezember 1940 immer noch nach einem geeigneten provisorischen Gebäude für eine Hebammenschule.[345] Von Knorre hoffte möglicherweise auf den Leitungsposten in der Klinik.[346] Die Stadtverwaltung konnte sich von der Idee, die geplante Schule im Krankenhaus Nord zu eröffnen, nicht trennen, ging sie doch fest davon aus, das Ghetto sei eine vorübergehende Einrichtung. Obgleich sich im Sommer 1940 immer deutlicher herauskristallisierte, dass eine Deportation der Juden aus Litzmannstadt bis auf Weiteres nicht möglich sein würde,[347] erklärte die Stadtverwaltung dem Vertreter der Gesundheitsabteilung der Reichsstatthalterei noch im September 1940: »Endgültig wird die Hebammenlehranstalt später im Nordkrankenhaus mit Frauenklinik errichtet werden, wenn das Getto aufgehoben ist.«[348]

Ein halbes Jahr später, im Mai 1941, verkündete Gundermann, die Einrichtung in Litzmannstadt solle zum 1. November 1941 eröffnet werden. Hierfür sei extra ein Teil des Ghettos abgetrennt worden.[349] Nachdem sich das August-Bier- und das Poznański-Krankenhaus als ungeeignet erwiesen hatten, war die Wahl im Februar 1941 auf das Gebäude ul. Marysinska 100, gelegen im Ghettogebiet, gefallen. Nach der Räumung des bislang dort ansässigen jüdischen Kinderheims und der »Ausdrahtung« des Gebäudes aus dem Ghettogebiet entstand hier dennoch keine Hebammenschule.[350] Im Juni 1941 wurden schließlich ohne weitere Begründung alle Planungen für eine solche Institution in Litzmannstadt fallengelassen. Im Jahresgesundheitsbericht für Litzmannstadt vom 19. Juni 1941 vermerkte man ernüchtert: »Die Einrichtung einer Hebammelehranstalt ist trotz aller Bemühungen nicht gelungen.«[351]

343 Schreiben der Gauselbstverwaltung, 27.7.1940, in: APP, 299 RSH/2070, Bl. 49. Im Poznanski-Krankenhaus solle die Lehranstalt provisorisch entstehen. Vgl. Tätigkeitsbericht, September 1940, in: APŁ, L-15056.

344 Schreiben der Gauselbstverwaltung, 27.7.1940, in: APP, 299 RSH/2070, Bl. 49.

345 Bericht von Dr. Boehnke, 19.12.1940, in: APP, 299 RSH/2070, Bl. 51.

346 Vgl. Kapitel III 2.

347 Alberti, Die Verfolgung und Vernichtung, S. 238-239.

348 Reisebericht, Abteilungsleiter II, 10.9.1940, in: APP, 299 RSH/1862, Bl. 65-70, hier Bl. 70.

349 Niederschrift über die Arbeitstagung der GesundheitspflegerInnen in Hermannsbad, 20.-21.5.1941, in: APP, 299 RSH/1923, Bl. 54-55. Die Stadtverwaltung projektierte das Gebäude des Stadtkrankenhauses, vermutlich das Krankenhaus Nord, für die Hebammenschule. Vgl. Protokoll Sitzung Stadtverwaltung Litzmannstadt, 9.11.1940, in: BArch, R 138 II/18, Bl. 70-71.

350 Im Februar wurde das Gebäude vom Ghettogebiet abgetrennt, am 9. September 1941 als Schusterwerkstatt wieder ins Ghetto integriert. Genutzt worden war es in der Zwischenzeit nicht. Vgl. Podolska, Traces of the Litzmannstadt Getto, Marysinska Street; Feuchert/Leibfried/Riecke (Hrsg.), Chronik des Gettos Lodz/Litzmannstadt 1941, S. 37; 269.

351 Patzschke, Medizinalrat, Jahresgesundheitsbericht 1940, 19.6.1941, in: APP, 299 RSH/1884, Bl. 539-542, hier Bl. 540. Im November 1942 meldete die Gauselbstverwaltung Interesse an der

Demgegenüber fand die Ausbildung in Posen kontinuierlich statt. Die Kurse dauerten wie an den Schulen im »Altreich« 18 Monate.[352] Während ihrer Ausbildung mussten die Schülerinnen auf dem Klinikgelände wohnen.[353] Zum theoretischen Unterricht gehörten verpflichtend Erb- und Rassenkunde sowie Bevölkerungspolitik.[354] Praktische Untersuchungen von Schwangeren und Gebärenden übten die Schülerinnen an sogenannten Hausschwangeren, für die Gundermann verstärkt im Juli 1942 warb, indem er die Amtsärzte bat, alle infrage kommenden Frauen zu informieren – auch Polinnen würden als Hausschwangere aufgenommen. Die betreffenden Frauen mussten mindestens sechs Wochen vor der Entbindung in die Gaufrauenklinik ziehen, erhielten dort freie Unterkunft, Verpflegung und unentgeltliche gesundheitliche Versorgung. Als Gegenleistung hatten sie »leichte Hausarbeiten« oder Büroarbeiten zu verrichten und mussten sich jederzeit »bei der Hebammenausbildung für Untersuchungszwecke zur Verfügung stellen«.[355] Im »Altreich« waren es vor allem mittellose und alleinstehende Frauen, die sich als Hausschwangere meldeten, und ab 1943 wurden Zwangsarbeiterinnen u. a. aus Polen und der Sowjetunion als solche in die Kliniken eingewiesen, ohne eine Wahl zu haben.[356] Vermutlich bewogen auch im Wartheland materielle und soziale Notlagen deutsche und polnische Frauen dazu, sich den Untersuchungen durch angehende Hebammen und Ärzte auszusetzen.

Als geeignete Hebammenschülerinnen stellte sich die Abteilung Gesundheitswesen der Reichsstatthalterei »bodenständige junge Mädchen und Frauen des Reichsgaus Wartheland« vor, die zudem »geistig regsam« sein sollten.[357] Die Bewerberinnen mussten, ebenso wie für die Aufnahme an einer Hebammenschule im »Altreich«, gute schulische Leistungen, mindestens einen Volksschulabschluss, ein amtsärztliches Zeugnis ihrer körperlichen Tauglichkeit und den Nachweis ihrer »arischen« Abstammung sowie der ihres Ehemannes erbringen.[358] Ebenso mussten sie eine Bescheinigung der NSDAP-Kreisleitung vorlegen, die – anders als im »Altreich« – nicht nur politische

Klinik in der Hanseatenstraße an. Biebow wies dies zurück und auf die Nutzung der Klinik als Werkstatt für die Winterausrüstung der Wehrmacht hin. Vgl. Schreiben von Biebow, 1.12.1942, in: APP, 301 Gauselbstverwaltung/93, Bl. 17.

352 1934 hatte das Reichsministerium des Innern die Ausbildungsdauer für Hebammen reichsweit auf 18 Monate festgelegt. Vgl. Lisner, »Hüterinnen der Nation«, S. 152.

353 Schreiben vom 19.7.1940, in: APP, 299 RSH/2070, Bl. 53.

354 Dieses Unterrichtsfach wurde 1933 reichsweit verbindlich eingeführt. Vgl. Lisner, »Hüterinnen der Nation«, S. 152. Vgl. auch: Schreiben der NSDAP Warthegau, 19.1.1944, in: APP, 299 RSH/2070, Bl. 83.

355 Nach der Entbindung erhielten nicht krankenversicherte Frauen eine kostenlose Versorgung im Wochenbett. Gundermann, betr. Aufnahme von Hausschwangeren in die Gaufrauenklinik mit Hebammenlehranstalt in Posen mit Richtlinien für die Aufnahme als Hausschwangere, 7.7.1942, in: APW, 829/38.

356 Vgl. Frewer/Schmidt/Wolters, Hilfskräfte, Hausschwangere; Lisner, »Hüterinnen der Nation«, S. 156; 302-303.

357 Schreiben der Abt. Gesundheitswesen, 19.7.1940, in: APP, RSH/2070, Bl. 58.

358 Vgl. Lisner, »Hüterinnen der Nation«, S. 144-160.

Konformität attestierte, sondern auch eine »bejahende Einstellung zur Bevölkerungspolitik des NS-Staates«.[359]

In den Aufnahmebedingungen spiegelten sich die Planungen von Reichshebammenschaft und Gesundheitsverwaltung, im Wartheland einen »eigenen Hebammenstand« zu errichten, der dem NS-Staat gegenüber Loyalität bewies und die ihm zugedachten erzieherischen Aufgaben unter den besonderen Bedingungen des »Volkstumskampfes« wahrnahm. Auf Erfahrungen aus dem »Altreich« basierend, setzten Hebammenschaft und Gesundheitsverwaltung hierbei auf bodenständige Frauen, die im Milieu ihrer Klientel verwurzelt waren. Diese Verwurzelung betrachteten sie als eine wichtige Voraussetzung, um ein Vertrauensverhältnis zu den Frauen im Bezirk aufzubauen und damit Zugang zu ihnen bekommen zu können.[360]

Wie in der Hebammenvorschule standen die Schülerinnen auch in Posen unter Beobachtung und mussten ihre »Tauglichkeit« unter Beweis stellen. Allein aus dem ersten Kurs wurden sechs oder sieben Frauen ausgeschlossen, da sie für den Hebammenberuf als »nicht geeignet« bewertet wurden.[361] An der »Rassenfront« sollten lediglich die Besten tätig sein. Gewünscht wurden Hebammen, die den Anforderungen hinsichtlich der Durchsetzung der volkstums- und biopolitischen Ziele sowie der ihnen zugedachten Rolle als »Herrenmensch« gerecht werden konnten.

Als gut für den Beruf geeignet bewertete die Reichsstatthalterei die 27-jährige Erika Sch., die sich im November 1941 für die Ausbildung bewarb. 1933 hatte sie die Ausbildung zur Säuglingsschwester absolviert und arbeitete seit Oktober 1940 in der »Umsiedlungsaktion« im Wartheland. In Zgierz bei Litzmannstadt leitete sie eine für die Betreuung der Umsiedler eingerichtete Säuglingsstation. Erika Sch. hatte im Februar 1941 geheiratet, blieb aber – anders als üblich – berufstätig, selbst als im Oktober ihre Tochter geboren wurde. Kurz vor der Geburt des Kindes war ihr Mann als Soldat in Russland gestorben. Erika Sch. suchte nun nach einer Möglichkeit, ihren Lebensunterhalt zu verdienen, ohne ihre Tochter in eine Pflegefamilie oder ein Heim geben zu müssen. Die Arbeit in einer Klinik als Krankenschwester war nicht mit der Betreuung eines Kindes zu vereinbaren und ein Zusammenleben von Mutter und Kind in der Klinik, in der die Schwestern in der Regel wohnten, nicht vorgesehen.[362] Um Berufstätigkeit und Erziehung zu verbinden, entschied sich Erika Sch. daher, die Ausbildung als Hebamme zu absolvieren. Als Arbeitsgebiet komme für sie lediglich »der Osten« in Frage, begründete sie ihre Bewerbung für Posen; ins »Altreich« wolle sie auf keinen Fall zurück.[363]

Im Gegensatz zu dem Beruf »Krankenschwester« konnten Frauen den der »Hebamme« ausüben, auch wenn sie verheiratet waren und eigene Kinder hatten. Beides

359 Bedingungen für die Annahme von Hebammenschülerinnen bei der Landesfrauenklinik – Hebammenlehranstalt in Posen, 1940, in: APP, 299 RSH/2070, Bl. 55-56.

360 Lisner, »Hüterinnen der Nation«, S. 221-224.

361 Niederschrift über die Arbeitstagung der Gesundheitspflegerinnen in Hermannsbad, 20.-21.5.1941, in: APP, 299 RSH/1923, Bl. 54-55.

362 Vgl. Lisner, »Hüterinnen der Nation«, S. 236.

363 Schreiben Erika Sch. an das RMdI, 22.11.1941, in: APP, 299 RSH/2070, Bl. 85-86.

galt sogar als Vorteil, verband doch diese Erfahrung Hebamme und Gebärende miteinander und schuf Vertrauen. Gerade für verwitwete Frauen bot der Hebammenberuf die Möglichkeit, eigenständig den Lebensunterhalt für die Familie zu verdienen, wie auch Erika Sch. in ihrer Bewerbung darlegte.[364] Die Aufnahmebedingungen für die Hebammenschule in Posen schrieb die Ungleichheit der Geschlechter fest. Neben den bereits erwähnten Unterlagen mussten die Bewerberinnen eine beglaubigte Erklärung mit ausdrücklicher Zustimmung des Ehemannes, des Vaters oder Vormundes zur Erstattung der entstehenden Ausbildungskosten in Höhe von 40 RM monatlich einreichen.[365] Finanzielle Autonomie sowie ein alleiniges Entscheidungsrecht über Ausbildung und Berufstätigkeit wurde Frauen nicht zuerkannt.[366]

Als gelernte Säuglingsschwester benötigte Erika Sch. eine Ausnahmegenehmigung aufgrund der im Zuge des Reichshebammengesetzes von 1938 getroffenen Regelungen zur Abgrenzung der Berufe »Hebamme« und »Krankenschwester«, wonach letzterer die Ausbildung als Hebamme verweigert wurde.[367] Bereits wenige Tage nach Eingang ihrer Bewerbung erhielt Erika Sch. von der Reichsstatthalterei die Zusage, ihre Ausbildung an der Hebammenschule in Posen aufnehmen zu können, sofern sie sich verpflichtete, aus dem Verband der Freien Schwestern und Pflegerinnen auszutreten.[368] Auf den Verbandsaustritt legten das Reichsministerium des Innern und die Reichshebammenschaft Wert, bedrohte doch die Doppelmitgliedschaft die »Einheitlichkeit« der Hebammenschaft ebenso wie die Trennung der Berufe »Schwester« und »Hebamme«.[369] Erika Sch. musste sich zudem nach der Ausbildung für einen der beiden Berufe entscheiden und die andere Zulassung abgeben.[370]

h) Zwischenfazit

Das in den »angegliederten Gebieten« etablierte Modell der geburtshilflichen Versorgung und der Hebammenberufsorganisation ermöglichte es, mit vergleichsweise wenigen (reichs-)deutschen Kräften das Hebammenwesen umzustrukturieren, polnisch-christliche Hebammen zu kontrollieren und polnisch-jüdische Hebammen auszuschließen. Nach der Besetzung der baltischen Staaten und Weißrusslands (1941) griff die Reichshebammenschaft auf das erprobte Modell zurück und baute dort in Zusammenarbeit mit der Gesundheitsverwaltung ähnliche Strukturen auf. Die Reichshebammenschaft setzte damit den Herrschaftsanspruch des NS-Regimes im Bereich der Geburtshilfe

364 Lisner, »Hüterinnen der Nation«, S. 202-224.

365 Bedingungen für die Annahme von Hebammenschülerinnen bei der Landesfrauenklinik – Hebammenlehranstalt in Posen, 1940, in: APP, 299 RSH/2070, Bl. 55-56.

366 Hindenburg, Erwerbstätigkeit von Frauen im Kaiserreich und in der Weimarer Republik.

367 Geregelt worden war dies mit Erlass vom 16.10.1939 – IV d 5706/39/3715 (RMBliV. S. 2192), in: Reichsarbeitsgemeinschaft für Mutter und Kind (RAG), Sammlung der gesetzlichen Vorschriften.

368 Schreiben des Reichsstatthalters, 9.12.1941, in: APP, 299 RSH/2070, Bl. 84.

369 Lisner, »Hüterinnen der Nation«, S. 243-244.

370 Vgl. Lisner, Hebammen und Hebammen-Schwestern.

durch.[371] In den eingegliederten polnischen Gebieten konnte sie ihre im »Altreich« etablierte Position behaupten und sogar ausbauen. Ihr Engagement für »Germanisierung«, Aufbauarbeit und »Volkstumskampf« verschaffte der Berufsorganisation neuen Einfluss. Reichsdeutsche Hebammen konnten sich in ihrem Einflussbereich durch Kontrollbefugnisse gegenüber den polnischen Hebammen neue Macht- und Herrschaftsräume erschließen und damit an Selbstbedeutung gewinnen. In den »eingegliederten Gebieten« konnten sie in ihrem Kompetenzbereich an dem als kriegswichtig erachteten biopolitischen Ziel einer »Stärkung« des Deutschtums und der »Germanisierung« der Gebiete mitwirken und ihre Nützlichkeit für die »erweiterte Volksgemeinschaft« unter Beweis stellen.

Der von den Nationalsozialisten ausgerufene »Geburtenkrieg« legitimierte im Bereich der Geburtshilfe je nach Bevölkerungsgruppe unterschiedlich ausgerichtete inkludierende und exkludierende Strategien und Maßnahmen. Mehr noch, die Kriegsrhetorik hinsichtlich Geburtenzahlen und Säuglingssterblichkeit konstruierte einen Handlungszwang und ein Denken in Kategorien von »Ich oder Du«, wie Grohmann es formulierte.[372] Ausgrenzende Maßnahmen und Gewalt gegen polnisch-christliche und polnisch-jüdische Mütter und Kinder wurden so als notwendig für das »Überleben« der Deutschen dargestellt und die Prinzipien einer »völkisch« und rassistisch hierarchisierten Gesellschaft im Bereich der Geburtshilfe durchgesetzt. Die Verantwortlichen der NS-Gesundheitsverwaltung maßen deutschen Hebammen als denjenigen, die Frauen unter der Geburt und Mutter und Kind im Wochenbett betreuten, eine kriegsentscheidende Bedeutung im »Geburtenkrieg« bei. Umgekehrt erwarteten die Gesundheitsbehörden von den deutschen Hebammen eine eindeutige Positionierung und ein Engagement für biopolitische Ziele.

Das Reichshebammengesetz, das im Oktober 1940 per Verordnung in den »eingegliederten Ostgebieten« eingeführt wurde, schrieb die Praxis der Rassentrennung im Bereich der Geburtshilfe fest. Den deutschen Hebammen gewährte das Gesetz, wie schon im »Altreich«, weitgehenden rechtlichen und wirtschaftlichen Schutz. Die Einführung der Pflicht, zu jeder Geburt eine Hebamme hinzuzuziehen, sicherte das Monopol der Hebammen auf die Geburtshilfe und ihren Status als Expertin. Auch wenn die Hinzuziehungspflicht im Wartheland in der Praxis nicht immer durchsetzbar war, ermöglichte sie es den Hebammen in Zusammenarbeit mit den Amtsärzten jedoch, auf ihre Einhaltung zu drängen und so für eine ausreichende Zahl von Geburtshilfeaufträgen zu sorgen.

Für die polnisch-christlichen Hebammen schuf das Reichshebammengesetz als Zwischenstatus eine Regelung der Zulassung auf sofortigen Widerruf. Wollten sie weiterhin als Hebamme arbeiten, mussten sie sich der Aufsicht der Amtsärzte und der Reichshebammenschaft unterstellen. Rechte wurden den polnischen Hebammen nicht

371 Vgl. Verschiedene Schreiben zur Organisation des Hebammenwesens im besetzten Weißrussland und Baltikum, 1943-44, in: BArch R 90/344, Hebammen im Ostland.

372 Grohmann: Erb- und Rassenpflege als Grundlagen Biologischer Volkstumspolitik, 7.10.1941, in: APP, 299 RSH/1137, Bl. 24-36, hier Bl. 36.

zugestanden. Vielmehr konnten sie jederzeit ohne Angabe von Gründen und ohne Einspruchsmöglichkeit »abgesetzt« werden. Da die polnischen Hebammen aber gebraucht wurden, kamen die deutschen Besatzungsbehörden nicht umhin, ihnen eine Vergütung zu gewähren und ihre Berufstätigkeit zu regeln. In jedem Fall aber zementierten das Hebammengesetz und die Gebührenordnung die Schlechterstellung der polnisch-christlichen Hebammen. Das Gesetz schrieb ihre Rechtlosigkeit fest und verpflichtete sie, einen Teil ihres Einkommens an die Reichshebammenschaft abzuführen, die mit den Geldern deutsche Hebammen unterstützte. Das Reichshebammengesetz erlaubte den polnisch-jüdischen Hebammen nur die Betreuung jüdischer Frauen und verbot dies, anders als im »Altreich«, polnischen und deutschen Hebammen.[373] Das Reichshebammengesetz goss damit die bereits seit Beginn der Besatzung praktizierte Ausgrenzung jüdischer Hebammen in Gesetzesform und forcierte die rassische Segregation in der Geburtshilfe.

Volksdeutschen Umsiedlerinnen eröffnete das Reichshebammengesetz die Möglichkeit, mit relativ geringem zeitlichem Aufwand Anerkennungsprüfungen abzulegen und eine Gleichstellung mit den reichsdeutschen Hebammen zu erlangen. Damit verbunden war die Erwartung, dass sie ihre Zugehörigkeit zur »erweiterten Volksgemeinschaft« unter Beweis stellten und sich des Berufs im nationalsozialistischen Sinne als »würdig« erwiesen. War die Anerkennung erteilt, unterschied das Hebammengesetz nicht zwischen Reichsdeutschen, Volksdeutschen und Umsiedlern. Das Gesetz inkludierte insofern volksdeutsche Hebammen, zog jedoch scharfe Grenzen gegenüber Polen und Juden. Im Bereich der Geburtshilfe wurde es somit zu einem zentralen Instrument der Inklusion und Exklusion.

2. Inklusionsprozesse

Vorausetzung für volkstumspolitische Trennlinien und rassische Segregation war die Differenzierung zwischen Deutschen, Polen und Juden.[374] Im Oktober 1939 führte Arthur Greiser die Deutsche Volksliste ein, die den Erwerb der deutschen Staatsangehörigkeit für ehemalige Bürgerinnen und Bürger der Zweiten Polnischen Republik regelte.[375] Die DVL ermöglichte eine Unterteilung der Bevölkerung in »deutsch« und »polnisch«.[376] Das Kriterium »deutschblütig« schloss Juden gänzlich aus.[377]

Die Hebamme Irene P. aus Leslau stellte gleich im Oktober 1939 einen Antrag auf Aufnahme in die DVL.[378] NS-Volkstumsexperten gruppierten die als deutsch eingestuf-

373 Vgl. Lisner, »Hüterinnen der Nation«, S. 88-89. Peters, Nanna Conti (1881-1951), S. 257-265.
374 Vgl. Frackowiak, Die »Deutsche Volksliste«.
375 Vgl. Bekanntmachung über Ausweise der Deutschen Volksliste vom 10.9.1941, in: Verordnungsblatt des Reichsstatthalters im Reichsgau Wartheland, 1941, S. 511.
376 Vgl. Heinemann, Rasse, Siedlung, deutsches Blut, S. 263-265.
377 Vgl. Stiller, Völkische Politik, S. 1137-1145.
378 Vgl. Schreiben des Gesundheitsamtes, 22.8.1941, in: Personalakte Irene P., APW, 829/42.

ten Personen anhand folgender Kriterien in vier Kategorien: Bekenntnis zum Deutschtum, soziale und religiöse Aspekte, Deutschkenntnisse und ethnische Abstammung.[379] Mit der Zuordnung der deutschen Bevölkerung zu den Kategorien 1 bis 4 waren jeweils ein unterschiedlicher Status gegenüber dem Staat und andere Verhaltensnormen verknüpft.[380] So waren die Angehörigen der Gruppen 1 und 2 den Reichsdeutschen formal gleichgestellt. Die Angehörigen der Gruppe 3 erhielten die deutsche Staatsangehörigkeit für zehn Jahre auf Bewährung, aber nicht das Reichsbürgerrecht, die der Gruppe 4 nur die Staatsangehörigkeit auf Widerruf.[381] Insbesondere die Angehörigen der Gruppen 3 und 4 waren Beschränkungen unterworfen. Ihre Freizügigkeit war eingeschränkt, sie durften nur bedingt über ihr Vermögen verfügen und mussten Reglementierungen, z. B. bei der Berufs- und Partnerwahl, hinnehmen.[382]

Im Besatzungsalltag brachte der DVL-Ausweis unabhängig von der Gruppenzuordnung für alle als »deutsch« eingestuften Personen Privilegien mit sich, wie z. B. eine bessere Versorgung mit Lebensmitteln, eine Entlohnung nach deutschem Tarif und die Berechtigung, Unterstützungsleistungen (wie beispielsweise Stillgeld) zu beziehen. Darüber hinaus schützte der Ausweis vor allem die Angehörigen der Gruppen 1 und 2 vor Zwangsarbeit, Vertreibung und Beschlagnahmung des Vermögens.[383] Zu welcher Gruppe der DVL Irene P. gehörte, geht aus den Quellen nicht hervor.[384]

Die Aufnahme ehemaliger polnischer Staatsbürgerinnen und Staatsbürger in die DVL verhieß Inklusion in eine »erweiterte Volksgemeinschaft«; die Kategorisierung in unterschiedliche Gruppen brachte aber zugleich ein hierarchisches System der Zugehörigkeit und neue Formen der Differenz mit sich, wie schon die Ungleichbehandlung der verschiedenen Umsiedlergruppen.[385] Die Zugehörigkeit zur Gruppe der Volksdeutschen, und damit die eigene soziale Position, musste in der Besatzungsgesellschaft immer wieder behauptet, unter Beweis gestellt und verteidigt werden. Dies galt insbesondere für diejenigen, die den Gruppen 3 und 4 der DVL zugeordnet worden waren und die Staatsbürgerschaft nur auf Bewährung oder Widerruf erhalten hatten.[386] Sie mussten ihr Deutschsein unter Beweis stellen.

Die Prozesse der Inklusion in die und der Exklusion aus der »erweiterten Volksgemeinschaft« im Kontext von »Umvolkung« und »Germanisierung« führten zu einer umfassenden Umstrukturierung der Bevölkerungszusammensetzung in den Hebammenbezirken, zu neuen An- und Abwesenheiten von Menschen sowie zu veränderten

379 Nach Wolf waren es v. a. soziale Praxen, über die ein Bekenntnis zum Deutschtum definiert wurde. Vgl. Wolf, Ideologie und Herrschaftsrationalität, S. 272-273. Vgl. auch: Frackowiak, Die »Deutsche Volksliste«.

380 Zunächst waren die Gruppen mit Buchstaben (A-D), später mit Nummern bezeichnet worden. Vgl. Haar, Vom »Volksgruppen-Paradigma«.

381 Vgl. Heinemann, Rasse, Siedlung, deutsches Blut, S. 263-265.

382 Vgl. Anordnung von Greiser, in: Gau-Amtsblatt der NSDAP, Gau Wartheland, Jg. IV, Lieferung 15/43, 1. 8. 1943, Ausgabe K, Hoheitsträger.

383 Vgl. Stiller, Völkische Politik, S. 1140; Schulze, »Der Führer ruft!«.

384 Schreiben des Gesundheitsamtes, 22. 8. 1941, in: Personalakte Irene P., APW, 829/42.

385 Vgl. Stiller, Völkische Politik, S. 1299-1300.

386 Vgl. Harvey, Eine Utopie mit tödlichen Ausschlussklauseln.

Hierarchisierungen. Die im Rahmen des 1. Nahplans und des Zwischenplans durchgeführten »Aussiedlungen« betrafen bis Februar 1940 verstärkt die jüdische und polnische Stadtbevölkerung des westlichen Warthelandes sowie politische Gegner und als »asozial« Betrachtete.[387] Nach einem vorübergehenden Stopp der »Aussiedlungen« im März 1940 war vom 1. April 1940 bis zum 20. Januar 1941 vor allem die polnische Landbevölkerung des östlichen Warthelandes von Deportationen im Rahmen des 2. Nahplans betroffen.[388] Die Vertreibung von Polen und Juden war von Gewalt geprägt und beschleunigte, wie die Forschung der letzten Jahre gezeigt hat, die Radikalisierung der NS-Politik bis hin zum Völkermord.[389] Welche Rollen und Funktionen Hebammen im Rahmen der Prozesse von Inklusion in eine »erweiterte Volksgemeinschaft« einnahmen, wird im folgenden Kapitel beleuchtet.

a) Eindeutschungen von Hebammen

Hebammen wie Marie Bigott oder Ingeborg Morsbach definierten sich als reichsdeutsch. Für sie waren rassische und volkstumspolitische Grenzen klar gesetzt. Für Menschen hingegen, die Bürger der multiethnisch geprägten Zweiten Polnischen Republik gewesen waren, stellte sich die Zugehörigkeit oft komplexer dar. Die Frage, wer polnisch, deutsch oder jüdisch war, ließ sich nicht immer eindeutig beantworten, zumal es den Besatzern, wie bereits in dem Bericht von Brunhilde Prehn (siehe Kapitel IV 1 a) deutlich wurde, nicht um individuelle Identitätskonzepte der Menschen in den »eingegliederten Gebieten« ging, sondern um, wie Ingo Haar formuliert, die Ausschaltung von Differenz durch Inklusion des Eigenen und Exklusion des Fremden.[390] Die Musterungen im Rahmen des Verfahrens zur Aufnahme in die DVL zielten darauf, diese Differenzierung vorzunehmen. »Rasse« und Volkstum verbanden sich dabei in den Begutachtungsverfahren mit Leistungsfähigkeit und (Erb-)Gesundheit, ja dem Gesamteindruck der Person und vor allem ihrem Bekenntnis zum Deutschtum.[391] Über die Zugehörigkeit zur privilegierten Gruppe der Deutschen sowie über den Grad des Deutschseins entschieden die Mitarbeiter der Dienststellen der DVL, wobei »politisch zuverlässige« Mitglieder der »Volksgruppe« und lokale Akteure, z. B. Pfarrer, Lehrerinnen oder Ärzte, politische Beurteilungen verfassten sowie Angaben zu Gesundheit und Familienabstammung machten.[392]

387 Stiller geht davon aus, dass von Oktober 1939 bis März 1941 insgesamt rund 80.000 Juden (20 % der insges. Deportieren) »ausgesiedelt« wurden. Vgl. Stiller, Völkische Politik, S. 387-388; 410-411; 481.

388 Vgl. ebenda, S. 478.

389 Vgl. z. B. Mazower, Hitlers Imperium, S. 84; Browning, Die Entfesselung der »Endlösung«, S. 604-609.

390 Vgl. Haar, Vom »Volksgruppen-Paradigma«.

391 Vgl. Stiller, Völkische Politik, S. 1147-1170.

392 Vgl. z. B. Fiebrandt, Auslese für die Siedlergesellschaft, S. 221-246. Ob entsprechende Beurteilungen ebenfalls von Hebammen ausgestellt wurden, konnte anhand der vorliegenden Quellen nicht geklärt werden.

Die Hebamme Irene P. in Leslau erhielt offenbar positive Beurteilungen und im Mai 1940 die Anerkennung als deutsche Hebamme.[393] Andere Erfahrungen machte ihre Berufskollegin Agnes (Agnieszka) H. (* 1897). Für sie hatte im Sommer 1940 die volkstumspolitische Beurteilung eines Volksdeutschen, der vormals ihr Nachbar war und inzwischen die Position des Amtskommissars im Kreis Krotoschin, Regierungsbezirk Posen, besetzte, negative Folgen.

Agnes H. war mit Kriegsbeginn zusammen mit ihrer Tochter von Krotoschin nach Kalisch geflohen. Im Krankenhaus in Kalisch fand sie eine Anstellung als Hebamme. Sie stellte einen Antrag auf Aufnahme in die DVL und erhielt im August 1940 den gewünschten Ausweis.[394] Agnes H. trat der NSV bei, ihre Tochter dem BDM. Sie demonstrierten mit ihren Mitgliedschaften in den NS-Organisationen ihre Zugehörigkeit zur »Volksgemeinschaft«. Der Amtskommissar im Kreis Krotoschin erfuhr von Agnes H.s Antrag auf Aufnahme in die DVL und schrieb einen verärgerten Brief an den Landrat in Kalisch. Darin bemängelte er, Agnes H. habe sich nie zum Deutschtum bekannt, sie spreche mit ihrer Tochter und im Beruf nur polnisch. Sie sei vom evangelischen zum katholischen Glauben übergetreten, um einen Polen heiraten zu können, doch sei die Ehe nicht zustande gekommen. Bei Kriegsbeginn habe sie einem polnischen Lehrer, der ein »unerhört deutschfeindliches Auftreten« gezeigt habe, Unterschlupf gewährt. Aufgrund dieses Verhaltens dürfe ihr – so der Amtskommissar – die deutsche Volkszugehörigkeit nicht zuerkannt werden.[395] Das Nichtzustandekommen der Ehe mit »dem Polen« wurde vom Amtskommissar als Beweis für den »schlechten Lebenswandel« von Agnes H. angeführt. Nicht fehlen durfte der Hinweis auf eine mangelhafte Haushaltsführung. Der Amtskommissar monierte, sie habe zusammen mit ihrer 15-jährigen Tochter und dem polnischen Lehrer in einer »schmutzigen Einzimmerwohnung« gelebt. In seiner Darstellung, nach der Agnes H. mit ihrer Tochter und dem männlichen Lehrer auf engstem Raum zusammengewohnt habe, schwang der Vorwurf eines »unsittlichen Lebenswandels« im Sinne einer sexuellen außerehelichen Beziehung mit.[396] Das Schreiben erreichte die DVL-Behörde in Kalisch nicht mehr rechtzeitig. Agnes H. war der deutsche Ausweis bereits ausgehändigt worden. Der Amtskommissar sah sich deshalb berufen, im Dezember 1940 noch einmal nachzuhaken. Mit Nachdruck wies er darauf hin, wie wichtig es sei, Agnes H. die Zugehörigkeit zum »deutschen Volkstum« abzuerkennen. Er schrieb:

> »Es gilt hier mit dem vielfach angetroffenen Trugschluss aufzuräumen, dass allein die Beherrschung der deutschen Sprache oder eine frühere deutsche Staatsangehörig-

393 Vgl. Personalakte Irene P., in: APW, 829/42. Die Unterlagen zu ihrem DVL-Antrag ließen sich nicht finden, Konflikte um ihre Aufnahme wurden in den Akten des Gesundheitsamtes nicht reflektiert.

394 Urkunde über die Anerkennung als Volksdeutsche, 18.8.1940, Abschrift vom 7.12.1940, in: APŁ, 176/683.

395 Vgl. Amtskommissar in Pogorschella an den Landrat in Krotoschin, 7.6.1940, in: APŁ, 176/683.

396 Ebenda.

keit auch für die Anerkennung der deutschen Volkszugehörigkeit massgeblich sein könnte. Es ist bereits eine bewiesene Tatsache, dass gerade das Posener Polentum eine extrem nationalistische Richtung vertrat und hauptsächlich Träger der deutschfeindlichen Bewegung in Polen gewesen war.«[397]

Der Amtskommissar legte seine Auffassung über die Volkstumsgrenzen und die Notwendigkeit der Segregation offen. Gerade im Raum Posen, der vor der Gründung der Zweiten Polnischen Republik zu Preußen gehört hatte, hielt er es – ganz im Sinne von Arthur Greiser und Karl-Albert Coulon, dem »Architekten« der Deutschen Volksliste – für geboten, in erster Linie das Bekenntnis zum Deutschtum vor dem Krieg als ausschlaggebendes Kriterium für die Anerkennung als Deutscher durchzusetzen. Eine frühere deutsche Staatszugehörigkeit oder Sprachkenntnisse waren für ihn nachrangig.[398] Dem Amtskommissar ging es vor allem um eine politische Differenzierung. Von deutschen Frauen erwartete er im »Volkstumskampf« zudem ein tadelloses Verhalten, um in puncto Wertvorstellungen, Normen und moralischem Handeln eine Abgrenzung zu Polinnen zu schaffen. In der NS-Ideologie wurde der Körper deutscher Frauen mit dem »Volkskörper« gleichgesetzt. Geschlechtsverkehr zwischen deutschen Frauen und Polen war insofern keine private Entscheidung, sondern kam vielmehr einem Angriff auf den »Volkskörper« gleich und wurde unter Strafe gestellt.[399] Deutschsein machte sich für den Amtskommissar an einem als deutsch betrachteten Verhalten und insbesondere für Frauen an moralischen Wertvorstellungen und Geschlechternormen fest.[400] Ein – und wenn auch nur temporäres – Zusammenleben mit einem Polen auf engstem Raum sowie ein »unordentlicher« und »schmutziger« Haushalt entsprachen dem nicht.

Die Schreiben des Amtskommissars bewogen den Oberbürgermeister von Kalisch im März 1941 dazu, Agnes H. die erteilte Zulassung als Hebamme zu entziehen.[401] Im Verfahren zur Aufnahme in die DVL ging es für Agnes H. nicht nur um ihre Anerkennung als Volksdeutsche, sondern eben auch um ihre Berufszulassung. Für den Oberbürgermeister war beides miteinander verknüpft. Obwohl deutsche Hebammen händeringend gesucht wurden, war für ihn offenbar eine polnische Hebamme, die eine Zugehörigkeit zur Gruppe der Volksdeutschen vorgetäuscht hatte, untragbar.

Wie die Geschichte von Agnes H. zeigt, kam »politischem und sozialem Wohlverhalten« bei der Bewertung des Deutschseins eine zentrale Bedeutung zu.[402] War die Zuordnung einer Person zu einer Volkstumsgruppe durch die Mitarbeiter der DVL-Stellen erfolgt, unterlag sie den für die jeweilige Gruppe geltenden Verhaltensgeboten und -verboten, die zugleich ihre Möglichkeiten und Lebensperspektive grundlegend

397 Amtskommissar Pogorschella an den Landrat in Krotoschin, 27.12.1940, in: APŁ, 176/683.
398 Vgl. Wolf, Deutsche Volksliste.
399 Vgl. Röger, Kriegsbeziehungen, S. 151-152.
400 Vgl. Schneider, Verbotener Umgang.
401 Schreiben des Amtsarztes in Kalisch, 21.3.1941, in: APŁ, Regierungspräsident, 683.
402 Vgl. zu Schichtzugehörigkeit und Bildung als Kriterien der Aufnahme: Stiller, Völkische Politik, S. 1148.

bestimmten.[403] Die Aufnahme in die DVL und die hiermit verbundenen Privilegien konnten allerdings im Prinzip jederzeit zurückgenommen werden. Den Status als Volksdeutsche galt es permanent zu verteidigen, die Zugehörigkeit unter Beweis zu stellen.[404] Agnes H. bekräftigte zwar ihren Antrag auf Aufnahme in die DVL mit dem Eintritt in die NSV sowie dem ihrer Tochter in den BDM. Der Amtskommissar stellte dies jedoch als Tarnung ihrer eigentlich polnischen Gesinnung dar. Ihre Flucht von Krotoschin nach Kalisch machte sie in den Augen des Amtskommissars verdächtig, durch die Aufnahme in die DVL in den Genuss von Privilegien kommen zu wollen. Dies war nach Auffassung des Amtskommissars nicht zu dulden. Im Wartheland verfolgte Arthur Greiser die Politik, lediglich einige wenige, ehemalige polnische Staatsangehörige auszuwählen, um sie über die DVL in eine zu schaffende »erweiterte Volksgemeinschaft« zu inkludieren. Anders als in Danzig-Westpreußen und Oberschlesien, wo weite Teile der polnisch-christlichen Bevölkerung durch »Eindeutschung« inkludiert wurden, stellte die DVL im Wartheland, wie Ingo Loose feststellt, eher ein Instrument zur Klassifizierung Deutscher dar denn eines zur Eindeutschung von Polen.[405] 10-12% der Bevölkerung wurden im Wartheland in die DVL aufgenommen.[406] In Danzig-Westpreußen und Schlesien waren es hingegen bis 1944 etwa 66% und 69% der Bevölkerung, von denen die meisten der Kategorie 3 zugeordnet wurden.[407]

Im Fall von Agnes H. konnten sich der Amtskommissar und der Oberbürgermeister allerdings letztlich mit ihren eng ausgelegten Kriterien des Deutschseins nicht durchsetzen. Der Amtsarzt zeigte sich verärgert über den Oberbürgermeister, der, ohne ihn zu informieren, Agnes H. die Zulassung als Hebamme entzogen hatte. Er schrieb an den ranghöheren Regierungspräsidenten und bat diesen, die Entscheidung des Oberbürgermeisters zu revidieren.[408] Möglicherweise setzte sich Agnes H.s Bruder, der in der Stadtverwaltung von Kalisch arbeitete, für seine Schwester ein, oder der Regierungspräsident folgte dem Amtsarzt und wertete die Tätigkeit einer dringend benötigten deutschen Hebamme in der Stadt höher als volkstumspolitische Abgrenzungsbedürfnisse.[409] Im April 1941 veröffentlichte der Oberbürgermeister von Kalisch jedenfalls in der Zeitung, er habe sein Verbot der Hebammentätigkeit der Agnes H. zurückgenommen. In der Anzeige stellte er ihre Zugehörigkeit zur Gruppe der Volksdeutschen nicht mehr infrage.[410]

403 Vgl. z. B. Röger, Die Grenzen der »Volksgemeinschaft«.
404 Wolf arbeitet politisches Verhalten und Bekenntnis als zentrale Kriterien für die Aufnahme in die DVL gegenüber rassischen Einordnungen heraus. Vgl. Wolf, Ideologie und Herrschaftsrationalität, S. 307-321; 467-488.
405 Vgl. Loose, Wartheland, in: Gruner/Osterloh (Hrsg.), Das »Großdeutsche Reich« und die Juden, S. 254-255.
406 Vgl. Roth, Nationalsozialistische Umsiedlungspolitik.
407 Vgl. Wolf, Ideologie und Herrschaftsrationalität, S. 461.
408 Amtsarzt in Kalisch, 21. 3. 1941, an den Regierungspräsidenten, Medizinalabteilung, in: APŁ, 176/683.
409 Schreiben an den Landrat in Krotoschin, 7. 6. 1940, in: APŁ, 176/683.
410 Zeitungsausschnitt, 11. 4. 1941, in: APŁ, 176/683.

Volksdeutsche – und dies betraf Umsiedler ebenso wie Ortsansässige – lebten, wie Doris Bergen es auf den Punkt bringt, »on the edge of the Nazi knife that separated privilege from penalty«.[411] Im Fall von Agnes H. machte die Anerkennung als Volksdeutsche den Unterschied, ob sie ein Berufsverbot erhielt oder aber als Hebamme anerkannt wurde.

b) Platz für Deutsche: »Aussiedlungen«, Deportationen und Vertreibungen

Das Foto der Landesbildstelle Posen zeigt Polen in einem Dorf im Kreis Sieradz/Schieratz, Regierungsbezirk Litzmannstadt, die aus ihren Wohnungen und Häusern vertrieben wurden. Sie saßen buchstäblich mit den ihnen verbliebenen Habseligkeiten auf der Straße. Die »Aussiedlungen« erfolgten oft mitten in der Nacht. In kurzer Zeit mussten ganze Familien ihre persönlichen Sachen zusammenpacken und Haus und Hof verlassen. Mitnehmen durften sie nicht mehr als 30 kg Gepäck bzw. einen Koffer pro Person und nur wenig Bargeld. Haushaltsgegenstände, Wertsachen sowie das gesamte Vieh mussten sie zurücklassen.[412] Das Bild suggeriert eine friedliche Stimmung und geordnetes Handeln.[413] Die mit den »Aussiedlungen« verbundene Verzweiflung der Vertriebenen und die gegen sie gerichtete Gewalt vermittelt es dagegen nicht.[414] Wie lange die abgebildeten Menschen, gezeigt werden vor allem Frauen und Kinder, schon an der Dorfstraße sitzen und wie lange sie noch dort sein werden, bleibt unklar. Möglicherweise warteten sie auf den Transport in eines der in Litzmannstadt von der Umwandererzentralstelle (UWZ) errichteten Lager.[415] Von den Lagern aus wurden die »Ausgesiedelten« weitertransportiert, entweder ins Generalgouvernement, bis die Deportationen Richtung Osten im März 1941 stoppten, oder zum Arbeitseinsatz nach Westen ins »Altreich«.[416] Das obige Bild entstand im Jahr 1942. Zu diesem Zeitpunkt bedeutete »Umsiedlung der Polen« vielfach die »Verdrängung« innerhalb des Warthelandes. Das hieß, Polen wurden aus ihren Wohnungen und Häusern vertrieben, in andere Wohnungen zwangsumgesiedelt oder mussten bei Verwandten und Bekannten unterkommen.[417]

411 Bergen, Sex, Blood, and Vulnerability, S. 274.

412 Polen durften 200 Złoty und Juden nur 100 Złoty mitnehmen. Vgl. Rutowska, Die Aussiedlung von Polen und Juden.

413 Nach Schlögel sind bei Umsiedlungen Gewalt und Grausamkeit zentral für die Inszenierung der Vertreibungs- und Umsetzungsmacht. Vgl. Schlögel, Im Raume lesen wir die Zeit, S. 457-458.

414 Vgl. Sakson, Polnische Zeitzeugen berichten; Mazur/Sakson, Die Vertreibung der Polen.

415 Aufgrund des zunehmenden Arbeitskräftebedarfs wurden die rassischen Musterungen ab Herbst 1941 eingestellt. Ebenso musste die Praxis fallengelassen werden, nur Wiedereindeutschungsfähige und »rassisch unbedenkliche« ledige Arbeiter ins »Altreich« zu schicken. Die Selektionspraxis verknappte das Angebot an Arbeitskräften künstlich. Auch deportierten die Arbeitsämter zunehmend eigenständig Menschen ins »Altreich« ohne Zwischenstation in den Lagern der UWZ. Vgl. Wolf, Ideologie und Herrschaftsrationalität, S. 344-345.

416 Ausführlich zur »Aussiedlung« vgl. Stiller, Völkische Politik, S. 351-454; 484-523.

417 Vgl. ebenda, S. 486-497.

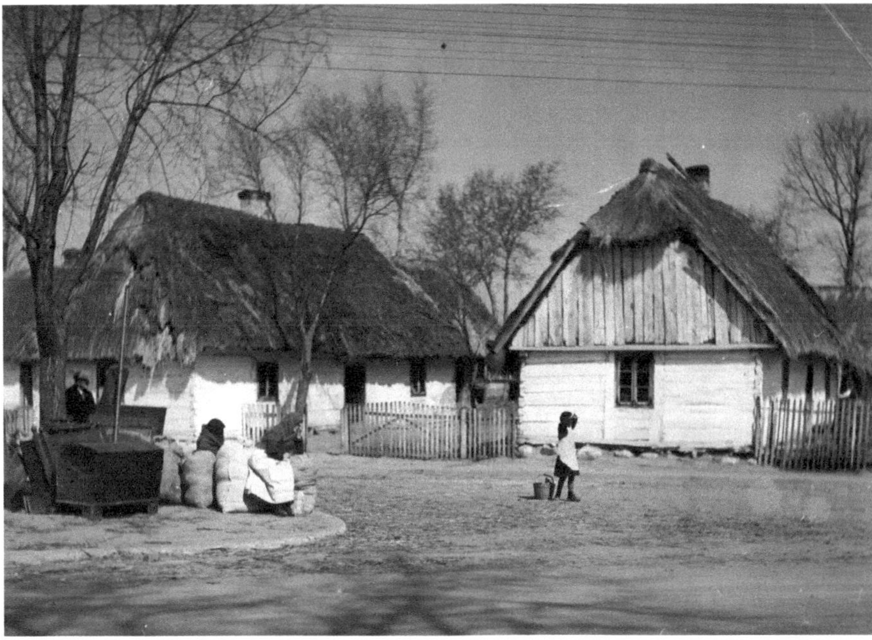

Abb. 9: »Umsiedlung der Polen«, April 1942

Kaum waren die polnischen oder auch jüdischen Familien abtransportiert, wurden die volksdeutschen Umsiedler »angesetzt«. Es sollten einerseits Unterbrechungen bei der Versorgung des Viehs vermieden und andererseits die Umsiedlerfamilien nicht Zeugen der Vertreibungen werden.[418] Das Foto zeigt die Ankunft von in das Wartheland umgesiedelten volksdeutschen Familien, die in die geräumten Häuser und Wohnungen einzogen.

Die Spuren der Vertreibungen blieben den Umsiedlern dennoch nicht verborgen, waren doch die Betten fast noch warm und persönliche Gegenstände im Haus. Die meisten von ihnen interessierten sich allerdings wenig für das Schicksal der vormaligen Bewohner. Sie waren in der Regel froh, den Lagern den Rücken kehren und eine eigene Wohnung beziehen zu können. Mit dem Ankommen und Einrichten in der neuen Umgebung verblassten eventuell aufflackernde Gedanken an die Vertriebenen.[419]

Vertreibungen und Deportationen von Polen und Juden sowie Ansiedlungen volksdeutscher Umsiedler waren komplementär und griffen als Prozesse eng ineinander.[420] Zuständig für Planung, Koordination und Durchführung der »Aussiedlungen« von Polen und Juden sowie der Ansiedlungen der volksdeutschen Umsiedler waren die

418 Vgl. Stiller, Gewalt und Alltag der Volkstumspolitik.
419 Vgl. Fiebrandt, Auslese für die Siedlergesellschaft, S. 519. Vgl. auch diverse Berichte der baltendeutschen Umsiedler, in APP, 800 VoMi/146.
420 Vgl. Wolf, Ideologie und Herrschaftsrationalität, S. 9-21.

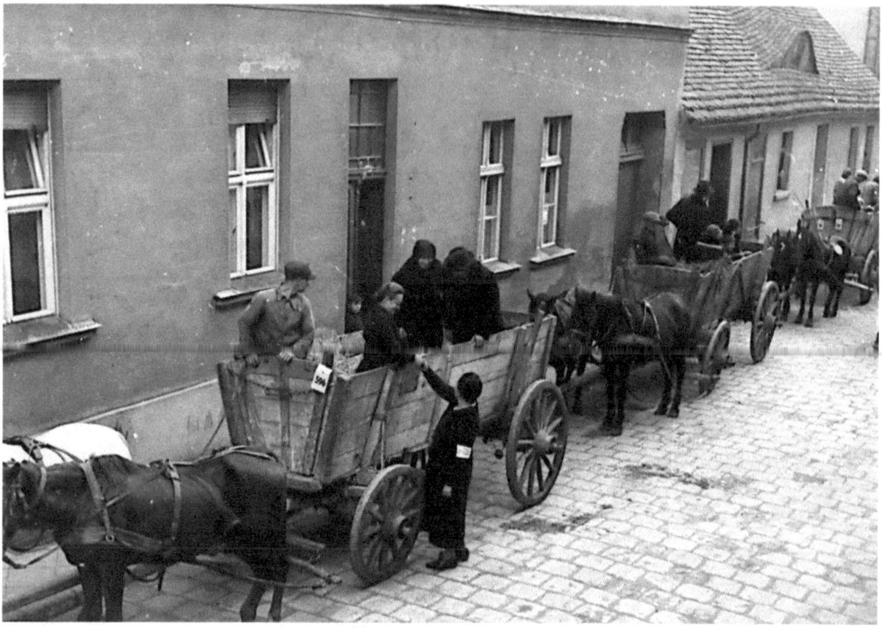

Abb. 10: Ankunft der Umsiedler, o. D.

SS-Ansiedlungsstäbe in Posen und Litzmannstadt. Sie führten »Aussiedlungen« und Ansiedlungen mithilfe ihrer Exekutivorgane, der lokalen Arbeitsstäbe durch und terminierten und koordinierten sie mit der Umwandererzentralstelle (UWZ). Unterstellt waren die beiden SS-Ansiedlungsstäbe des Warthelandes mit ihren 37 Arbeitsstäben dem Beauftragten des RKF – im Wartheland war dies Arthur Greiser.[421] Den Arbeitsstäben gehörten Dolmetscher und Mitarbeiter, z. B. des Beauftragten des RKF, des SD und des Rasse- und Siedlungshauptamtes (RuSHA) an, weiter ein Gesundheitskommando, das dem Reichsgesundheitsführer unterstand und dem jeweils eine Hebamme zugeteilt war.[422]

Die eng verzahnten Prozesse von Aus- und Ansiedlung bedurften einer detaillierten Vorbereitung und Planung, die die SS-Arbeitsstäbe mithilfe verschiedener Stellen leisteten.[423] An der »Aussiedlung« selbst beteiligt waren neben dem SS-Arbeitsstab Einheiten von Polizei und Gendarmerie, der Amtskommissar, der Landrat, lokale Gruppen

421 Greiser delegierte die Aufgaben weitgehend an den HSSPF Wilhelm Koppe. Zugleich waren die Arbeitsstäbe den jeweiligen Landräten zugeordnet. Ab 1943 wurden die Mitarbeiter auf zwölf Ansiedlungsstäbe mit je etwa zwei Außenstellen verteilt. Vgl. Stiller, Völkische Politik, S. 171-175; Fiebrandt, Auslese für die Siedlergesellschaft, S. 524.

422 Vgl. Schreiben vom 3.6.1940 an Nieberding, Medizinalrat in Leslau, zur Zusammensetzung des Ansiedlungsstabes, in: APW 829/94. Vgl. auch Richtlinien für die gesundheitliche Betreuung der volksdeutschen Rückwanderer aus Wolhynien/Galizien und Westweissrussland während der Ansiedlung im Warthegau, o. D., in: BArch, R 69/149, Bl. 88.

423 Vgl. hierzu ausführlich: Stiller, Völkische Politik, S. 171-178.

der NSV sowie ortskundige Volksdeutsche.[424] Hilfe bei den Vertreibungen leisteten darüber hinaus NS-Frauenschaft, Studentinnen im Reichsarbeitsdienst (RAD), Ansiedlerbetreuerinnen und die NSV-Abteilung Mutter und Kind.[425]

Nach Berichten der NS-Frauenschaft oblag es den Frauen, die Häuser der gewaltsam vertriebenen Polen zu reinigen.[426]

»Am unangenehmsten war ihnen [den Frauen] das Säubern der Betten, denn die Strohsäcke waren meist verschimmelt und hatten einen ekelerregenden Geruch. Meist haben sie diese mit der Mistgabel auf den Hof geworfen, oder eine Polin zur Beseitigung geholt.«[427]

Mit der Reinigung der Wohnungen drangen die Frauen in durch Zwang verwaiste Privatsphären ein. Aus der abstrakten Masse »Aussiedler« wurden plötzlich Personen, beispielsweise eine Mutter mit Kindern. Das In-die-Hand-Nehmen einer Mistgabel oder die Übertragung der Reinigungsarbeit an »eine Polin« ermöglichte es vermutlich, in gewisser Weise Distanz herzustellen. Entsprechend dem obigen Bericht oblag es der NS-Frauenschaft, die für diese Zwangsarbeitseinsätze benötigten »Polinnen« zu rekrutieren. Diese mussten die Wohnungen und Häuser ihrer ehemaligen Nachbarn für die volksdeutschen Umsiedler herrichten. Ihnen wurde ihr untergeordneter Status dadurch verdeutlicht, dass sie die »unangenehmsten« Arbeiten zugewiesen bekamen. Zugleich beinhaltete dies die Drohung ihrer eigenen Vertreibung bei unerwünschtem Verhalten.

Ingeborg Morsbach und ihre Freundin Else P. zogen im Herbst 1941 in Lehmstädt in ein Haus, wie Erstere in der Hebammenzeitung begeistert berichtete:

»Uns war ein kleines Häuschen mit drei Zimmern und Küche von oben bis unten tadellos neu gestrichen und sonst renoviert worden, der Amtskommissar hatte uns sogar eine Wasserleitung in die Küche legen lassen, eine Badewanne zur Verfügung gestellt, die wir wegen Raummangels in der Küche anschließen ließen. Als Nebenräume waren Waschküche und Kohlenraum und Klo im Extragebäude eingerichtet. Eine Garage war nochmal für sich massiv gebaut.«[428]

Wem das »kleine Häuschen« gehörte, wer vor ihr darin gewohnt hatte und was mit den vormaligen Bewohnern geschehen war, reflektierte Ingeborg Morsbach nicht. »Aussiedlung« und »Verdrängung« der polnischen und jüdischen Bevölkerung des Warthelandes und die hiermit verbundene Gewalt blendete sie in ihren Berichten weitgehend aus.

424 UWZ Posen, Dienststelle Litzmannstadt, betr. Evakuierungen von polnischen Bauernfamilien in den Landkreisen Litzmannstadt und Wartbrücken, 14.6.1940, in: APP, 304 SS-Ansiedlungsstab Posen, Nr. 4, Bl. 29-31; Der erste Ansiedlungstag, o.D., (Frühjahr 1940), in: BArch, R 69/86, Bl. 3-9.

425 Ansiedlerbetreuerin war ein neu geschaffener Frauenberuf. Sie übernahm im Auftrag der NS-Frauenschaft die Betreuung der angesiedelten Umsiedler. Vgl. Harvey, »Der Osten braucht dich!«, S. 200-207.

426 Vgl. Berichte der NS-Frauenschaft, Wartheland, 1940-1942, in: BArch, R 49/3045.

427 Vgl. Bericht der NS-Frauenschaft, Wartheland: Großeinsatz bei der Umsiedlung von 70 buchenländer Familien, Dezember 1941, in: BArch, R 49, 3045, Bl. 98-102, hier Bl. 100.

428 Morsbach, Von der Arbeit in den Ostgebieten, S. 60.

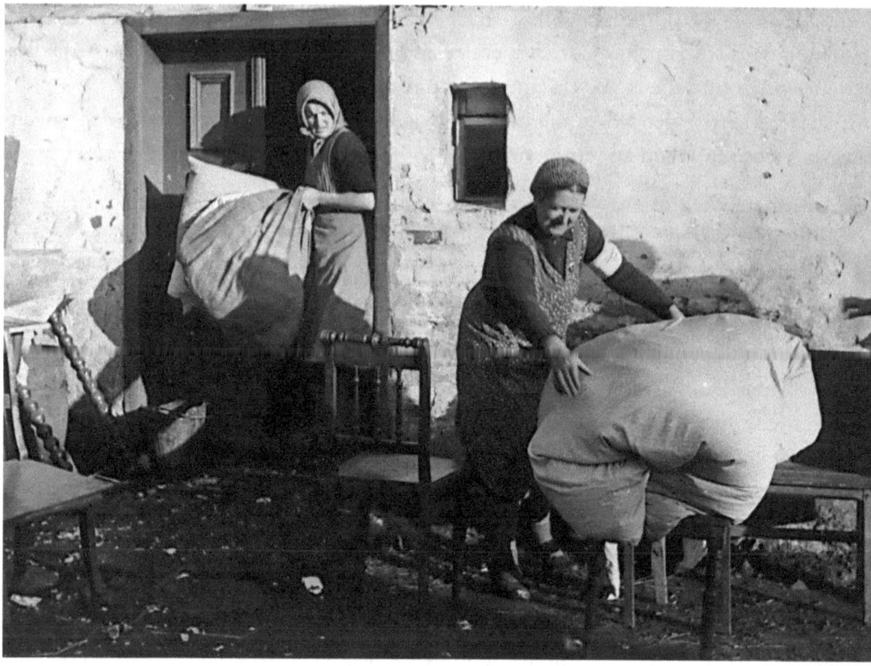

Abb. 11: Angehörige der NS-Frauenschaft säubern Wohnungen und Häuser nach »Aussiedlung« der polnischen Familien, o. D.

NS-Frauenschaft und RAD-Arbeitsmaiden dekorierten die geputzten Häuser der »Ausgesiedelten« mit Blumen, empfingen die Umsiedler mit einer Mahlzeit und gaben ihnen das Gefühl, willkommen zu sein.[429] Dabei verwischten sie die Spuren der vormaligen Bewohner und markierten einen Übergang. In Gesprächen mit den Neuankömmlingen stellten sie darüber hinaus Vertrauen in die mit der Ansiedlung befassten Stellen her und »erleichterten« die Arbeit des SS-Arbeitsstabes, wie es 1942 anerkennend im Bericht des Arbeitsstabes Leslau hieß.[430] Im traditionell weiblichen Tätigkeitsfeld der Haus- und Beziehungsarbeit übernahmen Frauen der NS-Frauenschaft und des RAD Aufgaben, die die mit »Aussiedlung« und Vertreibung verbundene Gewalt begleiteten. Während der »Aussiedlungen« unterstützten sie Polizei und Gendarmerie.[431]

Über die Bedürftigkeit der Umsiedler berichtete Ingeborg Morsbach in der Hebammenzeitung:

»Sie [eine fünfköpfige Familie] waren erst vor 2 Monaten angesiedelt, der Pole, dem der Hof gehörte, hatte noch alles wegschleppen können, so daß effektiv nichts da

429 Vgl. G.A. Rösch; W. Bellstedt: Arbeitsbericht des Beauftragten des RKF, Arbeitsstab für den Kreis Leslau, Frühjahr 1942, in: BArch, R 49/1/3074, Bl. 1-98, hier Bl. 46.
430 Vgl. ebenda, Bl. 46.
431 Vgl. Harvey, »Der Osten braucht dich!«, S. 208-214.

war. 2 Teller, 2 Becher, 2 Löffel, in dem Stil ging es an. [...] Das Haus zum Gott erbarmen!«[432]

Für die Not der Umsiedlerfamilie machte Ingeborg Morsbach, dem NS-Masternarrativ folgend, nicht die Umsiedlungspolitik der Deutschen verantwortlich, sondern die »ausgesiedelten« Polen. Eine Aufgabe der an den »Aussiedlungen« beteiligten Frauen war es durchzusetzen, dass die »auszusiedelnden« Familien nichts von ihrem Besitz mitnahmen. Der vielfach berichtete Einsatz körperlicher Gewalt wurde damit legitimiert, die zwangsweise zurückgelassenen Gegenstände als zukünftigen Besitz der bedürftigen Umsiedler zu schützen.[433]

Von den »Aussiedlungen« betroffen waren etliche Hebammen und ihre Familien, insbesondere im Regierungsbezirk Posen. 143 Hebammen registrierten sich nach dem Ende des Krieges 1945/46 bei der Ärztekammer in Poznań. 20 % davon waren ab 1939 ins Generalgouvernement deportiert worden.[434] Eine der Hebammen war die 38-jährige Józefa K. aus Główna im Kreis Posen. 1925 hatte sie an der staatlichen Hebammenschule in Poznań ihr Examen abgelegt und seitdem im Kreis Poznań als Hebamme gearbeitet. Am 1. Dezember vertrieben Deutsche sie zusammen mit ihrem Mann, Maler bei der polnischen Eisenbahn, und der gemeinsamen Tochter aus ihrer Wohnung.[435] Obgleich im Wartheland ein Hebammenmagel herrschte, stellte die Ausübung des Berufes zumindest im Regierungsbezirk Posen im Winter 1939/40 keinen Grund für eine Zurückstellung von der Deportation dar.

Die »Aussiedlungen« ins Generalgouvernement im Rahmen des 1. Nahplans im Winter 1939/40 waren von immensen organisatorischen Mängeln gekennzeichnet. In Güterwagons zusammengepfercht, waren die Menschen oft tagelang ohne ausreichende Versorgung mit Lebensmitteln, Getränken und Decken, ohne sanitäre Anlagen und Heizung im eisigen Winter unterwegs. Viele Menschen erfroren. Diejenigen, die lebend im Generalgouvernement ankamen, trieben die Wachmannschaften aus den Zügen und manchmal nur aufs offene Feld, wo man sie ihrem Schicksal überließ.[436] Selbst SS-Stellen und Wehrmacht kritisierten die Deportationspraxis.[437] Aufgrund

432 Morsbach, Erlebnisse aus dem Warthegau, S. 172.

433 Vgl. Harvey, Die Inszenierung der expandierenden »Volksgemeinschaft«.

434 Von den 143 Hebammen lebten 28 vor 1939 nicht im Gebiet des späteren Warthegaus oder absolvierten ihre Ausbildung erst in der Nachkriegszeit. 23 Hebammen wurden ins Generalgouvernement deportiert. Vgl. Akten der Ärztekammer Posen, in: Główna Biblioteka Lekarska Warszawa im. Stanisława Konopki, Warszawa, Poznańska Izba Lekarska Personel Pomocniczy, Poznań. Vermutlich registrierten sich 1945/46 weit mehr Hebammen bei der Ärztekammer. Der überlieferte Aktenbestand ist unvollständig.

435 Vgl. Główna Biblioteka Lekarska Warszawa im. Stanisława Konopki, Warszawa, Poznańska Izba Lekarska Personel Pomocniczy, Poznań, 327/12/170.

436 Vgl. Rutowska, Die Aussiedlung von Polen und Juden; Browning, Die Entfesselung der »Endlösung«, S. 81-82.

437 Generaloberst Johannes Blaskowitz, Befehlshaber in Polen, protestierte: »Eine ganz besonders und stetig wachsende Beunruhigung des Landes bringt die Umsiedlung mit sich. [...] Daß diese Gefühle durch die zahlreichen verhungerten, toten Kinder jedes Transportes und die Waggons voll erfrorener Menschen zu maßlosem Haß gesteigert werden, ist nur zu erklärlich.« Blasko-

der Beschwerden durften polnisch-christliche Familien in späteren Transporten Decken, warme Kleidung und Proviant mitnehmen. Teilweise begleiteten neben dem Bewachungspersonal nun auch Krankenschwestern und sogar polnische Hebammen die Transporte.[438] Józefa K. gelangte mit ihrer Familie nach Ostrowiec Świętokrzyski im Osten Polens, zwischen den Städten Radom und Kielce gelegen. Als Hebamme konnte sie in Ostrowiec Świętokrzyski nicht arbeiten und war gezwungen, einen anderen Beruf auszuüben. Ihr Mann überlebte den Krieg nicht. Als Józefa K. im April 1945 mit ihrer Tochter nach Poznań zurückkehrte, war von ihrem vormaligen Besitz nichts geblieben.[439]

Der Arbeitskräftemangel im »Altreich« führte dazu, dass im Kontext der Umsetzung des 2. Nahplans ab April 1940 Menschen polnischer Nationalität erstmals nicht mehr ausschließlich ins Generalgouvernement »abgeschoben«, sondern nach rassischer Musterung zum Arbeitseinsatz ins »Altreich« transportiert wurden.[440] Hiervon betroffen war die 52-jährige Hebamme Cecylia W. Sie arbeitete seit 1920 freiberuflich im Kreis Międzychód/Birnbaum im Regierungsbezirk Posen.[441] Im Herbst 1940 wurde sie zusammen mit ihrem Mann und ihren beiden Töchtern »ausgesiedelt«.[442] Der SS-Arbeitsstab transportierte die Familie nach Litzmannstadt. Dort fand im Durchgangslager Wiesenstraße 4 eine »Grobauslese« statt. Je nach Ergebnis der Musterung ging es entweder weiter in das Lager in der Luisenstraße 33, wo die zur Deportation ins Generalgouvernement Vorgesehenen versammelt wurden, oder in ein Lager in Konstantynow zum Abtransport ins »Altreich«. Verantwortlich für Errichtung und Betrieb der Lager war die UWZ.[443] In den Lagern nahmen Mitarbeiter des Rasse- und Siedlungs-Stabes (RuS) sowie Mitarbeiter des Gesundheitsamtes eine rassische, politische und gesundheitliche Überprüfung der polnischen Familien vor.[444] Als leistungsfähig, »politisch unbedenklich« oder als »wiedereindeutschungsfähig« klassifizierte Personen vermittelte das Arbeitsamt ins »Altreich« zum Arbeits-

witz: »Aus der Vortragsnotiz für einen Vortrag beim O. b. d. H.«, 6. 2. 1940. Zitiert nach: Mazower, Hitlers Imperium, S. 88-89.

438 Dies geht aus einer Reisekostenabrechnung für die Begleitmannschaft vom 9. 5. 1940 hervor. Vgl. Stiller, Gewalt und Alltag der Volkstumspolitik, S. 57-58. Die Verbesserungen galten dabei nur für Polen, für Juden wurden die Bedingungen zunehmend verschlechtert. Vgl. Stiller, Völkische Politik, S. 483.

439 Vgl. Główna Biblioteka Lekarska im. Stanisława Konopki w Warszawie, Izba Lekarska Poznańska Personel Pomocniczy II Poznańska, 327/12/170.

440 Vgl. Wolf, Ideologie und Herrschaftsrationalität, S. 204-206; Heinemann, »Keimzelle des Rassenstaates«.

441 Vgl. Urzędowy spis lekarzy, VI Położne (1939), S. 170.

442 Schreiben des RuS-Führers in Litzmannstadt, Betr. Einzudeutschende Familien, Sip. I/726 W, 9. 11. 1940, in: BArch, R 75/15.

443 Vgl. Wolf, Ideologie und Herrschaftsrationalität, S. 218-222; Stiller, Völkische Politik, S. 440-441.

444 Lediglich Arbeiter, die als Saison- oder Wanderarbeiter oder als Wiedereindeutschungsfähige ins »Altreich« geschickt werden sollten, wurden einer eingehenden rassischen Musterung unterzogen. Vgl. Stiller, Völkische Politik, S. 397-400; Wolf, Ideologie und Herrschaftsrationalität, S. 218-227.

einsatz.[445] Als »wiedereindeutschungsfähig« Klassifizierte sollten dauerhaft dort arbeiten und assimiliert werden. Durch die rassische Musterung sollten lediglich die »wertvollsten Sippen« ins »Altreich« gelangen, um eine »biologische Gefährdung« der deutschen Bevölkerung zu vermeiden.[446] Cecylia W. und ihre Angehörigen wurden als »eindeutschungsfähig« bewertet. Die Familie spreche gut Deutsch und solle zum Arbeitseinsatz ins Deutsche Reich transferiert werden, befand der RuS-Prüfer.[447] Nach Schätzungen von Isabel Heinemann wurden insgesamt 30.000 bis 35.000 als »wiedereindeutschungsfähig« betrachtete Polen ins »Altreich« gebracht.[448]

Der Hebamme Helena M. (* 1891), die aus Kostrzyn/Kostschin, Regierungsbezirk Posen, »ausgesiedelt« worden war, gelang es hingegen, ihre Entlassung aus dem UWZ-Lager in Konstantynow bei Litzmannstadt zu erwirken. Ihr Bruder habe sie ausgelöst, gab Helena M. nach dem Ende des Krieges bei ihrer Registrierung als Hebamme bei der Ärztekammer in Poznań an. Nach ihrer Freilassung aus dem Lager erhielt sie von den NS-Gesundheitsbehörden die Erlaubnis, als Hebamme im Kreis Kutno zu arbeiten, wo sie bis Kriegsende tätig war.[449] Möglicherweise gelang ihrem Bruder die Befreiung, weil Helena M. im Wartheland als Hebamme gebraucht wurde und in den Kreis Kutno umzuziehen bereit war. Auf diese Weise stand ihre Wohnung in Kostschin dennoch für volksdeutsche Umsiedler zur Verfügung. Die Freilassung von Menschen, die nachweisen konnten, dass sie Aufnahme bei Verwandten fanden, entsprach ab 1940/41 der Praxis der deutschen Behörden.[450]

In Leslau registrierten die deutschen Behörden von den 55 in der Vorkriegszeit tätigen Hebammen lediglich 44. Möglicherweise erhielten die 11 (20 %) ausgeschlossenen Hebammen keine Erlaubnis, weiter zu praktizieren; sie flohen, wurden vertrieben oder ergriffen einen neuen Beruf.[451] Wie viele dieser Hebammen Jüdinnen waren, konnte nicht ermittelt werden. Bei den verbliebenen 44 und zwei zugezogenen polnischen Hebammen setzten die Behörden eher auf eine Verdrängung denn auf deren »Aussiedlung«. Ab Frühjahr 1940 sah die UWZ eine genauere Überprüfung der »Auszusiedelnden« vor.[452] Gesundheitspersonal war knapp und deutsches kaum verfügbar. Vermutlich zögerten die deutschen Behörden in Leslau daher, polnische Hebammen aus dem

445 Mit zunehmendem Arbeitskräftebedarf wurden ganze Familien ins »Altreich« deportiert und die rassischen Musterungen zunehmend eingeschränkt, bis sie mit dem 3. erweiterten Nahplan ab Februar 1942 völlig entfielen. Vgl. Wolf, Ideologie und Herrschaftsrationalität, S. 365-369.

446 Vgl. Heinemann, Rasse, Siedlung, deutsches Blut, S. 282-287; 477-478.

447 Schreiben des RuS-Führers in Litzmannstadt, Betr. Einzudeutschende Familien, Sip. I/726 W, 9.11.1940, in: BArch, R 75/15.

448 Heinemann, Rasse, Siedlung, deutsches Blut, S. 282-283.

449 Helena M., Antrag auf Registrierung als Hebamme bei der Ärztekammer in Posen, in: Gółwna Biblioteka Lekarska w Warszawie, 327/12/292.

450 Bis Juli 1941 wurden 700 Menschen aus den UWZ-Lagern entlassen. Vgl. Stiller, Völkische Politik, S. 489.

451 Vgl. Personalakte der Hebamme Zenobia I., in: APW, 829/41.

452 In Posen waren in den ersten Besatzungsmonaten Wohnungen für reichsdeutsches Verwaltungspersonal und deutschbaltische Umsiedler »frei gemacht« worden. Vgl. Stiller, Völkische Politik, S. 368-369.

Kreis zu vertreiben.[453] So bevorzugte es der Amtsarzt, polnische Hebammen zu versetzen, anstatt ganz auf sie zu verzichten, sofern sie aus seiner Perspektive keine gesundheitliche oder politische Gefahr darstellten.[454] Fünf polnischen Hebammen beispielsweise, die vor Beginn des Krieges in der Stadt Leslau gearbeitet hatten, wies er Bezirke im ländlichen Umland zu und setzte dafür drei deutschbaltische Hebammen in der Stadt ein, von denen eine im Krankenhaus angestellt wurde. Bis 1942 erhielten drei weitere deutsche Hebammen eine Zulassung für die Stadt Leslau, unter ihnen die bereits vorgestellte Hebamme Anna D. aus Schlesien.[455] Andere polnische Hebammen im Kreis Leslau mussten ihren Bezirk nicht verlassen, aber in eine andere Wohnung umziehen, so auch die 1890 geborene Katharina Z., die seit 1927 in Smilewice tätig war. Das Haus von Katharina Z. und ihrer Familie war von den deutschen Behörden beschlagnahmt worden. Die Familie verlor damit nicht nur ihre Wohnung, sondern durch den Wegfall der Mieteinnahmen auch eine Einnahmequelle. Dies war umso dramatischer, als Katharina Z.'s Ehemann infolge eines Motorradunfalls im Jahr 1930 Invalide war und kaum zum Familieneinkommen beitragen konnte.[456]

Die Vertreibungs- und Verdrängungspraxis zielte darauf, der deutschen Bevölkerung die besten Häuser und Wohnungen zur Verfügung zu stellen. Insofern stellte der Landrat aus dem Kreis Lentschütz 1942 folgerichtig fest, die Wohnungen der polnischen Hebammen befänden sich in einem schlechten Zustand.[457] Unter welchen Bedingungen polnische Hebammen leben mussten, berichtete der Amtsarzt in Lentschütz anlässlich einer Wohnungskontrolle und -desinfektion. Die 11-jährige Tochter der Hebamme T. war an Typhus erkrankt. Der Amtsarzt ordnete ihre Absonderung in einem Krankenaus und die Desinfektion der Wohnung an. Über die Wohnverhältnisse der Familie T. schrieb er:

> »Die Wohnung besteht aus einem erbärmlichen Zimmer in einer Holzhütte. In diesem Zimmer lebt die Hebamme, der Mann, die Großmutter und zwei Kinder. Die Hebamme ist verhältnismäßig sauber. Ihre Geräte wurden gleichzeitig kontrolliert und waren in Ordnung. Der Ehemann arbeitet im Gemeindeamt Mazew, Abt. Wirtschaftsamt. [...] Nach § 24 der Verordnung des RMdI [...] vom 1.12.38 [...] sind die Gemeinden verpflichtet, diejenigen Einrichtungen zu schaffen und zu unterhalten, welche zur Bekämpfung und Verhütung übertragbarer Krankheiten notwendig sind. Hierzu gehört m. E. auch die Einrichtung einer anständigen Wohnung für die Hebamme.«[458]

453 Vgl. Lageberichte aus der Stadt Leslau, 1939-1943, in: APP, 299 RSH/1832.

454 So befürwortete er z. B. die Absetzung einer Hebamme, die durch »deutschfeindliches« Verhalten aufgefallen war. Vgl. Personalakte der Hebamme Bronisława M.-K., in: APW, 829/43.

455 Vgl. Hebammenliste der Stadt Leslau, o. D., in: APW, 829/40; Suchanzeige in der Deutschen Hebammenzeitschrift, (1950), S. 92.

456 Vgl. Personalakte Katharina Z., in: APW, 829/44.

457 Schreiben des Landrates Kreis Lentschütz, Volkspflegeamt, an den Regierungspräsidenten in Litzmannstadt, 17.6.1942, in: APŁ, 176/621.

458 Dr. Weinrich, Amtsarzt in Lentschütz, Bericht über eine Typhuserkrankung bei dem polnischen Kind Halina T., geb. 1.1.1931, 9.4.1942, in: APŁ, 176/621.

Der Amtsarzt setzte sich dafür ein, dass sich die Wohnsituation polnisch-christlicher Hebammen verbesserte, um Infektionskrankheiten im Interesse der deutschen Bevölkerung vorzubeugen. Der Landrat lehnte zwar den Vorschlag des Amtsarztes nicht ab, war aber ebenso wenig gewillt, ihn umzusetzen und polnischen Hebammen bessere Wohnungen zuzuweisen. Vielmehr hatte für ihn die Unterbringung der umgesiedelten Deutschen Priorität.[459]

c) Zur gesundheitlichen und geburtshilflichen Versorgung der Umsiedler

Im Rahmen der Ansiedlung Volksdeutscher wurden vor allem reichsdeutsche Hebammen eingesetzt. Dem Gesundheitskommando, das den SS-Arbeitsstäben beigeordnet war, gehörte neben einem Arzt und ein bis zwei Krankenschwestern jeweils eine Hebamme an.[460] Die Gesamtleitung der gesundheitlichen Betreuung der Umsiedler während des gesamten Umsiedlungsprozesses lag für das Wartheland bei Prof. Dr. Emil Bernauer (VoMi) in Litzmannstadt.[461] Die Verantwortung für die gesundheitliche Versorgung während des Ansiedlungsprozesses delegierte Bernauer an Wilhelm Rössler, dem Prof. Dr. Speth für Fragen der Hygiene und des Seuchenschutzes beigeordnet war.[462] Rössler und Speth gehörten dem Ansiedlungsstab in Litzmannstadt an.[463] Für den Einsatz der Hebammen in den Gesundheitskommandos liefen die Fäden bei Marie Bigott in Litzmannstadt zusammen.[464]

Die Gesundheitskommandos betreuten die anzusiedelnden Umsiedler vor Ort in lokalen Ansiedlungslagern. Für die Versorgung der ortsansässigen oder der bereits angesiedelten Deutschen waren sie nicht zuständig.[465] Leonardo Conti hielt die Einrichtung der Gesundheitskommandos für notwendig, um aufgrund des Mangels an

459 Schreiben des Landrates Kreis Lentschütz, Volkspflegeamt an den Regierungspräsidenten in Litzmannstadt, 17.6.1942, in: APŁ, 176/621.

460 Vgl. Richtlinien für die gesundheitliche Betreuung volksdeutscher Rückwanderer aus Wolhynien/ Galizien und Westweissrussland während der Ansiedlung im Warthegau, o.D. (1940), in: BArch, R 69/149, Bl. 88-90.

461 Vgl. Kapitel II a).

462 Vgl. Regierungspräsident Hohensalza, betr. Ansiedlung, Verfügung vom 29.3.1940, 9.4.1940, in: APW, 829/94. Fachlich unterstanden die Ansiedlungsärzte der Dienststelle Hellmut Haubold. Vgl. Fiebrandt, Auslese für die Siedlergesellschaft, S. 525. Speth wurde Nachfolger von Gerhard Rose als leitender Hygieniker der Umsiedlungen. Vgl. Richtlinien für die gesundheitliche Betreuung der volksdeutschen Rückwanderer aus Wolhynien/Galizien während der Ansiedlung im Warthegau, o.D. (1940), in: BArch, R69/149, Bl. 88.

463 Im April 1941 richtete Greiser in seiner Dienststelle eine zentrale Gesundheits-Inspektion zur einheitlichen Leitung und Überwachung des Gesundheitswesens der Umsiedler ein. Die Leitung übertrug er Dr. Josef Krist. Vgl. Schreiben, betr. Einrichtung einer Gesundheits-Inspektion auf der Dienststelle des Beauftragten des Reichskommissars für die Festigung deutschen Volkstums, 29.4.1941, in: APW, 829/94. Zu Krist vgl. Fiebrandt, Auslese für die Siedlergesellschaft, S. 530.

464 Vgl. Regierungspräsident Hohensalza, betr. Gesundheitliche Betreuung der Umsiedler aus Wolhynien, Galizien usw., 28.6.1940, in: APW, 829/94.

465 Richtlinien für die gesundheitliche Betreuung der volksdeutschen Rückwanderer aus Wolhynien/ Galizien und Westweissrussland während der Ansiedlung im Warthegau, o.D. (1940), in:

deutschen Ärzten zumindest während des Ansiedlungsprozesses eine medizinische Versorgung sicherzustellen.[466] Die Landräte hatten für die Gesundheitskommandos ein Behandlungszimmer und eine Entbindungsstation im Ansiedlungslager einzurichten. Ferner waren im örtlichen Krankenhaus 30 Betten für den Fall eines Seuchenausbruches in der Infektionsabteilung für Umsiedler freizuhalten bzw. neu einzurichten.[467] Der für den Kreis Leslau eingesetzte Ansiedlungsarzt, Dr. Walter M., erhielt einen Behandlungsraum im beschlagnahmten Priesterseminar in Leslau, in dem die NSV ein Ansiedlerlager einrichtete.[468] Ihm zugeordnet waren eine Schwester und die Hebamme Charlotte M. (* 1884) aus Leipzig.

Den Hebammen wurden Räume für eine Entbindungsstation sowie die dafür benötigte Ausstattung zur Verfügung gestellt. Einrichtung und Organisation übernahmen sie eigenständig.[469] Margarete Menzel, die eine Entbindungsstation in einem Ansiedlerlager der NSV für Litauendeutsche in Ostpreußen leitete, betonte in ihrem Bericht die moderne Ausstattung:

> »Badewannen, Eisbeutel, Wochenbettpackungen, Wärmflaschen, Milchpumpen, Nabelbinden, Lichtkasten, Instrumentenkocher, sämtliches Geburtsbesteck [...] und sogar eine Wasserleitung in dem kleinen Raum, den ich als Entbindungszimmer einrichtete. Das war keine Kunst, alles so herzurichten, daß es, wenn auch im kleinen Ausmaß, so doch voll und ganz den Anforderungen einer modernen Entbindungsanstalt entsprach.«[470]

Begeistert berichtete sie in der Hebammenzeitschrift auch über das selbstständige und eigenverantwortliche Arbeiten als »Lagerhebamme«:

> »So schön haben wir Hebammen es weder in der Klinik noch in der freien Praxis. Und wenn es auch oft wochenlang kaum eine freie Stunde, geschweige denn einen freien Sonntag gibt, wenn man auch oft Tag und Nacht Dienst hat, so überwiegt doch die Freude an der verantwortlichen, völlig selbstständigen Betreuung unseres [sic!] Volksdeutschen.«[471]

Margarete Menzel erlebte demnach ihre Tätigkeit nicht zuletzt deswegen als sinnstiftend, weil sie zum Gelingen des »Umsiedlungswerkes« beitrug. Hierfür nahm sie eine hohe Arbeitsbelastung in Kauf.

BArch, R 69/149, Bl. 88-90, hier Bl. 88. Für die Umsiedler war die Versorgung kostenlos. Vgl. Schreiben von Leonardo Conti an die Regierungspräsidenten, 27.5.1940, in: APW, 829/94.

466 Vgl. ebenda.

467 Ebenda. Die Ansiedlerlager sollten für die Aufnahme von 800 Personen ausgerichtet sein. Vgl. Richtlinien für die gesundheitliche Betreuung der volksdeutschen Rückwanderer aus Wolhynien/ Galizien und Westweissrussland während der Ansiedlung im Warthegau, o. D. (1940), in: BArch, R 69/149, Bl. 88-90.

468 Neben dem Ansiedlerlager gab es 1944 zwei weitere. Vgl. Amtsarzt Bo., 2.4.1944, in: APW, 829/94.

469 Menzel, Meine Eindrücke im Litauenlager, S. 148-149.

470 Ebenda.

471 Ebenda.

In den Ansiedlungslagern sollten die Umsiedler laut Planung eigentlich nur ein oder zwei Tage verbleiben, häufig dauerte es jedoch deutlich länger, bis die für sie vorgesehenen Häuser und Höfe »geräumt« waren.[472] 21 Tage Mindestaufenthalt betrachtete Amtsarzt Borsutzky in Leslau 1944 ohnehin als notwendig, um die vorgeschriebene Quarantäne sicherzustellen.[473] Die schwarzmeerdeutschen Umsiedler verblieben im Frühjahr 1944 mehrere Monate im Lager in Leslau.[474] Die Zeit nutzte Borsutzky, um die Menschen einer gesundheitlichen Überprüfung und erbbiologischen Musterung zu unterziehen. Zwei Erwachsene und ein »schwachsinniges Krüppelkind« wies er im Februar 1944 in die Gauheilanstalt Tiegenhof ein.[475] Dies konnte für die Betroffenen bedeuten, in die Patientenmorde, die sogenannte »Aktion T4«, einbezogen zu werden.[476] Im Rahmen der »Aktion T4« waren einige volksdeutsche Patientinnen und Patienten des Tiegenhofs in Kliniken im »Altreich« verlegt worden. Nach dem offiziellen Stopp der »Aktion T4« im August 1941 starben im Tiegenhof Patientinnen und Patienten durch gezielte Mangelernährung und Medikamentenüberdosen. 1942 hatte der Tiegenhof zudem eine »Kinderfachabteilung« erhalten und wurde zu einem Tötungsort der sogenannten Kinder-»Euthanasie«.[477] Die Musterungen im Ansiedlerlager verdeutlichen das Prinzip der permanenten Selektion, dem die Menschen während des gesamten Umsiedlungsprozesses unterworfen waren. Die angestrebte Inklusion in die »Volksgemeinschaft« konnte so jederzeit in Exklusion und sogar Mord umschlagen.[478]

Borsutzky untersuchte die Umsiedler auf mögliche Infektionskrankheiten, vor allem aber auf Läuse.[479] Rössler und Speth etablierten zur Verhinderung von Seuchenausbrüchen im Wartheland ein flächendeckendes Meldesystem, in das Amtsärzte und Tierärzte einbezogen waren. Ein ständiges Monitoring sollte sicherstellen, dass keine Krankheiten eingeschleppt wurden. Insbesondere die Infektionskrankheiten Tuberkulose, Ruhr, Fleckfieber, Typhus und Trachom sowie mögliche Zoonosen standen im Fokus der Beobachtung.[480] Erkrankte wurden isoliert. Um eine Infektion der Umsiedler durch Kontakte mit der polnischen und jüdischen Bevölkerung zu verhindern, ordneten Roessler und Speth 1940 an, vor ihrer »Ansetzung« Informationen über mögliche Erkrankungen der Familien einzuholen, die vertrieben werden sollten. Im Falle von Infektionskrankheiten, z. B. Tuberkulose, war das Haus vor Einzug der Umsiedler

472 Vgl. Stiller, Völkische Politik, S. 875-876. Vgl. auch: Richtlinien für die gesundheitliche Betreuung der volksdeutschen Rückwanderer aus Wolhynien/Galizien und Westweissrussland während der Ansiedlung im Warthegau, o. D. (1940), in: BArch, R 69/149, Bl. 88-90, hier Bl. 89; Jäger, 18. 1. 1944, in: APW, 829/94.

473 Vgl. 6. Durchführungsbestimmung zur Ansetzung von Schwarzmeer-Deutschen, 11. 1. 1944, in: APW, 829/94.

474 Vgl. Untersuchungsbericht Schwangere sowie Anzahl der betreuten Geburten, o. D. (1944), in: APW, 829/94.

475 Bericht des Amtsarztes Bo., 4. 2. 1944, in: APW, 829/94.

476 Vgl. Fiebrandt, Auslese für die Siedlergesellschaft, S. 426-432.

477 Vgl. Schwanke, Die Landesheil- und Pflegeanstalt Tiegenhof.

478 Vgl. Fiebrandt, Auslese für die Siedlergesellschaft, S. 384-386; 624-625.

479 Bericht des Amtsarztes Bo., 4. 2. 1944, in: APW, 829/94.

480 Gesundheitsabteilung, gez. Speth und Roessler, 28. 3. 1940, in: APW, 829/94.

zu desinfizieren. In der Praxis erwies sich dies als undurchführbar. Informationen über die polnischen Besitzer waren schwer zu erheben und eine Desinfektion der Häuser in Anbetracht der kurzen Zeitspanne zwischen Vertreibung und Ansiedlung nicht möglich.[481]

Für die Gesundheit der Umsiedler erwies sich in der Praxis indes oftmals der Aufenthalt in den lokalen Ansiedlerlagern als gefährlicher als der Bezug der geräumten, nicht desinfizierten Wohnungen. Aufgrund des engen Zusammenlebens und mangelnder Hygiene kam es immer wieder zu Ausbrüchen von Infektionserkrankungen, so auch in Leslau.[482] 1944 grassierten hier eine Masern- und Scharlachepidemie. Nach Einschätzung des Amtsarztes waren in einem der drei Ansiedlungslager im Juli 1944 25% der Kinder bis zehn Jahre infiziert.[483] Das Krankenhaus in Leslau hatte im Mai 1944 durch die teilweise Räumung der Abteilung für polnische Patienten zusätzliche Infektionsbetten für Umsiedler »frei« gemacht, dennoch kam es im Sommer an seine Kapazitätsgrenze. Erkrankte Kinder belegten 52 von rund 300 vorhandenen Betten; im Juli konnte das Krankenhaus keine neu erkrankten Kinder mehr aufnehmen, mehrere starben.[484] Obgleich die verfügbaren gesundheitlichen Ressourcen vorrangig für deutsche Patienten eingesetzt wurden und das Gesundheitspersonal vor Ort durch die Gesundheitskommandos Verstärkung erhielt, war die medizinische Versorgungsdecke im Wartheland auch für Umsiedler dünn. Im Verlauf des Krieges verschärfte sich der Mangel weiter, da immer mehr deutsche Ärzte zur Wehrmacht eingezogen wurden, wie die Gesundheitsverwaltung 1942 beklagte.[485]

Das Reichsministerium des Innern hatte 1941 eine getrennte Unterbringung von Polen und Deutschen in Krankenhäusern unter der Prämisse angeordnet, dass eine Krankenhausbehandlung von Polen »stets genau zu überprüfen« sei.[486] Gundermann spitzte zu, Polen seien nur bei Lebensgefahr zu behandeln.[487] Mit der Räumung eines Teils der polnischen Abteilung des Leslauer Krankenhauses im Mai 1944 wurden die Möglichkeiten einer stationären Behandlung der polnischen Bevölkerung weiter eingeschränkt und der Mangel verschärft. Die Reduzierung der Bettenkapazität in Leslau weist darauf hin, dass 1944 Polen lediglich in dringenden Notfällen und nur dann medizinisch versorgt wurden, wenn Kapazitäten und Ressourcen nicht für Deutsche benötigt wurden. Eine weniger restriktive, mehr auf Assimilierung setzende Behandlung der polnischen Bevölkerung, wie sie Gerhard Wolf seit dem Überfall auf die

481 Vgl. Schreiben des Leiters des Arbeitsstabes Leslau, 9.7.1940, in: APW, 829/94.
482 Vgl. Fiebrandt, Auslese für die Siedlergesellschaft, S. 418-426.
483 Amtsarzte in Leslau, betr. Beginnende Masernepidemie im Lager Ehrstätten, 22.7.1944, in: APW, 829/94.
484 Bericht des Regierungspräsidenten Hohensalza, Masernepidemie in den rußlanddeutschen Rückwandererlagern, 31.5.1944, in: APW, 829/94; Amtsarzt in Leslau, betr. Beginnende Masernepidemie im Lager Ehrstätten, 22.7.1944, in: APW, 829/94.
485 Lageberichte der Abt. II, Medizinalwesen, 20.1.1942 und 24.7.1942, in: APP, 299 RSH/1880.
486 Reichsministerium des Innern, betr. Behandlung von Angehörigen der Feindstaaten und polnischen Arbeitern in Krankenanstalten, 27.1.1941, in: APW, 829/82.
487 Arbeitstagung für den Gesundheitsdienst, 20.-21.5.1941, in: APP, 299 RSH/1923.

Sowjetunion im Juni 1941 mit dem immer größeren Bedarf an polnischen Arbeitskräften feststellt, deutete sich für den Bereich der stationären Versorgung in Leslau nicht an.[488]

In den Ansiedlerlagern wurden Schwangere von der Hebamme des Gesundheitskommandos erfasst. Sie untersuchte die Frauen, notierte die Lage des Kindes, den errechneten Geburtstermin und die Anzahl der vorangegangenen Schwangerschaften.[489] In einem Transport von Schwarzmeerdeutschen im Frühjahr 1944 waren neun Frauen schwanger.[490] Sieben von ihnen entbanden im Ansiedlungslager in Leslau.[491] Margarete Menzel berichtete über die geburtshilfliche Praxis im Litauenlager in Ostpreußen:

> »Sie [die Lagerhebamme] behält die Frauen vom Eintreffen im Lager bis zur Ansiedlung im Auge. Nicht nur das, sie übernimmt selbst die Wochenpflege, und darüber hinaus behält sie Mutter und Säugling noch 3 Wochen, bis die Mutter allmählich unter Anleitung der Hebamme die Pflege ihres Kindchens selbst übernimmt.«[492]

Den Schwangeren war es in den Ansiedlungsunterkünften ebenso wenig wie in den anderen Lagern, die sie während des Umsiedlungsprozesses durchliefen, möglich, Hebamme und Geburtsort frei zu wählen. Vielmehr mussten sie sich in die Hände der Lagerhebamme begeben, von der sie engmaschig betreut wurden, bis hin zur Regulierung von Kontakt und Beziehungsaufnahme zwischen Mutter und Neugeborenem, wie Margarete Menzel schilderte. Wie Susanne Schlechter schreibt, legten die NS-Schwestern bei der Umsiedlung der Bessarabiendeutschen ebenfalls Wert auf eine Regulierung des Kontaktes zwischen Mutter und Kind. Sie bestanden beispielsweise darauf, dass Mütter und Kinder, selbst Säuglinge, getrennt voneinander die Mahlzeiten einnahmen, und brachten die Säuglinge teilweise in einem extra Säuglingszimmer unter. Für Säuglinge ab sechs Monaten sahen die NS-Schwestern eine zusätzliche Ernährung vor, die in der eigens eingerichteten Milchküche zubereitet wurde.[493] Der Lageraufenthalt war nach Auffassung der Verantwortlichen von VoMi und RKF dazu zu nutzen, den Umsiedlern »deutsches Kulturleben« im Sinne einer nationalsozialistischen »Weltanschauung« und »Lebenspraxis« nahezubringen. Hierzu zählten Ernährung, Hygiene, geburtshilfliche Standards und NS-Säuglingspflege sowie Lieder und Märchen zur Vermittlung »deutscher Gefühlswerte«. Auf diese Weise sollte eine Inklusion der Umsiedler in eine »erweiterte Volksgemeinschaft«, basierend auf dem

488 Wolf, Ideologie und Herrschaftsrationalität, S. 472-473.

489 Vgl. Untersuchungsbericht Schwangere sowie Anzahl der betreuten Geburten, o. D. (1944), in: APW, 829/94.

490 Insgesamt lebten im Juli 1944 630 Umsiedler im Lager »Ehrstätten« in Leslau. Vgl. Schreiben Amtsarzt Bo. An den Reichsstatthalter, 22.7.1944, in: APW, 829/94.

491 Vgl. Untersuchungsbericht Schwangere sowie Anzahl der betreuten Geburten, o. D. (1944), in: APW, 829/94.

492 Menzel, Meine Eindrücke im Litauenlager, S. 148-149.

493 Vgl. Schlechter, Verschwundene Umsiedler aus Bessarabien, S. 290-295.

nationalsozialistischen Wertesystem, vorangetrieben werden.[494] Kinder ab drei Jahren mussten in den Lagern einen Kindergarten besuchen, um ebendiese Werte vermittelt zu bekommen.[495] »Und allen wird die Volksgemeinschaft zu einem großen Erfolgserlebnis werden«, prophezeite Margarete Menzel. In ihrem Kompetenzbereich leistete sie einen Beitrag zu dessen Verwirklichung durch eine entsprechende Erziehung der Schwangeren und Mütter:

> »Auch zur Schwangerschaftsberatung kommen sie [die Litauendeutschen] gern und lassen sich Ratschläge geben. Und wenn es auch hin und wieder heißt: ›In Litauen wird das nicht so gemacht‹, so lassen sie sich doch allmählich belehren, sehen die Vorzüge der deutschen Geburtshilfe und Säuglingspflege ein, erkennen sie an und richten sich darnach.«[496]

Margarete Menzel deutete eine Abwehr von Litauendeutschen gegen die Vorstellungen der reichsdeutschen Hebamme an. Aufgrund der Abhängigkeitssituation im Lager blieb den Müttern jedoch kaum eine andere Wahl, als sich zu fügen, mussten sie doch bei widerständigem oder unangepasstem Verhalten mit Sanktionen rechnen.[497] Dieses Abhängigkeitsverhältnis reflektierte Margarete Menzel nicht. Sie beschrieb die Unterordnung vielmehr als Einsicht der Mütter.

Sobald die Umsiedler »fest angesetzt« waren, endete die Zuständigkeit des Gesundheitskommandos.[498] Niedergelassene deutsche Ärzte, Hebammen und Schwestern sowie Kliniken sollten nun die gesundheitliche Versorgung übernehmen – ein Vorhaben, das aufgrund des chronischen Mangels an deutschem Gesundheitspersonal nur teilweise umsetzbar war.[499] Im Umland von Leslau war im Juli 1940 kein einziger deutscher Arzt tätig.[500] Charlotte M. rannte insofern offene Türen bei der Reichshebammenschaft und dem Amtsarzt in Leslau ein, als sie sich im Mai/Juni 1940 entschloss, aus der »Umsiedlungsaktion« auszuscheiden und als niedergelassene Hebamme in Moosburg im Kreis Leslau zu arbeiten. Der Amtskommissar stellte ihr eine kostenlose Wohnung zur Verfügung und sie übernahm die Leitung des in Moosburg eingerichteten Hebammenheims.[501]

494 Vgl. Leniger, Nationalsozialistische Volkstumsarbeit und Umsiedlungspolitik 1933-1945, S. 137-147. Polnischen Kindern waren deutsche Märchenfilme verboten. Sie sollten keinen Einblick in »deutsche Gefühlswerte« erhalten. Vgl. Majer, »Fremdvölkische« im Dritten Reich, S. 367.

495 Vgl. Schlechter, Verschwundene Umsiedler aus Bessarabien, S. 291-293.

496 Menzel, Meine Eindrücke im Litauenlager.

497 Maria Fiebrandt berichtet von der Einweisung eines 15-jährigen Jungen durch einen Lagerführer in eine psychiatrische Klinik aufgrund von unangepasstem Verhalten. Vgl. Fiebrandt, Auslese für die Siedlergesellschaft, S. 432-433.

498 Vgl. Schreiben Dr. Roessler, leitender Arzt für die Ansiedlung, an den Medizinalrat in Leslau, Dr. Nieberding, 3.6.1940, in: APW, 829/94.

499 Schreiben von Dr. Roessler an Dr. Nieberding, 5.7.1940, in: APW, 829/94.

500 Vgl. Schreiben des Medizinalrates in Leslau an Roessler, 8.7.1940, in: APW, 829/94.

501 Personalakte, in: APW, 829/43; Hebammenliste, in: APW, 829/40.

d) Zwischenfazit

Durch die Maßnahmen der Germanisierungspolitik, d. h. Eindeutschungen, »Aussiedlungen«, Vertreibungen und Deportationen sowie die Ansiedlungen von Umsiedlern und Reichsdeutschen, veränderte sich die Bevölkerungszusammensetzung in Leslau wie im gesamten »Warthegau« grundlegend und mit ihr das Macht- und Herrschaftsgefüge. Die deutschen Behörden deportierten und ermordeten bis 1944 die gesamte polnisch-jüdische Bevölkerung der Stadt Leslau. Gleichzeitig versechsfachte sich bis 1944 der Anteil der Deutschen von knapp 3 % (2.000 Personen) auf rund 23 % (12.154 Personen).[502] Die polnisch-christliche Bevölkerung stellte zwar 1944 mit einem Anteil von 75 % immer noch die Mehrheit, wurde aber politisch und räumlich marginalisiert und konnte sich gegen Vertreibungen und »Aussiedlungen« kaum wehren.[503] »Eindeutschungen« über die DVL sowie »Aussiedlung« und »Verdrängung« der polnisch-christlichen und polnisch-jüdischen Bevölkerung und Ansiedlung der volksdeutschen Umsiedler betrafen sowohl Hebammen direkt als auch die geburtshilfliche Praxis.

Innerhalb weniger Wochen nach der Besatzung veränderte sich die Stadt Leslau und das dortige Leben völlig, wie eine Frau berichtete, der es gelang, nach Palästina zu fliehen:

> »Die Stadt hat ihr polnisches Erscheinungsbild nahezu eingebüßt. Die deutschen Einwohner der Stadt bezeichnen sich selbst als ›Volksdeutsche‹, und sie hassen und belästigen die Polen und die Juden. Sie dienen den deutschen Behördenvertretern quasi als Begleitschutz und sind die treibende Kraft bei den Gewalttaten. Die Beziehungen zwischen Polen und Juden blieben intakt. Einige der Polen gingen auf die Juden zu und boten ihnen an, ihnen Zuflucht zu gewähren oder ihre Habseligkeiten in ihren Häusern aufzubewahren.«[504]

Der Bericht verdeutlicht die Verschiebungen der sozialen Hierarchien und Ordnungen innerhalb der Besatzungsgesellschaft, an deren Spitze nun die reichsdeutschen Besatzer standen, gefolgt von den einheimischen Deutschen, die in der Zweiten Polnischen Republik eine Minderheit dargestellt hatten.

Hebammen, die Bürgerinnen der Zweiten Polnischen Republik gewesen waren, wurden vor allem in den ersten Monaten der Besatzung Opfer der »Aussiedlungen«. Obgleich sie dringend für die geburtshilfliche Versorgung der Bevölkerung benötigt wurden, stellte ihr Beruf zunächst keinen Schutz vor Deportation dar. 20 % der Hebammen, die vor Kriegsbeginn in Stadt und Umland Leslau arbeiteten, wurden 1939/40 nicht mehr von den deutschen Gesundheitsbehörden registriert.

Viele der polnisch-christlichen Hebammen in Leslau waren, auch wenn sie im Wartheland bleiben konnten, damit konfrontiert, dass ihre Häuser für Deutsche

502 Vgl. Zusammensetzung der Bevölkerung nach dem Volkstum in Leslau, 30. 6. 1944, in: APW, 829/95.

503 Ebenda.

504 Dok. 13: Eine jüdische Augenzeugin berichtet in Palästina, wie die Deutschen im September 1939 in Włocławek die Juden verfolgten. Abgedruckt in: Friedrich/Löw (bearb.), Polen, in: VEJ, Bd. 4, S. 92-94.

beschlagnahmt und sie in andere Bezirke versetzt wurden. Wie die gesamte polnisch-christliche und polnisch-jüdische Bevölkerung, mussten auch die Hebammen beengte Wohnverhältnisse und massive Einschränkungen der Privatsphäre hinnehmen. Die Reichsstatthalterei forderte im Sommer 1941, »die Polen« trotz der »Gefahr des Ausbrechens von Krankheiten« enger zusammenzudrängen, um mehr Platz für volksdeutsche Umsiedler zu schaffen. Dabei seien auch Todesfälle in Kauf zu nehmen.[505] Dies wirkte sich auch auf die Privatsphäre und die hygienischen Verhältnisse in den Häusern der polnischen Schwangeren aus, die sich bei der Entbindung kaum von den Mitgliedern ihres Haushaltes separieren und hygienische Standards einhalten konnten.

(Volks-)Deutsche, mithin ebenfalls (volks-)deutsche Hebammen, genossen Privilegien in allen Lebensbereichen, auch wenn die Kategorien der DVL neue Hierarchien, vielfältige Formen der Ungleichheit und damit Konfliktpotential auch im Bereich der Geburtshilfe schufen.[506] Im Fall der Hebamme Agnes H. in Kalisz ging es bemerkenswerterweise zu keinem Zeitpunkt um die Frage, welcher Gruppe der DVL sie zuzuordnen sei. Dies dürfte angesichts des Bedarfs an deutschen Hebammen von untergeordneter Bedeutung gewesen sein, denn auch bei anderen volksdeutschen Hebammen erfassten die Amtsärzte nicht, welcher Gruppe der DVL sie angehörten.[507] Aus der Zuordnung ergab sich kein Handlungsbedarf, da innerhalb der Gruppe der volksdeutschen Hebammen hinsichtlich der Anerkennung, Zulassung, Erteilung des Niederlassungsbezirkes und des Mindesteinkommens nicht zwischen den verschiedenen Gruppen der DVL differenziert wurde. Für Hebammen, die polnische Staatsbürgerinnen gewesen waren und über die DVL als Volksdeutsche anerkannt wurden, wie z. B. Agnes H., bedeutete dies über die Inklusion hinaus auch eine Integration.[508] Allerdings galten für die umgesiedelten Hebammen je nach Herkunftsort unterschiedliche Berufsanerkennungs- und Berufszulassungsregelungen. Entsprechend vermerkten die Amtsärzte die jeweilige Herkunftsregion.

Nach Angaben des RKF wurden bis Juli 1944 insgesamt 319.316 Umsiedler im Wartheland angesiedelt; die überwiegende Mehrheit von ihnen in ländlichen Gebieten.[509] In der Stadt Leslau lebten 1944 etwa 3.663 volksdeutsche Umsiedler. Dies waren

505 Krumey, der eine Rede Greisers zitierte, 4.8.1942, zitiert nach: Stiller, Völkische Politik, S. 493. Mit dem Stopp der Deportationen ins Generalgouvernement ab dem 15. März 1941 aufgrund der Vorbereitungen des Angriffs auf die Sowjetunion verschob sich die Praxis im Warthegau von der »Aussiedlung« hin zur Verdrängung der polnischen Bevölkerung. Vgl. Browning, Die Entfesselung der »Endlösung«, S. 158-159.

506 Vgl. z. B. Schulze, »Der Führer ruft!«; Hoyer, »Volksgemeinschaft« im Werden?.

507 Vgl. Hebammenliste für Stadt und Land Leslau, in: APW, 829/40; Karteikarten von ausgeschiedenen Hebammen, in: APŁ, Akte 221/31837.

508 Stiller weist darauf hin, dass die Inklusion Volksdeutscher nicht ihre Integration bedeuten musste. Vgl. Stiller, Völkische Politik, S. 1299-1300.

509 84.203 Personen waren im städtischen Raum angesiedelt worden. Zahlen aus: Kleiner Umsiedlungsspiegel, Ansiedlungsstand vom 1.7.1944. Vgl. Stiller, Völkische Politik, S. 1110-1111; 1117-1118.

rund 30% der insgesamt in der Stadt Leslau lebenden Deutschen.[510] Das Ansiedlungsverfahren war, wie schon die Musterung und das Einbürgerungsverfahren durch die EWZ, ein Nadelöhr, das alle volksdeutschen Umsiedler passieren mussten, bevor sie sich Hoffnungen auf eine eigene Wohnung oder einen wirtschaftlichen Betrieb machen konnten. Wieder eine Privatsphäre zu haben, im Wartheland anzukommen, das Familienleben neu zu gestalten und Teil der »erweiterten Volksgemeinschaft« zu werden, all dies schien am Ende aller Mühen zu stehen. Erst angesiedelten Umsiedlern wurde, analog zu den ortsansässigen Volks- und Reichsdeutschen, eine gewisse Autonomie hinsichtlich der Wahl des Geburtsortes als Privileg zugestanden. Anders als noch in den Lagern, stand ihnen eine eigene Wohnung als möglicher Geburtsort zur Verfügung.

Reichsdeutsche Hebammen wie Charlotte M. begleiteten die Umsiedler im Prozess der Ansiedlung. Wie von Margarete Menzel geschildert, nutzten sie die Betreuungssituation, um Schwangeren und Müttern deutsche Hygienestandards und Säuglingspflege zu vermitteln.

3. Exklusionsprozesse

Die deutsche Besatzungsverwaltung exkludierte die jüdische Bevölkerung aus dem Gesundheitswesen, ebenso wie sie sie aus dem Wirtschaftsleben herausdrängte:[511] Im Oktober 1939 verbot die Stadtverwaltung in Lodz die Behandlung jüdischer Patienten in christlichen Krankenhäusern und Einrichtungen.[512] Wenig später, im Januar 1940, entzog die Ärztekammer allen jüdischen Ärzten in Lodz die Approbation. Auch jüdischen Hebammen wurde die Berufsausübung im Stadtgebiet untersagt. Die medizinische Versorgung von Jüdinnen und Juden durfte nur noch an festgelegten Versorgungspunkten stattfinden und nur durch Juden erfolgen.[513] Diese Zentralisierung führte zu massiven Einschränkungen und zu einer medizinischen Unterversorgung der jüdischen Bevölkerung, aber auch die Versorgung der Deutschen war teilweise in Frage gestellt. In einem Bericht vom November 1939 kam Gerhard Rose, der leitende Hygieniker bei der Umsiedlung der Wohlhyniendeutschen, zu dem Schluss:

> »Es [das Annemarie-Kinderkrankenhaus in Lodz] befindet sich vollständig in jüdischen Händen. Eine Entfernung der jüdischen Ärzteschaft ist nicht angängig, ohne die sachgemässe Versorgung der Bevölkerung und das Funktionieren des Hospitals zu gefährden.«[514]

510 Von den Umsiedlern waren 1.514 Baltendeutsche, 750 Wolhynien- und Galiziendeutsche, 1.270 Buchenland- und Bessarabiendeutsche. Zusammensetzung der Bevölkerung nach dem Volkstum in Leslau, 30.6.1944, in: APW, 829/95.

511 Vgl. Lisner, Midwifery under German Occupation.

512 Vgl. Sitarek, Otoczone Drutem Państwo, S. 61-63.

513 Vgl. Alberti, Die Verfolgung und Vernichtung, S. 121.

514 Gerhard Rose: Bericht über Dienstreise nach Lodz, 8.–10.11.1939, in: BArch, R 69/149, Bl. 1-20, hier Bl. 5.

Rose plädierte in seinem Bericht pragmatisch dafür, der medizinischen Versorgung der einheimischen Bevölkerung und der volksdeutschen Umsiedler Vorrang vor dem angeordneten Ausschluss jüdischer Ärztinnen und Ärzte einzuräumen und damit rassenpolitische Ziele vorübergehend zurückzustellen.[515] In Lodz waren nach Berechnungen von Heino von Knorre und Friedrich Lankenfeld im Dezember 1939 von insgesamt 420 Ärztinnen und Ärzten 220 jüdisch, 180 polnisch und 20 volksdeutsch.[516] (1931 waren 46 % der Ärztinnen und Ärzte in Polen Juden).[517] Jüdische Ärztinnen, Ärzte und Hebammen wurden aufgrund des Personalmangels im Gesundheitswesen immer wieder zur Versorgung polnischer und deutscher Patientinnen und Patienten herangezogen. Im Zuge des Ausbaus des Gesundheitswesens gingen die deutschen Behörden jedoch immer rigoroser gegen jüdische Fachkräfte vor.

Hans-Jürgen Bosse, deutschbaltischer Arzt im Gesundheitsamt Leslau, leitete im März 1941 ein Verfahren gegen die Ärztin und Hebamme Pesla Haba ein. Sie war im benachbarten Kreis Warthbrücken tätig, wo sie im Februar 1941 den polnischen Arzt Kosiński, den einzigen Kassenarzt des Kreises, vertreten hatte. Bosse berichtete der Abteilung II des Reichsstatthalters, Frau Haba habe in Vertretung des Arztes auch deutsche Patienten behandelt und sogar – und dies empfand er als Skandal – in deutschen Familien Geburtshilfe geleistet. Dies sei ihm von Frauen aus der Umgebung mit »Spott« und »Entrüstung« berichtet worden.[518] Die Abteilung II der Reichsstatthalterei bat den Landrat des Kreises Warthbrücken um Aufklärung.[519] Im Mai meldete schließlich der Regierungspräsident von Hohensalza, dass die Ärztin Frau Haba durch einen polnischen Arzt »ersetzt« worden sei. Es könne nun nicht mehr vorkommen, dass sie die Vertretung von Herrn Kosiński übernehme.[520] Die deutschen Behörden untersagten Pesla Haba nicht nur die Vertretung des Kassenarztes, sondern entzogen ihr auch die Erlaubnis, als Ärztin im Kreis Warthbrücken zu arbeiten. Mit seiner Beschwerde erreichte Bosse ein Berufsverbot für die jüdische Ärztin und Hebamme über die Grenzen seines Amtsbezirkes hinaus. Sie durfte nun keine polnischen und deutschen Patientinnen und Patienten mehr behandeln. Für Dr. Haba muss das Verbot dramatische Folgen gehabt haben, denn das Berufsverbot bedeute Einkommensverlust und möglicher-

515 Vgl. Gerhard Rose: Bericht über die Dienstreise von Professor Rose nach Lodz, 8.-10.11.1939, in: BArch, R 69/149, Bl. 1-20.

516 Vgl. Lankenfeld/von Knorre: Denkschrift, Einsatz baltendeutscher Ärzte im Warthe-Gau, 23.12.1939, in: APP, 800 VoMi/119, Bl. 50-53.

517 Von den niedergelassenen Ärzten waren 1931 sogar 55 % Juden. Vgl. Steffen, Who Belongs to the Healthy Body of the Nation, S. 127. Möglicherweise gaben zudem einige Ärzte vor dem Krieg »Polnisch« oder »Deutsch« als Nationalität an, wurden aber von den Nationalsozialisten als Juden kategorisiert. Offer schätzt daher den Anteil jüdischer Ärzte in Polen bis 1939 auf 56 %. Ebenso seien viele Krankenschwestern Jüdinnen gewesen. Vgl. Offer, Introduction.

518 Schreiben Hans-Jürgen Bosse, 19.3.1941, in: APP, 299 RSH/2061, Bl. 5. Laut Ärzteverzeichnis hieß die Ärztin und Hebamme Pessa Haber (* 1904) und der Arzt Idzi Kosiński (* 1906). Vgl. Urzędowy, Spis lekarzy.

519 Vgl. Schreiben der Abt. II an den Landrat in Leslau, 9.4.1941, in: APP, 299 RSH/2061, Bl. 18.

520 Schreiben Regierungspräsident in Hohensalza an die Abteilung II, 16.5.1941, in: APP, 299 RSH/2061, Bl. 80.

weise sogar die Deportation. Bosse drängte mit seiner Anzeige auf die Durchsetzung der Germanisierungspolitik. Er machte seinen vorgesetzten Dienststellen deutlich, dass die Praxis, eine Jüdin als Ärztin und Hebamme zuzulassen und damit Inkonsequenz bei der Umsetzung der Germanisierungspolitik zu zeigen, in der Bevölkerung »Spott« hervorrief und einen Respektverlust gegenüber der NS-Herrschaft bedeutete.[521]

Der Amtsarzt in Belchatow, Kreis Lask, hatte 1942 eine andere Intention, als er die Zahnärztin Dr. Bogdanski absetzte. Er begründete ihre vorherige Zulassung damit, dass es im Kreis keinen anderen Zahnarzt und erst recht keinen polnischen oder deutschen gegeben habe. Er habe ihr daher das Praktizieren auf Widerruf gestattet. Im Februar 1942 wollte er ihr jedoch ein Berufsverbot erteilen und schrieb:

> »Es ist nun leider so, daß sehr viele deutsche (Kunden) Patienten sich mit Vorliebe von der Jüdin behandeln lassen. Teilweise deswegen, weil die Behandlung jedenfalls billiger ist, andererseits vielleicht auch deswegen, weil die Jüdin tatsächlich gute Kenntnisse besitzt.«[522]

Zu den Patienten der Zahnärztin gehörten viele Deutsche, darunter Beamte und Reichsdeutsche. Durch diese Patienten habe die Zahnärztin viele Informationen erhalten, erklärte der Amtskommissar. Der Erfolg der Zahnärztin Frau Bogdanski und ihre Kontakte zu deutschen Beamten und »reichsdeutschen Zivilisten« sicherten ihren Lebensunterhalt bis 1942. Vor dem Hintergrund der Vernichtung der wirtschaftlichen Existenz der jüdischen Bevölkerung seit Beginn der Besatzung waren die Berufstätigkeit als Zahnärztin und die Kontakte zu Deutschen vermutlich von überlebenswichtiger Bedeutung.[523] Im Februar 1942 wurden der Zahnärztin Dr. Bogdanski jedoch gerade diese Kontakte zum Verhängnis. Der Amtskommissar, der bis dahin keine Bedenken gegen die Tätigkeit von Dr. Bogdanski als Zahnärztin gehabt hatte, betrachtete ihren Umgang mit Deutschen nun als problematisch:

> »Daß [...] der Jüdin und ihrer Familie auf Grund der Gespräche, die im Warteraum geführt werden, vieles zur Kenntnis gelangt, was andererseits vermeidbar wäre und daß durch die Art der Juden jeden Dienst durch eine Gegenleistung und sei es nur eine Empfehlung, sich quittieren zu lassen unerquickliche Dinge an der Tagesordnung sind, ist begreiflich.«

Der Amtskommissar problematisierte den engen Kontakt zwischen den deutschen Patienten und der jüdischen Zahnärztin möglicherweise gerade zu diesem Zeitpunkt, da er befürchtete, dass Frau Bogdanski auf diese Weise Informationen über die geplante Deportation und Ermordung der jüdischen Bevölkerung des Kreises erhalten könne. Ab Frühjahr 1941 hatten die Verantwortlichen im Wartheland zunehmend zwischen »arbeitsfähigen« und »nicht arbeitsfähigen« Juden differenziert. Im Sommer 1941 drängten schließlich sowohl die lokalen deutschen Behörden als auch die Posener

521 Vgl. Hoyer, »Volksgemeinschaft« im Werden?
522 Schreiben des Amtskommissars der Gemeinde Belchatow, 11.2.1942, in: BArch, R 138 II/16.
523 Vgl. Alberti, Die Verfolgung und Vernichtung, S. 105-108.

Führung auf eine »Lösung« im Umgang mit den als »arbeitsunfähig« eingestuften Jüdinnen und Juden. Greiser, Himmler und Heydrich einigten sich im Spätsommer 1941 auf einen, wie der Historiker Michael Alberti es formuliert, »begrenzten Massenmord« an den als »arbeitsunfähig« Betrachteten. Greiser erhielt die Erlaubnis zur »Sonderbehandlung«, d. h. zur Ermordung von 100.000 Juden.[524] Im Januar 1942 sollten laut einem Schreiben des Amtskommissars in Belchatow 1.597 »kranke und unbeschäftigte Juden [...] sofort wegtransportiert« werden.[525]

Im August 1942 deportierten die deutschen Behörden alle Jüdinnen und Juden aus Belchatow.[526] Das weitere Schicksal von Dr. Bogdanski und ihrer Familie ist unbekannt. Lediglich etwa 15% der Juden, die in den Landgemeinden des Warthelandes gelebt hatten, wurden als arbeitsfähig klassifiziert und ins Ghetto Litzmannstadt oder in Arbeitslager gebracht. 85% der jüdischen Bevölkerung außerhalb von Litzmannstadt wurden bis Herbst 1942 im Vernichtungslager Kulmhof ermordet.[527]

Die lokalen Behörden erlaubten bzw. duldeten es unter bestimmten Bedingungen, wie die Geschichten von Dr. Bogdanski und Dr. Haba nahelegen, wenn jüdischer Ärztinnen, Ärzte und Hebammen deutsche und polnische Patientinnen und Patienten betreuten. Erst als die Tätigkeit der Zahnärztin Dr. Bogdanski vom Amtskommissar problematisiert wurde oder sich Deutsche beschwerten, wie im Fall der Ärztin und Hebamme Dr. Haba, scheinen die Behörden aktiv geworden zu sein und den Ausschluss durchgesetzt zu haben.

Die jüdische Bevölkerung, so Tatjana Tönsmeyer, war bis zu ihrer Internierung oder Deportation Teil der jeweiligen lokalen Gesellschaft und interagierte mit der nicht-jüdischen Bevölkerung. Dies galt auch für die Zahnärztin Frau Bogdanski oder die Ärztin und Hebamme Frau Haba[528] Obwohl die sozialen Strukturen und Beziehungen durch das von den Besatzern etablierte rassistische Machtverhältnis neu justiert wurden, bestanden Kontakte und soziale Konstellationen der Vorkriegszeit manchmal zumindest zeitweise fort.[529] Die deutschen Besatzer schufen jedoch, so Tönsmeyer, »jüdische Räume« durch Abgrenzungen, durch Kennzeichnungen und Segregation in Ghettos. Die jüdische Bevölkerung wurde so zunehmend isoliert. Auch die nicht-jüdische lokale Bevölkerung, beispielsweise die Frauen, die sich beim Amtsarzt Bosse über Dr. Haba beschwerten, trugen durch ihr Handeln zur Ausgrenzung und Isolation der jüdischen Bevölkerung bei.[530] Es

524 Die Entscheidung zum Massenmord war ein Prozess; die Entscheidung zu einem begrenzten Massenmord an »arbeitsunfähigen« Juden im Warthegau ein Radikalisierungsschritt. Vgl. ebenda, S. 381; 402-407.

525 Schreiben des Amtskommissars in Belchatow an den Landrat in Lask, 8.1.1942, in: BArch, R138II/16.

526 Schreiben des Amtskommissars in Belchatow an den Landrat in Lask, 19.8.1942, in: BArch, R 138 II/16.

527 Errichtet wurde das Vernichtungslager in Kulmhof im Herbst 1941. Vgl. Alberti, Die Verfolgung und Vernichtung, S. 412-420; 446-447.

528 Tönsmeyer, Besatzung als europäische Erfahrungs- und Gesellschaftsgeschichte; Tönsmeyer, Besatzungsgesellschaften. Version 1.0.

529 Vgl. Wierzcholska, Besatzungsgesellschaften und Mikrohistorie.

530 Tönsmeyer, Raumordnung, Raumerschließung und Besatzungsalltag im Zweiten Weltkrieg.

waren aber nicht nur Deutsche, sondern auch Polen, die den Jüdinnen und Juden die Situation der Ausgrenzung und Verfolgung immer wieder bewusst machten, weil man sich kannte und erkannte. Agnieszka Wierzcholska beschreibt für die Stadt Tarnów im Generalgouvernement, dass es gerade jener »wachsame Blick« der polnischen Bevölkerung und die damit verbundene Gefahr, erkannt und verraten zu werden, war, der die prinzipiell durchlässige Grenze des Ghettos zu einer »wirkmächtigen« machte.[531]

a) Isolation jüdischer Hebammen

Im Februar 1940 verfügte die deutsche Stadtverwaltung von Lodz den Umzug der gesamten jüdischen Bevölkerung in das als Ghetto deklarierte Gebiet im Norden der Stadt und pferchte sie in einer Zwangsgemeinschaft auf engstem Raum zusammen.[532] Das Lodzer Ghetto war eines der ersten Ghettos, die ab Frühjahr 1940 im Wartheland auf Initiative lokaler deutscher Behörden errichtet wurden.[533] Gedacht waren die Ghettos als »Zwischenlösung« bis zur Deportation der jüdischen Bevölkerung.[534] Friedrich Uebelhör (1893-1945), Regierungspräsident von Kalisch/Litzmannstadt, konzipierte das Lodzer Ghetto ebenfalls als eine »vorübergehende« Einrichtung.[535]

Bei Eis und Schnee – es herrschten Temperaturen von minus 25-30 Grad – zog die jüdische Bevölkerung von Lodz im Februar und März 1940 mit Handwagen und Schlitten ins Ghetto, nicht selten unter Spott und Demütigungen ihrer ehemaligen Nachbarn und der deutschen Besatzer.[536] Mitnehmen durften sie nur wenig.[537] Ihr Besitz ging in das Eigentum des deutschen Staates über, der die Güter an Deutsche, zum Teil auch Polen, verkaufte und verteilte.[538] Die Beschlagnahme jüdischer Vermögenswerte zugunsten von Deutschen war laut Ingo Loose ein Hauptmotiv der Besatzungsbehörden, die Ghettoisierung voranzutreiben.[539]

Nach den Plänen der Stadtverwaltung sollten Polen, Juden und Deutsche jeweils in separierten Wohnquartieren leben, die jüdische Bevölkerung im Norden von Lodz, in den am wenigsten erschlossenen Stadtteilen Bałuty, Marysin und in der Altstadt in einem als Ghetto ausgewiesenen geschlossenen Gebiet. Die polnische Bevölkerung sollte im Süden und die deutsche im Zentrum wohnen. Auf diese Weise wollte man eine territoriale Trennlinie zwischen den Bevölkerungsgruppen schaffen. Für Polen

531 Vgl. Wierzcholska, Besatzungsgesellschaften und Mikrohistorie.
532 Vgl. Löw, Juden im Getto Litzmannstadt, S. 55-64. Ab dem 12. Februar begann die systematische Umsiedlung aller Juden ins Ghetto. Vgl. Bericht von Leon Szykier, in: AŻIH, 301/699.
533 Als erstes Ghetto im Warthegau gilt das im Februar 1940 in Pabianice/Pabianitz errichtete. Vgl. Loose, Wartheland, S. 246.
534 Alberti geht von einer Ghettoisierung der jüdischen Bevölkerung im Warthegau in drei Wellen aus. Vgl. Alberti, Die Verfolgung und Vernichtung, S. 193-205.
535 Regierungspräsident in Kalisch (Uebelhör): Bildung eines Ghettos, 10.12.1939, in: AŻIH, 205/25.
536 Vgl. Löw, Juden im Getto Litzmannstadt, S. 87-88.
537 Jeder durfte nur einen Koffer mit persönlicher Kleidung und Familienandenken, wie Fotos, mitnehmen. Vgl. Ausführung zur Verordnung vom 8.2.1940, in: AŻIH, 205/25, Bl. 25-29.
538 Loose, Die Enteignung der Juden im besetzten Polen 1939-1945.
539 Vgl. Loose, Warthegau, S. 247.

und Deutsche war die Absonderung in jeweils eigenen Wohnquartieren allerdings nicht umsetzbar.[540] Mit der Umsiedlung der jüdischen Bevölkerung von Lodz ins Ghettogebiet war zugleich die Aussiedlung der polnischen und deutschen Bevölkerung aus diesem Gebiet verbunden. Die Umsiedlung ins und die Aussiedlung aus dem Ghetto erfolgten straßenweise.[541] Was geordnet und organisiert klingt, beschreibt jedoch kaum das mit den Umsiedlungen verbundene Chaos, die von den Deutschen ausgeübte Gewalt und die Panik der Menschen.[542] Schätzungsweise 300.000 Menschen siedelte die Stadtverwaltung im Frühjahr 1940 innerhalb der Stadt um.[543]

Zwangsumsiedlung und Enteignung bedeuteten den Verlust der Wohnung und damit der aufgebauten materiellen Existenzgrundlage. Dies erlebten die Menschen als Verlust von Identität und Sicherheit, als emotionalen Schock und Entwurzelung.[544] Die Verdrehung von Gerechtigkeits- und Rechtsempfinden durch die Deutschen bei der Zwangsumsiedlung und Ausplünderung jüdischer Familien hielt Oskar Rosenfeld[545] – einer der Chronisten des Ghettos – in seinem Tagebuch fest, als er Erinnerungen von Menschen im Ghetto an die Umsiedlung notierte: »Lodz: Rechtsanwalt Aschkenes [Deutscher] beschlagnahmt Wohnung, Inhaberin sagt er: nur persönliche Wäsche mitnehmen. Sie will ein Handtuch einschmuggeln: Er: ›Rauben ist bei uns nicht erlaubt‹.«[546]

Der Hebamme Róża Herszenberg und ihrer Familie blieben ein Umzug und der Verlust des gesamten Haushalts, der Möbel und persönlichen Dinge erspart, zumindest zu diesem Zeitpunkt. Ihr Haus befand sich auf dem als Ghetto vorgesehenen Gebiet.[547] 1941 mussten Herszenbergs allerdings die Einquartierung einer vierköpfigen Familie und zusätzlich die eines Mannes aus Wien in ihrer ohnehin kleinen Wohnung, bestehend aus einer Küche und einem Wohnraum, hinnehmen.[548] Im Schnitt teilten sich vier bis sechs Personen im Ghetto ein Zimmer.[549] Über die Auswirkungen der Enge auf das Familienleben notierte die Enzyklopädie des Ghettos:

540 Vgl. Alberti, Die Verfolgung und Vernichtung, S. 154-156.

541 Vgl. Plan zur Umsiedlung der Juden, 8.2.1940, in: AŻIH, 205/25, Bl. 19-22.

542 Vgl. Löw, Juden im Getto Litzmannstadt, S. 85-89.

543 Vgl. Klein, Die »Ghettoverwaltung Litzmannstadt«, S. 624.

544 Vgl. Ofer, Motherhood under Siege; dies., Cohesion and Rupture; Haas, Das Private im Ghetto, S. 149-150.

545 Oskar Rosenfeld (* 13.5.1884) war Journalist und Autor, gründete 1909 in Wien das erste jüdische Theater. Er engagierte sich für die Ideen des Zionismus. Nach dem Anschluss Österreichs emigrierte er mit seiner Frau nach Prag, von wo aus er im November 1941 mit 5.000 Prager Juden ins Ghetto Litzmannstadt deportiert wurde. Im Ghetto wirkte er als Journalist an der Ghetto-Chronik mit. 1944 wurde er im Zuge der Liquidierung des Ghettos nach Auschwitz deportiert und dort ermordet. Vgl. Loewy, Vorwort, S. 7-36.

546 Rosenfeld, Wozu noch Welt, S. 61.

547 Für diejenigen, die bereits vor der Errichtung des Ghettos in Bałuty gelebt hatten, prägten die Ghettoinsassen in Anlehnung an »Reichsdeutscher« den Begriff »Reichsbaluter«. Verwendet wurde diese Bezeichnung als Abgrenzung von den vielfach verarmten Juden, die vor dem Krieg in Bałuty lebten. Vgl. Löw, Juden im Getto Litzmannstadt, S. 162-163.

548 E-Mail Salomea Kape, April 2019; Salomea Kape: Lodz-Ghetto and its Chairman Chaim Mordechai Rumkowski as seen by me, a survivor of Lodz-Ghetto, o. D., Privatbesitz John Kape.

549 Vgl. Haas, Transformations of the Private; Löw, Juden im Getto Litzmannstadt.

»Schon die Familie an sich, wie sie sich im engen Raum des Gettos konstituiert, ist in Frage gestellt. [...] Hier aber [in den Gettostuben] sind sie meistens nicht einmal in dem dürftigsten Wohnraum nur unter sich, sondern teilen ihn mit anderen gleich Unglücklichen, die als Fremdkörper unzählige Reibungsflächen bieten.«[550]

Mit dem Verlust der Privatsphäre war auch die Familie Herszenberg konfrontiert. Das Zusammenleben mit der einquartierten Familie in einem Raum gestaltete sich konflikthaft und erstickte Formen freundschaftlicher Beziehungen zwischen den Familien, wie Salomea Kape es formulierte.[551] Die Wohnung war nicht länger ein Rückzugsraum, zu dem Außenstehende nur auf Einladung Zutritt hatten.[552]

Als Uebelhör im Dezember 1939 die Einrichtung eines Ghettos in Lodz anordnete, verfügte er dessen Administration durch den eingesetzten »Judenrat«[553] unter Leitung von Mordechai Chaim Rumkowski.[554] Die »Judenräte« organisierten die Selbstverwaltung der jüdischen Gemeinden vor Ort, verfügten allerdings lediglich über eine Scheinautonomie und sollten vor allem die deutschen Befehle umsetzen.[555] Zugleich schufen sie eine gewisse Ordnung und neue Strukturen im Besatzungschaos, so auch im Bereich des Gesundheitswesens.[556] Rumkowski baute eine komplexe Verwaltungsstruktur auf. Die Leitung der Gesundheitsabteilung übertrug er den Ärzten Leon Szykier[557] und (ab 1941) Wiktor Miller, die Verwaltungsdirektion des Gesundheitswesens seinem Bruder Józef Rumkowski.[558] Aufgabe der Gesundheitsabteilung sollte es nach einer Denkschrift Uebelhörs sein, die gesundheitliche Versorgung der jüdischen Bevölkerung sicherzustellen, für die sich die deutschen Behörden als nicht zuständig erklärten. Das Gesundheitsamt Litzmannstadt übernahm lediglich die gesundheitliche Kontrolle des Ghettos.[559]

550 Bopp/Feuchert/Löw/Riecke/Roth/Turvold (Hrsg.), Die Enzyklopäidie des Gettos, S. 67.

551 Salomea Kape: Lodz-Ghetto and its Chairman Chaim Mordechai Rumkowski as seen by me, a survivor of Lodz-Ghetto, o. D., Privatbesitz John Kape. Haas weist auf Praktiken der Bewohner hin, mit dem Verlust der Wohnung als Rückzugsraum umzugehen, wie die Zuordnung von Klingelzeichen zu den einzelnen Familien. Vgl. Haas, Das Private im Ghetto, S. 154-155.

552 Vgl. Haas, Das Private im Ghetto, S. 155.

553 Die Einrichtung von Judenräten war von Heydrich am 21. September 1939 als ein Kontrollsystem zur Beaufsichtigung der jüdischen Bevölkerung und zur Durchsetzung von Befehlen angeordnet worden. Vgl. Alberti, Die Verfolgung und Vernichtung, S. 99.

554 Zu Rumkowski und seiner ambivalenten Rolle und Position vgl. z. B. Unger, Reassessment of the image.

555 Vgl. z. B. Bömelburg, Lodz, S. 273.

556 Vgl. Lehnstaedt, Der Kern des Holocaust, S. 16-17.

557 Leon Szykier war seit Dezember 1939 Mitglied des 21-köpfigen Beirats des »Ältesten der Juden«. Szykier kritisierte Rumkowski und seine Politik immer wieder offen. Im Januar 1941 wurde Szykier zum Stellvertreter Rumkowskis gewählt. Es war der Versuch einer Demokratisierung des Ältestenrates. Es kam jedoch zu Streitigkeiten, und Rumkowski sorgte dafür, dass Szykier im Juni 1941 sein Amt verlor. Szykier überlebte den Krieg. Vgl. Löw, Juden im Getto Litzmannstadt, S. 104-105.

558 Dawid Helmann leitete die Abteilung bis April 1940, Leon Szykier ab Mai 1940 bis Mai 1941. Vgl. ebenda, S. 176. Vgl. auch Bericht Leon Szykier, 30.8.1945, in: AŻIH, 301/699. Józef Rumkowski war zuvor Leiter des Poznański-Krankenhauses gewesen. Vgl. Sitarek, Otoczne Drutem Państwo, S. 61.

559 Denkschrift über die Einrichtung eines Ghettos in Lodsch, 1.2.1940, in: APŁ, L-15065, Bl. 37-41.

Innerhalb der deutschen Stadtverwaltung wurde die »Ernährungs- und Wirtschaftsstelle Getto« geschaffen, deren Leitung im Mai 1940 der Bremer Kaufmann Hans Biebow übernahm. Bei ihm liefen fortan alle Fäden der Verwaltung des Ghettos auf deutscher Seite zusammen.[560] Die deutsche städtische Gesundheitsverwaltung unter Federführung von Prof. Dr. Walter Schnell und Dr. Alexander Merkert (* 1888)[561] legten bei den Planungen zur Errichtung des Ghettos Wert darauf, einen Transport von Kranken in andere Stadtteile, die außerhalb der anvisierten Ghettogrenzen lagen, aus Seuchenschutzgründen zu vermeiden, und sprachen sich für die Einrichtung von Krankenhäusern im Ghetto aus.[562] Zudem kam es ihnen auf einen funktionierenden Infektionsschutz im Ghetto an.[563] Bis Juni 1940 errichtete der »Judenrat« fünf Krankenhäuser, vier Ambulatorien, drei Rettungsbereitschaften und zwei Laboratorien.[564]

Das Krankenhaus Nord, in dem die reichsdeutsche Hebamme Marie Bigott ab Herbst 1939 arbeitete, befand sich mitten im jüdisch geprägten Viertel Bałuty.[565] Rumkowski beantragte Anfang April 1940 bei Oberbürgermeister Schiffer, das Krankenhaus für die Versorgung der Menschen im Ghetto zur Verfügung zu stellen. Die Kapazität der vorhandenen Einrichtungen reichte zur Versorgung der Kranken nicht aus, und schon gar nicht für die angestrebte Aufnahme von Patientinnen und Patienten sowie des Personals des jüdischen Poznański-Krankenhauses mit seinen rund 400 Betten, das sich auf der »arischen Seite«, in der ul. Sterlinga/Robert-Koch-Straße befand.[566] Schließlich stimmte die Stadtverwaltung zu, und am 27. April wurde das Krankenhaus Nord der jüdischen Verwaltung unterstellt.[567]

Bereits im März 1940 wurde ein Teil der deutschen Belegschaft des Krankenhauses Nord abgezogen. Mit einem »Kameradschaftsabend« feierte man den Abschied:

560 Zur deutschen Ghettoverwaltung vgl. Klein, Die »Ghettoverwaltung Litzmannstadt«. Im Oktober 1940 wurde die Dienststelle in »Gettoverwaltung Litzmannstadt« umbenannt. Vgl. Browning, Die Entfesselung der »Endlösung«, S. 183.

561 Schnell schied zu Juni 1940 aus der Gesundheitsverwaltung in Litzmannstadt aus. Vgl. Gesundheitsamt Litzmannstadt, Monatsbericht Juni 1940, in: APŁ, L-15056, Bl. 1. Merkert war stellvertretener Amtsarzt in Iserlohn, ab November 1939 in Litzmannstadt und hauptsächlich für das Ghetto zuständig. 1941 wurde er pensioniert, war aber weiter in Litzmannstadt als Polizeivertragsarzt tätig. Vgl. Friedrich/Löw (Hrsg.), Polen. September 1939-Juli 1941, S. 394, Fußnote 2.

562 Denkschrift: Notwendigkeit der Einrichtung eines Ghettos in Lodsch, 1.2.1940, in: APŁ, L-15065, Bl. 37-41.

563 Vgl. Organisation des Gesundheitsamtes in Lodz, o.D., in: APP, 299 RSH/1873, Bl. 277; Protokoll über die Vorladung Rumkowskis ins Gesundheitsamt, 5.1.1940, und Aktenvermerk zur Einrichtung des jüdischen Seuchenkrankenhauses, 10.1.1940, in: APŁ, L-15065, Bl. 19-21.

564 Vgl. Löw, Juden im Getto Litzmannstadt, S. 177. Fijałek und Indulski geben 2.265 Betten am 1.5.1941 an. Zu dem Zeitpunkt waren rund 1.500 Ärzte, Schwestern und Hebammen im Ghetto tätig. Fijałek/Indulski, Opieka Zdrowotna w Łodzi, S. 490. Vgl. auch: Denkschrift über die Notwendigkeit der Einrichtung eines Ghettos in Lodsch, 1.2.1940, in: APŁ, L-15065, Bl. 37-41.

565 Vgl. Schreiben Dr. August Eckhardt an Schlau, 13.2.1940, in: APP, 800 VoMi/124, Bl. 69-70.

566 Vgl. Klein, Ghettoverwaltung, S. 80.

567 Vgl. Sitarek, Otoczone Drutem Państwo, S. 61-63.

»Es war inzwischen März geworden. Ein Teil der Helferinnen wurde zwecks anderer Verwendung abgelöst. Ein Kameradschaftsabend bildete den Abschluß. Unter anderen recht netten Darbietungen ließ es sich die geburtshilfliche Station nicht nehmen, auch etwas zum besten zu geben. Dieses geschah, indem eine Judenhochzeit inszeniert wurde! Billroth-Batist lieferte die Davidsterne, Muttchen B. verkörperte den Rabbiner.«[568]

Die Davidsterne, die die jüdische Bevölkerung von Lodz seit November 1939 tragen musste, wurden aus gelbem Verbandsmaterial gebastelt[569] und bildeten die Stigmatisierung und Entrechtung von Juden als festgelegte neue soziale Ordnung auf der Bühne ab.[570] Die geburtshilfliche Abteilung inszenierte diese Absonderung als »Normalität«. Marie Bigott zog mit ihrer Verkörperung des Rabbiners, der in jüdischen Gemeinden die Autoritätsperson in religiösen Belangen und des alltäglichen Lebens war, die jüdische Religion ins Lächerliche. Unterstrichen wurde dies noch dadurch, dass sie als Frau eine männlich konnotierte Rolle übernahm. Während ihrer Tätigkeit im Krankenhaus Nord hatte Marie Bigott in direkter Nachbarschaft zur jüdischen Bevölkerung von Lodz gelebt und gearbeitet. Sie entwickelte jedoch keine Empathie, sondern grenzte sich ab, indem sie sich über jüdische Religion und Traditionen, die sie beobachtet hatte oder die mittels propagandistischer Bilder vermittelt wurden, lustig machte. Sie eignete sich Herrschaftspraxen von Stigmatisierung und Diskriminierung an und transportierte diese in ihr soziales und berufliches Umfeld und in ihren Erfahrungsraum.

Einen Monat nach der »Theateraufführung« verließ die gesamte deutsche Belegschaft das Krankenhaus Nord. Über die Räumung schrieb Marie Bigott:

»Mitte April erhielten wir die Nachricht, das Krankenhaus Nord muß geräumt werden, weil es mitten im Ghetto (Judenviertel) steht. Es wird den Juden zur Verfügung gestellt. Alle bekamen wir Alpdrücken. Eine Wut packte uns. Das gesamte Messing in verschwenderischen Mengen vorhanden, wurde abgeschraubt. Dadurch bekamen wir Luft. Das Alpdrücken schwand. Na, die Freude können Sie, liebe Leserinnen, sich vorstellen, als es hieß, 600 Ztr. Messing werden dem Führer als Geburtstagsgeschenk übermittelt.«[571]

Marie Bigott war wütend darüber, dass sie die Klinik, die sie wenige Monate zuvor erst eingerichtet hatte, verlassen musste, wofür sie »die Juden« verantwortlich machte. Hierbei stellte sie es als Entgegenkommen der deutschen Behörden dar, Juden ein Stadtviertel »zur Verfügung« zu stellen. Marie Bigott und ihre Kollegen kanalisierten

568 Bigott, Aufbau im Osten, S. 254-256.
569 Gelber, wasserdichter Verbandstoff, benannt nach dem Chirurgen Billroth (1829-1894). Vgl. Dornblüch, Klinisches Wörterbuch.
570 Eine Anordnung von Uebelhör zum Tragen der gelben Armbinden erfolgte am 14.11.1939. Am 26.11.1939 verfügte Greiser für alle Juden die Pflicht zum Tragen eines gelben Davidsterns. Vgl. Alberti, Die Verfolgung und Vernichtung, S. 118-119.
571 Bigott, Aufbau im Osten.

ihre Wut, indem sie alle Messinggegenstände im Krankenhaus stahlen, um sich damit persönlich an »den Juden« für die als ungerecht empfundene Räumung zu rächen und um hierfür eine Kompensation zu erhalten. Aus Marie Bigotts Perspektive war es gerechtfertigt, die Gegenstände aus dem Krankenhaus zu rauben – und zwar nicht, um sich persönlich zu bereichern, sondern für die »Volksgemeinschaft« und für »den Führer«. Den Raub verstand sie hierbei gleichsam als politische Aktion, die sie mithilfe des Berichts in der Hebammenzeitschrift an ihre Kolleginnen im »Altreich« vermittelte. Für Marie Bigott zählten lediglich Deutsche und deutsche Interessen. Die Situation der jüdischen Bevölkerung reflektierte sie in keiner Weise, im Gegenteil: Marie Bigott betrachtete Juden als Ursache von Zumutungen, Unannehmlichkeiten und als Bedrohung für Deutsche. Den staatlich organisierten Raub von jüdischem Eigentum führte sie in Eigeninitiative in ihrem Arbeitsumfeld fort.[572] Ein Unrechtsempfinden hatte sie nicht. Mit ihrem Artikel hoffte sie offenbar vielmehr auf Zustimmung und stellte gewissermaßen eine Komplizenschaft mit ihren Leserinnen her.

Nach der Räumung des Krankenhauses Nord zog das jüdische Poznański-Krankenhaus mit allen Angestellten und den Patientinnen und Patienten, die zuvor nicht hatten entlassen werden können, in das Gebäude in der Hanseatenstr./Łagiewnicka 34/36 ein. Die Klinik wurde in Krankenhaus I umbenannt.[573]

Das Poznański-Krankenhaus sowie die Klinik für Geburtshilfe und Gynäkologie in der ul. Sterlinga 13 hatten die deutsche Stadtverwaltung 1939 zunächst unter jüdischer Verwaltung belassen. Mit Verfügung der Stadtverwaltung vom 12. Januar 1940 wurde das Poznański-Krankenhaus zum einzigen medizinischen Versorgungspunkt für die jüdische Bevölkerung erklärt. Andere jüdische Gesundheitseinrichtungen beschlagnahmte die Stadt, so auch die Klinik für Geburtshilfe und Gynäkologie in der ul. Sterlinga 13.[574] Jüdische Patientinnen und Patienten sowie einige der jüdischen Ärztinnen und Ärzte, Krankenschwestern und Hebammen der Stadt wurden zur Durchsetzung der Rassentrennung ins Poznański-Krankenhaus transferiert, alle nicht-jüdischen Patientinnen und Patienten und Angestellten mussten das Krankenhaus verlassen.[575] Róża Herszenberg arbeitete nun ebenfalls im Poznański-Krankenhaus. Nachdem Belegschaft und Patienten des Poznański-Krankenhauses in das Gebäude des Krankenhauses Nord im Ghetto-

572 Das Vermögen von Juden musste an das Deutsche Reich transferiert werden. Vgl. Loose, Wartheland, S. 242; 244.

573 Fijałek/Indulski, Opieka Zdrowotna w Łodzi; Klein, Die »Ghettoverwaltung Litzmannstadt«, S. 80. Die Gesundheitsabteilung hatte hier ihren Sitz, und auch Rumkowski wohnte in einem Flügel des Gebäudes. Vgl. Sitarek, Otoczone Drutem Państwo, S. 63.

574 Vgl. Wykaz pracujących w Zakładzie Położniczo-Ginekologicznym w Łodzi przy ul. Dr. Sterlinga Nr. 13, 26. 12. 1939, in: APŁ, 39-278-0-22-15-72-28. Weiter unter jüdischer Verwaltung blieben bis Anfang 1940: das Anna-Maria-Kinderkrankenhaus, das Krankenhaus Kochanowka sowie das Heim für Geisteskranke. Vgl. Bericht über die Tätigkeit der jüdischen Gemeinde Lodsch, 12. 1. 1940. Bis zum 5. März 1940 wurden auf dem Ghettogebiet zwei Ambulatorien, ein Seuchenkrankenhaus, eine Rettungsbereitschaft sowie ein Säuglingsheim eingerichtet. Vgl. Bericht von Rumkowski an SD, 5. 3. 1940. Beides in: AŻIH, 205/275, Bl. 2.

575 Vgl. Schreiben Rumkowski, 30. 12. 1939, in: APŁ, 39/278/0/2/6, Sprawe Ogólne, Bl. 48-49.

gebiet verlegt worden waren, nahm die deutsche Stadtverwaltung das Gebäude in Besitz und benannte es in »Krankenhaus Mitte« um.[576]

Rumkowski setzte gegenüber der deutschen Ghettoverwaltung durch, dass Ärztinnen, Ärzte und Hebammen ihr medizinisches Gerät und Material mit ins Ghetto nehmen durften, um eine Basis für die Ausstattung der Kliniken zu schaffen.[577] Róża Herszenberg nahm ihr Hörrohr mit. Das Pinard-Rohr ermöglichte die Überwachung der kindlichen Herztöne während der Schwangerschaft und unter der Geburt.[578]

Zusammen mit ihren jüdischen Kolleginnen ging die polnisch-christliche Hebamme und Krankenschwester Maria Wojtasik, die mit Anna Toronczyk und später Róża Herszenberg in der Geburtshilflich-Gynäkologischen Klinik in der ul. Sterlinga 13 gearbeitet hatte, ins Ghetto.[579] Erst als sie von der Polizei unter Druck gesetzt wurde, verließ sie dieses und damit auch ihre jüdischen Kolleginnen. Dieses Zeichen der Solidarität zu einem Zeitpunkt, an dem sich viele ehemalige polnische und deutsche Nachbarn abwandten[580] und die jüdische Bevölkerung von Lodz räumlich, sozial und wirtschaftlich ausgegrenzt und isoliert wurde, empfand Róża Herszenberg als Wertschätzung, für die sie dankbar war, wie ihre Tochter Salomea Kape berichtete.[581]

Zunächst arbeitete Róża Herszenberg in der Rettungsbereitschaft.[582] Als Mitte des Jahres 1940 das Krankenhaus II in der Drewnowska 75, im ehemaligen Krankenhaus der Poznański-Fabrik, eingerichtet wurde, war sie zusammen mit Maria Wojtasik unter Leitung der Geburtshelferin und Gynäkologin Helena Borzekowska hier tätig.[583] Ende des Jahres 1940 widmete die jüdische Ghettoverwaltung das Krankenhaus II in ein

576 Dienstliche Mitteilungen der Stadtverwaltung Litzmannstadt, 12.2.1941, II. Jg., Städtische Krankenhäuser, in: AŻIH, 205/13. Vgl. auch: Fijałek/Indulski, Opieka Zdrowotna w Łodzi do Roku 1945, 482; Zarząd Miasta Łodzi, Księga Adresowa Miasta Łodzi, 1937-1939.

577 Vgl. Löw, Juden im Getto Litzmannstadt, S. 177.

578 Interview mit Salomea Kape, 17.-20. September 2019. Entwickelt worden war das Pinard-Rohr 1895 von Adophe Pinard. Weite Verbreitung fand es in den 1920er Jahren. Vgl. P. M. Dunn, Adolphe Pinard (1844-1934) of Paris; Metzger, Medizinische Terminologie.

579 Vgl. Der Älteste der Juden: Liste der Angestellten des Krankenhauses in der ul. Drewnowska 75, o. D., in: APŁ, 39/278/22/1573.

580 Vgl. Löw, Juden im Getto Litzmannstadt, S. 71.

581 E-Mail Salomea Kape, 4./5. Nov. 2019. Neben Maria Wojtasik befanden sich 1942 weitere 23 Polinnen und Polen und 3 Volksdeutsche auf dem Gebiet des Ghettos. Vgl. Liste der sich im Ghetto befindenden Nicht-Juden, 29.10.1942, in: AŻIH, 205/150. Möglicherweise handelte es sich um Ehefrauen aus sogenannten Mischehen. Anders als im »Altreich« stellten Mischehen keinen Schutz für die jüdischen Partner dar. Weigerten sie sich, in eine Trennung einzuwilligen, wurden sie wie Juden behandelt. Selbst Menschen, die ihre »arische Abstammung« nachweisen konnten, aber jüdisch aussahen, wurden ins Ghetto eingewiesen. Vgl. Alberti, Die Verfolgung und Vernichtung, S. 122-123; Erlass des Reichsstatthalters, Einweisung polnisch-jüdischer Mischehen ins Getto, 6.8.1940, in: AŻIH, 205/33, Bl. 12.

582 Vgl. Liste der im Gesundheitsbereich Tätigen, o. D., in: APŁ, 39/278/22/1574, Bl. 1-36, Herszenberg, Bl. 15.

583 Vgl. Der »Älteste der Juden«: Liste der Angestellten des Krankenhauses in der ul. Drewnowska 75, o. D., in: APŁ, 39/278/22/1573. Helena Borzekowska (* 1887), Approbation 1915, arbeitete in Łódź als Gynäkologin und Geburtshelferin. Rocznik Lekarski Rzeczypospolitej Polskiej, 1938.

Infektionskrankenhaus um. Róża Herszenberg wechselte nun vermutlich in die Abteilung für Gynäkologie und Geburtshilfe, die neben Abteilungen für Allgemeinmedizin und Chirurgie im Krankenhaus I, in der Hanseatenstraße 36, eingerichtet wurde.[584] Die Abteilung für Gynäkologie und Geburtshilfe, deren Leitung Helena Borzekowska übernahm, verfügte über 45 Betten und beschäftigte drei Hebammen.[585] Aufgrund des Mangels an medizinischem Personal war Róża Herszenberg allerdings nicht nur als Hebamme tätig, sondern ebenso als Krankenschwester. »Her function was in constant flux«, erinnerte sich Salomea Kape, »from a midwife in the delivery room to a nurse on the floor, or even to an anesthetist in the operating room.«[586] Róża Herszenberg arbeitete erst in acht-, ab Ende des Jahres 1940 in 12-Stunden-Schichten im Krankenhaus.[587]

Ärzte, Hebammen und Krankenschwestern waren Angestellte der jüdischen Ghettoverwaltung.[588] Diese baute innerhalb weniger Monate ein umfassendes Gesundheitswesen auf. Anfang 1940 registrierte die jüdische Gemeinde in Lodz 108 Ärzte, von diesen waren nach Aufstellung Rumkowskis im September 1940 insgesamt 92 im Gesundheitsdienst im Ghetto tätig.[589] Darüber hinaus ließen sich im Spätsommer 1940 insgesamt 25 Hebammen im Ghetto registrieren, die vor allem in den Krankenhäusern I und II sowie in der Rettungsbereitschaft tätig waren.[590] Dennoch herrschte ein eklatanter Mangel an medizinischem Personal, besonders an Fachärzten.[591] Zudem mangelte es an Raum für die Kranken: Bis Mai 1941 gelang es der jüdischen Ghettoverwaltung, 1.200 Klinikbetten einzurichten. Bei einer Bevölkerung von etwa 160.000

584 Fijałek/Indulski, Opieka Zdrowotna w Łodzi. Salomea Kape erinnerte sich, dass ihre Mutter im Krankenhaus I tätig war.

585 Vgl. Eintrag vom 6.4.1941, Beilage, in: Feuchert/Leibfried/Riecke (Hrsg.), Chronik des Gettos Lodz/Litzmannstadt 1941, S. 113-114; Liste der Ärzte im Ghetto mit Adressen, in: APŁ, L-15065, Bl. 160; Statistik der Gynäkologischen Wöchnerinnen Anstalt beim Krankenhaus I, Hanseatenstr. 34/36, Aug.-Sept. 1940, in: APŁ, L-19381. Die Namen der 3 angestellten Hebammen sind nicht vermerkt. Salomea Kape bestätigte jedoch, dass ihre Mutter in der Klinik in der Hanseatenstr. 36 arbeitete.

586 Salomea Kape, E-Mail November, 2012.

587 Interview Salomea Kape, Sept. 2019; Vgl. Fijałek/Indulski, Opieka Zdrowotna w Łodzi, S. 490.

588 Im Dezember 1940 wurden alle Hebammen, Ärzte und Schwestern zusammengeschlossen und der Weisung der Gesundheitsabteilung der Ghettoverwaltung unterstellt. Vgl. Löw, Juden im Getto Litzmannstadt, S. 177.

589 Vgl. Sitarek, Otoczone Drutem Państwo, S. 63. Im April 1941 berichtete Szykier, es seien 91 Ärzte, 16 Feldschere und 31 Personen Hilfspersonal sowie 192 Krankenpfleger während des Tages und 49 während der Nacht tätig. Vgl. Schreiben Dr. Szykier vom 9.4.1941, in: APŁ, 221/L-22141. Im Winter 1941 waren 170 Ärzte in der Gesundheitsabteilung beschäftigt. Vgl. Löw, Juden im Getto Litzmannstadt, S. 177.

590 Verzeichnis der Hebammen im Ghetto, o. D., in: APŁ, L-15065. Vermutlich befanden sich weitere Hebammen im Ghetto. Wie viele der 270 Hebammen in Lodz vor dem Krieg jüdisch waren, ließ sich nicht ermitteln. In Warschau gab es 1.143 polnische und 295 jüdische Hebammen. Vgl. Offer, White Coats in the Ghetto, S. 319.

591 Rumkowski forderte daher Fachärzte aus dem Warschauer Ghetto an. Schreiben des Ältesten der Juden, 17.9.1940, in: APŁ, L-15065. Im März 1941 kamen 5 Fachärzte aus Warschau an; im Mai 1941 12 weitere. Dr. Szykier war dafür ins Warschauer Ghetto gefahren. Vgl. Einträge vom 10.-24.3. und 27.-31.5.1941, in: Feuchert/Leibfried/Riecke (Hrsg.), Chronik des Gettos Lodz/Litzmannstadt 1941, S. 87; 153.

kamen rein rechnerisch 133 Personen auf ein Bett. Im Vergleich dazu stand im Oktober 1941 in der Stadt Litzmannstadt für 120 Einwohner ein Krankenhausbett zur Verfügung.[592] Im Ghetto war ein Bett im Krankenhaus kaum zu bekommen, selbst medizinische Untersuchungen waren nur schwer, nach langen Wartezeiten oder aber durch Beziehungen zu erhalten, Medikamente vielfach gar nicht. Im Krankenhaus mangelte es an sanitären Einrichtungen und die Ernährung von Personal und Patienten war unzureichend.[593] Für Bedürftige übernahm die jüdische Ghettoverwaltung die Behandlungs- und Arzneimittelkosten. Die Aufstellungen über bezahlte und unbezahlte Einsätze der Rettungsbereitschaft verdeutlichen die zunehmende Verarmung der Menschen im Ghetto. Übernahmen im Juli 1940 noch rund 12% der Patienten die Kosten der Einsätze selbst, waren es im Dezember 1940 nur noch rund 3%.[594]

Am 30. April 1940 riegelte die deutsche Stadtverwaltung das Ghetto ab und benannte die Stadt Lodz in Litzmannstadt um.[595] Etwa 160.000 Menschen, davon rund 54% Frauen, wurden auf dem Gebiet des Ghettos eingesperrt.[596] Menschen, die sich den verschiedenen politischen und religiösen Strömungen der Vorkriegszeit zugehörig fühlten, wurden in einer Zwangsgemeinschaft zusammengepfercht.[597] Niemand durfte das Gelände ohne Erlaubnis der Gestapo betreten oder verlassen.[598] Die jüdische Bevölkerung wurde von den polnisch-christlichen und deutschen Einwohnerinnen und Einwohnern der Stadt isoliert. Die Kontakte der Familie Herszenberg zur Außenwelt des Ghettos rissen ab.[599]

b) »Sozialer Tod« und rassische Segregation: Als jüdische Hebamme in Leslau

In Włocławek/Leslau lebte die polnisch-jüdische Hebamme und Krankenpflegerin Szejna B. (1896-1943) mit ihren beiden Kindern Syma (15 Jahre) und Abraham (13 Jahre).[600] Die älteste Tochter Regina war vor Beginn des Krieges mit ihrem Mann nach Palästina ausgewandert. Szejnas Mann Fishel, er war Musiker, lebte von seiner

592 Gerechnet ohne die Betten des Säuglingsheims. Vgl. Litzmannstadt. Statistische Monatsberichte, hrsg. im Auftrage des Oberbürgermeisters vom Statistischen Amt, 1. Jg., H. 10, Oktober 1941, in: AŻIH, 205 Lodz/23.
593 Löw, Juden im Getto Litzmannstadt, S. 177-184.
594 Przełożony Starszeństwa Żydów w Getcie Łódzkim, 1940, in: APŁ/L-19389.
595 Bömelburg/Klatt (Hrsg.), Lodz im Zweiten Weltkrieg. Nach Bekanntwerden der Pläne, das Ghetto abzuriegeln, flohen 7.896 Juden aus der Stadt. Vgl. Alberti, Die Verfolgung und Vernichtung, S. 161.
596 Unger, The Status and Plight of Women.
597 Haas, Vergangenheit erinnern, Zukunft erhoffen.
598 Vgl. Klein, Die »Ghettoverwaltung Litzmannstadt« 1940-1944, S. 83-84.
599 Interview Salomea Kape, September 2019.
600 Vgl. Akte Szejna B, in: APB, 90 Fordon/172. Ich danke Maren Röger für den Hinweis auf diesen Aktenbestand. Vgl. auch: Gedenkblatt für Avraham B., erstellt von Regina Rubinsztejn, 17.6.1957, in: Yad Vashem, https://yvng.yadvashem.org/nameDetails.html?language=de&itemId=8698379&ind=1; Gedenkblatt für Syma B., erstellt von Regina Rubinsztejn, 17.6.1957, in: Yad Vashem, https://yvng.yadvashem.org/nameDetails.html?language=de&itemId=301724&ind=1. [30.1.2023].

Familie getrennt in Suwałki.[601] Szejna B. war im Umland von Włocławek geboren worden, hatte die Volksschule und drei Klassen des Gymnasiums besucht.[602] Ihr Hebammenexamen hatte sie 1916 im Alter von 20 Jahren abgelegt.[603] Zu Beginn ihrer Berufstätigkeit war sie deutlich jünger als der Durchschnitt der Hebammen in Włocławek, die ihre Ausbildung im Schnitt im Alter von 28 bis 29 Jahren beendeten.[604] Zum Zeitpunkt des deutschen Überfalls war Szejna B. seit 23 Jahren als Hebamme in Włocławek tätig.

Vor dem Krieg betrug der Anteil der jüdischen Bevölkerung in Włocławek rund 20%. Noch im Winter 1939/40 vertrieb und deportierte die deutsche Stadtverwaltung unter Bürgermeister Hans Cramer mehr als die Hälfte der polnisch-jüdischen Bevölkerung aus Leslau. In mehreren Transporten wurden die Menschen in Zwangsarbeitslager oder ins Generalgouvernement verschleppt, so im Februar 1940 in die Stadt Włoszczowa nahe Kielce.[605] Über die Ankunft dieses Transports berichtete der Judenrat in Włoszczowa, der eine Kommission zur Unterstützung der Deportierten gebildet hatte:

> »Am 18. Februar traf [...] ein Transport von 440 aus Włocławek Ausgesiedelten am Bahnhof ein. Der Zustand der Ankömmlinge war in jeglicher Hinsicht entsetzlich: ohne einen Groschen, erschöpft bis zum Letzten, viele außerdem krank. [...]. Die Lage dieser Menschen war einfach verzweifelt. Sie [...] litten Hunger, und der damals herrschende Frost von minus 30 Grad sowie Schneestürme verhinderten die Kommunikation mit der Stadt.«[606]

Der Bericht zeichnet ein Bild der Verzweiflung und materiellen Not der aus Leslau Deportierten, die kaum etwas von ihrem persönlichen Besitz hatten mitnehmen dürfen.[607] Völlig mittellos kamen sie im Generalgouvernement an. Wie in Włoszczowa gehörten die aus den annektierten Gebieten vertriebenen Juden auch in anderen Gemeinden im Generalgouvernement oft zu den Ärmsten der Bevölkerung.[608] Es war den jüdischen Gemeinden und dem Judenrat überlassen, für Unterbringung und Ver-

601 Unklar ist, ob Fishel/Vishel B. bereits vor dem Krieg nach Suwałki gezogen oder aber zu Beginn des Krieges aus Leslau geflohen oder im Rahmen der »Aussiedlungen« ins Generalgouvernement deportiert worden war. Vgl. Gedenkblatt, verfasst von Regina Rubinsztejn, 17.6.1957, in: Yad Vashem unter: https://yvng.yadvashem.org/nameDetails.html?language=de&itemId=372097&ind=1 [20.10.2020].

602 Akte Shejna B, in: APB, 90 Fordon/172.

603 Urzędowy spis lekarzy, VI Położne, S. 10.

604 Durchschnittsalter anhand der Personalakten der Hebammen in Leslau Stadt und Umland errechnet. Vgl. Personalakten in: APW, 829/42/43/44.

605 Zur Situation in den Arbeitslagern, in denen die Lebensbedingungen katastrophal, medizinische Versorgung kaum vorhanden und die Sterberate vielfach eine sehr hohe war, vgl. Alberti, Die Verfolgung und Vernichtung der Juden im Reichsgau Wartheland 1939-1945, S. 315-324.

606 Dok. 216: Der Judenrat in Włoszczowa berichtet Anfang 1941 über seine Fürsorgetätigkeit im Jahr 1940, ausgearbeitet von Aleksander Fargel. Abgedruckt in: Friedrich/Löw (Hrsg.), Polen, S. 473-479.

607 Vgl. Alberti, Die Verfolgung und Vernichtung, S. 133. Zur Situation der Flüchtlinge vgl. auch: Offer, White Coats in the Ghetto, S. 430-439.

608 Vgl. Lehnstaedt, Der Kern des Holocaust, S. 19-20.

pflegung der Deportierten zu sorgen. Eine Aufgabe, die trotz großer Anstrengungen und Unterstützung mit Geld, Lebensmitteln und Medikamenten durch das American Joint Distribution Committee und die TOZ kaum gelingen konnte.[609]

Um den gewaltsamen Deportationen zu entkommen, flohen jüdische und polnische Familien aus Leslau. Der Stadtverwaltung gelang es nicht, die »wilde Abwanderung« zu stoppen. Nach einem Lagebericht von Mitte Dezember 1939 kam es dadurch zur Verknappung von Arbeitskräften. Bis Dezember 1939 reduzierte sich die Bevölkerung der Stadt durch Vertreibung, Deportation und Flucht um rund 20.000 Personen.[610] Im Januar 1940 lebten von vormals rund 16.000 polnisch-jüdischen Einwohnerinnen und Einwohnern gerade noch 5.200 in Leslau.[611] Die Zahlen dokumentieren die mit Priorität betriebene Politik der Leslauer Behörden, den Kreis »judenfrei« zu bekommen.[612]

Die in Leslau verbliebenen Juden waren ab dem 25. Oktober 1939 verpflichtet, ein gelbes Dreieck auf Brust und Rücken zu tragen. Ebenso wie in Lodz wurden Juden aus dem Wirtschaftsleben gedrängt und zu Zwangsarbeitseinsätzen herangezogen – die jüdische Gemeinde von Leslau musste der Stadtverwaltung jeden Tag ein bestimmtes Kontingent an Arbeitskräften zur Verfügung stellen.[613] Erschienen die Arbeiter nicht, war Gewaltanwendung durch die deutschen Dienststellen an der Tagesordnung.[614]

Der Amtskommissar von Sieradz/Schieratz berichtete dem Landrat des Kreises Lask über eine solche Strafaktion aus dem Jahr 1942. Das Arbeitsamt hatte mehrere jüdische Männer für einen Arbeitseinsatz angefordert. Als diese nicht erschienen, wurden 20 Frauen und Mädchen, darunter eine Schwangere, zum Arbeitsamt in Schieratz gebracht. Der Leiter, »Pg. Streim«, ordnete an, ihnen einen »Denkzettel« zu verpassen. Sie »mußten sich nackt ausziehen und wurden, weil sie über den Verbleib der Väter und Männer keine Auskunft geben konnten oder wollten, mit der Peitsche und mit dem Stock geschlagen.«[615] Amtskommissar und Leiter der Schutzpolizei distanzierten sich zwar von dem Ausmaß der Gewalt, sahen jedoch von einer Meldung ab, um nicht in den Verdacht zu geraten, »judenfreundlich« zu sein.[616]

609 Vgl. Bericht des Judenrates in Włoszczowa. Dok. 216: Der Judenrat in Włoszczowa berichtet Anfang 1941 über seine Fürsorgetätigkeit im Jahr 1940, ausgearbeitet von Aleksander Fargel. Abgedruckt in: Friedrich/Löw (Hrsg.), Polen. Zum American Joint Distribution Committee vgl. Friedländer/Kenan, Das Dritte Reich und die Juden, S. 232.

610 Vgl. Lagebericht, 13.12.1939, in: APP, 299 RSH/1832, Bl. 20.

611 Im Januar 1939 lebten demgegenüber rund 3.300 Deutsche und 46.300 Polen in der Stadt. Zu den Zahlen vgl. Lagebericht, 15.11.1939, in: APP, 299 RSH/1832, Bl. 3; Statistische Erfassung der Bevölkerung im Warthegau, Dez. 1939/Jan. 1940, in: APP, 299 RSH/594, Bl. 29.

612 Vgl. Bericht vom 15.11.1939, in: APP, RSH 1832, Bl. 3; Die Ansiedlungsvorbereitungen und die Ansiedlung der städtischen Rückwanderer, in: BArch, R 49/I/3074, Bl. 74-98, hier Bl. 86.

613 Dok. 13. Eine jüdische Augenzeugin berichtet in Palästina, wie die Deutschen im September 1939 in Włocławek die Juden verfolgten, 7.6.1940, in: Friedrich/Löw (Hrsg.), Polen, S. 92-94.

614 Berent, Holocaust Ludności Żydowskiej. Vgl. auch: Kwiet, Erziehung zum Mord.

615 Amtskommissar in Sieradsch an den Landrat des Kreises Lask, 27.6.1942, in: BArch, R 138 II/16.

616 Amtskommissar in Sieradsch an den Landrat des Kreises Lask, 27.6.1942, in: BArch, R 138 II/16.

Sexualisierte Gewalt gegen Jüdinnen bzw. sexualisierte Folter, wozu das Schlagen mit Peitsche und Stock nackter Frauen zu rechnen ist, war, wie Regina Mühlhäuser herausarbeitet, verbreitete Praxis der Besatzungsherrschaft. Frauen wurden auf einen Status als »verfügbare Sexualobjekte« reduziert, ihnen damit ihre Ohnmacht vor Augen geführt. Sexualisierte Gewalt stellte zugleich eine Machtdemonstration und nonverbale Kommunikation der männlichen Besatzer gegenüber den besiegten Männern dar. Über die sexualisierte Gewalt gegen ihre Frauen und Töchter sollten sie gedemütigt und ihnen ihre Niederlage verdeutlicht werden.[617] Dies scheint ebenfalls ein Motiv des Leiters des Arbeitsamtes in Schieratz gewesen zu sein. Mit der sexualisierten Gewalt gegen die Frauen und Mädchen zielte er auf eine Bestrafung, Demütigung und Machtdemonstration gegenüber den Männern in dem Moment, in dem diese sich den Zumutungen der deutschen Besatzer durch Abwesenheit entzogen. Die Folter der schwangeren Frau, die in dem Bericht hervorgehoben wurde, hatte hierbei einen hohen symbolischen Wert, unterstrich sie doch die Grausamkeit des »Pg. Striem« und machte den an der »Aktion« beteiligten Deutschen sowie der jüdischen Bevölkerung deutlich, dass schwangere Jüdinnen eben gerade nicht in besonderer Weise zu schützen waren. Die Gewalt richtete sich auch gegen das Ungeborene und die Reproduktionsfähigkeit des weiblichen jüdischen Körpers.[618]

Szejna B. und ihren beiden Kindern gelang es, der Gewalt und den Deportationen in den ersten Besatzungsmonaten zu entkommen. Parallel zu diesen Verschleppungen begann die deutsche Stadtverwaltung in Leslau im Dezember mit einer breit angelegten innerstädtischen Umsiedlung. Einen als »Verbrecherviertel« bezeichneten Stadtteil mit rund 3.000 Einwohnern ließ Cramer räumen und niederbrennen.[619] Auch Szejna B. und ihre Kinder mussten ihre Wohnung verlassen und kamen bei einer Verwandten unter, die die Kinder als »Großmutter« bezeichneten.[620] Als freiberufliche Hebamme verfügte Szejna B. trotz Entrechtung und Ausgrenzung der jüdischen Bevölkerung aus dem gesellschaftlichen und wirtschaftlichen Leben über Möglichkeiten, zumindest geringe Einkünfte zu erzielen. Vor Gericht gab sie 1940 an, zwischen 40 und 50 Reichsmark pro Monat als Hebamme zu verdienen.[621] Dies entsprach ungefähr einem Viertel des Geldes, das deutsche Hebammen als Mindesteinkommen im Wartheland zugesichert bekamen.[622] 1940 kosteten ein Kilogramm Kochfleisch 1,80 RM und ein Brot

617 Vgl. Mühlhäuser, Eroberungen, S. 89-100.

618 Analog weist Mühlhäuser der Vergewaltigung »unberührter« Frauen einen hohen symbolischen Wert zu. Vgl. ebenda, S. 94. Zu sexueller Gewalt gegen Jüdinnen insbesondere auch im Hinblick auf ihre Reproduktionsfähigkeit vgl. Hedgepeth/Saidel (Hrsg.), Sexual violence; Waxman, Women in the Holocaust.

619 Vgl. Lagebericht Leslau, 13.12.1939, in: APP, 299 RSH/1832, Bl. 20.

620 Die Frau trug den gleichen Nachnamen wie Szejna B.s Mutter. Vgl. Akte Szejna B, in: APB, 90 Fordon/172. Die Umsiedlung von Juden in Häuser und Gebiete, die für die deutschen Besatzer von geringem Interesse waren, war der erste Schritt zur Ghettoisierung. Vgl. Fulbrook, »Unschuldig schuldig werden«?, in: Löw/Bergen/Hájková (Hrsg.), Alltag im Holocaust, S. 117-136.

621 Vgl. Akte Szejna B., in: APB, 90 Fordon/172.

622 Vgl. Schreiben des Amtsarztes in Leslau, 24.5.1940, in: APW, 829/38.

0,30 RM;[623] für Szejna B. und ihre Kinder wird ihr Einkommen insofern gerade ausgereicht haben, um die allernotwendigsten Lebensmittel zu kaufen und eine geringe Miete zu zahlen. Szejna B. konnte sich in der Stadt bewegen und Kontakt zu polnischen und sogar deutschen Einwohnern aufnehmen. Dies bot – anders als im Ghetto Litzmannstadt – Möglichkeiten, beispielsweise Nahrungsmittel und Gebrauchsgüter zu erhalten.[624] Der Kontakt zu einer der Deutschen wurde Szejna B. jedoch zum Verhängnis.

Im April 1940 bat der jüdische Schneider P. Szejna B. um Hilfe. Er erledigte hin und wieder Arbeiten für die 20jährige Reichsdeutsche Erika J., die in Leslau als Stenotypistin tätig und ungewollt schwanger war. Sie hatte versucht, durch körperliche Anstrengungen eine Fehlgeburt auszulösen, jedoch ohne Erfolg. Herr P. stellte den Kontakt zwischen Szejna B. und Erika J. her. Im Sprechzimmer des polnischen Arztes Dr. S. trafen sich die beiden Frauen. Erika J. berichtete, sie habe seit mehreren Tagen Blutungen. Dies bestätigte Dr. S., der sich jedoch weigerte, einen Eingriff vorzunehmen. Szejna B. gab Erika J. ein graues, nicht näher identifizierbares Pulver. In der Nacht wurden die Blutungen stärker. Auf Anraten von Szejna B. bat Erika J. am nächsten Tag den polnischen Arzt Dr. S. um Hilfe, der eine Ausschabung der Gebärmutter vornahm. Szejna B. assistierte bei dem Eingriff.[625]

Der vor Gericht als sachverständiger Gutachter zugezogene Amtsarzt kam zu dem Schluss, dass Erika J. am wahrscheinlichsten durch die körperlichen Anstrengungen eine Fehlgeburt ausgelöst habe. Nicht auszuschließen sei jedoch, dass das von Szejna B. verabreichte graue Pulver, bei dem es sich mutmaßlich um ein Mutterkornpräparat handelte, den Abort verursachte. Das Amtsgericht Leslau warf Szejna B. den Versuch einer gewerbsmäßigen Abtreibung an einer Deutschen vor und verurteilte sie im Juli 1940 zu sechs Jahren Zuchthaus, obwohl sie ihre Unschuld beteuerte. Einen Beweis für ihre ursächliche Mitwirkung beim Abbruch der Schwangerschaft hatte das Gericht nicht vorlegen können. Der Richter argumentierte, eine Jüdin, die nicht zögere, einer reichsdeutschen Frau bei einer Abtreibung zu helfen, beweise »einen außerordentlich starken verbrecherischen Willen, der mit allen Mitteln gebrochen werden muß.«[626] Der Schneider P. wurde wegen Beihilfe zur versuchten Abtreibung zu einem Jahr Gefängnis verurteilt und der polnische Arzt Dr. S. aus Mangel an Beweisen freigesprochen.[627]

Das Gericht verurteilte Szejna B. als Hauptschuldige. Die Richter warfen ihr vor, ihre spezialisierten Kenntnisse als Hebamme missbraucht zu haben. Deutsche Behörden verdächtigten polnische und jüdische Hebammen pauschal, Abtreibungen durchzuführen und damit deutsche biopolitische Ziele zu konterkarieren, wobei es ihnen hier vor allem um Schwangerschaftsabbrüche bei deutschen Frauen ging.[628] Polnische

623 Vgl. Litzmannstädter Einzelhandelspreise einiger Lebensmittel, Oktober 1940, in: Dienstliche Mitteilungen der Stadtverwaltung, Nr. 41, 20.11.1940, in: AŻIH, 205/11.
624 Alberti, Die Verfolgung und Vernichtung, S. 208-209; 314.
625 Vgl. Gerichtsprozess gegen Szejna B., 19. Juli 1940, in: APB, 92 Zuchthaus Fordon/172.
626 Urteilsbegründung gegen Szejna B., 19. Juli 1940, in: APB, 92 Zuchthaus Fordon/172.
627 Ebenda. Vgl. auch: Lisner, Midwifery and Racial Segregation.
628 Vgl. Briefwechsel von Leonardo Conti und Heinrich Himmler, März 1942, in: BArch, R 1501/3806.

und jüdische Hebammen standen unter »Generalverdacht«, da sie aufgrund ihrer selbstständigen Arbeitsweise in den Wohnungen der Gebärenden sowie wegen ihres medizinischen Wissens und Könnens über Möglichkeiten verfügten, entsprechende Eingriffe vorzunehmen.[629] Szejna B. wurde Opfer dieser rassistischen und radikalisierten Verfolgungspraxis, bestätigte sie doch mit ihrem Agieren alle Vorurteile der deutschen Gesundheitsverwaltung.[630]

Ihrer bürgerlichen Rechte beraubt und weitgehend aus Gesellschaft und Wirtschaft ausgeschlossen, erlitt die jüdische Bevölkerung in den annektierten Gebieten innerhalb weniger Wochen und Monate einen »sozialen Tod«, wie Marion Kaplan diesen Exklusionsprozess beschreibt.[631] NS-Rassenpolitik und Exklusionspraxen ermutigten Deutsche und zum Teil auch Polen dazu, die Situation der jüdischen Bevölkerung zum persönlichen Vorteil zu nutzen, beispielsweise durch Rückgriff auf deren Kenntnisse, Fähigkeiten und Arbeitskraft sowie durch Aneignung ihres Eigentums.[632] Die reichsdeutsche Erika J. hatte offenbar gezielt Szejna B. als jüdische Hebamme um Hilfe gebeten. Frauen, die eine ungewollte Schwangerschaft beenden wollten, suchten in der Regel praktische Hilfe, und diese erhoffte sich Erika J. offenbar von Szejna B.[633] Deren rassistisch bedingte untergeordnete, abhängige und auswegslose Position ließ Erika J. vermutlich auf Bereitschaft zu Hilfe und Verschwiegenheit hoffen. Szejna B. agierte demgegenüber möglicherweise angstgeleitet. Im April 1940 war bereits mehr als die Hälfte der jüdischen Bevölkerung Leslaus ermordet oder deportiert worden. Denunziationen gehörten zur Tagesordnung. Somit war es gefährlich, die Bitte einer Reichsdeutschen abzulehnen.[634] Möglicherweise hoffte Szejna B. jedoch auch auf ein zusätzliches Einkommen. Ungeachtet ihrer Motive konnte sie sich aber offenbar auf die Unterstützung des polnischen Arztes verlassen. Möglicherweise hatte sie bereits vor dem Krieg mit ihm zusammengearbeitet. Vor Gericht allerdings sagte Dr. S. nicht zu Gunsten von Szejna B. aus, sondern war eher darauf bedacht, seine Unschuld zu beweisen. Ebenso wenig machte Erika J. entlastende Aussagen.[635]

Für Szejna B. und ihre Kinder bedeutete die Verhaftung eine emotionale und wirtschaftliche Tragödie. »Und ich«, schrieb ihre Tochter Syma, »weißt Du, mein Herz weint in mir […] dass du so ein Urteil bekommen hast.«[636] Die beiden Kinder lebten

629 Vgl. Jahresgesundheitsberichte, 1939-1941, in: APP, 299 RSH/1884.

630 Vgl. Lisner, Midwifery and Racial Segregation.

631 Kaplan beschreibt diesen Exklusionsprozess für die jüdische Bevölkerung, die im »Altreich« lebte. Der Exklusionsprozess zog sich hier über mehrere Jahre hin. Die jüdische Bevölkerung in den annektierten Gebieten erlebte diesen in einer radikalisierten Form innerhalb eines sehr viel kürzeren Zeitraums. Vgl. Kaplan, Der Mut zum Überleben.

632 Vgl. Aly, »Endlösung«; Bergen/Hájková/Löw, Warum eine Alltagsgeschichte des Holocaust?.

633 Vgl. Usborne, Abtreibung in Weimar, S. 96-120.

634 Vgl. z. B. Kwiet, Erziehung zum Mord.

635 Vgl. Gerichtsprotokoll, 19. 7. 1940, in: APB, 92 Fordon/172.

636 Brief von Syma an ihre Mutter Szejna B., 18. 12. 1940, in: APB, 92 Fordo/172. Die in den Prozessakten befindlichen Briefe wurden von der Gefängnisleitung zensiert und offenbar nicht zugestellt. Vgl. Personalakte Szejna B, in: APB, 92 Fordon/172. Ich danke Elżbieta Kassner für die Übersetzung der Briefe.

nun allein bei den Großeltern.[637] Kurz nach dem Gerichtsurteil und der Inhaftierung von Szejna B. tröstete Syma ihre Mutter und schrieb: »Liebe, mach dir keine Sorgen, alles ist in bester Ordnung.«[638] Auch Abraham schrieb seiner Mutter, sie solle sich keine Sorgen machen, zugleich gab er zu, wie sehr er sie vermisste: »Wenn ich nachts aufwache, so suche ich dich im Bett und kann nicht schlafen, mein liebes Mütterlein, sorge dich nicht.«[639] Mit der Inhaftierung von Szejna B. wurde die Familie auseinandergerissen, und der Wegfall der Einkünfte durch die Hebammentätigkeit verschlechterte die wirtschaftliche Situation der Kinder zusehends. In ihren Briefen vermittelten sie jedoch Hoffnung darauf, dass sich noch alles zum Besseren wenden könne. Konnte Syma im Juli 1940 noch berichten, sie habe noch nichts verkaufen müssen – »Ich lebe davon, was ich noch habe« –, schrieb sie im Dezember, sie werde ein Kleid verkaufen, und weiter: »In dieser Woche habe ich einen Antrag eingereicht [vermutlich beim Judenrat], dass wir ohne kleinste Fürsorge und ohne Lebensmittel geblieben sind.«[640] Trotz der prekären finanziellen Verhältnisse vermittelte Syma Zuversicht. Sie plante offenbar, zusammen mit ihrem Bruder aus dem Wartheland auszureisen und zu Verwandten zu ziehen. Szejna B. hatte auf dem Fragebogen, den sie bei ihrer Aufnahme im Zuchthaus ausfüllen musste, auf die Frage, was sie nach ihrer Entlassung zu tun gedenke, angegeben, sie wolle zu ihren sechs Brüdern nach Frankreich gehen. Ein weiterer Bruder lebte im sowjetisch besetzten Białystock. Syma verfolgte den Plan auszuwandern weiter und berichtete ihrer Mutter in Andeutungen von den Fortschritten der Vorbereitungen.[641]

Priorität für NS-Deutschland hatte es, das »Altreich« »judenfrei« zu bekommen. Entsprechend forcierten die deutschen Behörden zu Beginn des Krieges noch die Auswanderung aus den »Altreichsgebieten«, behinderten diese aber in den besetzten Ländern. Im Oktober 1940 wurde die Auswanderung aus dem besetzten Polen schließlich ganz verboten.[642] Auch Syma und ihrem Bruder gelang die Ausreise nicht mehr; ab Mai 1940 befand sich Frankreich im Krieg mit Deutschland und kapitulierte im Juni.[643] An eine Flucht nach Frankreich war also nicht mehr zu denken, und auch die geschaffene Grenze zwischen dem deutsch besetzten Teil Polens und den sowjetischen »Interessensgebieten« war abgeriegelt.[644] Im Dezember 1940 wurde der Großvater ermordet.[645] Die Kinder und die Großmutter[646] waren ab November 1940 wie die

637 Zumindest schrieb Syma in ihren Briefen von Großvater und Großmutter.
638 Brief von Syma an ihre Mutter Szejna B., 22.7.1940, in: APB, 92 Fordon/172.
639 Brief von Abraham an seine Mutter, 18.12.1940, in: APB, 92 Fordon/172.
640 Brief von Syma an Szejna B., 18.12.1940, in: APB, 92 Fordon/172.
641 Ebenda.
642 Vgl. Aly, »Endlösung«; Friedländer/Kenan, Das Dritte Reich und die Juden, S. 204-207; Browning, Die Entfesselung der »Endlösung«, S. 288-291.
643 Vgl. Aly, »Endlösung«. Onkel und Tanten in Frankreich wurden in Auschwitz ermordet. Vgl. Gedenkblatt Yad Vashem für Mojzle und Lajb Lichtenstejn, eingereicht von Regina Rubinstejn, 11.7.1999.
644 Vgl. Radchenko, Getrennte jüdische Familien.
645 Gedenkblatt Yad Vashem für Mendel Lichtenstein, eingereicht von Regina Rubinstejn, 27.5.1999.
646 Brief von Stanisław an Szejna B., 29.11.1942, in: APB, 92 Fordon/172.

gesamte verbliebene jüdische Bevölkerung von Leslau gezwungen, in einem als Ghetto ausgewiesenen Gebiet zu leben.[647]

Auf Initiative lokaler Behörden entstanden seit Frühjahr 1940 an verschiedenen Orten im Wartheland kleinere Ghettos als vorübergehend gedachte Zwischenlösung bis zur Deportation der jüdischen Bevölkerung.[648] Im März 1940 wurden die Deportationen ins Generalgouvernement vorübergehend gestoppt. Die Ansiedlung der Wolhynien-, Galizien- und Narewdeutschen hatte Vorrang. Die warthelländischen Behörden gingen jedoch davon aus, dass man die »Abschiebung« der Juden ins Generalgouvernement in Kürze wieder aufnehmen würde.[649] Als Generalgouverneur Hans Frank Anfang November 1940 erklärte, es könnten während des Krieges keine weiteren Polen und Juden mehr aufgenommen werden, und eine Umsiedlung nach Madagaskar sich als nicht realisierbar erwies,[650] wurden die Planungen zur Abschiebung der jüdischen Bevölkerung zunehmend infrage gestellt.[651]

Die Stadtverwaltung von Leslau errichtete das Ghetto im November 1940 denn auch als Reaktion auf die sich abzeichnenden Schwierigkeiten hinsichtlich einer Deportation der verbliebenen jüdischen Bevölkerung ins Generalgouvernement.[652] Ghettos waren nun nicht mehr eine Zwischenlösung, sondern eine Alternative zu Deportationen.[653] Einige der Ghettos waren abgeriegelt, andere offen. Einige Kreise erklärten ganze Dörfer zu Ghettos, andere schufen gar keine.[654] Anlass zur Gründung der Ghettos waren jeweils lokale Geschehnisse. Dazu zählte unter anderem die Beschlagnahme jüdischer Vermögenswerte, der Seuchenschutz für die deutsche Bevölkerung, knapper Wohnraum wie in Leslau oder benötigter Platz für deutschstämmige Umsiedler.[655] Anders als das Ghetto in Litzmannstadt war jenes in Leslau nicht abgeriegelt. Zwar umzäunte die Stadtverwaltung das Ghettogebiet mit Stacheldraht und ließ es durch SS-Männer bewachen, doch blieb ein Kontakt zur »arischen Seite«, beispielsweise durch Arbeitseinsätze und mit Passierscheinen, bestehen. Erst im November 1941 erfolgte wenige Monate vor der Liquidierung des Ghettos am 27. April 1942 die Abriegelung.[656]

Syma hielt Kontakt zu den Geschwistern ihrer Mutter. Im April 1941 versprach Szejna B.s Bruder Józef, der als Arzt im Bezirk Białystok arbeitete: »Was mir möglich wird, werde ich für die Kinder tun«, und schickte ihnen Lebensmittelpakete.[657] Zwei

647 Miron/Shulhani: Yad Vashem Enzyklopädie der Ghettos, Bd. 2: N-Z, S. 963-965.
648 Alberti geht von einer Ghettoisierung der jüdischen Bevölkerung im Warthegau in drei Wellen aus. Vgl. Alberti: Die Verfolgung und Vernichtung, S. 193-205.
649 Vgl. Browning, Die Entfesselung der »Endlösung«, S. 102-104.
650 Vgl. Lehnstaedt, Der Kern des Holocaust, S. 28-29.
651 Vgl. ebenda, S. 30; Rutherford, Prelude to the Final Solution.
652 Vgl. Alberti, Die Verfolgung und Vernichtung, S. 201.
653 Vgl. Stiller, Völkische Politik, S. 386-388.
654 Vgl. Alberti, Die Verfolgung und Vernichtung, S. 196-217.
655 Vgl. Stiller, Völkische Politik, S. 386-388.
656 Vgl. Alberti, Die Verfolgung und Vernichtung, S. 205-206; Miron/Shulhani, Yad Vashem Enzyklopädie der Ghettos, Bd. 2: N-Z; Berent, Holocaust Ludności Żydowskiej.
657 Brief von Józef an Szejna B., 23.4.1941, in: APB, 92 Fordon/172.

Monate später begann Deutschland den Angriff auf die Sowjetunion. Białystok wurde von deutschen Truppen besetzt und die jüdische Bevölkerung in ein Ghetto eingesperrt.[658] Über das Schicksal von Józef ist nichts bekannt. Syma und Abraham wurden 1941 vermutlich aus dem Ghetto Leslau deportiert. Syma gelangte möglicherweise im Herbst 1941 zusammen mit rund 3.820 anderen als »nichtarbeitsfähig« Klassifizierten aus dem Ghetto Leslau ins Ghetto Litzmannstadt.[659] 1.180 als »arbeitsfähig« betrachtete Angehörige transportierte man gleichzeitig in Arbeitslager, u.a. nach Posen.[660] Die Chronik des Ghettos Litzmannstadt berichtete über den ersten Transport aus Leslau:

> »Am 26. September traf der erste angekündigte Transport im Getto ein. Es kamen 900 Vertriebene aus Włocławek – fast ausschließlich Frauen und Kinder. [...] Den Worten der angekommenen Frauen ist zu entnehmen, dass von der Deportation aus dem Getto in Włocławek der ärmste Bevölkerungsteil, der bei öffentlichen Arbeiten seinen Lebensunterhalt verdiente, betroffen war. Die Männer, von den Familien getrennt, wurden zur Zwangsarbeit geschickt.«[661]

Abraham und Syma wurden möglicherweise, wie in dem Bericht der Ghetto-Chronik geschildert, im Sommer/Herbst 1941 getrennt, Abraham in ein Zwangsarbeitslager geschickt und Syma ins Ghetto Litzmannstadt.[662] Regina, die älteste Tochter von Szejna B., die in Israel lebte, gab 1957 an, ihr Bruder Abraham sei in Grudziądz/Graudenz in Danzig-Westpreußen im Jahr 1942 im Alter von 16 Jahren ermordet worden.[663] Ihre Schwester Syma hingegen habe man während des Krieges zunächst nach Lodz und später ins Vernichtungslager Treblinka verschleppt. Dort habe man sie 1942 im Alter von 18 Jahren ermordet.[664]

Szejna B. blieb bis Januar 1943 im Frauenzuchthaus Fordon bei Bromberg (Bydgoszcz). Ob sie von dem Tod ihrer Kinder erfuhr, ist ungewiss. Im Kontext einer Strafverschärfung für Polen und Juden, die infolge der sogenannten Polenstrafrechtsverordnung vom 4. Dezember 1941 eingeführt wurde, waren längere Freiheitsstrafen als »verschärftes Straflager« zu verbüßen.[665] Dem Zuchthaus Fordon oblag es Ende 1942, inhaftierte

658 Zur Verfolgung der jüdischen Bevölkerung in Białystok und zum Ghetto vgl. Anders/Stoll/Wilke, Einleitung.

659 Miron/Shulhani, Bd. 2: N-Z, S. 964. Vgl. Schreiben des Polizeidirektors Leslau, betr. Beförderung von 920 Juden von Leslau nach Litzmannstadt, 20.8.1941; Schreiben betr. Überstellung der Juden von Leslau nach Litzmannstadt, 11.9.1941, in: AŻIH, 205 Lodz/140, Bl. 46; 50.

660 Vgl. G.A. Rösch; W. Bellstedt: Arbeitsbericht des Beauftragten des RKF, Arbeitsstab für den Kreis Leslau, Frühjahr 1942, in: BArch, R 49/1/3074, Bl. 1-98, hier Bl. 74. Bei späteren Deportationen aus den Landgemeinden wurden lediglich als »arbeitsfähig« betrachtete Menschen ins Ghetto Litzmannstadt gebracht. Vgl. Alberti, Die Verfolgung und Vernichtung, S. 383.

661 Getto-Chronik, September 1941. Abgedruckt in: Feuchert/Leibfried/Riecke (Hrsg.), Chronik des Gettos Lodz/Litzmannstadt 1941, S. 236.

662 Miron/Shulhani, Bd. 2: N-Z, S. 964.

663 Gedenkblatt Yad Vashem für Abraham B., eingereicht von Regina Rubinsztejn, 17.6.1957.

664 Vgl. Gedenkblatt Yad Vashem für Syma B., eingereicht von Regina Rubinsztejn (Rubinshtein), 17.6.1957.

665 Vgl. Broszat, Nationalsozialistische Polenpolitik, S. 138-141.

Frauen für den »verschärften Strafvollzug« zu benennen. Die Wahl fiel u.a. auf Szejna B. Am 14. Januar 1943 wurde sie ins Konzentrationslager Auschwitz verlegt und, den Gefängnisunterlagen nac,h zwei Wochen später dort ermordet.[666]

c) Zwischenfazit

Juden wurden propagandistisch als Gegenpol zur nationalsozialistischen »Volksgemeinschaft« inszeniert. Bilder von verarmten, »schmutzigen« Juden bildeten einen Kontrastpunkt zur deutschen Sauberkeit und zum »Umsiedlungswerk«. Beschreibungen der jüdischen Bevölkerung, wie sie Marie Bigott lieferte, und touristische Besichtigungen der Ghettos integrierten die antisemitische Propaganda in die eigene Erfahrung. Diese konnte reproduziert und weitergegeben werden.[667] Wie Stephan Lehnstaedt betont, verkehrte die NS-Propaganda Ursache und Wirkung, denn erst die deutschen Besatzer produzierten durch Ausgrenzungspolitik und Ghettoisierung Verarmung und unhygienische Lebensbedingungen, die zu Infektionskrankheiten führten.[668]

Dan Michman beschreibt es als ein wichtiges Element der Bewältigungs- und Überlebensstrategien der jüdischen Bevölkerung, auf der Grundlage vergangener Erfahrungen und Gegenwartsanalysen Zukunftserwartungen zu entwickeln, die u.a. Entscheidungen präfigurierten.[669] Wie unterschiedlich Ausgrenzungs- und Verfolgungserfahrungen sowie Überlebenschancen je nach Aufenthaltsort, sozialen Netzwerken, situativen Entscheidungen, aber auch durch Zufall ausfallen konnten, zeigen die Geschichten von Róża Herszenberg und Szejna B.

666 Vgl. Personalakte Szejna B, in: APB, 92. Vgl. auch: Kapitel V, 2d.
667 Vgl. Michman, Angst vor den »Ostjuden«, S. 83-85.
668 Vgl. Lehnstaedt, Der Kern des Holocaust, S. 18-24.
669 Michman, Handeln und Erfahrung.

V. GEBURTSHILFE IM SPANNUNGSFELD VON NORM UND PRAXIS, GESCHLECHT UND HERRSCHAFT

Im Sommer 1940 berichtete Helga T., Schwester bei der Nationalsozialistischen Volkswohlfahrt (NSV), über das Gründungstreffen der NS-Frauenschaft, Ortsgruppe Moosburg (Przedecz) im Regierungsbezirk Leslau:

> »Und es fasst uns tief, daß wir hier im fernen Ostland inmitten wurzelfester, deutscher Bäuerinnen sitzen, die von nun ab mit uns marschieren wollen in unserer Arbeit für Volk, Reich und Führer! Wir Frauen marschieren nicht wie die Männer durch die Straßen. Wir reihen uns unbemerkt in die viele und reiche Arbeit ein, die uns dazu führt, überall helfend einzugreifen, wo es nottut.«[1]

Helga T. inszenierte die Ortsgruppengründung der NS-Frauenschaft als Wendepunkt, von dem aus alle deutschen Frauen zu einer deutschen Gemeinschaft zusammenwachsen sollten. Dabei betonte sie, für Frauen sei das Marschieren nur im übertragenen Sinne gemeint, und erklärte das Helfen zur weiblichen Kernaufgabe.[2] Mit den als weiblich definierten Aufgaben verwies Helga T. auf die im Nationalsozialismus propagierte Geschlechterordnung. Diese oszillierte, wie Franka Maubach formuliert, zwischen Vorstellungen von Differenz und Gleichheit der Geschlechter, die in der »Volksgemeinschaft« mit ihren jeweils spezifischen Aufgaben- und Tätigkeitsfeldern kameradschaftlich vereint waren.[3] Der von Helga T. verfasste Bericht zeichnete jedoch weniger den Ist-Zustand nach als vielmehr die Zukunftsvision einer weiblichen »Volksgemeinschaft«.[4] Gerade in der Verheißung der »Volksgemeinschaft«, so Michael Wildt, lag ihre mobilisierende politische Kraft.[5] Helga T. verfasste ihren Bericht für den »Ostdeutschen Beobachter«. Die mediale Vermittlung des Gründungsaktes der NS-Frauenschaft in Moosburg und die Kommunikation der Vision einer zukünftigen weiblichen Gemeinschaft über Zeitschriften kann als eine Praxis der Herstellung von »Volksgemeinschaft« gelesen werden. Die »Volksgemeinschaft« wurde zum Ideal herrschaftlichen wie individuellen Handelns. Jeder – so Martina Steber und Bernhard Gotto – sei aufgefordert gewesen, das »Volksgemeinschaftsprojekt« im Alltag mitzugestalten.[6]

Im folgenden Kapitel geht es darum, die individuelle Handlungsebene im Sinne einer sozialen Praxis von »Volksgemeinschaft« für den weiblich dominierten Bereich

1 Helga T. (Deutsches Frauenwerk in Leslau): Bericht über eine Fahrt der Kreisvertrauensfrau und einer Mitarbeiterin in den Kreis zu den Umsiedlern (Ostdeutscher Beobachter), Sommer 1940, in: BArch, R 49/3045, Bl. 26-28, hier Bl. 27.

2 Vgl. Maubach, Expansionen weiblicher Hilfe.

3 Vgl. Maubach, »Volksgemeinschaft«.

4 Vgl. Harvey, Weibliche Gemeinschaft als »Volksgemeinschaft«.

5 Wildt, »Volksgemeinschaft«.

6 Steber, Volksgemeinschaft und die Gesellschaftsgeschichte, S. 439-441.

von Schwangerschaft und Geburt in den Blick zu nehmen. Für die eingegliederten polnischen Gebiete verspricht dies, wie von Elizabeth Harvey als Forschungsperspektive angeregt, mehr über die Konstruktion der »expandierenden Volksgemeinschaft von unten« außerhalb des »Altreichs« zu erfahren.[7]

Gewalt nach innen und außen beschreiben Martina Steber und Bernhard Gotto als wirksames Mittel zur Herstellung der »Volksgemeinschaft«.[8] In den eingegliederten polnischen Gebieten definierten die nationalsozialistischen Besatzer die »Volksgemeinschaft« durch »Volkstumskampf« und rassische Segregation.[9] Sie schufen – wie bereits beschrieben – eine nach rassischen Kriterien hierarchisierte soziale Ordnung. Für jede Bevölkerungsgruppe galten unterschiedliche Verhaltensnormen. Für alle galt jedoch das Verbot, die zwischen Deutschen, Polen und Juden gezogenen Rassen und Beziehungsgrenzen zu überschreiten.[10] Insbesondere die individuellen Interaktionen sollten nach dem Willen der deutschen Besatzer der Prämisse der rassischen Segregation untergeordnet werden.

> »Wir müssen uns klar darüber sein, daß sich der Volkstumskampf im Alltäglichen abspielt; daß es auf das Verhalten und das Sich-Bewähren in den Kleinigkeiten des täglichen Lebens ankommt, das Verhalten gegenüber der polnischen Verkäuferin, dem polnischen Dienstmädchen, dem polnischen Knecht. [...] Wir fühlen uns hier im Osten als ein Herrenvolk. Die Haltung dieses Herrenvolkes muß gekennzeichnet sein durch Wachsamkeit, Selbstbewahrung und Abstand.«[11]

Die von der Reichsstatthalterei in den »Ausführungen zum Volkstumskampf« angemahnten rassistischen Abgrenzungen im Alltag zielten auf individuelle Konturierungen von rassischer Segregation und von »Volksgemeinschaft«. In der Praxis stießen diese Vorstellungen jedoch aufgrund ökonomischer Notwendigkeiten an ihre Grenzen. Auf die Arbeitskraft vor allem der polnischen Bevölkerung konnte ebenso wenig verzichtet werden wie auf Interaktionen und Kontakte im (Arbeits-)Alltag.[12] Mit Erlass vom 25. September 1940 legte Reichsstatthalter Arthur Greiser daher die Grundsätze für das Zusammenleben von Deutschen und Polen fest und stellte klar, es komme weniger auf einen räumlichen als vielmehr auf einen inneren und persönlichen Abstand an – gerade auch im privaten Bereich – und auf die Kontrolle von Emotionen:

> »Infolge des Mangels an Wohnungen und an Hauspersonal, [ist] die Nachbarschaft mit Polen, oder gar das Zusammenwohnen in einer Wohnung zur Zeit noch nicht

7 Vgl. Harvey, Eine Utopie mit tödlichen Ausschlussklauseln, S. 450.

8 Steber, Volksgemeinschaft und die Gesellschaftsgeschichte, S. 439-441; Wildt, »Volksgemeinschaft«.

9 In Oberschlesien und Danzig-Westpreußen wurde eine weniger strenge Trennungspolitik betrieben. Majer, »Fremdvölkische« im Dritten Reich, S. 364.

10 Röger, Sexual Contact.

11 Ausführungen zur Polenpolitik, o. D., in: BArch, R 138 II/2, Bl. 70-71.

12 In der Landwirtschaft plante Konrad Meyer in seinen Raum- und Siedlungsplanungen ausländische Arbeiter langfristig ein. Es ging ihm nicht um ihre Vertreibung, vielmehr um ihre Beraubung und Ausnutzung. Vgl. Stiller, Völkische Politik, S. 1320.

zu umgehen. Es ist daher notwendig, die deutsche Bevölkerung durch geeignete Maßnahmen auf die Notwendigkeit eines unbedingt einzuhaltenden persönlichen Abstandes von polnischen Volkszugehörigen hinzuweisen.«[13]

Auf jeden Fall sollte ein »freundschaftlicher Verkehr« miteinander vermeiden werden. Sexuelle Beziehungen zwischen Deutschen und Polen wurden unter Strafe gestellt.[14] Die Besatzungsbehörden schränkten selbst Kontakte zwischen polnischen und deutschen Verwandten ein, um die Segregation von Deutschen und Polen voranzutreiben, aber auch, um unerwünschte individuelle Kontakte zwischen den Bewohnerinnen und Bewohnern des Warthelandes und des Reichsgebietes vor allem in den späteren Kriegsjahren zu unterbinden.[15]

Der polnische Widerstand, der militärische Arm der Exilregierung in London, forderte die polnische Bevölkerung ebenfalls auf, keine Beziehungen zu Vertretern des Besatzungsregimes zu pflegen. Kontakte zu Deutschen sollten als notwendiges Übel betrachtet und ihnen gegenüber Verachtung ausgedrückt werden. Wer dennoch private Kontakte zu Deutschen pflegte, riskierte es, sozial ausgegrenzt zu werden.[16] Obgleich der polnische Widerstand im Wartheland im Vergleich zum Generalgouvernement wenig aktiv war, werden die Direktiven jedoch vermutlich bekannt gewesen sein.[17] Die NS-Besatzungs- und Rassenpolitik führte, wie Czesław Madajczyk konstatiert, zu einer Feindschaft zwischen Polen und Deutschen.[18] Ungeachtet dessen interagierten jedoch Besatzer und unter Besatzung Lebende miteinander.[19] Es entstanden dabei durchaus individuelle Kontakte bis hin zu Liebesbeziehungen über die gezogenen Rassen- und Volkstumsgrenzen hinweg.[20]

Der Hebammenmangel machte im Bereich der Geburtshilfe eine Interaktion zwischen der polnisch-christlichen und der deutschen Bevölkerung notwendig. Im Hinblick auf die von Greiser gezogene Grenze zwischen »wirtschaftlich notwendigen« und »persönlichen Kontakten« stellte die Geburtshilfe in der Privatwohnung der Gebärenden eine Grauzone dar. Schwangerschaft, Geburt und Wochenbett wurden gewissermaßen zur Schnittstelle zwischen Privatheit und Öffentlichkeit. Die Interaktionen zwischen Hebamme, Gebärender und deren Familie waren dienstlicher Art. Zugleich eröffnete die weisungsungebundene Tätigkeit der Hebammen in den Wohnungen der Gebärenden Raum für individuelle Kontakte, für Vertrauensverhältnisse ebenso wie für Misstrauen und Denunziation.[21] Unter Besatzung wurden – so Tatjana Tönsmeyer – »Vertrauen und Misstrauen neu arrangiert« als eine Strategie,

13 Erlass des Reichsstatthalters, 25.9.1940 (I/8-143/2-1), in: AŻIH, 205/11.
14 Vgl. Röger, Kriegsbeziehungen.
15 Vgl. Majer, »Fremdvölkische« im Dritten Reich, S. 371.
16 Vgl. Madajczyk, Die Okkupationspolitik Nazideutschlands, S. 171; Grabowski, Die polnische Gesellschaft unter deutscher Besatzung, S. 35-49.
17 Vgl. Borodziej, Soziale und politische Konturen.
18 Vgl. Madajczyk, Die Okkupationspolitik Nazideutschlands, S. 172.
19 Vgl. Tönsmeyer, Unter deutscher Besatzung, S. 16.
20 Vgl. Röger, Kriegsbeziehungen.
21 Lisner, ›A Birth is Nothing out of the Ordinary Here…‹.

um sich in der unübersichtlichen und unsicheren Situation der Besatzung einzurichten.[22]

Die NS-Gesundheitsverwaltung, die Gesundheitsämter und die NSV, waren bestrebt, Zugriff auf die häusliche Sphäre und die Geburtssituation zu erhalten und kontrollierend auf die Interaktionen zwischen Hebamme, Gebärender und Familie einzuwirken.[23] Die polnisch-christlichen Hebammen nahm man seitens der Gesundheitsbehörden als eine potenzielle Gefahr für deutsche Mütter wahr. Von deutschen Hebammen erwartete das NS-Regime Erziehung und Kontrolle ihrer Klientel. Zu Kontakten zwischen polnisch-christlichen, polnisch-jüdischen und deutschen Hebammen und Müttern konnte es indes nur dann kommen, wenn es Begegnungsmöglichkeiten gab. Diese wurden vom NS-Regime durch die zunehmende Isolation und Entrechtung der polnisch-jüdischen Bevölkerung gezielt unterbunden.

Im folgenden Abschnitt werden Alltagspraktiken wie Interaktionen von Hebammen und Müttern unter den Bedingungen von Besatzung, »Germanisierung« und Biopolitik im Bereich von Schwangerschaft und Geburt untersucht. In Anlehnung an Alf Lüdtkes Konzept von »Herrschaft als sozialer Praxis« wird davon ausgegangen, dass Hebammen und Mütter rassistische Hierarchisierungen sowie NS-Propaganda und Reglementierungen im Bereich der Geburtshilfe nicht einfach umsetzten, sondern situativ interpretierten, im gesamten Spektrum von Mitmachen, Hinnehmen und Widerstehen.[24] Nach Alf Lüdtke wird Herrschaft durch Aushandlungen zwischen Herrschern und Beherrschten und durch ihre jeweiligen (situativen) Interpretationen hergestellt. Dies gilt, wie Tatjana Tönsmeyer betont, auch für den Kontext der Besatzungsherrschaft.[25] Lüdtke bezeichnet die Aushandlungsprozesse und Interpretationen von Herrschaft als ein »Kräftefeld«. In diesem »Kräftefeld« bestehen für Herrscher und Beherrschte vielschichtige Handlungsmöglichkeiten, wenn auch ihr Verhältnis als asymmetrisch zu bezeichnen ist.[26] Über welche Handlungschancen, über welche *Agency* Hebammen und Mütter verfügten und welche Interaktionsformen zwischen Besatzern und unter Besatzung Lebenden im Bereich der Geburtshilfe entstanden, wird im folgenden Kapitel untersucht.

22 Vgl. Tönsmeyer, Unter deutscher Besatzung, S. 17.

23 Vgl. Gundermann, Redebeitrag bei der Tagung der Gesundheitspflegerinnen in Hermannsbad, 20.-21.5.1941, in: APP, 299 RSH/1923.

24 Vgl. Lüdtke, Die Praxis von Herrschaft.

25 Vgl. Tönsmeyer, Unter deutscher Besatzung, S. 16.

26 Vgl. Lüdtke, Einleitung, S. 13-15. Vgl. auch Tönsmeier, Europa unter deutscher Besatzung, S. 16.

1. Interaktionen zwischen Vertrauen und Kontrolle

»Eine Geburt ist hier nichts Außergewöhnliches, mal kommt ein Kalb, mal ein Fohlen, mal ein Kind, daraus macht man nicht viel Wesen. In der Regel geht es ja gut, und geht es schief, so hat es der liebe Gott so gewollt.«[27] Die Hebamme Julie Prinz aus Welun/ Wieluń beschrieb die von ihr wahrgenommene Haltung wolhyniendeutscher und einheimischer volksdeutscher Frauen zur Geburt.[28] Zur Erheiterung der Leserinnen der Hebammenzeitschrift zog sie einen Vergleich zwischen Tier- und Menschengeburten und markierte auf ironische Weise Unterschiede zwischen Reichs- und Volksdeutschen.

Die überwiegende Mehrheit der im Wartheland niedergelassenen deutschen Hebammen war, ebenso wie Julie Prinz, reichsdeutsch. Im Jahr 1943 galten von den insgesamt 299 deutschen Hebammen 197 als Reichsdeutsche.[29] Die Mehrheit der deutschen Bevölkerung und damit auch die Klientel der Hebammen im Wartheland bestand dagegen überwiegend aus Volksdeutschen. So lebten 1944 im Wartheland rund 195.000 Reichsdeutsche, ca. 320.000 Umsiedler und rund 500.000 ortsansässige Deutsche, die in die DVL-Kategorien 1 bis 4 eingetragen worden waren.[30] Hebammen und ihre Klientel gehörten somit häufig unterschiedlichen Gruppen von Deutschen an, die in einem hierarchischen Verhältnis zueinander standen.[31] Das hierarchische Verhältnis der Deutschen zueinander wurde durch stereotype Zuschreibungen, verbunden mit Leistungs- und Bildungserwartungen, untermauert.[32] Im Hinblick auf die Gestaltung von Schwangerschaft, Geburt und Wochenbett prallten – wie das Zitat von Julie Prinz andeutet – unterschiedliche sozial und kulturell geprägte Vorstellungen, Traditionen und Bräuche, ja Werthaltungen sowie Normen, Routinen und Standards aufeinander.

Dr. Hildegard Friese, BDM-Beauftragte im Kreis Welun, stellte fest: »Aber viel ist noch zu tun, bis jenes unzerstörbare Vertrauen zwischen allen Deutschen gewachsen ist, ohne dass der große Aufbau brüchig bleibt und unfruchtbar«.[33] Ähnlich wie Helga T., beschwor Hildegard Friese die Utopie einer »Volksgemeinschaft«, die Reichs- und Volksdeutsche gleichermaßen umfasste, als Verheißung und Ideal. Die Verwirklichung der »Volksgemeinschaftsutopie« sah sie als mühsamen Integrationsprozess der verschiedenen Gruppen der Volksdeutschen. Als Ziel und elementar für den Zusammenhalt

27 Prinz, Erlebtes und Erlauschtes einer Hebamme unter den Rücksiedlern im Wartheland, S. 202-204.
28 Hinweise auf Julie Prinz vgl. Reichsadressbuch. Die Ostgebiete, S. 197.
29 52 galten als volksdeutsch der Gruppen 1 bis 4 der DVL und 50 als Umsiedlerinnen. Vgl. Hebammenzahlen, in: APP, 299 RSH/1880.
30 Zahlen nach Angaben des Reichsministeriums des Innern, 1.4.1944, in: Stiller, Völkische Politik, S. 1240.
31 Vgl. Harvey, »Der Osten braucht dich!«, S. 221-223.
32 Vgl. Hoyer, »Volksgemeinschaft« im Werden?.
33 Dr. Hildegard Friese: Über die Siedler im Kreis Welun, 1944 (überarb. 1964), in: BArch Bayreuth, Ost-Dok. 13/215, Fol. 1-44, Bl. 2-40, hier: Bl. 40. Den Bericht veröffentlichte Friese 1965 unter dem Titel: »Unsere Siedler im Kreis Welun« im Verlag Heimatliebe. Hildegard Friese verließ den Kreis Welun 1943. Sie meldete sich für den Wehrmachteinsatz bei einer Flakeinheit. Vgl. Harvey, »Der Osten braucht dich!«, S. 210.

der »Volksgemeinschaft« benannte sie dabei, Vertrauen herzustellen. Vertrauen beschreibt auch Thomas Kühne als »seelische Grundlage« der nationalsozialistischen »Volksgemeinschaft«. Jedes Herrschaftsverhältnis sollte – so Kühne – einen persönlichen Charakter haben, um die einzelnen Mitglieder der »Volksgemeinschaft« an das NS-Regime zu binden.[34] Dies galt auch für das hierarchische Verhältnis zwischen reichsdeutscher Hebamme und volksdeutscher Gebärender.

Vertrauen war eine zentrale Ressource der Hebammenarbeit. Ein Mindestmaß an Vertrauen, verbunden mit der Erwartung von Wohlwollen oder zumindest dem Gefühl, sich auf den anderen Menschen verlassen zu können, war notwendig, um der Hebamme in der Ausnahmesituation der Geburt den eigenen Körper und das Kind anzuvertrauen.[35] Vertrauen war auch für freiberuflich tätige Hebammen notwendig, um überhaupt Aufträge zu erhalten. Zwischen Hebammen und Gebärenden entstand Vertrauen durch das Expertenwissen der Hebamme und gemeinsame Erfahrungen. In einem gewissen Widerspruch dazu stand der staatliche Erziehungsauftrag der Hebammen. Wie gingen Hebammen mit diesem Doppelmandat um? Wie reagierten die volksdeutschen Mütter auf die Maßnahmen, die auf ihre Assimilation zielten, sich zwischen Profitieren und Zwang bewegten und vermutlich ihren individuellen Vorstellungen und Bedürfnissen zum Teil zuwiderliefen?

a) Arbeit für ein *cultural engineering*? Reichsdeutsche Hebammen – volksdeutsche Mütter

»Eine systematisch betriebene Erziehungsarbeit wird abgestellt werden müssen darauf, den Volksdeutschen das nötige Selbstbewusstsein auf die eigene Kraft und den eigenen Wert nach und nach beizubringen«, plante die Stadtverwaltung in Leslau 1939. Die Volksdeutschen sollten auf diese Weise in die »Volksgemeinschaft hineinwachsen«.[36] Die Erziehung zu einer selbstbewussten Haltung als »Herrenmenschen«, die Auflösung spezifischer kultureller Praktiken und Traditionen sowie die Anpassung von Volksdeutschen und Umsiedlern an nationalsozialistische Vorstellungen betrachteten NS-Volkstumsexperten als unabdingbar, um eine »erweiterte Volksgemeinschaft« zu schaffen.[37] Sie setzten hierbei auf Erziehungsarbeit. Wilhelm Fielitz bezeichnet diese Form der Erziehung und Disziplinierung als ein *cultural engineering*.[38]

Volksdeutsche, die vor dem Krieg in Polen lebten, hatten Gemeinsamkeiten mit ihren polnischen Mitmenschen: sie teilten Erfahrungen als Bürgerinnen und Bürger der Zweiten Polnischen Republik, kulturelle Prägungen, Religiosität und gewachsene

34 Kühne, Vertrauen und Kameradschaft.

35 Vertrauen kann Personen entgegengebracht werden, bei denen ein gewisses Wohlwollen erwartet wird. Vgl. Frevert, Vertrauen, S. 56.

36 Lagebericht Leslau, 15.11.1939, in: APP, 299 RSH/1832, Bl. 3.

37 Vgl. z.B. Schulze, »Der Führer ruft!«.

38 Vgl. Fielitz, Das Stereotyp, S. 21. Schulze resümiert, die Umsiedlung sei das Ende der Existenz spezifischer deutscher Bevölkerungsgruppen mit eigenen Traditionen gewesen. Vgl. Schulze, »Der Führer ruft!«.

Nachbarschaften. Diese Gemeinsamkeiten galt es nach Vorstellungen der Besatzungsbehörden und Volkstumsexperten, ebenso wie kulturell und religiös geprägte Traditionen der Umsiedlerinnen und Umsiedler aus den verschiedenen Ländern Südost und Osteuropas, mittels Zeichen deutscher nationaler Identität, wie »moderner« Kleidung, Einrichtung der Wohnung, »deutscher« Ausrichtung von Festen und Hygiene und eben auch durch Einhaltung deutscher Standards während Schwangerschaft, Geburt und Säuglingspflege aufzubrechen. Gerade im weiblichen Bereich von Reproduktion und Haushaltsführung galt es, wie Elizabeth Harvey ausführt, volksdeutschen Frauen »deutsche Kultur« nahezubringen.[39]

Alle Gelegenheiten sollten, so die Ausführungen des Reichsstatthalters zur Polenpolitik, zur »unauffälligen Erziehungs- und Ausrichtungsarbeit« der Volksdeutschen genutzt werden.[40] Durch eine Erziehung der Mütter nahm man Einfluss auf Hygiene, Haushaltsführung, Geburt, Säuglingspflege und Kindererziehung, schuf verbindliche Standards für eine »erweiterte Volksgemeinschaft« und wollte zugleich die Säuglingssterblichkeit senken. Mit Merkblättern versuchte die NSV auf Mütter einzuwirken und wandte sich z. B. an russland- bzw. schwarzmeerdeutsche Mütter:

> »Weißt Du […], daß in Deiner alten Heimat die Säuglings- und Kleinkindersterblichkeit […] um ein Vielfaches höher liegt, als im deutschen Vaterland und daß dies nur die Schuld falscher Pflege und Ernährung des Säuglings und mangelhafter Hygiene beim Kleinkind ist? Was nützen Dir viele Kinder, wenn Du sie durch frühzeitigen Tod wieder verlierst oder wenn sie siech und krank, verkrüppelt oder verkümmert aufwachsen?«[41]

Deutschen Hebammen maßen die Verantwortlichen im Gesundheitsweisen eine zentrale Bedeutung hinsichtlich der »Erziehungsarbeit« und damit der Inklusion Volksdeutscher bei, wie Erich Großmann, Gaugesundheitsführer in Danzig-Westpreußen anlässlich einer Hebammentagung erläuterte:

> »Alles, was an die polnische Mißwirtschaft erinnert, muß ausgelöscht werden. Bei dieser Arbeit fällt den Hebammen eine wichtige Rolle zu. Die Hebamme kommt in alle Häuser. Sie hat die Möglichkeit, auch Menschen zu beeinflussen, die weder Zeitung noch Rundfunk haben. Ihr Amt, das sie zu den Frauen führt, wenn sie Beistand und Hilfe am nötigsten brauchen, erschließt ihr auch leichter die Herzen als anderen.«[42]

Deutsche und vor allem reichsdeutsche Hebammen sollten in der häuslichen, eher privaten Sphäre Erziehungs- und Hygienevorstellungen vermitteln, und im Sinne einer

39 Harvey, »Der Osten braucht dich!« S. 222-225; 413-424.
40 Ausführungen zur Polenpolitik, o. D., in: BArch, R 138 II/2, Bl. 68.
41 NSV-Gauamt für Volkstumsfragen: Merkblatt für rußlanddeutsche Mütter, 11.9.1944, in: APP, 299 RSH/2073, Bl. 317-333.
42 Erich Großmann, zitiert nach: Witte, Haupttagung der Hebammenschaft im Reichsgau Danzig-Westpreußen, S. 228-229.

sozialen Disziplinierung auch »deutsche Kultur« rund um Schwangerschaft und Geburt. Mehr noch sollten sie »polnische« Werte und Kultur unterbinden und Zeichen einer deutschen nationalen Identität im Bereich der Geburtshilfe verankern. Deutsche Hebammen betrachtete Großmann als besonders geeignet, »erzieherisch« auf ihre Klientel einzuwirken, betreuten sie doch Frauen in der stark von Emotionen bestimmten Ausnahmesituation der Geburt in ihrer Wohnung.[43] Damit verbunden war der Zugriff auf Frauenkörper und auf die private häusliche Sphäre.[44] Großmann formulierte den Anspruch an Hebammen, das Besatzungsregime bis in die Wohnungen der Mütter hinein zu vertreten.[45] Auf diese Weise konnten deutsche Hebammen zur »Aufbauarbeit«, zur Verwirklichung der Utopie einer »erweiterten Volksgemeinschaft« und »Germanisierung« der annektierten Gebiete beitragen.

Etliche der reichsdeutschen Hebammen berichteten allerdings von Schwierigkeiten, im Wartheland Fuß zu fassen, das Vertrauen ihrer Klientel zu gewinnen und Geburtshilfeaufträge zu bekommen. Julie Prinz schrieb über den Beginn ihrer Tätigkeit in Welun, wo sie sich zusammen mit ihrer Schwester, die ebenfalls Hebamme war, niederließ:

> »Nun denkt man sich das so einfach und glaubt, die Leute freuten sich, daß nun ›geschworene Hebammen‹, wie sie hier zu den ausgebildeten Hebammen sagen, da sind und machen fleißig Gebrauch davon. Weit gefehlt. Zwang war es ja nicht und bisher machten es ihre Frauen. Warum auf einmal anders? Wir suchten die Frauen auf, berieten sie, machten auf eventuelle Gefahren aufmerksam, und das Ende vom Liede war: zur Geburt wurden wir nur selten geholt.«[46]

Julie Prinz und ihre Schwester besuchten Schwangere in ihrem Bezirk proaktiv und führten offenbar ungefragt Beratungsgespräche in der Hoffnung, so Werbung für sich zu machen. Aus Gewohnheit, so legt es der Bericht nahe, riefen die deutschen Gebärenden in ihrem Bezirk jedoch »ihre Frauen« zur Geburt. Hiermit meinte sie Frauen der jeweiligen »Volksgruppe«, die ohne eine im Wartheland anerkannte Ausbildung Geburtshilfe leisteten.[47] In anderen Berichten bezeichneten Hebammen diese Frauen auch als »Großmütter« oder weniger freundlich als »Pfuscherinnen«. Die Hinzuziehung von Laiengeburtshelferinnen oder Babkas bewerteten Amtsärzte und Gesundheitspolitiker, wie bereits die polnischen Ärzte vor Beginn des Krieges, als problematisch. Ohne qualifizierte Ausbildung fehlte ihnen ein medizinisch-wissenschaftlich begrün-

43 Vgl. Lisner, Hebammen im »Reichsgau Wartheland«.

44 Anknüpfen konnte dies an Erziehungsanstrengungen zur Durchsetzung von Hygiene in der Säuglingsfürsorge innerhalb der unteren sozialen Schichten im Deutschen Reich seit dem 19. Jahrh., in die auch Hebammen als Multiplikatorinnen eingebunden waren. Vgl. z. B. Butke/Kleine, Der Kampf für den gesunden Nachwuchs.

45 Harvey, »Der Osten braucht dich!«, S. 413-422.

46 Prinz, Erlebtes und Erlauschtes einer Hebamme unter den Rücksiedlern im Wartheland, S. 202-204.

47 Lagebericht Kreis Kalisch, 15.11.1939, in: APP, RSH 299/1831; Regierungspräsident Litzmannstadt, 4.8.1941, in: APP, RSH 299/2031.

deter fachlicher Hintergrund. Als problematisch betrachteten Gesundheitspolitiker zudem, dass sie sich selbst und die Betreuten einer formalen Kontrolle durch Amtsärzte entzogen: Weder war die standesamtliche Meldung einer Geburt sichergestellt noch die Einhaltung von Meldepflichten, z.B. bei Fehl-, Früh- und Totgeburten, an die Gesundheitsämter.[48] Julie Prinz lehnte die Tätigkeit »der Frauen« ab, weil diese ihre Einkünfte und ihren Expertenstatus bedrohten:

> »Viele sind eben doch der Meinung, daß ihre geburtskundigen Frauen ebensoviel oder noch mehr verstanden haben als wir. Eine ausgebildete Hebamme wurde erst geholt, wenn die Weisheit der Frauen zu Ende war, und das war nicht so schnell der Fall.«[49]

Die Hebamme E.J. vertrat die Auffassung, die Babkas würden aufgrund ihrer mangelhaften Qualifikation eine gesundheitliche Gefährdung für Mutter und Kind darstellen. Über eine Geburt, zu der sie hinzukam, als das Kind bereits geboren war, berichtete sie:

> »Zu meinem Entsetzen machte sich die Großmutter gerade daran, die Nachgeburt ganz richtig ›herauszuholen‹, also eine innere Lösung vorzunehmen, denn: ›die muß doch sofort nach dem Kinde kommen‹. Und es war schon eine Stunde danach! Das Blasen in die Fäuste half nichts und das Ziehen an der Nabelschnur auch nicht. Und mit diesen schwarzen, rissigen Händen! Die Frau blutete nur ganz mäßig. Ich beförderte die Nachgeburt, nach Entleerung der Blase, mit einem kräftigen Credé zutage.«[50]

Ihr Expertenwissen machte die Hebamme E.J. nach ihrer Schilderung zur Retterin der Mutter. Die gesundheitliche Gefährdung durch die Babka unterstrich E.J. mit der Schilderung ihrer schmutzigen, rissigen, unhygienischen Hände und ihrer Absicht, die Plazenta manuell zu lösen, ein für die Mutter schmerzhafter und wegen der Sepsisgefahr riskanter Eingriff. Laut Hebammenlehrbuch war er Ärzten vorbehalten.[51] E.J. gelang es aufgrund ihrer beruflichen Fähigkeiten und ihres spezialisierten Wissens, die Gesundheit der Mutter zu schonen, die Geburt zu einem guten Ende zu bringen und ihre fachliche Überlegenheit gegenüber »der Großmutter« zu demonstrieren. Durch ihr professionelles Handeln erarbeitete sie sich das Vertrauen der Familie.

Für Julie Prinz bedeutete die Begegnung mit Umsiedlern und der deutschen Minderheit in Polen eine irritierende Konfrontation mit einer ihr fremden Kultur,

48 Vgl. Schriftwechsel Regierungspräsident Litzmannstadt mit Landräten und Amtskommissaren, 1941-1942, in: APŁ, 176/377.

49 Prinz, Erlebtes und Erlauschtes einer Hebamme unter den Rücksiedlern im Wartheland, S. 202-204.

50 E.J., Die Arbeit im neuen Osten. Mit »Credé« meinte E.J. einen bestimmten Handgriff, entwickelt von und benannt nach dem Gynäkologen und Geburtshelfer Carl Siegmund Franz Credé (1819-1892). Mithilfe des Credéschen Handgriffs ließ sich die vollständig gelöste Plazenta herausbefördern. Vgl. Hebammenlehrbuch, Berlin 1943, S. 273-275.

51 Ebenda.

deren geburtshilfliche Praktiken nur bedingt mit den eigenen verinnerlichten Standards in Einklang zu bringen waren.[52] Mit ihrem Bericht in der Hebammenzeitschrift unterstrich sie den dringenden Bedarf der von Großmann geforderten »Erziehungsarbeit«, die ihr bereits im Vorfeld der Geburt geboten schien:

»Wenn man am Anfang nach Hemdchen und Jäckchen fragte, war nie etwas da, von einer Nabelbinde ganz zu schweigen. Windeln werden in der Regel aus alten Sachen zusammengerissen, gesäumt werden sie nicht.«[53] Ingeborg Morsbach machte ähnliche Erfahrungen:

> »Die Not ist hier noch groß. [...] So fehlt es im Hause meist am Nötigsten. Selten finde ich hier etwas Wäsche für das Kind vorbereitet; sie kennen es einfach nicht, und es gehört viel Erziehungsarbeit dazu, ihnen erst einmal plausibel zu machen, daß man für eine Geburt vorsorgen muß. Dabei sind sie mir gegenüber aufgeschlossen, willig, zu lernen [...] und unendlich dankbar.«[54]

Armut und Mängel interpretierte Ingeborg Morsbach zum Teil als Unkenntnis und Unverständnis. Davon ausgehend, dass die eigenen verinnerlichten Werte und ihr Wissenskanon der zu erreichende Maßstab seien, hielt sie die Erziehung und Anpassung ihrer Klientel für geboten, um die Gesundheit von Mutter und Kind zu fördern.

Julie Prinz trennte hinsichtlich geburtshilflicher Praxen allerdings klar zwischen der ortsansässigen deutschen Bevölkerung und »Wolhyniern« auf der einen und den wesentlich »kultivierteren« Bessarabiendeutschen auf der anderen Seite. Sie bemerkte:[55]

> »Aber ich muß doch die einzelnen Volksgruppen trennen, was bisher gesagt war, galt vor allem von den Wolhyniern, Polen und manchen Volksdeutschen. Es ist erklärlich; denn sie standen unter ›polnischer Kultur‹, – die Bessarabiendeutschen muß man scharf von allen anderen trennen; denn das ist in jeder Beziehung ein fortgeschrittenes Völkchen, vor allem sauber, und die Frauen sind tüchtig und häuslich.«[56]

In der Geburtshilfe sehe man den höheren Stand der Bessarabiendeutschen, da sie die Geburt mit mehr Respekt behandelten und nicht jeder »dazwischen pfusche«.[57] Sauberkeit, Tüchtigkeit und Häuslichkeit beschrieb Julie Prinz als herausragendes Merkmal der bessarabiendeutschen Mütter und damit zugleich als ihren eigenen Wertmaßstab zur Beschreibung einer »guten« Mutter. Ingeborg Morsbach hatte einen ähnlichen Eindruck von den Bessarabiendeutschen:

52 Regierungspräsident Litzmannstadt, 4.8.1941, in APP, 299 RSH/2031, Bl. 9-10. Elizabeth Harvey berichtet dies auch für Ansiedlerbetreuerinnen und BDM. Vgl. Harvey, »Der Osten braucht dich!«, S. 220-224.
53 Prinz, Erlebtes und Erlauschtes einer Hebamme unter den Rücksiedlern im Wartheland, S. 204.
54 Morsbach, Von der Arbeit in den Ostgebieten, S. 60-61.
55 Zum folgenden Abschnitt vgl. Lisner, ›A Birth is Nothing out of the Ordinary Here ...‹.
56 Prinz, Erlebtes und Erlauschtes einer Hebamme unter den Rücksiedlern im Wartheland, S. 216.
57 Ebenda, S. 215-216.

»Die Bessaraber sind sicherlich ein äußerlich und innerlich sauberer Menschenschlag mit einem guten, warmen Herzen und einer wundervollen Gradheit in ihrem Deutschtum. [...] Die Arbeit unter den Volksdeutschen aus Bessarabien ist leichter als die Arbeit unter den Volksdeutschen, die 20 Jahre unter polnischer Herrschaft gelebt haben, und an denen diese Jahre nicht spurlos vorübergegangen sind.«[58]

Beide zitierten Hebammen schilderten ihre Wahrnehmungen von Umsiedlern und einheimischen Deutschen als »fremd«. Ihre Erfahrungen verorteten sie hierbei im Masternarrativ einer historisch argumentierten Prägung der Volksdeutschen durch »polnische Kultur« und »Unterdrückung« unter »polnischer Herrschaft«, die ein »rückständiges« Verhalten und Denken hervorgebracht habe. Demgegenüber grenzten sie Bessarabiendeutsche als »sauber« und »tüchtig« ab und zeichneten mit ihren Beschreibungen in der NS-Propaganda verbreitete Stereotype der einzelnen Volkstumsgruppen für ihren Erfahrungsraum nach.[59] Etwas anders positionierte sich die Hebamme B., sie beschrieb »die Wolhynier« zwar ebenso als »rückständig«, hob jedoch ihren »Lerneifer« hervor und ihren liebevollen Umgang mit ihren Kindern.[60]

Wie die Hebammen in ihren Berichten betonten, gab es kulturelle, religiöse, sprachliche und durch die rassistische Hierarchisierung bedingte Differenzen zwischen den verschiedenen Umsiedlergruppen sowie tatsächlich unterschiedliche Traditionen, Bräuche, Werte und Normen der ortsansässigen Volksdeutschen, der Umsiedler und der Reichsdeutschen. All dies barg im Bereich von Geburt und Reproduktion ein vielschichtiges Konfliktpotenzial.[61]

Differenzen zwischen reichsdeutschen Hebammen und volksdeutschen Frauen ergaben sich beispielsweise aus der Frage, wer bei einer Geburt zugegen sein sollte. Dieser Konflikt zeichnete sich bereits bei der Frage ab, ob überhaupt eine deutsche Hebamme zur Geburt gerufen werden sollte, und spitzte sich zu, wenn es darum ging, wer Zugang zum Geburtsbett erhalten sollte. Nach den Berichten der Hebammen verstanden vor allem Frauen aus Wolhynien Geburten nicht zuletzt als soziales Ereignis, bei dem Nachbarinnen und Verwandte zusammenkamen. Sie beanspruchten Kontrolle darüber, wem sie Zugang zu ihrer Privatwohnung gewährten. BDM-Führerin Hildegard Friese berichtete z. B. von einer Geburt in einem wolhyniendeutschen Haushalt, bei der zunächst einige Männer sowie acht bis zehn Nachbarinnen anwesend waren.

»Ich hatte Not, die 3 oder 4 Pelzmützenmänner aus der Stube zu locken. Die 8 oder 10 benachbarten Wolhynierinnen in ihren staubigen Wolljacken und dunklen Kopftüchern wichen nicht vom Lager, taten nichts, heulten und jammerten nur umso lauter. Ich rannte ins nahe Einsatz-Lager und kam nach wenigen Minuten in weißer DRK-Schürze mit frischen Handtüchern, Mullbinden und Nagelschere zurück. Bis ich durch die dichte Mauer der Weiber ans Bett kam, war das Kind schon

58 Morsbach, Aus einem Hebammenbrief aus dem neuen Osten, S. 119.
59 Vgl. hierzu Fielitz, Das Stereotyp; Harvey, »Der Osten braucht dich!«.
60 Vgl. B., Kleine Erlebnisse mit Wolhyniendeutschen, S. 148.
61 Vgl. Fielitz, Das Stereotyp, S. 154-155. Vgl. auch: Schmidt, Die Deutschen aus Bessarabien.

geboren, die Mutter lag still und zufrieden da. Ich nabelte das Mädelchen ab, deckte es zu, suchte und fand einen vor Schmutz starrenden Holzzuber, schrubbte ihn aus, badete und wickelte das Kind. Die Frauen blickten feindlich. Als die blitzsaubere polnische Hebamme kam, brauchte sie nur noch die Wöchnerin zu versorgen, die in wenigen Tagen wieder ihrer gewohnten Arbeit nachging. Das Kind blieb am Leben.«[62]

Während der Verweis der Männer aus dem Geburtszimmer offenbar akzeptiert wurde, weigerten sich die Nachbarinnen erfolgreich, den Raum zu verlassen, und hielten Hildegard Friese – zu deren Ärger – allein durch ihre körperliche Präsenz so lange vom Geburtsbett fern, bis das Kind geboren war.[63] Hildegard Friese stellte die Nachbarinnen als Zuschauerinnen dar, die der Gebärenden keine Hilfe boten, aber sie als aktiv Handelnde behinderten. Sie beanspruchte – ohne geburtshilfliche Expertise und Auftrag – aufgrund ihrer Autoritätsposition als Akteurin des NS-Regimes Zugriff auf die private Sphäre der wolhyniendeutschen Familie und den Körper der Gebärenden. Die »staubige«, »dunkle«, mithin als unsauber charakterisierte Kleidung der Nachbarinnen kontrastierte sie mit ihrer weißen DRK-Schürze und den herbeigeschafften Verbandsutensilien. Mithilfe der Insignien professioneller Krankenpflege unterstrich sie ihre Kompetenz und ihren Handlungsanspruch. Gemeinsam gelang es den wolhyniendeutschen Frauen in diesem Fall jedoch, ihre Interessen durchzusetzen und Hildegard Friese den Zugriff auf den Körper der Gebärenden zu verweigern, auch wenn sie sie nicht daran hindern konnten, die Privatwohnung und sogar das Geburtszimmer zu betreten und die Versorgung des Kindes nach der Geburt zu übernehmen. Hildegard Friese nahm zwar »feindliche Blicke« der Frauen wahr, reflektierte diese jedoch nicht als Zeichen einer Grenzüberschreitung, sondern legitimierte ihr Handeln als Rettung vor den unqualifizierten Nachbarinnen. Die Gebärende selbst degradierte sie zur willenlosen, stummen Statistin, um deren Versorgung sie mit den Nachbarinnen konkurrierte. Der polnischen Hebamme wies Hildegard Friese eine helfende Rolle zu.

Reichsdeutsche Hebammen befürworteten ebenso wie Hildegard Friese Geburten mit weniger Publikum. Offenbar gelang es ihnen zumindest teilweise, dies tatsächlich durchzusetzen und den Zugang zur Gebärenden zu regulieren. Eine Hebamme schrieb 1942 in der Hebammenzeitschrift: »Alle Nachbarinnen und ganz besonders die früher hier tätigen Pfuscherinnen entferne ich aus dem Geburtszimmer, damit sie, abgesehen von allem anderen Unheil, [...] nicht meine Gebärende ungeduldig machen.«[64]

Die Hebamme legitimierte die Durchsetzung ihres exklusiven Zugangs zum Geburtszimmer und zum Körper der Gebärenden mit ihrem Expertenwissen. Die Nachbarinnen und vor allem die Frauen, die ohne anerkannte Ausbildung Geburtshilfe ausübten,

62 Dr. Hildegard Friese: Denkschrift über die Siedler im Kreis Welun, 27.9.1944, mit Ergänzungen und Kürzungen von 1964, in: BArch Bayreuth, Ost-Dok. 13/215, Fol. 1, Bl. 2-40, hier Bl. 26.

63 Vgl. ebenda.

64 I.S., Bericht einer Hebamme aus dem Gau Westpreußen, S. 43-44.

erklärte sie zu einer Gefährdung der Gebärenden. Damit sicherte sie sich Deutungsmacht und Handlungsautonomie und beanspruchte zugleich die Position der alleinigen Vertrauten der Gebärenden.

Julie Prinz schickte die Nachbarinnen zwar nicht aus dem Geburtszimmer, lehnte jedoch geburtshilfliche Praktiken ab, die für sie fremd waren und ihren Vorstellungen von Hygiene zuwiderliefen. Ebenso wie die oben zitierte Hebamme legitimierte sie ihr Handeln und ihre Deutungen mit nicht hinterfragbarem Expertenwissen, das sie gegenüber dem Erfahrungswissen und den Traditionen der Volksdeutschen als überlegen darstellte:

> »Einen Dammschutz kennen sie [die Wolhynier] auch. Sobald der Kopf sichtbar ist oder auch noch nicht, beginnt ein geschäftiges Auseinanderziehen der Scheide und ein Schieben vom After aus. Wenn wir bei der Geburt noch an keinen Dammschutz denken, muß man immer aufpassen, ob die Dabeistehenden nicht plötzlich mit ihren schmutzigen Händen zugreifen.«[65]

Julie Prinz fuhr in ihrem Bericht fort:

> »Ebenso ist es mit dem Nabel des Kindes. Was macht man da für einen Kult um den kindlichen Nabel bei uns! Hier nimmt man die rostige Schere des Hauses, ein paar Woll- oder Leinenfäden, bindet ab, schneidet die Nabelschnur durch und läßt den Nabelschnurrest hängen, ohne Verband, bis er abfällt.«[66]

Von Julie Prinz beobachtete geburtshilfliche Praktiken liefen reichsdeutschen geburtshilflichen Standards entgegen und gefährdeten nach ihrer Auffassung die Gesundheit von Mutter und Kind. Einige Praktiken und Bräuche rund um Schwangerschaft, Geburt und Wochenbett wertete Julie Prinz darüber hinaus als »Aberglauben«:

> »Daß man die Nachgeburt ›rausbläst oder raushustet‹, – ja nicht auf den Bauch drücken! – ist für uns ›neue Wissenschaft‹. Man soll auch an der Nabelschnur ziehen, ›das schad't ja nichts‹, wie sie uns belehren wollen, – das wissen wir ja auch noch nicht! Auch daß eventuelle Fehler des Kindes mit der Nachgeburt bestrichen werden müssen und ebenfalls die Brustwarzen, damit alles gut geht, wissen wir klugen Hebammen auch noch nicht. Ein Mädchen muß auf den Pelz gelegt werden, damit es Locken bekommt; an der Nachgeburt kann man feststellen, wieviel Kinder noch geboren werden; im Wochenbett dürfen die Haare nicht gekämmt werden usw. usw. in endloser Folge.«[67]

Julie Prinz deutete Differenzen hinsichtlich der Akzeptanz ihres Expertenwissens an. Sie fühlte sich offenbar durch die Frauen in ihrem Bezirk belehrt, die versucht hatten, ihr ihre Traditionen und Bräuche rund um Schwangerschaft, Geburt und Säuglings-

65 Prinz, Erlebtes und Erlauschtes einer Hebamme unter den Rücksiedlern im Wartheland, S. 203.
66 Ebenda, S. 202-204. Vgl. auch Lisner: »A birth is nothing out of the ordinary here«.
67 Prinz, Erlebtes und Erlauschtes einer Hebamme unter den Rücksiedlern im Wartheland, S. 202-204.

pflege zu vermitteln. Julie Prinz brachte hierfür wenig Verständnis auf und verwies vielmehr auf die gesundheitliche Gefährdung für Mutter und Kind, die sie mit den Beispielen zur Nachgeburtsperiode unterstrich. »Auf den Bauch drücken« konnte beispielsweise für die Ausführung des in der Hebammenausbildung gelehrten Credéschen Handgriffs notwendig werden, um die gelöste Plazenta aus dem Uterus zu befördern. Ziehen an der Nabelschnur war demgegenüber für alle im Deutschen Reich und auch in Polen ausgebildete Hebammen ein Tabu. Es drohten Teile des Mutterkuchens abzureißen oder gar die Umstülpung der Gebärmutter.[68] Die Einschätzung, »das schad't ja nichts«, musste Julie Prinz und ihren Leserinnen grob fahrlässig erscheinen. Praktiken der Wolhynien- und Volksdeutschen wie die genannten Methoden, aber auch Bräuche, um Einfluss auf das Aussehen des Kindes zu nehmen oder zukünftige Geburten vorherzusagen, wehrte Julie Prinz ironisch als »Aberglauben« bzw. Gefährdung ab. Demgegenüber gestand sie Bessarabiendeutschen zu, durch Erfahrungswissen, selbst bei Abweichungen von reichsdeutschen Standards, positive Wirkungen zu erzielen. Über die Geburtshilfe in bessarabiendeutschen Familien berichtete sie:

> »Im Wochenbett wird die Wöchnerin täglich von der Hebamme besucht und gepflegt und vor allem ›geschmiert‹. Die Wöchnerin wird von Hals bis Füßen mit Schweineschmalz massiert, sie soll somit zur nächsten Geburt vorbereitet werden, wie sie es mir erzählten, – wohl zur besseren Rückbildung?«[69]

Anders als bei Wolhynien- und Volksdeutschen sprach Julie Prinz bei den bessarabiendeutschen helfenden Frauen von »Hebammen« (und nicht von »Frauen« oder »Pfuscherinnen«) und gestand ihnen damit ein spezialisiertes Fachwissen zu. Vermutlich konnte sie insofern geburtshilfliche Praktiken wie »das Schmieren« als eine im Kern wirkungsvolle Methode annehmen, obgleich sie ihr fremd war. In ähnlicher Weise reflektierte eine andere Hebamme geburtshilfliche Praktiken bei Volksdeutschen:

> »Zwei Ratschläge, die hier öfter gegeben werden, wenn Geburten nicht vorangehen, sind folgende: 1. Die Frau muß das Kind bekommen, auf den Knien des Mannes sitzend. Ich habe mir schon oft überlegt, was das wohl für Vorteile haben sollte. [...] 2. Wird der Rat gegeben, eine Rolle unter den Rücken zu legen, aber so, daß der Körper der Frau wie ein Bogen gebogen wird. [...] Ob damit wohl eine Wirkung, etwa wie bei der Hängelage, erzielt werden soll?«[70]

Die Hebamme drückte einerseits ihr Unverständnis über die Empfehlungen aus, überlegte andererseits aber, ob diese ähnliche Wirkungen wie ihr bekannte Techniken erzielen könnten. Sie signalisierte auf diese Weise Offenheit und räumte den geburtshilflichen Praktiken eine gewisse Berechtigung ein. Eine Akzeptanz von Traditionen, Bräuchen und geburtshilflichen Praktiken war offenbar dann möglich, wenn diese die

68 Vgl. Hebammenlehrbuch, Berlin 1943, S. 275, 460-465.
69 Prinz, Erlebtes und Erlauschtes einer Hebamme unter den Rücksiedlern im Wartheland, S. 215-216.
70 I. S., Bericht einer Hebamme aus dem Gau Westpreußen, S. 43-44.

eigenen Standards nicht infrage stellten und aus Sicht der Hebammen keine Gefährdung für die Gesundheit von Mutter und Kind bedeuteten.

Der im »Altreich« vermittelte Umgang mit Säuglingen, der auf Disziplinierung und Bedürfnisregulierung ausgerichtet war, führte allerdings zu einem regelrechten Machtkampf um Normen und Wertvorstellungen zwischen reichsdeutschen Hebammen und volksdeutscher Klientel hinsichtlich Stillpraktiken und Säuglingspflege. Erziehungsratgeber und Hebammenausbildung sahen u.a. fest vorgegebene Stillzeiten und bestimmte Schlaf- und Wachzeiten vor; »übertriebene« Emotionalität galt als schädlich; eine Erziehung von Müttern und Säuglingen zur Optimierung von Gesundheit und Verhalten im Hinblick auf die Bedürfnisse der »Volksgemeinschaft« stand auf der Agenda.[71] Im Wartheland erlebten die reichsdeutschen Hebammen die Missachtung ihrer internalisierten Wertvorstellungen durch volksdeutsche Mütter. Julie Prinz prognostizierte schwerwiegende Folgen hinsichtlich des Verhaltens des Kindes: »[S]chreit das Kind stündlich, bekommt es etwas. [...] Mit Wiegen und Tragen und Stillen wird das Kind halbwegs besänftigt, es wird eine kleine Hausplage.«[72]

Ingeborg Morsbach sah Ernährungsstörungen und gesundheitliche Gefährdungen als Folge der von ihr beobachteten Stillpraxis:

> »Aber was man dort [bei der Mütterberatungsstunde] zu sehen bekam, war erschütternd! Säuglinge 12 oder gar 18 Monate gestillt, vor dem 9. Monat überhaupt keine Fütterung! Es – ich hätte beinahe gesagt – paßte gut, daß gerade dort ein 9 Monate alter Säugling, der nur gestillt wurde, seinen ersten Krampfanfall kriegte. [...] Dann habe ich dort die Gelegenheit benutzt, den Müttern, an Hand dieses Falles, plausibel zu machen, was sie den Kindern mit diesem Nurstillen antun. Da muß man deutlich werden und kann ihnen das nicht oft genug wieder einhämmern.«[73]

Eine Stilldauer von neun Monaten ohne ergänzende Breimahlzeiten verursachte nach Ingeborg Morsbachs Überzeugung ernstzunehmende gesundheitliche Folgen bei den Säuglingen. Ihre Überzeugung präsentierte sie als unhinterfragbares universelles Wissen. Erfahrungswissen der Volksdeutschen räumte sie keine Berechtigung ein. Den »Krampfanfall«, der sich in anhaltendem Schreien des Kindes äußerte, stellte Ingeborg Morsbach als Bestätigung ihrer Annahme einer von der Stillpraktik der Mutter ausgehenden gesundheitlichen Gefahr für das Kind dar. Ob das Schreien des Kindes ursächlich mit seiner Ernährung zusammenhing, bedurfte für Ingeborg Morsbach keiner weiteren Abklärung. Entscheidend war für sie die Demonstration der Überlegenheit ihres Wissens und umgekehrt die Definition einer Grenze des Erfahrungswissens der bei der Beratungsstunde anwesenden Mütter. Während sie die Mutter des »Krampfkindes« als emotional Agierende darstellte, die sie nur durch »Anbrüllen – anders ging

71 Vgl. Brockhaus, Muttermacht und Lebensangst; Gebhardt, Die Angst vor dem kindlichen Tyrannen. Zur Verwissenschaftlichung der Säuglingsernährung vgl. Limper: Flaschenkinder; Dill, Nationalsozialistische Säuglingspflege.

72 Prinz, Erlebtes und Erlauschtes einer Hebamme unter den Rücksiedlern im Wartheland, S. 216.

73 Morsbach, Erlebnisse aus dem Warthegau, S. 172-173.

es einfach nicht – zur Ruhe bekam«, und die anderen anwesenden Mütter kopflos durcheinander schrien und weinten,[74] inszenierte sie sich als diejenige, die die Situation meisterte. Sie beruhigte das Kind und erteilte, legitimiert durch ihren Erfolg, den anwesenden Müttern eine Lektion. Zufrieden konnte sie den Leserinnen der Hebammenzeitschrift berichten, dass es ihr mit dieser Strategie gelungen war, ihre (reichsdeutschen) Ernährungsstandards durchzusetzen. »Jedenfalls freute es mich am nächsten Tag, als ich das Krampfkind besuchte, daß die Mutter gerade dabei war, Mohrrüben zu füttern!«[75]

Die Hebamme E.J. bemängelte weniger Stilldauer und -rhythmus in ihrem Bezirk, dafür aber eine mangelnde Stillbereitschaft. Sie schrieb: »Jedes Tier leckt sein Junges ab, diese aber sind Menschenmütter, und die lassen ihre Kinder im Dreck verkommen und geben diesen Ärmsten noch dazu die Flasche. Mütter, die stillen, sind selten.«[76]

Aus den Zitaten lässt sich schließen: Egal wie die Mütter sich verhielten, ob sie häufig oder lange stillten oder ihr Kind mit der Flasche ernährten, nie passten die praktizierten Ernährungsschemata zu den Vorstellungen der deutschen Hebammen, die diese als alternativlos propagierten. Nach den »Anleitungen zur Säuglingsernährung« des Hauptamtes der NSV waren Säuglinge bis zum vierten Lebensmonat voll zu stillen und zwar fünf Mal pro Tag jeweils 20 Minuten zu festgelegten Uhrzeiten, das letzte Mal abends um 22 Uhr und dann erst wieder um sechs Uhr morgens. Ab dem fünften Monat sollten nach und nach die Brust- durch Breimahlzeiten ersetzt und die Kinder mit dem neunten Lebensmonat ganz von der Brust entwöhnt werden.[77] Die Empfehlungen waren geprägt durch die Forschungen zur Säuglingsernährung von Adalbert Czerny (1863-1941) und Arthur Keller (1868-1934) und ihr 1906 publiziertes Standardwerk »Des Kindes Ernährung«, in dem sie Nahrungsmenge und -intervalle festlegten.[78] Das von der NSV propagierte, an Czernys Empfehlungen angelehnte starre Ernährungsschema war in den 1920er Jahren kontrovers diskutiert worden. So wies der Gynäkologe Erich Opitz (1871-1926) bereits 1920 darauf hin, dass Säuglinge nicht alle gleich seien und daher mitunter mehr oder weniger als fünf Mahlzeiten pro Tag bräuchten. Ab 1934 setzte sich jedoch ein starres, auf eine Bedürfnisregulierung zielendes Ernährungsschema in Anlehnung an Czerny und Keller in Ratgebern und Fachbüchern durch.[79] Auf eine flächendeckende Durchsetzung dieses Ernährungsschemas im Wartheland legten die Verantwortlichen, so auch die NSV, Wert, galt es doch, »die Säuglings-

74 Ebenda.
75 Ebenda.
76 E.J., Auf vorgeschobenem Posten als deutsche Hebamme im befreiten Osten, S. 84-86.
77 Auch die Flaschenernährung sollte einem festgelegten Schema folgen. Vgl. Dr. Boening, Hauptamt für Volkswohlfahrt, Posen, 3.2.1942: Anleitungen zur Säuglingsernährung, in: APP, 299 RSH/2073, Bl. 5-9. Seit Ende des 19. Jahrhunderts hatte eine Verwissenschaftlichung der Säuglingsernährung und -pflege stattgefunden. Die künstliche Ernährung von Säuglingen sowie eine hygienische und keimfreie Zubereitung der Nahrung gewannen an Bedeutung. Vgl. Limper, Flaschenkinder, S. 50-64.
78 Vgl. ebenda, S. 69-71.
79 Vgl. Dill: Nationalsozialistische Säuglingspflege, S. 25-26.

sterblichkeit mit allen Mitteln herabzusetzen«.[80] Eine falsche, also von dem vorgegebenen Schema abweichende Ernährung der Säuglinge sei eine der Hauptursachen der hohen Sterblichkeit.[81]

Die Hebamme B. hob entgegen der Meinungen ihrer Kolleginnen in der Hebammenzeitschrift hervor: »Stillschwierigkeiten habe ich noch nicht erlebt, die 18jährige Erstgebärende stillt genau so ordentlich und lange, wie die 45 Jahre alte Mutter eines 8. oder 10. Kindes.«[82] Offenbar ordneten die Hebammen ihre Beobachtungen teilweise unterschiedlich ein. Kritisch merkte die Hebamme B. hingegen die von ihr in wolhyniendeutschen Familien beobachtete Verwendung von Mohnbeuteln zur Beruhigung der Säuglinge an und wies damit ebenso wie Julie Prinz auf gesundheitsgefährdendes Verhalten der Volksdeutschen hin.[83] Julie Prinz benannte weiter Mängel in der Pflege, der Hygiene sowie der Kleidung von Säuglingen und Kleinkindern als Ursachen einer hohen Säuglingssterblichkeit: das Nicht-Anlegen von Nabelbinden bei Neugeborenen, »unsachgemäßes« Lüften im Winter oder das Herumkrabbeln der Kleinkinder auf dem Fußboden.[84]

Die von der NSV herausgegebene Anleitung zur Säuglingsernährung forderte von Hebammen und NSV-Mitarbeiterinnen, dem antizipierten Widerstand der Mütter sowie »den längst überholten ›Erfahrungen‹ alter Tanten und Grossmütter, die alles besser wissen wollen und dazwischen reden«, »mit Festigkeit und Überzeugungskraft« entgegenzutreten.[85] Leiten sollte sie dabei die Absicht, »zum Besten des neuen heranwachsenden Geschlechts« zu handeln.[86] Das übergeordnete Ziel, in der Gegenwart für die Zukunft eine »gesunde« Generation und einen ebensolchen »Volkskörper« zu schaffen, legitimierte die Disziplinierung der Mütter und der Säuglinge sowie den Erziehungsauftrag der Hebammen. Dies nahmen die Hebammen ernst und stellten den Zugriff auf das Private und die Einschränkung der Handlungsautonomie ihrer Klientel nicht infrage. Die Hebamme E.J. konstatierte: »Ich führe meine Ratschläge auch gleich praktisch aus, mir kann keine Mutter mit nichts auskneifen.«[87] Was sie hiermit meinte, schildert der nächste Absatz:

80 Vgl. Dr. Boening, Hauptamt für Volkswohlfahrt, Posen, 3.2.1942: Anleitungen zur Säuglingsernährung, in: APP, 299 RSH/2073, Bl. 5.

81 Die Ernährung der Säuglinge galt seit Ende des 19. Jahrhunderts als eine der wichtigsten Stellschrauben, um Sterblichkeitszahlen zu senken. Bei nichtgestillten Kindern wurde im Vergleich zu gestillten eine doppelt so hohe Sterblichkeit angenommen. Vgl. Stöckel, Säuglingsfürsorge zwischen Sozialer Hygiene, S. 114-119; Frevert, »Fürsorgliche Belagerung«, S. 438.

82 B., Kleine Erlebnisse mit Wolhyniendeutschen, S. 148.

83 Vgl. ebenda. Mohnbeutel waren im Deutschen Reich noch in den 1920er Jahren vor allem in den unteren sozialen Schichten gebräuchlich, galten jedoch als unhygienisch und für die Kinder als lebensbedrohlich. Vgl. Fehlemann, Armutsrisiko Mutterschaft.

84 Vgl. Prinz, Erlebtes und Erlauschtes einer Hebamme unter den Rücksiedlern im Wartheland, S. 216.

85 Schreiben Dr. Boening, Hauptamt für Volkswohlfahrt, Wartheland, Posen, 3.2.1942, Anleitungen zur Säuglingsernährung, in: APP, 299 RSH/2073, Bl. 5-9, hier Bl. 5.

86 Ebenda.

87 E.J., Auf vorgeschobenem Posten als deutsche Hebamme im befreiten Osten, S. 85.

»Und das waren reiche Bauern! Keine Windel im Haus, andere Wäsche und Kleider für die Frau übergenug. Ich zerriß eben gewaschene Leinenvorhänge zu Windeln, reinigte das Kind und machte es menschenähnlich. ›Ob sie Vorhänge haben, ist nicht wichtig, auch 10 Kleider brauchen Sie nicht, daß aber das Kind seine Wäsche hat, ist äußerst wichtig und eine nicht zu umgehende Notwendigkeit‹, sagte ich ihr [der Mutter] nebst vielem anderen.«[88]

Zum Wohl des Kindes und unter Belehrung der Eltern griff E. J. resolut durch und machte auch vor der Zerstörung fremden Eigentums nicht Halt. Der reichsdeutschen Hebamme hatten die volksdeutschen Bauern offenbar wenig entgegenzusetzen und verzichteten auf Protest. In ihrem Bericht stellte sich E. J. als Heldin und Autoritätsperson dar, die das Kind aus Schmutz und Verwahrlosung befreite und daher das moralische Recht auf ihrer Seite hatte. Für die Hebammenzeitschrift bereitete sie das Erlebte als Anekdote aus der Praxis »im Osten« auf.

Ingeborg Morsbach schilderte in ihren Berichten die materielle Not ihrer Klientel. Diese Not zu lindern war für sie eine starke Motivation und Quelle von Selbstbestätigung. Zudem gelang es ihr, durch die Organisation materieller Hilfe ein Vertrauensverhältnis zu ihrer Klientel aufzubauen:

»Vor kurzem hatte ich eine Sechzehntgebärende – 8 Kinder leben –, bei der 10 Personen in vier Betten schliefen, davon waren nur zwei der Betten bezogen! Dort helfen zu können – und hier findet sich immer eine Möglichkeit –, ist natürlich unendlich dankbar!«[89]

Über die Betreuung einer anderen Familie schrieb sie:

»Diese Entbindung, bei der keine Kohle im Haus war, in eisiger Kälte nach einem Anmarsch von 15 km, war wieder mal eine Erschütterung für mich, wie so vieles hier im Warthegau. Und es löste meine spätere Pilgerfahrt vom Amtskommissar zum Siedlungsbetreuer, zur NSV, zum Volkspflegeamt eine Hilfsbereitschaft aus, die dann eben restlos beglückt. Kohlen, Kinderwagen, Betten, Geschirr (sogar das so dringend benötigte Nachttöpfchen als erstes organisiert!), Wochenhilfe, tägliche Hilfe durch BDM-Einsatz – diesmal wirkliche Hilfe, da die Lagerführerin schon älter und sehr tatkräftig war – also wirklich eine Betreuung von der Mutter über den Vater bis auf den Hofhund reichend.«[90]

Ihre Position als reichsdeutsche Hebamme und ihre Kontakte zu anderen Akteuren des Besatzungsregimes nutzte Ingeborg Morsbach, um Unterstützung für die Familie zu organisieren, neben materiellen Gütern auch praktische Hilfe für die Bewältigung der anfallenden Arbeiten im Haushalt, der Kinderbetreuung und Landwirtschaft.

88 Ebenda, S. 84-86.
89 Morsbach, Von der Arbeit in den Ostgebieten, S. 60-61.
90 Morsbach, Erlebnisse aus dem Warthegau, S. 172.

Nach eigener Schilderung erhielt Ingeborg Morsbach durch ihre über die Geburtshilfe hinausreichenden Hilfen Zugang zu den Menschen in ihrem Bezirk. Das Vertrauensverhältnis berechtigte und qualifizierte sie nach ihrer Einschätzung besser zur Hilfe als manche anderen deutschen Betreuer. Sie betonte insbesondere auch das Verhältnis, das sie zu den Vätern aufbaute. »Man hat das Vertrauen der Mutter sowohl wie das des Vaters, mit dem man auf der langen Hinfahrt schon durch Erfragen nach Hof, Vieh usw., Berührung gefunden hat.«[91] Zur Aufgabe der Väter gehörte es, die Hebamme zur Geburt abzuholen. Vielfach berichteten die deutschen Hebammen über gemeinsam mit den Vätern gemeisterte Fahrten in Pferdewagen oder -schlitten zu jeder Jahreszeit und auf schlammigen, vereisten oder zugeschneiten Wegen. Die während der Fahrt bewältigten Schwierigkeiten und die gemeinsam verbrachte Zeit konnten ein Gefühl von Verbundenheit zwischen Hebamme und Vater schaffen.[92]

Ingeborg Morsbach fühlte sich für Mutter und Kind über die Geburt hinaus verantwortlich. So intervenierte sie, wenn sie die Gesundheit des Kindes in Gefahr sah. Über eine Zwillingsgeburt berichtete sie in der Hebammenzeitschrift:

> »Vor 3 Wochen entband ich eine Bessarabierin von Zwillingen, 2 winzig kleine Kerle, etwas über 3 Pfund schwer. Der Erstgeborene war zu saugschwach, so daß ich ihn am 2. Tag kurz entschlossen einpackte – aber wirklich ›einpackte‹ – als ich sah, daß die Mutter darauf wartete, daß sie dies Kind verlieren sollte. Es ist gewiß schwer für die Frau! Sie hat neben diesen Zwillingen noch ein einjähriges Kind, was weder steht noch läuft, und so überkam sie diese Zwillingsgeburt wie eine Katastrophe! [...] Ich hole mir alle 3 Tage die Muttermilch, und er bekommt dazu noch Trockenbuttermilch. Nach den üblichen anfänglichen Schwierigkeiten bei den Frühgeburten ist er jetzt schon ganz schön in Gang, trinkt und brüllt sogar schon frech.«[93]

Als zu früh Geborene mit einem Geburtsgewicht von je 1.500 Gramm hatten die Zwillinge begrenzte Überlebenschancen. Im Reichsgebiet starben laut einem Bericht von 1944 etwa 75% der Frühgeborenen.[94] Hebammen und Ärzte waren aufgefordert, sich um diese Gruppe von Neugeborenen besonders zu kümmern und die Kinder am Leben zu halten.[95] Ingeborg Morsbach nahm bei der Mutter eine Überforderung wahr und sah, dass sie Unterstützung brauchte. Anstatt das Kind in eine Klinik einzuweisen, nahm sie es kurzerhand mit zu sich nach Hause. Nach eigener Schilderung entwickelte sich das Kind unter ihrer Pflege gut, worauf sie stolz war.

Wie sie bei ihrer hohen jährlichen Geburtenzahl die zusätzliche Zeit aufbrachte, sich um den Säugling zu kümmern, bleibt offen. Möglicherweise teilte sie sich die

91 Morsbach, Von der Arbeit in den Ostgebieten, S. 60-61.

92 Vgl. z.B. B., Kleine Erlebnisse mit Wolhyniendeutschen, S. 148; E.J.: Die Arbeit im neuen Osten, S. 118-119.

93 Morsbach, Erlebnisse aus dem Warthegau, S. 172.

94 Von den Neugeborenen mit 2.000 bis 2.500 Gramm Geburtsgewicht starben noch etwa 30%. Vgl. Bericht Fritz Rott an die RAG Mutter und Kind über Herabsetzung der Säuglingssterblichkeit, 13.2.1944, in: UB/FU Berlin Sammlung Rott, Kasten 25/26.

95 Lisner, »Hüterinnen der Nation«, S. 282.

Pflegearbeiten mit ihrer Freundin. Ingeborg Morsbach behielt den kleinen Jungen auch, nachdem er außer Lebensgefahr war, bei sich in der Wohnung. Ihr ging es nicht nur um die Gesunderhaltung des Säuglings, sondern auch darum, eine Bindung zur Mutter herzustellen. »Vorläufig«, meinte sie, »werden wir den kleinen Kerl behalten, einmal muß doch diese Mutter Sehnsucht nach ihrem Kind bekommen, und dann soll sie ihn wieder haben.«[96] Ingeborg Morsbach deutete in ihrem Bericht an, dass die Mutter ihr Kind aufgrund ihrer Überforderung aufgegeben habe und mit seinem Tod rechnete. Nun setzte sie darauf, durch die von ihr herbeigeführte Trennung Gefühle von Sehnsucht zu wecken und darüber Liebe zum Kind sowie eine Bindung zwischen Mutter bzw. Eltern und Kind herzustellen. Ingeborg Morsbachs Plan ging auf, wie sie berichtete:

> »Der Vater besuchte ihn neulich, und es war ein ebenso rührendes wie komisches Bild, als ich heimkam und im Eßzimmer den Bauern vorfand, in den großen, ungeschickten, offenen Bauerhänden dieses kleine Wesen auf dem Schoß, verlegen lachend, es dann hochnehmend, es küssend. Mein Gott, ich konnte ihm nicht sagen, daß es unhygienisch und nicht gut für das Kind ist; sollte ich mit meinem Verstand dies einfache Herz kränken, er hätte es doch nicht begriffen! So saß er eine Weile, und es war köstlich zu sehen, wie lächerlich ähnlich sich Vater und Sohn waren, beide die gleichen ausgeprägten Nasen, die beim Vater immerhin noch besser aussah, als beim winzigen Sohn!«[97]

Ingeborg Morsbach freute sich über den Besuch des Vaters und darüber, dass zumindest er Kontakt zu seinem Sohn aufnahm. In ihrem Bericht hob sie zugleich ihre Expertise hervor und legte nahe, nur sie könne eine gesunde Entwicklung des Kindes garantieren. Von dem Vater trennte sie nicht nur ihr Expertenstatus, sondern auch eine soziale Kluft. Sie stellte den Vater als einfach und ungeschickt, mit geringem Intellekt, aber herzlich dar, der nicht in der Lage sei, die von ihr als wichtig erachteten Hygieneregeln zu verstehen. Möglicherweise fürchtete sie aber auch den Konflikt mit dem Vater und die Ablehnung ihres Hygieneregimes. Die Zuneigung, die der Vater dem Kind entgegenbrachte, entsprach Ingeborg Morsbachs Vorhaben, die Bindung zwischen Eltern und Kind zu fördern. Zugleich konnte sie offenbar den zärtlichen Umgang des Vaters mit seinem Sohn und seine geäußerten Emotionen nur bedingt mit ihrem Männer- und Väterbild in Einklang bringen und versuchte, diesen Widerspruch mit Komik, durch Beschreibungen der körperlichen Ähnlichkeiten, aufzulösen.

Ingeborg Morsbach setzte sich mit Engagement für ihre Klientel ein. Neben dem Zwillingsjungen nahm sie weitere Säuglinge bei sich zu Hause auf und pflegte sie – wie sie es darstellte – mit Erfolg. Sie ersparte den Kindern einen Aufenthalt im Krankenhaus oder Säuglingsheim.[98] Darüber hinaus versuchte sie, zwischen volksdeutschen

96 Morsbach, Erlebnisse aus dem Warthegau, S. 172.

97 Ebenda, S. 172.

98 Vgl. Morsbach, Aus einem Hebammenbrief aus dem neuen Osten, S. 119. Wie die Ermittlung von Todesursachen bei deutschen Säuglingen zeigte, starben Säuglinge in Krippen und Klini-

Familien und Vertretern des Besatzungsregimes zu vermitteln. In einem Fall, in dem ein Säugling mit Lungenentzündung ins Krankenhaus eingeliefert wurde und kurze Zeit nach seiner Entlassung aufgrund von in der Klinik erlittener Mangelernährung starb, strengte sie ein Untersuchungsverfahren an und unterstützte die Eltern.[99]

Ingeborg Morsbach verknüpfte in ihren Berichten »Disziplinieren« und »Helfen« als sich ergänzende Maßnahmen eng miteinander. Die Hebamme E. J. setzte hingegen »Kämpfen« und »Helfen« komplementär. »Solange die Pflicht ruft, habe ich keine Zeit müde zu sein! Wie der Soldat an der Front immer bereit ist, ohne Rücksicht auf Zeit, Wetter und sich selbst, zu kämpfen, so sind wir bereit zu helfen«,[100] erläuterte sie ihre Berufsauffassung. Die begrifflichen Verknüpfungen weisen darauf hin, dass individuelle Hilfsangebote der Hebammen genau wie Interaktionen zwischen Hebamme und Gebärender nicht ohne normierende Verhaltenskontrolle zu haben und als herrschaftsbezogene Handlung zu verstehen waren.

Die »fürsorgliche Belagerung« (Ute Frevert in Anlehnung an Heinrich Böll) durch Hebammen setzte volksdeutsche Frauen und Familien unter (Leistungs-)Druck, sich einem zeitintensiven Hygieneregime sowie bestimmten Normvorstellungen zu unterwerfen.[101] Nicht immer waren die volksdeutschen Frauen und Familien dazu widerspruchslos bereit und entzogen sich den Bemühungen. Die Hebamme E. J. berichtete beispielsweise von einer Familie, die ihre Belehrungen höflich ablehnte. E. J. begleitete die Frau über etwa zwei Tage und Nächte während der Geburt im Haus der Bauernfamilie. In dieser Zeit kam es mehrmals zu Konflikten mit dem Vater, der wenig Verständnis für die von E. J. eingeforderte Hygiene aufbrachte, z. B. hinsichtlich der Trennung von Schüsseln mit unterschiedlichem Verwendungszweck. E. J. ekelte sich und konnte von der Familie kein Essen und Trinken annehmen. Nach eineinhalb Tagen war sie jedoch so hungrig, dass sie beschloss, frisch gemolkene Milch zu trinken.

> »Da suchte ich mir eine andere Schüssel, nahm warmes Wasser [...] und ging in den Stall, wusch der Kuh das Euter, den Schwanz band ich an. [...] Ich ließ nun den Bauer erst mal die Hände waschen, und dann gab es auch Milch. Er meinte, das alles wäre sehr schön, wie ich's machte, nur wäre das doch zu viel Arbeit!«

Der Bauer erkannte die Bemühungen der Hebamme an, gab ihr jedoch zu verstehen, dass er die von ihr vorgelebten Hygienenormen allein aus Zeitgründen im Alltag nicht umsetzen werde. Über ihre Anwesenheit in der Wohnung ihrer Klientel hinaus verfügten Hebammen nur eingeschränkt über Möglichkeiten, auf Frauen und Familien einzuwirken. Nationalsozialistische Wert- und Normvorstellungen im Bereich von

ken häufig aufgrund von Mangel- und Fehlernährung. Vgl. Todesursachenermittlung, in: APP, 299 RSH/2074.

99 Vgl. Schriftwechsel, Mißstände im Krankenhaus Konin, März-April 1944, in: APP, 299 RSH/1963, Bl. 305 ff.

100 E. J., Die Arbeit im neuen Osten, S. 118-119.

101 Vgl. Frevert, »Fürsorgliche Belagerung«.

Schwangerschaft, Geburt und Säuglingspflege konnten sie vor allem dann durchsetzen, wenn es ihnen gelang, Frauen und Familien zu überzeugen.

Julie Prinz und Ingeborg Morsbach empfahlen »Humor« als Schlüssel zum Erfolg im Umgang mit Volksdeutschen. Julie Prinz meinte: »In der Geburtshilfe erlebt man auch viel Ergötzliches. Oft muß man sich auch ärgern; aber wenn man klug ist, lacht man lieber.«[102] Ingeborg Morsbach führte aus: »Humor ist, möchte ich beinahe sagen, Vorbedingung, um hier glücklich zu werden.«[103] Durch ihre Beschreibungen schufen sie eine humoristisch-ironische Distanz zu ihrer Klientel. Mit Bemerkungen wie »gegen die Dummheit kämpfen selbst Götter vergeblich«[104] unterstrichen sie die eigene Überlegenheit und die untergeordnete Position der von ihnen betreuten »unwissenden« Familien. Sich selbst inszenierten sie als unhinterfragbare Expertinnen für Schwangerschaft, Geburt und Säuglingspflege, die ihre internalisierten Wertmaßstäbe in der Hebammenzeitschrift als zu vermittelnde und durchzusetzende Norm darstellten. Julie Prinz räumte allerdings ein, dass dies nicht immer einfach war. Sie schrieb: »Es gehört viel Liebe und Geduld dazu, oft auch Strenge, um sich hier durchzusetzen.«[105] Für einen Erfolg der Erziehungsarbeit betrachteten es Hebammen wie Verantwortliche des Gesundheitswesens als unabdingbar, neben Belehrung, Disziplinierung und »Liebe« ein Vertrauensverhältnis zu volksdeutschen Frauen und Familien herzustellen.[106] Galt es doch, wie es Großmann 1940 formulierte, die »Herzen zu erschließen« und auf diese Weise die deutschen Frauen und Familien zu beeinflussen.[107] Der Erfolg der Erziehungsarbeit hing schließlich nicht zuletzt von der positiven Verinnerlichung des entworfenen Wissenskanons sowie der Selbstmobilisierung der Volksdeutschen ab.

Ingeborg Morsbachs Strategie, mit Humor, Disziplinierung, Hilfe und persönlichem Einsatz für die Familien auf diese einzuwirken, war offenbar erfolgreich. Sie konnte sich innerhalb ihres Bezirkes eine Vertrauensposition, Respekt und den Ruf professioneller Kompetenz aufbauen. In der Hebammenzeitschrift berichtete sie: »Ich freue mich, daß man nun auch mit älteren Säuglingen zu mir kommt.«[108] Julie Prinz konnte nach den anfänglichen Schwierigkeiten ähnliche berufliche Erfolge vermelden. Sie genoss ihre Tätigkeit im Wartheland:

> »Die Arbeit macht nach Überwindung der ersten Schwierigkeiten viel Freude, ist man doch Hebamme, die Vertraute der Familie, ärztliche Beraterin, häusliche Beraterin – Mädchen für alles, man kann alle seine Kenntnisse anbringen. Vor allem, man arbeitet selbstständig, und welche Hebamme würde das nicht reizen!«[109]

102 Prinz, Erlebtes und Erlauschtes einer Hebamme unter den Rücksiedlern im Wartheland, S. 203.
103 Morsbach, Von der Arbeit in den Ostgebieten, S. 60-61.
104 Prinz, Erlebtes und Erlauschtes einer Hebamme unter den Rücksiedlern im Wartheland, S. 203.
105 Ebenda, S. 215-216.
106 Morsbach, Von der Arbeit in den Ostgebieten, S. 60-61.
107 Vgl. Großmann, nach Witte, Haupttagung der Hebammenschaft im Reichsgau Danzig-Westpreußen.
108 Morsbach, Erlebnisse aus dem Warthegau, S. 172-173.
109 J. Prinz, Erlebtes und Erlauschtes einer Hebamme unter den Rücksiedlern im Wartheland, S. 215-216.

Gelang es Hebammen hingegen nicht, die volksdeutschen Frauen für sich einzunehmen, konnten sich Konflikte im Bezirk ergeben, die bis zur Abberufung führen konnten, wie die reichsdeutsche Hebamme Charlotte M. aus Leipzig erfahren musste.

Charlotte M. hatte im Mai/Juni 1940 entschieden, sich nach ihrem Einsatz in der »Wolhynienaktion« im Kreis Leslau niederzulassen.[110] Der Amtsarzt begrüßte ihren Entschluss und wies ihr einen Bezirk in Moosburg zu. Zudem übertrug er ihr die Leitung des dort eingerichteten Hebammenheims. Das Haus, in dem Charlotte M. kostenfrei wohnte, verfügte über drei »behelfsmässig eingerichtete« Entbindungsräume mit Waschvorrichtungen, einen eigenen Brunnen und einen Abort auf dem Hof. Bademöglichkeiten für die Wöchnerinnen seien leider nicht vorhanden, notierte der Amtsarzt.[111] Charlotte M. war noch nicht lange in Moosburg tätig, als es die ersten Schwierigkeiten gab. Im August wandte sie sich an den Amtskommissar in Moosburg mit der Bitte um Hilfe und berichtete empört: »Die Frau des Wolhyniendeutschen G. […] ist von der eigenen Mutter entbunden worden.« Besonders verärgerte es Charlotte M., dass sich der Ehemann vor der Entbindung von ihr habe beraten und das Entbindungsheim zeigen lassen, um dann doch die Schwiegermutter zur Geburt zu rufen. Dennoch übernahm Charlotte M. die Betreuung von Mutter und Kind im Wochenbett. »Die Mutter« aber, so berichtete sie, »ist über meine Vorhaltungen sehr widerborstig u. erschwert mir meine Arbeit. Ich bitte den Amtskommissar erneut, ein Exempel statuieren zu wollen.«[112] Der Amtskommissar überließ es dem Landrat, über Konsequenzen für die Familie zu entscheiden, empfahl jedoch eine Verwarnung. Er argumentierte im Sinne von Charlotte M. dafür, eine erzieherische Maßnahme zu ergreifen, um den Wolhyniendeutschen »Rechtsempfinden anzuerziehen.«[113] Der Amtskommissar und Charlotte M. waren sich demnach darin einig, dass das Verhalten der Familie zu ahnden sei. Als eine Strafe stellten sie sich dabei eine erzieherische Maßnahme vor. Hebamme und Amtskommissar nutzten ihre Autoritätsposition, um eigene Vorstellungen durchzusetzen, doch waren dem Grenzen gesetzt. Zwei Monate nach dem Vorfall bat der Amtsarzt in Leslau die Gauhebamme Charlotte Kehle, Charlotte M. aus Moosburg »von ihrem Posten abzuberufen« und durch eine andere Hebamme zu ersetzen. Zur Begründung führte er an:

> »Frau M. ist […] dazu übergegangen auf die der Niederkunft entgegensehenden Frauen einen Zwang auszuüben und sogar mit Geldstrafen bei Nichtbesuchen der Entbindungsstation zu drohen. Ihr Benehmen wirkt bei den deutschen Frauen herausfordernd und äussert sich dahingehend, dass sie lieber eine polnische Hebamme aufsuchen, als Frau M. in Anspruch nehmen.«[114]

110 Zuvor arbeitete sie beim Arbeitsstab Leslau im NSV-Ansiedlungslager.
111 Schreiben Borsutzky an den Regierungspräsidenten in Hohensalza, 20.8.1941, in: APW, 829/84.
112 Schreiben Charlotte M. an den Amtskommissar in Moosburg, 5.8.1940, in: APW, 829/43.
113 Notiz Amtskommissar in Moosburg an den Landrat in Leslau, 20.8.1940, in: APW, 829/43.
114 Schreiben des Amtsarztes in Leslau an Charlotte Kehle, 9.10.1940, in: APW, 829/43.

Charlotte M. hatte der Schilderung des Amtsarztes nach ihr Vertrauen im Bezirk verspielt. Die Wolhyniendeutschen in ihrem Bezirk erkannten ihre Autorität und Expertise nicht an und entzogen sich ihrem Einfluss, so dass sie nicht wie erwünscht »erzieherisch« auf die Familien einwirken konnte.

Wie die Zitate illustrieren, konnten reichsdeutsche Hebammen gegenüber ihrer volksdeutschen Klientel einen gewissen Zwang ausüben – als Vertreterinnen des Besatzungsregimes und als Expertinnen für Geburtshilfe. Dies gelang zunächst auch Charlotte M. in Zusammenarbeit mit dem Amtskommissar. Als sie jedoch dazu überging, Geldstrafen in konsequenter Weiterführung des Gedankens einer Bestrafung unerwünschten Verhaltens zu verhängen, überschritt sie die von ihrer Klientel akzeptierten Grenzen der Machtausübung. Ihren Erziehungsauftrag konnte Charlotte M. durch den Verlust des Vertrauens nicht mehr wahrnehmen. Charlotte Kehle und der Amtsarzt stellten darüber hinaus anlässlich eines Kontrollbesuches im Dezember 1940 fest: »Die Hebamme, Frau M., hat nach wie vor Juden und Jüdinnen beschäftigt und auch Jüdinnen in den Krankenzimmern der Wöchnerinnen arbeiten lassen. [...].«[115] Dies brachte den Amtsarzt endgültig dazu, Charlotte M. anzuweisen, das Entbindungsheim und das Wartheland zu verlassen.[116] Wie den Berichten von Studentinnen im »Osteinsatz« zu entnehmen ist, war die Heranziehung von Juden zu Zwangsarbeiten beispielsweise bei der Instandsetzung eines deutschen Kindergartens an der Tagesordnung.[117] Nicht infrage kam jedoch für den Amtsarzt die Tätigkeit von Jüdinnen – möglicherweise handelte es sich hier sogar um Hebammen, die ein Berufsverbot erhalten hatten – in den Krankenzimmern, wo sie engen Kontakt mit den deutschen Wöchnerinnen hatten. Charlotte M. hatte der Maßgabe der rassischen Segregation im Bereich der Geburtshilfe zuwidergehandelt und ließ damit eine kompromisslose Unterstützung der NS-Rassen- und Germanisierungspolitik vermissen. Für den Amtsarzt lieferte dies zusammen mit dem Vertrauensverlust bei ihrer Klientel einen Grund für die Absetzung. Das Entbindungsheim in Moosburg wurde geschlossen und zum Winterquartier der Wehrmacht. Im Frühling 1941 fand sich schließlich mit Katharina D. eine andere reichsdeutsche Hebamme, die das Haus bezog. Allerdings betrieb sie dort lediglich noch ein »behelfsmäßiges Entbindungsheim« für Notfälle.[118]

Das hierarchische Gefälle zwischen Reichs- und Volksdeutschen verschaffte reichsdeutschen Hebammen eine Autoritätsposition. Unterschiedliche kulturelle Prägungen und soziale Differenzkonstruktionen zwischen den verschiedenen Gruppen von Deutschen begründeten Wahrnehmungen des »Fremdseins«. Daraus leiteten reichsdeutsche Hebammen einen Anspruch auf eine medizinisch-hygienische und kulturelle Überlegenheit ab.[119] Die Konstruktion des »Fremdseins« zielte im Falle der Volksdeutschen

115 Bericht an den Landrat, Entbindungsstation in Moosburg, 10.12.1940, in: APW, 829/43.
116 Vgl. ebenda.
117 Vgl. z.B. Bericht von Anni K. und Annerose E. über ihre Tätigkeit im Kindergarten von Kosniewice, 1940, in: BArch, R 49/1/3951.
118 Schreiben Borsutzky an den Regierungspräsidenten in Hohensalza, 20.8.1941, in: APW, 829/84.
119 Ebenda, S. 216. Zur Bedeutung von Stereotypen vgl. Fielitz, Das Stereotyp, S. 153-155; 304-306.

allerdings nicht auf eine Ausgrenzung. Vielmehr sollten sie durch Erziehung, durch ein *cultural engineering*, assimiliert und zu einem Teil der »erweiterten Volksgemeinschaft« werden.[120] Die Motivation der Hebammen, reichsdeutsche Standards durchzusetzen, begründete sich denn auch vielfach durch die Absicht, die Gesundheit von Mutter und Kind zu fördern. Diese Motive sowie die Hilfsangebote der Hebammen verknüpften sich jedoch untrennbar mit disziplinierenden, kontrollierenden sozialen Praktiken und mit germanisierungs- und biopolitischen Zielsetzungen.[121]

b) Akteurinnen der Fürsorge: Hebammen, NSV und niedergelassene Ärzte

Der Fürsorge für Mutter und Kind sowie der Förderung und Erziehung der (volks-) deutschen Familie widmeten sich neben den Hebammen viele Dienststellen und NS-Organisationen.[122] Deutsche Frauen waren als Zuständige für Haus- und Familienarbeit die Hauptadressatinnen der auf Hygiene, Haushaltsführung und Kindererziehung fokussierten Fürsorgearbeit.[123]

Der Mütterdienst der NS-Frauenschaft, NSV, Studentinnen im obligatorischen »Osteinsatz« und Ansiedlerbetreuerinnen – darunter auch etliche Frauen, die zuvor selbst umgesiedelt worden waren – boten Unterweisungen in Kochen, Nähen und Säuglingspflege.[124] Im Zuge von Hausbesuchen bei volksdeutschen Familien wurden die Lernerfolge überprüft.[125] Die Kurse dokumentierte das Deutsche Frauenwerk für die mediale Berichterstattung. Das folgende Bild entstand in diesem Kontext.

Im Bereich der Fürsorge für Mutter und Kind nahmen Hebammen eine zentrale Position ein. Nach zehntätiger Wochenbettbetreuung endete jedoch ihre durch das Reichshebammengesetz und die Hebammendienstordnung geregelte Zuständigkeit, und die beim Gesundheitsamt angestellten Gesundheitspflegerinnen sowie die Volkspflegerinnen, Säuglings- und Gemeindeschwestern der NSV beteiligten sich an der

120 Vgl. zu Konstruktionen des »Eigenen« und des »Fremden« z.B. Baberowski, Dem Anderen begegnen.

121 Fielitz, Das Stereotyp, S. 21; Harvey, »Der Osten braucht dich!«, S. 223-224. Ute Frevert bezeichnet den Zusammenhang zwischen Hilfsangebot, Verhaltenskontrolle und Normdominanz im Hinblick auf die Erziehung von Arbeiterfrauen durch Ärzte und bürgerliche Frauen im Kontext des Hygienisierungsprozesses seit dem Ende des 19. Jahrhunderts in Anlehnung an Jürgen Habermas als eine Form der »inneren Kolonisierung der Lebenswelt«. Vgl. Frevert, »Fürsorgliche Belagerung«, S. 446.

122 Neben der NSV mit ihren »braunen« NS-Schwestern waren im Warthegau zudem DRK- und »freie« Schwestern (blaue Schwestern) des NS-Reichsbundes Deutscher Schwestern tätig. Vgl. Schlechter, Verschwundene Umsiedler aus Bessarabien, S. 68-69; Betzien, Krankenschwestern, S. 97-112.

123 Vgl. z.B. Reagin, Sweeping the German Nation.

124 Vgl. verschiedene Berichte von Ansiedlerbetreuerinnen des Deutschen Frauenwerkes, in: IPN, 190/105.

125 Vgl. Berichte Deutsches Frauenwerk über Näh-, Koch- und Säuglingspflegekurse im Warthegau, 1940-1941, in: BArch, R 49/3046; Berichte von Ansiedlerbetreuerinnen, in: IPN, GK 190/106. Ausführlich hierzu vgl. Harvey, »Der Osten braucht dich!«, S. 203-207.

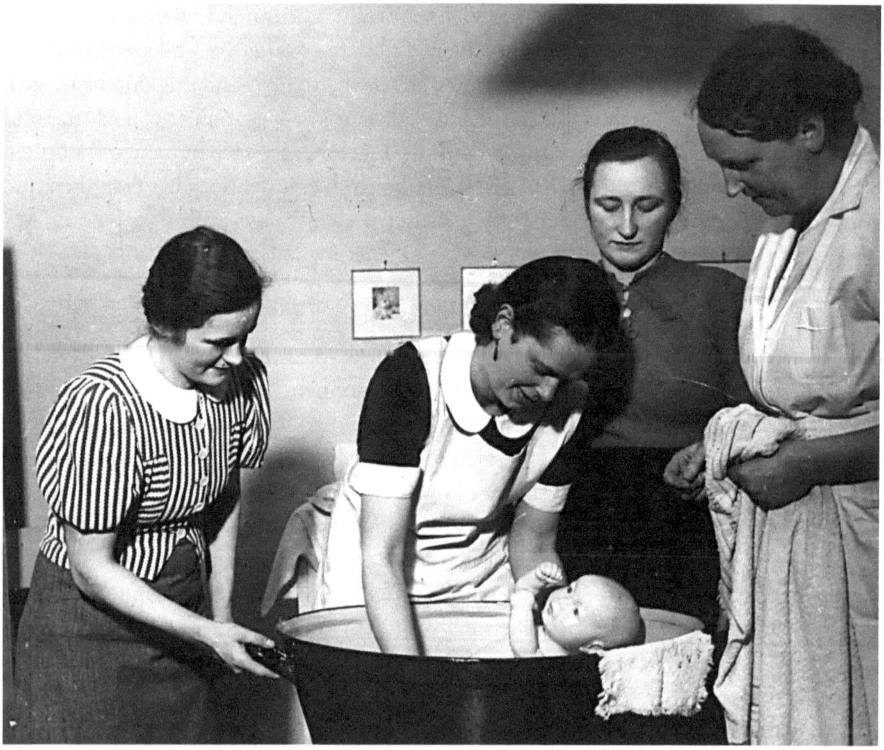

Abb. 12: Säuglingspflegekurs, o. D.

sogenannten nachgehenden Fürsorge.[126] Allerdings ging es dabei nicht um eine allgemeine oder auf das Individuum bezogene Fürsorge, wie der Leiter der Abteilungen für Gesundheit in der Reichsstatthalterei und Gauselbstverwaltung Oskar Gundermann klarstellte, sondern um »das Volk« und entsprechend um »Volkspflege«. Nur als »wertvoll« erachtete Mitglieder der »Volksgemeinschaft« sollten Unterstützung und Förderung erhalten.[127] Herbert Grohmann, Amtsarzt in Litzmannstadt, führte aus: »Die rassisch primitiven und lebensuntüchtigen Schichten der deutschen Bevölkerung sind von ausgesprochenen fördernden Maßnahmen auf jeden Fall auszunehmen.«[128] Deren »zahlenmässigen Zuwachs in gewissen Grenzen« hielt er jedoch für eine »künftige völkische Reinigung des Warthegaus« für erforderlich. Grohmann erläuterte, es sei vom

126 Das Reichshebammengesetz verpflichtete Hebammen zur Wochenbettbetreuung von Mutter und Kind und sah einen Besuch pro Tag für die Dauer von zehn Tagen vor. Die Wochenbettbetreuung war jedoch nicht als Hebammen vorbehaltene Tätigkeit verankert. Vgl. Reichshebammengesetz vom 21. Dezember 1938, in: RGBl., 1938 I, S. 1893.

127 Arbeitstagung der Gesundheitspflegerinnen, Herrmannsbad 20.-21.5.1941, in: APP, 299 RSH/1923.

128 Grohmann: Denkschrift Erb- und Rassenpflege als Grundlagen biologischer Volkstumspolitik, 7.10.1941, in: APP, 299 RSH/1137, Bl. 24-36.

»volkstumspolitischen Standpunkt aus eher zu verantworten, die gestellten Aufgaben zu einem Teil von einer weniger leistungsfähigen, aber dafür arteigenen Bevölkerungsschicht durchführen zu lassen, als auf lange Sicht hinaus mit den fremdvölkischen Arbeitskräften als einem notwendigen Übel rechnen zu müssen.«[129]

Die »Volkstumspolitik« hatte im Wartheland gegenüber der »Erbpflege« Vorrang.[130] Nach Auffassung von Gundermann und Grohmann waren zwar lediglich als »wertvoll« erachtete Familien zu fördern. Dennoch sollten als weniger »leistungsfähig« und »minderwertig« Eingestufte, anders als im »Altreich«, vorerst nicht an der Reproduktion gehindert werden.[131]

Nach diesem Grundsatz arbeiteten die Gesundheitsämter als Teil des öffentlichen Gesundheitswesens und ebenso tat dies die NSV als Organisationseinheit des von der NSDAP parallel errichteten parteiamtlichen Gesundheitswesens.[132] Eine vom Leiter der NSDAP-Parteikanzlei Martin Bormann gezeichnete Verfügung definierte die Aufgaben der NSV im Hilfswerk »Mutter und Kind« entsprechend als auf die »erbgesunde, gemeinschaftstüchtige deutsche Familie im Sinne der bevölkerungspolitischen Grundsätze der NSDAP« bezogen.[133]

Im Reichsgebiet und in den eingegliederten polnischen Gebieten boten sowohl Gesundheitsämter als auch NSV Schwangeren-, Mütter- und Säuglingsberatungsstunden an.[134] Laut einer Vereinbarung zwischen Reichsministerium des Innern und dem Hauptamt der NSV sollten die Gesundheitsämter ärztliche und gesundheitspflegerische Tätigkeiten im Rahmen der Mütterberatung übernehmen, die NSV sollte wirtschaftliche Hilfen bereitstellen sowie weltanschauliche und seelische Betreuungen der Mütter durchführen.[135] Im Laufe des Krieges gelang es der NSV, im Bereich der Fürsorge für Mutter und Kind immer mehr Kompetenzen an sich zu ziehen. Im Reichsgebiet übernahm sie ab 1943 beinahe flächendeckend die Federführung in der Schwangeren-, Mütter- und Säuglingsberatung.[136] Im Wartheland baute die NSV mit Beginn der Besatzungsherrschaft Betreuungsstrukturen auf, oft noch bevor die Gesundheitsämter eingerichtet und mit genügend Personal besetzt waren. Darüber hinaus sicherte sich die NSV die alleinige Betreuung der volksdeutschen Umsiedler bis zu deren Ansiedlung.

129 Ebenda, Bl. 28.
130 Vgl. Vossen, Gesundheitspolitik als Teil der »Volkstumspolitik«; Fiebrandt, Auslese für die Siedlergesellschaft, S. 546.
131 Fiebrandt, Auslese für die Siedlergesellschaft.
132 Vgl. Vossen, Gesundheitsämter im Nationalsozialismus, S. 206-230; Süß, Der »Volkskörper« im Krieg, S. 44-78.
133 Verfügung 197/44, 22.1.1944, gez. Bormann, in: APP, 299 RSH/259, Bl. 206-212.
134 Im Reichsgebiet führten Ärzte seit den 1920er Jahren Mütter- und Säuglingsberatungen durch, seit 1935 gehörten diese zu den Kernaufgaben der Gesundheitsämter. Vgl. Lisner, »Hüterinnen der Nation«, S. 196.
135 Vgl. Vereinbarung über die Zusammenarbeit der NS.-Volkswohlfahrt mit den staatlichen Gesundheitsämtern in der Mütter-, Säuglings- und Kleinkinderfürsorge im Reichsgau Wartheland, 3.12.1940, in: APP, 299 RSH/1874, Bl. 219-222.
136 Vgl. Lisner, »Hüterinnen der Nation«, S. 198; Limper, Flaschenkinder, S. 129-131.

Die Gesundheitsämter bekamen nach Ausführungen von Gundermann keinen Zugang zu den »Rückwanderern« und durften die in den Umsiedler- und Ansiedlungslagern geborenen Kinder nicht betreuen.[137] Mit der Priorisierung der Fürsorge für Mutter und Kind durch das öffentliche Gesundheitswesen ab 1942 bauten die Gesundheitsämter verstärkt eigene Beratungs- und Betreuungsstrukturen für diese Zielgruppe auf und es kam zu Konkurrenzsituationen.[138]

Aufgrund des Mangels an deutschem Gesundheitspersonal im Wartheland äußerte Gundermann allerdings bereits 1941: »Ich würde es für falsch ansehen, wenn man diese Fachkräfte [der NSV] aus Prinzip beiseite schieben wollte, weil sie jetzt dort tätig sind.«[139] In Anbetracht dessen, dass nicht alle Gesundheitsämter ausreichend mit Ärzten und Gesundheitspflegerinnen besetzt waren, blieb ihm hier gar keine andere Wahl, als auf die NSV und die dort tätigen Ärzte, Schwestern und Hebammen für die Durchführung der Mütter- und Säuglingsfürsorge zurückzugreifen.[140] Gundermann plante allerdings: »Diese Fachkräfte [der NSV] müssen wir vor unseren Schlitten spannen. Die Führung auf diesem Gebiet haben wir«.[141] Gundermann appellierte zugleich an die Gesundheitspflegerinnen, »immer auf dem besten Wege« mit der NSV und mit den Gemeindeschwestern und dem Frauenwerk zusammenzuarbeiten.[142]

Eine enge Kooperation zwischen Gesundheitsämtern und NSV fixierte ein Abkommen zwischen Reichsstatthalter und dem Leiter des Gauamtes der NSV von Dezember 1940. Die NSV sollte danach in Orten mit deutscher Bevölkerung Hilfsstellen für Mutter und Kind errichten, in denen Ärzte und Gesundheitspflegerinnen der Gesundheitsämter die Beratungsstunden für Mütter, Säuglinge und Kleinkinder zu festgesetzten Terminen durchführten. Werbung für die Beratungsstunden ebenso wie eine Überwachung von Müttern, Säuglingen und Kleinkindern im Rahmen der nachgehenden Fürsorge bzw. der vorbeugenden Familienhilfe durch Hausbesuche – allerdings nur in erbgesunden deutschen Familien und nach Weisung des Amtsarztes – übernahm die NSV.[143] Konnte die NSV keine »geeigneten Kräfte« stellen, schickte das Gesundheitsamt sein Personal in die Familien. Die Ausführungsbestimmungen empfahlen die Einrichtung von fest umrissenen, entweder vom Gesundheitsamt oder der NSV zu betreuenden Bezirken, um Konkurrenz zu vermeiden.[144]

137 Arbeitstagung der Gesundheitspflegerinnen, Herrmannsbad 20.-21.5.1941, in: APP, 299 RSH/1923, Bl. 63. In den Umsiedlerlagern waren allerdings auch DRK-Schwestern tätig. Vgl. Schlechter: Verschwundene Umsiedler aus Bessarabien, S. 290.

138 Vgl. Kapitel IV 1c), Geburtenkrieg.

139 Arbeitstagung der Gesundheitspflegerinnen, Herrmannsbad 20.-21.5.1941, in: APP, 299 RSH/1923, Bl. 61.

140 Vgl. Regierungspräsident an den Reichsstatthalter, 4.4.1940, betr. Zusammenarbeit der Gesundheitsämter mit der NSV, in: APP, 299 RSH/1874, Bl. 189.

141 Arbeitstagung der Gesundheitspflegerinnen, Herrmannsbad 20.-21.5.1941, in: APP, 299 RSH/1923, Bl. 61.

142 Ebenda.

143 Vgl. Vereinbarung über die Zusammenarbeit der NS.-Volkswohlfahrt mit den staatlichen Gesundheitsämtern, 3.12.1940, in: APP, 299 RSH/1874, Bl. 219-222.

144 Ausführungsbestimmungen Organisation der Mütterberatung, 3.12.1940, in: APP, 299 RSH/2073, Bl. 30-37.

Mit einer Verordnung von Juli 1941 machte Bormann auf den Personalmangel im Wartheland aufmerksam und wies die NSV an, insbesondere in Orten, in denen die Gesundheitsämter keine Beratungen für Schwangere, Mütter und Säuglinge anboten, aktiv zu werden. Auf diese Weise sollte »Doppelarbeit« vermieden und die zur Verfügung stehenden Fachkräfte sollten »wirkungsvoll« eingesetzt werden.[145] In Folge eines Erlasses des Reichsministeriums des Innern von Juni 1940 wurden Gelder zur Verfügung gestellt und deutsche Hebammen flächendeckend von den Gesundheitsämtern zur Teilnahme an den Beratungsstunden für Mütter und Säuglinge sowie für Hausbesuche während des ersten Lebensjahres gegen ein Entgelt in Höhe von 2 RM pro Stunde engagiert, zunächst im Reichsgebiet und ab Dezember 1940 auch im Wartheland.[146] Nach Vorstellungen der Gesundheitsverwaltung sollte hier die Betreuung von deutschen Kindern im ersten Lebensjahr über die Wochenbettversorgung hinaus zu einem eigenständigen neuen Tätigkeitsfeld der deutschen Hebammen werden, um so eine lückenlose und kontinuierliche Betreuung der Familien zu gewährleisten.[147]

Organisierte die NSV die Beratungsstunden für Mütter und Säuglinge, konnte sie ihrerseits Hebammen zur Verstärkung hinzuziehen. Die Hebamme E.J. berichtete über eine enge Zusammenarbeit mit der NSV:

> »Ich habe mich mit der NSV., sowohl der Leiterin wie mit der Schwester der Beratungsstelle, die erst kürzlich aufgemacht wurde, und der Säuglings- und Gemeindeschwester auf guten Fuß gestellt. Bei näherer Bekanntschaft verlieren die Schwestern von ihrer ›Einbildung‹ und die Hebammen von ihrer ›Dummheit‹. Ich beteiligte mich an jedem Frauenschaftstreffen und werde ab kommender Woche mit der Schwester gemeinsam die Dörfer besuchen; denn schließlich sind die Schwestern selbst der Meinung, daß ihre Kenntnisse für eine ausreichende Frauenberatung nicht genügen und daß dazu unbedingt die Hebamme gehört; denn unmittelbar steht an der Wiege des Volkes doch die Hebamme. Wir haben das große, gemeinsame Ziel: ›Das Wohl für Mutter und Kind!‹ und wollen auch gemeinsam daran arbeiten mit besten Kräften.«[148]

Für Hebammen bedeutete die Einbindung in einen biopolitisch zentralen Tätigkeitsbereich einen Prestigezuwachs, ganz so, wie es die Hebamme E.J. andeutete. Die Beratung und Betreuung von Mutter und Kind innerhalb des ersten Lebensjahres wurde sogar als Dienstpflicht in der vorläufigen Hebammendienstordnung für das Warthe-

145 M. Bormann, 19.7.1941: Anordnung A 32/41, betr. Abgrenzung der Zuständigkeiten auf dem Arbeitsgebiet des Hilfswerkes Mutter und Kind, in: APP, 299 RSH/2072, Bl. 21-23.

146 Vgl. Lisner, »Hüterinnen der Nation«, S. 196-197. Mit Schreiben vom 13.12.1940 konnten Hebammen für die Teilnahme an den Mütterberatungen vergütet werden. Vgl. Reichsstatthalter, betr. Hebammen als nicht vollbeschäftigte Angestellte der Gesundheitsämter, 13.12.1940, in: APP, 299 RSH/2073, Bl. 78.

147 Dr. Klabunde beim Regierungspräsident Hohensalza, betr. Hebammen als nicht vollbeschäftigte Hilfskräfte der Gesundheitsämter, Dez. 1941, in: APP, 299 RSH/2073, Bl. 80-82.

148 E.J., Auf vorgeschobenem Posten als deutsche Hebamme im befreiten Osten, S. 85.

land vom 4. September 1942 festgeschrieben, allerdings versehen mit der Einschränkung, dass die Fürsorgeaufgaben für Schwangere, Gebärende und Wöchnerinnen Vorrang hatten.[149] Die Einbindung der Hebammen in die Säuglingsfürsorge erfolgte auf Weisung des Amtsarztes über die Gesundheitsämter oder die NSV, die entsprechende Einzelverträge abschlossen.[150] Ein neues Tätigkeitsfeld, in dem Hebammen eigenverantwortlich und selbstständig arbeiteten, wie von der Gesundheitsverwaltung 1941 angedacht, wurde die Säuglingsfürsorge insofern nicht, weder im Wartheland noch im Reichsgebiet.[151]

Das Ziel der Fürsorge für Mutter und Kind bestand darin, wie schon erwähnt, das Gedeihen des deutschen Nachwuchses zu gewähren. Realisiert werden sollte dies durch regelmäßige Hausbesuche, die Einblick in die »wirtschaftlichen und persönlichen Verhältnisse« ermöglichten, sowie durch Überwachung der Gesundheit und Entwicklung der Kinder. Die dabei ausgeübte Kontrolle konnte zu Widerstand auf der Seite der Familien führen. Deshalb sollte »gerade durch den Hausbesuch das Vertrauen der Familie zur Arbeit der Beratungs- und Hilfsstellen« hergestellt und gefestigt werden.[152] Die Gesundheitsbehörden des »Warthegaus« erwarteten demnach von (reichs-)deutschen Hebammen, Kontakt zu den Volksdeutschen zu knüpfen oder »Zugangspunkt« zu sein.[153] Als den Gesundheitsämtern unterstellte Expertinnen für Schwangerschaft, Geburt und Wochenbett sollten Hebammen als Vertreterinnen des NS-Gesundheitssystems und des Besatzungsregimes ein gewisses Vertrauen zum NS-Regime und seinen Akteurinnen und Akteuren aufbauen, indem sie ihren persönlichen, evtl. emotionalen Zugang zu den Frauen nutzten.[154] In einem Schreiben der Reichsstatthalterei von Juli 1943 hieß es zu den Aufgaben der deutschen Hebammen im Bereich der Fürsorge für Mutter und Kind: »Sie hat einerseits Verbindung mit der Hilfsstellenleiterin Mutter und Kind der NSV, andererseits zur Sicherung ärztlicher Maßnahmen mit dem Hausarzt oder der Beratungsstelle für werdende Mütter beim Gesundheitsamt zu halten.«[155]

149 Vorläufige Dienstordnung für die im Reichsgau Wartheland tätigen Hebammen vom 4.9.1942, § 12, in: Verordnungsblatt des Reichsstatthalters im Warthegau, Nr. 31, 19.9.1942, APW, 829/38.

150 Vgl. z. B. den Vertrag zwischen Gesundheitsamt und der Hebamme Anna W., 1.1.1941, in: APW, 829/43.

151 Vgl. Lisner, »Hüterinnen der Nation«, S. 197.

152 Ausführungsbestimmungen zur Anordnung über die Zusammenarbeit zwischen Gesundheitsamt und Hilfswerk »Mutter und Kind« der NSV gemäß Runderlaß des Reichsministers des Innern vom 20.10.1941, 25.3.1942, in: APW, 829/144.

153 So bezeichnet Frevert die Funktion von Experten, die einerseits Vertrauen zu Institutionen und Systemen aufbauen und andererseits von dem Vertrauen in diese profitieren. Vgl. Frevert, Vertrauen – eine historische Spurensuche. Vgl. auch: Lisner, »A Birth is Nothing out of the Ordinary Here …«.

154 Vgl. z. B. Erich Grossmann, zitiert nach: Witte, Haupttagung der Hebammenschaft im Reichsgau Danzig-Westpreußen.

155 Reichsstatthalter an die Regierungspräsidenten, gez. Mehlhorn, 27.7.1943, in: APP 299 RSH/1951, Bl. 94-95.

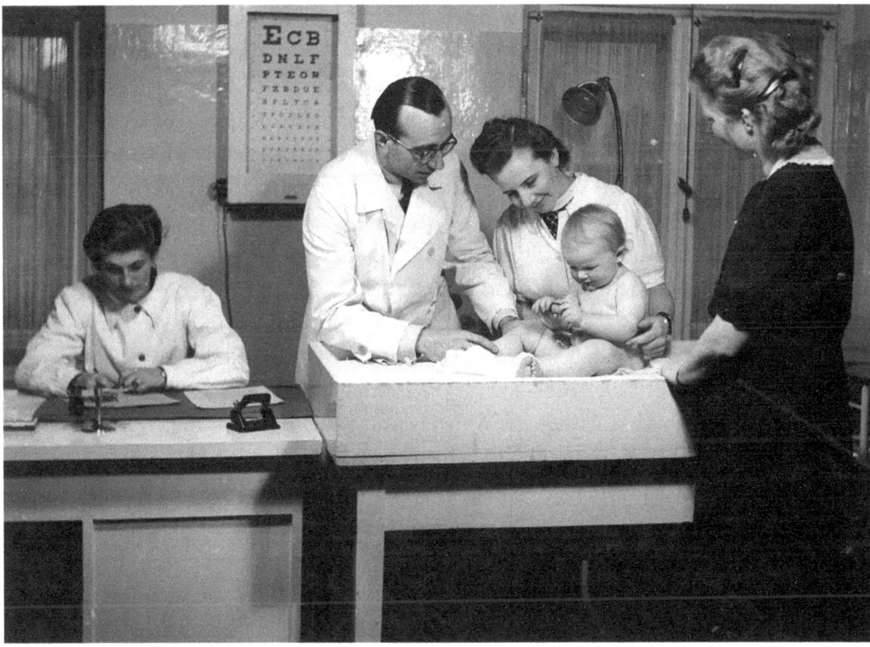

Abb. 13: Volkspflegerinnen bei der Mütterberatung, Gesundheitsamt Wreschen, 1944

Hebammen sollten also Kontakte zwischen den Müttern und den verschiedenen Stellen des NS-Gesundheitswesens herstellen, darüber hinaus für den Besuch der Mütter- und Säuglingsberatung der Gesundheitsämter bzw. der NSV werben, Hilfen durch die NSV vermitteln und im Bedarfsfall eine Zustimmung für eine Krankenhausbehandlung von Mutter und/oder Kind erwirken.[156]

Die Funktion von Hebammen als »Zugangspunkt« war wichtig, fehlte doch etlichen Volksdeutschen das Vertrauen in deutsche medizinische Institutionen. So weigerten sich beispielsweise »Russlanddeutsche« immer wieder, ihre Kinder in Krankenhäuser einzuweisen. Sie hatten die Erfahrung gemacht, ihre Kinder in den Kliniken über Wochen gar nicht oder nur eingeschränkt besuchen zu können, und lehnten daher vielfach eine stationäre Unterbringung ab.[157]

156 Vgl. Merkblatt für rußlanddeutsche Mütter, Sept./Okt. 1944 in: APP, RSH 299/2073; Vorläufige Dienstordnung für die im Reichsgau Wartheland tätigen Hebammen, 4.9.1942, in: Verordnungsblatt des Reichsstatthalters im Reichsgau Wartheland, 19.9.1942, S. 319-326.

157 In einem Merkblatt warb die NSV für Vertrauen und informierte über Krankenhausaufenthalte und Säuglingsernährung. Es bereitete die Mütter darauf vor, sich bei einem notwendigen Krankenhausaufenthalt für mehrere Wochen von ihrem Kind trennen zu müssen. Sie sollten sich jedoch keine Sorgen machen und den deutschen Ärzten und Schwestern vertrauen. Vgl. Merkblatt für rußlanddeutsche Mütter, herausgegeben von der NSV, o.D. (1944); Schreiben des Gauamtes für Volktstumsfragen der NSDAP, betr. Merkblatt für Rußlanddeutsche Mütter, 11.9.1944. Beides in: APP, RSH 299/2073, Bl. 317; 322-333.

Mit Erlass vom 31. Oktober 1942 wurden deutsche Hebammen im gesamten Wartheland, wie zuvor im »Altreich«, dazu verpflichtet, jede Schwangerschaft einer deutschen Frau dem Gesundheitsamt und der NSV zu melden, um eine komplette Erfassung der werdenden Mütter zu erreichen.[158] Die Gesundheitspflegerin stellte auf Grundlage der Meldungen sicher, dass jede Schwangere hausärztlich und von einer Hebamme betreut wurde.[159] Während im Kreis Lask der Amtsarzt 1944 monierte, dass aufgrund des Mangels an deutschen Hebammen nur wenige Meldungen von Schwangeren eingingen,[160] konnte das Gesundheitsamt in Litzmannstadt für das Jahr 1942 eine vollständige Erfassung der geborenen deutschen Kinder durch die Säuglingsfürsorge vermelden. Von den 3.204 deutschen Säuglingen waren 1942 2.226 in einer Säuglingsberatungsstelle vorgestellt und 978 durch Hausbesuche der Gesundheitspflegerin oder NSV-Schwester dokumentiert worden.[161] Der Amtsarzt des Gesundheitsamtes Posen-Stadt merkte demgegenüber kritisch an, dass in den vier Mütter- und Säuglingsberatungsstellen der Stadt im 3. Quartal 1941 von 1.610 bekannten deutschen Säuglingen lediglich 282 (18 %) erstmalig vorgestellt worden waren.[162] 1942 konnte der Amtsarzt in Posen von einer besseren Quote berichten. So waren im 2. Quartal rund 42 % der deutschen Säuglinge in einer Mütterberatungsstelle vorgestellt worden und im 3. Quartal immerhin noch 24 %.[163] Wie die exemplarischen Zahlen zeigen, nahmen die Mütter die von den Gesundheitsämtern angebotenen Beratungsstunden lokal in unterschiedlichem Umfang wahr.

Hebammen waren gehalten, während der gesamten Zeit, in der sie Mutter und Kind betreuten, ein Gesundheitsblatt zu führen, das sie an das Gesundheitsamt weiterleiteten.[164] Hier dokumentierten sie u. a. Namen, Adressen, Berufe der Eltern, familiäre Verhältnisse wie Anzahl der Kinder, Ausstattung der Wohnung, Abstammungen per Sippenfragebogen und familiäre Leiden. Zudem waren Gewichtsverlauf, medizinische

158 Erkundigungen sollten die Gesundheitspflegerinnen zudem von den Krankenkassen, Gemeindeschwestern und Volkspflegerinnen der NSV über mögliche Schwangerschaften deutscher Frauen einholen. Vgl. Schreiben vom 27. 7. 1943, betr. Gesundheitspflege für Mutter und Kind, in: APP, RSH 299/1951, Bl. 94-95.

159 Schreiben gez. von Mehlhorn, 27. 7. 1943, betr. Gesundheitspflege für Mutter und Kind, hier: Gesundheitspflege für werdende Mütter, in: APP, RSH 299/1951, Bl. 94-95.

160 Vgl. Stand des Gesundheitswesens im Kreis Lask, Pabianitz, 13.-14. 3. 1944, in: APP, 299 RSH/1934, Bl. 84.

161 Möglicherweise wurden bereits 1941 geborene Säuglinge einbezogen und/oder es gab Doppelzählungen. Laut den Haus- und Anstaltsgeburtenblättern wurden 1942 insgesamt 4.077 polnische und deutsche Kinder geboren. Vgl. Gesundheitsbericht für das Jahr 1942, 10. 2. 1943, in: APŁ, L-15054.

162 Vgl. Gesundheitsamt Posen-Stadt, Arbeitsübersicht für das Kalenderjahr 1941, Beanstandungen, Säuglinge, 18. 2. 1942, in: APP, 299 RSH/1863, Bl. 480.

163 Bekannt waren im 2. Quartal 910 deutsche Säuglinge, von denen 391 erstmals vorgestellt wurden, und im 3. Quartal 1.470 deutsche Säuglinge, darunter wurden 353 erstmals vorgestellt. Arbeitsübersicht des Gesundheitsamtes Posen für das II. und III. Vierteljahr 1942, 6.7. und 8. 10. 1942, in: APP, 299 RSH/1863, Bl. 456; 458.

164 Das Gesundheitsblatt stellte die Grundlage für den Gesundheitsbogen für Säuglinge dar, der im Rahmen der Säuglingsberatungsstunden geführt wurde. Schreiben gez. von Mehlhorn, 27. 7. 1943, betr. Gesundheitspflege für Mutter und Kind, hier: Gesundheitspflege für werdende Mütter, in: APP, 299 RSH/1951, Bl. 94-95.

Befunde und die Ernährung des Säuglings zu notieren.[165] Säuglinge und Mütter sollten engmaschig erfasst und gesundheitlich überwacht werden. Darüber hinaus wurden Daten zur wirtschaftlichen und sozialen Situation erhoben. Ziel war es, durch Monitoring und Beratung die Säuglingssterblichkeit zu senken. Zugleich dienten Erfassung, Beratungsstunden und Hausbesuche dazu, die »Gesundheitskarteien« der Gesundheitsämter zu vervollständigen[166] sowie Hygieneregime und Verhaltensnormen durchzusetzen, mithin eine Kontrolle im Bereich von Haushaltsführung und Säuglingspflege zu verankern.

Während der Beratungsstunden und bei den Hausbesuchen waren die Mütter zu belehren: »Mutter, stille Dein Kind! Dies ist Deine heiligste Mutterpflicht. Die Muttermilch ist unersetzlich.«[167] Zu beachten waren beim Stillen allerdings die vorgegebenen Stillzeiten und die vorgesehene Stilldauer. Vor jeder Berührung sollte die Mutter ihre Hände gründlich mit Seife, Bürste und Nagelreiniger säubern und eine Schürze umbinden. Jeden Tag musste das Kind gebadet, seine Hände mehrmals pro Tag gesäubert, es musste wöchentlich gewogen und mögliche Krankheitszeichen registriert werden.[168] Hebammen, Gesundheitspflegerinnen und NSV-Schwestern waren gehalten, auf die Einhaltung dieser Verhaltensregeln zu achten und die Mütter entsprechend zu unterweisen. Auch sollten die Mütter zu Pünktlichkeit erzogen werden – gerade die Pünktlichkeit sei »ein Teil der allgemeinen Massnahmen zur Formung der Gemeinschaft«, hieß es in den Ausführungen zur Organisation der Mütterberatungen.[169]

Einen Anreiz für Mütter, die angebotenen Sprechstunden wahrzunehmen und sich Kontrollen und Belehrungen auszusetzen, boten die während der Beratungen ausgegebenen Bescheinigungen für zusätzliche Nahrungsmittel. Des Weiteren erhielten die Mütter während der Beratungsstunden die durch Ärzte und Hebammen ausgestellten Stillbescheinigungen, die sie bei den Krankenkassen oder der Umsiedlerkreisfürsorge vorlegen mussten, um das Stillgeld zu erhalten. »Denn dadurch kommen auch die Mütter zu den Beratungsstunden, die sonst glauben, es nicht nötig zu haben«, meinte der Kreisamtsleiter der NSV Leslau.[170]

165 Muster Gesundheitsbogen Säuglingsfürsorge, in: APP, 299 RSH/2073, Bl. 20; Karteikarte des Kindes B., in: APW, 829/144.

166 Mittels der »Gesundheitskartei« sollte die gesamte Bevölkerung im Bezirk eines Gesundheitsamtes gesundheitlich und erbbiologisch erfasst werden. Die »Gesundheitskartei« stellte die Grundlage für Entscheidungen beispielsweise hinsichtlich eines Ehestandsdarlehens, aber auch bei Zwangssterilisationen dar. Vgl. Vossen, Gesundheitsämter im Nationalsozialismus.

167 Merkblatt für die Ernährung und Pflege des Säuglings und des Kleinkindes (1942?), in: APW, 829/144.

168 Ebenda.

169 Vgl. Schreiben des Regierungspräsidenten Hohensalza, betr. Bevölkerungsbewegung, hier Säuglingssterblichkeit, 19.4.1943, Bl. 157; Ausführungsbestimmungen zur Organisation der Mütterberatung, 3.12.1940, in: APP, 299 RSH/2073, Bl. 30-37, hier Bl. 35.

170 Kreisamtsleiter Amt für Volkswohlfahrt, Ausstellung der Stillbescheinigung, 24.6.1942, in: APW, 829/145. Vgl. auch: NSV Lissa, gez. Döring, betr. Zusatznahrung für werdende und stillende Mütter, 26.2.1942, in: APP, 299 RSH/2073, Bl. 130. Stillende Mütter erhielten z. B. täglich zusätzlich ½ Liter Milch und 150g Nährmittel oder Brot. Vgl. Reichsärztekammer Wartheland, gez. Reinecke, Rundschreiben Nr. 6/42, 11.2.1942, in: APW, 829/144. In Leslau

Der von NSV und Gesundheitsamt theoretisch formulierte allumfassende Kontroll- und Erziehungsanspruch stieß im Wartheland wegen der dünnen (deutschen) Personaldecke und Versorgungsschwierigkeiten an seine praktischen Grenzen. So musste die NSV im Dezember 1940 einräumen, dass eine Betreuung von deutschen Müttern und Kindern aufgrund fehlender Fachkräfte, Brennstoffverknappung, der Wegeverhältnisse und wegen der oft weit auseinander liegenden deutschen Siedlungen nicht immer möglich sei.[171] Darüber hinaus fehle es an Fachärzten.[172] Macht- und Zuständigkeitsdifferenzen sowie unklare Abgrenzungen der Kompetenzen hinsichtlich der Betreuung von Mutter und Kind zwischen Gesundheitsämtern, NSV, Gemeindeschwestern und Hebammen erschwerten darüber hinaus die Arbeit.[173] Vorbehalte, beispielsweise gegenüber Hebammen, kamen hinzu: »Ich halte es für wichtig«, erläuterte Oskar Gundermann 1941 anlässlich einer Tagung der im Gesundheitsamt angestellten Gesundheitspflegerinnen,

> »daß wir möglichst früh die Hausbesuche machen, denn die Hebammen sind noch nicht geschult, sie hängen noch an ihren alten Vorstellungen, die wir längst überholt haben. Wir müssen auf diesem Wege über die Mütter die Hebammen dazu bringen, daß sie etwas weiter denken und sich unseren Erfahrungen angleichen.«[174]

Mit »wir« meinte er die Gesundheitsämter, die dort tätigen Amtsärzte und Gesundheitspflegerinnen. Anders als es reichsdeutsche Hebammen wie Ingeborg Morsbach oder Julie Prinz wahrnahmen, leisteten nach Gundermanns Darstellung nicht nur Hebammen Erziehungsarbeit; vielmehr sollten auch Mütter »ihre« Hebammen zu »neuen Vorstellungen« erziehen. Die Erziehungsarbeit sollte also wechselseitig erfolgen und hierüber ein Kontrollsystem etabliert werden, das Hebammen wie Mütter einband.

Hinsichtlich der Zusammenarbeit zwischen den verschiedenen Berufsgruppen und Institutionen galt es, ein gutes Fingerspitzengefühl zu entwickeln. Konflikte konnten, wie die Kreishebamme Anna W. in Brest-Kujawien erleben musste, zu einem Ausschluss führen. Anna W. zog nach ihrer Ausbildung in Berlin ins Wartheland. Dort war sie zunächst, ebenso wie Charlotte M., im Entbindungsheim des Arbeitsstabes Leslau tätig. Kaum einen Monat nach ihrer Ankunft beanspruchte die Wehrmacht das Gebäude für sich.[175] Die Kreisverwaltung nutzte die Gelegenheit und erklärte den Bedarf

verfügte die NSDAP-Kreisleitung im Juni 1942, dass Stillbescheinigungen nur noch durch Ärzte und nicht mehr durch Hebammen ausgestellt werden dürften. Vgl. NSDAP-Kreisleitung Leslau, Vorzugskarten für werdende und stillende Mütter, 23.6.1942, in: APW, 829/142.

171 Ausführungsbestimmungen zur Organisation der Mütterberatung, 3.12.1940, in: APP, 299 RSH/2073, Bl. 30-37, hier Bl. 37.

172 Dr. Klabunde beim Regierungspräsidenten Hohensalza, betr. Bevölkerungsbewegung, hier Säuglingssterblichkeit, 19.4.1943, in: APP, 299 RSH/2073, Bl. 157-158.

173 Schreiben der NS-Gemeindeschwester Maria B., 5.7.1941, in: APP, 299 RSH/2073, Bl. 67.

174 Arbeitstagung der Gesundheitspflegerinnen, Herrmannsbad 20.-21.5.1941, in: APP, 299 RSH/1923, Bl. 59.

175 Schreiben des Amtskommissars Brest-Kujawien, 23.11.1940: Erläuterungsbericht zur Herrichtung des Hauses Bahnhofstrasse Nr. 30 zu einem Wöchnerinnenheim in Brest-Kujawien;

für die Einrichtung eines neuen Entbindungsheims in Brest-Kujawien, da der Ort zentraler als Leslau gelegen sei. Der Amtskommissar von Brest-Kujawien ließ das Haus der Witwe Stefania B. beschlagnahmen und richtete es mit finanzieller Unterstützung u.a. der NSV als Entbindungsheim ein.[176] Anfang November 1941 konnte Anna W. einziehen und das Heim eröffnen.[177] Neben zwei Wohnräumen für die Hebamme und einem Büro verfügte das Haus über ein Zimmer für eine Angestellte, einen Aufenthaltsraum, zwei Schlafräume für Mütter, einen Schlafraum für Säuglinge, ein Badezimmer, Entbindungszimmer, Waschküche und Toiletten. Zudem gehörten ein Stall- und Nebengebäude, Garten und Hof zur Einrichtung.[178] Nach der Raumaufteilung zu urteilen, war eine getrennte Unterbringung von Mutter und Kind vorgesehen.

Noch Ende April 1941 äußerte sich Charlotte Kehle anlässlich einer Besichtigung des provisorisch bis zur Fertigstellung des eigentlichen Hauses betriebenen Entbindungsheims und der Baustelle lobend über Anna W.: »Ich kann aber auch zugleich bemerken, dass Sie, sehr geehrter Herr Landrat, in der Hebamme Frau W. eine ganz ausgezeichnete Kraft haben, die die Frauen sowie das bisherige Entbindungsheim organisatorisch und beruflich zu führen versteht.«[179] Anna W. brauche jedoch dringend ein Auto, um die Wege zu den Müttern und Kindern bewältigen und ihren Aufgaben als Kreishebamme gerecht werden zu können. Charlotte Kehle deutete eine hohe Arbeitsbelastung von Anna W. an, die neben dem provisorischen Entbindungsheim Hausgeburten betreute und als Kreishebamme im Auftrag von Reichshebammenschaft und Gesundheitsamt die polnischen Hebammen kontrollierte.[180]

Gerade 14 Tage war das neu eingerichtete Entbindungsheim bezogen, als sich die vom Deutschen Frauenwerk eingesetzte Ansiedlerbetreuerin Frau M. bei der ihr vorgesetzten Kreisamtsleiterin beschwerte: Die Kinderpflege im Entbindungsheim ließe zu wünschen übrig und ebenso die Sauberkeit, bemängelte sie. »Schwester Anna ist tüchtig in ihrem Fach, sie ist ein sehr guter Mensch, aber leider sieht sie nicht viel, wo

Schreiben des Amtsarztes Dr. Bo/Mü.: betr. Wöchnerinnenheim in Brest-Kujawien, 15.4.1941. Beides in: APW, 829/84.

176 Schreiben des Amtskommissars Brest-Kujawien, 23.11.1940: Erläuterungsbericht zur Herrichtung des Hauses Bahnhofstrasse Nr. 30 zu einem Wöchnerinnenheim in Brest-Kujawien, in: APW, 829/84.

177 Bis zur Fertigstellung betrieb sie ein Entbindungsheim in einem Nebengebäude. Schreiben Dr. Bo./Se. an den Amtsarzt in Kalisch, 30.12.1941, in: APW, 829/84. Der Amtskommissar in Brest-Kujawien schloss einen Vertrag mit Anna W., der ihr die mietfreie Nutzung des Hauses sowie einen jährlichen Zuschuss von 1.000 RM zusicherte. Ansonsten hatte sie das Haus in Eigenregie zu bewirtschaften. Vgl. Vertrag zwischen Amtskommissar und Anna W., Entwurf, 8.5.1942, in: APW, 829/84.

178 Vgl. Vertrag zwischen Amtskommissar und Anna W., Entwurf, 8.5.1942, in: APW, 829/84. Ärztlich betreuten der Amtsarzt sowie der deutschbaltische Arzt Dr. T., Frauenarzt und Direktor des Krankenhauses in Leslau, das Heim. Vgl. Schreiben des Amtsarztes Dr. Bo/Mü.: betr. Wöchnerinnenheim in Brest-Kujawien, 15.4.1941. Beides in: APW, 829/84.

179 Schreiben Charlotte Kehle, betr. Anschaffung eines Kraftwagens für die Hebamme Frau Anna W. in Brest-Kujawien, 30.4.1941, in: APW, 829/44.

180 Vgl. Schreiben Charlotte Kehle, betr. Anschaffung eines Kraftwagens für die Hebamme Frau Anna W. in Brest-Kujawien, 30.4.1941, in: APW, 829/44.

es an Sauberkeit fehlt, sie selbst ist auch leider unordentlich«, urteilte Frau M.[181] In ihrem Bericht würdigte sie allerdings auch die hohe Arbeitsbelastung von Anna W., die als Kreishebamme viel unterwegs sein musste und im Entbindungsheim ohne qualifizierte Hilfe und Reinigungskraft arbeitete. Frau M. bemerkte, dass die anfallenden Arbeiten im Entbindungsheim kaum ohne Hilfe zu bewältigen seien. Ihrem Bericht zufolge stellte Anna W. aus finanziellen Gründen keine Kraft für die Reinigung des Hauses ein.[182]

Die Klagen über mangelnde Sauberkeit und Hygiene im Heim rissen nicht ab. Die NS-Gemeindeschwester und der Kreisamtsleiter der NSV beschwerten sich beim Amtsarzt.[183] Im Mai 1942 machte dieser daher einen unangemeldeten Kontrollbesuch und zeichnete gegenüber Charlotte Kehle ein verheerendes Bild. Das deutsche Dienstmädchen, das für die Betreuung der Säuglinge und Kleinkinder zuständig war, sei überfordert, Anna W. aufgrund der Betreuung einer Hausentbindung abwesend gewesen.

> »Auf dem Tisch lagen Binden, Verbandsstoffe, Wäschestücke wahllos umher. Im dem einen Kreisbett befanden sich Strümpfe, die wahrscheinlich gestopft werden sollten. Wie ich feststellen konnte, schläft die Hebamme in diesem Bett und nicht in dem für sie hergerichteten Hebammenzimmer.«[184]

Nach Erläuterungen von Anna W. musste sie im Entbindungszimmer schlafen, da sie in ihren Räumen die Säuglinge nachts nicht hören könne.[185] Eine solche individuelle, den Erfordernissen des Alltags angepasste Umnutzung der Räume stieß beim Amtsarzt auf wenig Verständnis und galt ihm als Beweis der mangelnden hygienischen Führung des Entbindungsheims. Er sprach eine Verwarnung aus und drohte Anna W., im Wiederholungsfall ihre »sofortige Ablösung« zu beantragen.[186] Die Missstände und die »Unordnung« entsprachen in keiner Weise seinen Vorstellungen eines »deutschen« Entbindungsheims. Aber weder die Verwarnung noch ein Gespräch mit der eigens angereisten Charlotte Kehle als Gauhebammenführerin verbesserten die Situation.[187]

Mehrere Ansiedlerbetreuerinnen der NS-Frauenschaft beschwerten sich im Juli 1942 erneut über Anna W. Sie würde die Säuglinge »fest einpacken«, die frisch entbundenen Frauen nicht mit einer Leibbinde abbinden und bei den Neugeborenen die Nabelbinden »vergessen«.[188] Mit diesen Beschwerden diskreditierten sie die Arbeitsqualität

181 Greta M., Bericht über Notwendigkeiten im Entbindungsheim, 15.11.1941, in: APW, 829/44.
182 Vgl. ebenda.
183 NS-Gemeindeschwester Ida M.: Bericht über das Entbindungsheim in Brest, 11.5.1942, in: APW, 829/84.
184 Schreiben Dr. Bo/Se. an Charlotte Kehle, betr. Entbindungsheim Brest, hier Hebamme Anna W., 19.5.1942, in: APW, 829/84.
185 Vgl. ebenda.
186 Ebenda.
187 Schreiben Charlotte Kehle, 27.6.1942, an den Amtsarzt, in: APW, 829/84.
188 Aktenvermerk für den Amtsarzt Dr. Borsutzky, 14.7.1942; Kreisfrauenschaftsleiterin Leslau, betr. Hebamme Frau W. aus Brest-Kujawien, 24.8.1942. Beides in: APW, 829/44.

der Hebamme. Sie warfen ihr vor, Normen und Standards, wie sie u. a. im Merkblatt für die Pflege und Ernährung der Säuglinge der NSV vorgegeben waren, nicht einzuhalten. Hierauf angesprochen, erläuterte Anna W. dem Amtsarzt, dass ein Schnüren oder Abbinden des Leibes der Wöchnerinnen nach der Geburt nicht mehr gemacht werde.[189] Anna W. verwies damit auf ihre fachliche Expertise. Diese erkannten jedoch weder die Ansiedlerbetreuerinnen noch die ihnen übergeordnete Kreisfrauenschaftsleiterin des Deutschen Frauenwerks noch der Amtsarzt an. Das Wickeln des Leibes der Frauen direkt nach der Geburt und im Wochenbett beschrieb das damals gültige preußische Hebammenlehrbuch von 1928 als Standard.[190] Eine Nachfrage bei einem Hebammenlehrer als übergeordnetem Experten für geburtshilfliche Fragen, ob Anna W. gegen Richtlinien gehandelt oder gar ihre Dienstpflichten verletzt habe, hielt der Amtsarzt offenbar für überflüssig. Möglicherweise ging es ihm aber auch weniger um die Durchsetzung eines medizinischen Standards als vielmehr um die Definitionsmacht im Bereich der Mütter- und Säuglingsberatung. Ansiedlerbetreuerin und Kreisfrauenschaftsleiterin erhoben auf diese Weise ihre Vorstellungen mit Rückendeckung des Amtsarztes zur Handlungsleitlinie.[191]

Parallel verhandelte der Amtsarzt mit der Gauamtsleitung der NSV über eine Alternative zur Führung des Entbindungsheims durch die Hebamme Anna W.[192] Im August 1942 wurden sich Amtsarzt und NSV einig und entschieden, das Entbindungsheim an zwei deutsche Hebammen zu übergeben, wobei die NSV die Trägerschaft übernehmen sollte. Nachdem der Amtskommissar zugestimmt hatte, stand den Plänen nichts mehr im Wege, sobald Anna W. das Haus verlassen hatte.[193] Im Oktober teilte der Amtsarzt ihr schließlich mit, »dass wegen der bekannten Vorfälle [...] ihr Aufenthalt als Hebamme im Kreis oder im Stadtgebiet Leslau unerwünscht« sei. Er ging davon aus, dass es zu weiteren »unliebsamen Zwischenfällen« mit der Frauenschaft und dem Gesundheitsamt kommen könnte.[194] Der Amtsarzt begründete die Absetzung demnach weniger mit Anna W.s Arbeitsleistung als vielmehr mit dem Konflikt zwischen ihr, dem Deutschen Frauenwerk und der NSV. Ihm ging es offenbar um eine einvernehmliche Zusammenarbeit der verschiedenen deutschen Stellen im Bezirk. Möglicherweise war Anna W. aber auch unversehens in einen Streit zwischen Gemeindeverwaltung und NSV um die Trägerschaft des Entbindungsheims geraten, wobei ihre Normen und Standards umgehende Arbeitsweise einen willkommenen Anlass bot, sie zu diskreditieren und »abzulösen«. Ohne Unterstützung der Bevölkerung, des Amtsarztes, eines Hebammenlehrers oder der Gauhebamme hatte Anna W., die zudem als frisch ausgebildete Hebamme über wenig Erfahrung verfügte, keine Chance, ihre Position zu behaupten.

189 Aktenvermerk des Amtsarztes, betr. Hebamme W., Brest, 4.9.1942, in: APW, 829/44.
190 Vgl. Hebammenlehrbuch 1928, S. 197, 213. Auch das 1943 neu herausgegebene Hebammenlehrbuch beschrieb die Verwendung einer Leibbinde als Standard.
191 Vgl. Lisner, Hebammen im »Reichsgau Wartheland«.
192 Schreiben Kreisleitung NSV, 29.6.1942, in: APW, 829/84.
193 Aktenvermerk des Amtsarztes, 20.8.1942, in: APW, 829/84.
194 Aktenvermerk des Amtsarztes, betr. Rücksprache mit Frau W. wegen ihres zukünftigen Einsatzes, 14.10.1942, in: APW, 829/44.

Kurz nachdem Anna W. »abgesetzt« worden war, übernahmen, wie geplant, zwei andere deutsche Hebammen im Auftrag der NSV die Leitung des Entbindungsheims.[195]

In den NSV-Entbindungsheimen tätige Hebammen arbeiteten im Bereich der Schwangerenvorsorge, Geburtshilfe und Wochenbettbetreuung ebenso wie niedergelassene weisungsungebunden. In den Entbindungsheimen tätige und niedergelassene Hebammen wurden, wie das Beispiel von Anna W. zeigt, allerdings vom Amtsarzt kontrolliert, und im Falle von Regelwidrigkeiten und Komplikationen endete ihre Kompetenz. Beispielsweise waren sie verpflichtet, bei regelwidrigen Lagen des Kindes, bei Blutungen und Fieber über 38 Grad Celsius im Wochenbett oder einer Erkrankung von Mutter und Kind einen Arzt hinzuzuziehen.[196] Sobald er anwesend war, lag die Entscheidungshoheit hinsichtlich der Versorgung und Behandlung bei ihm.[197] Im Reichsgebiet war das Verhältnis zwischen Hebamme und niedergelassenem Arzt stark hierarchisch geprägt.[198] Demgegenüber zeichnete Ingeborg Morsbach für Lehmstädt das Bild einer eher partnerschaftlich ausgerichteten Teamarbeit:

> »Da der deutsche Arzt hier mich oft zu den kranken Kindern mitnimmt, 4 Augen sehen mehr als 2, sagte er zu mir, ist unsere Arbeiten hier selten schön. Er holt mich auch zu Narkosen oder Gipsen usw., und er ist auch jederzeit für Geburten für mich da. Er ist Buchenländer, Umsiedler, und ein Arzt, wie er aus Berufung sein muß, und in seiner Einstellung zur Ostarbeit auf der gleichen Basis wie ich.«[199]

Die Zusammenarbeit mit dem Arzt in Moosburg erlebte sie als wertschätzend. Das hierarchische Gefälle nahm sie offenbar als gering wahr bzw. prägte es nicht die Beziehung. Der Bericht deutet zwei mögliche Gründe an: Zum einen war der Arzt volksdeutscher Umsiedler, Ingeborg Morsbach hingegen Reichsdeutsche. Die rassistische Sozialhierarchie im Wartheland, nach der Reichsdeutsche über Volksdeutschen standen, überlagerte geschlechter- und berufshierarchische Strukturen und führte offenbar zum Teil zu einer Egalisierung beruflicher Beziehungen.[200] Zum anderen betonte Ingeborg Morsbach die gemeinsame Arbeit für das übergeordnete Ziel der »Germanisierung« und »Aufbauarbeit« im Wartheland als verbindendes Element, das Hierarchien teilweise in den Hintergrund rücken ließ.

Der Mangel an Ärzten und vor allem Fachärzten konfrontierte Hebammen allerdings immer wieder damit, im Falle von Komplikationen eigenständig handeln zu müssen.[201] Die Hebamme E. J. berichtete beispielsweise:

195 Vgl. Hinweise auf Frau N. und Frau P, in: APW, 829/119; 829/105.
196 Vgl. Vorläufige Dienstordnung für die im Reichsgau Wartheland tätigen Hebammen, 4.9.1942, in: APW, 829/38.
197 Vgl. ebenda.
198 Lisner, »Hüterinnen der Nation«, S. 216-217; Dienstordnung für Hebammen. HebDo, in: Reichsgesetzblatt I, Nr. 10, 1943, S. 1893, § 10.
199 Morsbach, Erlebnisse aus dem Warthegau, S. 172-173.
200 Vgl. Harvey, »Der Osten braucht dich!«, S. 417-418; Maubach, Die Stellung halten, S. 137.
201 Zum Mangel an Ärzten, insbesondere Fachärzten, vgl. Lagebericht der Abteilung II, 1. Vierteljahr 1942, Medizinalwesen, 24.7.1942, in: APP, 299 RSH/1880.

„Wie z. B. in diesem Falle der erste Zwilling kam und danach die Wehen vollständig aussetzten, und die Nabelschnur zwischen den Füßen lag. [...] Der Bauer selbst hatte keinen Wagen und Pferde. Am nächsten Morgen fuhr dann einer und nahm meinen Zettel für den Arzt mit, und am Nachmittag kam er mit den Injektionen zurück. [...] Nun ging alles gut, keine Blutung, Wochenbett war auch gut. Aber es hätte allerhand passieren können und man hatte nichts zur Hand. Mit Doktor A. habe ich schon vorher darüber gesprochen durch eine Dolmetscherin. Ich war beim Apotheker, und er gab mir ohne Rezept die nötigen Mittel, auch Ergotin.[202] Auf ein Unglück konnte ich nicht warten, bei diesen Entfernungen und Fahrgelegenheiten muß man vorsorgen. Außerdem versteht Dr. A., wie sein Assistent Dr. B. selbst sagt, noch weniger von Geburtshilfe wie er selbst. Es gibt hier weit und breit keinen Geburtshelfer."[203]

In Absprache mit dem polnischen Arzt machte die Hebamme E.J. von erweiterten Befugnissen Gebrauch und bereitete sich auf eine Erstbehandlung möglicher Komplikationen vor. Um dem kriegsbedingten erwarteten Mangel an Ärzten für die Betreuung der Zivilbevölkerung entgegenzusteuern, hatte das Reichsministerium des Innern mit Erlass vom 30. Oktober 1939 bereits die Befugnisse der Hebammen ausgeweitet. In Notfällen durften sie bestimmte, zuvor Ärzten vorbehaltene Tätigkeiten und Medikationen übernehmen, beispielweise bei Wehenschwäche wehenfördernde Mittel verabreichen, Blutungen durch Gabe von subkutan, unter die Haut einzuspritzenden Medikamenten stillen, den Damm bei drohendem Riss spalten und eine Dammnaht ausführen.[204] Im August 1940 wies Gundermann die deutschen Hebammen über die Amtsärzte an, im Falle von »Lebens- oder Gesundheitsgefahr für Schwangere, Gebärende, Wöchnerinnen oder Neugeborene« im Sinne des Erlasses der erweiterten Befugnisse zu handeln und wenn ein Arzt im Wartheland nicht erreichbar sei, auch Behandlungen durchzuführen und Medikationen zu verabreichen. Ausgenommen blieb im Wartheland zunächst die Dammnaht.[205] Mit der Einführung der vorläufigen Dienstordnung für Hebammen im Wartheland am 4. September 1942 bestätigte der Reichsstatthalter die erweiterten Befugnisse.[206] Wenige Monate später erlaubte Gundermann deutschen Hebammen für die Dauer des Krieges schließlich auch die chirurgische Versorgung von Dammrissen ersten und zweiten Grades.[207]

202 Ergolin ist das Grundgerüst der Mutterkornalkaloide. Als Arzneistoff wurde es zur Förderung der Wehen verabreicht. Vgl. Pschyrembel, Medizin Lexikon, https://www.pschyrembel.de/ergolin/HOCUB/doc/ [3.5.2025].

203 E.J., Auf vorgeschobenem Posten als deutsche Hebamme im befreiten Osten.

204 Lisner, »Hüterinnen der Nation«, S. 116-117.

205 Gundermann, betr. Dienstanweisung für Hebammen: Anwendung von Arzneimitteln und sonstigen Maßnahmen durch Hebammen bei drohender Lebensgefahr von Mutter und Kind, 20.8.1940, in: APW, 829/38.

206 Vgl. Vorläufige Dienstordnung für die im Reichsgau Wartheland tätigen Hebammen, 4.9.1942, in: APW, 829/38.

207 Schreiben Gundermann, betr. Chirurgische Versorgung von Dammrissen, 26.2.1943, in: APW, 829/38.

Eine neue Hebammendienstordnung, die am 16. Februar 1943 reichsweit und auch in den »eingegliederten Gebieten« in Kraft trat, bestätigte die erweiterten Befugnisse der deutschen Hebammen und erlaubte darüber hinaus die innere Wendung bei Querlage des Kindes. In der Hebammenzeitschrift stellte Charlotte Kehle 1944 erste Zahlen dazu vor. Während des Krieges führten Hebammen im Wartheland demnach in 30 Fällen eine Wendung des Kindes durch, wobei 26 lebend geboren wurden und sechs Kinder tot auf die Welt kamen (bei drei Geburten handelte es sich um Zwillingsgeburten). Besonders unterstrich Charlotte Kehle die geburtshilfliche Kompetenz und Leistung der Hebammen und betonte, dass es in keinem Fall zu einer Zerreißung der Gebärmutter – eine gefürchtete Komplikation bei diesem Eingriff – gekommen sei. »Die vorstehenden Ausführungen zeigen, daß die Tätigkeit im Wartheland nicht zu unterschätzen ist, und daß die Hebamme über den Rahmen ihrer verantwortungsvollen Aufgabe hinaus oft sogar den Arzt ersetzen muß«,[208] erläuterte sie. Als Julie Prinz schrieb, im Wartheland würden Hebammen »selbstständig« arbeiten, meinte sie möglicherweise genau diese durch den Mangel an Ärzten begründete Eigenständigkeit.

c) Erbgesundheit und »völkische Ausmerze«

Von deutschen Hebammen erwartete die Gesundheitsverwaltung im Wartheland neben ihrem Einsatz für die Gesunderhaltung von Mutter und Kind Engagement bei erbpflegerischen und rassenhygienischen Maßnahmen. Im Wartheland wurde vor allem der »zahlenmässigen Stärkung« der deutschen Bevölkerung im Sinne der Germanisierungspolitik Priorität eingeräumt. Zugleich ging es NS-Gesundheitsexperten wie Amtsarzt Herbert Grohmann jedoch auch darum, einen erbgesunden und leistungsstarken »Volkskörper« zu schaffen. Grohmann stellte fest: Der deutsche Bevölkerungszuwachs »darf sich aber nicht nur quantitativ, sondern soll sich vor allem qualitativ auswirken, d. h. gerade die rassisch und erbbiologisch wertvollen Volksschichten müssen sich besonders stark vermehren.«[209] Dies setzte einen permanenten und unbedingten Selektionsprozess in Gang. Betroffen waren hiervon die volksdeutschen Umsiedler im gesamten Umsiedlungsprozess, aber auch die angesiedelte und ortsansässige Bevölkerung im Wartheland.[210] Die Gesundheitsämter arbeiteten ab Beginn der Besatzung an einer Erfassung der Bevölkerung unter rassischen, erbbiologischen und »volkstumspolitischen« Aspekten.[211] Vor allem von deutschen, teilweise auch von polnischen Hebammen erwartete man, dass sie den Gesundheitsämtern zuarbeiteten.

Hebammen – im »Altreich« deutsche, im Wartheland auch polnische – stellten ein Verbindungsglied zwischen der Bevölkerung in ihrem Bezirk und den Gesundheits-

208 Kehle, Die Hebammen-Geburten im Warthegau.

209 Grohmann: Erb- und Rassenpflege als Grundlagen biologischer Volkstumspolitik, 7.10.1941, in: APP, RSH 299/1137, Bl. 24-36, hier Bl. 25.

210 Fiebrandt, Auslese für die Siedlergesellschaft, S. 615-627; Schlechter, Verschwundene Umsiedler aus Bessarabien.

211 Vgl. Vossen, Gesundheitspolitik als Teil der »Volkstumspolitik«.

ämtern als den zentralen Schaltstellen der Erb- und Rassenpflege dar. Sie konnten, wie beschrieben, ihre Vertrauensposition nutzen, um Amtsärzten und Gesundheitspflegerinnen einen Zugang zu den Familien zu eröffnen. Umgekehrt konnten sie Informationen aus den Familien an die mit weiterreichenden Machtmitteln ausgestatteten Gesundheitsämter übermitteln. Diese Informationsweitergabe wurde formalisiert und verpflichtend geregelt: über das im letzten Kapitel beschriebene, von den deutschen Hebammen über deutsche Frauen und Säuglinge zu führende »Gesundheitsblatt«, über Meldepflichten von Erbkranken, von Säuglingen und Kleinkindern mit Fehlbildungen und Behinderungen sowie über Meldepflichten bei Fehl- und Frühgeburten und dem Verdacht auf eine Abtreibung, die auch für polnische Hebammen galten.[212]

Eine erste systematische Erfassungsmaßnahme im Wartheland betraf polnische und deutsche »Gesundheitsgefährdete« und »Erbkranke«.[213] Ein Erlass vom 19. August 1940 verpflichtete deutsche Hebammen und Ärzte, diese an die Gesundheitsämter zu melden.[214] Gemeint waren Menschen, die an Infektionserkrankungen wie Geschlechtskrankheiten, Tuberkulose oder Typhus litten, ebenso wie als »asozial« und »geisteskrank« Betrachtete.[215] Der Erlass verlangte zwar die Meldung von Polen und Deutschen, richtete sich jedoch in erster Linie gegen die polnische Bevölkerung.[216] Die Abteilung II für Gesundheitswesen und Volkspflege der Reichsstatthalterei erklärte 1941: »Die Erb- und Rassengesetze finden grundsätzlich nur Anwendung auf das deutsche Volkstum. Die polnische gesundheitsgefährdete und erbkranke Bevölkerung wird in den Gesundheitsämtern karteimäßig erfasst.«[217] Die Meldungen der »Gesundheitsgefährdeten« dienten allerdings nicht nur der papierenen Registrierung, vielmehr konnte diese für die Betroffenen drastische Konsequenzen nach sich ziehen.

Der Erlass zur Meldung der »Gesundheitsgefährdeten« trat im zeitlichen Umfeld des zweiten Nahplans in Kraft und ist in engem Zusammenhang mit Vertreibungen und »Aussiedlungen« der polnischen Bevölkerung zu sehen.[218] Im Bericht des Rassenpolitischen Amtes Gau Wartheland von 1940/41 hieß es: »Bei weiteren Evakuierungen müssen in Zukunft unter allen Umständen zunächst diejenigen Polen evakuiert werden, die in gesundheitlicher und sozialer Hinsicht unerwünscht sind.«[219]

Die »Aussiedlungen« ins Generalgouvernement vor allem im Rahmen des ersten Nahplans 1939/40 zielten darauf, diejenigen Menschen aus dem Wartheland zu entfernen, die als politisch »unliebsam« eingestuft wurden oder auf deren Besitz lokale

212 Vgl. Lisner, »Hüterinnen der Nation«, S. 325-337.
213 Vgl. Fiebrandt, Auslese für die Siedlergesellschaft, S. 543.
214 Vgl. Reichsstatthalter an Rassenpolitisches Amt der NSDAP, 11.9.1940, in: IPN Łódź, GK 746/95, Bl. 5-6.
215 Vgl. Vossen, Gesundheitspolitik als Teil der »Volkstumspolitik«, S. 24-26; Fiebrandt, Auslese für die Siedlergesellschaft, S. 543-544.
216 Vgl. Vossen, Gesundheitspolitik als Teil der »Volkstumspolitik«.
217 Abt. II der Reichsstatthalterei, gez. Hess: Leistungsbericht 1.10.1940-30.9.1941, 6.9.1941, in: APP, 299 RSH/1878, Bl. 1-7, hier Bl. 4.
218 Vgl. Fiebrandt, Auslese für die Siedlergesellschaft, S. 543-544.
219 Leistungsbericht des Rassenpolitischen Amtes Wartheland 1940/41, gez. Gauamtsleiter Dr. Iden, in: APP, 299 RSH/1878, Bl. 24.

Akteure des NS-Regimes Anspruch erhoben. Im weiteren Verlauf und mit zunehmender Zentralisierung der Organisation der »Aussiedlungen« beim RKF in Berlin rückten die Ziele, Höfe und Wohnungen für Umsiedler sowie Arbeitskräfte für das Deutsche Reich zu gewinnen, in den Mittelpunkt.[220] Mit dem Erlass zur Meldung »Gesundheitsgefährdeter« und »Erbkranker« verknüpften Reichsstatthalter und Rassenpolitisches Amt der NSDAP sicherheitspolitische Intentionen mit Vertreibungspolitik. Die im August 1940 eingeführte Meldepflicht war dabei darauf ausgerichtet, gesundheitliche und soziale »Gefahren« von Deutschen durch »Abschiebungen« abzuwenden. Die vorgestellte gesunde und leistungsstarke »erweiterte Volksgemeinschaft« sollte nicht durch »Kranke« und »Asoziale« an ihren Rändern infrage gestellt werden. Maria Fiebrandt bezeichnet die Erfassung von »gesundheitlich und sozial Unerwünschten« daher als Teil der »volkstumsbiologischen Vertreibungs- und Vernichtungspolitik«.[221]

Allein bis September 1941 wurden laut Rassenpolitischem Amt 17.865 »gesundheitlich unerwünschte Elemente« erfasst.[222] Etliche der gemeldeten »Gesundheitsgefährdeten« und »Erbkranken« deportierte die UWZ ins Generalgouvernement.[223] Schwer kranke oder bettlägerige Polen sollten hingegen nicht »abgeschoben«, sondern einer »Sondermaßnahme« unterzogen werden, planten Rolf-Heinz Höppner, Leiter der UWZ, sein Chef Hans Ehlich im Reichssicherheitshauptamt und Wilhelm Koppe, Höherer SS- und Polizeiführer des Warthelandes im Januar 1941.[224] Mit »Sondermaßnahme« umschrieben sie vermutlich die anvisierte Ermordung der »Kranken«. Im Wartheland hatten seit Beginn der Besatzung Morde an Patientinnen und Patienten in Krankenhäusern und Psychiatrien in verschiedenen Wellen stattgefunden. Ab Dezember 1939 koordinierte eine Stelle in der Gauselbstverwaltung die Morde, denen vor allem jüdische und polnische Patienten zum Opfer fielen.[225] Ausgeführt wurden sie durch das »SS-Sonderkommando Lange«, das ab Dezember 1941 auch die systematische Ermordung der jüdischen Bevölkerung im Vernichtungslager Kulmhof übernahm.[226] Personale und organisatorische Verknüpfungen von Patientenmorden und Ermordung der jüdischen Bevölkerung werden hier deutlich.[227]

Als Höppner, Ehlich und Koppe im Januar 1941 die »Sonderbehandlung« der gemeldeten schwerkranken und bettlägerigen Polen planten, wurden Kranke in Anstalten bereits ermordet. Es war naheliegend, diese Praxis auch auf die Tötung »Gesundheits-

220 Vgl. Stiller, Völkische Politik, S. 418-421.
221 Vgl. Fiebrandt, Auslese für die Siedlergesellschaft, S. 544.
222 Vgl. Bericht Rassenpolitisches Amt Wartheland 1940/41, gez. Dr. Iden, in: APP, 299 RSH/1878, Bl. 24.
223 Vgl. Fiebrandt, Auslese für die Siedlergesellschaft, S. 544. Vgl. auch: UWZ Litzmannstadt: Asoziale und kranke Polen, in: APŁ, L-3719.
224 Vgl. Vossen, Gesundheitspolitik als Teil der »Volkstumspolitik«.
225 Vgl. z. B. Rieß, Zentrale und dezentrale Radikalisierung.
226 Seit Oktober 1939 setzten SS und Gauselbstverwaltung Giftgas, vor allem Kohlenmonoxid, im Fort VII bei Posen und in LKW zur Ermordung von Patienten ein. Vgl. Alberti, Die Verfolgung und Vernichtung, S. 324-333; Rieß, Die Anfänge der Vernichtung »lebensunwerten Lebens«.
227 Vgl. z. B. Friedlander, Der Weg zum NS-Genozid; Berger, »Das Umbringen war schon ihr Beruf«.

gefährdeter« und »Erbkranker« auszudehnen.[228] Hervorzuheben ist jedoch, dass es sich nun um Kranke handelte, die in einem privaten Umfeld lebten.[229] Angesichts der hohen Anzahl der in kurzer Zeit eingegangenen Meldungen von »Gesundheitsgefährdeten« und »Erbkranken« sind Hebammen und Ärzte ihrer Meldepflicht vermutlich rege nachgekommen. Sie trugen auf diese Weise zur Erfassung, »Aussiedlung« und Ermordung unerwünschter Bevölkerung bei.

Die auf die deutsche Bevölkerung bezogene Erb- und Rassenpflege lief im Wartheland hingegen nur langsam an, wie Oskar Gundermann 1941 erklärte. Eine Einführung und Anwendung des »Gesetzes zur Verhütung erbkranken Nachwuchses«, das im Reichsgebiet seit Januar 1934 die Grundlage zur Zwangssterilisation als »erbkrank« klassifizierter Menschen darstellte und ein Kernstück der Erb- und Rassenpflege der Gesundheitsämter war, kam für ihn 1941 nicht infrage, weil es für die Durchführung nicht genug Personal gab.[230] Auf eine ganz andere Schwierigkeit wies Grohmann in Litzmannstadt hin. Seinen Ausführungen nach sei die trennscharfe Differenzierung zwischen »Schwachsinn« und »landläufiger Dummheit« schon im »Altreich« schwierig, im Wartheland hingegen kaum möglich. Zu erklären sei dies mit der minderen in polnischer Sprache vermittelten Schulausbildung sowie der langen Arbeitslosigkeit vieler Deutscher.[231] Nach Grohmanns Auffassung blieben daher nur zwei Möglichkeiten hinsichtlich einer Durchführung des »Gesetzes zur Verhütung erbkranken Nachwuchses« im Wartheland:

> »1. Entweder man verfährt bei der Schwachsinnsbeurteilung nach Altreichsgesichtspunkten, die Folge wäre eine Massensterilisation oder 2. man sterilisiert unter Berücksichtigung der hiesigen Verhältnisse die Träger leichter Schwachsinnsanlagen nicht, sondern erfaßt sie nur karteimäßig.«[232]

Zunächst sah man, wie Gundermann betonte, ganz von einer Einführung des »Gesetzes zur Verhütung erbkranken Nachwuchses« im Wartheland ab.[233] Im Sinne einer

228 Für das »Altreich« geht Wolters davon aus, dass zwangsasylierte Tuberkulosekranke zu den ersten Euthanasieopfern zählten. Vgl. Wolters, Tuberkulose und Menschenversuche, S. 84-88. Auch im Warthegau planten die Verantwortlichen die Ermordung der polnischen Tuberkulosekranken, ebenso wie ihre »Abschiebung« ins Generalgouvernement oder Absonderung in »Tuberkulosedörfern«. Letztendlich sah Greiser jedoch hiervon aufgrund von Bedenken der Reichsstellen ab. Vgl. hierzu ausführlich: Vossen, Gesundheitspolitik als Teil der Volkstumspolitik.

229 Vgl. Vossen, Gesundheitspolitik als Teil der »Volkstumspolitik«. Im August 1940 waren ca. 200 Menschen, die im Gesundheitsamt Litzmannstadt als »krank« geführt wurden, ermordet worden. Vgl. Parzer, Holocaust und »Euthanasie«-Verbrechen.

230 Arbeitstagung der Gesundheitspflegerinnen, Hermannsbad 20.- 21.5.1941, in: APP, 299 RSH/1923, Bl. 64. Die Reichsbehörden sprachen sich im Okt. 1940 gegen eine Einführung des Gesetzes aus. Vgl. Fiebrandt, Auslese, S. 550. Erlassen worden war das Gesetz am 14.7.1933. Vgl. z.B. Bock, Zwangssterilisation.

231 Vgl. Grohmann: Tätigkeitsbericht der Abteilung Erb- und Rassenpflege für den Monat Oktober 1940, 25.10.1940, in: APŁ, L-15055, Bl. 148-159, hier Bl. 149-150.

232 Ebenda, Bl. 150.

233 Vgl. Arbeitstagung der Gesundheitspflegerinnen, Hermannsbad 20.-21.5.1941, in: APP, 299 RSH/1923, Bl. 64.

»vorbereitenden Aufgabe« legten die Gesundheitsämter jedoch ab 1940 eine Zentralkartei der deutschen Bevölkerung nach reichsdeutschem Vorbild an, in der sie erbbiologische, rassenhygienische und »volkstumspolitische« Informationen sammelten.[234] Nach einem Erlass vom 26. Juni 1940 sollten Amtsärzte jede Gelegenheit nutzen, um auf »erbkranke Zustände und Anlagen wie auf verbrecherische und asoziale Elemente zu achten.«[235] Ebenso waren die Gesundheitspflegerinnen gehalten, alle Informationen, die sie im Rahmen von Hausbesuchen, Mütterberatungen und anderen Kontakten erhielten, in einer Kartei zu erfassen und dem Amtsarzt zur Verfügung zu stellen.[236] Hebammen wirkten durch eine Ausweitung ihrer Melde- und Auskunftspflichten gegenüber dem Gesundheitsamt ebenfalls bei der Erfassung der Bevölkerung mit.[237] Sie unterstützten die Arbeit der Gesundheitsämter, wie im vorherigen Kapitel dargestellt, durch die Führung der »Gesundheitsblätter« für deutsche Frauen und Familien, in denen u.a. die »Abstammung« und »familiäre Leiden« zu notieren waren.[238]

Entgegen der beschriebenen Bedenken trat das »Gesetz zur Verhütung erbkranken Nachwuchses« per Verordnung mit auf das Wartheland bezogenen Ergänzungen am 1. Februar 1942 in Kraft.[239] Reichsministerium des Innern und Gesundheitsverwaltung des Warthelandes betrachteten die Ausstattung der Gesundheitsämter und die Möglichkeiten der Umsetzung des Gesetzes zu diesem Zeitpunkt offenbar als ausreichend.[240] Die per Verordnung implementierten ergänzenden Regelungen für die »eingegliederten Ostgebiete« bezogen sich auf die polnische Bevölkerung. Bei Polen sollten »erbpflegerische Maßnahmen« keine Anwendung finden.[241] Vielmehr galt es aus Sicht der deutschen Gesundheitsverwaltung, Gesundheit und Leistungsfähigkeit der »erweiterten Volksgemeinschaft« über eine Steuerung der Nachkommen von Deutschen zu fördern, und zwar mithilfe einer »negativen Auslese« durch Zwangssterilisationen ergänzend zu Maßnahmen der »positiven Auslese« wie Hilfsangeboten für Mutter und Kind. Allerdings räumte das Gesetz dem Reichsministerium des Innern und dem Reichskommissar für die Festigung deutschen Volkstums die Möglichkeit ein, »Personen nicht deutscher Staatsangehörigkeit« zu definieren, auf die die Maßnahmen der

234 Fiebrandt, Auslese für die Siedlergesellschaft, S. 543.

235 Erlass des Reichsstatthalters, Abt. II, betr. Vordringliche Aufgaben des öffentlichen Gesundheitsdienstes vom 26.6.1940. Zitiert nach: Fiebrandt, Auslese für die Siedlergesellschaft, S. 543.

236 Vgl. Arbeitstagung der Gesundheitspflegerinnen, Hermannsbad 20.-21.5.1941, in: APP, 299 RSH/1923.

237 Vgl. Lisner, »Hüterinnen der Nation«, S. 331-332.

238 Vgl. Muster Gesundheitsbogen Säuglingsfürsorge, in: APP, 299 RSH/2073, Bl. 20; Karteikarte des Kindes B., in: APW, 829/144.

239 Vgl. Verordnung über die Einführung des Gesetzes zur Verhütung erbkranken Nachwuchses und des Gesetzes zum Schutze der Erbgesundheit des deutschen Volkes in den eingegliederten Ostgebieten vom 24.12.1941, in: APP, 299 RSH/2151, Bl. 15-16.

240 Im Frühjahr 1941 hatte Leonardo Conti erklärt, seine Bedenken seien hinfällig geworden. Vgl. Fiebrandt, Auslese für die Siedlergesellschaft, S. 551.

241 Die Gesetze zur Verhütung erbkranken Nachwuchses und zum Schutze der Erbgesundheit im Osten eingeführt, 1942, S. 25.

»negativen Auslese« analog zur deutschen Bevölkerung anzuwenden seien.[242] Der Gesetzgeber schuf damit eine Grundlage, Polen in die Sterilisationsverfahren im Sinne einer »völkischen Ausmerze« einzubeziehen, wie Grohmann es unverblümt formulierte.[243] Zur Meldung von Menschen mit Verdacht auf eine Erbkrankheit waren ausdrücklich auch Hebammen verpflichtet.[244] Im November 1943 konnte das Gesundheitsamt Posen-Land eine Kartei mit »Kranken«, u.a. im Sinne des »Gesetzes zur Verhütung erbkranken Nachwuchses«, aber auch Menschen mit körperlichen Beeinträchtigungen (in den Quellen ist von »Krüppeln« die Rede), im Umfang von 500 Personen vorweisen; erfasst wurden Deutsche und Polen.[245] In welchem Umfang Hebammen ihrer Meldepflicht nachkamen, geht aus den fragmentarischen Quellen der Gesundheitsämter nicht hervor.

In der Personalakte einer polnischen Hebamme des Bezirks Leslau findet sich in einem Vermerk des Gesundheitsamtes die Meldung einer »erbkranken« Frau: »St., Wilhelmine, Epilepsie, Eltern krank«, hieß es in dem Eintrag.[246] Die Notiz könnte ein Hinweis darauf sein, dass auch polnische Hebammen den Amtsärzten Informationen über Familien zukommen ließen.[247] Das deutsche »Gesetz zur Verhütung erbkranken Nachwuchses« war 1933/34 in Polen breit diskutiert worden. Die Polnische Eugenische Gesellschaft legte im Mai 1934 gar einen ähnlichen Gesetzesentwurf vor, der jedoch aufgrund des Protests der katholischen Kirche nicht verabschiedet wurde.[248] Möglicherweise hatten auch einige Hebammen den Gesetzesentwurf befürwortet und unterstützten die Erfassung »Erbkranker«. In welchem Zusammenhang die Meldung erfolgte und ob sie tatsächlich von der Hebamme stammte, in deren Personalunterlagen sie sich befindet, geht aus der Akte nicht hervor. Insgesamt wurden im Wartheland nur wenige Verfahren zur Zwangssterilisation eingeleitet. 44 Fälle wurden beim Erbgesundheitsgericht Posen angezeigt, aber nicht alle verhandelt.[249]

Bereits zwei Jahre bevor das »Gesetz zur Verhütung erbkranken Nachwuchses« im Wartheland eingeführt wurde, hatte Arthur Greiser mit Schreiben vom 27. August 1940 die Meldepflicht »missgebildeter« Neugeborener und Kleinkinder in Kraft gesetzt.[250] Im »Altreich« war diese Meldepflicht für Hebammen und Ärzte per Runderlass

242 Vgl. Verordnung über die Einführung des Gesetzes zur Verhütung erbkranken Nachwuchses und des Gesetzes zum Schutze der Erbgesundheit des deutschen Volkes in den eingegliederten Ostgebieten vom 24.12.1941, in: APP, 299 RSH/2151, Bl. 15-16.

243 Vgl. Grohmann: Denkschrift Erb- und Rassenpflege als Grundlagen biologischer Volkstumspolitik, 7.10.1941, in: APP, 299 RSH/1137, Bl. 24-36, hier Bl. 35.

244 Vgl. Die Gesetze zur Verhütung erbkranken Nachwuchses und zum Schutze der Erbgesundheit im Osten eingeführt, 1942, S. 25.

245 Ergebnis der Besichtigung des staatlichen Gesundheitsamtes, Landkreis Posen, gez. Dr. Heuer, o.D., in: APP, 299 RAH/1863, Bl. 488-492, hier Bl. 489.

246 Personalakte der Hebamme Kazimiera J, in: APW, 829/41.

247 Die Akten der Abteilung »Erb- und Rassenpflege« fehlen im ansonsten gut überlieferten Bestand des Gesundheitsamtes Leslau. Vgl. Bestand 829, in: APW.

248 Vgl. Parzer, »Euthanasie« im besetzten Polen.

249 Vgl. Fiebrandt, Auslese für die Siedlergesellschaft, S. 553.

250 Schreiben des Reichsstatthalters vom 27. August 1940, in: APP, 299 RSH/2105, Bl. 17.

vom 18. August 1939 eingeführt worden. In der Begründung hieß es, die Meldungen sollten »zur Klärung wissenschaftlicher Fragen auf dem Gebiet der angeborenen Mißbildungen und der geistigen Unterentwicklung« dienen.[251] Für jede Meldung erhielten die Hebammen zwei Reichsmark (für die Meldung von Fehl- oder Frühgeburten gab es keinen solchen Bonus).[252] Im »Altreich« wurden Hebammen über diese Meldepflicht in die Durchführung der »Kinder-Euthanasie« einbezogen. Die Amtsärzte erhielten die Anweisung, die eingegangenen Meldungen nicht auszuwerten und zu überprüfen, sondern direkt an den »Reichsausschuss zur Erfassung von erb- und anlagebedingten Leiden« in Berlin weiterzuleiten. Unter diesem Tarnnamen agierte in Berlin das Amt IIb, Kanzlei des Führers, unter Leitung von Hans Hefelmann (1906-1986) zur Organisation der Erfassung, medizinischen Begutachtung und Ermordung von Kindern mit Behinderungen. Im Frühjahr 1939 hatte Hitler den Leiter der Reichskanzlei des Führers, Philipp Bouhler (1899-1945), und den Generalkommissar für das Sanitäts- und Gesundheitswesen, Karl Brandt (1904-1948), dazu ermächtigt, »schwerkranke« Kinder zu töten. Mitarbeiter des Hauptamtes II der Kanzlei des Führers und der Abteilung IV Volksgesundheit des Reichsministeriums des Innern bildeten im Mai 1939 den »Reichsausschuss zur Erfassung von erb- und anlagebedingten Leiden«.[253] Die Meldungen der Hebammen waren für den »Reichsausschuss« von besonderer Bedeutung, da auf diese Weise die Säuglinge und Kleinkinder erfasst wurden, die bei ihren Familien lebten.[254]

Ein dreiköpfiges Gutachtergremium des Reichsausschusses (Ernst Wentzler, Hans Heinze und Werner Catel) prüfte die eingehenden Meldungen und entschied auf Grundlage der Anzeigen über die Einweisung der Kinder in eine spezielle »Kinderfachabteilung«. Dort wurden sie meist einige Zeit beobachtet und teilweise einer »Therapie« unterzogen. Erhielten die Kinder eine negative Beurteilung, erteilte der Reichsausschuss eine »Tötungsermächtigung«. Die Kinder wurden von Ärzten oder dem Pflegepersonal ermordet – meist durch eine Medikamentenüberdosis.[255] Aber nicht alle Kinder wurden zentral durch den Reichsausschuss erfasst und dann selektiert: Eltern ebenso wie Hebammen und niedergelassene Ärzte wiesen Kinder eigenständig in eine »Kinderfachabteilung« ein. Ebenso wenig wurden alle Tötungen zentral angeordnet.[256]

Die erste »Kinderfachabteilung« im Reichsgebiet eröffnete 1940 in Görden bei Berlin.[257] Im Wartheland richtete die Gauselbstverwaltung 1942 eine »Kinderfachabteilung« in der Psychiatrie Tiegenhof/Dziekanka bei Gnesen unter Leitung von Gaumedizinalrat Walter Kipper (1897-?) ein.[258] Die »Kinderfachabteilung« Tiegenhof

251 Runderlaß vom 18.8.1939 – Ivb 3088/39, betr. Meldung mißgebildeter Neugeborener zur wissenschaftlichen Erfassung anlagebedingter schwerer Leiden.

252 Lisner, »Hüterinnen der Nation«, S. 267-278.

253 Ausführlich vgl. Topp, Der Reichsausschuß.

254 Vgl. Schmuhl, Rassenhygiene, Nationalsozialismus, Euthanasie.

255 Vgl. z. B. Topp, Der Reichsausschuß.

256 Hohendorf/Rotzoll, »Kindereuthanasie«; Beddies/Schmuhl, Der Pädiater Dr. Ernst Wentzler.

257 Vgl. Benzenhöfer, Überblick über die »Kinderfachabteilungen«.

258 Kipper stammte aus der Bukowina und war von 1940 bis 1945 im Tiegenhof tätig; ab 1945 als Amtsarzt in Österreich. Vgl. Schwanke, Die Landesheil- und Pflegeanstalt Tiegenhof.

nahm im Februar 1943 die ersten Kinder auf. Zunächst sollten lediglich deutsche Kinder dorthin überwiesen werden.[259] Ein halbes Jahr später verfügte Hans Friemert mit Schreiben vom 23. August 1943 jedoch, »daß auch Kinder deutscher Schutzangehöriger (Polen) in die von mir in der Gauheilanstalt in Tiegenhof eingerichtete Kinderfachabteilung aufgenommen werden, wenn ärztlicherseits die Notwendigkeit zur Aufnahme festgestellt worden ist.«[260] Die Einbeziehung polnischer Kinder in die »Kinder-Euthanasie« interpretiert Maria Fiebrandt als »eine Adaption ursprünglich rassenhygienischer Methoden an volkstumspolitische Erfordernisse«.[261]

In welchem Umfang Hebammen im Wartheland Säuglinge und Kleinkinder mit Behinderungen meldeten, lässt sich aufgrund fehlender Meldebögen in den Akten der Gesundheitsämter nicht rekonstruieren.[262] Im Bestand der Gesundheitsamtsakten im Archiv in Włocławek findet sich allerdings die Meldung eines Säuglings mit sogenanntem »Wasserkopf« (Hydrocephalus), der zudem zu früh geboren war, aus dem Jahr 1943.[263] Erhalten ist diese Meldung, die durch eine volksdeutsche Hebamme erfolgte, da sie sich im Ordner mit den Anzeigen von Frühgeburten befand.[264] Sie ist ein Hinweis darauf, dass auch im Wartheland Hebammen »missgestaltete Neugeborene« meldeten. Inwiefern und in welchem Umfang die Meldungen der Hebammen an den Reichausschuss weitergeleitet wurden, lässt sich nicht nachvollziehen. Insgesamt gingen nach Angaben von Richard von Hegener (1905-1981) und seinem Vorgesetzten Hans Hefelmann rund 100.000 Meldungen von »missgestalteten« Kindern beim »Reichsausschuss« ein.[265] Ermordet wurden nach Aussage Hefelmanns etwa 5.200 Säuglinge und Kleinkinder im Rahmen des »Reichsausschussverfahrens«. Götz Aly zweifelt die angegebene Zahl der Morde allerdings als zu gering an.[266]

Im Wartheland waren Säuglinge und Kleinkinder mit Behinderungen ab Herbst 1940 zu melden, wurden aber erst ab Februar 1943 in die gaueigene »Kinderfachabteilung« Tiegenhof eingewiesen. Von einer zentralen Organisation der Morde durch den Reichsausschuss ist für das Wartheland ab diesem Zeitpunkt auszugehen. Unter den ermordeten Patienten von Krankenhäusern und Psychiatrien waren allerdings von Beginn der Besatzung an immer wieder auch Kinder.[267] Nach Schätzung neuerer

259 Vgl. Fiebrandt, Auslese für die Siedlergesellschaft, S. 385.

260 Friemert: Kinder, die unter die Runderlasse des RMdI vom 18.6.1940 und vom 1.7.1940 fallen, in: APŁ, 221/15059, Bl. 12.

261 Fiebrandt, Auslese für die Siedlergesellschaft, S. 388.

262 Gesundheitsämter erhielten bei der »Räumung« des Warthegaus im Januar 1945 die Anweisung, Unterlagen die »Erb- und Rassenpflege« betreffend als erstes zu vernichten. Vgl. Verschiedene Berichte zur Räumung des Warthelandes, darunter auch zur Räumung der Gaukinderklinik im Tiegenhof, in: BArch, R138II/7.

263 Anzeige einer Frühgeburt mit »Wasserkopf« durch die Hebamme Selma T., 22.2.1943, in: APW, 829/152.

264 Vgl. ebenda.

265 Von Hegener war stellvertretender Leiter des Amtes IIb der Kanzlei des Führers. Vgl. Aly, Die Belasteten, S. 113.

266 Ebenda.

267 Im August 1944 vereinbarten T4-Zentrale in Berlin und Gauselbstverwaltung eine Kooperation. Patienten aus reichsdeutschen Kliniken wurden in den Warthegau transportiert und dort

Forschungen befanden sich im »Altreich« unter den Opfern der Patientenmorde etwa 5-6 % Kinder und Jugendliche.[268]

In Litzmannstadt musterte der Amtsarzt Grohmann 1941 systematisch in Heimen untergebrachte Säuglinge unter rassischen und erbbiologischen Gesichtspunkten. Bei mehreren Kindern diagnostizierte er »Schwachsinn« und überwies sie in eine Pflegeanstalt.[269] Eine »Kinderfachabteilung« existierte 1941 im Wartheland zwar noch nicht. Jedoch erleichterten es Grohmanns Selektionen und die Unterbringung der Säuglinge in einer psychiatrischen Klinik der Gauselbstverwaltung, sie zu gegebener Zeit in die Krankentötungen einzubeziehen.[270] Denkbar ist, dass die Praxis der Selektion von Kindern in Heimen auch nach Errichtung der »Kinderfachabteilung« beibehalten und »auffällige« Kinder nun in den Tiegenhof überwiesen wurden.

In Oberschlesien ging Dr. Elisabeth Hecker (1895-1986), die, bis ihr 2013 alle Ehrungen aberkannt wurden, als Pionierin der Kinder- und Jugendpsychiatrie in Deutschland galt,[271] ähnlich vor. Sie selektierte ab 1942 mit Unterstützung des Landesjugendamtes, des Wohlfahrtsamtes und der NSV Kinder aus Waisenhäusern für die Heil- und Pflegeanstalt in Lubilniec/Lublinitz (ab 1941 Loben).[272] Hecker leitete die 1942 in Loben eingerichtete Jugendpsychiatrie. In den Quellen wird diese Klinik als »Abteilung A« bezeichnet, die ebenfalls 1942 eingerichtete benachbarte »Kinderfachabteilung« unter Leitung von Dr. Ernst Buchalik (* 1905) hingegen als »Abteilung B«. Die Kinder, die aus den Waisenhäusern selektiert oder aber auch von niedergelassenen Ärztinnen und Ärzten überwiesen wurden, blieben, wie aus den überlieferten Krankenakten hervorgeht, für eine gewisse Beobachtungszeit in der »Abteilung A«. Bei ungünstigem Befund überwies Hecker die Kinder in die »Abteilung B«, wo sie vielfach nach kurzer Zeit, in der Regel durch die Gabe von Medikamenten (Luminal), ermordet wurden.[273] Von 235 Kindern, die in Loben Luminal erhielten, starben zwischen August 1942 und November 1944 221 im Alter zwischen zwei und 14 Jahren.[274] Eines dieser Kinder war Trudhild Gomoluch, geboren im Oktober 1942 in Königshütte bei Kattowitz.[275]

ermordet. Vgl. Rieß, Die Anfänge der Vernichtung; Schwanke, Die Landesheil- und Pflegeanstalt Tiegenhof.

268 Fuchs/Rotzoll/Richter/Hinz-Wessels/Hohendorf, Minderjährige als Opfer.

269 Obermedizinalrat an Jugendamt, betr.: Unterbringung polnischer Säuglinge im I. städtischen Säuglingsheim, in: APŁ, 221/301870, Bl. 34.

270 Vgl. z. B. Kulesza, »Euthanasie«-Morde. Ab spätestens Sommer 1944 gehörte eine Ausweichstelle der Gaukinderklinik in Posen zu dem Klinikkomplex in Gnesen, in dem sich die »Kinderfachabteilung« Tiegenhof befand. Vgl. Fiebrandt, Auslese für die Siedlergesellschaft, S. 392, FN 804; S. 360-384.

271 Vgl. Klee, Das Personenlexikon zum Dritten Reich, S. 235.

272 Vgl. Planwirtschaft von Anstalten und Heimunterbringung Minderjähriger, 1942, in: APK, F-16188.

273 Vgl. Verschiedene Krankenakten von Kindern im Bestand APK, 763. Ausführlich zu Hecker und der Klinik in Loben vgl. Dahl, Dr. Elisabeth Hecker (1895-1986).

274 Vgl. ebenda.

275 Der Name ist nicht anonymisiert, um, wie dies u. a. von Götz Aly angeregt wird, ihre Identität nicht zu verschleiern und ihr auf diese Weise ein Stück weit ihre Individualität und Würde zurückzugeben. Vgl. Aly, Die Belasteten.

Trudhild Gomoluch machte ihrer Mutter offenbar Sorgen. Im Februar 1944 war sie an Masern erkrankt, machte anschließend eine Keuchhustenerkrankung durch, fieberte über 41 Grad hoch und verlernte es in dieser Zeit zu sitzen. Auch schrie sie immer, wenn ihr rechter Fuß angefasst wurde. Trudhilds Mutter stellte sie im Juni 1944 einer niedergelassenen Ärztin vor.[276] Diese überwies Trudhild in die Jugendpsychiatrie Loben. Im Falle von Trudhild handelte es sich um eine »Privat-Aufnahme«. Ihre Eltern zahlten die Unterbringung in der Klinik sowie die Untersuchungen selbst.[277] In der Regel jedoch finanzierten die Krankenkassen in Zusammenarbeit mit dem »Reichsausschuss« den Mord an den Kindern.[278] Am 30. Juni 1944 nahm die Jugendpsychiatrie Trudhild auf und »entließ« sie am 24. Juli 1944 in die »Kinderfachabteilung«. Trudhild Gomoluch starb am 22. September 1944, kurz nach ihrem zweiten Geburtstag, angeblich an »akuter Herzschwäche«. Im »psychischen Befund« vermerkte die Klinik, sie sei mit ihren eineinhalb Jahren »Tag und Nacht unsauber mit Kot und Urin«, würde sich selbst mit den Fäusten ins Gesicht schlagen, zudem habe sie ein Untergewicht von 3,4 kg und zeige keinerlei Interesse an ihrer Umgebung. Diagnose: Mongoloide Idiotie und Diphterie-Bazillen-Träger. Trudhild war stark untererernährt. In den Wochen in der Klinik ging sie – wie es im Bericht hieß – »körperlich weiter zurück«. Sie müsse in »allem pflegerisch betreut werden«.[279] Ähnliche Formulierungen finden sich in etlichen Krankenakten der Kinder, die von Hecker in die »Kinderfachabteilung« überwiesen wurden.[280] Die Berichte seien ungewöhnlich negativ gehalten, stellte die Staatsanwalt Dortmund im Rahmen eines Gerichtsprozesses gegen Ärzte und Pflegepersonen der ehemaligen Heil- und Pflegeanstalt Lublinitz fest. Der Prozess dauerte von 1965 bis 1974, und auch Hecker musste sich vor Gericht verantworten.[281] Der Bericht über Trudhild Gomoluch war ebenfalls negativ gehalten. Eine Besserung ihres Zustandes erwarteten die Ärztinnen und Ärzte offenbar nicht. Am 8. August, also erst nachdem sie bereits in die »Kinderfachabteilung« verlegt worden war, meldete Hecker das Kind an den »Reichsausschuss zur Erfassung erb- und anlagebedingter schwerer Leiden«.[282] In ihrer Meldung an den »Reichsausschuss« notierte Hecker auf die Frage »Ist nach ärztlicher Ansicht eine Besserung oder Heilung zu erwarten?«: »nein«.[283] Sechs Wochen später »starb« Trudhild. Ihren Tod stellte der Bericht als Folge ihres sich verschlechternden Zustandes dar.[284] Ob der »Reichsausschuss« eine »Tötungsermächtigung« erteilte,

276 Notiz zu Trudhild Gomoluch: Angaben der Mutter, o. D., in: APK, 763/64.
277 Vgl. Patientenakte Trudhild Gomoluch, in: APK, 763/64.
278 Vgl. Burleigh, Tod und Erlösung.
279 Krankengeschichte, Landesheil- und Pflegeanstalt Loben, gez. Dr. Füssel, in: APK, 763/64.
280 Vgl. Verschiedene Krankenakten von Kindern im Bestand APK, 763.
281 Verurteilt wurde Hecker nicht, obgleich ihr die Meldung mehrerer Kinder an den »Reichsausschuss« ebenso wie ihr Wissen um deren Ermordung nachgewiesen werden konnten. Vgl. Dahl, Dr. Elisabeth Hecker (1895-1986).
282 Meldung eines Falles von mongoloider Idiotie, Formblatt des Reichsausschusses zur Erfassung von erb- und anlagebedingten schweren Leiden, gez. Prov. Ober Med. Rätin, 8. 8. 1944, in: APK, 763/64.
283 Ebenda.
284 Krankengeschichte, Landesheil- und Pflegeanstalt Loben, gez. Dr. Füssel, in: APK, 763/64.

Trudhild Gomoluch Luminal oder ein anderes Medikament erhielt, geht aus der vorliegenden Akte nicht hervor. In den »Kinderfachabteilungen« wurden Kinder auch ohne Ermächtigung des »Reichsausschusses« ermordet oder notwendige Therapien unterlassen.[285] Ebenso starben Kinder in den »Fachabteilungen« an »natürlichen« Ursachen, an Mangelernährung und Vernachlässigung.[286] Die Verschleierung der Todesursache entsprach dem Verfahren des »Reichsausschusses«, die Tötung der Kinder in dem Sinne geheimzuhalten, damit – wie Aly schreibt – Verwandte die staatliche Maßnahme nicht hinterfragten, den Tod der Kinder hinnahmen oder ihm stillschweigend zustimmten.[287]

Von Beginn an war die Aufnahme von Kindern in den »Kinderfachabteilungen« ebenso wie die Morde im Rahmen des »Reichsausschussverfahrens« von medizinwissenschaftlicher Forschung begleitet. An den gemeldeten und in eine »Kinderfachabteilung« eingewiesenen Kindern wurden zum Beispiel Therapiemöglichkeiten erprobt, Impfexperimente durchgeführt und Hirnforschung betrieben.[288] Hecker hatte, wie sie in einem Artikel für das »Archiv für Rassen- und Gesellschaftsbiologie einschließlich Rassen- und Gesellschaftshygiene« aus dem Jahr 1943 darlegte, ein besonderes Forschungsinteresse im Bereich der »Erbbiologie«, insbesondere an der Frage, ob es sich bei den Kindern um ererbten oder durch Krankheit erworbenen »Schwachsinn« handelte. Nach dem Tod der Kinder in der »Kinderfachabteilung« in Loben nahm Prof. Viktor von Weizsäcker (1886-1957) am neurologischen Forschungsinstitut in Breslau eine hirnpathologische Untersuchung an den Gehirnen vor.[289] Auch Trudhild Gomoluchs »fixiertes Gehirn und Rückenmark« sandte Hecker nach Breslau an von Weizsäcker mit der Bitte, dies hirnpathologisch zu untersuchen.[290]

Überforderung, Ausweglosigkeit und wirtschaftliche Gründe waren Motive, die Eltern dazu veranlassten, die Unterbringung ihres Kindes in einer »Kinderfachabteilung« zu akzeptieren.[291] Möglicherweise war dies auch bei Trudhild Gomoluchs Eltern der Fall. Briefe der Eltern an die Klinik in Loben sind ebenso wenig dokumentiert wie Besuche. Überliefert ist lediglich eine Kommunikation nach Trudhilds Tod zur Übernahme der Pflegekosten, die ihre Eltern als zu hoch ablehnten. Sie bestanden auf einer genauen Abrechnung der erbrachten Leistungen sowie einer Bescheinigung über die Todesursache ihrer Tochter.[292] Trudhilds Eltern wollten wissen, woran ihre Tochter gestorben war, und eine Bestätigung, dass sie in der Klinik versorgt worden war. Die Richtigkeit der Angaben überprüfen konnten sie nicht. Die Ermordung der Kinder in

285 Hohendorf/Rotzoll, »Kindereuthanasie« in Heidelberg.
286 Benzenhöfer, Überblick über die »Kinderfachabteilungen« im Rahmen des »Reichsausschussverfahrens«.
287 Vgl. Aly, Die Belasteten, S. 32-33.
288 Vgl. Dahl, Dr. Elisabeth Hecker (1895-1986).
289 Vgl. ebenda.
290 Schreiben an Prof. v. Weizsäcker, 24. 10. 1944, in: APK, 763/64.
291 Burleigh, Tod und Erlösung, S. 126.
292 Einschreiben von Bruno Gomoluch, 29. 9. 1944, und Schreiben von Gertrud Gomoluch, 3. 1. 1945, in: APK, 763/64.

einer Klinik unter ärztlicher Verantwortung sowie die häufig fließenden Grenzen zwischen aktivem Mord, Sterbeförderung, Unterlassung von lebenserhaltenen Maßnahmen und Vernachlässigung ermöglichten es den Beteiligten und Angehörigen, das Wissen um die Todesumstände des Kindes zu verdrängen.[293]

In der »Kinderfachabteilung« Tiegenhof ging man möglicherweise ähnlich vor. Bis 1945 wurden 120 (volks-)deutsche und 18 polnische Kinder im Alter von vier Monaten bis 14 Jahren registriert. 88 (64 %) der Kinder starben.[294]

d) Zwischenfazit

Reichsdeutsche Hebammen wie Ingeborg Morsbach beschrieben den inneren Zusammenhalt der deutschen Gemeinschaft als eine positive Erfahrung. Konstruiert und konturiert wurde die Gemeinschaft durch Abgrenzungen nach außen gegenüber den als nicht dazugehörig definierten Polen und Juden einerseits und durch die Durchsetzung »deutscher Kultur« und von »erbpflegerischen Maßnahmen« nach innen andererseits. Durch ihre Position als reichsdeutsche Expertinnen für Geburt und Reproduktion erlebten die Hebammen im Wartheland eine Erweiterung ihres Kompetenzspektrums, einen Machtzuwachs und ein erhöhtes Maß an Selbstwirksamkeit. Die rassistische Sozialhierarchie sicherte ihnen einen Platz an der Spitze der Gesellschaft und schwächte für sie soziale Differenzkonstruktionen wie Geschlecht ab. Gegenüber »fremdvölkischen« oder auch volksdeutschen Ärzten konnten sie sich so einen erweiterten Handlungsspielraum erschließen. Reichsdeutsche Hebammen und ihre volksdeutsche Klientel verbanden dagegen kaum gemeinsame Erfahrungen, ja teilweise noch nicht einmal eine gleiche Sprache. Sie waren insofern – anders als im »Altreich« – kaum in einer ähnlichen Lebens- und Erfahrungswelt verflochten. Damit waren reichsdeutsche Hebammen sozial unabhängiger von ihrer Klientel als im »Altreich«. Reichsdeutsche Hebammen vertraten aber in ihrem Kompetenzbereich das Besatzungsregime und leisteten einen eigenständigen Beitrag zur Umsetzung von »Germanisierung« und Biopolitik. Sie waren dabei in der Gruppe der (reichs-)deutschen Akteurinnen und Akteure verankert. Auf diese richteten sie ihr Handeln aus, und sie fühlten sich ihnen sowie den Zielen der »Germanisierung« und der »Aufbauarbeit« verpflichtet. Innerhalb der deutschen Gemeinschaft mussten sich die Hebammen dabei gegenüber den anderen (reichs-)deutschen Akteurinnen und Akteuren beweisen, ihre Zugehörigkeit und Expertise ebenso behaupten wie ihre Fähigkeit, an der Schaffung der vorgestellten »Volksgemeinschaft« mitzuwirken. Konflikte mit Akteurinnen und Akteuren des Besatzungsregimes konnten, wie die Geschichten von Charlotte M. und Anna W. zeigen, zur Ausweisung der Hebammen aus dem Wartheland führen.

293 Vgl. Walter, Psychiatrie und Gesellschaft in der Moderne; Nowak, Widerstand, Zustimmung, Hinnahme.

294 18 deutsche und polnische Kinder wurden nach Hause entlassen. Vgl. Fiebrandt, Auslese für die Siedlergesellschaft, S. 390.

Das Ziel, einen »rassenreinen«, leistungsfähigen und »erbgesunden« »Volkskörper« zu schaffen und auf diese Weise eine »erweiterte Volksgemeinschaft« zu konstruieren und nach »innen« abzugrenzen, legitimierte eine permanente Selektion der Volksdeutschen. Inklusion wurde hier hergestellt über Hilfsmaßnahmen für Mutter und Kind, Geburtenförderung und »Erziehung«, Exklusion dagegen durch Verhinderung von Nachkommen bis hin zur Einbeziehung in Patientenmorde. Zentrale Stellen auf lokaler Ebene zur Umsetzung der interdependenten »positiven« und »negativen« Ausrichtung von Gesundheitspolitik waren die Gesundheitsämter. Hebammen konnten zur Umsetzung »ausmerzender erbpflegerischer« Maßnahmen bezogen auf die deutsche Bevölkerung ebenso beitragen wie zu einer »ausmerzenden Volkstumspolitik« gegenüber der polnischen Bevölkerung, indem sie ihren Meldepflichten nachkamen. Potenziell konnten Hebammen ähnlich wie Gesundheitspflegerinnen die Informationen, die sie durch den Einblick in die Privatsphäre ihrer Klientel erhielten, für Meldungen an die Gesundheitsämter nutzen. Die Anzahl der durch Hebammen erstatteten Meldungen kann aufgrund fehlender Quellen nicht rekonstruiert werden. Die Mitarbeit der Hebammen war jedoch insofern von Bedeutung, als die Gesundheitsämter durch ihre Meldungen überhaupt erst auf Säuglinge und Kleinkinder mit Behinderungen, auf »Erbkranke« und auf polnische »Gesundheitsgefährdete« aufmerksam wurden, die nicht in Anstalten, sondern bei ihren Familien lebten.[295] Die Meldungen von Hebammen und Ärzten, gleichgültig, ob es sich im Kontext um »erbpflegerische« oder »völkische« Maßnahmen handelte, stellten die Grundlage für weitere Schritte dar. So konnten die Meldungen eine Deportation ins Generalgouvernement oder eine Zwangssterilisation – wie sie Grohmann auch für die »polnischen Primitivschichten« forderte – oder die Einweisung und Ermordung von Kranken im Kontext der Patientenmorde im Wartheland zur Folge haben.[296]

2. Geburtshilfe als Instrument des »Volkstumskampfes«?

Julie Prinz hatte, wie beschrieben, zu Beginn ihrer Tätigkeit im Kreis Welun Schwierigkeiten, Geburtshilfeaufträge zu bekommen.[297] Die volksdeutschen Frauen und Familien bevorzugten die Hilfe von Frauen aus »ihrer Volksgruppe« und von polnischen Hebammen.[298] Julie Prinz berichtete: »Dort [bei der Gebärenden] angekommen, stellte es sich heraus, daß das Kind schon einige Tage da war, es wäre ja alles gut gegangen mit Hilfe

295 Vgl. Seeman/Felder/Friedman/Heberer-Rice/Lisner/Parzer/Pohl/Astashkin, Forum/Diskussion. »The Useless People«.

296 Die Patientenmorde waren laut Alberti ein wichtiges Bindeglied zwischen den Massenmorden innerhalb der ersten Besatzungswochen und der systematischen Ermordung der jüdischen Bevölkerung des Warthegaus ab Herbst 1941. Vgl. Alberti, Die Verfolgung und Vernichtung, S. 324-333. Vgl. auch: Parzer, Holocaust und »Euthanasie«-Verbrechen.

297 Prinz, Erlebtes und Erlauschtes einer Hebamme unter den Rücksiedlern im Wartheland, S. 203. Vgl. auch Kapitel IV,1.

298 Lagebericht Kreis Kalisch, 15.11.1939, in APP, RSH 299/1831; Regierungspräsident Litzmannstadt, 4.8.1941, in: APP, RSH 299/2031.

ihrer Frauen oder einer Polin – da sind die Leute nicht so wählerisch.«[299] Sowohl polnische Hebammen als auch Laiengeburtshelferinnen erfreuten sich zum Ärger von Julie Prinz einer großen Beliebtheit. Sie schrieb: »Ich habe nie über die Frauen, die Hebammendienste leisteten, schimpfen hören, im Gegenteil, sie wurden fanatisch verteidigt.«[300]

Viele (reichs-)deutsche Hebammen im Wartheland fühlten sich, wie dargelegt, in besonderem Maße dem Besatzungsregime verpflichtet, betrachteten sie sich doch als dessen Akteurinnen des »Aufbaus« und der »Germanisierung«. Soziale Bezüge zu ihrer Klientel bestanden hingegen kaum.

Für polnisch-christliche Hebammen stellten sich die Beziehungen zu ihrer Klientel einerseits und zum NS-Besatzungsregime andererseits indes völlig anders dar. Zwischen ihnen und ihrer polnischen sowie deutschen Klientel bestanden oft langjährige Beziehungen. Sie waren in soziale Netzwerke in ihrem Bezirk eingebunden und teilten ähnliche kulturelle Prägungen und eine gemeinsame Sprache.[301] Die veränderten sozialen Hierarchien und Strukturen schufen jedoch neue, rassistisch begründete Herrschafts- und Machtverhältnisse. Polnische Mütter liefen z. B., bedingt durch den zunehmenden Mangel an polnischen Hebammen, Gefahr, ohne Hebammenhilfe entbinden zu müssen. Darüber hinaus waren ihre familiären Strukturen durch Zwangsarbeitseinsätze bedroht. Für Polen – selbst für Kinder ab zwölf Jahren und gegen Ende des Krieges sogar für noch jüngere – galt eine Arbeitspflicht.[302] Vielfach bedeuteten die Arbeitseinsätze, selbst wenn sich die Arbeitsorte im Wartheland befanden, eine (temporäre) Trennung der Familie und von Mutter und Kind.[303]

Das Verhältnis der polnisch-christlichen Hebammen zum Besatzungsregime war ambivalent. Mit Włodzimierz Borodziej gesprochen, vereitelten die deutschen Besatzer durch ihre mörderische, diskriminierende, auf Legitimierung verzichtende Herrschaftspraxis jegliche Loyalität der unterdrückten Bevölkerung.[304] Polnisch-christliche Hebammen waren gezwungen, mit dem Besatzungsregime zu kooperieren, wollten sie ihren Beruf weiterhin ausüben. Sie waren zudem auf die Solidarität ihrer Klientel angewiesen, um einen gewissen Schutz gegen Kriminalisierung und Willkür durch das Besatzungsregime aufbauen zu können.[305] Konflikte mit der (deutschen) Bevölkerung ihres Bezirkes konnten sich umgekehrt für die polnischen Hebammen aufgrund der repressiven Besatzungspolitik leicht zu einer existenziellen Bedrohung auswachsen. Situationen und die Folgen von Handlungen waren vielfach nur schwer einschätzbar.[306]

299 Prinz, Erlebtes und Erlauschtes einer Hebamme unter den Rücksiedlern im Wartheland, S. 203.
300 Ebenda.
301 Vgl. z. B. Personalakte der Hebamme Bronisława Z., in: APW, 829/42.
302 Vgl. Majer, »Fremdvölkische« im Dritten Reich, S. 413.
303 Zu Zwangsarbeit von Kindern vgl. Steinert, Deportation und Zwangsarbeiter.
304 Borodziej, Soziale und politische Konturen.
305 Das Bedürfnis nach Schutz vor dem NS-Regime war beispielsweise für viele Polen ein Grund, sich organisierten Widerstandsgruppen anzuschließen. Vgl. ebenda.
306 Tatjana Tönsmeyer spricht von solchen Momenten, in denen zunächst harmlos erscheinende Handlungen mit der Ausübung von Gewalt endeten, als »Kipppunkten«. Vgl. Tönsmeyer, Unter deutscher Besatzung, S. 17.

Die Hebammen befanden sich dabei in einem Spannungsfeld zwischen den Interessen ihrer Klientel, jenen des Besatzungsregimes sowie dem eigenen Risiko einer Strafverfolgung.

Polnisch-christliche Hebammen standen unter Generalverdacht, gegen Vorschriften der Besatzungsbehörden zu verstoßen. Im Bericht aus dem Büro des stellvertretenden Gauleiters Schmalz von Oktober 1941 hieß es:

»Die polnischen Hebammen stehen zwar weitgehend unter der Kontrolle der staatlichen Gesundheitsämter, entsprechen in ihrer Ausbildung und Berufsausübung jedoch nicht im entferntesten deutschen Anforderungen. [...] Die polnischen Hebammen müssen deshalb im allgemeinen als nachlässig und unzuverlässig bezeichnet werden. Die Verschmutzung ist in vielen Fällen bedenklich.«[307]

Insbesondere Kontakte zwischen polnischen Hebammen und deutschen Müttern waren aus Sicht der deutschen Behörden problematisch. In der Kritik stand dabei weniger das geburtshilfliche Können als vielmehr die »Volkstumszugehörigkeit«, wie der Bericht von 1941 weiter ausführte:

»Sind die polnischen Hebammen auf Grund ihrer Ausbildung und Berufsausübung in jeder Beziehung zu beanstanden, so müssen sie doch in erster Linie vollkommen abgelehnt werden als Angehörige eines fremden Volkstums. Selbst bei der besten Ausbildung würde von ihnen niemals zu erwarten sein, dass sie eine Schwangerschaftsberatung oder Erziehung im Wochenbett so durchführen, wie es im Interesse eines gesunden deutschen Nachwuchses unbedingt erforderlich ist.«[308]

Der Bericht ging von einem geringen Vermögen und Interesse polnischer Hebammen aus, für eine Gesunderhaltung deutscher Mütter und Kinder zu sorgen. Mehr noch unterstellte er ihnen, in der Annahme, sich in einem »Geburtenkrieg« zu befinden, eine »nachlässige Behandlung mit der bewussten Absicht der Schädigung«.[309] Der Bericht nahm an, deutsche Frauen würden daher polnische Hebammen öfter ablehnen und zeigte Verständnis für dieses Verhalten.[310] Das von Julie Prinz angedeutete Vertrauen zwischen polnischen Hebammen und deutschen Gebärenden konnte zugleich aber auch neue Handlungsoptionen schaffen. Das folgende Kapitel nimmt eben diese vielschichtigen Möglichkeiten des Handelns und der Interaktion zwischen polnisch-christlichen Hebammen und ihrer Klientel in den Blick und fragt nach Zu- und Übergriffen des Besatzungsregimes auf Hebammen und Mütter und auf deren private Sphäre.

Die Personalakten der polnisch-christlichen Hebammen, die im Bestand des Gesundheitsamtes Leslau überliefert sind, geben einen Einblick in ihre Arbeitsbedingungen

307 Der stellvertretende Gauleiter, Berichtswesen, Kürzel Ne/Wa., betr. Hebammeneinsatz im Gau Wartheland, 1.10.1941, in: IPN, GK 746/66, Bl. 93.

308 Ebenda, Bl. 95.

309 Ebenda.

310 Vgl. Der stellvertretende Gauleiter, Berichtswesen, Kürzel Ne/Wa., betr. Hebammeneinsatz im Gau Wartheland, 1.10.1941, in: IPN, GK 746/66, Bl. 96.

und erzählen von Interaktionen mit dem Amtsarzt, mit reichsdeutschen Hebammen sowie mit volksdeutschen und polnischen Müttern und ihren Familien. Geführt wurden die Akten von Mitarbeiterinnen und Mitarbeitern des Gesundheitsamtes, der Blick auf die polnisch-christlichen Hebammen ist insofern geprägt durch die deutschen Gesundheitsbehörden.

a) Zwischen Kooperation und Entrechtung

Polnische Hebammen kooperierten, ähnlich wie polnische Ärzte oder Beamte, mit den deutschen Besatzern.[311] Wollten Hebammen ihre Berufszulassung behalten, blieb ihnen keine andere Wahl, als die von den deutschen Gesundheitsbehörden vorgegebenen Regelungen zu akzeptieren. Darüber hinaus unterlagen sie sowohl beruflich als auch privat einer spezifischen Kontrolle durch Amtsärzte, Amtskommissare, deutsche Hebammen und die Reichshebammenschaft.

Das Gesundheitsamt wies den Hebammen bestimmte Bezirke zu und schränkte darüber ihre Wohnortwahl ein. Die Hebamme Leokadia S. (1900-?) bemühte sich mehrmals darum, einen anderen Bezirk zu erhalten. Leokadia S. war Witwe und stammte aus Gdynia/Gotenhafen. 1939, nachdem die polnische Bevölkerung aus Gotenhafen vertrieben worden war, zog sie ins Umland von Leslau.[312] Sie lebte mit ihren beiden Kindern in Kowal. Im August 1942 beantragte sie, von Kowal nach Chodecz (Godetz) versetzt zu werden, »da meine 2 Kinder, der Sohn 14 Jahre und Tochter 16 Jahre alt in Godetz arbeiten und ohne Haushalt wie auch Mutterpflege sich befinden«.[313] Die Kinder waren zum verpflichtenden Arbeitseinsatz geschickt worden. Der Amtsarzt lehnte Leokadia S.s Bitte mit der Begründung ab, dass der Bezirk Chodecz bereits ausreichend mit Hebammen versorgt sei.[314]

Daraufhin bat Leokadia S., ihre Tochter als Haushaltshilfe beschäftigen zu dürfen. Sie argumentierte, als Hebamme sei sie den ganzen Tag unterwegs und brauche eine Hilfe. Töchter deutscher Hebammen waren in der Regel von der Arbeitspflicht befreit, um ihrer Mutter im Haushalt helfen zu können.[315] Polnischen Hebammen wurde dies nicht zugestanden. Am 29. November 1942 notierte der Amtsarzt handschriftlich unter Leokadia S.s Gesuch: »Abgelehnt«.[316]

Wenige Monate später, im April 1943, verpflichtete der Landrat Leokadia S. zum Notdienst im Kreis Dobiegniewo/Dobigniego, etwa 20 Kilometer von ihrem Wohnort entfernt. Sie sollte dort die deutsche Hebamme Ruth H. für einige Zeit vertreten, die

311 Vgl. zu Ärzten und Beamten ebenda.
312 Vgl. Urzędowy spis lekarzy, VI Położne (1939). Zur Vertreibung der polnischen Bevölkerung aus Gotenhafen vgl. z. B. Wolf, Ideologie und Herrschaftsrationalität, S. 120-128.
313 Brief von Leokadia S. an den Amtsarzt, 12. 8. 1942, in: APW, 829/42.
314 Vgl. Schreiben des Amtsarztes an Leokadia S., 3. 9. 1942, in: APW, 829/42.
315 Vgl. Runderlass für die Arbeitseinsatz-, Reichstreuhänder- und Gewerbeaufsichtsverwaltung Nr. 73, 29. 11. 1944; 1249/44: Einsatz von Hausgehilfinnen in Hebammenhaushalten, in: NdsHStA, Hann 122 XII, Nr. 3294, Bl. 32; Lisner, »Hüterinnen der Nation«, S. 202.
316 Notiz des Amtsarztes, 29. 11. 1942, in: APW, 829/42.

sich den Arm gebrochen hatte und vorübergehend arbeitsunfähig war.[317] Die Notdienstverpflichtung war 1938 für das »Altreich« gesetzlich geregelt worden und wurde im Wartheland entsprechend angewandt. Hebammen konnten auf diese Weise kurzfristig in Gebiete versetzt werden, in denen Hebammenmangel herrschte.[318] Im Anschluss an ihre Tätigkeit in Dobigniego wies der Amtsarzt Leokadia S. 1943 einen neuen Arbeitsbezirk in Lubien zu. Sie sollte hier die deutsche Hebamme unterstützen, die »mit polnischen Geburten überlastet« sei.[319]

Leokadia S. wollte jedoch nicht in Lubien bleiben und bat im November 1943 darum, zurück nach Kowal versetzt zu werden. Ihre Bitte begründete sie damit, dass in Lubien bereits vier Hebammen tätig seien und sie häufig keine Arbeit habe. In Kowal gebe es hingegen lediglich eine Hebamme.[320] Anders als in ihren vorherigen Schreiben begründete sie den Wunsch nach einem Ortswechsel nicht mehr mit persönlichen Motiven, sondern führte arbeitsökonomische Aspekte ins Feld. Ob sie mit dieser Argumentation letztlich mehr Erfolg hatte, geht aus den Akten nicht hervor. Die Anträge zeigen jedoch, dass polnische Hebammen über wenige Möglichkeiten verfügten, ihren Wohn- und Arbeitsort eigenständig zu wählen. Amtsarzt, Landrat und Amtskommissare nahmen wenig Rücksicht auf persönliche Anliegen. Priorität hatte die Versorgung der deutschen Bevölkerung sowie die Sicherung eines auskömmlichen Einkommens und annehmbarer Arbeitsbedingungen für die deutschen Hebammen.[321]

Dem Amtsarzt in Leslau war es, anders als Julie Prinz dies für die volksdeutsche Bevölkerung behauptete, keineswegs gleichgültig, ob eine Laiengeburtshelferin oder eine ausgebildete und zugelassene polnische Hebamme Geburtshilfe leistete. Er argumentierte beispielsweise, die Hebamme Hedwig R. (1894-?) müsse unbedingt eine Berufserlaubnis erhalten, selbst wenn sie aufgrund der weit verstreut lebenden Bevölkerung in ihrem Bezirk nur wenige Geburten betreue. Es bestehe ansonsten die Gefahr, »dass irgendwelche Bauernweiber sich in der Geburtshilfe betätigen und Unheil anrichten«.[322] Geburtshilfe durch Laiengeburtshelferinnen zu unterbinden, war ein wichtiges Anliegen der deutschen Gesundheitsverwaltung, entzogen sich diese Frauen doch der Kontrolle und unterliefen geburtshilfliche Standards. Polnische Hebammen betrachtete der Amtsarzt demgegenüber offenbar als das »kleinere Übel«.[323] Zugleich setzten

317 Heranziehung zum kurzfristigen Notdienst, 23.4.1943, in: APW, 829/42. Vgl: auch Personalakte der Hebamme Hedwig R, in: APW, 829/43.
318 Notdienstverpflichtung, Reichsgesetzblatt 1938 I, S. 1441, und 1939 I, S. 1775.
319 Vgl. Scheiben des Amtsarztes, 6.7.1943, in: APW, 829/42.
320 Schreiben von Leokadia S., 9.11.1943, in: APW, 829/42.
321 Der Hebamme Zofia K. (* 1891), tätig in der Stadt Leslau, wurde 1944 die Berufszulassung entzogen, um die Zahlung des Mindesteinkommens an die deutschen Hebammen im Bezirk zu umgehen. Vgl. Schreiben des Regierungspräsidenten, 17.1.1944; und Schreiben des Amtsarztes, 24.1.1944. Beides in: APW, 829/41. Vgl. auch: Schreiben des Amtskommissars in Moosburg, 12.6.1941, in: APW, 829/41.
322 Schreiben des Amtsarztes, 6.8.1940, in: APW, 829/43.
323 Vgl. Notiz über die Kontrolle der Hebamme Helena K., 4.2.1942, in: APW, 829/43; Dr. Patzke: Versorgung des Regierungsbezirkes Litzmannstadt mit Hebammen, Bericht an den Regierungspräsidenten, 4.8.1941, in: APP, RSH 299/2031, Bl. 10; Kapitel 4.

die Gesundheitsbehörden alles daran, als »unzuverlässig« oder gar als »Gefährdung« betrachtete polnische Hebammen ausfindig zu machen und auszuschließen.

Von den insgesamt 41 polnischen Hebammen, die die NS-Gesundheitsbehörden 1939 in Stadt und Land Leslau registrierten,[324] wurden bis Kriegsende vier Hebammen (10 %) verhaftet und zu Zuchthausstrafen verurteilt. Verwarnt oder mit Geldstrafen belegt wurden mindestens zehn (24 %).[325] Die Verwarnungen und Geldstrafen betrafen meist Mängel in der Geburtsdokumentation. Etliche der polnischen Hebammen hatten Schwierigkeiten, diese wie vorgeschrieben in deutscher Sprache und den Vorstellungen der Amtsärzte entsprechend auszuführen. Medizinalrat Klabunde in der Reichsstatthalterei zeigte Verständnis und bemerkte 1940, den polnischen Hebammen könne man »wohl zur Not die Dienstanweisung mit Hilfe von Dolmetschern einpauken, die Ausfüllung eines Statistikbogens, dessen Bearbeitung erfahrungsgemäss auch mancher deutschen Hebamme im Altreich schon Schwierigkeiten bereitet, ist aber diesen polnischen Hebammen unmöglich.«[326] Eine Strafe oder zumindest eine Verwarnung erhielten die polnischen Hebammen dennoch.

Ein ebenfalls häufiger Grund für Verwarnungen waren Verstöße gegen die Meldevorschriften, beispielsweise bei Fehl- oder Frühgeburten, oder verzögerte Meldungen der Neugeborenen beim Standesamt.[327] Mindestens sieben der 41 registrierten Hebammen (17 %) waren von Denunziation betroffen.[328] Den Hinweisen auf mögliche Verfehlungen der Hebammen ging der Amtsarzt akribisch nach. Die Konsequenzen waren je nach Ergebnis der amtsärztlichen Untersuchung unterschiedlich und konnten von einer Verwarnung über Geldstrafen bis hin zu Berufsverbot und Konzentrationslagerhaft reichen.[329]

Verloren die polnischen Hebammen ihre Berufszulassung, mussten sie sich beim Arbeitsamt melden und bekamen von dort eine Arbeitsstelle zugewiesen. Mitunter konnte dies ihre Deportation ins »Altreich« zum Arbeitseinsatz bedeuten.[330] Für Hebammen stellte allein die Androhung eines Berufsverbotes eine existenzielle Bedrohung für die ganze Familie dar, hatten sie doch häufig Familienangehörige mitzuversorgen. Der Amtsarzt drohte Hedwig R. im Sommer 1943, ihr die Berufserlaubnis zu entziehen, da sie wiederholt ihr Hebammentagebuch nicht den Vorgaben entsprechen geführt und in ihrer Hebammentasche vorgeschriebene Arbeitsgeräte gefehlt hätten. Hedwig R. schrieb verzweifelt:

324 Hier eingerechnet sind die beiden aus Gdynia zugezogenen Hebammen Bronisława Z. und Leokadia S.; Irene P., die in die »Deutsche Volksliste« aufgenommen wurde, ist hingegen nicht eingerechnet. Vgl. Personalakten, in: APW, 829/41-44.

325 Denkbar ist, dass weitere Hebammen Strafen erhielten, diese aber nicht dokumentiert wurden.

326 Klabunde: Jahresgesundheitsbericht 1940, 21.5.1941, in: APP, RSH 299/1884, Bl. 329-330.

327 Vgl. Personalakten der Hebammen in Stadt und Land Leslau, in: APW, 829/41-44.

328 Vgl. Personalakten, in: APW, 829/41-44.

329 Vgl. Personalakten der Hebammen in Stadt und Land Leslau, in: APW, 829/41-44.

330 Zur Rekrutierung von Arbeitskräften für das Deutsche Reich vgl. z. B. Karsten Linne, Die deutsche Arbeitsverwaltung zwischen »Volkstumspolitik« und Arbeiterrekrutierung. Das Beispiel Warthegau.

»Hiermit bitte ich ganz ergebenst den Herrn Dr. die Güte zu haben und sich meiner zu erbarmen und mir die Genehmigung zur weiteren Ausübung meines Berufes gütigst zu erteilen. Ich bin zum andren Arbeitsdienst unfähig und will und muss weiter arbeiten, denn ich habe eine alte kranke Mutter und einen alten 65 Jahre alten Bruder der zu keinem Arbeitsdienst fähig ist, zu unterhalten.«[331]

Hedwig R. hatte Glück, es gab keine deutsche oder polnische Kollegin, die sie hätte ersetzen können. Gar keine Hebamme im Bezirk zu haben, schien dem Amtsarzt die schlechtere Option zu sein, zumal Hedwig R. eine Verbesserung der Geburtsdokumentation versprach.[332]

Zu Zuchthausstrafen verurteilt wurden die Hebammen Natalia W. aus Leslau, Bronisława Z. aus Chodecz, Filomena P. aus Czerniewice und Bronisława M. aus Leslau. Die deutschen Behörden warfen Natalia W. vor, unerlaubt Schwangerschaftsabbrüche vorgenommen zu haben, wofür sie eine Haftstrafe erhielt.[333] Bronisława Z. wurde wegen Urkundenfälschung verurteilt. Filomena P. und Bronisława M. mussten sich für »Straftaten« vor Gericht rechtfertigen, die durch die Diskriminierung und Kriminalisierung der polnischen Bevölkerung begründet waren. So wurde die 1886 geborene Bronisława M., die seit 1915 in der Stadt Leslau als Hebamme tätig war, im Juli 1944 von der Gestapo aufgrund von »deutschfeindlichem Verhalten« in »Schutzhaft« genommen und in ein Konzentrationslager eingewiesen.[334] »Deutschfeindliches Verhalten«, das als Form des Widerstandes gegen und Gefahr für das NS-Besatzungsregime gewertet wurde, stand unter strenger Strafe. Polen unterlagen einem diskriminierenden Sonderrecht, das prinzipiell eine Kriminalisierung von jedweden Handlungen und Verhalten ermöglichte. Mit Einführung der Polenstrafrechtsverordnung im Dezember 1941 wurden die Strafen weiter verschärft: Statt Gefängnis- verhängten die Gerichte nun Zuchthausstrafen und erklärten die Todesstrafe zur Regelstrafe.[335] Dem Einzelnen war es nahezu unmöglich, sich gegen die Kriminalisierung durch das NS-Regime zu wehren.[336] Obgleich Hebammen im Rahmen ihrer Berufsausübung mit dem NS-Regime kooperierten, schützte ihr Beruf sie nicht vor Willkür sowie der diskriminierenden Rechtsprechung.[337] Im Gegenteil: Standen sie im Verdacht, eine

331 Hedwig R. an den Amtsarzt Borsutzky, 7.7.1943, in: APW, 829/43.

332 Vgl. Schreiben Bo., 6.7.1943, in: APW, 829/43; Hedwig R. an den Amtsarzt Borsutzky, 7.7.1943, in: APW, 829/43.

333 Vgl. hierzu Kapitel V. 2 d) Abtreibungen.

334 Worin ihr »deutschfeindliches Verhalten« bestanden hatte, geht aus den Akten nicht hervor. Vgl. Schreiben der Gestapo, Außendienststelle Leslau, 27.7.1944, und Schreiben der Gestapo, Außendienststelle Leslau, 15.8.1944, beides in: APW, 829/43.

335 Vgl. z. B. Madajczyk, Die Okkupationspolitik Nazideutschlands, S. 169; 193-207. Majer bezeichnet die Polenstrafrechtsverordnung selbst für NS-Maßstäbe als einen offenen Rechtsbruch. Vgl. Majer, »Fremdvölkische« im Dritten Reich, S. 606-607.

336 Vgl. Majer, »Fremdvölkische« im Dritten Reich, S. 606-607; Borodziej, Soziale und politische Konturen des polnischen Widerstandes.

337 Die wohl bekannteste in Auschwitz inhaftierte polnische Hebamme war Stanisława Leszczyńska aus Łódź (1896-1974). Sie wird in Polen als eine nationale Heldin verehrt. Vgl. Dobrowolska/

»Straftat« begangen zu haben, werteten die NS-Gerichte und Gesundheitsbehörden den Regelverstoß vielfach im Sinne eines »Missbrauchs« des ihnen vom Besatzungsregime entgegengebrachten Vertrauens und als Beweis ihrer »Unzuverlässigkeit«.[338]

Filomena P., geboren 1894, geriet im Januar 1942 ins Visier der Polizei, als ein wegen geheimen Alkoholbrennens angeklagtes Ehepaar angab, an sie und ihren Ehemann 25 Liter Schnaps verkauft zu haben. Filomena P. und ihrem Mann, der als Kaufmann arbeitete, wurde »Monopolhehlerei« vorgeworfen. Die Besatzungsbehörden hatten für alle Erzeugnisse eine »Ablieferungspflicht« eingeführt; Alkohol unterlag der Zollpflicht. An Polen durfte grundsätzlich kein Alkohol abgegeben werden.[339] Filomena P. und ihr Mann machten sich demnach »schuldig«, als Polen Alkohol gekauft und diesen – so vermuteten die NS-Justizbehörden – weiterverkauft zu haben. Filomena P. bestritt den Vorwurf der Hehlerei und sagte aus, den Schnaps selbst getrunken zu haben.[340] Ungeachtet dessen verurteilte das Amtsgericht in Leslau sie auf Grundlage der Polenstrafrechtsverordnung im Mai 1942 zu zehn Monaten Straflager.[341] Ihr Mann wurde ebenfalls verurteilt.[342] Nach Verbüßung ihrer Strafe wurde Filomena P. nicht nach Hause entlassen, sondern der Gestapo in Posen »übergeben«.[343] Grundlage dieser Verfahrensweise war ein Erlass vom 21. April 1943, dem gemäß Polen, die ein Urteil von mehr als sechs Monaten Straflagerhaft erhalten hatten, der Gestapo zu überstellen waren, die sie in der Regel in ein Konzentrationslager brachte.[344] Im Wartheland erhielt die Polizei bzw. die Gestapo bei »Delikten« von Polen und Juden weitreichende Kompetenzen, da sie für die Strafverfolgung zuständig waren und – so auch im Fall von Filomena P. – letztendlich über das Strafmaß bestimmten.[345] Ein Erlass vom 18. September 1942 hatte die Strafverfolgungskompetenz für Polen und Juden vollständig der Polizei übertragen.[346]

Der Kauf von selbstgebranntem Schnaps, geahndet als »Kriegswirtschaftsverbrechen«, hatte für Filomena P. daher drastische Konsequenzen:[347] Straflagerhaft für sie und ihren Ehemann sowie eine Trennung der Familie mit ungewissen Optionen auf ein

Hoch/Jabkowska-Sochanska/Benedict/Shields, Wanda Ossowska (1912-2001) and Stanislawa Leszczynska, S. 168-170.

338 Vgl. Hierzu auch Kapitel V, 2, e) Abtreibungen.

339 Vgl. Schlüter, »... für die Menschlichkeit im Strafmaß bekannt ...«, S. 104-108.

340 Verhörprotokolle, 22.1.1942, in: APW; 1001/774, Bl. 1-6.

341 Aufnahmeblatt des Strafgefängnisses Wronke, 4.6.1942, in: APW, 1001/774, Bl. 17.

342 Vgl. Prozessakten Filomena P, in: APW, 1001/774.

343 Vgl. Schreiben des Gendarmerie Postens Ehrstätten-Chocen, 2.6.1943, in: APW, 1001/774, Bl. 28.

344 Vgl. Schlüter, »... für die Menschlichkeit im Strafmaß bekannt ...«, S. 141; Becker, Mitstreiter im Volkstumskampf, S. 157.

345 Vgl. Majer, »Fremdvölkische« im Dritten Reich, S. 806-826. Vgl. auch: Becker, Mitstreiter im Volkstumskampf, S. 155-161.

346 Zum 1. Juli 1943 wurden Juden aus der Zuständigkeit der Gerichtsbarkeit entlassen. Vgl. Becker, Mitstreiter im Volkstumskampf, S. 153.

347 Die Polen zugestandenen Lebensmittelrationen waren so unzureichend, dass eine zusätzliche Versorgung über den Schwarzmarkt überlebenswichtig war. Vgl. Grabowski, Die polnische Gesellschaft unter deutscher Besatzung.

Wiedersehen. Die beiden 10 und 13 Jahre alten Kinder lebten seit der Verhaftung der Eltern bei Filomena P.s Stiefschwester.[348] Die Urteile der Sonder- und Amtsgerichte gegen Polen bedeuteten vielfach, auch wenn keine Todesurteile verhängt wurden, den Tod der Verurteilten in einem Straf- oder Konzentrationslager.[349] Ob Filomena P. überlebte, ist ungewiss.[350]

Bronisława Z. wurden ihre Vorstrafen sowie Denunziationen aus dem sozialen Umfeld zum Verhängnis. Im Herbst 1939 war sie von den deutschen Besatzern von Danzig nach Chodecz im Kreis Leslau »evakuiert« worden, wie es in ihrer Karteikarte hieß. Sie wohnte nun ganz in der Nähe von Przedecz, wo sie zur Schule gegangen war. Bronisława Z. konnte insofern an soziale Kontakte aus Kindheit, Jugend und den Anfangsjahren ihrer Berufstätigkeit anknüpfen. Am 1. Juli 1941 stellte Bronisława Z. einen Antrag auf Weiterzulassung als Hebamme in Chodecz im Rahmen der Umsetzung des Reichshebammengesetzes.[351] Zu diesem Zeitpunkt ermittelte jedoch der Amtsarzt bereits gegen sie. Einen ersten Hinweis auf »Unzuverlässigkeiten« von Bronisława Z. hatte er bereits im November 1940 erhalten. Bei ihm war ein in Polnisch verfasstes Schreiben eingegangen, in dem es hieß: »Ich benachrichtige Sie höflichst, dass Bronisława Z. […] schon 2 Mal wegen unerlaubter Eingriffe bestraft wurde.«[352]

Das Schreiben löste ein Ermittlungsverfahren aus. Der Amtsarzt nahm die Anschuldigungen ernst, legte die Formulierung des Briefes doch nahe, dass Bronisława Z. ihre beruflichen Kompetenzen überschritten und womöglich Schwangerschaftsabbrüche vorgenommen hatte. Zunächst verliefen die Ermittlungen jedoch im Sande.[353] Die Autorin oder der Autor des Briefes stammte offenbar aus Bronisława Z.s sozialem Umfeld. Diese Person verfügte über Informationen, die den Besatzungsbehörden in Leslau bis dahin unbekannt waren. Barbara Engelking arbeitet anhand von Denunziationsschreiben an die deutsche Polizei bzw. Gestapo im Raum Warschau heraus, dass sich die Schreiberinnen und Schreiber von den deutschen Instanzen erhofften, es werde für Gerechtigkeit gesorgt und die in den Briefen benannten Probleme würden gelöst.[354] Die Verfasserin oder der Verfasser des Schreibens an den Amtsarzt in Leslau setzte möglicherweise ähnliche Hoffnungen in die Besatzungsbehörden. Abtreibungen waren bereits zur Zeit der Zweiten Polnischen Republik strafbar und galten insbesondere der katholischen Kirche, aber auch den Gesundheitsbehörden als ein zu bekämpfendes »Übel«.[355]

348 Schreiben der Gendarmerie Ehrstatten-Choccn, 2.6.1943, in: APW, 1001/774, Bl. 29.
349 Vgl. Hütt, Urteile des Sondergerichts, S. 100.
350 Von 496 Frauen, die aus dem Frauenzuchthaus Fordon am 1. April 1943 nach Auschwitz verschleppt wurden, starben 208. Vgl. Becker, Mitstreiter im Volkstumskampf, S. 161.
351 Vgl. Gesuch um Weiterzulassung als Hebamme in Chodecz von Bronsława Z., 1.7.1941, in: APW, 829/42. Vgl. auch: Lisner, Midwifery and Racial Segregation.
352 Schreiben aus Wejherowo, Eingang: 25.11.1940, in: APW, 829/42.
353 Vgl. Personalakte Bronisława Z, in: APW, 829/42.
354 Engelking, »Sehr geehrter Herr Gestapo«.
355 Vgl. z.B. Gawin, Planowanie Rodziny.

Im Juni 1941 wandte sich die Hebamme Teresa Cz. an den Amtsarzt in Leslau und erklärte, die Kollegin Bronisława Z. habe sie im Januar des Jahres beschuldigt, ihr (Bronisławas) Hebammenzeugnis zerstört zu haben.[356] In ihrem Schreiben brachte Teresa Cz. ausführlich den Hintergrund dieser Streiterei zu Papier. Sie erläuterte, dass Bronisława Z. bereits 1932 ihre Zulassung zumindest vorübergehend verloren habe, und verwies auf eine widerrechtliche Ausübung der Tätigkeit in Gdynia und weitere Konflikte mit Behörden im Jahr 1935. Der Amtsarzt hakte bei den Behörden der Staatsanwaltschaft mehrmals nach und erhielt schließlich am 4. Juli 1941 den angeforderten Auszug aus dem Strafregister. Aus diesem ging hervor, dass Bronisława Z. in der Zeit von 1930 bis 1936 insgesamt fünf Mal aufgrund von Abtreibung, Urkundenfälschung und vorsätzlicher Körperverletzung mit Todesfolge Gefängnisstrafen verbüßt hatte. Erst 1939 war sie entlassen worden.[357]

Bronisława Z. verstieß so offensichtlich gegen weithin (und schon vor 1939 in Polen) vertretene berufsethische und gesundheitspolitische Vorstellungen einer »guten« Hebammenpraxis, dass Teresa Cz. offenbar keinen Grund sah, ihren Bericht anonym zu verfassen. Auf diese Weise unterstrich sie zudem ihre regelkonforme Arbeitsweise und ihre Bereitschaft, kooperativ mit den NS-Gesundheitsbehörden zusammenzuarbeiten. Im Hinblick auf ihre Weiterzulassung im Rahmen der Umsetzung des Reichshebammengesetzes konnte dies ausschlaggebend sein. Der Bericht an den Amtsarzt bot Teresa Cz. insofern die Chance, ihren guten Ruf unter Beweis zu stellen, ohne ein Risiko einzugehen. Keinen Monat, nachdem der Amtsarzt ihr Schreiben erhalten hatte, erteilte der Amtskommissar Bronisława Z. aufgrund ihrer Vorstrafen am 12. Juli ein Berufsverbot. Hebammenkoffer, Tagebuch und alle »zur Berufsausübung vorhandenen Geräte« ließ er durch die Gendarmerie beschlagnahmen.[358] Die Gegenstände sollten deutschen Hebammen zur Verfügung gestellt werden.[359]

Bronisława Z. legte Widerspruch ein, den sie damit begründete, seit ihrer letzten Verhaftung ihre »Pflichten als Hebamme tadellos erfüllt« zu haben. Dies sei – so Bronisława Z. – die Garantie dafür, »dass meine Arbeit vollkommen gut ausgeführt wird«.[360] Darüber hinaus stehe keine andere Hebamme zur Verfügung, um die Betreuung der Mütter in ihrem Bezirk zu übernehmen. Für das Wohl ihrer Patientinnen bat sie den Amtsarzt um Weiterzulassung als Hebamme.[361] Ihre Argumentation griff die Prämisse der NS-Gesundheitspolitik auf, die geburtshilfliche Betreuung deutscher Frauen sicherzustellen und Erkrankungs- und Sterbeziffern von deutschen Müttern und Säuglingen zu senken. Während diese Überlegung den Amtsarzt bei Hedwig R. dazu bewogen hatte, sie weiter als Hebamme praktizieren zu lassen, spielte sie im Fall

356 Vgl. Schreiben von der Hebamme Teresa Cz, in: APW, 829/42.

357 Abschrift aus dem Strafregister der Staatsanwaltschaft Warschau, 4.7.1941, in: APW, 829/42. Vgl. auch Schreiben der Staatsanwaltschaft Gotenhafen, 11.1.1941, in: APW, 829/42.

358 Schreiben des Amtskommissars von Chodetz, 14.7.1941, in: APW, 829/42.

359 Vgl. Notiz zu Schreiben des Amtskommissars von Chodetz vom 9.2.1942, in: APW, 829/42.

360 Schreiben von Bronisława Z., 23.7.1942, in: APW, 829/42.

361 Vgl. ebenda.

von Bronisława Z. keine Rolle. Bronisława Z. formulierte in ihrem Gesuch an den Amtsarzt, was sie unter einer guten Hebammenpraxis verstand, nämlich die Gesunderhaltung der Mütter und ihre Vertrauensstellung innerhalb der Bevölkerung. Die deutsche Gesundheitsverwaltung sah dies jedoch völlig anders. Eine polnische Hebamme, die bewiesen hatte, dass sie bereit war, gesetzliche Regelungen zu umgehen und durch ihre Kenntnisse in puncto Abtreibungen zudem drohte, bio- und germanisierungspolitische Grundsätze zu konterkarieren, erschien Amtsarzt, Regierungspräsident und Gauhebammenschaft untragbar. Am 11. August 1941 bestätigte der Regierungspräsident das Berufsverbot.[362] Drei Tage später teilte Charlotte Kehle mit, sie habe Bronisława Z. aus der Liste der Hebammen gestrichen.[363]

b) Von Vertrauen und Verrat

Als Bronisława Z. im Juli 1941 das Berufsverbot erhielt, erklärten sich etliche deutsche und polnische Einwohnerinnen und Einwohner des Kreises Chodecz mit ihr solidarisch. Sie hatten offenbar eine andere Vorstellung von einer »guten« Hebamme als der Amtsarzt. Am 16. Juli, vier Tage nachdem das Berufsverbot ausgesprochen worden war, notierte der Amtsatzt:

> »Es erscheint heute beim Gesundheitsamt die volksdeutsche Frau Emanuela G. aus Huta Chodecka und übergibt mir 18 Bescheinigungen […]. Sie bittet darum, im Namen der deutschen Frauen von Huta Chodecka und Umgebung, daß die Hebamme Bronisława Z. weiter Hebammenpraxis ausüben darf. […] Als Grund gibt sie an: Von den vier in Chodecz ansässigen polnischen Hebammen sei Z. die einzige, die deutsch und russisch spreche. Sie sei bei der deutschen Bevölkerung sehr beliebt gewesen und die deutsche Bevölkerung möchte sie weiter als Hebamme behalten, bis endgültig eine deutsche Hebamme sich dort niedergelassen habe.«[364]

Emanuela G. und ihre Mitstreiterinnen versuchten den Amtsarzt zu überzeugen, Bronisława Z. wieder als Hebamme zuzulassen, und wählten eine Begründung, die ihnen erfolgversprechend erschien. Im Bewusstsein, dass die deutschen Besatzungsbehörden Wert auf den Gebrauch der deutschen Sprache legten, führten sie Z.s Sprachkenntnisse ins Feld und hoben diese als Alleinstellungsmerkmal heraus. Ebenso antizipierten sie das »volkstumspolitische« Ziel, polnische Hebammen mittel- und langfristig durch deutsche zu ersetzen. Sie forderten daher nicht, Bronisława Z.'s Berufstätigkeit auf unbestimmte Zeit, sondern nur bis zu dem Zeitpunkt zu erlauben, zu dem eine deutsche Hebamme ihre Stelle übernahm. Die Einwohner des Ortes Huta Chodecka argumentierten damit zwar durchaus im Sinne der NS-Gesundheitspolitik,

362 Schreiben des Regierungspräsidenten, 11. 8. 1941, in: APW, 829/42. Der Amtsarzt meldete am 22. August den Vollzug. Schreiben des Amtsarztes in Leslau, 22. 8. 1941, in: APW, 829/42.
363 Schreiben von Charlotte Kehle, 14. 8. 1941, in: APW, 829/42.
364 Aktennotiz des Amtsarztes, 16. 7. 1941, in: APW, 829/42. Begleitet wurde Emanuela G. von zwei Männern, die stellvertretend für ihre Frauen, die im Wochenbett lagen, gekommen waren.

verkannten jedoch die Bedeutung, die die deutschen Behörden der Durchsetzung biopolitischer Zielsetzungen beimaßen. Allein, dass Bronisława Z. in der Vergangenheit Abtreibungen durchgeführt hatte, machte sie in den Augen der NS-Gesundheitsbehörden verdächtig, dies auch in Zukunft zu tun.[365]

Die Bittgesuche beim Amtsarzt in Leslau rissen indes nicht ab.[366] Im November 1941 griff der Ortsbauernführer aus Zalesie Gustav S. ein. Er verwies in seinem Schreiben neben Bronisława Z.s außerordentlichen Leistungen in der Geburtshilfe auf den sozialen Frieden im Ort, der durch das Berufsverbot gefährdet sei:

> »Wenn ich die Diskussion der Frauen über die Geburtshilfe beobachte, so muß ich feststellen, daß selbige in dem Punkte, daß die Hebamme Z. von der Geburtshilfe ausgeschlossen ist, direkt nervös werden und sich gar nicht den anderen anvertrauen lassen wollen. Diese Tatsache bestätigt jede deutsche Frau in unserem Bezirk. Da ich [d]ie Frau Z. seit Kindheit kenne und auch mit Ihr zur Schule gegangen bin, kenne ich Ihre Familie sowie sie selbst gut und bürge für sie einwandfrei. – Ich bitte nochmals ergebenst, ihr die Geburtshilfe wieder genehmigen zu wollen.«[367]

Mit Verweis auf die gewachsenen Beziehungen begründete der Ortsbauernführer Bronisława Z.s Verwurzelung im Bezirk, auch und vor allem innerhalb der deutschen Bevölkerung. Das Schreiben lässt sich so interpretieren, dass die deutsche Bevölkerung des Ortes nicht gewillt war, zugunsten von Herrschaftsstabilisierung und Durchsetzung der NS- Biopolitik auf eine polnische Hebamme zu verzichten, der sie vertrauten. Die Bevölkerung hielt an bestehenden sozialen Strukturen fest und legte Wert auf den Erhalt stabiler Beziehungen.[368]

Dem Amtsarzt erschien der soziale Zusammenhalt im Bezirk über gezogene »volkstumspolitische« Grenzen hinweg verdächtig und dazu geeignet, nationalsozialistische rassen- und »volkstumspolitische« Zielsetzungen zu konterkarieren. Er wandte sich noch im November 1941 an die Gestapo in Leslau:

> »Es erscheinen jetzt dauernd bei mir im Gesundheitsamt Deutsche des Amtsbezirkes Chodecz, die teils mündlich, teils schriftlich die Bitte vorbringen, die Hebamme Z. wieder einzusetzen, da sie äusserst tüchtig sei. Mir ist das Eintreten Deutscher für Polen unverständlich. Ich bitte Sie, die Z. aus Chodecz zu entfernen.«[369]

Wenige Tage später gab die Gestapo bedauernd Rückmeldung, die Hebamme Z. nicht »evakuieren« zu können, verwies jedoch auf die Möglichkeit, die Deutschen, die sich für die polnische Hebamme einsetzten, zu bestrafen:

365 Vgl. z.B. Schreiben, betr. Strafgefangene Bronisława Z. Nr. 160/42, 25.7.1942, in: APW, 1001/2524.
366 Vgl. verschiedene Schreiben, in: Personalakte Bronisława Z., APW, 829/42.
367 Gustav S. an den Amtsarzt in Leslau, 7.11.1941, in: APW, 829/42.
368 Vgl. Lisner, Midwifery and Racial Segregation in Occupied Western Poland 1939-1945.
369 Schreiben des Amtsarztes Dr. Bo/Se. an die Geheime Staatspolizei Aussenstelle Leslau, 27.11.1941, in: APW, 829/42.

»Deutsche, die ihren Namen für Polen hergeben, können nach dem Erlaß des Herrn Reichsstatthalters – Umgang mit Polen – belehrt bezw. in Erziehungshaft genommen werden. In besonders krassen Fällen sind solche Personen der hiesigen Dienststelle zu melden.«[370]

Ob der Amtsarzt Schritte gegen die Deutschen einleitete, die sich für Bronisława Z. einsetzten, ist aus den Quellen nicht ersichtlich. Das Schreiben der Gestapo weist jedoch auf seinen Handlungsspielraum hin: Es lag im Ermessen des Amtsarztes, gegen die Deutschen zu ermitteln und das Umgangsverbot restriktiv umzusetzen. Nach dem ablehnenden Schreiben der Gestapo setzte der Amtsarzt alle Hebel in Bewegung, um Bronisława Z. aus ihrem Bezirk zu entfernen. Er wandte sich an den Landrat mit der Bitte, die Hebamme Z. möglichst bald aus Chodecz zu »evakuieren«,

»[d]a es im Interesse einer gesunden Entwicklung des Hebammenwesens für Chodecz untragbar ist, wenn diese Hebamme dort weiter ansässig ist und den Volksdeutschen sowie auch den Polen immer wieder Gelegenheit bietet, Bittschriften an mich zwecks erneuter Zulassung zur Ausübung der Hebammentätigkeit zu stellen.«[371]

Der Amtsarzt ging offenbar davon aus, dass es innerhalb der Hebammenschaft in Chodecz weiterhin zu einer Konkurrenzsituation kommen und Frauen und Familien gegen das Berufsverbot der Bronisława Z. protestieren würden, solange diese im Bezirk wohnte. Der Landrat kam dem Wunsch des Amtsarztes nach. Im Januar 1942 wies die Gendarmerie in Chodecz Bronisława Z. eine Wohnung in Klein-Dembe im Kreis Dobiegniewo zu, etwa 20 Kilometer östlich von Leslau gelegen.[372] Bronisława Z. wurde auf diese Weise von ihrem sozialen Umfeld räumlich getrennt.

In ihrem Gesuch an den Amtsarzt, sie weiter als Hebamme zuzulassen, argumentierte Bronisława Z., die Anzeige gegen sie sei lediglich aus »Konkurrenzgründen« erhoben worden. Sie vermutete eine Denunziation durch ihre Kollegin Teresa Cz. Darüber hinaus deutete sie mit dieser Formulierung an, die Anzeige entbehre jeder faktischen Grundlage. Die Konkurrenzsituation zwischen Bronisława Z. und Teresa Cz. vermittelt sich in den Akten als ein Konflikt, in den nicht nur die Hebammen, sondern verschiedene deutsche und polnische Familien des Bezirkes involviert waren. Bei einem Teil der Bevölkerung war die Hebamme Teresa Cz. so unbeliebt, dass sich die Familien weigerten, sie zur Geburt zu rufen.

Wenige Tage, nachdem Bronisława Z. das Berufsverbot erteilt worden war, holten sie zwei polnische Ehemänner nacheinander zur Geburt ihrer Kinder. Bronisława Z. weigerte sich zunächst, die Geburten zu betreuen, da jedoch keine andere Hebamme erreichbar war, half sie den Frauen schließlich. Aus Angst vor einer Strafe datierte sie die Geburtstage der Kinder auf den 11. und 12. Juli, den Tag ihres Berufsverbotes, vor. Der Standesbeamte, bei dem die Ehemänner die Geburt ihrer Kinder meldeten,

370 Schreiben der Gestapo an den Amtsarzt, 4.12.1941, in: APW, 829/42.
371 Schreiben des Amtsarztes, Bo./Se. an den Landrat in Leslau, 17.12.1942, in: APW, 829/42.
372 Schreiben des Gendarmerie Postens Dobiegniewo, 14.2.1942, in: APW, 1001/2524, Bl. 45.

schöpfte Verdacht und forderte ein ärztliches Gutachten zum Alter der Neugeborenen an. Als dieses belegte, dass die Kinder eindeutig nach dem 12. Juli geboren worden waren, leiteten Amtskommissar und Gendarmerie ein Ermittlungsverfahren wegen Verdachts auf Urkundenfälschung ein.[373]

In den Verhören wiesen die beiden Ehemänner Stanisław W. und Henryk B. auf die Konkurrenzsituation zwischen Bronisława Z. und Teresa Cz. hin. Nach ihrer Schilderung sagte die Bevölkerung des Ortes Teresa Cz. mangelhafte geburtshilfliche Leistungen nach. Stanisław W.s Ehefrau bekam am 19. Juli, also sieben Tage, nachdem Bronisława Z. das Berufsverbot erhalten hatte, Wehen. Die beiden anderen polnischen Hebammen im Ort, Frau Kr. und Frau Kw., seien nicht zu Hause gewesen, erklärte Stanisław W.

> »Dann wäre noch eine Geburtshelferin Cz. gewesen, die wollte ich nicht nehmen, weil sie es bei verschiedenen Frauen nicht gut gemacht hat. Cz. hatte bei Jatwika Cz. in B. bei einer Entbindung dem Kind einen Fuss gebrochen und bei T. in B. hat sie so schlecht entbunden, dass die Frau 4 Wochen nicht aufstehen konnte. Ich habe direkt Angst gehabt, die Frau Cz. zu nehmen.«[374]

Henryk B., dessen Kind einen Tag später, am 20. Juli geboren wurde, erklärte im Verhör:

> »Es war mir bewusst, dass ich mich strafbar mache. Aber weil die Deutschen sowie die Polen die Frau Z. loben und zu den anderen Geburtshelferinnen kein Vertrauen haben, habe ich Frau Z. genommen. Ich bin mit der Geburtshelferin Z. sehr zufrieden, meine Frau sowie mein Kind sind gesund.«[375]

Bronisława Z. argumentierte im Verhör ähnlich wie Stanisław W. und Henryk B. und wies auf die Notwendigkeit ihrer Hilfe zur Abwendung von gesundheitlichen Gefährdungen für die Gebärenden hin. Sie gab zu Protokoll, sie sei sich des am 12. Juli erteilten Berufsverbotes bewusst gewesen.

> »Ich muss aber vorausschicken, dass beide Herr W. und Herr B. zu mir in die Wohnung kamen und mich baten, zu ihnen zu kommen. Sie sagten zu mir, dass sie keine andere nehmen. Sie sind mit den anderen Geburtshelferinnen nicht zufrieden und haben zu den anderen kein Vertrauen. Ich bin hierauf zu diesen Frauen gegangen um das Leben dieser Frauen erhalten zu können.«[376]

Bronisława Z. hoffte vermutlich, durch die Darstellung der Geburtssituationen als Notfall einen Freispruch oder eine geringe Strafe zu erwirken. So wie sich Bronisława Z. bereit gezeigt hatte, entgegen der Auflagen der NS-Gesundheitsbehörden den Frauen ihres Bezirkes zu helfen, so unterstützten Stanisław W. und Henryk B. sie mit

373 Vgl. Bericht des Amtskommissars an die Gendarmerie in Chodecz, 21.7.1941; Ärztliches Gutachten, 21.7.1941; Anklageschrift gegen Bronisława Z., Henryk B. und Stanislaus W, in: APW, 1001/2524, Bl. 4-16.

374 Vernehmungsprotokoll Stanisław W., 23.7.1941, in: APW, 1001/2524, Bl. 9.

375 Vernehmungsprotokoll Henryk B., 24.7.1941, in: APW, 1001/2524, Bl. 8.

376 Vernehmungsprotokoll Bronisława Z., 21.7.1941, in: APW, 1001/2524, Bl. 6-7.

entlastenden Aussagen. Bemerkenswert ist, dass beide Männer betonten, sie hätten Bronisława Z. überredet, ja genötigt, trotz Berufsverbot Geburtshilfe zu leisten. Sie belasteten sich damit selbst. Eine Verurteilung der Hebamme wollten sie offenbar abwenden.

Der von Bronisława Z. eingeschaltete Anwalt entwarf eine weitere Version der Geschichte. Er rückte die Konkurrenzsituation zwischen den Hebammen in Chodecz in den Mittelpunkt und stellte Bronisława Z. als Opfer eines Komplotts dar. Nach Darstellung des Anwalts habe eine andere Hebamme Bronisława Z. überredet, die Entbindung zu leiten.

> »Die Angeschuldigte liess sich auch dazu überreden, ohne zu erkennen, dass die Kr. sie absichtlich hineinlegen wollte. Die Kr. ging nämlich unmittelbar nach der Geburt des Kindes zusammen mit der anderen polnischen Hebamme Cz. zur Gendarmerie und meldete den Vorfall. [...] Dass die Kr. in hinterlistigster Weise von vornherein darauf ausging, die Angeschuldigte unglücklich zu machen, geht daraus hervor, dass sie nachher der nachbenannten Zeugin gegenüber in hämischer Weise erzählte, die Hebamme Cz. habe trotz aller Versuche der Angeschuldigten nichts anhaben können, ihr sei es aber jetzt gelungen, die Angeschuldigte zu erledigen und die Angeschuldigte habe aufgehört, ihnen das Brot wegzunehmen.«[377]

Der Anwalt argumentierte, Bronisława Z. habe keine Straftat begangen, als sie den beiden Frauen unter der Geburt Hilfe leistete, da es sich um Notfälle gehandelt habe. Aus Angst vor einer Strafe habe sie sich erst nach den Entbindungen von der Hebamme Kr. zu einer Straftat überreden lassen.[378] Ob Teresa Cz. und die Hebamme Kr. das vom Anwalt geschilderte Komplott gegen Bronisława Z. tatsächlich initiierten, ist aufgrund fehlender Quellen nicht rekonstruierbar. In den Gerichtsakten wird der Standesbeamte als derjenige bezeichnet, der das Verfahren durch eine Anzeige in Gang setzte.

Bemerkenswert ist, dass Bronisława Z. einen Anwalt einschaltete, der ihre Interessen vor Gericht vertrat. Polen hatten keinen Anspruch auf einen Pflichtverteidiger;[379] juristischer Beistand musste privat organisiert und bezahlt werden. Bei den vor dem Sondergericht Litzmannstadt verhandelten Fällen ließen sich daher nur rund 21% der angeklagten Polen rechtlich vertreten. Bronisława Z. konnte vermutlich nur mithilfe der Solidarität ihres sozialen Umfelds Kontakt zu einem Anwalt aufnehmen und ihn bezahlen.[380] Mit Erlass von Mai 1942 untersagten die deutschen Behörden die Verteidigung von Polen und Juden vor Gericht durch einen Anwalt schließlich vollständig.[381]

377 Schreiben des Anwalts Willi M., 12.12.1941, in: APW, 1001/2524, Bl. 21.
378 Vgl. ebenda.
379 Vgl. Schlüter, »...für die Menschlichkeit im Strafmaß bekannt ...«, S. 69-70.
380 Vgl. ebenda, S. 74-75.
381 Vgl. Majer, »Fremdvölkische« im Dritten Reich, S. 625; 771. Schlüter, »...für die Menschlichkeit im Strafmaß bekannt ...«, S. 74-75.

Die Volksdeutsche Emanuela G. verfolgte neben ihrer Petition an den Amtsarzt eine weitere Strategie, um für Bronisława Z. eine Wiederzulassung zu erreichen, und denunzierte im August 1941 deren Rivalin Teresa Cz.:

> »Als ich in anderen Umständen war, hielt mich die Hebamme Teresa Cz. an und fing allerhand schlechtes und erdachtes auf die Hebamme Bronisława Z. zu erzählen [...]. Als sie aber merkte, daß dies bei mir kein Gehör fand [...] wurde sie grob, drohte mir mit dem Finger und sagte ich und alle deutschen Mütter, die die Hebamme Z. zur Niederkunft rufen, werden es noch schwer bedauern. [...] Ich wende mich an den Herrn Kreisarzt mit der Bitte, die Hebamme Cz. von der Geburtshilfe völlig zu entlassen, da diese Methoden anwendet die überhaupt von einer Hebamme nicht angewandt werden dürfen. So z. B. machte einen unerlaubten Waginaschnitt (Episotomie) ohne Wissen des Arztes bei der Volksdeutschen Leskadie T. aus B. Zum Zunähen dieses Schnittes rief sie keinen Arzt. Bei der Jadwiga Cz. war sie dabei und brach dem Neugeborenen ein Bein, was von einer großen Liederlichkeit zeugt. [...] Da die Hebamme Cz. von ihrer Drohung Gebrauch machen kann und dadurch unter den volksdeutschen Kindern viel Unheil anrichten kann, da sie jetzt ihre Rivalin Z. nicht mehr in ihrem Fach hat als Konkurrentin, bitte ich im Namen der schon früher unterschriebenen Mütter die Hebamme Cz. ihres Amtes als Hebamme zu entheben und die Hebamme Bronisława Z. als Geburtshelferin wieder einzusetzen.«[382]

Der Amtsarzt reagierte umgehend und lud Teresa Cz. im Gesundheitsamt vor. Für ihn wog offenbar die Klage Emanuela G.s schwer, die Hebamme habe sie beschimpft und bedroht – ein Verhalten einer Polin gegenüber einer Deutschen, das der Amtsarzt im Einklang mit der NS-»Volkstumspolitik« als Gefährdung der aufgestellten rassistischen Sozialordnung betrachteten musste. Teresa Cz. erklärte jedoch, »daß die Anschuldigungen nur aus einer persönlichen Gehässigkeit der Z. entspringen«.[383] Die ihr zur Last gelegten geburtshilflichen Verfehlungen widerlegte sie und überreichte dem Amtsarzt eine von neun deutschen Frauen ihres Bezirkes unterzeichnete Erklärung, nach der sie diese zu deren vollster Zufriedenheit unter der Geburt betreut und zehn Mal im Wochenbett besucht habe.[384] Der Amtsarzt schien überzeugt, dass kein gravierender Regelverstoß vorlag, und beließ es bei der Ermahnung von Teresa Cz., »die deutschen Mütter in allen Fällen und in jeder Hinsicht zuvorkommend zu behandeln.«[385]

Die Parteinahme eines Teils der deutschen und polnischen Bevölkerung für Bronisława Z. und eines anderen für Teresa Cz. verweist auf die Einbindung der beiden Hebammen in soziale Netzwerke in ihren Bezirken und die Verstrickung der gesamten Bevölkerung des Kreises in den Konflikt. NS-Rassen- und »Volkstumspolitik« oder

382 Emanuela G. an den Kreisarzt in Leslau, 4.8.1941, in: APW, 829/41. Sprachliche Eigentümlichkeiten im Original.

383 Aktenvermerk des Amtsarztes, 15.8.1941, in: APW, 829/41.

384 Bescheinigung unterzeichnet von 9 Frauen, 22.8.1941, in: APW, 829/41.

385 Aktenvermerk des Amtsarztes, 15.8.1941, in: APW, 829/41.

biopolitische Zielsetzungen des Besatzungsregimes fungierten für die Beteiligten als Argumentationshilfen, verbunden mit der Hoffnung, die Besatzungsbehörden als Ordnungsinstanz von der jeweiligen Position überzeugen zu können. Bronisława Z. hingegen versuchte, situationsbezogen einen Kompromiss zwischen Regelungen des NS-Regimes, Bedürfnissen ihrer Klientel und eigenen Werthaltungen zu finden.

Im Februar 1942 stellte das Amtsgericht in Leslau einen Haftbefehl aus, aber als das Verfahren gegen Bronisława Z. und Stanisław W. wegen Urkundenfälschung eröffnet werden sollte, war Bronisława Z. verschwunden.[386] In Klein-Dembe, wohin sie der Landrat im Januar 1942 »evakuiert« hatte, war sie nur wenige Tage geblieben. Sie wolle ihre Schwester in Leslau besuchen, ließ sie ihren Vermieter wissen. Am Bahnhof in Leslau wurde sie mit Gepäck gesehen, angeblich auf dem Weg nach Chodecz, wo sie allerdings nicht ankam. Im März erreichte die Gendarmerie das Gerücht, sie sei bei dem Versuch, die Grenze zum Generalgouvernement zu übertreten, erschossen worden.[387] Im April 1942 vermutete die Gendarmerie schließlich, Bronisława Z. halte sich im Generalgouvernement auf. Wenige Tage später verhaftete ein Polizist sie tatsächlich im Kreis Lowicz nahe der Grenze und brachte sie ins Gefängnis nach Leslau.[388] Wartheland und Generalgouvernement trennte eine Polizeigrenze, die nur mit einer Genehmigung oder illegal übertreten werden konnte.[389] Wie es Bronisława Z. geschafft hatte, trotz Haftbefehl die Grenze zu passieren, geht aus den Quellen nicht hervor.

Am 18. Mai 1942 verurteilte das Amtsgericht Leslau Bronisława Z. wegen »Falschbeurkundung« zu drei Jahren und Stanisław W. wegen versuchter Urkundenfälschung zu einem Jahr Straflager. Henryk B. wurde zwar angeklagt, eine Strafe für ihn jedoch nicht festgesetzt.[390] Die Beurkundung der Geburt eines Kindes gehörte, wie in Kapitel IV, 1 beschrieben, zu den Aufgaben der Hebammen, denen damit eine amtliche Funktion bei der Erfassung der Bevölkerung zukam. Während der NS-Zeit erfuhr die Registrierung der Bevölkerung beim Standesamt eine politische Aufladung. Es ging nicht mehr nur darum, Lebensdaten und Zivilstatus zu erfassen, sondern zudem darum, Inklusion in die und Exklusion aus der angestrebten »Volksgemeinschaft« durch Einschreibung volkstumspolitischer, rassischer und religiöser Zugehörigkeit zu steuern.[391] Die Beurkundung stellte dabei einen formalen ordnungsstaatlichen Akt dar, eine Falschbeurkundung hingegen einen Vertrauensbruch gegenüber dem Staat bzw. dem Besatzungsregime. Selbst der Versuch der Urkundenfälschung galt als strafbar.[392]

386 Vgl. Schreiben des Amtsgerichts Leslau, Übersendung des Haftbefehls gegen Bronisława Z., 21.2.1942, in: APW, 1001/2524, Bl. 49a.

387 Schreiben des Gendarmerie Postens Chodecz, 16.3.1942, in: APW, 1001/2524; Schreiben des Gendarmerie Postens Bonin, 23.3.1942, in: APW, 1001/2524, Bl. 49.

388 Gendarmerie Posten Chodecz, 2.4.1942, in: APW, 1001/2524, Bl. 52; Reisekostenrechnung des Wachtmeisters Fritz H., 25.4.1942, in: APW, 1001/2524, Bl. 55.

389 Verhaftungen »Fremdvölkischer« im Generalgouvernement, um sie im Reichsgebiet vor Gericht zu stellen, waren gängige Praxis. Vgl. Majer, »Fremdvölkische« im Dritten Reich, S. 475; Grabowski, Die polnische Gesellschaft unter deutscher Besatzung.

390 Vgl. Urteilsverkündung des Amtsgerichts in Leslau, 18.5.1942.

391 Vgl. Caplan, Registering the Volksgemeinschaft.

392 Vgl. Gesetz zur Änderung des Reichsstrafgesetzbuchs, 4. September 1941, in: RGBl, 1941 I, S. 549.

Mildernde Umstände zugunsten der Angeklagten aufgrund einer geburtshilflichen Notlage in zwei Fällen in Zusammenhang mit dem Berufsverbot für die Hebamme Bronisława Z. erkannte das Gericht nicht an. Das Amtsgericht Leslau verurteilte Bronisława Z. und Stanisław W. auf Grundlage der »Polenstrafrechtsverordnung« vom 4. Dezember 1941.[393] Diese war die Basis zur Ahndung sowohl einer »deutschfeindlichen Gesinnung« als auch jeglicher derartiger Betätigung. Als eine solche wertete das Gericht demnach die Täuschung des deutschen Standesamtes durch die Falschbeurkundung der Geburtstage der Kinder. Zu verhängen war nach der »Polenstrafrechtsverordnung« stets die Höchststrafe, und Haftstrafen waren als »Straflagerhaft« auszulegen.[394] Für Bronisława Z. und Stanisław W. bedeutete der Regelverstoß insofern eine Inhaftierung unter verschärften Bedingungen und Zwangsarbeit mit ungewissen Optionen auf eine Entlassung nach Verbüßung der Haftstrafe. Polen wurden, wie oben ausgeführt, ab 1943 nach einer länger als sechs Monate dauernden Haftstrafe in der Regel nicht entlassen, sondern in ein Konzentrationslager eingewiesen.

Bronisława Z. lieferten die Behörden am 27. Mai 1942 ins Frauenzuchthaus Fordon in der Nähe von Bromberg/Bydgoczsz ein.[395] Dort blieb sie allerdings lediglich zwei Monate: Im Juli 1942 teilte die Anstaltsleitung der Staatsanwaltschaft in Leslau mit, sie sei von einer Außenarbeitsstelle, wo die Gefangenen Zwangsarbeit leisten mussten, »entwichen«.[396] Die Anstaltsleitung vermutete, sie würde Kontakt zu ihrer Mutter und ihren drei Kindern aufnehmen, und bat die Behörden um Überwachung bzw. darum, die Mutter von Bronisława Z. gleich zusammen mit den Kindern in »Schutzhaft« zu nehmen.[397] Im August 1942 erhielt das Frauenzuchthaus jedoch die Mitteilung, Kinder und Großmutter seien nach unbekannt verzogen. Angeblich hielten sie sich in der Nähe von Litzmannstadt auf.[398] Im September fehlte weiterhin jede Spur von Bronisława Z., ihren Kindern und ihrer Mutter. Der Leiter des Frauenzuchthauses war verärgert und machte der Staatsanwaltschaft in Leslau Druck, hatte er doch für Bronisława Z. eine exemplarische Bestrafung vorgesehen, um weiteren Ausbruchsversuchen entgegenzuwirken.[399] Im November 1942 konnte die Frauenstrafanstalt Fordon der Staatsanwaltschaft mitteilen, Bronisława Z.s Mutter sei angeblich von Litzmannstadt nach Warschau in den Stadtteil Praga gezogen. Der Anstaltsleiter ging davon aus, dass Bronisława Z. mit ihren Angehörigen zusammenlebte.[400] Im April 1943 kam die negative Antwort der polnischen Polizei in Warschau, unter der angegebenen Adresse seien weder die Mutter

393 Die Urteile und die Strafbemessung bezogen sich auf die Polenstrafrechtsverordnung, obgleich diese zum Zeitpunkt der »Tat« noch nicht in Kraft gewesen war.

394 Vgl. Majer, »Fremdvölkische« im Dritten Reich, S. 606-607.

395 Vgl. Aufnahmebogen Frauenzuchthaus Fordon, in: APW, 1001/2524.

396 Telegramm an die Staatsanwaltschaft, Eing. 23.7.1942, in: APW, 1001/2524, Bl. 86.

397 Schreiben des Frauenzuchthauses Fordon, 25.7.1942, in: APW, 1001/2524, Bl. 87.

398 Schreiben des Gendarmerie-Postens Boningen, 17.8.1942, in: APW, 1001/2524, Bl. 11.

399 Vgl. Frauenzuchthaus Fordon an die Oberstaatsanwaltschaft in Leslau, 5.9.1942, in: APW, 1001/2524, Bl. 97.

400 Schreiben des Gendarmerie-Postens Boningen, 3.10.1942; Schreiben des Frauenzuchthauses Fordon, 2.11.1942. Beides in: APW, 1001/2524, Bl. 99.

noch Bronisława Z. zu finden.[401] Ein Jahr später, im Mai 1944, unternahm die Staatsanwaltschaft in Leslau einen erneuten Versuch und zog Erkundigungen ein. Bronisława Z., ihre Mutter und ihre Kinder blieben jedoch unauffindbar.[402] Im August 1944 rückte die Rote Armee bis kurz vor Warschau vor und es kam vor Praga zu einer Schlacht mit deutschen Panzerkorps von Wehrmacht und SS. Im September nahm die Rote Armee, genauer die 1. Armee der Weißrussischen Front, Praga ein. Derweil hatte am 1. August 1944 auf der anderen Seite der Weichsel der Warschauer Aufstand begonnen. Brutal bekämpften die deutschen Besatzungstruppen die Aufständischen und übten exzessive Gewalt gegen die Zivilbevölkerung aus. Am 2. Oktober kapitulierte schließlich die polnische Untergrundarmee Armina Krajowa (AK). Die deutschen Besatzer sprengten die Stadt Warschau systematisch und deportierten die verbliebene Bevölkerung.[403] Ob Bronisława Z. und ihre Familie Besatzung und Aufstand überlebten, ist ungewiss. In den Akten hinterließen Bronisława Z. und ihre Familie keine weiteren Spuren.

Bemerkenswert ist, dass es Bronisława Z. zwei Mal gelang, sich dem Zugriff der deutschen Behörden zu entziehen, indem sie ins Generalgouvernement floh – im Juni 1942 sogar zusammen mit ihrer Mutter und den Kindern. Ohne Hilfe aus der Bevölkerung und möglicherweise des organisierten polnischen Widerstands wären die Flucht aus dem Frauenzuchthaus Fordon, der Grenzübertritt ins Generalgouvernement und ein Untertauchen in Warschau kaum möglich gewesen.[404]

Der polnische Widerstand, getragen vor allem von der Elite und Militärs der Zweiten Polnischen Republik, aber auch von Verwaltungsbeamten, Vereinen bis hin zu Nachbarschaftsgruppen, formierte sich parallel zur Etablierung der Besatzungsherrschaft. Entrechtung der polnischen Bevölkerung, die Erfahrung von Gewalt und Willkür sowie eine Tradition des Widerstandes gegen die Besatzungsmächte während der Teilungszeit verschaffte den polnischen Widerstandsgruppen raschen und stetigen Zulauf.[405] Im Generalgouvernement bildete sich ein weitverzweigter Untergrundstaat.[406] Im Wartheland gab es hingegen aufgrund der »Aussiedlungen«, des dichten deutschen Überwachungsapparates und massiver Repressionen nur wenig ausgebildete Strukturen, und Widerstandsgruppen wurden häufig rasch aufgedeckt.[407]

401 Schreiben des Kommandos der polnischen Polizei in Warschau, 30.4.1943, in: APW, 829/2524.

402 Schreiben der Staatsanwaltschaft Leslau, 6.5.1944; Schreiben des Gendarmerie-Postens in Chodecz, 6.5.1944; Schreiben des Gendarmerie-Postens Kreis Konin, 21.5.1944, in: APW, 1001/2524.

403 Ziel des Aufstandes war es, die polnische politische Position gegenüber der Sowjetunion und den westlichen Alliierten zu stärken. Etwa 180.000 polnische Zivilisten wurden während des Aufstands von den deutschen Truppen ermordet; Tausende nach Niederschlagung des Aufstands in Konzentrationslager gesperrt. Vgl. Haslinger/Bamberger-Stemmann/Tönsmeyer (Hrsg.), Auf beiden Seiten der Barrikade.

404 Vgl. Lisner, Midwifery and Racial Segregation.

405 Die Elite der Zweiten Polnischen Republik betrachtete es als ihre Pflicht, in den Widerstand zu gehen. Die polnische Staatlichkeit bestand als Bezugspunkt des Selbstverständnisses weiter. Vgl. Borodziej, Soziale und politische Konturen des polnischen Widerstandes.

406 Vgl. Grabowski, Die polnische Gesellschaft unter deutscher Besatzung.

407 In Gebieten mit einem größeren Anteil polnischer Bevölkerung konnte der polnische Widerstand einen höheren Organisierungsgrad erreichen. Vgl. Bömelburg, Lodz, S. 247-252.

Bronisława Z. konnte sich auf ihr soziales Netzwerk, zu dem sowohl Volksdeutsche als auch Polen gehörten, verlassen – ob mit oder ohne Kontakt zu polnischen Widerstandsgruppen. Zwar gelang es der Bevölkerung nicht, sie als Hebamme im Bezirk zu halten und sie vor einem Berufsverbot und der Verhängung einer Zuchthausstrafe zu bewahren, aber ihre Flucht aus dem Frauenzuchthaus und ins Generalgouvernement glückte.

c) Polnische Hebammen – volksdeutsche Mütter: Ambivalente Beziehungen unter Beobachtung

Der Amtsarzt in Leslau war entschlossen, Interaktionen zwischen polnischen Hebammen und volksdeutschen Gebärenden zu kontrollieren, wenn schon ein Umgangsverbot nur begrenzt durchsetzbar war. Er verpflichtete alle polnischen Hebammen dazu, nur in Notfällen bei Deutschen Geburtshilfe zu leisten und alle bei Deutschen geleiteten Geburten dem Gesundheitsamt anzuzeigen, um diese gesondert erfassen und die Hebammenwahl kontrollieren zu können.[408] Im Juni 1941 verschärfte er diese Anordnung insofern, als er nun die polnischen Hebammen verpflichtete, alle deutschen Schwangeren an die jeweilige deutsche Hebamme zu melden, sofern es eine solche im Bezirk gab.[409] Polnische Hebammen durften deutsche Frauen nur noch unter der Geburt betreuen, wenn die deutsche Hebamme dazu z. B. aus zeitlichen Gründen nicht in der Lage war. Wünschte eine deutsche Schwangere explizit Hilfe von einer polnischen Hebamme, hatte diese dem Amtsarzt dies gesondert anzuzeigen.[410] Teilweise verschärfte der Amtsarzt ab 1944 die Anzeigepflichten weiter, indem er für einige Bezirke verfügte, auch Schwangerschaften in polnischen Familien der deutschen Hebamme zu melden. Dieser oblag es von nun an, der polnischen Hebamme die Arbeit zuzuteilen.[411] Im März 1944 verbot der Amtsarzt polnischen Hebammen darüber hinaus, Schwangerschaftsbescheinigungen für deutsche Frauen auszustellen, die sie beispielsweise vorweisen mussten, um Lebensmittelzulagen zu erhalten. Diese Aufgabe behielt er deutschen Hebammen vor.[412] Der Amtsarzt setzte auf diese Weise sukzessive eine umfassende Kontrolle von Kontakten zwischen polnischen Hebammen und deutschen Frauen und damit rassische Segregation und Umgangsverbot im Bereich der Geburtshilfe durch. Voraussetzung dafür war die Tätigkeit einer deutschen Hebamme im Bezirk, die quasi

408 Wann der Amtsarzt die polnischen Hebammen anwies, Geburten von Deutschen zu melden, war nicht zu ermitteln. Im Schreiben vom 18.6.1941 nimmt er Bezug auf die Anordnung der Meldepflicht, gibt als Datum der Einführung jedoch lediglich »seinerzeit« an. Vgl. Schreiben Borsutzky, 18.6.1941, in: APW, 829/41.

409 Am 14.9.1940 verfügte der Reichsstatthalter, dass in jedem Ort eine Vertrauensperson zu benennen sei – u.a. Hebammen –, die über Geburten und Todesfälle eine Bescheinigung ausstellen sollte, die beim Standesamt vorzulegen sei. Vgl. Erlass, 5.12.1940, betr. Erlass vom 14.9.40, gez. Jäger, in: IPN, GK 196/16, Bl. 3-4.

410 Vgl. Schreiben Borsutzky an die polnischen Hebammen in Moosburg, 18.6.1941, in: APW, 829/41.

411 Schreiben des Amtsarztes an die Hebamme Helena K., 21.4.1944, in: APW, 829/43.

412 Schreiben des Amtsarztes, 21.3.1944, in: APW, 829/41.

als verlängerter Arm des Gesundheitsamtes die Kontrolle der polnischen Hebammen übernahm.

Einige polnische Hebammen waren in der deutschen Bevölkerung beliebt, so auch Helena K., die allein von Januar bis März 1943 dem Amtsarzt die Entbindung von 13 deutschen Frauen anzeigte.[413] Die zwölf im Stadtkreis Leslau registrierten Hebammen betreuten 1942 im Schnitt sieben Geburten pro Monat.[414] Wenn man diese Zahl als Richtwert zugrunde legt, waren etwa 60% der von Helena K. entbundenen Frauen im ersten Quartal 1943 Deutsche. Helena K. (1896-?) arbeitete seit 1922 in Lubraniec/Lutbrandau im Umland von Leslau als frei praktizierende Hebamme. Ihr Mann war Gartenpächter.[415] Der Gendarmerieposten in Lutbrandau vermerkte über sie: »Bei den deutschen Wöchnerinnen ist die K. immer sehr beliebt, weil sie sehr gewissenhaft gearbeitet hat und ihr auch nichts zu viel war.«[416]

Der Mangel an deutschen Hebammen sowie die Regelung, im Notfall Geburtshilfe leisten zu dürfen, verschaffte polnischen Hebammen und volksdeutschen Frauen trotz aller auf Separation ausgerichteten Regulierungen einen gewissen Handlungsspielraum, sorgte aber auch für Konflikte und prekäre Situationen, worauf der Bericht einer Mutterschulleiterin aus dem Jahr 1944 hinweist.[417] Diese besuchte die ehemalige Kursteilnehmerin Klara G. fünf Tage nach deren Entbindung vom dritten Kind und stellte Fieber bei ihr fest. Ohne weitere Rücksprachen veranlasste sie den Transport der Wöchnerin ins Krankenhaus. Die polnische Hebamme Katharina Z., die häufiger zu Geburten in deutschen Familien gerufen wurde,[418] hatte die Geburtsbetreuung und die Pflege im Wochenbett übernommen.[419] Katharina Z. (1890-?) arbeitete seit März 1927 in ihrem Bezirk.[420] Sie kam dazu, als die Wöchnerin abtransportiert werden sollte. Den Krankenhausaufenthalt hielt sie nicht für notwendig und riet stattdessen dazu, den ortsansässigen polnischen Arzt hinzuzuziehen. Ihrem Rat wurde nicht gefolgt, vielmehr wurde Klara G. 17 Tage stationär behandelt. Die Klinik diagnostizierte eine leichte Form der Brustentzündung (sepsis puerperalis), die offenbar innerhalb weniger Tage abheilte. Acht Tage blieb Klara G. mit Normaltemperatur in der Klinik. Ihr stationärer Aufenthalt bedeutete die Trennung von ihrem Neugeborenen ebenso wie von ihren älteren Kindern. Die Mutterschulleiterin wertete die Einschätzung von Katharina Z., die Erkrankung sei ambulant durch einen niedergelassenen Arzt zu behandeln gewesen, als »schlechtes Gewissen« der Hebamme, die sie als »schmutzig« wahrnahm. Eine medizinische Expertise gestand sie Katharina Z. in keiner Weise zu. Die Mutterschulleiterin berichtete außerdem an den Amtsarzt, auf Nachfrage habe die Wöchnerin Klara G. zugegeben, die »unsaubere polnische Hebamme« sei ihr »unangenehm« und

413 Vgl. Geburtsmeldungen in Personalakte, in: APW, 829/43.
414 Hausgeburten in der Stadt Leslau je Hebamme, 1940-1942, in: APW, 829/40.
415 Vgl. Karteikarte Helena K., in: APW, 829/43.
416 Schreiben des Gendarmen St., Lutbrandau, 21.6.1944, in: APW, 829/43.
417 Vgl. Lisner, »A Birth is Nothing out of the Ordinary Here …«.
418 Vgl. Personalakte, in: APW, 829/44.
419 Vgl. Krankheitsgeschichte, o.D., gez. Treu, in: APW, 829/44.
420 Vgl. Personalakte von Katarina Z., in: APW, 829/44.

sie hätte sicher die deutsche Hebamme hinzugezogen, wäre die Geburt nicht so eilig gewesen.[421]

Vor dem Hintergrund, dass die Hebamme Katharina Z. nicht nur zur Geburt gerufen wurde, sondern auch die Pflege im Wochenbett übernahm und später bei einer Erkrankung des Kindes um Hilfe gebeten wurde, erscheint die Aussage von Klara G. gegenüber der Mutterschulleiterin fragwürdig und legt eine andere Lesart nahe.[422] Möglicherweise wollte Klara G. nicht in den Verdacht geraten, eine Vertrauensbeziehung zu einer Polin zu haben. Denn solche Vertrauensverhältnisse zwischen volksdeutschen Frauen und polnischen Hebammen waren extrem fragil, standen unter Beobachtung und waren von Sanktionen bedroht. Eine Strategie war, wie das Verhalten von Klara G. nahelegt, sie zu leugnen und zu verheimlichen. Klara G. wählte hierfür Argumente, von denen sie annahm, dass sie bei der Mutterschulleiterin Verständnis hervorriefen und diese dazu veranlassten, sie mit ebensolchen Erwartungen an den Amtsarzt weiterzugeben. Klara G. machte Sachzwänge unter Verwendung rassistischer Stereotype geltend. Mit diesem Kommunikationsmuster gab sie allerdings die polnische Hebamme einer gesundheitsamtlichen Ermittlung preis. Im Fall von Katharina Z. zog dies eine Ermahnung des Amtsarztes nach sich.[423]

Die polnische Hebamme Kazimiera J. kam ebenfalls mit einer Verwarnung davon, als sie ihren Handlungsspielraum nutzte, um einem deutsch-polnischen Paar zu helfen. Kazimiera J. (1903-?) arbeitete seit 1936 in Moosburg als frei praktizierende Hebamme. Sie war vielbeschäftigt und leitete im Jahr 1943 rund 149 Geburten.[424] Zu den von ihr betreuten Frauen gehörte die Volksdeutsche Natalie Sch. Im Juli 1942 lebte diese zusammen mit ihrem polnischen Freund für eine kurze Zeit in Moosburg, wo sie ihr Kind mithilfe von Kazimiera J. auf die Welt brachte. Natalie Sch. und ihr Freund verstießen gegen das Umgangsverbot. Ihnen drohten Konzentrationslagerhaft und Trennung.[425]

Vier Tage nach der Niederkunft flüchtete die Familie in einen anderen Ort. Ihre Motive und Pläne gehen aus den vorliegenden Quellen nicht hervor. Möglicherweise hoffte sie, unerkannt leben oder aber das Kind unterbringen und so die Geburt verheimlichen zu können. Kazimiera J. verschaffte der jungen Familie für die Umsetzung ihrer Pläne Zeit. Sie meldete die Geburt erst 14 Tage später dem Standesamt und nicht, wie vorgeschrieben, innerhalb einer Woche – und dies auch nur unter Druck, wie es im Bericht des Amtsarztes hieß.[426]

421 Amtsarzt in Leslau, 10.5.1943, in: APW, 829/44.

422 Vgl. Personalakte von Katarina Z., in: APW, 829/44.

423 Vgl. ebenda.

424 Der Amtsarzt verwarnte sie, da für polnische Hebammen eine Geburtenobergrenze von 120 pro Jahr festgelegt worden war. Schreiben des Gesundheitsamtes an Kazimiera J., 10.2.1944, in: APW, 829/41.

425 Die Gestapo hatte in allen Fällen des Geschlechtsverkehrs zwischen Deutschen und Polen das Zugriffsrecht. Deutschen Frauen drohte, ebenso wie ihren polnischen Partnern, die Internierung in einem Konzentrationslager. Vgl. Majer, »Fremdvölkische« im Dritten Reich, S. 364-365. Zu Geschlechtsverkehr zwischen deutschen Männern und polnischen Frauen vgl. Röger, Kriegsbeziehungen.

426 Aktennotiz des Amtsarztes, o.D., in: APW, 829/41.

Für Kazimiera J. hatte ihre Hilfe bei der Entbindung von Natalie Sch. vergleichsweise milde Konsequenzen. Der Amtsarzt verwarnte sie aufgrund der zu spät eingereichten Geburtsmeldung und der versäumten Anzeige der Entbindungs- und Wochenbettbetreuung einer Deutschen bei der deutschen Hebamme bzw. beim Amtsarzt.[427] Die Hilfeleistung an sich hinterfragte er nicht. Ihm ging es hier vor allem um die Durchsetzung der Anzeigepflicht von Geburten bei Deutschen, hatte Kazimiera J. doch seine Befürchtungen bestätigt und dabei geholfen, das Umgangsverbot zu umgehen. Natalie Sch. und ihr Freund hingegen wurden von der Gestapo gefasst und in ein Konzentrationslager eingewiesen.[428] Kazimiera J. hatte sie mit der verzögerten Geburtsmeldung nicht vor Internierung und Trennung bewahren können.

In Situationen, die bio- und »volkstumspolitischen« Zielvorstellungen sowie Vorschriften des Besatzungsregimes entgegenliefen, waren Volksdeutsche auf die Hilfe polnischer Hebammen angewiesen. Von (reichs-)deutschen Hebammen, die vielfach als Akteurinnen des Besatzungsregimes auftraten, war in diesen Fällen kaum Hilfe zu erwarten. Im Gegenteil drohte durch sie eine Auslieferung an die deutschen Strafverfolgungsbehörden. Polnische Hebammen, die mit der (volksdeutschen wie polnischen) Bevölkerung ihres Bezirkes womöglich lange Jahre verbunden waren und einen untergeordneten Status innerhalb der geschaffenen rassistischen Sozialhierarchie hatten, waren hingegen eher dazu geneigt, ihr Handeln weniger an NS-deutschen Vorgaben auszurichten als vielmehr an den Bedürfnissen ihrer Klientel und ihrer situativen Bewertung.

Mit zunehmender Anzahl deutscher Hebammen in den einzelnen Bezirken erschien dem Amtsarzt in Leslau die Hinzuziehung polnischer Hebammen durch (volks-)deutsche Frauen allerdings mehr und mehr erklärungsbedürftig. Er verschärfte den Druck. Gegenüber der NSDAP-Kreisleitung erklärte er 1943: »Mir ist die Haltung dieser deutschen Frauen [die eine polnische Hebamme hinzuziehen] unverständlich, da ausreichend deutsche Hebammen zur Verfügung stehen«.[429] Er beauftragte mehrfach die Kreisleitung der NSDAP, die Gründe für die Hinzuziehung einer polnischen Hebamme zu ermitteln.[430] Als häufigsten Grund gaben die von den »Zellenfrauen« der NSDAP-Ortsgruppe befragten Mütter an, die Geburt habe so plötzlich eingesetzt, dass die deutsche Hebamme nicht mehr benachrichtigt werden konnte.[431] Der Amtsarzt akzeptierte diese Begründung zwar, doch hakte er in einigen Fällen nach. Unter einem Bericht der NSDAP-Kreisleitung, in dem die rasche Geburt als Grund für die Hinzuziehung der polnischen Hebamme genannt wurde, notierte

427 Vgl. Schriftliche Verwarnung an die Hebamme Kazimiera J., 20.8.1942, in: APW, 829/41.

428 Vgl. Aktennotiz des Amtsarztes, o.D., in: APW, 829/41.

429 Schreiben des Amtsarztes, 25.5.1943, in: APW, 829/41.

430 Schreiben des Amtsarztes an die NSDAP Kreisfrauenschaftsleitung Leslau, 9.12.1943, in: APW, 829/41.

431 Schreiben der NSDAP Kreisleitung Leslau, Kreisfrauenschaftsleiterin, an den Amtsarzt, 3.2.1944, mit handschriftlichen Notizen (von Borsutzky?), in: APW, 829/41; Bericht zum Gesundheitsamt Kreis Litzmannstadt, 22.8.1941, in: APP, 299 RSH/1862; Lisner, Hebammen im »Reichsgau Wartheland« 1939-45.

er handschriftlich: »erschien nur unausweichlich?« Weiter vermerkte er: »Die poln. Hebamme hat bereits wieder bei der Frau Hebammendienste geleistet.«[432] Der Amtsarzt hegte offenbar den Verdacht, die Dringlichkeit der Geburt sei nur vorgeschoben, zumal die Gebärende in der Stadt Leslau wohnte, wo die Wege vergleichsweise kurz waren. Die Hebamme notierte zudem in ihrem Tagebuch, die Geburt habe vier Stunden gedauert.[433]

Julie Prinz ging davon aus, dass Behauptungen einer überstürzten Geburt als Begründung für die Hinzuziehung einer polnischen Hebamme generell vorgeschoben waren. Sie meinte:

> »Da versuchten sie [die Frauen] sich oder uns einzureden, es wäre so schnell gegangen und die Zeit hätte nicht gereicht. Aber durch Querfragen kam man bald hinter diese Ausrede und sie merkten langsam, daß wir uns keinen Bären aufbinden ließen.«[434]

Julie Prinz setzte sich, wie geschildert, mithilfe des Amtsarztes gegen die deutschen Frauen und Familien sowie die polnischen Hebammen durch.[435] In Leslau gelang es den deutschen Hebammen in Zusammenarbeit mit dem Amtsarzt ebenfalls, die polnischen Hebammen mehr und mehr von der Geburtshilfe bei Deutschen auszuschließen. 1944 trat die deutsche Hebamme Frau R. im Kreis Lutbrandau ihre Tätigkeit an. Mit Schreiben vom April 1944 informierte der Amtsarzt Helena K., dass sie von nun an jede Schwangere an Frau R. melden müsse. Frau R. entscheide, bei welchen Geburten Helena K. die Betreuung übernehmen dürfe, und stelle ihr eine entsprechende Bescheinigung aus. Diese habe sie beim Standesamt mit der Geburtsmeldung vorzulegen.[436] Auf diesem Wege stellte der Amtsarzt die Kontrolle der deutschen Hebamme über Geburten bei deutschen Frauen sicher.

Für Helena K. bedeutete die neue Zuteilungspraxis einen erheblichen Rückgang ihrer Geburtshilfeaufträge. Sie verkaufte ihr Pferdefuhrwerk, mit dem sie zuvor die Wegstrecken zu den Gebärenden zurückgelegt hatte.[437] Der Gendarmerieposten in Lutbrandau bemerkte im Juni 1944: »Jetzt werden die deutschen Frauen durch die deutsche Hebamme betreut.«[438] Der Amtsarzt vermutete allerdings, Helena K. habe das Fuhrwerk verkauft, »um sich vor den weiten Touren, die sie gern der deutschen Hebamme überlassen will, zu drücken«.[439] Er wollte den Verkauf rückgängig machen und das Fuhrwerk der deutschen Hebamme zur Verfügung stellen. Ob er plante, das

432 Schreiben der NSDAP Kreisleitung Leslau, Kreisfrauenschaftsleiterin, an den Amtsarzt, 3.2.1944, mit handschriftlichen Notizen, in: APW, 829/41.
433 Vgl. handschriftliche Notizen des Amtsarztes bzw. seiner Schreibkraft, 3.2.1944, in: APW, 829/41.
434 Prinz, Erlebtes und Erlauschtes einer Hebamme unter den Rücksiedlern im Wartheland.
435 Vgl. Kapitel IV, 2b).
436 Schreiben des Amtsarztes, 21.4.1944, in: APW, 829/43.
437 Schreiben des Amtsarztes, 12.5.1944, in: APW, 829/43.
438 Schreiben des Gendarmeriepostens Lutbrandau, 21.6.1944, in: APW, 829/43.
439 Schreiben des Amtsarztes, 12.5.1944, in: APW, 829/43.

Fuhrwerk zu beschlagnahmen und damit Helena K. um den Erlös des Verkaufs zu bringen, geht aus dem Schreiben nicht eindeutig hervor.

Besagte Frau R. empfand Helena K. trotz der restriktiven Zuteilungspraxis als Konkurrenz im Bezirk. Im Mai 1944 zeigte sie Helena K. beim Amtsarzt an. Sie habe den Eindruck, Helena K. bringe »nicht alle Fehlgeburten pflichtgemäß dem Amtsarzt zur Anzeige.«[440] Ein schwerwiegender Vorwurf, maßen die Gesundheitsbehörden dieser Meldung doch eine zentrale Bedeutung bei. Ernst Philipp, Leiter der Universitäts-Frauenklinik Kiel, ging 1938 davon aus, dass etwa die Hälfte der Fehlgeburten durch »kriminelle Handlungen« ausgelöst würden.[441] Die Meldungen der Hebammen von Schwangerschaftsunterbrechungen, Fehl- und Frühgeburten dienten denn auch nicht nur der statistischen Erfassung, sondern der Verfolgung möglicher Abtreibungen. Der Amtsarzt in Leslau leitete die Fehlgeburtenmeldungen direkt an die Kriminalpolizei und Gendarmerie weiter, die weiterführende Ermittlungen anstellten.[442] Helena K. geriet durch die Anzeige der Hebamme R. in den Verdacht, mögliche »Abtreibungsdelikte« zu vertuschen. Der Amtsarzt machte entsprechend sofort eine Anzeige bei der Kriminalpolizei und zog Erkundigungen beim Gendarmerieposten Lutbrandau über sie ein.[443] Der Polizist jedoch lobte Helena K.s geburtshilfliches Können und ihre Zuverlässigkeit:

> »In den Jahren 1941/42 wurden mehrfach, bei Polinnen, eingetretene Fehlgeburten durch die K. an den Kreisarzt, lt. Formblatt, gemeldet. Das war nur auf die gewissenhafte Arbeit der polnischen Hebamme K. zurückzuführen. Sie hat auch Fehlgeburten von polnischen Frauen gemeldet, die ihr auch sehr nahe stehen. Daraus kann man schließen, daß sie gewissenhaft arbeitet. Die K. steht hier wegen Abtreibungshandlungen weder in Verdacht, noch konnte ihr nicht das geringste nachgewiesen werden.«[444]

Mit der positiven Stellungnahme des Polizisten betrachteten Amtsarzt und Kriminalpolizei den Fall als erledigt und strengten keine weiteren Ermittlungen an.[445] Helena K.s Vertrauensstellung innerhalb des Bezirkes und die gute Beziehung zu ihrer (volks-)deutschen Klientel, die sich in der Stellungnahme des Gendarmen äußerte, bewahrten sie vor einer Strafverfolgung. Die deutsche Hebamme konnte sich in diesem Fall zwar nicht durchsetzen, doch über deren Recht auf Zuteilung der Geburten unterlagen

440 Ebenda.

441 Vgl. Philipp, Ernst: Der heutige Stand der Bekämpfung der Fehlgeburten, S. 6-7, in: Der Öffentliche Gesundheitsdienst, Ausg. B., 1940, Korrekturfahne in: FU7UB Berlin Sammlung Rott, Kasten 140. Vgl. auch: Lisner, »Hüterinnen der Nation«, S. 286.

442 Vgl. versch. Schreiben Amtsarzt in Leslau an die Gendarmerie und Kriminalpolizei, 1941, in: APW, 829/150.

443 Schreiben des Amtsarztes an die Kriminalpolizei, 12.5.1944; Schreiben der Kriminalpolizei Leslau an die Gendarmerie Leslau, 25.5.1944. Beides in: APW, 829/43.

444 Schreiben des Gendarmeriepostens Lutbrandau, 21.6.1944, in: APW, 829/43.

445 Schreiben der Kriminalpolizei Leslau an die Gendarmerie Leslau, 25.5.1944, in: APW, 829/43.

Interaktionen zwischen polnischer Hebamme und deutscher Klientel nun einer weitreichenden Kontrolle und Beschränkung. Eine Notfallbetreuung blieb zwar formal möglich, doch stand diese unter Beobachtung und konnte Ermittlungen und Sanktionen nach sich ziehen. Im April 1944 verlangte der Amtsarzt denn auch von Helena K. eine Erklärung, warum eine deutsche Frau aus Thorn sie bei einer Fehlgeburt um Hilfe gebeten habe.[446] Helena K. rechtfertigte sich und teilte mit, die Frau sei plötzlich vor ihrer Tür »erkrankt« und habe nicht weiter gehen können. Sie habe sie versorgt und die deutsche Hebamme hinzugezogen.[447] Diese Antwort stellte den Amtsarzt zufrieden, sein energisches Nachhaken verdeutlicht jedoch, wie ernst ihm die Sache war. Helena K. meldete im Jahr 1944 keine weitere Geburt mehr in einer deutschen Familie.[448]

Interaktionen zwischen polnischen Hebammen und deutschen Müttern sowie die persönliche Bekanntschaft im Bezirk eröffneten nicht nur Handlungsspielräume zur Verteidigung einer privaten Sphäre, sondern auch Optionen für soziale Kontrolle und Verrat. Celina Z. (1910-?) aus Brest-Kujawien musste dies erleben. Sie war seit 1929 im Bezirk freipraktizierend tätig und eine der jüngsten Hebammen in Leslau. Ihr Mann befand sich als polnischer Soldat in Kriegsgefangenschaft. Das Paar hatte zwei Kinder, ein und drei Jahre alt; Celina Z. sicherte das Einkommen der Familie. Sie verdiente Anfang 1941, also vor Einführung der neuen Gebührenordnung, etwa 80 bis 100 Reichsmark pro Monat, wie der Amtskommissar angab.[449] Im Dezember 1940 ging bei der Gestapo in Leslau ein anonymes Schreiben ein.[450]

> »An den Chef der Sicherheitspolizei. Verzeiung, wäre es nicht angebracht um eine grosse Anstekungsgefahr zu verhüten, die Hebamme Z. aus Brest-Kujawien auszusiedeln? Ja warum blieb sie bis jetzt noch hier? Sie führt ein Unsittliches Haus und aus diesem Grunde wendet man sich von ihr um sie zu Geburtshilfe zu rufen, leider ist sie auch sehr oft auf Gastspiele zu Leslau tätig und versäumt ihre Pflicht. Diesem Übel wäre geholfen durch Aussiedlung derselben, da sie viel Unheil in den Ehen anstiftet das Polnische-Schwein, sie müsste schon längst über alle Berge sein. Sie sagte mir stoltz, dass sie nicht von hier gehen wird, natürlich das Hamstern hat sie raus, den es geht ihr gut, vorrat in hülle und fülle von ihren Verehrern. Hoffe ein gutes Werk getan zu haben. Einer für Viele, mit deutschem Gruss Heil Hitler.«[451]

Die Verfasserin oder der Verfasser des Schreibens zählte sich offenbar zur deutschen Bevölkerung des Ortes. Die Art der Vorwürfe und Beleidigungen machen deutlich, dass es sowohl um die Hebamme als Individuum ging als auch um ihre polnische nationale Zugehörigkeit. Der Brief vermittelt den Eindruck, dass die Verfasserin oder der Verfasser nicht nur im eigenen Interesse handelte, sondern sich dazu berufen

446 Schreiben des Amtsarztes an die Hebamme K., 18.4.1944, in: APW, 829/150.
447 Schreiben von Helena K. an den Amtsarzt, 27.4.1944, in: APW, 829/150.
448 Vgl. Personalakte von Helena K., in: APW, 829/43.
449 Schreiben des Amtskommissars Brest-Kujawien, 9.1.1941, in: APW, 829/42.
450 Schreiben der Gestapo Leslau, 20.12.1940, in: APW, 829/42.
451 Anonymes Schreiben, in: APW, 829/42. Orthographische Eigentümlichkeiten im Original.

fühlte, für weitere Personen im Bezirk zu sprechen, die sich im Alltag nicht gegen die Hebamme durchsetzen konnten, sich aber moralisch im Recht fühlten. Die Besatzungsbehörden sollten für Gerechtigkeit sorgen.[452]

Der Amtsarzt ging den anonymen Anschuldigungen gegen Celina Z. tatsächlich nach und holte Erkundigungen beim Amtskommissar ein, obgleich die Gestapo ihm den Brief mit der Anmerkung weitergeleitet hatte: »Ein staatspolizeiliches Interesse besteht an dieser Sache nicht.«[453] Der Amtskommissar aus Brest-Kujawien teilte dem Amtsarzt mit: »Die in dem Schreiben gemachten Angaben sind unwahr. Es ist mit Bestimmtheit anzunehmen, dass der Schreiber das anonyme Schreiben nur aus persönlicher, privater Angelegenheit in dieser Form abgefasst hat.«[454]

Über einen »unsittlichen Lebenswandel« der Celina Z. sei ihm nichts bekannt. Als Grund für die in dem Schreiben genannten »Gastspiele in Leslau« gab der Amtskommissar an, dass Celina Z.s Eltern in Leslau lebten. Die Einschätzung des Amtskommissars genügte dem Amtsarzt, und er strengte keine weiteren Ermittlungen an.

Die Amtskommissare nahmen als lokale Vertreter des deutschen Besatzungsregimes und lokale Verantwortliche für das Gesundheitswesen Hebammen gegenüber eine Autoritätsposition ein. Sie setzten »Germanisierung« und biopolitische Ziele auf lokaler Ebene um, wobei sie über einen großen Handlungsspielraum verfügten. Im Wartheland bekleideten vielfach Volksdeutsche den Posten des Amtskommissars.[455] Als Teil der deutschen Bevölkerung des Ortes werden ihnen Konflikte, Sympathien und Antipathien zwischen polnischen Hebammen und deutscher Bevölkerung ebenso bekannt gewesen sein wie Gerüchte. Während sich dieses Wissen für Celina Z. positiv auswirkte, bedeutete die Stellungnahme des Amtskommissars in Lubien für eine andere Hebamme, Martha L., beinahe ihre Deportation ins »Altreich« zum Zwangsarbeitseinsatz.

Im Januar 1943 wandte sich der Amtskommissar aus Lubien an den Amtsarzt in Leslau und bat ihn, die Hebamme Martha L. dem Arbeitsamt für den Arbeitseinsatz im »Altreich« zu melden. Am 26. Januar sei ein Transport von polnischen Frauen ins »Altreich« geplant. Die Gelegenheit erschien dem Amtskommissar günstig, Martha L. aus dem Bezirk »abzuschieben«. Ihren Ausweis als Hebamme hatte er gleich eingezogen und schickte ihn an den Amtsarzt.[456] Als Begründung gab der Amtskommissar an, Martha L. führe »sittlich keinen einwandfreien Lebenswandel«.[457] Martha L. (1904-?) war mit einem Eisenbahner verheiratet und seit 1932 freiberuflich in Lubien tätig.[458]

452 Vgl. Engelking, »Sehr geehrter Herr Gestapo«.

453 Schreiben der Gestapo Leslau an den Amtsarzt, 20. 12. 1940, in: APW, 829/42.

454 Schreiben des Amtskommissars in Brest-Kujawien, 9. 1. 1941, in: APW, 829/42.

455 Dies unterschied die Amtskommissare von den von Roth untersuchten Kreishauptleuten im Generalgouvernement, die in der Regel reichsdeutsch waren. Vgl. Roth, Herrenmenschen. Zu Amtskommissaren im Warthegau vgl. Alberti, Die Verfolgung und Vernichtung.

456 Schreiben des Amtskommissars in Lubien, 15. 1. 1943; Hebammenausweis von Martha L, in: APW, 829/43.

457 Aktenvermerk des Amtsarztes, 22. 1. 1943, in: APW, 829/43.

458 Vgl. Personalakte von Martha L., in: APW, 829/43.

Nachdem sich der Amtsarzt überzeugt hatte, dass außer ihr eine weitere polnische und eine deutsche Hebamme in Lubien tätig waren und der Bezirk mit Hebammenhilfe versorgt, hatte er gegen die Meldung von Martha L. zum Arbeitseinsatz im »Altreich« keine Bedenken, obgleich er sie »beruflich« als »in Ordnung« bewertete.[459] Martha L. hatte jedoch Glück. Im Februar 1943 berichtete der Amtsarzt, die »Vermittlung zum Arbeitseinsatz ins Altreich« sei »fehlgeschlagen«.[460] Martha L. erhielt daraufhin die Erlaubnis, weiter als Hebamme auf »jederzeitigen Widerruf« in Lubien tätig sein zu dürfen.[461] Aus welchen Gründen die Meldung für den Arbeitseinsatz »fehlschlug«, ob Martha L. möglicherweise Unterstützung von Familien aus ihrem Bezirk erhielt, geht aus den vorliegenden Quellen nicht hervor. Das Beispiel verweist jedoch auf die Machtposition der Amtskommissare. Der Amtsarzt verließ sich in der Regel auf ihre Beurteilungen und Einschätzungen. Im Fall von Martha L. schien es dem Amtsarzt noch nicht einmal der Mühe wert, sich zu erkundigen, inwiefern ihr Lebenswandel »sittlich« nicht einwandfrei sei.

Polnische Hebammen befanden sich, wie die Geschichten von Helena K., Martha L. und Celina Z. zeigen, gegenüber den deutschen Amtskommissaren, den deutschen Hebammen sowie auch ihrer (volks-)deutschen Klientel in einem Abhängigkeitsverhältnis. Selbst Gerüchte und abwegige Denunziationen zogen zumindest Ermittlungen nach sich und konnten leicht zur existenziellen Bedrohung werden. Rechtlich konnten polnische Hebammen kaum gegen Verleumdungen oder ein Berufsverbot vorgehen. Sie waren vielmehr auf positive Gutachten der Amtskommissare und Amtsärzte angewiesen sowie darauf, nicht in Konflikt mit den ihnen übergeordneten Instanzen oder auch ihrer deutschen Klientel und Nachbarinnen und Nachbarn zu geraten.

d) Abtreibungen: Zwischen sozialer Praxis und Kriminalisierung

Polnische Hebammen standen wegen ihrer Verwurzelung im sozialen Umfeld und einer angenommenen illoyalen Einstellung zu den biopolitischen Zielen der deutschen Besatzer unter Generalverdacht, Schwangerschaftsabbrüche durchzuführen und »sich aus dieser Beschäftigung eine dauernde Einnahmequelle« zu schaffen.[462] Waren sie doch aufgrund ihres spezifischen Fachwissens, ihrer Ausrüstung mit entsprechenden Instrumenten und wegen ihrer selbstständigen Arbeitsweise dazu in der Lage.[463] Im Frauenzuchthaus Fordon in der Nähe von Bromberg/Bydgoszcz waren von 1940 bis

459 Vgl. Aktenvermerk des Amtsarztes, 22.1.1943; Schreiben des Amtsarztes in Leslau an den Amtsarzt in Kutno, 25.2.1943. Beides in: APW, 829/43.

460 Schreiben des Amtsarztes in Leslau an den Amtsarzt in Kutno, 25.2.1943, in: APW, 829/43.

461 Vgl. Schreiben des Amtsarztes an die Hebamme Martha L., 17.2.1943, in: APW, 829/43.

462 Zitat aus: Urteil gegen die Hebamme Maria K., 16.1.1941, in: APB, Fordon 90/866.

463 Vgl. Jahresgesundheitsberichte 1939-1944, in, APP, RSH 299/1884. Vgl. auch: Röger, Sexual Contact. Dies ist auch für Deutschland so anzunehmen. Vgl. Usborne, Cultures of Abortion, S. 112-118.

1944 insgesamt 56 Frauen aufgrund von Abtreibungen inhaftiert.[464] Von den verurteilten Frauen waren mindestens 24 (rund 43 %) Hebammen. Bis auf die jüdische Hebamme Szejna B. handelte es sich um Polinnen.[465] Angeklagt und verurteilt wurde mehr als die Hälfte von ihnen (13 Hebammen) aufgrund »gewerbsmäßiger Abtreibung«. Die Richter legten Hebammen darüber hinaus zur Last, dass sie ihre »besondere Sorgfaltspflicht« gegenüber Frauen und Kindern verletzt hätten.[466] Die Inhaftierten stammten aus Danzig-Westpreußen, aus dem Wartheland und Oberschlesien.[467]

Abtreibungen bezeichneten die deutschen Gesundheitsbehörden im Wartheland vielfach als »Übel der Polenzeit«, das es zu bekämpfen gelte. Tatsächlich hatte der polnische Staat 1932 trotz erheblicher Proteste von Konservativen und der katholischen Kirche die Strafrechtsbestimmungen bei Abtreibungen reformiert und liberalisiert. Die Artikel 227 bis 234 des Strafgesetzbuches legten das grundsätzliche Verbot eines Schwangerschaftsabbruchs fest, definierten aber Ausnahmen, sofern der Eingriff von einem Arzt bei einer medizinischen Indikation vorgenommen, die Schwangerschaft infolge einer strafbaren Handlung eingetreten oder eine Minderjährige (bis 15 Jahre) betroffen war.[468] Die Neuregelungen boten erstmals für Frauen die Möglichkeit, legal eine ungewollte Schwangerschaft zu beenden, wenngleich eine soziale Indikation nicht aufgenommen wurde.[469] Die Verpflichtung, zwei ärztliche Gutachten vorzulegen, stellte allerdings – gerade im ländlichen Raum – eine Hürde dar und führte dazu, dass die Regelung vielfach umgangen wurde.[470] Mehr noch waren Abtreibungen nach Einschätzung von Ärzten insbesondere in ärmeren ländlichen Bevölkerungsschichten soziale Praxis, begründet durch den Mangel an wirksamen Alternativen zur Empfängnisverhütung und einem Schwinden der Wirkungsmacht der Normen der katholischen Kirche.[471] Die polnischen Behörden der Zwischenkriegszeit verfolgten Abtreibungen,

464 Im Bestand des Frauenzuchthauses Fordon sind unter den Aktennummern 60-2305 Einzelfälle verzeichnet. Es handelt sich um 2.245 Personalakten inhaftierter Frauen. Von diesen waren 56 aufgrund von Abtreibungen verurteilt worden (2,5 %). Nicht auszuschließen ist, dass sich darunter weitere Frauen befanden, die aufgrund von Abtreibung verurteilt wurden, aber unter einem anderen Delikt im Findbuch verzeichnet sind. Vgl. Findbuch Bestand Fordon 90, in: APB. Ich danke Maren Röger für den Hinweis auf diesen Aktenbestand.

465 Vgl. APB, Fordon, 90/1094. Hebammen wurden zudem u. a. wegen Hehlerei, Urkundenfälschung oder »Schleichhandel« mit dem Ghetto inhaftiert. Vgl. Akten des Frauenzuchthauses Fordon, in: APB, 90.

466 Vgl. Urteil gegen die Hebamme Antonia B. aus Litzmannstadt, 24. 3. 1941, in: APW, Fordon 90/247, Bl. 24. Vgl. auch Usborne, Cultures of Abortion in Weimar Germany, S. 118-119.

467 Vgl. Akten der verurteilten Frauen, in: APB, Fordon 90. Die Belegung der Straflager suggeriert eine enge Zusammenarbeit zwischen Regierungen, Polizei- und Justizbehörden. Vgl. Becker, Mitstreiter im Volkstumskampf.

468 Als Höchststrafen waren drei bis fünf Jahre Haft vorgesehen. Vgl. Kodeks karny 1932, Art. 227-234. Ich danke Teresa Willenborg für ihre Hilfe beim Lesen des Gesetzestextes. Vgl. Zok, Körperpolitik, in: bodypolitics, 7 (2019), H. 11, S. 123-158.

469 Dies war von einigen Ärzten, Sozialisten und Eugenikern gefordert worden. Vgl. Gawin, Planowanie Rodziny.

470 Vgl. Titkow, Poland.

471 Vgl. Zok, Körperpolitik.

wie beschrieben, oft nur wenig konsequent und verhängten vergleichsweise milde Strafen; betroffene Hebammen mussten in der Regel nicht mit einem dauerhaften Berufsverbot rechnen.[472]

Nach dem deutschen Strafgesetzbuch waren seit 1926 Abbrüche, die mit Einwilligung der Schwangeren oder von ihr selbst durchgeführt wurden, mit einer Geldstrafe oder aber drei Monaten Gefängnis zu ahnden. »Gewerbsmäßige« Abtreibungen sowie gegen den Willen der Schwangeren vorgenommene Eingriffe konnten hingegen mit bis zu 15 Jahren Zuchthaus bestraft werden.[473] Waren zur Zeit der Weimarer Republik vielfach Geldstrafen bei Schwangerschaftsabbrüchen verhängt worden, machten die Gerichte nach 1933 von dieser Möglichkeit immer weniger Gebrauch. Die Höchststrafen, wie mehrere Jahre Zuchthaus oder Konzentrationslagerhaft, wurden bis zum Beginn des Zweiten Weltkrieges allerdings lediglich bei »gewerbsmäßigen Abtreiberinnen« ausgeschöpft.[474]

Die deutschen Gesundheitsbehörden des Warthelandes betrachteten den Kampf gegen die »Abtreibungsseuche« als eine zentrale Aufgabe zur Gesunderhaltung des »Volkskörpers« und Schwangerschaftsabbrüche bei Deutschen als einen Angriff auf die »erweiterte Volksgemeinschaft«. So stellte das Landgericht Litzmannstadt 1941 fest,

> »dass der nationalsozialistische Staat in der Abtreibung in erster Linie einen Angriff auf die Fortpflanzungskraft des Volkes – also gegen die Volkskraft – sieht, und daher die Lohnabtreibung – auch wenn sie von Polen ausgeht – für die deutsche Bevölkerung eine ausserordendlich grosse Gefahr bildet, der mit aller Strenge gerade in den hiesigen Ostgebieten, wo es gilt, das deutsche Volkstum zu festigen, begegnet werden muss. Da Deutsche und Polen vielfach zusammenwohnen und daher nur allzuleicht dieses Verbrechen wider das Leben an der deutschen Bevölkerung begangen werden kann, ist die Gefahr einer Schwächung des deutschen Volkstums besonders gross.«[475]

Den Besatzungsbehörden ging es laut dieser Argumentation weniger darum, Abtreibungen innerhalb der polnischen Bevölkerung zu unterbinden, als vielmehr darum, Strukturen aufzudecken, um Schwangerschaftsabbrüche bei deutschen Frauen zu verhindern.[476] Das Sondergericht Litzmannstadt konstatierte 1940 entsprechend: »Wenn sie [die Angeklagte] auch im vorliegenden Fall nur an einer Polin die Abtreibung vorgenommen hat, besteht doch die Möglichkeit, dass sie ihr unsauberes Gewerbe auch an deutschen Frauen ausübt.«[477]

472 Vgl. die Aussagen zweier polnischer Ärzte, in: Gerichtsprotokoll, Verhandlung gegen die Hebamme Maria O., 26.4.1941, in: APB, Fordon 90/1388. Vgl. auch: Titkow, Poland, S. 170-171; Sołga, Społeczny, medyczny i prawny, S. 429-454.

473 Eingeführt worden war das Strafmaß 1926. Mit dem Gesetz gegen gefährliche Gewohnheitsverbrecher von November 1933 konnte das Strafmaß heraufgesetzt werden. Vgl. Czarnowski, Women's Crimes, State Crimes.

474 Vgl. ebenda.

475 Urteilsbegründung im Fall der Hebamme Florentina Ch. aus Litzmannstadt durch das Landgericht Litzmannstadt, 26.5.1941, in: APB, Fordon 90/282.

476 Vgl. z.B. Urteilsbegründung vom 26.5.1941, in, APB, 90 Fordon/282.

477 Gerichtsurteil gegen die Hebamme Maria K., 28.11.1940, in: APŁ, 196/10888, Bl. 596.

Eine geringe Geburtenzahl der polnischen Bevölkerung lag im Interesse der NS-Bevölkerungs- und Gesundheitspolitiker bis hin zu Reichsgesundheitsführer Leonardo Conti.[478] Sorgen bereitete den Gesundheitsbehörden im Wartheland daher folgende Beobachtung: »Bei Polen scheinen Abtreibungen in letzter Zeit aus politischer Tendenz (möglichst viel Nachwuchs) nachzulassen.«[479] In etlichen konkreten Fällen war allerdings zwischen Deutschen oder Polen kaum zu differenzieren.[480] So wurde der Schneiderin Eugenie M. zugute gehalten, dass sie im Falle von drei Frauen, bei denen sie einen Schwangerschaftsabbruch vornahm, nicht wusste, dass diese Volksdeutsche waren, »denn diese haben, wie sie als Zeugen bekundet haben, mit ihr polnisch gesprochen und ihr gegenüber nichts davon erwähnt, daß sie Deutsche sind, insbesonders auch ihre Namen nicht genannt.«[481] Zudem konnte sich die Volkstumszugehörigkeit durch Eintrag in die DVL ändern. In einem Fall erkannte das Gericht es als strafmildernd an, dass die angeklagte volksdeutsche Monika P. zur »Tatzeit« Polin gewesen sei.[482]

1943 verschärfte NS-Deutschland mit der Verordnung zum Schutz von Ehe, Familie und Mutterschaft die Strafen bei Abtreibungen unter rassistischen Gesichtspunkten.[483] Nun konnte für die Durchführung eines Schwangerschaftsabbruches bei Deutschen eine Zuchthaus- oder sogar die Todesstrafe verhängt werden. Gleichzeitig nahm die Verordnung alle Personen »nichtdeutscher Volkszugehörigkeit« vom Verbot der Abtreibung aus.[484] Polinnen und Polen, die Abtreibungen durchführten, wurden allerdings bereits vor 1943 auf Grundlage der »Polenstrafverordnung« von Dezember 1941 zu Zuchthaus, Straflager oder sogar dem Tode verurteilt.[485] In welchem Umfang Hebammen aufgrund von Schwangerschaftsabbrüchen im Wartheland zum Tode verurteilt wurden, ließ sich anhand der vorliegenden Quellen nicht ermitteln.[486] Im Quellenbestand des Frauenzuchthauses Fordon befinden sich lediglich die Akten der Frauen, die Zuchthaus- und Straflagerstrafen erhielten.

478 Vgl. Schreiben Leonardo Conti an Heinrich Himmler, 9.3.1942, in: BArch, R 1501/3806.
479 Jahresgesundheitsbericht für den Regierungsbezirk Hohensalza, 1940, in: APP, RSH 299/1884.
480 Vgl. Stiller, On the Margins; Kundrus, Regime der Differenz. Vgl. auch: Urteilsbegründung gegen die Hebamme Maria K., 28.11.1940, in, APŁ, 196/10888.
481 Protokoll der Gerichtsverhandlung gegen die Hebamme Janina L. und die Schneiderin Eugenie M., 14.8.1942, in: APB, Fordon 90/1094.
482 Monika P. erhielt eine vergleichsweise milde Strafe von drei Monaten Gefängnis. Urteilsbegründung gegen die Ehefrau und Witwe Monika P., 10.11.1943, in: APB, Fordon 90/1489.
483 Verordnung zum Schutz von Ehe, Familie und Mutterschaft, in: RGBl. 1943 I, S. 140-141.
484 Vgl. Czarnowski, Frauen als Mütter der Rasse.
485 In ihren Urteilen bezogen sich die Richter auf die »Polenstrafverordnung«. Vgl. z. B. den Fall der Hebamme Janina L. und der Schneiderin Eugenie M., die zunächst zum Tode verurteilt, aber 1942 zur Straflagerhaft »begnadigt« wurden. Protokoll der Gerichtsverhandlung, 14.8.1942, in: APB, Fordon 90/1094.
486 Nach Auswertung von 549 Prozessakten bezogen auf Preußen wurden in der Zeit von 1933 bis 1945 insgesamt 15 aufgrund von Abtreibungen angeklagte Personen zum Tode verurteilt, von diesen waren vier Hebammen und mindestens eine Polin. Vgl. Kretschmar, Zur Praxis der Geburtenpolitik. Von 4.279 vor dem Sondergericht Litzmannstadt abgeurteilten Personen wurden von 1939 bis 1945 insgesamt 281 (rund 7 %) zum Tode verurteilt. Vgl. Schlüter, »... für die Menschlichkeit im Strafmaß bekannt ...«, S. 80.

Die in Fordon aufgrund von Schwangerschaftsabbrüchen inhaftierten Hebammen wurden im Schnitt von den Sonder- und Amtsgerichten zu einer Strafe von 4,6 Jahren Zuchthaus- bzw. Straflagerhaft verurteilt.[487] Die gegen Polen verhängten Zuchthaus- und Straflagerhaftstrafen kamen in der Praxis vielfach einer Todesstrafe gleich.[488] So starben von den inhaftierten 24 Hebammen allein sieben entweder in Fordon oder im Konzentrationslager Auschwitz, wohin etliche der verurteilten Frauen 1943 im Rahmen der für Polen angeordneten Strafverschärfung verlegt wurden.[489] Die verurteilten Hebammen, die zwischen 30 und 69 Jahre alt waren, hatten aufgrund ihres Alters und/oder ihrer Schwächung durch Hunger und Zwangsarbeit während der Straflagerhaft nur geringe Überlebenschancen im Konzentrationslager.[490] Neben den sieben verstorbenen Hebammen wurden zwei weitere im Rahmen des verschärften Strafvollzugs in ein Konzentrationslager gebracht sowie vier nach Verbüßung ihrer Haftstrafe an die Gestapo übergeben und wahrscheinlich ebenfalls in ein Konzentrationslager gesperrt.[491] Ob diese Hebammen den Zweiten Weltkrieg überlebten, ist ungewiss. Nach Verbüßung ihrer Haftstrafe wurden lediglich drei der verurteilten Hebammen nach Hause entlassen.[492]

Die Praxis hoher Zuchthausstrafen für polnische Hebammen war umstritten, da Abtreibungen bei Polinnen im Prinzip den Zielen der NS-Bevölkerungspolitik entsprachen. So schrieb das Hauptamt für Volksgesundheit in München im Oktober 1941 entrüstet an Leonardo Conti:

> »Es ist selbstverständlich, alles zu vermeiden, was die an sich schon im Osten bestehenden volkspolitischen Gefahren für das Deutschtum vermehren kann. Infolgedessen sind die abschreckenden Urteile gegen polnische Hebammen für Abtreibungen an Polinnen unverständlich und in hohem Masse gefährlich.«[493]

Das Hauptamt für Volksgesundheit forderte, »Abtreibungen durch Polen an Polinnen überhaupt nicht« zu verfolgen, hingegen »Abtreibungen an Volksdeutschen mit den »schärfsten Strafen« zu belegen".[494] Leonardo Conti unterstützte diese Sichtweise und wandte sich im März 1942 an Heinrich Himmler, der erklärte: »Ich stimme Ihren

487 Die Haftstrafen reichten von sechs Wochen Zuchthaus bis hin zu acht Jahren Straflager. Von 44 Frauen wurde die Höhe der Strafen ermittelt. Auf sie bezieht sich die Berechnung. Vgl. Akten in APB, Fordon 90.

488 Vgl. Schlüter, »... für die Menschlichkeit im Strafmaß bekannt ...«; Hütt, Urteile des Sondergerichts Kalisch.

489 Datiert ist dieser Erlass auf den 1. 3. 1944. Vgl. Schreiben des Frauenzuchthauses Fordon an die Kriminalpolizei in Hohensalza, in: APB, Fordon 90/962.

490 Röger, Sexual Contact.

491 Vgl. Schreiben des Vorstandes des Frauenzuchthauses Fordon, 1.9.1944, in: APB, Fordon 90/962. Vgl. auch: Broszat, Nationalsozialistische Polenpolitik, S. 138-141.

492 Bei sechs der verurteilten Hebammen ist den Akten nicht zu entnehmen, ob sie entlassen oder in ein Konzentrationslager eingewiesen wurden. Vgl. Akten in APB, Fordon 90.

493 Schreiben des Hauptamtes für Volksgesundheit München an den Reichsgesundheitsführer, 2. 10. 1941, in: BArch, R 1501/3806.

494 Ebenda.

Gedanken, dass die Abtreibung bei Polinnen keineswegs bestraft werden soll, absolut zu.«[495]

Die Gerichte im Wartheland wogen ab, inwiefern deutsche Frauen von den Abtreibungen betroffen waren. Die Todesstrafe schien für sie gerechtfertigt, wenn die Eingriffe an Deutschen vorgenommen wurden. Zuchthausstrafen verhängten sie hingegen, wenn es »mildernde Umstände« gab, wie Unkenntnis über die Volkstumszugehörigkeit oder wenn der Vater des Ungeborenen Pole war. In der Begründung des Gerichtsurteils gegen die Schneiderin Eugenie M. und die Hebamme Janina L. von August 1942 hieß es:

> »Mit Rücksicht darauf, daß die Angeklagte M. jedoch nur in einem Falle wußte, daß sie die Abtreibung bei einer Deutschen vornahm, und die Angeklagte L. nur bei 2 deutschen Frauen bei der Tötung der Frucht beteiligt war, lag bei beiden Angeklagten ein minder schwerer Fall vor, der die Verhängung der Todesstrafe ausschloß. Bei der Angeklagten M. kam noch hinzu, daß sie den Eingriff wissentlich bei einer Deutschen nur deshalb vorgenommen hat, weil diese nicht ein Kind austragen wollte, dessen Vater ein Pole gewesen wäre.«[496]

Eugenie M. nutzte offenbar für ihre Verteidigung »volkstumspolitische« Argumente, um ihre mit dem NS konformen Absichten darzulegen und strafmildernde Umstände geltend zu machen. Das Gericht kam denn auch zu dem Schluss, es liege »ein minder schwerer Fall des Verbrechens der Schädigung des deutschen Volkstums« vor. Es verurteilte Eugenie M. dennoch zu vier und Janina L. zu sieben Jahren Straflager.[497]

In Fällen, in denen Polinnen von Abtreibungen betroffen waren, griffen die Gerichte die Überlegungen von Conti und Himmler zwar auf, verhängten aber weiterhin hohe Zuchthausstrafen. Bei der Hebamme Florentyna Ch. wertete es das Gericht als strafmildernd, »dass im vorliegenden Falle – da nur Abtreibungen unter Polen nachgewiesen wurden – die deutsche Volkskraft nicht geschwächt worden ist und somit keine nachteiligen Folgen eingetreten sind«. Zu zwei Jahren Zuchthaus wurde sie dennoch verurteilt.[498] An der Praxis, die verurteilten Frauen nach Verbüßung ihrer Strafe an die Gestapo zu übergeben und in ein Konzentrationslager einzuweisen, änderte sich durch die Verschiebung der Bewertung der »Abtreibungsdelikte« nichts. Unter den Frauen, die im Frühjahr 1943 nach Auschwitz gebracht wurden, befand sich auch die Hebamme Janina L.[499]

495 Schreiben von Heinrich Himmler an Leonardo Conti, 21.3.1942, in: BArch Berlin, R 1501/3806. Vgl. auch: Schreiben von Leonardo Conti an Heinrich Himmler, 9.3.1942, in: BArch Berlin, R 1501/3806.

496 Protokoll der Gerichtsverhandlung gegen die Hebamme Janina L. und die Schneiderin Eugenie M., 14.8.1942, in: APB, Fordon 90/1094.

497 Vgl. Protokoll der Gerichtsverhandlung gegen die Hebamme Janina L. und die Schneiderin Eugenie M., 14.8.1942, in: APB, Fordon 90/1094.

498 Urteil gegen die Hebamme Florentyna Ch., 26.5.1941, in: APB, Fordon 90/282.

499 Vgl. Notiz zur Überführung ins Straflager Auschwitz, 25.3.1943, in: APB, Fordon 90/1094.

Die Zuchthausstrafen bedeuteten für die Frauen, dass sie täglich 12 bis 14 Stunden Zwangsarbeit leisten mussten.[500] Sie litten vielfach unter der Brutalität der Aufseher und unter Mangelernährung. Die Hebamme Franziska B. schrieb an ihre Kinder und ihren Mann: »Ich wiege jetzt noch kaum 60-65 kg. Also in einem Jahre habe ich 34 kg abgenommen. Wenn ich hier noch ein halbes Jahr sein muß dann will ich lieber sterben. Hier habe ich immer Hunger.«[501] Schreiben durften die Frauen nur alle sechs Wochen; Briefe mit »unliebsamem« Inhalt kassierte die Gefängnisleitung.[502] Kontakte mit der Familie und zur Außenwelt der Strafanstalt ließen sich nur eingeschränkt aufrechterhalten; im Zuchthaus kam es immer wieder zu Konflikten.[503] Franziska B. klagte: »Mir geht es augenblicklich sehr schlecht. Bin auf meiner Zelle mit Unmenschen zusammen. Es ist nicht auszuhalten.«[504] Die inhaftierten Frauen vermissten ihre Familien. Die Hebamme Angela T. schrieb: »Mein lieber Mann und Kinder! Danke den lieben Gott, daß ich gesund bin. Weihnachten habe ich mit d. Tränen in den Augen verlebt.«[505] Einen Gottesdienst durften die Häftlinge nicht besuchen, was für die Katholikin Angela T. schwer war:

> »Es geht uns gut, aber im Jauer [Frauenstrafanstalt bei Breslau] habe mich wenigstens gefreut wenn schon Sontag da war, und wir könnten alle in d. Kirche gehen, wir müssten alle gehen, da haben wir keine Kirche, aber vielleicht werden wir einmal Kirche haben!!«[506]

Einen Hinweis auf Schwangerschaftsabbrüche erhielten die Behörden, wie bereits beschrieben, durch die Meldungen von Hebammen und Ärzten. Im Wartheland und im »Altreich« waren sie verpflichtet, jeden Schwangerschaftsabbruch, jede Fehl- oder Frühgeburt vor Vollendung der 32. Schwangerschaftswoche an das zuständige Gesundheitsamt zu melden.[507] Der Amtsarzt schickte die Meldungen gesammelt zur weiteren

500 Vgl. Hütt, Urteile des Sondergerichts Kalisch, S. 31-32.
501 Unterstreichung im Original. Brief der Hebamme Franziska B. an ihre Kinder, 10.8.1941, zensiert, in: APB, Fordon 90/136.
502 In den Personalakten der Frauen finden sich die einbehaltenen Briefe mit Streichungen und Kommentaren der Zensur. Vgl. z. B. Personalakte Franziska B, in: APB, Fordon 90/136.
503 So konnte die Tochter der Hebamme Juliane A. ihre Mutter nicht besuchen, da sie ins Generalgouvernement »verzogen« war. Eine andere Tochter versuchte, ihre Mutter nach der Verbüßung ihrer Haftstrafe zu sich ins »Altreich« zu holen, wo sie sich im Arbeitseinsatz befand. Vgl. Personalakte der Hebamme Florentina Ch., in: APB, Fordon 90/282. Besuche wurden den Kindern oft dann erlaubt, wenn die inhaftierte Mutter schwer krank war. Vgl. z. B. Personalakte der Hebamme Maria K., in: APB, Fordon 90/951. Vgl. auch: Besuchserlaubnis für die Kinder der Hebamme Stanisława B., in: APB, Fordon 90/88.
504 Brief der Hebamme Franziska B. an ihre Kinder, 25.1.1942, zensiert, in: APB, Fordon 90/136. Vgl. auch zensierte Briefe mit Anmerkungen in der Personalakte der Hebamme Angela T., in: APB, Fordon 90/1933.
505 Hebamme Angela T. aus Laurahütte, Ostoberschlesien, an ihren Mann und ihre zwei Kinder, 1.2.1942, in: APB, Fordon 90/1933.
506 Ebenda.
507 Eingeführt worden war diese Meldepflicht durch die Vierte Verordnung zur Ausführung des Gesetzes zur Verhütung erbkranken Nachwuchses vom 18.7.1935, in: Reichsgesetzblatt 1935, S. 1035-1037.

Ermittlung an die Kriminalpolizei, die wegen Personalmangels im Wartheland die Angelegenheit zumeist den lokalen Gendarmerieposten überließ.[508] Durch die Meldepflicht erhofften sich die Gesundheitsbehörden, mögliche Abtreibungsdelikte aufzuspüren, gingen sie doch davon aus, dass ein Großteil der Fehl- und Frühgeburten – der Leiter des Rassenpolitischen Amtes der NSDAP in Berlin sprach gar von 90% – auf »kriminelle Eingriffe« zurückzuführen war.[509]

Es gab viele Gründe, warum Schwangere ein Kind nicht austragen wollten oder konnten. Einige Frauen fürchteten Stigmatisierungen aufgrund einer nichtehelichen Schwangerschaft, andere wünschten keine weiteren Kinder, volksdeutsche Frauen fürchteten Strafen, wenn sie das verhängte Umgangsverbot missachtet hatten und der Vater des Kindes Pole war.[510]

Die von den Hebammen in den Verhören angegebenen Motive, Abtreibungen durchzuführen, waren ebenfalls vielfältig und reichten von Mitleid mit den Schwangeren bis hin zu der Notwendigkeit, beispielsweise aufgrund eines Berufsverbotes, anderweitig Geld zu verdienen.[511] So erklärte die Hebamme Czesława P. aus dem Kreis Mogilno, die 1940 ein Berufsverbot erhalten hatte: »Ich habe Kinder, ich muss doch für meine Kinder etwas verdienen.«[512]

Abtreibungen waren dabei – so zeigen die Prozessakten – selten auf eine Interaktion zwischen der Schwangeren und der Hebamme begrenzt, sondern wurden von einem breiteren sozialen Netzwerk mitgetragen und ermöglicht.[513] Die Schwangeren wandten sich meist zunächst an eine ihnen vertraute Person, der sie ihr Leid klagten. Diese versuchte der schwangeren Freundin oder Verwandten zu helfen, hatte über Dritte von einer Person gehört, die bereits eine Abtreibung gehabt hatte, oder wusste von einer Person, die im Ruf stand, Schwangerschaftsabbrüche durchzuführen. So stellte auch im Fall der Reichsdeutschen Anna Maria Sch. eine Arbeitskollegin des Vaters ihres Kindes den Kontakt zur Hebamme her.

508 Vgl. Verschiedene Schreiben an die Kriminalpolizei zur Weiterleitung der Anzeigen von Fehl- und Frühgeburten, in: APW, 829/148-152; Stellungnahme des Landrats Leslau gegenüber dem Polizeidirektor Leslau, 10.4.1941, in: APW, 829/150. Die »Ärztliche Bezirksvereinigung Düsseldorf« erläuterte 1941: »Selbstverständlich werden Fehlgeburten nicht unmittelbar der Kriminalpolizei gemeldet, sondern dem zuständigen Amtsarzt. Von dort aus erfolgt aber Weitergabe an die Kriminalpolizei, die nun den einzelnen Fällen nachgeht und die Frauen zur Vernehmung vorlädt.« Schreiben des Amtes für Volksgesundheit an das Hauptamt für Volksgesundheit München, 1.7.1941, in: BArch, R 1501/3806.

509 Leiter des Rassenpolitischen Amtes der NSDAP in Berlin an Leonardo Conti, 15.5.1940, in: BArch Berlin, R 1501/3806.

510 Vgl. z.B. Protokoll Gerichtsverhandlung gegen die Hebamme Angela T. aus Laurahütte, 13.6.1940, in: APB, Fordon 90/1933; Gerichtsverhandlung gegen die Hebamme Pelagia P., 15.9.1941, in: APB, Fordon 90/1469.

511 Vgl. z.B. Protokoll Gerichtsverhandlung gegen die Hebamme Juliana A., 23.3.1942, in: APB, Fordon 90/67.

512 Protokoll Gerichtsverhandlung gegen die Hebamme Chesława P., 15.9.1941, in: APB, Fordon 90/1551. Vgl. auch: Protokoll Gerichtsverhandlung gegen die Hebamme Angela T. aus Laurahütte, 13.6.1940, in: APB, Fordon 90/1933.

513 Auf spezifisch weibliche Kommunikationsnetzwerke macht Cornelie Usborne aufmerksam. Vgl. Usborne, Abtreibungen; dies., Cultures of Abortion, S. 174-178.

»Die Zeugin Anna Maria Sch. hatte seit 1939 ein Liebesverhältnis zu dem Reichsbahninspektor F. und bemerkte im Frühjahr 1940, daß sie schwanger war. [...] F. vertraute sich in dieser Angelegenheit seiner Dienstkollegin Erna Sch. an, die ihm erzählte, sie kenne in N. eine Hebamme, die sich mit Abtreibungen beschäftige und auch ihr schon einmal geholfen habe. Erna Sch. erbot sich, nach N. zu fahren und mit dieser Hebamme alles weitere zu verabreden. Sie begab sich darauf auch nach N. zu der Angeklagten, erzählte ihr den Fall und machte mit ihr ab, daß sie Fräulein Sch. ihre Leibesfrucht für 150 RM abtreiben werde. [...] F. bestellte nun Fräulein Sch. nach G. und machte sie mit Erna Sch. bekannt. Diese fuhr darauf noch einmal zu der Angeklagten, beschrieb ihr, wie Fräulein Sch. aussieht und verabredete mit ihr, daß sie diese am 10. Juni 1940 in N. an der Haltestelle des Omnibus abholen solle. Anna Maria Sch. fuhr dann am abgemachten Tage mit dem Omnibus nach N., wurde von der Angeklagten abgeholt und in deren Wohnung gebracht. [...] Den Restbetrag des Honorars hat dann F. der Angeklagten wieder durch Erna Sch. zukommen lassen.«[514]

Im Gerichtsprotokoll erschien Erna Sch. als aktiv handelnde Vermittlerin, die den Kontakt zur polnischen Hebamme Franziska B. ermöglichte, die Honorarverhandlungen führte und auch die Übergabe des Geldes übernahm. F. als Vater des Ungeborenen wiederum entschied, den Schwangerschaftsabbruch durchführen zu lassen, und übernahm die Kosten. Die Schwangere Anna Maria Sch. wurde hingegen im Protokoll als wenig aktiv Handelnde beschrieben. Sie tat das, was F. und Erna Sch. für sie geplant hatten. In den Zeugenaussagen und Gerichtsprotokollen wurden die Frauen, die einen Schwangerschaftsabbruch durchführen ließen, häufiger so dargestellt, als seien sie stark beeinflusst worden, möglicherweise um sie zu entlasten und eine geringere Strafe zu erwirken:

»Im Sommer 1941 fühlte die Volksdeutsche Eleonore N. [...] sich schwanger und erzählte dieses ihrer Mutter. Als diese von der Geschichte hörte, setzte sie sich mit ihrer Bekannten Frau W. in Verbindung und beschlossen beide, daß ein uneheliches Kind für die Eleonore ein Unglück sein wird, an welchen sie das ganze Leben zehren wird. Infolgedessen reifte bei beiden Frauen der Entschluß, daß eine Abtreibung vorgenommen werden muß. Nach einigem Herumfragen stellte[n] sie fest, daß in der Umgebung bekannt sei, daß die Angeklagte in ähnlichen Fällen schon behilflich gewesen ist. Daraufhin wandte sich die Mutter N. an die Angeklagte und erzählte ihr, daß ihre Tochter schwanger ist. Diese versprach ihr zu helfen und beauftragte sie ihre Tochter an einem der nächsten Tage zu ihr zu schicken. Nachdem die Mutter der Eleonore längere Zeit zugeredet hat und in sie gedrungen war, entschloß das Mädchen sich, unter Einfluß der Mutter und der Frau W., zur Vornahme der Abtreibung. Sie begab sich mit einer Kutsche zur Angeklagten und wurde dort in der Wohnung der Eingriff vorgenommen.«[515]

514 Gerichtsverhandlung gegen Franziska B., 28.11.1940, in: APB, Fordon 90/136.
515 Gerichtsverhandlung gegen die Hebamme Helena K., 13.4.1942, in: APB, Fordon 90/962.

Das Sprechen und Wissen über Hebammen im Ort beinhaltete offenbar auch Informationen darüber, ob diese bei einer ungewollten Schwangerschaft praktische Hilfe leisteten. Den Gerichten galt der zur Sprache gebrachte »Ruf« einer Hebamme, Abtreibungen vorzunehmen, wiederum als Beweis der Gewerbsmäßigkeit ihres Tuns. Im Verfahren gegen die Hebamme Helena K. aus Kutno hieß es 1942: »Der erschwerende Umstand der Gewerbsmäßigkeit mußte vom Gericht anerkannt werden, weil es, wie die Zeugen angaben, bekannt war, daß die Angeklagte sich als ›weise Frau‹ betätige.«[516]

Das Prozedere der Abtreibung variierte. Einige Hebammen nahmen Eingriffe vor, die Blutungen auslösten, und brachten die Frauen anschließend zu einem Arzt, der eine Ausschabung ausführte.[517] Ähnlich ging die Hebamme Franziska B. bei dem Schwangerschaftsabbruch an Anna Maria Sch. vor:

> Die Hebamme Franziska B. »kam darauf mit einem etwa 20 cm langem Metallröhrchen – Katheter – zurück, ließ sie sich hinlegen und fuhr ihr damit in den Geschlechtsteil und Gebärmutter hinein, was Schmerzen verursachte. Als die Angeklagte das Katheter wieder herauszog, bemerkte Fräulein Sch., daß sich Blut daran befand. Darauf machte die Angeklagte der Sch. noch eine Spülung mit einem Irrigator und hieß sie darauf spazieren gehen. Es stellten sich bald starke Blutungen ein und dann ging der Sch. die Leibesfrucht in Brocken ab, wonach starke Schmerzen und Fieber eintraten. So verbrachte die Sch. bei der Angeklagten 3 Tage, in welcher Zeit ihr von der Angeklagten noch mehrere Spülungen gemacht und Tropfen gegeben wurden. Da aber die Schmerzen und das Fieber nicht nachliessen, verlangte die Sch. nach einem Arzt. Die Angeklagte erklärte darauf, in N. sei nur ein reichsdeutscher Arzt, den sie nicht holen könne und brachte die Sch. am 14. Juni in einem Fuhrwerk nach W. zu einem polnischen Arzt Z. Dieser nahm bei ihr eine Ausschabung vor, worauf ihr besser wurde und sie wieder nach G. zurückfahren konnte.«[518]

Dieses Beispiel zeigt, dass Hebammen offenbar – ähnlich wie in der Geburtsbetreuung – bei Schwangerschaftsabbrüchen im Fall von Komplikationen auf die Hilfe von Ärzten zurückgriffen. Vom reichsdeutschen Arzt im Ort erwartete Franziska B. keine Hilfe. Vielmehr wandte sie sich gezielt an den polnischen Arzt, den sie vermutlich bereits kannte und von dem sie wusste, dass sie auf seine Hilfe zählen konnte. Berufliche Netzwerke ermöglichten insofern Schwangerschaftsabbrüche mit einem geringen gesundheitlichen Risiko. Für die beteiligten Hebammen und Ärzte war Ver-

516 Ebenda.

517 Die im Bestand des Frauenzuchthauses Fordon und in den Sondergerichtsakten Kattowitz und Leslau überlieferten Prozessakten berichten nur in wenigen Fällen von Selbstabtreibungen. Vgl. Personalakten des Frauenzuchthauses Fordon, in: APB, 90 Fordon; Akten des Sondergerichts Litzmannstadt, in: APŁ, 196 Sondergericht Litzmannstadt; Akten des Sondergerichts Kattowitz, 134 Sondergericht Kattowitz. Ab den 1920er Jahren nahmen auch in Deutschland vor allem Bekannte, Nachbarn und Verwandte die Eingriffe vor. Vgl. Usborne, Abtreibungen.

518 Gerichtsverhandlung gegen Franziska B., 28.11.1940, in: APB, Fordon 90/136.

trauen auf pragmatische Hilfe sowie Verschwiegenheit die Voraussetzung zur Zusammenarbeit, um das Risiko, von der Polizei entdeckt zu werden, zu minimieren.

Etliche Hebammen, die Schwangerschaftsabbrüche vornahmen, schufen Strukturen und Routinen, um gesundheitliche Risiken möglichst gering zu halten.[519] Die Hebamme Janina L. aus Litzmannstadt verabredete beispielsweise mit der Schneiderin -Eugenie M., die durch eine mehrmonatige Tätigkeit bei einem Frauenarzt gelernt hatte, eine Ausschabung der Gebärmutter vorzunehmen, eine Zusammenarbeit bei Schwangerschaftsabbrüchen. Die beiden Frauen legten dabei die Regel fest, nur Abbrüche innerhalb der ersten zwei Schwangerschaftsmonate durchzuführen, um das Leben der Frauen nicht unnötig zu gefährden. Anders als Franziska B. löste Janina L. keine Fehlgeburten durch Spülungen oder Verletzungen des Fötus aus. Vielmehr führte Eugenie M. unter Assistenz von Janina L. Ausschabungen unter örtlicher Betäubung durch. Bei keinem ihrer in den Gerichtsakten dokumentierten Eingriffe von Sommer 1941 bis April 1942 gab es Komplikationen.[520]

Nicht immer ganz eindeutig und auch in den Gerichtsprozessen schwer zu klären war allerdings, ob tatsächlich eine Schwangerschaft bestanden hatte.[521] Gerade in einem frühen Stadium der Schwangerschaft konnten Ärzte und Hebammen durch Abtasten nicht immer mit Sicherheit eine Schwangerschaft feststellen.[522] Hormonelle Schwangerschaftstests waren aufwendig und kaum verfügbar.[523] Mit dem Nichtwissen um eine Schwangerschaft argumentierten Hebammen vor Gericht, und angeklagte Frauen erklärten, sich nicht schwanger gefühlt, sondern lediglich Unregelmäßigkeiten ihrer Monatsblutung, eine »Blutstockung«, behoben zu haben. Von einem wachsenden Kind gingen sie mit Gewissheit erst aus, wenn sie Bewegungen des Kindes spürten.[524] Schwangerschaft und Abtreibungen wurden dadurch, wie Cornelie Usborne herausarbeitet, zu einer Grauzone, in der es häufig mehr um Ahnungen und Gefühle denn um medizinische Gewissheiten ging.[525] Im Protokoll der Gerichtsverhandlung gegen Helena K. hieß es:

> »Die Angeklagte verteidigt sich wohl mit der Einlassung, daß sie keine Abtreibung vornehmen wollte, sondern nur eine Spülung vorgenommen hat. Während des Krieges seien bei jungen Mädchen öfters Blutstockungen vorgekommen, welches

519 Vgl. hierzu auch: Usborne, Cultures of Abortion in Weimar Germany, S. 118.

520 Dies hob selbst das Gericht als strafmildernd hervor. Vgl. Gerichtsprotokoll der Verhandlung gegen die Hebamme Janina L. und die Schneiderin Eugenie M., 14.8.1942, in: APB, Fordon 90/1094.

521 Vgl. z.B. Verhörprotokolle zur Strafanzeige gegen die Hebamme Angela T., in: APK, 134/920.

522 Vgl. Direktor Landesfrauenklinik Gleiwitz: Stellungnahme, 28.1.1943, in: APK, 117/2143. Vgl. auch: Barbara Duden, Geschichte unter der Haut.

523 Hormonelle Tests waren mithilfe von Fröschen zwar möglich, jedoch für eine breite Anwendung untauglich. Vgl. Malich, Die hormonelle Natur.

524 Dies arbeitete Duden bereits für körperliche Wahrnehmungen von Frauen im 18. Jahrhundert heraus. Vgl. Duden, Der Frauenleib als öffentlicher Ort. Vgl. hierzu auch: Usborne, Gestocktes Blut oder verfallen?.

525 Vgl. Usborne, Cultures of Abortion.

sie auf ähnliche Art habe beheben können. Sie habe diese Spülung nur vorgenommen um die Eleonore N. und ihre Mutter loszuwerden. Sie habe auch kein bestimmtes Honorar verlangt, weil sie überhaupt keine Schwangerschaft habe feststellen können.«[526]

Die deutschen Gerichte im besetzten Polen machten sich allerdings vielfach gar nicht die Mühe, eine Schwangerschaft und einen erfolgten Abbruch zweifelsfrei nachzuweisen, um drakonische Strafen zu verhängen und die beteiligten Frauen zu kriminalisieren.[527] Die Hebamme Theodora K. aus Lask beispielsweise wurde als »gefährliche Gewohnheitsverbrecherin« zu sechs Jahren Zuchthaus verurteilt, obgleich sie durch die von ihr durchgeführten »Einspritzungen« in die Scheide in keinem Fall eine Schwangerschaft beendet hatte. Was für das Gericht zählte, war die Absicht, einen Schwangerschaftsabbruch vorzunehmen. Die hohe Strafe gegen Theodora K. gründete sich dabei nicht zuletzt auch darauf, dass sie keinen Unterschied zwischen Polinnen und Volksdeutschen machte.[528]

Die Durchführung von Schwangerschaftsabbrüchen wurde, so zeigen die Akten des Frauenzuchthauses Fordon, vielfach möglich durch die Nutzung sozialer und beruflicher Netzwerke. Zudem war der verbale Austausch über Abbrüche sowie Hebammen, die im Falle einer ungewollten Schwangerschaft Hilfe leisteten, Teil der Kommunikation innerhalb sozialer Netzwerke. Mit zunehmender Anzahl derjenigen, die Bescheid wussten, stieg allerdings die Gefahr einer Anzeige. Oft waren es Bekannte oder Nachbarn, die die Frauen oder die Hebammen anzeigten.[529]

Die Wege, die Frauen entgegen der Rechtsprechung fanden, eine ungewollte Schwangerschaft zu verhindern, bezeichnet Isabel Heinemann als »subversive agency«,[530] die sich auch unter deutscher Besatzung entwickelte. Als Expertinnen für Schwangerschaft und Geburt eröffneten Hebammen Frauen z.T. einen niedrigschwelligen Zugang zu einem Schwangerschaftsabbruch mit vergleichsweise geringen gesundheitlichen Risiken.[531] Die Beteiligten agierten dabei »subversiv« und gingen ein hohes Risiko der Kriminalisierung und Strafverfolgung ein.[532]

526 Gerichtsverfahren gegen die Hebamme Helena K., 13.4.1942, in: APB, Fordon 90/962.

527 So wurde die Volksdeutsche Frau W. aufgrund der Vornahme einer Abtreibung verurteilt, da sie in der Annahme einer Unregelmäßigkeit ihrer Periode heiße Umschläge gemacht und Alkohol getrunken hatte. Ob sie überhaupt schwanger gewesen war, war für das Gericht von untergeordnetem Interesse. Sie wurde zu acht Monaten Gefängnis verurteilt. Vgl. Personalakte Frau W., in: APB, Fordon 90/2131.

528 Gerichtsverfahren gegen die Hebamme Theodora K., 29.10.1940, in: APB, Fordon 90/951. Medizinischer Gutachter in dem Prozess war Heinrich von Knorre.

529 Protokoll der Gerichtsverhandlung gegen die Hebamme Juliana A., 23.3.1942, in: APB, Fordon 90/67; Strafanzeige gegen Janina P. und Angela T. durch Hedwig K. an die Kriminalpolizei Kattowitz, 21.2.1940, in: APK, 134/920.

530 Vgl. Heinemann, From »Children by Choice«.

531 Dennoch starben auch bei den von Hebammen durchgeführten Abbrüchen Frauen an den Folgen. In den Gerichtsverhandlungen gegen die 24 inhaftierten Hebammen wurden fünf Todesfälle von Frauen in Folge der Abbrüche genannt. Vgl. Personalakten, in: APB, Fordon 90.

532 Vgl. hierzu auch: Usborne, Cultures of Abortion in Weimar Germany, S. 137-139.

e) Mütter ohne Fürsorge? Schwangerschaft und Geburtshilfe im Kontext von Besatzung und Zwangsarbeit

1941 schlug der SD Litzmannstadt in seinem Bericht zur »Bevölkerungspolitik des Polentums« vor, alle polnischen Hebammen aus der freien Praxis abzuziehen und in geburtshilflichen Kliniken unter Aufsicht von deutschen Ärzten zu beschäftigen. Auf diese Weise hoffte er, mehr deutsche, bisher in den Kliniken tätige Hebammen für die hausgeburtshilfliche Versorgung der deutschen Bevölkerung zu gewinnen. Sich der Konsequenzen für die Versorgung der polnischen Bevölkerung bewusst, vertrat der SD die Ansicht:

> »Hierdurch wird […] der polnischen Bevölkerung ein Teil der zu ihrer Versorgung notwendigen Hebammen entzogen. Als unausbleiblich[e] Folge hiervon wäre ein Ansteigen der Säuglingssterblichkeit und des Wochenbettfiebers innerhalb des polnischen Volkes zu erwarten. Vom volkstumspolitischen Standpunkt kann eine derartige Massnahme verantwortet werden, da sie sich zum Nutzen des deutschen und zum Schaden des polnischen Volkes auswirken würde.«[533]

Umgesetzt wurde der Vorschlag im Wartheland nicht: Polnische Hebammen blieben vielmehr bis zum Ende des Krieges in der freien Praxis tätig. Die vom SD 1941 formulierte Überlegung, den polnischen Menschen zugunsten der deutschen Bevölkerung gesundheitliche Ressourcen zu entziehen, mehr noch: sie dadurch gezielt gesundheitlichen Gefährdungen auszusetzen, bestimmte jedoch Handeln und Denken der Akteure im Gesundheitswesen.[534] Obgleich Polinnen ein grundsätzlicher Anspruch auf Hebammenhilfe zugesprochen wurde und die Hinzuziehungspflicht einer Hebamme zu jeder Geburt im Prinzip auch für sie galt, blieb die Organisation und Bereitstellung geburtshilflicher Leistungen für Polinnen für die deutschen Besatzungsbehörden nachrangig.[535]

Polnische Schwangere und Mütter mit kleinen Kindern unterlagen der Arbeitspflicht. Albert Coulon räumte 1941 in seinem Bericht zur »Polenfrage im Wartheland« ein, es müsse auch für sie einen Schwangeren- und Mutterschutz geben, »da sonst der Vorwurf erhoben werden könnte, Grundgesetze der Menschlichkeit zu verletzen.«[536] Er begründete aber gleich im nächsten Satz die mögliche Einschränkung für Polinnen:

> »Das Ausmass des Schutzes kann allerdings für polnische Beschäftigte ein anderes sein als für Deutsche. Die in dem Absatz angeführten Grundgedanken der Menschlichkeit sind von den Polen selbst dem Deutschen gegenüber bei jeder Gelegenheit

533 Sicherheitsdienst des Reichsführers-SS, Litzmannstadt: Meldungen aus dem Arbeitsgebiet Volkstum, Polnische Volksgruppe – Bevölkerungspolitik des Polentums, 23.8.1941, in: IPN, GK 196/16, Bl. 146-169, hier Bl. 156-157.

534 Zu den Sonderrechten für Polen vgl. Majer, »Fremdvölkische« im Dritten Reich, S. 373-385.

535 Vgl. hierzu ebenda, S. 386.

536 Coulon: Bericht betr. Gegenwärtiger Stand der Polen-Politik im Reichsgau Wartheland im Rahmen der gesamten Polenfrage, 30.7.1941, in: BArch, R 138 II/2, Bl. 38.

> ausser acht gelassen worden, dazu kommt – es handelt sich um den Schwangerenschutz für polnische weibliche Beschäftigte –, dass bis 1928 auch deutsche Frauen noch keinen Schwangerenschutz kannten.«[537]

Zu den Vorstellungen eines deutschen »Herrenmenschentums« gehörte die Demonstration kultureller und »zivilisatorischer« Überlegenheit.[538] Coulon war es offenbar wichtig, eben diese Überlegenheit der Deutschen zur Legitimation der Herrschaft zu betonen. Zugleich stilisierte er den eingeschränkten Mutterschutz für Polinnen zu einer Art Vergeltung für eine angeblich schlechte Behandlung von Deutschen durch Polen in der Zwischenkriegszeit und legitimierte so den eingeschränkten Schutz für Schwangere und Mütter in der Gegenwart.[539] 1943 wurde die von Coulon umrissene Ungleichbehandlung polnischer Schwangerer und Wöchnerinnen mit der Einführung des Mutterschutzgesetzes rechtlich zementiert.

Laut dem am 17. Mai 1942 für das »Altreich« erlassenen »Gesetz zum Schutze der erwerbstätigen Mutter«, das die Regelungen von 1927 erweiterte, durften Schwangere und stillende Mütter keine Überstunden, Nacht- und Feiertagsarbeit leisten.[540] Sechs Wochen vor und acht Wochen nach der Entbindung waren sie von der Arbeit zu befreien. In dieser Zeit stand ihnen ein Wochengeld in der Höhe ihres bisherigen Verdienstes zu. Müttern mussten Stillpausen während der Arbeitszeit eingeräumt werden und sie erhielten von den Krankenkassen ein tägliches Stillgeld.[541] Mit Verfügung von 1943 wurden die Regelungen des Mutterschutzes für deutsche Frauen »außerhalb der Reichsgrenzen« in Kraft gesetzt und mit diskriminierenden Sonderregelungen für »fremdvölkische« Frauen versehen.[542]

Polinnen sollte nach diesen Regelungen »in der Regel« lediglich ein eingeschränkter Mutterschutz von 14 Tagen vor bis 14 Tagen nach der Entbindung gewährt werden: Spätestens sechs Wochen nach der Entbindung hatten sie ihre Arbeit wieder aufzunehmen.[543] Der Schutz für polnische Schwangere beruhte jedoch auf »Kann-Bestimmungen«; einen Rechtsanspruch hatten sie nicht. Sie waren, wie die Reichsstatthalterei erläuterte, nicht berechtigt, die Arbeitsleistung zu verweigern, d. h., jeder Arbeitgeber konnte individuell über die Gewährung der Mutterschutzfristen entscheiden.[544] Polnische Frauen hatten keine Möglichkeit, Widerspruch gegen die Entscheidungen einzulegen.[545] Ebenso wenig hatten sie einen Anspruch auf verkürzte Arbeitszeiten, Stillpausen,

537 Ebenda.
538 Vgl. Epstein, Model Nazi, S. 199-202.
539 Vgl. Bergen, Instrumentalization of »Volksdeutschen«.
540 Vgl. Ausführungsverordnung zum Gesetz zum Schutze der erwerbstätigen Mutter, in: RGBl. 1942 I, S. 324-325. Der eingeschränkte Mutterschutz galt für Polinnen ebenso im »Altreich«. Vgl. Sachse, Das nationalsozialistische Mutterschutzgesetz.
541 Vgl. ebenda, S. 270-292.
542 Vgl. Abschrift aus Reichshaushalts- und Besoldungsblatt Nr. 20, 18.11.1944, in: APP, 299 RSH/2070, Bl. 28.
543 Vgl. Reichsstatthalter Warthegau, gez. Jäger, 22.6.1944, in: APP, 299 RSH/2070, Bl. 26.
544 Vgl. ebenda.
545 Vgl. Majer, »Fremdvölkische« im Dritten Reich, S. 411.

Lohnfortzahlung, Mutterschafts- oder Stillgeld.[546] Darüber hinaus erhielten sie lediglich ein Drittel der Essensrationen, die deutschen Schwangeren gewährt wurden. Eine »Säuglingskarte«, die unter den Bedingungen der Rationierung von Lebensmitteln und Gebrauchsgegenständen den Bezug von Babywäsche und Babynahrung erlaubt hätte, stand ihnen 1941, wie von der NSV-Schwester Helga T. ein Jahr zuvor gefordert, nicht zu.[547]

Nach der Geburt und dem Ablauf der eventuell zugebilligten Mutterschutzfrist waren Polinnen gezwungen, ihre Kinder während der täglichen zwölfstündigen Arbeitszeit in Obhut zu geben.[548] Eine Weigerung konnte drastische Konsequenzen haben und gar als Verstoß gegen die Arbeitseinsatzbestimmungen gewertet werden.[549] Feliksa Dzigińska aus Lodz berichtete nach dem Ende des Krieges über die erzwungene Trennung von ihrer Tochter:

> »Ich denke, es war 1941, als meine Tochter sieben Monate alt war und meine Nachbarin, eine Deutsche, mich anzeigte, weil ich nicht arbeitete. Man verlangte von mir, mich zur Arbeit zu melden, weil ich aber damit argumentierte, ein kleines Kind zu haben, nahm man mir mein Mädchen weg und brachte es in die Krippe in der Karolewska-Straße. Zwar gelang es mir, mein Kind dort wieder rauszuholen, ich ließ es taufen, aber die Polizei spürte mich auf, obwohl ich mich versteckte. Sie schlugen mich zusammen und nahmen mir mein Kind mit Gewalt weg. Es wurde wieder in die Krippe gebracht, aber man ließ mich nicht mehr zu ihm. Nach einigen Monaten sagte man mir in der Krippe auf mein Flehen hin, dass meine Tochter nach Hamburg gebracht worden war. Damals war sie über ein Jahr alt. In keinem Amt [...] wollte man mir Informationen geben, was mit meinem Kind geschehen war.«[550]

Feliksa Dzigińska konnte ein Zusammenleben mit ihrer Tochter nicht durchsetzen, doch gelang es ihr, sie taufen zu lassen. Greiser und sein Stellvertreter August Jäger vermuteten in der polnisch-katholischen Kirche einen Hort des Widerstands, schränkten öffentliche Gottesdienste ein und regulierten den Zugang. Sie reduzierten die Ausübung des Glaubens auf eine »private« Angelegenheit und führten einen regelrechten »Kirchenkampf«.[551] Unter diesen Umständen war die Teilnahme an einem Gottesdienst und die Durchführung einer Taufe risikoreich. Immer wieder wurden Polen willkürlich beim Gang zur Kirche verhaftet und des Widerstands gegen die Besatzungsherrschaft

546 Vgl. Reichsstatthalter Warthegau, gez. Jäger, 22.6.1944, in: APP, 299 RSH/2070, Bl. 26.

547 Vgl. Cand. Med. Karl Ziegler: Arbeitsbericht über die soziale Lage der Polen im Arbeitseinsatz, 6.6.1941, in: IPN, GK 196/16, Bl. 99-101.

548 Die regelmäßige wöchentliche Arbeitszeit für Polen betrug 72 Stunden. Vgl. Majer, »Fremdvölkische« im Dritten Reich, S. 413.

549 Noch im Januar 1945 wurde in Lodz ein Mann aufgrund des »Verstoßes gegen die Arbeitseinsatzbestimmungen« zu 56 Tagen »Arbeitserziehungslager« verurteilt. Vgl. Notiz zur Verurteilung von Jan Z., 15.1.1945, in: APŁ, L-15128, Bl. 223.

550 Feliksa Dzigińska, in: IPN, GK 177/61. Zitiert nach: Karpińska-Morek/Waś-Turecka/Sieradzka/Wróblewski/Majta/Drzonek, Als wäre ich allein auf der Welt, S. 74.

551 Vgl. Huener, The Polish Catholic Church, S. 106.

bezichtigt.[552] Als Zeichen von Zugehörigkeit zur polnisch-christlichen Gemeinschaft besaß die Taufe jedoch einen hohen symbolischen Wert. Für Feliksa Dzigińska lag hierin bei der erzwungenen Trennung möglicherweise ein Trost.[553] Die katholische Kirche konnte für christliche Polen in der Besatzungssituation eine kollektive Identität stiften.

Amtsarzt Herbert Grohmann unterzog in Litzmannstadt seit 1940 in einem »Pilotprojekt« Kinder, die in Heimen und in Pflegestellen untergebracht waren, systematisch einer rassischen Musterung.[554] Die als »deutsch« klassifizierten separierte Grohmann von polnischen Kindern in eigens eingerichteten deutschen Heimen oder übergab sie deutschen Pflegefamilien, um sie zu »germanisieren«. Zunächst vermittelte er die Kinder innerhalb des Warthelandes und ab Ende 1941 auch im »Altreich«. Kinder, denen er eine jüdische Abstammung attestierte, wies er ins Ghetto ein.[555] Grohmann bezog in die »Umverteilung« und Vermittlung der Kinder auch diejenigen ein, von denen – wie bei der Tochter von Feliksa Dzigińska – bekannt war, dass zumindest ein Elternteil lebte.[556] Die von Grohmann als »Pilotprojekt« begonnene rassische Musterung von Kindern und ihre erzwungene »Germanisierung« wurden ab 1942 im Wartheland sowie den anderen »eingegliederten Gebieten« zur gängigen Praxis.[557]

Mit Runderlass vom 15. Juli 1942 erklärte das Reichsministerium des Innern den Lebensborn e.V. zur allein zuständigen Institution für die Betreuung von als »eindeutschungsfähig« klassifizierten Kindern bis zum sechsten Lebensjahr.[558] Der Lebensborn zentrierte die »eindeutschungsfähigen« Kinder in seinen Heimen in Brockau/Bruczków und Kalisch/Kalisz im Wartheland.[559] Ab Sommer 1942 begann er, die ersten »eindeutschungsfähigen« Kinder – über seine Heime im »Altreich« und in Österreich – in deutsche und österreichische Familien als Pflege- oder Adoptivkinder zu

552 Vgl. ebenda, S. 252.

553 In Auschwitz taufte beispielsweise die polnisch-christliche Hebamme Stanisława Leszczyńska die Kinder nach der Geburt. Dies war für katholisch-polnische Mütter wichtig und tröstend, gerade auch deswegen, da die Kinder im Konzentrationslager wenig Überlebenschancen hatten. Vgl. Bericht Regina Krzyżanowska, 7.3.2000, in: Archiwum Państwowego Muzeum Auschwitz-Birkenau w Oświęcimu, Osw. Gabruk-Krzyżanowska/9474, Nr. 178585; Bericht Krystyna Zambrzycka-Stempkowska, 29.4.1986, in: Archiwum Państwowego Muzeum Auschwitz-Birkenau w Oświęcimu, Osw. Zambrzycka/2758, Nr. 169268.

554 Vgl. Tätigkeitsberichte des Gesundheitsamtes Litzmannstadt, 1940, in: APŁ, 221 Akta Miasta Lodzi, L-31834. Gemustert wurden auch die Kinder in Posener Waisenhäusern. Vgl. Hopfer, Geraubte Identität, S. 78.

555 Vgl. ebenda, S. 80-85.

556 Grohmann, Schreiben vom 1.3.1941, in: APŁ, L-15060.

557 Vgl. Heinemann, Rasse, Siedlung, deutsches Blut, S. 510-512.

558 Im Verlauf des Krieges wurde die Zuständigkeit des Lebensborns auf »eindeutschungsfähige« Kinder aller Altersgruppen ausgedehnt. Vgl. Hopfer, Geraubte Identität, S. 63-65.

559 Neben diesen Heimen gab es nach Aussage des Leiters der Abteilung III der Gauselbstverwaltung 20 weitere Heime für »deutschstämmige« Kinder. Vgl. Heinemann, Rasse, Siedlung, deutsches Blut, S. 512, FN 113. In Lodz unterhielt der Lebensborn e.V. vier Krippen und Kindergärten. Vgl. Karpińska-Morek/Waś-Turecka/Sieradzka/Wróblewski/Majta/Drzonek, Als wäre ich allein auf der Welt, S. 73.

vermitteln. In den Lebensbornheimen erhielten die Kinder eine neue deutsche Identität, wurden beobachtet und rassisch bewertet, mussten Deutsch lernen und sich einer gewaltvollen Umerziehung unterwerfen. Zu der Anzahl der zwangsweise »eingedeutschten« Kinder liegen unterschiedliche Schätzungen vor, wobei neuere Forschungen von etwa 20.000 statt von 200.000 ausgehen – eine Zahl, die Roman Hrabar, stellvertretender Leiter der Abteilung für die Rückführung von Kindern der Hauptvertretung des Polnischen Roten Kreuzes in der Nachkriegszeit angab.[560] Nach Kriegsende bemühten sich das Polnische Rote Kreuz und die United Nations Relief and Rehabilitation Administration (UNRRA) um eine Repatriierung der Kinder nach Polen.[561] Ob Feliksa Dzigińska ihre Tochter nach Kriegsende wiederfand, ist unbekannt.

Die gesundheitliche und geburtshilfliche Versorgung der polnischen Bevölkerung, ebenso wie ein Zusammenleben von Mutter und Kind, ordneten die NS-Besatzungsbehörden kriegswirtschaftlichen sowie besatzungs- und biopolitischen Prämissen unter. Polen konnten ihren Arbeitsort nur begrenzt selbst wählen. Arbeitsämter bestimmten Einsatzorte im Wartheland oder verfügten den Arbeitseinsatz im »Altreich«.[562] Insbesondere für Polinnen, die zum Arbeitseinsatz ins »Altreich« deportiert und dort schwanger wurden, waren die Bedingungen prekär. Sie waren im »Altreich« unerwünscht.[563] Grohmann in Litzmannstadt und mit ihm etliche Bevölkerungspolitiker betrachteten Schwangere als bevölkerungspolitische Gefährdung. Sie fürchteten eine »rassische Unterwanderung« der deutschen Gesellschaft.[564] Aus kriegswirtschaftlichen Erwägungen heraus konnte mit zunehmendem Arbeitskräftebedarf jedoch auf die Arbeit Schwangerer und Mütter mit kleinen Kindern nicht verzichtet werden.[565] Bevölkerungspolitische

560 Vgl. Malinowska, Brunatna Kołysanka, S. 297. Hopfer bewertet die von Hrabar angegebene Zahl als zu hoch. Sie deckt sich nicht mit den Angaben in den Quellen. In den Unterlagen des Litzmannstädter Jugendamtes sind 1.200 Kinder verzeichnet, die verschleppt wurden. Hopfer geht allerdings für Litzmannstadt von einer deutlich höheren Anzahl von Kindern aus. Vgl. Hopfer, Geraubte Identität, S. 221-222. Auch Heinemann gibt die Anzahl der insgesamt »eingedeutschten« polnischen Kinder mit etwa 20.000 an. Vgl. Heinemann, Rasse, Siedlung, deutsches Blut, S. 509, FN 105. Georg Lilienthal gibt an, über die Lebensbornheime seien 350 Kinder aus dem besetzten Polen in Pflegefamilien im Deutschen Reich vermittelt worden. Vgl. Lilienthal, Der Lebensborn e.V., S. 171-172; Schmitz-Köster, »Deutsche Mutter, bist Du bereit ...«, S. 231-233.

561 Laut Angaben von Hrabar wurden 15-20% der Kinder repatriiert. Hopfer geht von einem höheren Prozentsatz aus, wobei nicht nachvollzogen werden kann, wie viele Kinder letztendlich repatriiert wurden. Vgl. Hopfer, Geraubte Identität, S. 222. Für einige Kinder, die z.T. kaum Erinnerungen an ihre leiblichen Eltern hatten, bedeutete die Repatriierung eine erneute Entwurzelung. Konnten in Polen keine Verwandten ausfindig gemacht werden, wuchsen sie in Heimen auf. Vgl. z.B. Lebensgeschichte von Barbara Paciorkiewicz, in: Malinowska, Brunatna Kołysanka. Für andere Kinder bedeutete die Repatriierung die ersehnte Rückkehr zu ihren Familien. Die Repatriierung war immer eine Einzelfallentscheidung der zuständigen Stellen. Vgl. Heinemann, Fundament der Volksgemeinschaft?, S. 57-82.

562 Vgl. Steinert, Deportation und Zwangsarbeiter; Heinemann, »Keimzelle des Rassenstaates«.

563 Schwangere Frauen sollten nicht ins »Altreich« geschickt werden. Dies wurde vielfach missachtet. Vgl. Brüntrup, Verbrechen und Erinnerung, S. 34.

564 Vgl. Grohmann, Problemstellungen aus der Arbeit des Jahres 1941, in: APŁ, L-31834, Bl. 87-93.

565 Vgl. Brüntrup, Verbrechen und Erinnerung, S. 37-38.

Prämissen gerieten in Widerspruch zu kriegsökonomischen Bedarfen, so dass es Kompromisse zu finden galt.[566] Bis Ende des Jahres 1942 wurden Schwangere daher zurück in ihre Heimat geschickt, mussten ihr Kind dort zur Welt bringen, es anschließend in einem Säuglingsheim oder bei Verwandten abgeben, um wieder – im besten Fall – an ihren vorherigen Arbeitsplatz zurückzukehren. Im Sommer 1941 erklärte der SD Litzmannstadt, in 60 % der Fälle sei eine Schwangerschaft der Grund dafür, dass Polinnen als »arbeitsunfähig« in das Wartheland zurückgesandt wurden.[567]

Von Beginn der Besatzung Polens an war die Gewinnung von Arbeitskräften für die deutsche Kriegswirtschaft ein wichtiges Ziel.[568] Im Reichsgau Wartheland koordinierte Ernst Kendzia, Leiter der Abteilung Arbeit in der Reichsstatthalterei, die entsprechenden Einsätze.[569] Ab Frühjahr 1940 organisierte die beim Reichssicherheitshauptamt angesiedelte UWZ neben der »Aussiedlung« der polnisch-christlichen Bevölkerung auch die Musterung der Zwangsarbeiter. Das Wartheland stellte prozentual, in Bezug auf die Gesamtbevölkerung, mit 12 % den höchsten Anteil an Arbeitskräften für das »Altreich«, wie Carsten Linne schätzt.[570]

In den ersten Monaten der Besatzung wurden vor allem Einzelpersonen, oft junge alleinstehende Erwachsene und »Wiedereindeutschungsfähige«, zum »Arbeitseinsatz« ins »Altreich« transportiert.[571] Wie Berichte der Landratsämter im Regierungsbezirk Posen aus den Jahren 1940 bis 1942 dokumentierten, machten sich die Jugendlichen und jungen Erwachsenen immer wieder ohne Genehmigung auf den Weg zurück ins Wartheland zu ihren Familien. In den Verhören klagten sie über gewalttätige Arbeitgeber und viel zu schwere körperliche Tätigkeiten. Wurden sie auf der Flucht nach Hause entdeckt, drohten ihnen Strafen sowie die Rückführung zum »Arbeitseinsatz«.[572]

Eine Schwangerschaft war demgegenüber für Frauen eine Möglichkeit der »legalen« Heimkehr. 1942 vermutete das Reichsarbeitsministerium dies sogar als »Anreiz sich

566 Brüntrup, Osteuropäische Zwangsarbeiterinnen. In Bezug auf die sog. Polenerlasse, die am 8.3.1940 im »Altreich« in Kraft traten und ein diskriminierendes Sonderrecht für Fremdarbeiter aus Polen und später der Sowjetunion einführten, formulierte Ulrich Herbert, die Verantwortlichen hätten »Terror als Herrschaftskompromiss« etabliert. Dies lässt sich ebenso auf den Umgang mit Schwangeren beziehen. Vgl. Herbert, Fremdarbeiter; Wolf, Ideologie und Herrschaftsrationalität, S. 207.

567 Als problematisch betrachtete der SD, dass die Frauen auf diese Weise am »polnischen Erhaltungskampf« teilnähmen und dem bio- und »germanisierungspolitischen« Ziel entgegenwirkten, den militärischen Sieg durch einen biologischen zu sichern. Vgl. SD Abschnitt Litzmannstadt, betr. Bevölkerungspolitik des Polentums, Auswertung des 1. Studenteneinsatzes, 30.8.1941, in: IPN, GK 196/16, Bl. 155-159.

568 Linne, Die deutsche Arbeitsverwaltung.

569 So wurden z. B. bereits drei Tage nach Besatzung Schlesiens Zweigstellen des Arbeitsamtes eröffnet. Zu Aufbau und Organisation der Arbeitsverwaltung im Warthegau vgl. ebenda, S. 68-85.

570 Linne, Struktur und Praxis der deutschen Arbeitsverwaltung, S. 59. Im Generalgouvernement wurden ca. 10 % und in Oberschlesien und Westpreußen 3,5 % der Gesamtbevölkerung zur Zwangsarbeit verschleppt. Vgl. Linne, Die deutsche Arbeitsverwaltung, S. 48-49.

571 Zur Praxis der Rekrutierung von Arbeitskräften vgl. z. B. Łuczak, Polnische Arbeiter.

572 Gendarmeriesachen, in: APP, Landrat Scharnikau, Nr. 23, Bl. 29-31; 37-40.

schwängern zu lassen«.[573] Die Arbeitsverwaltung sah jedoch vor, die Mutter nach der Entbindung erneut ins »Altreich« zum Arbeitseinsatz zu schicken, und zwar ohne Kind.[574] Teilweise gelang es den Frauen aber, wie die Geschichte von Marja Z. aus dem Kreis Kutno zeigt, Handlungsspielräume zu nutzen und ein Zusammenleben mit ihrem Kind durchzusetzen.

Marja Z., geboren 1919, wurde im Dezember 1939 im Alter von 20 Jahren als Arbeiterin zu einem Bauern ins »Altreich« transportiert. Dort lernte sie den ebenfalls aus Polen stammenden Roman B. kennen. Marja Z. wurde schwanger und im Herbst 1940 zurück ins Wartheland geschickt. Roman B. musste bei dem Bauern bleiben, erkannte aber die Vaterschaft an und zahlte Unterhalt. Zurück im Wartheland, fand Marja Z. Aufnahme bei ihrer Mutter und brachte dort ihr Kind zur Welt.[575]

Schwangere Frauen waren generell darauf angewiesen, bei Verwandten unterzukommen. Andere Entbindungsorte, beispielsweise Entbindungsheime oder Kliniken, standen christlichen Polinnen kaum zur Verfügung.[576] Zum Ärger des Arbeitsamtes entzogen sich etliche Frauen nach der Entbindung ihrer erneuten Verschickung zum Arbeitseinsatz.[577] Auch Marja Z. blieb im Wartheland bei ihrer Mutter und fand in einer Fabrik eine Arbeitsstelle.

Als ihr Kind ein Jahr alt war, beantragte sie die Aufnahme in die DVL. Sie wurde als Deutsche anerkannt und erhielt damit einen privilegierten Status, der es ihr erlaubte, einen weiteren Arbeitseinsatz im »Altreich« abzulehnen und im Wartheland zu bleiben.[578] Das Zusammenleben mit ihrer Mutter gestaltete sich jedoch schwierig.[579] Unverheiratete Frauen, die schwanger aus dem »Altreich« zurückkehrten, mussten mit sozialen Sanktionen rechnen, auch wenn nichteheliche Schwangerschaften während der Zwischenkriegszeit, besonders in ärmeren Schichten und in ländlichen Regionen, häufig gewesen waren.[580]

573 Dienstreisebericht über die Besprechungen im Reichsarbeitsministerium und Reichsministerium des Innern, 31.7.1942, in: APP, 299 RSH/2198, Bl. 42-47.

574 Vgl. Lehmann, »... stärkste Befürchtungen«, S. 193-221.

575 Vernehmung der Marja Z. durch die Gestapo Kutno, 1943, Bericht der Gestapo Kutno 6.1.1944, in APŁ, 201/202 Gestapo, Nr. 1093, Syg. 30: Geschlechtsverkehr zwischen Deutschen und Polen, Bl. 280-294.

576 Vgl. Bericht an den SD-Abschnitt Litzmannstadt, betr. Bevölkerungspolitik des Polentums. Statistische Erfassung von Bevölkerungszahlen, 1941, in: IPN, GK 196-16. Klinikbetten waren in erster Linie Deutschen vorbehalten. Vgl. Regierungspräsident Posen, 29.11.1941, in: APP, 299 RSH/2133, Bl. 12.

577 Vgl. Schmidt, Volkspflegeamt Litzmannstadt, Vortrag 13.7.1943 in Leslau: Behandlung der aus dem Altreich und dem General-Gouvernement zurückkehrenden Nichtdeutschen, in: APP, 299 RSH/2198, Bl. 101-106.

578 Zur Deutschen Volksliste vgl. Wolf, Auf dem Weg in eine »völkisch« und »rassisch« stratifizierte Gesellschaft.

579 Vernehmung Marja Z. durch die Gestapo Kutno, 1943, Bericht der Gestapo Kutno 6.1.1944, in: APŁ, 201/202 Gestapo, Nr. 1093, Syg. 30: Geschlechtsverkehr zwischen Deutschen und Polen, Bl. 280-294.

580 Vgl. Woniak, Zwangswelten, S. 329. Zur Situation von Frauen in der Zweiten Polnischen Republik vgl. Żarnowska/Szwarca (Hrsg.), Równe Prawa i Nierówne Szanse. Während der

Marja Z. war jedoch – so stellte sie es zumindest gegenüber der Gestapo dar – bestrebt, ihren Status als unverheiratete Mutter zu ändern. Sie wurde erneut schwanger und zog zu dem Vater ihres zweiten Kindes, zu ihrem Arbeitskollegen Jan O., der ihr die Ehe versprochen hatte. Dies brachte sie allerdings 1943 in Konflikt mit der Gestapo: Sie habe das Umgangsverbot mit Polen übertreten, da Jan O. Pole und sie ja nun mit ihrer Aufnahme in die DVL Deutsche war.[581] Jan O. erklärte, er wolle sich ebenso wie Marja Z. in die DVL eintragen lassen, um die Beziehung zu Marja Z. legalisieren zu können. Die Gestapo sah daher von einer Verhaftung ab, erlegte dem Paar jedoch auf, sich bis zu einer positiven Entscheidung über die Aufnahme zu trennen. Bis August 1944 war das Verfahren nicht abgeschlossen, was für Marja Z. bedeutete, zwei Kinder allein versorgen zu müssen. Die Einhaltung des Umgangsverbots separierte sie von Menschen ihrer Muttersprache. Das bedeutete für sie soziale Isolation, weil sie kaum deutsch sprach. Der Landrat stufte Marja Z. aufgrund ihres Verstoßes gegen das Umgangsverbot zurück in die Gruppe III der DVL, wodurch sie besonderen Regelungen unterworfen war. Diese besagten beispielsweise, dass sie arbeitsdienstpflichtig war und ihr Deutschsein erst unter Beweis stellen musste. Eine Ehe mit Polen oder Angehörigen der Gruppe IV der DVL war ihr untersagt.[582] Aus den Quellen geht nicht hervor, ob es Jan O. und Marja Z. letztlich gelang, unter diesen Bedingungen die Ehe zu schließen.

Das Beispiel von Marja Z. zeigt ungeachtet aller Schwierigkeiten und Hemmnisse durchaus Handlungsspielräume von Frauen auf, die aufgrund einer Schwangerschaft zurück in ihre Herkunftsorte geschickt wurden. Fehlende Möglichkeiten der deutschen Besatzungsbehörden, die Frauen zu erfassen, sowie ungeklärte Abläufe hinsichtlich der Zurücksendung, die teils über die Arbeitsämter, teils aber auch durch die Betriebsleiter, Kreisbauernführer oder Landräte erfolgte, eröffneten Spielräume. Je nach Situation konnten sich die Frauen den Arbeitsämtern zumindest zeitweise entziehen.[583] Marja Z.s Geschichte weist zudem auf Optionen hin, die sich durch die Einführung der DVL und die dadurch bedingte »Flexibilisierung des Deutschseins« auftaten.[584]

Frauen, die nicht allein, sondern, wie dies verstärkt ab April 1941 Praxis war, zusammen mit ihren Familien »ausgesiedelt« und statt ins Generalgouvernement zum »Arbeitseinsatz« ins »Altreich« geschickt worden waren,[585] hatten oftmals keine Verwandten mehr im Wartheland, die sie bei ihrer Rückkehr aufnehmen konnten. Diese Schwangeren waren obdachlos.[586] Damit verfügten sie weder über einen Ort, an dem

Zwischenkriegszeit waren Abtreibungen soziale Praxis und vielfach die einzige zuverlässige Methode der Familienplanung. Vgl. Gawin, Planowanie Rodziny.

581 Zum Umgangsverbot vgl. Majer, »Fremdvölkische« im Dritten Reich, S. 364-366; Kundrus/Szobar, Forbidden Company.

582 Vgl. Stiller, Völkische Politik, S. 1157-1163.

583 Vgl. Referat Regierungsrat Diez, Landesarbeitsamt, Posen, 21.7.1943, in: APP, 299 RSH/2198, Bl. 98-100.

584 Kundrus, Regime der Differenz; Röger, Die Grenzen der »Volksgemeinschaft«.

585 Vgl. z.B. Brüntrup, Osteuropäische Zwangsarbeiterinnen.

586 Bericht der Abteilung Arbeit des Landesarbeitsamtes, Posen, 15.2.1942, in: APP, 299 RSH/2198, Bl. 3-4.

sie entbinden konnten, noch über ein unterstützendes familiäres oder nachbarschaftliches Umfeld. Wie verzweifelt die Situation der Frauen war, klingt in einem Bericht an, in dem es hieß: »Selbst Entbindungen in den Räumen der Arbeitsämter seien schon wiederholt vorgekommen.«[587] Der Bericht wirft allerdings nicht nur ein Licht auf die Situation schwangerer Frauen und deren mangelhafte medizinische Versorgung, sondern unterstreicht zudem die Dringlichkeit, die die deutschen Behörden 1942 sahen, Regelungen im Umgang mit schwangeren »Rückkehrerinnen« zu finden.

Das Arbeitsamt und die Verwaltungsstellen des Warthelandes nahmen Schwangere, die aus dem »Altreich« zurückkehrten, im Jahr 1942 zunehmend als Problem wahr. Sie drängten auf eine Lösung.[588] In einem Bericht des Landesarbeitsamtes vom 15. Februar 1942 hieß es:

> »[Es] mehren sich Fälle, in denen schwangere Polinnen, die aus dem Altreich zur Entbindung in den Warthegau zurückgeführt werden, wegen vollkommener Mittellosigkeit unterstützt werden müssen. Ein grosser Teil hat hier durch die fortlaufende Aussiedlung keine Angehörigen mehr, sodass die Möglichkeit der Entbindung bei Verwandten nicht besteht. Sie sind regelrecht obdachlos«.[589]

Die vom »Arbeitseinsatz« aus dem »Altreich« zurückkehrenden schwangeren Frauen waren im Wartheland unerwünscht. Sie erschienen den deutschen Besatzungsbehörden 1942 zunehmend als Belastung und Sicherheitsrisiko und drohten Deutschen zugedachte Ressourcen, z. B. Plätze in Kliniken und Kinderheimen oder gar Fürsorgeleistungen, in Anspruch zu nehmen.

Nach einer Aufstellung des Gauarbeitsamtes im Wartheland wurden im Jahr 1942 insgesamt 9.729 polnische nicht mehr arbeitsfähige Fremdarbeiter aus dem »Altreich« zurückgeschickt, darunter 931 Schwangere. Der Anteil der Schwangeren war insofern mit rund 10% relativ gering.[590] An der Praxis der Rücksendung Schwangerer entzündete sich jedoch die Kritik der Behörden im Wartheland, drohten doch durch sie finanzielle Zumutungen. Obendrein unterliefen sie die volkstums- und biopolitische Zielvorstellung, die Geburtenrate der Polen zu senken.[591] Im Juli 1942 kam es zu einem Treffen mit Vertretern des Reichsstatthalters, der UWZ, des Reichsarbeitsministeriums und des Reichsministeriums des Innern. Die Vertreter des Warthelandes forderten einheitlich und unmissverständlich: »Keine Zurückverschickung der kranken Polen und schwangeren Polinnen.«[592] Oberregierungsrat Heß, Abteilung Gesundheit

587 Referat II D: Dienstreisebericht über die Besprechungen im Reichsarbeits- und Reichsinnenministerium, 17-18.9.1942, in: APP, 299 RSH/2198, Bl. 51-59, hier Bl. 54.

588 Vgl. z. B. Schreiben des Bürgermeisters in Litzmannstadt, 4.2.1942, in: APP, RSH 299/2198, Bl. 1-2.

589 Schreiben des Landesarbeitsamtes an die Abteilung II D der Reichsstatthalterei im Wartheland, 15.2.1942, in: APP, RSH 299/2198, Bl. 3.

590 Vgl. Schreiben des Gauarbeitsamtes an den Beauftragten für den Vierjahresplan, der Generalbevollmächtigte für den Arbeitseinsatz, 19.2.1944, in: APP, 299 RSH/2198, Bl. 68.

591 Vgl. Bock, Zwangssterilisation im Nationalsozialismus, S. 435-440.

592 Referat IID: Dienstreisebericht über die Besprechungen im Reichsarbeitsministerium und Reichsministerium des Innern, 31.7.1942, in: APP, 299 RSH/2198, Bl. 42-47.

der Reichsstatthalterei, führte einige Argumente an: von der »unmöglichen Lage«, in die man Fürsorgeträger und Arbeitsämter bringe, bis hin zu »schwierigen volkstumspolitischen Verhältnisse[n] im Warthegau«. Das »außerordentliche Überwiegen des Polentums« spreche »noch stärker gegen eine Rückverbringung der evakuierten schwangeren Polinnen in dieses Gebiet, als die Gefahr der Unterwanderung in den Altreichsgebieten«. Zudem stehe »der Grundsatz der Eindeutschung der Ostgebiete jeder Rückverbringung der aus dem Gau herausgenommenen Polen entschieden entgegen.«[593]

Die Vertreter des Warthelandes wehrten sich im Sommer 1942 dagegen, die Kosten der Kriegswirtschaft des »Altreichs« zu tragen und eigene ökonomische, volkstums- und biopolitische Interessen denen des »Altreichs« unterzuordnen. Die bisherigen Regelungen waren darauf ausgerichtet, eine »biologische Schädigung« der »Volksgemeinschaft« im »Altreich« sowie eine Belastung der dortigen Fürsorgeträger zu verhindern. Dies waren die Begründungen dafür gewesen, dass das Reichsarbeitsministerium im August 1941 eine Rücksendung aller Schwangeren ohne Ausnahme anordnete.[594] Die Stellen des Warthelandes forderten 1942 eine Nachjustierung. Hierzu sahen sie sich aufgrund der veränderten Bedingungen der Aussiedlungs- und Rekrutierungspraxis von Arbeitskräften und der dadurch fehlenden familiären Netzwerke im Wartheland veranlasst.[595]

Im September 1942 einigten sich Vertreter der Reichsministerien, des Warthelandes sowie Danzig-Westpreußens schließlich auf eine Zwischenlösung: Ledige Schwangere – dies waren etwa 81 % der schwangeren »Rückkehrerinnen«[596] – sollten nicht mehr nach Bekanntwerden der Schwangerschaft, sondern erst sechs Wochen vor der Entbindung an ihren Herkunftsort zurückgeschickt werden, schwangere Ehefrauen aber bis zum Ende des Krieges im »Altreich« bleiben.[597]

Offen blieb die Frage der Unterbringung der Kinder. In jedem Fall waren unverheiratete Mütter, so ein Mitarbeiter des Landesarbeitsamtes, etwa acht Wochen nach der Entbindung zu erfassen und erneut als Arbeitskräfte ins »Altreich« zu schicken. Ihre Kinder mussten sie im Wartheland zurücklassen. »Wer diese Zurückbleibenden wieder betreut, entzieht sich meiner Kenntnis«, erklärte er.[598] Diesen Ausführungen nach zu urteilen, lehnte das Arbeitsamt eine Versorgung der Kinder grundsätzlich ab. Ihm ging es lediglich darum, die Arbeitsfähigkeit der Mütter zu gewährleisten. Aus diesem Grund ordnete es beispielsweise präventive Maßnahmen an, um Brustentzündungen durch vorzeitiges Abstillen zu verhindern.[599] Ein Zusammenleben von Mutter und

593 Ebenda, Bl. 51-58.
594 Vgl. ebenda, Bl. 51-59.
595 Vgl. ebenda.
596 751 Schwangere waren unverheiratet, 180 verheiratet. Vgl. Gauarbeitsamt an den Beauftragten für den Vierjahresplan, Generalbevollmächtigter für den Arbeitseinsatz, 19.2.1944, in: APP, 299 RSH/2198, Bl. 68.
597 Referat IID: Dienstreisebericht über die Besprechungen im Reichsarbeits- und Reichsinnenministerium, 17.-18.9.1942, in: APP, 299 RSH/2198, Bl. 51-58.
598 Vgl. Dietz: Referat, 21.7.1943, in: APP, 299 RSH/2198, Bl. 98-100.
599 Ebenda, Bl. 98-100.

Kind war hingegen nicht vorgesehen.[600] Es blieb den Frauen überlassen, wo sie ihre Kinder unterbrachten, doch sollte es auch nicht unbedingt die polnische Verwandtschaft sein. Ein Verwaltungsmitarbeiter aus Litzmannstadt befürchtete zumindest in einem Bericht vom Juli 1943 eine »Polonisierung« der Kinder, von denen er annahm, sie seien mehrheitlich von Deutschen gezeugt.[601] Gegen die Unterbringung in Säuglingsheimen oder Pflegefamilien protestierten wiederum die Fürsorgeämter, die die Kosten nicht übernehmen wollten. Zwar war es Praxis, dass sich die Fürsorgeämter die Kosten von den polnischen Familien zurückerstatten ließen, im Falle der Schwangeren, die keine Verwandten mehr im Wartheland hatten, gestaltete sich dies jedoch offenbar schwierig.[602]

Parallel zu den Verhandlungen im Wartheland nahm der Protest der Betriebsführer im »Altreich« zu: Sie wandten sich dagegen, eingearbeitete Arbeitskräfte bei Schwangerschaft abzugeben, zumal die Aussichten auf Ersatz vage waren.[603] Ein Rücktransport Schwangerer erschien darüber hinaus aus Kriegsgründen immer weniger praktikabel – schon gar nicht bei den Arbeiterinnen, die aus der besetzten Sowjetunion stammten und inzwischen die größte Gruppe der Fremdarbeiterinnen im »Altreich« bildeten.[604] Himmler und Fritz Sauckel, der Generalbevollmächtigte für den Arbeitseinsatz, sahen Handlungsbedarf. Sie beschlossen ein grundsätzliches Verbot der Abschiebung schwangerer »Fremdarbeiterinnen«.[605] Am 15. Dezember 1942 trat ein Erlass Sauckels in Kraft, der die Rücksendung Schwangerer zunächst befristet bis zum 31. März 1943 untersagte. Am 20. März 1943 verlängerte Sauckel sein Verbot der Abschiebung schwangerer Fremdarbeiterinnen bis zum Ende des Krieges.[606] Im »Altreich« schufen die Verantwortlichen Entbindungsmöglichkeiten für »Fremdarbeiterinnen«, Entbindungsbaracken in den Lagern oder einem Krankenhaus angegliedert; in der Landwirtschaft aber auch in Form von Hausentbindungen. Die Kinder wiederum wurden im Hinblick auf ihre rassische Wertigkeit gemustert und bei positivem Befund in ein deutsches Kinderheim bzw. eine deutsche Pflegefamilie eingewiesen; bei negativem Befund in ein sogenanntes »Ausländerkinderpflegeheim«. In den schlecht ausgestatteten Heimen starben viele der Kinder an Mangelversorgung und Vernachlässigung.[607]

Die im September 1942 im Wartheland ausgehandelte Zwischenlösung wurde so zwar durch die Entscheidungen auf Reichsebene hinfällig, doch erfüllten die neuen

600 Ein Mitarbeiter des Reichsministeriums des Innern hatte die Einrichtung eines zentralen Entbindungs- und Kinderheims im Generalgouvernement angeregt. Referat IID: Dienstreisebericht über die Besprechungen im Reichsarbeits- und Reichsinnenministerium, 17.-18.9.1942, in: APP, 299 RSH/2198, Bl. 51-58.

601 Vgl. Schmitz: Bericht Besprechung in Leslau am 13.7.1943, Behandlung der aus dem Altreich und dem General-Gouvernement zurückkehrenden Nichtdeutschen, in: APP, 299 RSH/2198, Bl. 101-106.

602 Vgl. ebenda.

603 Vgl. Lehmann, »... stärkste Befürchtungen«.

604 Vgl. Brüntrup, Osteuropäische Zwangsarbeiterinnen.

605 Vgl. Herbert, Fremdarbeiter.

606 Lehmann, »... stärkste Befürchtungen«.

607 Vgl. Reiter, Tötungsstätten für ausländische Kinder; Brüntrup, Verbrechen und Erinnerung.

Regelungen die Forderungen der Verwaltung des Warthelandes. Ebenso konnten sich Hermann Krumey, Leiter der UWZ Litzmannstadt, und Ernst Kendzia mit ihren Forderungen nach einer zentralen Erfassung und Unterbringung aller »Rückkehrer« in einem Lager der UWZ durchsetzen – gemeint waren hier vor allem erkrankte Menschen.[608] Im Mai 1943 erließ Sauckel eine ergänzende Anordnung, nach der alle aus dem »Altreich« als arbeitsunfähig zurückgeschickten Menschen zentral in das UWZ Lager in der Flottwellstraße 4 (ul. Łąkowa) in Litzmannstadt einzuweisen waren.[609] Dies sicherte der UWZ und damit dem Reichssicherheitshauptamt ab 1943 einen weitreichenden Zugriff auf die ins Wartheland zurückkehrenden Arbeitsunfähigen.[610] Mit dieser Anordnung erfüllte sich die Forderung der Abteilung Arbeit nach einer zentralen Erfassung und Unterbringung aller »Rückkehrer« in der Flottwellstraße 4, um ihre Rücksendung zum »Arbeitseinsatz« im »Altreich« sicherzustellen. Ein Mitarbeiter des Gauarbeitsamtes Warthegau bewertete die getroffenen Regelungen im Juli 1943 entsprechend positiv: »Theoretisch kann man mit dieser Regelung durchaus zufrieden sein«, schrieb er, fügte jedoch kritisch hinzu: »wie sieht es aber in der Praxis aus?«[611]

Im Jahr 1943 kehrten 5.338 Arbeitskräfte in den »Warthegau« zurück, das waren 4.391 weniger als noch ein Jahr zuvor. Unter den Zurückgeschickten befanden sich 1.007 Schwangere.[612] Trotz des seit Dezember 1942 geltenden generellen Verbots ihrer Rücksendung hatte demnach der prozentuale Anteil der Schwangeren an den ins Wartheland wegen Arbeitsunfähigkeit abgeschobenen »Fremdarbeiterinnen« gegenüber 1942 sogar noch um 9 % zugenommen. Die absolute Zahl der zurückgeschickten Schwangeren stieg sogar um 76 gegenüber dem Vorjahr. Das Verbot der Rücksendung der Schwangeren hatte offenbar wenig Einfluss auf die Praxis.[613] Dies bemerkte auch das Gauarbeitsamt, das im Februar 1944 schrieb: »Bemerkenswert ist, daß trotz des [...] eindeutig gegebenen Verbots einer Rückführung schwangerer polnischer Arbeitskräfte [...] schwangere Polinnen zurückgeschickt worden sind.«[614] Darüber hinaus setzten sich Arbeitsämter im »Altreich« sowie einige lokale Arbeitsämter im Wartheland über die Verfügung hinweg, alle »Rückkehrer« zentral ins UWZ-Lager in der Flottwellstraße 4 zu schicken. Im Mai 1943 hieß es in einem Bericht, das Lager sei über-

608 Schreiben: Rückkehr nicht einsatzfähiger Polen aus dem Altreich in den Warthegau, 17.12.1942, gez. Krumey, in: APP, 299 RSH/2198, Bl. 90; Schreiben vom 11.1.1943: Rückkehr nicht einsatzfähiger Polen in das Wartheland, gez. Kendzia, in: APP, 299 RSH/2198, Bl. 91

609 Runderlass des GBA, VI2-1940.23/43 v. 5.5.1943, in: APP, 299 RSH/2198, Bl. 66-67.

610 Dienstreisebereich über die Besprechungen, Besichtigungen usw. in Litzmannstadt, 22.-25.5.1943, in: APP, 299 RSH/2198, Bl. 79-81; Dietz: Referat, 21.7.1943, in: APP, 299 RSH/2198, Bl. 98-100.

611 Dietz: Referat, 21.7.1943, in: APP, 299 RSH/2198, Bl. 98-100.

612 Schreiben des Gauarbeitsamtes, 19.2.1944, in: APP, 299 RSH/2198, Bl. 68.

613 Im Verlauf des Jahres 1943 kehrten weniger Schwangere in den Warthgau zurück. Im Januar waren es 222 und im April noch 120. Evtl. wurden die Anweisungen Sauckels nun konsequenter umgesetzt. Vgl. Aktenvermerk: Rückkehr einsatzfähiger Polen aus dem Altreich in die Ostgebiete, 19.2.1944, in: APP, 299 RSH/2198, Bl. 162-164.

614 Schreiben des Gauarbeitsamtes, 19.2.1944, in: APP, 299 RSH/2198, Bl. 68.

haupt nicht belegt und im Juni 1943 seien lediglich rund die Hälfte der »Rückkehrer« ins Lager in Litzmannstadt eingewiesen worden.[615]

Die Möglichkeiten für Frauen, bei einer Schwangerschaft ins Wartheland zurückzukehren und dort ein Zusammenleben mit ihrem Kind durchzusetzen, wie es Marja Z. gelungen war, reduzierten sich mit dem Verbot der »Rückführung« seit Dezember 1942. Sauckels Erlass von Mai 1943 verschärfte die Situation der Schwangeren, die trotz des Rücksendeverbots in das Wartheland kamen. Durch die zentrale Unterbringung erhielten UWZ und Arbeitsamt einen umfassenden Zugriff auf die Frauen und die im Lager geborenen Kinder.[616] Krumey forderte bereits Ende 1942, polnischen »schwangeren Rückkehrerinnen« die Kinder wegzunehmen, diese zu selektieren, die »gutrassigen« in Heimen unterzubringen und alle anderen einer »Sonderbehandlung« zuzuführen, womit er unmissverständlich ihre Ermordung forderte.[617] Ob Krumey seine Vorstellungen hinsichtlich einer Selektion der Säuglinge in der Flottwellstraße umsetzte, kann anhand der vorliegenden Quellen nicht nachvollzogen werden.[618] Seine Forderung zeigt jedoch, dass er die Fürsorge für die Kinder in einen absoluten Bezug zu ihrer »rassischen Wertigkeit« setzte. Die Mütter hingegen sollten insofern versorgt werden, als es notwendig war, ihre Arbeitskraft zu erhalten.

f) Zwischenfazit

Für viele Polen, so der Literaturwissenschaftler Kazimierz Wyka, war das Leben unter Besatzung ein »Leben als ob«.[619] Jede vor dem Krieg alltägliche Handlung konnte kriminalisiert und selbst kleine Regelverstöße mit drakonischen Strafen geahndet werden. Einschüchterungen, Demütigungen und Gewalt wurden unter der Besatzung zu alltäglichen Erfahrungen und zementierten die von den Nationalsozialisten etablierte rassistische Sozialhierarchie – auch in der Geburtshilfe.[620] Dennoch wurden soziale

615 Vgl. Dienstreisebericht über die Besprechungen, Besichtigungen usw. in Litzmannstadt, 22.-25.5.1943, in: APP, 299 RSH/2198, Bl. 79-83; Dietz: Referat, 21.7.1943, in: APP, 299 RSH/2198, Bl. 98-100. Unklar ist, ob das Lager in der Flottwellstraße als ein dauerhaftes Lager eingerichtet werden sollte. Bis Dez. 1942 hatte es im Lager Gesundheitspersonal, darunter auch eine Hebamme gegeben. Im Dezember 1942 wurde das Lager vorübergehend geschlossen, das Personal auf andere Lager verteilt oder auch als Insassen aufgenommen. Vgl. Listen über den Arbeitsstab im Lager Flottwellstraße 4, in: APŁ, L-33644; L-3641.

616 Laut einem Bericht von Mai 1943 befand sich im UWZ-Lager in der Tauentziehenerstraße in Litzmannstadt ein Krankenhaus. Möglicherweise wurden die schwangeren Arbeiterinnen dort entbunden. Vgl. Bericht, Mai 1943, in: APP, 299 RSH/2198, Bl. 79-81.

617 Hermann Krumey: Abschlußbericht über die Arbeit der UWZ für das Jahr 1942, Litzmannstadt, 31.12.1942, in: Bad Arolsen Archives, Verfolgungsmaßnahmen Warthegau, 1.2.7.9/82189500, 691.

618 Umsetzung fand die Selektion der Säuglinge ab 1943 im »Altreich« und in Österreich. Als »gutrassig« klassifizierte Säuglinge wurden in deutsche Heime z. B. der NSV gegeben. Alle als »fremdvölkisch« klassifizierten kamen in »Ausländerkinderpflegeheime«, in denen viele aufgrund der Mangelversorgung starben. Vgl. z. B. Brüntrup, Verbrechen und Erinnerung.

619 Wyka, Leben als ob.

620 Vgl. Borodziej, Soziale und politische Konturen.

Strukturen nicht immer sofort und vollständig zerstört. Individuelle Kontakte bestanden fort, Vertrauen, Misstrauen, Verrat und Solidarität orientierten sich vielfach an gewachsenen Beziehungen und basierten darauf, dass man sich kannte. Die Beziehung zwischen Hebamme und ihrer Klientel war zudem von Leistungserwartungen geprägt, die sich auf die geburtshilfliche Betreuungssituation bezogen.

Die polnisch-christlichen Hebammen hatten ein Doppelmandat zu erfüllen: Wie die deutschen Hebammen waren sie den NS-Gesundheitsbehörden unterstellt und ihnen gegenüber verpflichtet; zudem standen sie weit mehr als die (reichs-)deutschen Hebammen in einem interdependenten Abhängigkeitsverhältnis zu ihrer deutschen und polnischen Klientel. Inwieweit polnisch-christliche Hebammen darüber hinaus Direktiven der polnischen Widerstandsgruppen befolgten, wie dies Włodzimierz Borodziej und Czesław Madajczyk für soziale Interaktionen im Generalgouvernement beschreiben, ließ sich anhand der vorliegenden Quellen nicht nachvollziehen.[621]

In jedem Fall eröffnete das Doppelmandat der Hebammen Handlungsspielräume, erforderte Anpassungen und Kooperationen, ermöglichte aber auch ein an Eigenlogiken orientiertes Handeln. Aufgrund der Kriminalisierung und Entrechtung der polnischen Bevölkerung waren die Grenzen des Handelns für polnisch-christliche Hebammen allerdings eng und wurden mit zunehmender Präsenz deutscher Hebammen weiter eingeschränkt, ihre Interaktionen überwacht und sanktioniert. Dies erforderte von ihnen, Interessen und Risiken ständig gegeneinander abzuwägen. Die weisungsungebundene Tätigkeit der Hebammen in den Wohnungen der Gebärenden ermöglichte es dabei, individuelle Bedürfnisse, Erwartungen sowie Ge- und Verbote des Besatzungsregimes in Absprache mit den Gebärenden und ihren Familien situativ auszutarieren. Die Zugriffe des NS-Regimes konnten zwar nicht ausgehebelt werden, andererseits konnte das NS-Regime das Doppelmandat der Hebammen aber auch nicht auflösen. Handlungsleitende Motive konnten jedoch je nach Situation neu definiert werden. Wenn sich Hebammen und Familien, wie Bronisława Z., Stanisław W. und Henryk B., einig waren, konnten Regelungen und Vorgaben des Besatzungsregimes umgangen werden. Überliefert sind dabei nur die Fälle, in denen der Regelübertritt bemerkt und geahndet wurde.

In einer besonderen Situation befanden sich Polinnen, die zum Arbeitseinsatz ins Deutsche Reich verschleppt worden waren und aufgrund einer Schwangerschaft ins Wartheland zurücktransportiert wurden. Diese Frauen konnten oft nicht auf die Hilfe ihres sozialen Umfeldes zurückgreifen, waren doch Verwandte vielfach ins Generalgouvernement oder ebenfalls zum »Arbeitseinsatz« deportiert worden. Zudem waren die unverheirateten Schwangeren mit sozialer Diskriminierung konfrontiert. Die Frauen waren in besonderem Maße dem Zugriff der NS-Arbeitsbehörden ausgesetzt. Ein Zusammenleben mit ihrem Kind wurde ihnen nicht zugestanden. Ziel war es vielmehr, die Arbeitskraft der Mutter für die deutsche Kriegswirtschaft zu erhalten. Die »Flexibilisierung des Deutschseins« durch die DVL eröffnete jedoch, wie die Geschichte von

621 Vgl. ebenda; Madajczyk, Die Okkupationspolitik Nazideutschlands.

Marja Z. zeigt, Optionen, als neu aufgenommene Volksdeutsche ein Zusammenleben mit dem Kind durchzusetzen.

Verhandlungen zwischen den verschiedenen beteiligten Stellen im Wartheland sowie zwischen Reichsstellen verdeutlichen Aushandlungsprozesse, die den Umgang mit der polnisch-christlichen Bevölkerung und der besonders vulnerablen und zugleich biopolitisch bedeutsamen Gruppe der Schwangeren radikalisierten und ihre Ausbeutung für die Kriegswirtschaft optimierten. Kompromisse zwischen den teilweise widerstreitenden Interessen der NS-Bio- und Rassenpolitik und den kriegsökonomischen Bedarfen bedeuteten für die Schwangeren in der Konsequenz, dass ihre Handlungsoptionen weiter eingeschränkt wurden. Dies geschah z. B., als die Arbeitsbehörden aufgrund der Kriegserfordernisse einen Rückkehrstopp für Schwangere verhängten und diejenigen, die dennoch im Wartheland eintrafen, zentral kasernierten. Überlebenschancen der Kinder verbanden sich mit der ihnen zugesprochenen »rassischen Wertigkeit«.

Die Tätigkeit polnisch-christlicher Hebammen markierte ein Spannungsfeld zwischen arbeitsökonomischen Notwendigkeiten einerseits und biopolitischen und Germanisierungszielen andererseits. Auf die Tätigkeit polnisch-christlicher Hebammen konnte nicht verzichtet werden, gleichzeitig nahmen die deutschen Gesundheitsbehörden, aber auch deutsche Hebammen, sie als eine Bedrohung gesundheitlicher und biopolitischer Ziele, ja als Kontrahentinnen im »Geburtenkrieg« wahr. Die Gesundheitsbehörden unterstellten ihnen, Vorschriften zu missachten und Regelungen zu unterlaufen. Kontrolle und Überwachung polnisch-christlicher Hebammen erschien hier als pragmatischer Kompromiss. Insbesondere bei der Durchführung kriminalisierter Schwangerschaftsabbrüche standen polnische Hebammen unter besonderem Verfolgungsdruck. Dem NS-Regime ging es aufgrund seiner germanisierungs- und biopolitischen Zielvorstellungen darum, Schwangerschaftsabbrüche bei deutschen Frauen zu verhindern. Die deutschen Gerichte begründeten die Urteile gegen polnische Hebammen denn auch mit den Erfordernissen des biologischen »Volkstumskampfes«. Die Strafpraxis weist hier jedoch auf einen Widerspruch zwischen biopolitischen Zielen und Herrschaftssicherung hin: Abtreibungen bei Polinnen wurden als positiv bewertet, um die »biologische Kraft« der Polen im »Geburtenkrieg« zu schwächen. Um Herrschaft zu sichern und »Gefährdungen« von der deutschen Bevölkerung abzuwenden, wurden jedoch polnische Hebammen, auch wenn sie Abtreibungen an polnischen Frauen vornahmen, mit hohen Strafen belegt. Bei der Verfolgung von Schwangerschaftsabbrüchen, insbesondere bei Polinnen, ging es den Besatzungsbehörden weniger darum, diese als solche zu verhindern. So wurde Polinnen der Schwangerschaftsabbruch aus medizinischer oder eugenischer Indikation vielfach gestattet und ab 1943 sogar straffrei gestellt.[622] Die Besatzungsbehörden zielten vielmehr darauf, eigenverantwortlich

622 Die Indikation für medizinische oder eugenische Gründe des Abbruchs musste durch eine ärztliche Gutachterstelle, angesiedelt beim Gesundheitsamt, gestellt werden. In den Unterlagen des Gesundheitsamtes Litzmannstadt finden sich mehrere Listen polnischer und deutscher Frauen, die einen Antrag auf Schwangerschaftsunterbrechung aufgrund einer medizinischen Indikation

durchgeführte Schwangerschaftsabbrüche zu unterbinden, die sich der staatlichen Kontrolle entzogen und in einem oft weiblich dominierten Netzwerk stattfanden. Diese galten den deutschen Behörden als Sicherheitsrisiko und Gefährdung der »deutschen Volkskraft«. Dass deutsche Frauen durch das enge Zusammenleben mit Polinnen jederzeit Zugang zu diesen Netzwerken erhalten konnten, war nicht im Sinne der Behörden.

Für Frauen, die ungewollt schwanger wurden, gestaltete sich der Schwangerschaftsabbruch durch eine Hebamme oft unkompliziert. Sie mussten keinen Antrag bei der ärztlichen Gutachterstelle stellen und sich deren Urteil unterwerfen. Zudem waren die Leistungen der Hebammen billiger als ein Eingriff durch einen Arzt.[623] In den überlieferten Aussagen der vor Gericht angeklagten Frauen finden sich sowohl Versuche, Schwangerschaftsabbrüche abzustreiten, als auch Eingeständnisse und Entschuldigungen. Bei den als Zeuginnen vernommenen Frauen, die einen Schwangerschaftsabbruch hatten vornehmen lassen, fällt auf, dass sie den Eingriff in der Vernehmung häufig mit ihrer individuellen und sozialen Situation begründeten. Während einige Frauen ihre Entscheidung selbstbewusst verteidigten und ihre Handlungsmacht betonten, entwarfen andere eher das Bild einer von außen beeinflussten, wenig aktiven Akteurin.

3. Geburtshilfe zwischen Selbstbehauptung und Massenmord

Am 30. April 1940 wurde das Ghetto Litzmannstadt abgeriegelt. Individuelle Kontakte mit Menschen außerhalb der Absperrungen wurden zunehmend unmöglich.[624] Vor allem in den ersten Monaten gelang es einzelnen Personen noch, die Grenzen des Ghettos zu überwinden und Lebensmittel, Wertgegenstände und Nachrichten hinein und hinaus zu schmuggeln, doch wurden diese Aktivitäten kriminalisiert, verfolgt und hart bestraft.[625] Trotz der Isolation blieben das Ghetto und seine Bewohnerinnen und Bewohner nach der Abriegelung des Gebiets in Litzmannstadt weiterhin sichtbar:[626]

stellten. Die Anträge für polnische Frauen wurden in der Regel genehmigt. Vgl. Verschiedene Listen, 1943-1944, in: APŁ, L-15055; L-31834.

623 So entschied sich eine Frau nach genehmigtem Schwangerschaftsabbruch durch die Gutachterstelle gegen den Eingriff, da sie nicht krankenversichert war und das Geld hierfür nicht aufbringen konnte. Vgl. Hilfsarzt Blumenbach, Bericht über genehmigte bezw. nichtgenehmigte Schwangerschaftsunterbrechungsanträge, 21.6.1943, in: APŁ, L-15055. Vgl. hierzu auch: Usborne, Abtreibungen in der Weimarer Republik.

624 Vgl. Klein, Die »Ghettoverwaltung Litzmannstadt«, S. 83-84. Bis Dezember 1940 arbeiteten einige Menschen außerhalb des Ghettos. Vgl. Löw, Juden im Getto Litzmannstadt, S. 175; 179-180.

625 Vgl. z.B. den Prozess gegen Mojsze Bajgen und Valentina Smietanska, die versuchten, ihre Liebesbeziehung über die Ghettogrenzen hinweg aufrechtzuerhalten, 7.11.1940, in: APŁ, 196/10888. Vgl. auch Prozess gegen Mendel Goldberg (Jude) und Henrika Rybicki (Polin). Frau Rybicki warf Lebensmittel aus dem Fenster ihres Hauses neben dem Ghetto. Goldberg gab ihr hierfür Geld, in: APŁ, L-1300, Bl. 85-95.

626 Sie befanden sich sogar zum Teil in Hörweite. Vgl. Eintrag, 25.7.1941, in: Feuchert/Leibfried/Riecke (Hrsg.), Chronik des Gettos Lodz, 1941, S. 191. Der Stacheldraht wurde allerdings an

Straßenbahnlinien, etwa die Linie 41, fuhren »von der Stadt« aus durch das Ghetto.[627] Der Stacheldrahtzaun und später der Bretterzaun waren nicht blickdicht, so dass man teilweise in das Ghetto hineinsehen konnte; umgekehrt konnten die Eingeschlossenen hinter dem Zaun die Stadt und die Menschen erahnen. Dies eröffnete Möglichkeiten, die eigene Situation einzuordnen. Oskar Rosenfeld notierte 1942:

> »Während Kinder und Greise aus Unrat Erdäpfelschalen etc. suchen, fahren Lastautos mit feinstem Gemüse, Bier, Wein, Orangen, Fleisch durch die Hohensteinerstraße zwischen den Drähten; Kutscher und Chauffeure lustig mit Zigarette im Mund. Deutlich zu sehen: Hunger künstlich! Denn polnischer Bauer produziert.«[628]

Nach der Abriegelung galt es innerhalb des Ghettos Verwaltungsstrukturen zu entwickeln. Mordechai Chaim Rumkowski, der die jüdische Ghettoverwaltung leitete, baute eine differenzierte Administration einschließlich eines Gesundheitswesens auf.[629] Mitte 1940 arbeiteten von den rund 160.000 im Ghetto eingesperrten Menschen 3.500 für die jüdische Ghettoverwaltung, im März 1942 waren es rund 12.000.[630] Zu ihnen gehörten auch in den Krankenhäusern tätige Ärztinnen, Ärzte, Hebammen, Krankenschwestern und Sanitäter. In der ersten Phase des Ghettos hatten die meisten Menschen kaum Kontakt zu deutschen Polizisten oder Mitarbeitern der deutschen Ghettoverwaltung: Mordechai Chaim Rumkowski hatte die Bevölkerung kurz nach der Schließung des Ghettos wissen lassen, dass er von nun an für alle Lebensbereiche zuständig sei. Die jüdische Ghettoadministration wies Wohnungen und Arbeitsstellen zu, bestimmte Essensrationen und erließ Anordnungen und Strafen.[631]

Rumkowski agierte im Ghetto »diktatorisch« und schuf durch verschiedene Kontrollinstanzen ein Überwachungssystem. Um ihn herum bildete sich eine Elite, die das Ghetto nach innen kontrollierte und zahlreiche Privilegien genoss. Gegen sie richtete sich die Kritik der Ghettobewohnerinnen und Bewohner.[632] Rumkowskis Macht innerhalb des Ghettos war nahezu unbegrenzt, doch war er den deutschen Behörden völlig ausgeliefert. Das Ghetto verfügte lediglich über eine »Scheinautomie«.[633]

einigen Stellen nach und nach durch einen Bretterzaun ersetzt, so dass der Sichtkontakt eingeschränkt wurde. Vgl. Bömelburg, Lodz, S. 253-255.

627 Vgl. Cummings, Linie 41, Dokumentarfilm.

628 Rosenfeld, Wozu noch Welt, Eintrag vom 5. August 1942, S. 142.

629 Vgl. Löw, Juden im Getto Litzmannstadt, S. 98-99. Im Warschauer Ghetto baute die TOZ ein Netz medizinischer Versorgung auf. Vgl. Offer, White Coats in the Ghetto, S. 177-198.

630 Vgl. Löw, Juden im Getto Litzmannstadt, S. 100.

631 Vgl. ebenda, S. 100; Alberti, Die Verfolgung und Vernichtung, S. 246-252.

632 Vgl. Löw, Juden im Getto Litzmannstadt, S. 99-105; 128-131. Rumkowskis Rolle wird kontrovers beurteilt. Während einige in ihm einen »Kollaborateur« sehen und ihm vorwerfen, den Deutschen zugearbeitet zu haben, beurteilen andere seine Strategie als in Teilen erfolgreich und betonen die Zwangssituation, in der er sich befand. Vgl. z. B. Polit (Hrsg.), »Meine jüdische Seele fürchtet den Tag des Gerichts nicht«; Unger, Reassessment of the image.

633 Vgl. Löw, Juden im Getto Litzmannstadt, S. 97-98; 124; Klein, Die »Ghettoverwaltung Litzmannstadt«. Vgl. auch: Bethke, Tanz auf Messers Schneide, S. 48-50.

Die systematische Unterversorgung der jüdischen Bevölkerung durch die deutschen Behörden führte im Ghetto zu einem Leben unter extremen Mangelbedingungen. Ab 1942 wurde das Ghetto Litzmannstadt zudem, wie andere Ghettos, immer mehr zu einer »Durchgangsstation« auf dem Weg in die Vernichtungslager. Deportation und Tod stellten eine ständige Bedrohung dar.[634]

In der neueren Forschung werden Ghettos jedoch nicht nur als Orte der Verfolgung und Vernichtung, sondern auch als – wenngleich oft nur temporäre – Überlebensräume und Lebenswelten beschrieben.[635] Versuche der im Ghetto Eingeschlossenen, einen »Alltag im Unalltäglichen« zu organisieren, eine Form von »Normalität« herzustellen, selbstbestimmt zu leben und sich selbst zu behaupten, rückten entsprechend in den letzten Jahren in den Fokus der Forschung.[636]

Schwangerschaft und Geburt als existenzielle Ereignisse und biografische Erfahrungen prägten die Wahrnehmung und das Handeln von Frauen stark. Darüber hinaus hatten diese Ereignisse, verstanden als Zukunft der Familie und des jüdischen Volkes, eine hohe symbolische und religiöse Bedeutung.[637] Das formulierte biopolitische Ziel der Nationalsozialisten, die Geburtenrate innerhalb der jüdischen Bevölkerung zu senken und die Reproduktion zu verhindern, setzte Jüdinnen im gebärfähigen Alter einer doppelten Verfolgung aus: zum einen aufgrund ihrer Klassifizierung als »jüdisch«, zum anderen aufgrund ihres Geschlechts.[638] Zu fragen ist vor diesem Hintergrund nach der Organisation der Geburtshilfe im Ghetto als einer Form der Selbstbehauptung und der Selbsthilfe in einem traditionell weiblichen Aktionsraum.

Im Mittelpunkt des folgenden Abschnitts steht die Hebamme Róża Herszenberg und die Frage, wie sie ihr Leben und ihre Arbeit im Ghetto Litzmannstadt organisierte, mit welchen Bedingungen sie in der Geburtshilfe konfrontiert war. Zentrale Quelle sind die Erinnerungen ihrer Tochter Salomea Kape, die im Alter von 13 bis 18 Jahren im Ghetto Litzmannstadt leben musste. Aus großer zeitlicher Distanz erinnert, reflektiert und beschreibt sie das Leben dort und die geburtshilfliche Praxis ihrer Mutter.[639] Salomea Kapes Erinnerungen beleuchten Aspekte der geburtshilflichen Versorgung im Ghetto, über die andere Quellen kaum Auskunft geben. Dabei war es ihr wichtig, Entscheidungen, Willenskraft und Handlungsmacht ihrer Mutter zu betonen. Durch diese habe sie das Überleben der Familie gesichert. Ergänzend werden im Folgenden Berichte anderer Ghettoinsassen sowie Archivquellen der jüdischen und deutschen Ghettoverwaltung herangezogen.

634 Vgl. Alberti, Die Verfolgung und Vernichtung, S. 3-4.

635 Hier wird Bezug genommen auf das Konzept der Lebenswelt von Edmund Husserl, weiterentwickelt von den Soziologen Alfred Schütz und Thomas Luckmann. Vgl. Bethke, Tanz auf Messers Schneide, S. 31-32.

636 Vgl. Hansen/Steffen/Tauber, Fremd- und Selbstbestimmung.

637 Vgl. Waxman, Women in the Holocaust, S. 30-32; Kinzel, Im Fokus der Kamera, S. 342.

638 Vgl. Waxman, Women in the Holocaust, S. 113; Ringelheim, Women and the Holocaust.

639 Zu Erinnerungsberichten vgl. Platt, Die Erfahrung des Ghettos.

a) Überlebensraum Ghetto? Als Hebamme im Ghetto Litzmannstadt

Das Eingesperrtsein und das Leben in einer Zwangsgemeinschaft bedeuteten einen völligen Bruch mit der Normalität und dem Alltag der Vorkriegszeit.[640] Den Umzug ins Ghetto empfand die jüdische Bevölkerung als katastrophische Zäsur, die das Leben in ein »Vorher« – eine meist als glücklich erinnerte Zeit – und ein »Nachher« – eine erschütternde Gegenwart – teilte.[641] Diesen Bruch, die Ausgrenzung und Entrechtung und die damit verbundenen Gefühle von Trauer, Ohnmacht und Verlust beschrieben Kinder und Jugendliche, die im Waisenhaus in Marysin lebten, in der von ihnen gestalteten Zeitschrift »Nasza Gazetka«.[642] Im Herbst 1940, zum jüdischen Neujahrsfest Rosch ha-Schana, reflektierte Szmulek S. in der »Nasza Gazetka« das erste Jahr unter der Okkupation:

> »Ein Jahr der Verfolgung! Ständiges Aussiedeln und Töten. [...] Die Zeiten der Inquisition sind zurückgekehrt. Die brutale Kraft der Faust herrscht über uns und versucht uns das bei jeder Gelegenheit zu zeigen. Ob es das Schießen auf wehrlose Menschen ist, oder das Aussiedeln und schließlich die Isolation, sind das nicht Beweise dessen?«[643]

Neben Gewalt und Isolation bestimmte der Hunger das Leben im Ghetto. Die den Menschen zugestandene Kalorienmenge bewegte sich an der untersten Grenze des Notwendigen. Zudem waren die gelieferten Lebensmittel meist minderwertig oder sogar verdorben.[644] Salomea Kape erinnerte sich: »My brain was obsessed with one desire: food. Food dominated every minute of my life and I was losing my mind in constant search for bread.«[645]

640 Vgl. Haas, Transformations of the »Private«; Bethke, Tanz auf Messers Schneide, S. 29-30.

641 Vgl. Menzel, »Von jetzt an also ist keine Zeit«; Haas, Vergangenheit erinnern, Zukunft erhoffen.

642 Im Ghetto wurden mehrere Waisenhäuser eingerichtet und in Marysin, das mit Feldern und Gärten ländlich geprägt war, richtete Rumkowski eine Ferienkolonie für Kinder ein. In der »Kinderkolonie« lebten bis zu 3.000 Kinder. Im September 1942 wurden viele der Kinder in Kulmhof ermordet, die Waisenhäuser aufgelöst. Vgl. Löw, Juden im Getto Litzmannstadt, S. 189-191; Bopp/Feuchert/Löw/Riecke/Roth/Turvold (Hrsg.), Die Enzyklopädie des Gettos Lodz/Litzmannstadt, S. 107; FN 289.

643 Szmulek S. zu Rosch ha-Schana: Ohne Titel, in: Naza Gazetka, Nr. 7, Litzmannstadt Getto, 1940, in: AŻIH, 205/326. Ich danke Franziska Rebmann für die Übersetzung des polnischen Originaltextes.

644 Der Stadtmedizinalrat kritisierte, dass Lebensmittellieferungen z.T. nicht ankamen und Juden im Ghetto weniger Lebensmittel erhielten als Polen im Strafvollzug. Vgl. Dr. N.(ieberding) an den Oberbürgermeister, Litzmannstadt, 15.6.1942, in: APŁ, L-15064, Bl. 97-98. Oskar Rosenfeld notierte: »Kalorien! Der Verbrauch von Kalorien betrug in Normaljahren nach deutschen wissenschaftlichen Feststellungen 3.640 Kalorien mit 93 g Eiweiß pro Kopf. Die zugeteilten Rationen bis Herbst 1941 nur 1.300 mit 36 g Eiweiß. Vom Herbst 1941 ab erhielt das Getto – bis auf die geringen Ausnahmen für Arbeiter in den Ressorts – knappe 900 Kalorien mit 25 g Eiweiß pro Kopf.« Rosenfeld, Wozu noch Welt, S. 67-68.

645 Salomea Kape, Brief an Fran, 6.12.2001.

Michael Alberti bezeichnet die chronische Unterversorgung der Ghettoinsassen als »indirekte Vernichtung«, der ein zunächst »latenter«, später »offen gezeigter Vernichtungswille« der deutschen Besatzungsbehörden zugrunde gelegen habe.[646] Gut ein Viertel der Menschen im Ghetto starb bis 1944 an permanenter Unterernährung und Krankheiten wie Tuberkulose und Typhus.[647] Cerka Herszenberg, die Schwiegermutter der Hebamme Róża Herszenberg und Großmutter von Salomea Kape, starb im zweiten Jahr nach der Besetzung.[648]

Neben älteren Menschen starben vor allem Kinder an den Folgen der durch Mangelversorgung gekennzeichneten Lebensbedingungen im Ghetto. Nach einem Bericht des »Jüdischen Unterstützungskomitees« in Warschau betrug die Kindersterblichkeit im Ghetto Litzmannstadt bis zu 80 %.[649] Nach Angaben von Isaiah Trunk[650] waren von Mai bis Dezember 1940 von den in diesem Zeitraum Verstorbenen 12,7 % Kinder unter einem Jahr und 44,8 % über 60 Jahre alt. Im ersten Ghettojahr war der Anteil dieser beiden Gruppen an den Gestorbenen mit zusammen knapp 60 % also überproportional hoch.[651] Die Zahlen zeigen, dass die Rassenpolitik des NS-Regimes bereits vor der Ermordung der Menschen im Vernichtungslager Kulmhof zu einem Massensterben führte.[652] Der Tod der Kinder vor den Eltern durchbrach die erwartete Generationenfolge. Oskar Rosenfeld schrieb in sein Tagebuch:[653]

> »Während in früherer Zeit Geschlecht nach Geschlecht in natürlicher Folge dahinging, übereinstimmend mit den Gesetzen der Natur, mit dem geschichtlichen Bewußtsein, mit der jüdischen Überlieferung, mit der Anschauung der Bibel ›Er ging ein zu seinen Vätern‹, jetzt ein Durcheinander: der Sohn vor dem Vater, der Großvater vor dem Enkel,[654] der Junge vor dem Greis. Absurd, widersinnig, unharmonisch – daher das Chaos in den Gemütern, darum das, was man gottlos nennt. […] Stündlich wird das Mysterium des Todes durch die Brutalität der irdischen Ursachen – Hunger – entweiht.«[655]

Das Zitat spiegelt den tiefgreifenden Bruch zur Vorkriegszeit wider in Bezug auf Lebensrhythmus, Zeitvorstellungen, Erwartungen und Normen des sozialen Zusammenlebens. Die neue Lebenswelt Ghetto erforderte von den Menschen eine Anpas-

646 Vgl. Alberti, Die Verfolgung und Vernichtung, S. 301.
647 Von Mai 1940 bis August 1944 starben ca. 26,7 % der Ghettoinsassen v. a. durch Hunger und Krankheiten. Vgl. ebenda, S. 313.
648 Kape, Kocham twą urodę złą.
649 Vgl. Alberti, Die Verfolgung und Vernichtung, S. 302.
650 Trunk wuchs in Lodz auf und flüchtete zu Beginn des Krieges in die Sowjetunion. Ab 1954 leitete er das YIVO-Archiv in New York. 1962 legte er seine Arbeit über das Ghetto Lodz in Jiddisch vor, die 2006 von Robert Moses Shapiro ins Englische übersetzt herausgegeben wurde. Vgl. Bömelburg, Lodz, S. 421-422; Trunk, Łódź Ghetto.
651 Vgl. Trunk, Łódź Ghetto, S. 219-221.
652 Alberti, Die Verfolgung und Vernichtung, S. 301.
653 Vgl. Menzel, »Von jetzt an also ist keine Zeit«.
654 Der Logik der Passage folgend, müsste es heißen: »der Enkel vor dem Großvater«.
655 Rosenfeld, Wozu noch Welt, S. 78.

sung von Strategien zur Bewältigung des »Alltags« sowie die Herausbildung neuer Wertmaßstäbe zur Bewertung von Verhalten und Handeln.[656] Zugleich knüpften die Menschen jedoch an Vorstellungen und Strategien der Vorkriegszeit an.[657] Familie Herszenberg transferierte ihr Familienmodell zunächst ansatzweise in die neue Lebenswelt Ghetto.

Róża Herszenberg war als Hebamme bereits vor dem Krieg erwerbstätig gewesen und hatte viel Zeit außerhalb ihres Haushaltes verbracht.[658] Im Ghetto unterstützte Calel Herszenberg seine Frau bei der Hausarbeit. Er übernahm die Zubereitung des Essens, während Róża in mindestens Zwölf-Stunden-Schichten im Krankenhaus arbeitete.[659] Diese Hilfe war keineswegs selbstverständlich; Frauen im Ghetto mussten häufig schwere Arbeit in den Fabriken leisten und darüber hinaus allein die Hausarbeit und das ermüdende, zermürbende Schlangestehen für den Bezug von Lebensmitteln und Bedarfsgegenständen übernehmen.[660]

Róża Herszenberg stellte aus Sicht ihrer Tochter im Ghetto, wie schon vor Kriegsbeginn, den emotionalen Mittelpunkt der Familie dar.[661] Sie sorgte dafür, dass Salomea die Zuversicht nicht verlor: »The darkness of the ghetto day was enlightened by the presence of my Mom«.[662] Solidarität innerhalb der Familie konnte das Leben des Einzelnen erträglicher machen und Kraft geben.[663] Salomea meinte:

> »The unity of family in the ghetto was a very important survival factor, more important than in normal times. Divided families disappeared quickly weakened by quarrels about division of food, destroyed by lack of mutual support and rotting inside, alone, in search of self-preservation.«[664]

Ihre Familie und insbesondere ihre Mutter erlebte Salomea als solidarisch und bewertete dies als entscheidenden Überlebensfaktor der Kernfamilie. Sie verwies allerdings ebenso darauf, dass es vielen Familien unter den Bedingungen des Ghettos nicht gelang, solidarisch zu handeln und füreinander zu sorgen. Zerrüttung und Solidarität beschreibt Salomea Kape als Pole, zwischen denen sich Handeln und Interaktionen von Familienmitgliedern im Ghetto bewegen konnten.[665] Infolge von räumlicher Enge

656 Vgl. Bethke, Tanz auf Messers Schneide, S. 30-31.
657 Vgl. z. B. Weitzman/Ofer, The Sequential Development.
658 Salomea Kape: My mother, myself, o. D. Privatbesitz John Kape. Im Vorkriegs-Łódź waren ca. 30 % der jüdischen Frauen erwerbstätig gewesen, viele von ihnen in Heimarbeit. Vgl. Ofer, Cohesion and Rupture.
659 Interview mit Salomea Kape, 18. September 2019.
660 Vgl. Radziszewska, Frauen im Getto Lodz/Litzmannstadt. Begleitet war das Schlangestehen von der Sorge, nach endlosem Warten leer auszugehen. In der »Kolejka« bildete sich die soziale Ordnung ab: »Protektionskinder« mussten nicht warten. Vgl. Bopp/Feuchert/Löw/Riecke/Roth/Turvold (Hrsg.), Die Enzyklopädie des Gettos Lodz/Litzmannstadt, S. 106-107.
661 Salomea Kape, Brief an Fran, 6. 12. 2001, Privatbesitz John Kape.
662 Salomea Kape, E-Mail, November 2012.
663 Löw, Juden im Getto Litzmannstadt, S. 381-386.
664 Salomea Kape, My mother, myself, o. D., Privatbesitz John Kape.
665 Vgl. z. B.: Haas, Das Private im Ghetto, S. 261-263.

und Verlust der Privatsphäre konnten sich Eheprobleme bis hin zur Scheidung verschärfen.[666] Insbesondere der permanente Hunger provozierte verzweifeltes Handeln.

> »Hunger changed some of us into monsters, that wouldn't have been awakened in normal life; hunger transformed us into monsters who stole bread from children. Some of us became informators for the Gestapo or corrupted officials in ghetto administration for bread and better food rations«, erinnerte sich Salomea Kape.[667]

Idealvorstellungen wie die der fürsorglichen jüdischen Mutter und des Vaters als Ernährer und Beschützer der Familie gerieten unter den Bedingungen des Ghettolebens ins Wanken.[668] Die Ghettofamilie wandelte sich, so Isaiah Trunk, zu einer Art »Arbeitszelle«, in der jeder, auch die Kinder, für das eigene Überleben arbeiten musste.[669] Solidarität und gegenseitige Fürsorge waren unter diesen Bedingungen im familiären Rahmen, der nach bürgerlichen Vorstellungen idealtypisch einen gewissen Schutzraum für die einzelnen Mitglieder vor äußeren Zugriffen bieten sollte, nicht immer möglich.[670]

Doch gibt es auch zahllose Beispiele für aufopfernde Hilfeleistung. Es waren häufig Frauen wie Róża Herszenberg, aber auch Kinder, die im Ghetto, traditionelle Geschlechter- und Alterszuschreibungen überschreitend, das Überleben der Familie sicherten, z.B. durch Schmuggel, soziale Kontakte oder auch emotionale Stärke.[671] Salomea Kape berichtete: »My mother shared with me her daily ration to silence the hungry voices in my head.«[672] Salomea schämte sich jedoch teilweise, das Essen anzunehmen: »I avoided looking at my mother's skeletal face and watery bags under her eyes when she gave me a part of her bread ration.«[673]

Im Oktober 1941 wurden die Schulen, die eine Vielzahl der Kinder und Jugendlichen, so auch Salomea Kape, besucht hatten, geschlossen.[674] In den Räumlichkeiten wurden die etwa 20.000 deportierten Juden aus Prag, Wien, Berlin, Hamburg und anderen Städten untergebracht. Zudem wurden ab Herbst 1941 insgesamt etwa 18.000 Men-

666 Vgl. z.B. Sierakowiak, Das Gettotagebuch. Vgl. auch: Ofer, Cohesion and Rupture; Haas, Das Private im Ghetto, S. 261-302; Radziszewska, Frauen im Getto Lodz.

667 Salomea Kape, Brief an Fran, 6.12.2001, Privatbesitz John Kape.

668 Ofer, Die Belagerung der Mutterschaft; Ofer: Motherhood under Siege.

669 Vgl. Trunk, Łódź Ghetto, S. 299. In der Enzyklopädie heißt es unter »Familienleben«: »Das sociale Millieu einer durch und durch geregelten Wirtschaft, in der jeder einzelne in gleicher Weise seine Rechte und Pflichten zugeteilt erhält, schwächt die Autorität der Eltern so weit, dass von einer geregelten Erziehung kaum mehr die Rede sein kann. Wie oft kommt es vor, dass unmündige Kinder wirtschaftlich für die Erhaltung des Familienkollektivs wichtiger sind, als die Eltern.« Bopp/Feuchert/Löw/Riecke/Roth/Turvold (Hrsg.), Die Enzyklopädie des Gettos Lodz/Litzmannstadt, S. 67-68.

670 Vgl. z.B. Budde, Das Öffentliche des Privaten.

671 Vgl. Ofer, Die Belagerung der Mutterschaft; Löw, Juden im Getto Litzmannstadt, S. 172-174.

672 Salomea Kape: The Odyssey of a Polish Jew, 7.4.2008, unveröffentlichtes Manuskript.

673 Salomea Kape: My mother, myself, o.D., Privatbesitz John Kape.

674 Die jüdische Ghettoverwaltung richtete 45 Schulen ein, in denen 648 Lehrer arbeiteten. Vgl. Hanna Schmidt-Holländer, Reinstating Normality. The Stabilizing Function of School in Jewish Ghettos.

schen aus den kleineren Ghettos im Wartheland »eingesiedelt«, die ebenfalls Wohnraum benötigten.[675] In den ohnehin dicht belegten Wohnungen mussten die Menschen nun noch enger zusammenrücken. In der Wohnung der Familie Herszenberg wurden ein alleinstehender Mann aus Wien und eine vierköpfige Familie einquartiert. Bis zu diesem Zeitpunkt war die Wohnung ein mehr oder weniger privater Raum der Familie Herszenberg gewesen, ausgestattet mit ihren gewohnten Einrichtungsgegenständen. Diesen Raum musste sie nun mit unbekannten Menschen teilen. Der Verlust der Privatsphäre gestaltete sich, wie Salomea Kape andeutete, insbesondere für die beiden Familien, die im einzigen Wohnraum der Wohnung zusammenleben mussten, konfliktreich.[676]

Salomea Kape arbeitete nach der Schließung der Schule wie die Erwachsenen.[677] Arbeit war im Ghetto existenziell, denn nur wer arbeitete, erhielt eine Extraportion Suppe im Arbeitsressort und Geld, um die über Lebensmittelmarken zugeteilten Essensrationen für sich und Familienangehörige zu kaufen.[678] »Without work one would die of hunger or be deported«,[679] stellte Salomea Kape fest. Insbesondere für Frauen war es jedoch in der Anfangszeit des Ghettos nicht leicht, Arbeit zu finden. Im Juni 1940 verfügten lediglich 7.000 Personen über einen Arbeitsplatz im Ghetto.[680] Erst im Spätsommer 1940 folgten die Verantwortlichen der deutschen Stadt- und Gauverwaltung Rumkowskis Vorschlag, Werkstätten zu errichten und die Ghettobevölkerung für ihren Lebensunterhalt arbeiten zu lassen. Zu diesem Zeitpunkt hatte sich bei den Verantwortlichen die Erkenntnis durchgesetzt, dass das Ghetto keine vorübergehende Einrichtung war.[681] Rumkowski wiederum war sich sicher, dass die »wirtschaftliche Lebensfähigkeit«, ja das Überleben der jüdischen Bevölkerung nur durch Arbeit gesichert werden könne.[682] Bis Dezember 1940 errichtete die jüdische Verwaltung 17 Werkstätten. Als das Ghetto 1942 mehr und mehr in ein reines

675 Zudem wurden ca. 5.000 Sinti und Roma ins Ghetto gebracht. Mit der »Einsiedlung« stieg die Einwohnerzahl des Ghettos von 144.000 im Oktober 1941 auf rund 164.000. Alberti, Die Verfolgung und Vernichtung, S. 393-400. Wohnraum und Nahrungsmittel wurden knapper. Die Deportationen fanden im zeitlichen Kontext des Übergangs zur systematischen physischen Vernichtung der jüdischen Bevölkerung statt und stellten für das Ghetto Litzmannstadt eine Zäsur dar. Vgl. Löw, Juden im Getto Litzmannstadt, S. 194-206.

676 Zu räumlicher Enge und Konflikten im Zusammenleben im Hinblick auf Schaffung und Gestaltung privater Sphäre wie auch des Übergangs vom öffentlichen Raum der Straße in den privaten der Wohnung vgl. Haas, Das Private im Ghetto, S. 161-167; 204-206.

677 Vgl. Kape, Work Makes You Free, S. 25-34.

678 Vgl. Löw, Arbeit in den Gettos. Oskar Singer berichtet z. B. über einen Hamburger Rechtsanwalt, dem, als er einmal zu spät zum Dienst erscheint, durch seinen Vorgesetzten die Suppe entzogen wird. »Das heißt also: Todesurteil wegen Verspätung im Dienst! [...] Wer einem Menschen im Getto für irgend einen Verstoss und sei er noch so schwerwiegend, die Suppe entzieht, ist ein brutaler Geselle.« Zitiert nach: Feuchert/Leibfried/Riecke/Baranowski/Radziszewska/Wozniak (Hrsg.), Oskar Singer. »Im Eilschritt durch den Gettotag ...«, S. 53.

679 Kape, Work makes you free, S. 25-34.

680 Steinert, Holocaust und Zwangsarbeit, S. 125.

681 Alberti, Die Verfolgung und Vernichtung, S. 237-255.

682 Vgl. ebenda, S. 228-229.

Zwangsarbeitslager umgebaut wurde und die Anzahl der Beschäftigten auf 53.000 (bis März 1942) und die der Werkstätten auf 120 (bis 1943) anwuchs, mussten alle Frauen sowie Kinder arbeiten.[683]

Róża Herszenberg gehörte zu den 47% der Frauen, die 1940 über eine Arbeitsstelle im Ghetto verfügten.[684] 53% der Frauen waren arbeitslos und entweder auf den Verdienst eines anderen Haushaltsmitglieds oder aber auf die seit September 1940 von Rumkowski initiierte Wohlfahrtsunterstützung angewiesen.[685] Diejenigen, die wie Róża Herszenberg eine Stelle bei der jüdischen Ghettoverwaltung innehatten, bezeichnete Oskar Rosenfeld als »die Bevorzugten«.[686] Mitglieder der jüdischen Verwaltung, Ärzte und Krankenschwestern erhielten zudem hin und wieder zusätzliche Essensrationen.[687] Helena Bergson (1921-2013), die im Krankenhaus I als Krankenschwester und Kollegin von Róża Herszenberg arbeitete, erzählte rückblickend im Interview:

> »Die Arbeit im Krankenhaus hatte einen Vorteil: Wir bekamen eine Suppe ein Mal pro Tag, dazu kamen noch die ›Hungerrationen‹ (racje głodowe). Wir pflückten auch weißen Gänsefuß, alles, was unter Sträuchern oder am Zaun wuchs. [...] Auf diese Art und Weise ernährten wir uns zusätzlich.«[688]

Neben der täglichen Suppe und den unregelmäßig zusätzlich zugeteilten Nahrungsmitteln bot die Tätigkeit im Krankenhaus Zugang zu sauberem Wasser und Hygieneartikeln.[689] Eine Krankenschwester, die in Theresienstadt im Krankenhaus arbeitete, berichtete: »Because I was in the hospital, I could take better care of myself ... I could take a shower every day.«[690] Die sinnstiftende Tätigkeit gab zudem in der Brutalität des Ghettoalltags Hoffnung und bot die Chance, den mörderischen Bedingungen etwas entgegenzusetzen und zumindest eine Zeitlang das Überleben der Patienten zu sichern.[691]

Ärzte, Hebammen und Krankenpfleger kamen durch den Mangel an Medikamenten, Verbandsmaterialien und medizinischen Geräten jedoch immer wieder an ihre

683 Vgl. Unger, The Status and Plight. Seit Juli 1941 mussten sich Frauen ab 17 Jahren, die Unterstützung von der jüdischen Gemeinde erhielten, beim Arbeitsamt registrieren. Vgl. Eintrag, 31.7.1941: Frauen an die Arbeit, in: Feuchert/Leibfried/Riecke (Hrsg.), Chronik des Gettos Lodz, 1941, S. 206. 1942 gab es 74 Ressorts. Vgl. Steinert, Holocaust und Zwangsarbeit, S. 125.

684 Unger, The Status and Plight.

685 Ebenda.

686 Vgl. Rosenfeld, Wozu noch Welt, S. 68.

687 Auch Arbeiter erhielten teilweise zusätzliche Rationen. Vgl. Feuchert/Leibfried/Riecke (Hrsg.), Chronik des Gettos Lodz, 1941, S. 343, FN 27.

688 Helena Bergson, Interview. Im Internet ist die deutsche Übersetzung von Jolanta Sobońska nicht mehr auffindbar. Ein Ausdruck der Übersetzung liegt der Autorin vor.

689 Ärzte, Pflegepersonal und Kranke erhielten z.T. »Extrarationen«. So war eine Lieferung von Käse im Mai 1941 ausschließlich für die Krankenhäuser bestimmt. Vgl. Mitteilung vom 8.5.1941, in: APŁ, L-22141.

690 Anonymer Brief an »International Council of Nurses Office, The Czechoslovakian Nurses and Health Staff During the War and Occupation«, o.D., zitiert nach: Brush, Caring for Life, S. 72.

691 Vgl. ebenda; Bergen, What Do Studies of Women.

Grenzen.[692] Helena Bergson beschrieb die Arbeitssituation im Krankenhaus: »Am Anfang verfügten wir über ausreichend viele Medikamente und Verbände, aber nach und nach wurde es schlimmer.«[693]

Der Mangel an Medikamenten hatte System. Ein Mitarbeiter des Gesundheitsamtes prüfte zusammen mit der Gestapo alle Arzneimittelbestellungen aus dem Ghetto und nahm Kürzungen vor, speziell bei den Medikamenten, die für die deutsche Bevölkerung knapp zu werden drohten.[694] So monierte im August 1943 in Litzmannstadt selbst der deutsche Stadtarzt Wiedenbrüg den Mangel an Medikamenten im Ghetto und insbesondere an Betäubungsmitteln, beispielsweise für Narkosen.[695] In größeren Mengen hatte hingegen kurz zuvor die Firma Reichelt aus Litzmannstadt abgelaufene Medikamente und solche mit »mindestens sehr zweifelhafter« Wirkung ins Ghetto geliefert.[696] Zwar gab es für diese Medikamente keine Bestellung, dennoch waren sie vom Ghettokonto bezahlt worden. Wiedenbrüg warf der Firma vor, »ein unlauteres Geschäft« zu betreiben, konnte dies jedoch nicht beweisen.[697] Konsequenzen hatte der Fall für die Firma Reichelt, die in Litzmannstadt eine Monopolstellung hinsichtlich der Auslieferung von Medikamenten innehatte, keine.[698]

Salomea Kape erzählte, dass im Krankenhaus nicht immer geholfen werden konnte. Wer beispielsweise krank vor Hunger war, sei gar nicht erst aufgenommen worden. Hilfe gegen den Hunger gab es auch im Krankenhaus nicht.[699] Die Ärzte mussten aufgrund knapper Ressourcen entscheiden, wer ein Bett bekam und wem sie Medikamente verabreichten.[700]

Vertreter der Stadtverwaltung, aber auch deutsche Polizei und Gestapo wagten sich in der Anfangszeit des Ghettos nur selten in die Krankenhäuser, so Salomea Kape: »Hospitals were rarely inspected by German authorities for their obsessive fear of infectious disease.«[701] Im Hinblick auf Deportation und Ermordung von Krankenhauspatienten hob sie allerdings ergänzend hervor: »Hospitals in the ghetto were never a safe place for sick people because one never knew which way the death would enter – as a merciful angel putting an end to a tortured life or as the diabolic assassination by exhaust gas in a truck.«[702]

692 Vgl. Löw, Juden im Getto Litzmannstadt, S. 177-178.
693 Interview mit Helena Bergson.
694 Dr. Ro(sek) an Dr. Wi(edenbrüg), betr. Arzneimittelversorgung des Gettos, 25.5.1943, in: APŁ, L-15064, Bl. 109. Vgl. auch Löw, Juden im Getto Litzmannstadt, S. 178.
695 Schreiben des Stadtarztes Wiedenbrüg an den Oberbürgermeister, 10.8.1943, in: APŁ, L-15064, Bl. 107-108.
696 Ebenda.
697 Ebenda.
698 Dr. Ro. an Dr. Wi., betr. Arzneimittelversorgung des Gettos, 25.5.1943, in: APŁ, L-15064, Bl. 109.
699 Interview mit Salomea Kape, 19. September 2019.
700 Rosenfeld, Wozu noch Welt, S. 77-78. Vgl. auch: Löw, Juden im Getto Litzmannstadt, S. 179.
701 Salomea Kape, E-Mail, November 2012.
702 Ebenda.

Die von Kape beschriebene ausweglose Situation betraf in Litzmannstadt die Patienten der Nervenheilanstalt des Poznanski-Hospitals im März 1940 kurz vor der Verlegung der Klinik ins Ghetto, die des Krankenhauses für Geisteskranke in der ul. Wesoła im Juli 1941 sowie diejenigen, die im September 1942 ins Vernichtungslager Kulmhof deportiert wurden.[703]

Ärzte und Hebammen, die im Ghetto wohnten, waren nicht ausschließlich in den Krankenhäusern tätig. Vielmehr machten sie auch Hausbesuche, beispielsweise als Mitarbeiter der Rettungsbereitschaft. Das war jedoch gefährlich: Immer wieder wurden Menschen, die sich in der Nähe des Ghettozaunes oder auf einer der Brücken aufhielten, von den deutschen Wachposten erschossen.[704] »The guards liked to shoot Jews crossing the bridge; it was like aiming at the birds. I was always frightened while walking on the bridge«, erinnerte sich Salomea Kape.[705]

Besondere Mützen in gelber Farbe oder mit farbigen Zeichen, beispielsweise rote Streifen für Ärzte und Sanitäter, sollten das medizinische Personal vor allem während der Sperrzeit von 19.00 bis 7.00 Uhr schützen und ihnen erlauben, dem Ghettozaun nahezukommen, ohne »aus Versehen« erschossen zu werden.[706] Die Tätigkeit als Hebamme und Arzt bedeutete insofern, mehr Bewegungsfreiheit innerhalb des Ghettos zu haben. Wie Pola Krongold, die im Ghetto in Ostrowo eingesperrt war, berichtete, leisteten Ärzte und Hebammen aus Litzmannstadt zudem Geburtshilfe in den kleineren Ghettos des Warthelandes.[707]

Die Tätigkeit als Hebamme im Ghetto Litzmannstadt und die medizinische Versorgung anderer konnten »soziales Kapital« darstellen und zu »protekcja« verhelfen, wie Salomea Kape es anhand der Verhaftung ihres Vaters schilderte. Im Zuge ihrer Suche nach Wertgegenständen verhaftete die Kripo Calel Herszenberg.[708] Die mit der Besatzung begonnene Ausplünderung der jüdischen Bevölkerung setzten die deutschen Behörden nach der Abriegelung des Ghettos systematisch fort: Lebensmittel, Medikamente, Verbandsmaterial, Brennholz und jeglichen anderen Bedarf des Ghettos lieferten sie innerhalb der ersten Wochen und Monate nur im Tausch gegen Bargeld, Schmuck und andere Wertsachen. Auf diese Weise wollten sie »die von den Juden gehamsterten und versteckten Sachwerte restlos herausholen«, wie es Regierungspräsident

703 Vgl. Eintrag, 28.7.1941: Abtransport der Geisteskranken und Eintrag 29.-31.7.1941: Abtransport der Geisteskranken, in: Feuchert/Leibfried/Riecke (Hrsg.), Chronik des Gettos Lodz, 1941, S. 201; 203-204; Trunk, Łódź Ghetto.

704 Allein in einer Woche im Juli 1940 wurden sieben Personen am Ghettozaun erschossen, teilweise aus 80 m Entfernung, darunter auffällig viele Jugendliche. Vgl Schreiben des Ältesten der Juden, 21.7.1940, in: APŁ, L-15065, Bl. 139.

705 Kape, Work makes you free, S. 25-34.

706 Vgl. Löw, Juden im Getto Litzmannstadt, S. 175; Alberti, Die Verfolgung und Vernichtung, S. 162. Vgl. auch: Schreiben der Schutzpolizei, 30.7.1940, in: APŁ, L-15065, Bl. 159.

707 Pola Krongold erwähnt dies beiläufig. Der Interviewer fragt leider nicht weiter nach der anwesenden Hebamme, sondern lediglich nach dem Arzt. Pola Krongold, Interview, in: Visual History Archive online, USC Shoah Foundation.

708 Es war nicht zu rekonstruieren, wann Calel Herszenberg verhaftet wurde. Salomea Kape erinnerte sich jedoch, dass es nach der »Sperre«, also nach Herbst 1942, gewesen sein muss.

Friedrich Uebelhör ausdrückte.[709] Die Fahndung nach Wertsachen ging auch weiter, nachdem das Ghetto ab Herbst 1940 in erster Linie durch die Produktion von Gütern für deutsche Firmen und die Wehrmacht finanziert wurde. Die deutschen Behörden verfolgten das Prinzip, den Aufwand für Ernährung, Verwaltung und Bewachung des Ghettos für die deutsche Seite möglichst »kostenneutral« zu gestalten.[710] Deutsche Kripo und Gestapo, unterstützt durch ein jüdisches Sonderkommando, fahndeten im Ghetto nach Wertgegenständen, verhörten Menschen und durchsuchten Wohnungen. Gefundene Wertgegenstände wurden »konfisziert«, außerhalb des Ghettos verkauft und dem »Ghettokonto« gutgeschrieben.[711]

Nachdem die deutschen Kripobeamten Calel Herszenberg »verhört« und aus ihm herausgepresst hatten, wo sich sein gespartes Geld befand – er verfügte über ein paar Tausend polnische Złoty, die er hinter der Tapete versteckt hatte –, führten sie ihn in die Wohnung seiner Familie. Salomea wurde Zeugin und erkannte einen der Kripobeamten. Er war Volksdeutscher. Aus einer jüdisch geprägten Kleinstadt nahe Lodz stammend, sprach er jiddisch und hatte viele jüdische Bekannte. Den Erinnerungen von Salomea Kape zufolge, horchte er als Kripobeamter seine ehemaligen Nachbarn aus und spürte Verstecke von Wertsachen auf. Über die »Durchsuchung« ihrer Wohnung berichtete Salomea:

> »My father's face was bluish, with two slits of eyes and an open wound where once had been his nose. He could only mumble for his lips were swollen and his gums were bleeding. […] The zlotys he gave the Nazis made them furious. The hunchback kneed my father in the groin, struck him in the pulp of his face and lowered him to the floor stomping on him with the heel of his foot. His footwork was like a ritual dance and I couldn't look anymore.«[712]

Die Kripo fand jedoch keine weiteren Wertgegenstände. Kurzerhand nahmen die Beamten Calel Herszenberg mit ins »Rote Haus«, den Sitz der deutschen Kripo auf dem Ghettogelände. Im Ghetto war dieses Haus als Folterkammer berüchtigt, die kaum jemand lebend verließ.[713] Als Róża Herszenberg von der Verhaftung ihres Mannes hörte, bat sie einen Bekannten, der zur »Ghettoelite« zählte, um Hilfe.[714] Kurz zuvor hatte Róża Herszenberg die Frau dieses Mannes entbunden. Über den Kontakt gelang

709 Uebelhör, Schreiben vom 10.12.1939, zitiert nach: Alberti, Die Verfolgung und Vernichtung, S. 150. Auf das Verfahren zur Finanzierung einigten sich Vertreter des Warthegaus Anfang April 1940 mit dem Reichsministerium des Innern. Vgl. ebenda, S. 110-111; 158-159.

710 Vgl. ebenda; Klein, Die »Ghettoverwaltung Litzmannstadt« 1940-1944, S. 110-122.

711 Vgl. Löw, Juden im Getto Litzmannstadt, S. 108-109. Parallel richtete die jüdische Ghettoverwaltung »Ankaufstellen« für Wertgegenstände ein. Vgl. Alberti, Die Verfolgung und Vernichtung, S. 218-227. Vgl. auch: Bethke, Tanz auf Messers Schneide, S. 104-105.

712 Salomea Kape: The Unforgotten, in: The Hidden Child, Vol. XX, 2012, S. 23-24.

713 Vgl. Podolska, Traces of the Litzmannstadt Getto.

714 Um Rumkowski gab es eine Gruppe, die im Ghetto gehobene Stellungen bekleidete. Auf diese Weise bildete sich im Ghetto eine soziale Ordnung mit eigenen sozialen Hierarchien heraus. Vgl. Löw, Juden im Getto Litzmannstadt, S. 98.

es ihr schließlich, Calel Herszenberg schwer misshandelt, aber lebendig aus dem »Roten Haus« zu befreien.[715] Als Hebamme kam Róża Herszenberg in Kontakt mit Menschen, die im Ghetto unterschiedliche Positionen innehatten. Sie setzte diese Kontakte ein, um ihren Mann zu retten.[716]

Darüber hinaus konnte Róża Herszenberg auf Kontakte aus der Vorkriegszeit zurückgreifen, hatte sie doch in Bałuty als Hebamme gearbeitet und kannte durch ihre Arbeit viele Familien. Nach der Schließung der Ghetto-Schulen im Oktober 1941 musste sich Salomea Kape eine Arbeitsstelle suchen. Sie fand zunächst keine. Als sie mit ihrer Mutter darüber sprach, meinte diese: »I know the manager of a coat factory. I delivered his baby before the war when he was a poor tailor and now, only God knows how, he became a director of a workshop and he's an important fish in the ghetto's dirty waters«.[717]

Dank der Beziehungen der Hebamme erhielt Salome Kape die Arbeitsstelle in der Gummimantelfabrik. Die Vertrauensstellung, die sich Róża Herszenberg in der Vorkriegszeit innerhalb der Bevölkerung erarbeitet hatte, half ihr offenbar auch im Ghetto weiter.

b) Geburten in lebensfeindlichem Umfeld

Im Ghetto lebten im Juni 1940 mehr Frauen (54 %) als Männer (46 %). Insbesondere in der Altersgruppe der 20- bis 40-Jährigen dominierten die Frauen mit rund 58 %. Zu dem Zeitpunkt, als das Ghetto abgeriegelt wurde, hatte etwa ein Drittel der jüdischen Bevölkerung die Stadt verlassen, die meisten davon Männer.[718] Die Frauen entschieden sich eher zum Bleiben, da sie z. B. kleine Kinder versorgten oder sich für ältere Angehörige verantwortlich fühlten, für die eine Flucht nur schwer möglich war.[719]

Männer und Frauen litten unter den Lebensbedingungen im Ghetto; Frauen gelang es jedoch teilweise besser, sich im Alltag zu behaupten.[720] Im Ghetto Litzmannstadt hatten Frauen statistisch eine höhere Überlebenschance. 1940 starben fast gleich viele Männer wie Frauen. 1941 und 1942, als die Lebensmittelversorgung immer prekärer wurde, betrug der Anteil der Männer an den insgesamt Gestorbenen rund 60 %.[721]

715 Vgl. Interview mit Salomea Kape, 20.9.2019, Sprachmemo 5.
716 »Protecja« konnte lebensrettend sein. Vgl. Löw, Juden im Getto Litzmannstadt, S. 179.
717 Kape, Work makes you free, S. 25-34.
718 Vgl. Radchenko, Getrennte jüdische Familien.
719 Vgl. Unger, The Status and Plight.
720 Vgl. Preiss, Women's Health in the Ghettos of Eastern Europe. Frauen knüpften u. a. häufiger überlebenswichtige soziale Kontakte über die Familie hinaus. Vgl. Hájková, Strukturen weiblichen Verhaltens.
721 Bis Mitte 1940 erhielten die Menschen im Ghetto ca. 1.800 Kalorien täglich, Ende 1941 nur noch 700 bis 900. Vgl. Steinert, Holocaust und Zwangsarbeit, S. 121. Männer mussten meist schwerer arbeiten. Zudem hatten Frauen bereits vor dem Krieg eine höhere Lebenserwartung. Vgl. Unger, The Status and Plight.

Schwangerschaft und Geburt stellten für Frauen unter den Lebensbedingungen im Ghetto jedoch ein besonderes geschlechtsspezifisches Risiko dar.[722] Rund 1,8 % der im Krankenhaus I betreuten Mütter starben im Jahr 1940 (August bis Dezember) während der Entbindung oder im Wochenbett.[723] Unterernährung, fehlende Medikamente und mangelnde Hygiene verursachten die hohen Todesraten. Im Vergleich dazu starben in den 1920er Jahren in Warschau etwa 0,6 % der Mütter während oder nach der Geburt.[724]

Schwangerschaft und Geburt konnten aber auch Hoffnung geben, Freude bedeuten und den Verlust von Angehörigen kompensieren. Die Sorge für ein Kind konnte im Ghetto Halt geben und den Überlebenswillen stärken.[725] Abraham Sutzkever[726] schrieb: »Wenn die jüdische Frau darum kämpfte, im Getto ein Kind zu gebären, war es auch Trost für die umgekommenen Eltern, den ermordeten Mann. Es sollte das Weiterleben des Volkes und seine Zukunft stützen.«[727]

Schwangerschaft, Geburt und Kinder konnten insofern einen hohen emotionalen und symbolischen Wert haben. Sie ließen auf eine Zukunft, auf ein Überleben hoffen und wiesen damit einen Weg aus der katastrophalen Gegenwart. Stolz, Glück und emotionale Verbundenheit strahlt auch die Mutter in der Interaktion mit ihrem Kind auf dem folgenden Bild aus. Wie der Unterschrift zu entnehmen ist, zeigt das Bild die Familie eines Polizisten im Ghetto Litzmannstadt. Polizisten gehörten zur »Ghettoelite«. Ihre Familien waren oft besser mit Lebensmitteln versorgt als die übrige Bevölkerung und genossen Privilegien. So könnte auch diese Aufnahme in einem Garten in Marysin entstanden sein, wo viele Angehörige der »Ghettoelite« lebten.[728]

Das Foto wurde von Henryk Ross (1910-1991) aufgenommen. Ross war einer der Fotografen des Ghettos.[729] Er arbeitete in der Statistischen Abteilung der Ghettoadministration und hatte den Auftrag, Bilder für die Kennkarten der Ghettoinsassinnen

722 Vgl. Waxman, Women in the Holocaust, S. 30-32; Preiss, Women's Health in the Ghettos of Eastern Europe.

723 Der Anteil der gestorbenen Mütter bezieht sich auf die in der Gynäkologischen Wöchnerinnenanstalt aufgenommenen Wöchnerinnen. Dies waren von Aug. bis Dez. 1940 622. Vgl. Statistik der gynäkologische Wöchnerinnenanstalt, August 1940-Dezember 1940, in: APŁ, L-19381.

724 Liszba urodzin i zgonów, Łodzkie, 1937/38, AAN, 813-2.

725 Waxman, Women in the Holocaust, S. 31-32.

726 Abraham Sutzkever (1913-2010) studierte am Jüdischen Wissenschaftlichen Institut in Wilna (YIVO). Als Mitglied einer Partisanenbrigade brachte er Bilder, Bücher und Dokumente des YIVO-Instituts ins Ghetto Wilna. Nach Kriegsende wurde das gerettete Kulturgut ins YIVO-Institut nach New York überführt. 1943 flohen Sutzkever und seine Frau in die Wälder. Der russische Schriftsteller Ilja Ehrenburg ließ Sutzkever von sowjetischen Partisanen nach Moskau bringen. 1947 wanderten Sutzkever und seine Frau nach Israel aus, wo er 2010 starb. Vgl. Sabin, Beschützer des jiddischen Wortes.

727 Abraham Sutzkever, Wilner Getto. 1941-1944, Zürich 2009, S. 57.

728 Ross porträtierte Menschen im Ghetto. Vgl. Kinzel, Im Fokus der Kamera.

729 Neben ihm arbeiteten Mendel Grosman und Lajb Maliniak als Fotografen im Ghetto. Alle drei waren im »Photografischen Referat« der Statistischen Abteilung tätig. Zusammen erstellten sie ein umfassendes Bildarchiv des Lebens im Ghetto und seiner Bevölkerung. Vgl. Kinzel, Der Blick auf den Menschen.

und Ghettoinsassen zu machen. Darüber hinaus dokumentierte Ross das Leben im Ghetto und porträtierte die Menschen, um der Nachwelt ein Zeugnis zu hinterlassen. Im Gegensatz zu den Bildern, die die deutschen Besatzer von den Menschen im Ghetto anfertigten, sind die Aufnahmen von Henryk Ross als »Selbstrepräsentationen der Abgebildeten« zu lesen.[730] Ross porträtierte zahlreiche Angehörige der »Ghettoelite« und ihre Familien. Typisch für diese Portraits ist, dass sie – wie auch dieses Bild – wenig auf das Leben im Ghetto, auf Not, Mangel, Ausgrenzung und Gewalt verweisen, sondern vielmehr familiäre Vorkriegsinszenierungen zitieren und aus dem Ghettoalltag hinauswiesen. Tanja Kinzel interpretiert diese Aufnahmen daher als »Symbol für die Hoffnung für eine Zukunft der eigenen Familie und der jüdischen Gemeinschaft«.[731]

Die Kindersterblichkeit im Ghetto Litzmannstadt war indes hoch. Von den 828 in der Zeit von Mai bis Dezember 1940 geborenen Kindern starben 327 (40 %) kurz nach der Geburt.[732] Die Unterernährung der Mütter und die damit zusammenhängende unzureichende Milchbildung waren zentrale Gründe. Andere Säuglingsnahrung war kaum verfügbar.[733] Zudem stieg der Anteil der Totgeburten: von 6 % in der zweiten Hälfte des Jahres 1940 auf 11 % im Jahr 1941. Im Jahr 1943 sank sie auf 6,8 %.[734] »The joy of deliveries dimmed, because the starving and severely malnutritioned mothers delivered cadaveric or low-birth-weight babies who chirped instead of crying«, erinnerte sich Salomea Kape.[735]

Aufgrund der lebensfeindlichen Bedingungen entschieden sich manche Frauen im Ghetto dagegen, ein Kind auszutragen.[736] In der Zeit von Juli 1940 bis 1944 kamen insgesamt 2.306 Kinder im Ghetto zur Welt.[737] Isaiah Trunk geht von durchschnittlich 46 Geburten pro Monat aus, gerechnet auf fünf Jahre; im Lodz der Vorkriegszeit waren etwa 260 jüdische Kinder pro Monat geboren worden.[738]

Abtreibungsmöglichkeiten waren im Ghetto zu jeder Zeit verfügbar und wurden von Ärzten angeboten.[739] Zudem wird die eingeschränkte Fruchtbarkeit infolge der

730 Ebenda, S. 104.

731 Kinzel, Der Blick auf den Menschen, S. 130.

732 Vgl. Statistik Geburtenbewegung, Mai 1940 bis Juni 1941, in: APŁ, 221/L-19355.

733 Dies berichtete Adina Blady-Szwajger, die im Warschauer Ghetto im Kinderkrankenhaus arbeitete. Vgl. Waxman, Women in the Holocaust, S. 32. Zu Blady-Szwajger vgl. Ciesielska, The Doctors.

734 Vgl. Feuchert/Leibfried/Riecke (Hrsg.), Chronik des Gettos Lodz, 1941, S. 336, FN 9; Statistik zur Geburtenbewegung, Evidenzabteilung, Mai 1940 bis Juni 1941, in: APŁ, 221/L-19355.

735 Salomea Kape, E-Mail, November 2012.

736 Vgl. Preiss, Women's Health in the Ghettos of Eastern Europe.

737 Vgl. Baranowski/Nowinowski, Lodz Ghetto – Litzmannstadt Getto; Feuchert/Leibfried/Riecke (Hrsg.), Chronik des Gettos Lodz, 1941, S. 336, FN 9. In der Zeit von Januar bis Juni 1941 wurden 279 Kinder geboren. Statistik Geburtenbewegung des Ältesten der Juden, Mai 1940 bis Juni 1941, in: APŁ, 221/L-19355.

738 Dies wären etwa 2.760 Geburten in der Zeit von 1940 bis 1944. Vgl. Trunk, Łódź Ghetto, S. 300.

739 Dies berichtete Salomea Kape. Vgl. E-Mail, 3.11.2012. In anderen Ghettos führten Ärzte ebenfalls Abtreibungen durch und boten Schulungen zu Verhütungsmethoden an. Vgl. Preiss, Women's Health in the Ghettos of Eastern Europe.

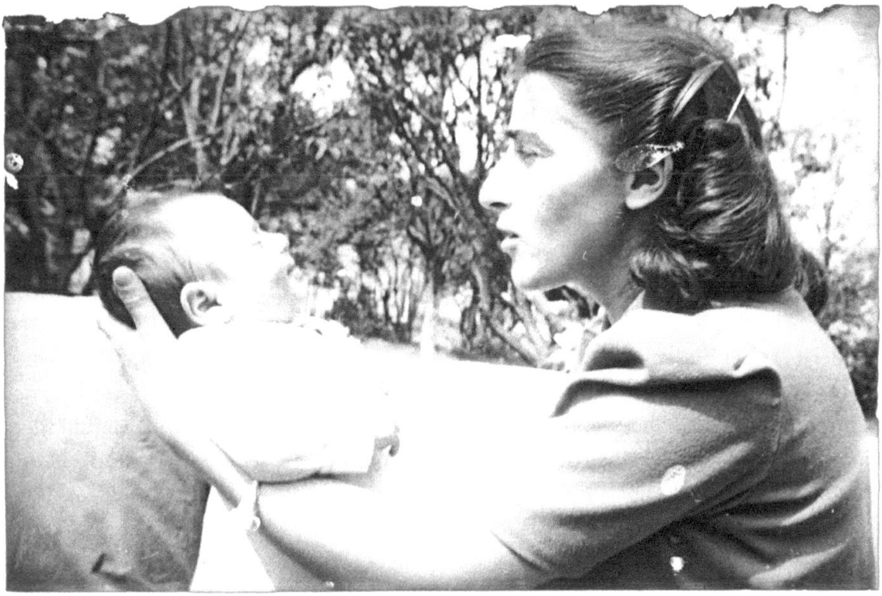

Abb. 14: Henryk Ross: Ghetto policeman's family, mother and child, 1940-1942

Mangelernährung zu einem Rückgang der Anzahl der Schwangerschaften geführt haben.[740] Der Hunger beeinflusste körperliche Funktionen und die geschlechtsbezogene Selbstwahrnehmung. »We stopped menstruating«, erinnerte sich Salomea Kape, »and my friend Stella wondered if we did not present a third sex – neither female nor male, a curiosum created by the Third Reich.«[741] Über das Ausbleiben der Menstruation in Ghettos und Lagern berichteten etliche Frauen.[742] Ärzte in verschiedenen Ghettos beschrieben das Phänomen der Amenorrhoe. Dr. Yaakow Nakhimovsky, Leiter des medizinischen Komitees im Ghetto Kowno (Kaunas, heute in Litauen) stellte gar fest, dass die meisten Frauen im gebärfähigen Alter unter Amenorrhoe litten.[743] Nakhimovsky, ebenso wie Gynäkologen anderer Ghettos sahen die Ursache hierfür in emotionalem

740 So hatte die Mangelernährung bei Männern z. B. Impotenz zur Folge. Vgl. Trunk, Łódź Ghetto, S. 299-300. Zur fehlenden Privatsphäre vgl. Eintrag »Familienleben«, in: Bopp/ Feuchert/ Löw/Riecke/Roth/Turvold (Hrsg.), Die Enzyklopäidie des Gettos Lodz/Litzmannstadt, S. 67-68. Zugleich wurde Sex im Ghetto zu einer Ware, die sich vor allem die zur »Elite« Gehörenden leisteten. Junge Frauen gingen Beziehungen zu einflussreichen Männern ein und verbesserten auf diese Weise ihre Überlebenschancen. Rumkowski war dafür bekannt, dass er junge Frauen zu sexuellen Handlungen nötigte. Vgl. Haas, Das Private im Ghetto, S. 253-260.

741 Kape: Hunger, S. 30.

742 Browning, Remembering survivals, S. 188-189. Vgl. ausführlich: Amesberger/Auer/Halbmayr, Sexualisierte Gewalt, S. 85-88.

743 Nakhimovsky dokumentierte 1942 und 1943 systematisch die Erkrankungen der Arbeiterinnen und Arbeiter im Ghetto Kowno. Vgl. Preiss, Women's Health in the Ghettos of Eastern Europe.

Stress, harter Arbeit, Hunger und Vorerkrankungen, machten aber auch Vitaminmangel sowie Veränderungen des Hormonhaushaltes verantwortlich.[744] Trotz der eingeschränkten Fruchtbarkeit beobachtete der Gynäkologe Ahron Peretz im Ghetto in Kowno, dass es dort immer wieder zu ungeplanten Schwangerschaften kam. Neben dem Mangel an Verhütungsmitteln vermutete er, den an Amenorrhoe leidenden Frauen sei nicht bewusst gewesen, trotz ausbleibender Menstruation schwanger werden zu können.[745] Im Ghetto Litzmannstandt wird dies ebenfalls ein Grund gewesen sein, warum es zu ungewollten Schwangerschaften kam. Wie Krystyna Radziszewska zeigt, entbanden im Ghetto Litzmannstadt vor allem Frauen, die ihr erstes Kind erwarteten.[746] Möglicherweise fürchteten einige, wie es eine Frau im Ghetto in Shavl (Litauen) formulierte, außer diesem Kind keine weiteren mehr bekommen zu können.[747]

Im ersten Halbjahr 1941 verringerte sich die Sterblichkeitsrate der Neugeborenen während des Wochenbettes auf rund 15 %.[748] Von den Säuglingen und Kleinkindern im Ghetto starben allerdings dennoch von Mai 1940 bis Dezember 1941 rund 38 % vor ihrem ersten Geburtstag.[749] Im Vergleich dazu starben 1937/38 rund 19 % der Kinder in Łódź innerhalb des ersten Lebensjahres.[750]

Die Verringerung der Todeszahlen der Neugeborenen innerhalb der Wochenbettzeit ab 1941 weist jedoch darauf hin, dass sich die Versorgung von Mutter und Kind verbesserte. Es gelang beispielsweise, die Krankenhäuser technisch besser auszustatten. So konnte im März 1941 der im Ghetto gebaute Röntgenapparat im Krankenhaus I in Betrieb genommen werden.[751] Auch konnte die Ruhrepidemie, die in den Sommermonaten des Jahres 1940 grassierte und der insbesondere Kinder unter einem Jahr zum Opfer fielen, unter Kontrolle gebracht werden.[752]

Im Herbst 1940 legte Rumkowski ein umfassendes Wohlfahrtsprogramm auf, nachdem die deutsche Stadtverwaltung dem Ghetto einen Kredit zum Aufbau der Werkstätten zugebilligt hatte und weil »ca. 100.000 Menschen vollkommen brotlos« waren.[753]

744 Vgl. ebenda.
745 Chalmers, Birth, Sex and Abuse, S. 71. Vgl. auch: Ben-Seffer, Forced Sterilization.
746 Vgl. Radziszewska, Frauen im Getto Lodz/Litzmannstadt.
747 Handschriftl. Tagebuch von Eliezer Yerushalmi, Shavl, Eintrag vom 24.3.1943, in: Hoppe/Glass (bearb.), Sowjetunion mit annektierten Gebieten, in: VEJ, Bd. 7, Dok. 266, S. 699-700.
748 Vgl. Trunk, Łódź Ghetto, S. 219-220. 1941 sank der Anteil der unter Einährigen an den Gestorbenen von 12,7 % (1940) auf 1,3 % und 1942 sogar auf 1,1 %. Die Sterblichkeit in den anderen Altersgruppen nahm zu. Vgl. Statistik Geburtenbewegung des Ältesten der Juden, Mai 1940 bis Juni 1941, in: APŁ, 221/L-19355.
749 Im Jahr 1941 wurden 586 Kinder lebend im Ghetto geboren. 1942 waren es 497 Kinder. 1941 starben 154 Kinder unter einem Jahr und 1942 waren es 124. Vgl. ebenda, S. 219; 222.
750 Vgl. Liszba urodzin i zgonów, Łodzkie, 1937/38, in: Archiwum Akt Nowy, 813-2. Ich danke Elżbieta Kassner für das Finden und Überlassen der Quelle.
751 Gebaut hatten ihn die Ingenieure Dawidowicz und Wertheim. Eintrag vom 8.3.1941: Röntgenapparat im Ghetto gebaut, in: Feuchert/Leibfried/Riecke (Hrsg.), Chronik des Gettos Lodz, 1941, S. 86.
752 Vgl. Trunk, Łódź Ghetto, S. 219.
753 Rumkowski, zitiert nach: Löw, Juden im Getto Litzmannstadt, S. 185. Zum Wohlfahrtsprogramm vgl. auch: Unger, The Status and Plight.

Um die Gesundheit der Frauen zu verbessern, führte der »Judenrat« eine Mutterschutzfrist von sieben Tagen vor und 14 Tagen nach der Geburt ein. Darüber hinaus erhielten Frauen zusätzliche Nahrungsrationen während der Schwangerschaft und nach der Entbindung.[754] Sie konnten beispielsweise »Talone« für Kranke bekommen, die sie dazu berechtigten, Lebensmittel für eine Woche zu einem vergünstigten Preis einzukaufen. In Ausnahmefällen konnten Kranke laut der Ghetto-Chronik sogar Zitronen, Zwiebeln und Eier bekommen. Die Lebensmittel für Kranke, wie auch für Schwangere und Wöchnerinnen, wurden in zwei extra hierfür eingerichteten »Diät«-Läden oder »R-Läden« (R für »Ressort«) ausgegeben.[755] Hatten Wöchnerinnen 1940 nur sieben Tage Anrecht auf eine Verpflegung im Krankenhaus mit den für Kranke erhöhten Rationen, erhielten sie 1941 vier Wochen vor der Entbindung, zwei Wochen im Wochenbett und danach weitere sechs Wochen zusätzliche Nahrungsmittel. Rumkowski behielt sich vor, in Einzelfällen diese Fristen über die Zuteilung von »Talonen« zu verlängern.[756] Von seiner Zuweisung der »Talone« konnte insofern die Gesundheit der Schwangeren abhängen. Zum Umgang Rumkowskis mit Schwangeren und seiner Vergabepraxis der »Talone« notierte Oskar Rosenfeld:

> »Talon des Praeses.[757] Eine junge Frau, geschwollen von Hunger, wie so viele ihrer Geschlechtsgenossinnen im Getto. Der Bauch, die Folge der vielen Wassersuppen, gibt der Gestalt das Gepräge. Der Praeses erscheint unversehends. Die Frau mürrisch ansprechend: ›Was wollt ihr? Was sucht ihr hier?‹ Die Frau verlegen, läßt den Kopf sinken. ›Krank?‹ fragt der Praeses. ›Ja. Krank ...‹ erwidert die Frau zitternd. Der Praeses blickt sie von oben bis unten an. Seine Augen bleiben auf dem Wasserbauch haften. Er läßt den Namen und die Adresse der Frau notieren, schenkt ihr einen Talon, einen Krankentalon. Er hat die Frau für schwanger gehalten. Der Wasserbauch hat der Frau Glück gebracht.«[758]

Rosenfelds Notiz weist darauf hin, dass die Zuteilung der »Talone« eine individuelle, teils willkürliche Entscheidung Rumkowskis war. Schwangeren teilte er offenbar bevorzugt einen »Talon« zu.[759]

754 Fijałek/Indulski, Opieka Zdrowotna w Łodzi, S. 488.

755 Vgl. Eintrag vom 31.3.1941: Talons für Kranke, in: Feuchert/Leibfried/Riecke (Hrsg.), Chronik des Gettos Lodz 1941, S. 105-106. Es gab zwei Diät-Läden im Ghetto, wobei einer noch 1941 wieder geschlossen wurde. Vgl. Eintrag vom 6.4.1941: Beilage, in: Feuchert/Leibfried/Riecke (Hrsg.), Chronik des Gettos Lodz, 1941, S. 113-114.

756 Vgl. Eintrag vom 6.4.1941: Beilage, in: Feuchert/Leibfried/Riecke (Hrsg.), Chronik des Gettos Lodz, 1941, S. 113-114.

757 »Talon« bedeutete so viel wie »Berechtigungsschein«. Im Ghetto wurden Lebensmittel und Bedarfsgegenstände nur gegen diese Berechtigungsscheine herausgegeben. »Praeses« oder auch »Prezes« war ein Titel, mit dem Rumkowski im Ghetto, in Anlehnung an leitende Personen innerhalb der jüdischen Gemeinden im Vorkriegspolen, angesprochen wurde. Vgl. Bopp/Feuchert/Löw/Riecke/Roth/Turvold (Hrsg.), Die Enzyklopäidie des Gettos Lodz, S. 107-108; 144.

758 Rosenfeld, Wozu noch Welt, S. 285-286.

759 Rumkowski war unter den Ghettobewohnern umstritten und wird auch in der Forschung höchst unterschiedlich eingeordnet. Vgl. z. B. aktuell: Bömelburg, Lodz, S. 265-266.

Säuglinge erhielten von Geburt an die Nahrungsmittelzuteilungen Erwachsener, und zwar »unabhängig von der Milch und Säuglingsration. Dies wird aus Sorge um die bessere Ernährung der stillenden Mutter getan«, betonte die Getto-Chronik.[760] Zwischen Rumkowski und der Bevölkerung im Ghetto gab es – in Anknüpfung an Werte der Vorkriegszeit – das grundsätzliche Übereinkommen, dass Kinder die bestmögliche Versorgung erhalten sollten, wie Andrea Löw herausarbeitet.[761]

Anders als im Vorkriegspolen war die Geburtshilfe im Ghetto größtenteils institutionalisiert. Nach der Statistik der jüdischen Ghettoverwaltung fanden von August bis Dezember 1940 rund 88% der registrierten Geburten und von Januar bis Juni 1941 rund 86% der registrierten Geburten in der Gynäkologischen Wöchnerinnenanstalt des Krankenhauses I statt.[762] Von diesen Geburten erfolgten etwa 85% spontan ohne Komplikationen und Eingriffe. Die Geburten wurden vermutlich von den drei in der gynäkologischen Wöchnerinnenabteilung angestellten Hebammen betreut.[763] Eine der Hebammen war Róża Herszenberg.

Individuelle Betreuungsvereinbarungen und Entbindungen in der eigenen Wohnung scheint es nur wenig gegeben zu haben, wie die hohe Entbindungsrate in der Gynäkologischen Wöchnerinnenanstalt nahelegt. Fehlende Privatsphäre in den überfüllten Behausungen des Ghettos und mangelhafte Hygiene (es gab nur in wenigen Wohnungen fließendes Wasser), machten eine geburtshilfliche Betreuung außerhalb der Kliniken nur schwer durchführbar. Die Frauen erhielten im Krankenhaus zudem die bessere Verpflegung.[764]

Als im April 1942 die Versorgung des Ghettos mit Nahrungsmitteln zusehends schlechter wurde und die ohnehin geringen Kartoffel- und Gemüserationen um 20-50% gekürzt werden mussten, beschloss die Gesundheitsabteilung, Kindern und Kranken und damit vermutlich auch Schwangeren keine Lebensmittelsonderzuteilungen mehr zukommen zu lassen.[765] Ebenso schaffte Rumkowski die Kranken- und Sondertalone ab, und die »Diät-Läden« wurden geschlossen.[766] Mit dem Wegfall der zusätzlichen

760 Eintrag, 4.8.1941: Die Fürsorge für Mutter und Kind, in: Feuchert/Leibfried/Riecke (Hrsg.), Chronik des Gettos Lodz, 1941, S. 211.

761 Löw, Juden im Getto Litzmannstadt, S. 189-191. Vgl. Auch: Fijałek/Indulski, Opieka Zdrowotna w Łodzi do Roku 1945, S. 488.

762 Zahlen aus Statistiken der Evidenzabteilung und der Gynäkologischen Wöchnerinnenanstalt, in: APŁ, L-19355, L-19381, L-19382, L-19383. Die Statistiken sind z.T. ungenau. So sind für Okt. 1940 im Krankenhaus I mehr Geburten verzeichnet als für den Monat insgesamt im Ghetto. Vgl. ebd.

763 Vgl. Statistik der Gynäkologischen Wöchnerinnenanstalt, Aug. 1940 bis Juni 1941, in: APŁ, L-19381, L-19382.

764 Haas, Transformations of the »Private«. Zur Bedeutung der Krankenverpflegung vgl. auch: Eintrag, 6.4.1941, in: Feuchert/Leibfried/Riecke (Hrsg.), Chronik des Gettos Lodz, 1941, S. 113-114.

765 Die Menge der Nahrungsmittelzuteilung sollte sich nun nach den Kriterien »Beschäftigte« und »Nichtbeschäftigte« richten. Vgl. Eintrag 10.-14.4.1942, in: Feuchert/Leibfried/Riecke (Hrsg.), Die Chronik des Gettos Lodz, 1942, S. 107.

766 Statt 20dkg (200g) Kartoffeln pro Person erhielten die Menschen lediglich noch 10dkg (100g) Kartoffeln täglich sowie 20% weniger Gemüse. Vgl. Eintrag vom 9.4.1942, in: ebenda, S. 104-105.

Nahrungsmittelrationen wird sich die Situation von Schwangeren, Wöchnerinnen und Säuglingen deutlich verschlechtert haben.

Das biopolitische Ziel der deutschen Besatzer, die Geburtenrate innerhalb der jüdischen Bevölkerung zu senken und damit Nachkommen zu verhindern oder zumindest einzuschränken, betraf Frauen und ihren Körper in besonderer Weise.[767] Im Ghetto Theresienstadt bei Prag sowie in den Ghettos in Wilna (Wilno, Vilnius), Kaunas (Kowno) und Shavl (Šiauliai) verhängten SS und SD ab 1942 ein Geburtenverbot.[768] Eliezer Yerushalmi, Angehöriger des »Judenrates« im Ghetto Shavl, notierte im März 1943 in seinem Tagebuch, das deutsche Wachpersonal im Ghetto Kaunas habe, um das Geburtenverbot durchzusetzen, eine Frau und ihre ganze Familie nach der Geburt erschossen.[769] Diese Geschichte sowie die Todesdrohung gegen alle Schwangeren vor Augen, entschied sich der »Judenrat« des Ghettos in Shavl, die Frauen zu Schwangerschaftsabbrüchen zu drängen.[770] Neugeborene wurden zudem, wie im Ghetto in Wilna, auf Veranlassung des »Judenrates« getötet, um das Leben der Mütter zu retten.[771]

Von welcher deutschen Stelle das Geburtenverbot ausging, ist unklar. Laut Anklageschrift und Urteil im Prozess gegen Adolf Eichmann 1961 in Jerusalem war dieser für die Anordnung des Geburtenverbotes in Theresienstadt und in den Ghettos in Litauen verantwortlich.[772] Statt oder auch ergänzend zu einer zentralen Anordnung des Eichmann-Referats »Juden- und Räumungsangelegenheiten« beim RSHA könnten in den Ghettos in Litauen auch lokale Akteure wie Karl Jäger (1888-1959), der Kommandeur der Sicherheitspolizei und des SD für das Generalkommissariat Litauen, verantwortlich gewesen sein. In einem Bericht vom 1.Dezember 1941 hatte er die Absicht geäußert, alle schwangren Jüdinnen zu »liquidieren«.[773] In Litzmannstadt verhängten die deutschen Verantwortlichen kein Geburtenverbot.[774] Dies könnte auf die Organisations- und Verwaltungsform des Ghettos zurückzuführen sein. Weil es im annektierten Wartheland

767 Vgl. Bergen, What Do Studies of Women.

768 In Teresienstadt galt das Verbot ab Sommer 1943, in Wilna ab dem 5.2.1942, in Kaunas ab dem 25.7.1942. Vgl. Ben-Seffer, Forced Sterilization. Zum Geburtenverbot vgl. Dieckmann, Deutsche Besatzungspolitik in Litauen, S. 1186-1187; 1098-1099; Hájková, Strukturen weiblichen Verhaltens; Preiss, Women's Health in the Ghettos; Sutzkever, Wilner Getto, S. 57; Bethke, Tanz auf Messers Schneide, S. 83-90.

769 Handschriftl. Tagebuch von Eliezer Yerushalmi, Shavl, Eintrag vom 24.3.1943, zitiert nach Hoppe/Glass, Sowjetunion, in: VEJ, Bd. 7, Dok. 266, S. 699-700.

770 Vgl. ebenda.

771 Vgl. Sutzkever, Wilner Getto, S. 57.

772 Vgl. Punkt 4 der Anklage gegen Adolf Eichmann, 1961, abgedruckt in: Freiburger Rundbrief. Beiträge zur Förderung der Freundschaft zwischen dem Alten und dem Neuen Gottesvolk im Geiste beider Testamente, Jg. 1960/61, Nr. 50/52, 1961, S. 57. https://freidok.uni-freiburg.de/dnb/download/7037 [21.3.2022]. Vgl. Arendt, Eichmann in Jerusalem, S. 218.

773 Vgl. Bericht Karl Jäger, Einsatzkommando 3, 1.12.1941, Bl. 8 unter: https://commons.wikimedia.org/wiki/Category:J%C3%A4ger_Report?uselang=de [22.3.2022]; Wette, Karl Jäger.

774 Vgl. Bethke, Tanz auf Messers Schneide, S. 103. Allerdings gab es 1941 im Warschauer Ghetto Gerüchte über ein Geburten- und sogar Heiratsverbot in Litzmannstadt. Vgl. Offer, White Coats in the Ghetto, S. 490.

lag, unterstand es, anders als Theresienstadt und die Ghettos in Litauen, der lokalen Zivilverwaltung und dem Reichsministerium des Innern. Die Stadt Litzmannstadt verwaltete das Ghetto in unmittelbarem Reichsauftrag.[775] Das Ziel, die Geburtenrate innerhalb der jüdischen Bevölkerung niedrig zu halten, verfolgte jedoch auch die Zivilverwaltung des Warthelandes. In einem Schreiben des Polizeipräsidiums Litzmannstadt von August 1941 hieß es, die »Grundsätze der nationalsozialistischen Judenpolitik« seien u.a. »Niederhaltung der jüdischen Geburtenziffern« und »Beibehaltung oder Steigerung der Sterblichkeitsziffern«.[776] Die Reichsstatthalterei erwog, die Reproduktion innerhalb der jüdischen Bevölkerung durch Zwangsmaßnahmen einzuschränken. In seinem viel zitierten Vermerk an Adolf Eichmann vom 16. Juli 1941 berichtete HSSPF Rolf-Heinz Höppner nicht nur von dem Vorschlag, die »nicht arbeitsfähige« jüdische Bevölkerung »durch irgendein schnellwirkendes Mittel zu erledigen«.[777] In der Behörde des Reichsstatthalters, so Höppner, sei auch darüber diskutiert worden, »sämtliche Jüdinnen, von denen noch Kinder zu erwarten sind, zu sterilisieren, damit mit dieser Generation tatsächlich das Judenproblem restlos gelöst wird«.[778] Letzterer Vorschlag wurde von der Reichsstatthalterei nicht aufgegriffen, aber die Ermordung der als »arbeitsunfähig« eingestuften Juden ab Herbst 1941 in die Tat umgesetzt. Diese Entscheidung verschärfte die Situation für alte Menschen, Schwangere und Mütter mit kleinen Kindern. Da Schwangerschaft und die Versorgungsverpflichtungen gegenüber kleinen Kindern als ein Kriterium für »Arbeitsunfähigkeit« galten, wurden Schwangere und Mütter mit kleinen Kindern zu einer exponierten Gruppe im beginnenden Massenmord.[779]

c) Geburtshilfe und Massenmord

Im Herbst 1941 beauftragte Reichsstatthalter Arthur Greiser, wie vielfach in der Forschung dargestellt, die Errichtung eines Vernichtungslagers in Kulmhof im Kreis Warthbrücken.[780] Hitler und Himmler hatten ihm zuvor, wie Michael Alberti es als wahrscheinlich annimmt, die Genehmigung erteilt, »nichtarbeitsfähige« Juden zu ermorden.[781] Koordiniert wurde der Massenmord an der jüdischen Bevölkerung im Wartheland von der Abteilung I der Reichsstatthalterei unter Leitung von Herbert

775 Vgl. Klein, Die »Ghettoverwaltung Litzmannstadt« 1940-1944, S. 624-625.

776 Das Schreiben forderte die Bildung von Ghettos im gesamten Regierungsbezirk nach Vorbild von Litzmannstadt. Vgl. Schreiben Polizeipräsidium, 7.8.1941, in: AŻIH, 205/140, Bl. 37-39, hier Bl. 37.

777 Hö/S, Aktenvermerk, 16.7.1941, in: ITS Bad Arolsen, 1.2.7.9/82189431.

778 Ebenda.

779 Vgl. z.B. Bock, Racism and Sexism in Nazi Germany; Waxman, Women in the Holocaust, S. 11-12.

780 Vgl. z.B. Krakowski, Das Todeslager Chełmno; Loose, Einleitung, in: VEJ, Polen: Die eingegliederten Gebiete August 1941-1945, S. 25-33.

781 Laut Alberti erhielt Greiser diese Genehmigung im Gegenzug dafür, dass er der Einquartierung von 20.000 Juden aus Westeuropa und 5.000 Sinti und Roma ins Ghetto Litzmannstadt zustimmte. Vgl. Alberti, Die Verfolgung und Vernichtung, S. 386-398; 401-407.

Mehlhorn.[782] Ab Herbst 1941 begann der Mord an Menschen aus den kleineren Ghettos im Wartheland und an Sinti und Roma aus dem Ghetto Litzmannstadt; ab Januar 1942 wurden »Nichtarbeitsfähige« und »Arbeitslose« des Ghettos Litzmannstadt in den Massenmord einbezogen.[783] Die deutschen Behörden forderten von Rumkowski, jeweils eine bestimmte Anzahl von Personen für die »Aussiedlungen« »bereit zu stellen«.[784] Eine von Rumkowski im Januar 1942 eingesetzte »Aussiedlungskommission« legte die Kriterien fest, nach denen die Menschen auszuwählen waren.[785] In der Zeit von Januar bis Mai 1942 ermordete das deutsche Sonderkommando im Vernichtungslager Kulmhof etwa 55.000 Menschen des Ghettos. Die »Aussiedlungskommission« wählte diejenigen für die »Aussiedlungen« aus, die im Ghetto verurteilt worden waren oder sich Rumkowskis Politik widersetzt hatten, weiter jene, die zu irgendeinem Zeitpunkt von der Gemeinde unterstützt worden oder arbeitslos gewesen waren.[786] Auf Unterstützung waren – gerade in den ersten Monaten des Ghettos – überproportional Frauen angewiesen, später waren verhältnismäßig viele von ihnen ohne Arbeit.[787] Entsprechend waren bis Mitte Mai 1942 mehr Frauen als Männer von den Deportationen betroffen. Rund 44% der weiblichen und 36% der männlichen Bevölkerung des Ghettos einschließlich Kinder wurden ermordet.[788] Auch Róża Herszenberg stand auf einer der Listen der für die »Aussiedlung« Bestimmten.[789]

> »Frequent letters ordering us to come to railroad station for ›relocation‹ kept plaguing us but mother read ›relocation‹, or ›resettlement‹ as ›killing‹ and she fought for exemption and succeeded in evading deportation. There were births in the ghetto and she was needed.«[790]

Dafür, dass Rumkowski die Deportationen im Auftrag der Deutschen ausführte, hasste ihn die Ghettobevölkerung und kritisierte ihn scharf. Seinen Ansatz jedoch, selbst auszuwählen, wer im Ghetto bleiben durfte, trugen alle politischen Parteien und Organisationen aufgrund fehlender Alternativen mit. Sie reichten Listen von Mitgliedern ein,

782 Finanziert wurde der Massenmord, so Klein, über das von der deutschen Ghettoverwaltung in Litzmannstadt geführte »Ghettokonto«. Vgl. Klein, Marketing und Massenmord.

783 Ab Dezember 1941 ermordeten SS und Gauverwaltung die 5.000 »eingesiedelten« Sinti und Roma. Vgl. Krakowski, Das Todeslager Chełmno, S. 51.

784 Vgl. Alberti, Die Verfolgung und Vernichtung, S. 419-420.

785 Vgl. Klein, Die »Ghettoverwaltung Litzmannstadt« 1940-1944, S. 440-446.

786 »Ausgesiedelt« wurden auch die Angehörigen von Arbeitern, die außerhalb des Ghettos in Zwangsarbeitslagern interniert waren. Auch wenn die Menschen im Ghetto nicht wussten, was die Absichten der deutschen Behörden waren, so deckten sich doch ihre aufgestellten Kriterien mit deren Ziel, alle »Unproduktiven« zu ermorden. Vgl. Löw, Juden im Getto Litzmannstadt, S. 265-271.

787 Vgl. Unger, The Status and Plight.

788 Ebenda.

789 Nicht zu klären war, zu welchem Zeitpunkt Róża Herszenberg auf der Liste der »Auszusiedelnden« auftauchte. Salomea Kape berichtete hiervon im Zusammenhang mit den Ereignissen während der »Sperre«. Vermutlich bezog sich diese Geschichte jedoch auf den Zeitraum davor, da sich Herszenbergs während der »Sperre« im September versteckten.

790 Salomea Kape: My Mother, myself, o. D., unveröffentlicht, Privatbesitz: John Kape.

die von der »Aussiedlung« zu verschonen waren.[791] Diese Praxis der Ausnahmen bewahrte auch Róża Herszenberg vor der Deportation. »Józef Rumkowski removed Mom from the list because the head nurse Sister Cejtlin in Polish went to him screaming ›you cannot deport our best nurse‹ and Sister Cejtlin was a person of high standards and very respected.«[792]

Róża Herszenberg ahnte, so erinnert sich ihre Tochter, dass »Aussiedlung« Gefahr oder gar den Tod bedeutete. Zunächst war das Schicksal der »Ausgesiedelten« unbekannt. Ab etwa März 1942 erlangten jedoch Rumkowski und einige enge Mitarbeiter, ab Mai die gesamte jüdische Verwaltung ebenso wie die Ghettobewohnerinnen und Ghettobewohner zunehmend die Gewissheit, dass die »Ausgesiedelten« nicht in ein anderes Ghetto oder Arbeitslager gebracht, sondern ermordet worden waren. Berichte, Briefe und die Kleidung der Ermordeten, die im Ghetto sortiert wurde, bestätigten die Befürchtungen.[793] Wie Andrea Löw herausarbeitet, entwickelte Rumkowski in dieser Zeit den Grundsatz, einige Juden zu »opfern«, um andere zu retten.[794]

Michael Alberti geht davon aus, dass Himmler anlässlich seiner Reise nach Posen am 16. und 17. April 1942 Reichsstatthalter Greiser und HSSPF Koppe die zusammen mit Hitler und Heydrich getroffene Entscheidung mitteilte, alle europäischen Juden in den Massenmord einzubeziehen. Zuvor bezog sich die Entscheidung zum Genozid auf die sowjetischen und polnischen Juden. Im Wartheland sollte der Massenmord an Juden aus Westeuropa erstmals lokal durchgeführt werden. Himmler ordnete die Tötung von 10.000 der im Oktober 1941 aus Westeuropa »eingesiedelten« Juden an sowie die aller »arbeitsunfähigen« polnischen Juden des Ghettos Litzmannstadt. Im gleichen Zuge gab er Anweisung, die Ghettos in den Landgemeinden aufzulösen und die »Arbeitsfähigen« ins Ghetto Lodz zu bringen.[795]

Die »Aussiedlungen« sowie die Ankunft von Juden aus den umliegenden Ghettos, u. a. in Pabianice und Brzeziny (Löwenstädt), die von gewaltvollen Deportationen und dramatischen Familientrennungen berichteten, ließen die Menschen Schlimmes für das Ghetto Litzmannstadt befürchten.[796] Seitdem Ende April eine deutsche Ärztekommission alle Nichtarbeitenden über zehn Jahre gemustert hatte, sorgten sich die Menschen, dass ebenjene und die von der Ärztekommission für »arbeitsunfähig«

791 Andrea Löw bezieht sich hier u. a. auf den Historiker und Überlebenden Shmul Krakowski. Vgl. Löw, Juden im Getto Litzmannstadt, S. 288.

792 E-Mail Salomea Kape, 3.11.2012. Anna Cejtlin war leitende Schwester in der jüdischen geburtshilflichen Klinik in der ul. Sterlinga. Im Ghetto war sie im Krankenhaus in der ul. Drewnowska 75 und später im Krankenhaus in der ul. Łagiewnicka tätig. Vgl. APŁ, 39-278-0-22-1573; 39-278-0-22-1572-5. Vermutlich wurde sie in der Shoah ermordet. Vgl. https://yvng.yadvashem.org/nameDetails.html?language=de&itemId=4472583&ind=1 [3. 5. 2025].

793 Vgl. Bömelburg, Lodz, S. 276.

794 Vgl. Löw, Juden im Getto Litzmannstadt, S. 289.

795 Ausführlich vgl. Alberti, Die Verfolgung und Vernichtung, S. 442-443.

796 Vgl. Eintrag 22. Mai 1942; 18.-20. 4. 1942, in: Feuchert/Leibfried/Riecke (Hrsg.), Die Chronik des Gettos Lodz, 1942, S. 225; 120-121.

Befundenen »ausgesiedelt« würden.[797] »Die Angst um das Schicksal unseres Gettos raubt jedem den Schlaf«, hieß es im Mai 1942 in der Gettochronik.[798]

Doch schien sich, nachdem die Deportationen im Mai stoppten, die Situation im Ghetto zunächst zu beruhigen. Im Gesundheitswesen fand eine Änderung der Organisation statt. So erhielten einige der bisher frei praktizierenden Ärzte und Sanitäter eine Anstellung in den Arbeitsressorts. Damit werde ein Prinzip des »Präses« umgesetzt, nach dem »alle in der öffentlichen Arbeit des Gettos angestellt sein müssen«, notierte die Gettochronik.[799] Rumkowski bemühte sich darum, so viele Menschen wie möglich – vor allem Kinder ab neun oder zehn Jahren – in den Fabriken und Werkstätten zu beschäftigen.[800] Er war sich sicher, die übrigen Menschen würden das Ghetto verlassen müssen.[801]

Ende August ordnete die Gauverwaltung schließlich an – wie von der Ghettobevölkerung befürchtet –, den im Frühjahr gefassten Plan umzusetzen, alle »Arbeitsunfähigen« des Ghettos zu ermorden, darunter Kinder unter zehn Jahren, Menschen über 65 Jahre sowie alle Kranken und »Arbeitslosen«. Das Ghetto sollte in ein reines Arbeitslager umgestaltet werden.[802] Die Deportationen, vielfach aufgrund der verhängten Ausgangssperre als »Sperre« oder »Gehsperre« bezeichnet, bedeuteten für die Menschen vom 1. bis zum 12. September 1942 einen dramatischen Wendepunkt. Die Ereignisse dieser ersten Septembertage sind vielfach beschrieben.[803] Zu fragen ist, wie Schwangere und Wöchnerinnen in die Deportationen einbezogen wurden und wie es Róża Herszenberg gelang zu entkommen.

In den ersten Tagen des Septembers 1942 führten die deutsche Polizei und die Gestapo mit erzwungener Hilfe der jüdischen Ordnungspolizei Razzien im Ghetto durch. Erstmals seit der »Einsiedlung« ins Ghetto waren die Menschen direkt der Gewalt durch die Gestapo ausgesetzt. Ziel der ersten Deportationen waren die Patientinnen und Patienten der Krankenhäuser.[804]

Oskar Rosenfeld dokumentierte den Schock und die Verzweiflung der Ghettobevölkerung so:

> »Evakuierung der Kranken aus Getto Spitälern unter besonderen Umständen. Ohne vorherige Verständigung Spitäler von jüdischer Polizei 5 Uhr früh umstellt, Straßen abgesperrt. Kranke herausgeholt, auf Lastauto von Aschkenes [Deutschen] weg-

797 Vgl. Einträge vom 21.-24.4.1942: Ärztliche Untersuchung, in: ebenda, S. 123-127.

798 Eintrag 20.-21. Mai 1942: Die Stimmung, in: ebenda, S. 215-216.

799 Zwölf Zahnärzte und Sanitäter wurden im Sanitätsdienst der Arbeitsressorts angestellt. Eintrag vom 15.5.1942: Die Sanitätsabteilung für die Ressorts, in: ebenda, S. 189-190.

800 Vgl. z. B. Eintrag 1.6.1942: Rede des Präses in einer öffentlichen Versammlung, in: ebenda, S. 254-255. Ausführlich: Löw, Juden im Getto Litzmannstadt, S. 289-290.

801 Ausführlich zu der Frage, ab wann Rumkowski und ab wann die Parteien und die Menschen im Ghetto Gewissheit über die Ermordung der Deportierten erhielten: Löw, Juden im Getto Litzmannstadt, S. 282-291.

802 Vgl. Alberti, Die Verfolgung und Vernichtung, S. 447-448.

803 Vgl. z. B. den eindrücklichen Bericht von Oskar Singer: Bericht über die Aussiedlungen im September 1942, in: Feuchert/Leibfried/Riecke (Hrsg.), Die Chronik des Gettos Lodz, S. 37-48.

804 Löw, Juden im Getto Litzmannstadt, S. 293.

geführt, wohin? Verzweiflung der Kranken, Flucht über Mauer, unterstützt von Schwestern, Jammer im Getto. Ungeheure Tragödie für Angehörige, Ärzte, ganzes Personal etc. Was weiter?«

Die deutsche Polizei und die Gestapo stürmten zuerst das Krankenhaus in der ul. Wesoła, dann die Häuser in der ul. Drewnowska und ul. Mickiewicza sowie schließlich das Krankenhaus in der Łagiewnicka.[805] Die gynäkologische Klinik wurde ebenfalls Ziel der Razzia.[806] »Schicksal der Insassen unbekannt. [...] Frau eine Stunde nach Entbindung mitgenommen. Chirurg von Zangengeburt weggerissen [...] Einzelne mit Fingernägeln Pulsadern aufgerissen – Selbstmord.«[807]

Die Wöchnerinnen und Säuglinge der gynäkologischen Klinik in der Łagiewnicka hatten kaum eine Chance, der Deportation zu entkommen. Ben Edelbaum (1927-1990) beschreibt in seinen 1980 veröffentlichten Memoiren die Deportation seiner Schwester Esther aus dem Krankenhaus in der Łagiewnicka 36 und die Ermordung seiner einen Tag zuvor geborenen Nichte. Nach der Geburt hatte er beide noch im Krankenhaus besucht:

»On September 1, 1942 at exactly 6:00 a.m. truckloads of Germans and Sonderkommando drove up to the vicinity of the hospital. They roped off the entire area. [...] Several shots were fired in the air and we saw doctors and nurses leaving the entrance of the hospital. They were escorted by a soldier and taken to a waiting truck. [...] Then, as the next group of patients was being escorted to a waiting truck, we saw Esther. [...] Soon the truck drove off and we knew we would never see our beloved Esther again. There was now only one truck waiting. [...] Suddenly, two Germans appeared in an upper story window and pushed it open. Seconds later a naked baby was pushed over the ledge and dropped to its death directly into the truck below. We were in such shock that at first few of us believed it was actually a live, newborn baby. We thought it was an object of some kind until we saw another and another being hurled out the window and into the waiting truck. [...] Each time a baby was hurled out that window we were certain it was our first little niece and my parents' first granddaughter. We knew that one of the babies was ours for sure.«[808]

Die Ermordung der Neugeborenen überschritt für Ben Edelbaum die Grenzen des Fass- und Ertragbaren. »Wir hatten keine Tränen mehr und konnten nicht mehr schreien und weinen«, schrieb er.

805 Vgl. Eintrag, 1.9.1942, in: Feuchert/Leibfried/Riecke (Hrsg.), Die Chronik des Gettos Lodz, S. 449.
806 Trunk, Łódź Ghetto.
807 Rosenfeld, Wozu noch Welt, S. 145-146. Im Warschauer Ghetto beschlossen Ärzte und Schwestern in einer ähnlichen Situation, Kinder und ältere Patienten im Krankenhaus mithilfe von Medikamenten zu töten, um ihnen die brutale Deportation zu ersparen. Vgl. Offer, White Coats in the Ghetto, S. 612-618.
808 Edelbaum, Growing up in the Holocaust, S. 88-93. Vgl. auch: Feuchert/Leibfried/Riecke (Hrsg.), Die Chronik des Gettos Lodz, S. 735-736, FN 32.

Salomea Kape betonte, keines der Babys habe die Razzien in den ersten Septembertagen 1942 überlebt.[809] Einigen Patienten gelang es jedoch zu fliehen, vielfach mithilfe der Krankenschwestern und Ärzte. Helena Bergson erinnerte sich, dass das Krankenhaus in der ul. Łagiewnicka nicht von allen Seiten umstellt war und so einige Kranke entkommen konnten.[810] Eine Wöchnerin starb bei ihrer Flucht aus der Klinik, wie die Tageschronik notierte: »Eine Frau floh, einen Tag nachdem man sie nach der Entbindung genäht hatte, aus dem Krankenhaus/ das Kind kam tot zur Welt/, sie ging über die Brücke und ist heute gestorben.«[811]

Im Ghetto kursierten nach der gewalttätigen Deportation der Patienten der Krankenhäuser Gerüchte, dass die Deutschen alle Kinder bis zu einem Alter von zehn Jahren aus dem Ghetto bringen wollten. Am 4. September 1942 ließ Rumkowski mit seiner viel zitierten Rede die Gerüchte zur Gewissheit werden. Er setzte die Ghettobevölkerung davon in Kenntnis, dass alle Kinder bis zehn Jahre, alle Menschen ab 65 Jahren und all diejenigen, die »nicht arbeitsfähig« waren, »ausgesiedelt« würden.[812] Am 5. September blieben die Fabriken geschlossen, es wurde kein Essen ausgeteilt. Panik breitete sich im Ghetto aus. Um 17 Uhr begann die »Allgemeine Gehsperre«. Abgesehen von wenigen Ausnahmen, z. B. Ärzten, durfte niemand die Wohnung verlassen. Die leeren Krankenhäuser wurden zu Sammelpunkten für die zur Deportation Verhafteten.[813] Wöchnerinnen, die sich mit ihren Neugeborenen in der eigenen Wohnung befanden und so den Razzien in der Klinik entkommen waren, verhafteten ab dem 5. September nun der jüdische Ordnungsdienst und die Gestapo.[814] Am 7. September trieben der Leiter der deutschen Ghettoverwaltung Biebow und die Gestapo die Menschen für die Deportationen zusammen. Wer sich widersetzte, wurde erschossen.[815] 572 Menschen starben während der »Sperre« im Ghetto.[816]

Róża Herszenberg sah sich durch die Brutalität der Gestapo bei der Räumung der Krankenhäuser, die die Menschen traf, die besonders schutzbedürftig waren, in ihrer Annahme bestätigt, dass »Aussiedlungen« Gefahr und Tod bedeuteten.[817] »The bestiality of Gestapo soldiers throwing children from the windows to the trucks waiting in the

809 Interview mit Salomea Kape, 19.9.2019, Sprachmemo 3.

810 Ewa Wiatr: Interview mit Helena Bergson, 2011.

811 Eintrag, 2.9.1942, in: Feuchert/Leibfried/Riecke (Hrsg.), Die Chronik des Gettos Lodz, S. 450-451.

812 Die Rede Rumkowskis ist in Auszügen wiedergegeben z. B. bei Krakowski, Das Todeslager Chełmno/Kulmhof, S. 109-111. Ausgenommen von der Deportation waren die Kinder von Polizisten, den Mitarbeitern der Feuerwehr sowie Funktionären der jüdischen Verwaltung. Sie wurden in einem Gebäudetrakt des Krankenhauses in der ul. Łagiewnicka untergebracht. Eine Krankenschwester kümmerte sich während der »Sperre« um die Säuglinge und Kleinkinder. Vgl. Kinzel, Im Fokus der Kamera, S. 342-343.

813 Vgl. Löw, Juden im Getto Litzmannstadt, S. 301; 306.

814 Vgl. Zelkowicz, In diesen albtraumhaften Tagen, S. 101-103.

815 Löw, Juden im Getto Litzmannstadt, S. 298-308; Krakowski, Das Todeslager Chełmno/Kulmhof, S. 113.

816 Alberti, Die Verfolgung und Vernichtung, S. 448.

817 Vgl. auch Löw, Juden im Getto Litzmannstadt, S. 292-308.

street left no doubts about the fate of the deportees«,[818] meinte Salomea Kape. Róża Herszenberg entschied, sich mit ihrer Familie zu verstecken. Sie kannte sich gut auf dem Gelände des Ghettos aus. »Mother avoided the open streets and moved like a cat through the courtyards, cellars and attics. She knew the ghetto like the palm of her hand for her patients once lived here«, erläuterte Salomea Kape.[819] Aufgrund ihrer Ortskenntnis gelang es der Familie Herszenberg, den Selektionen und Razzien zu entkommen.[820]

> »Mother took us to hide in the cellars of abandoned buildings where we shared the space with rats and mice for twelve days. We went home after the barbaric deportation came to an end to discover that about fifty percent of the tenants had been deported and suffocated by exhaust gas in the trucks in Chelmno. But then their final destination was unknown to us.«[821]

Am Samstag, dem 12. September 1942 wurde die »Sperre« beendet. Am nächsten Wochentag sollte wieder »normal« gearbeitet werden.[822] Auf Anordnung des Reichssicherheitshauptamtes hatte die Gestapo unter Leitung von Günter Fuchs[823] und mit der erzwungenen Hilfe des jüdischen Ordnungsdienstes und der Sonderabteilung innerhalb der ersten Septembertage 1942 etwa 15.700 Menschen ins Vernichtungslager Kulmhof deportiert. Unter ihnen befanden sich 86 Säuglinge, die meisten Kinder des Ghettos unter zehn Jahren, ältere Menschen und Kranke.[824] Oskar Singer, einer der Redakteure der Ghetto-Chronik,[825] resümierte: »Die Aussiedlung war ja doch eine Schlacht, in der 14.432 Personen gefallen sind. Der Rest der Gettobevölkerung blieb als Verwundeter zurück.«[826]

818 Salomea Kape, E-Mail, November 2012.

819 Salomea Kape, Bericht (Entwurf) für das USHMM, 1992, Privatbesitz, John Kape. Im USHMM unter: 1994.A.0307 | RG Number: RG-05.010.

820 Im Interview 2019 meinte Salomea Kape, sie und ihre Familie wären bei den Selektionen nicht ausgewählt worden. Möglicherweise versteckte sich die Familie, nachdem sie eine der Selektionen miterlebt hatte.

821 Salomea Kape: My Mother, myself, o. D., unveröffentlicht, Privatbesitz: John Kape.

822 Löw, Juden im Getto Litzmannstadt, S. 307.

823 Günter Fuchs leitete die »Abteilung für Judenangelegenheiten« in der Gestapo Litzmannstadt. Seit im Juni 1940 die Gestapo eine Außenstelle im Ghetto auf dem Baluter Ring eingerichtet hatte, nahm Fuchs an allen Gesprächen zwischen Biebow und Rumkowski teil. Vgl. ebenda, S. 301; Klein, Die »Ghettoverwaltung Litzmannstadt« 1940-1944, S. 93.

824 Vgl. Alberti, Die Verfolgung und Vernichtung, S. 448. Ausführlich zum Vernichtungslager Kulmhof vgl. Krakowski, Das Todeslager Chełmno/Kulmhof. Abraham Sutzkever beschrieb den Schmerz über die Deportation der Kinder, die im Ghetto in Wilna geboren worden waren: »Unvergeßlich das Bild, wenn bleiche Mütter, ihr neugeborenes Kind auf dem Arm – geboren entgegen dem deutschen Gesetz, und in Gruben, auf Dachböden, in Höhlen versteckt überlebend –, wenn diese Mütter mit diesen Kindern durch die Gassen zum Tod geschleppt wurden.« Sutzkever, Wilner Getto, S. 57.

825 Oskar Singer (1893-1944) wurde 1941 zusammen mit seiner Familie aus Prag ins Ghetto Litzmannstadt deportiert, wo er in der Statistischen Abteilung tätig war und als Redakteur an der Chronik des Ghettos Litzmannstadt arbeitete. Vgl. Feuchert/Leibfried/Riecke/Baranowski/Radziszewska/Wozniak (Hrsg.), Oskar Singer.

826 Singer, Bericht über die Aussiedlungen im September 1942, in: Feuchert/Leibfried/Riecke (Hrsg.), Die Chronik des Gettos Lodz, S. 48.

Das Ghetto wurde nun mehr und mehr in ein reines Zwangsarbeitslager umgewandelt. Alle, die dort verblieben, inklusive der Kinder, mussten arbeiten und für deutsche Firmen sowie die Wehrmacht produzieren.[827] War es zuvor darum gegangen, die Grundversorgung des Ghettos durch Arbeit sicherzustellen, wurde Arbeit nun für jeden Einzelnen und das Ghetto insgesamt überlebenswichtig.[828] Das Ghetto verlor, wie die Ghetto-Chronik notierte, nach der »Sperre« seine »Handlungsfreiheit«. Wenngleich es sich nur um eine »Scheinautonomie« gehandelt hatte,[829] erschütterte die Menschen nun der direkte Eingriff in den Alltag durch die deutsche Ghettoverwaltung und die Gestapo: Gebete zu den Festtagen wurden verboten, »Referenten« der deutschen Ghettoverwaltung kontrollierten in manchen Ressorts die Arbeit und griffen in die Arbeitsorganisation ein.[830]

Das etablierte Gesundheitssystem wurde nach der »Sperre« fast vollständig aufgelöst. Zum 1. Oktober 1942 entließ die Gesundheits- und Sanitätsabteilung fast alle Angestellten, die nun in anderen Bereichen arbeiten mussten.[831] Das Krankenhaus I schloss und wurde zu einer Schneiderwerkstatt umgebaut.[832] Lediglich ein Infektionskrankenhaus in Marysin und ein allgemeines Krankenhaus in der ul. Urzędnicza sollten nach Willen von Biebow betrieben werden.[833] Die Infektionskrankheiten nahmen daraufhin bereits im September zu. So bemerkte die Ghetto-Chronik: »Die Krankenhäuser sind liquidiert worden ... aber gibt es auch keine Kranken? Leider gibt es viele Kranke und unter den ansteckenden Krankheiten überwiegt Bauchtyphus.«[834] Fehlende Krankenhausbetten, abgeschaffte ambulante Krankenversorgung und der Mangel an Medikamenten erschwerten die Isolation und Behandlung der Erkrankten.[835] In der Ghetto-Chronik hieß es, jeder Kranke bleibe nun sich selbst überlassen.[836] Um die Erkrankungen einzudämmen, richtete die jüdische Ghettoverwaltung ein weiteres Infektionskrankenhaus sowie ein allgemeines Krankenhaus in der ul. Mickiewicza (Richterstraße) ein.[837]

Róża Herszenberg arbeitete nun vermutlich im Krankenhaus in der ul. Mickiwicza. Helena Bergson erzählte, dass das Krankenhaus I hierhin umzog:

> »Das Krankenhaus zog in die Mickiewicza-Straße, in einer Nebenstraße der Lagiewnicka-Straße um. Von jetzt an befand sich das Krankenhaus in einem ehemaligen

827 Klein, Die »Ghettoverwaltung Litzmannstadt« 1940-1944, S. 269-282, 517-529.

828 Löw, Juden im Getto Litzmannstadt, S. 309-310.

829 Ebenda, S. 97-98.

830 Eintrag, 27.9.1942, in: Feuchert/Leibfried/Riecke (Hrsg.), Die Chronik des Gettos Lodz, S. 475-476.

831 Józef Rumkowski legte seinen Posten als Leiter der Gesundheitsabteilung nieder. Vgl. Löw, Juden im Getto Litzmannstadt, S. 363.

832 Ewa Wiatr: Interview mit Helena Bergson, 2011.

833 Löw, Juden im Getto Litzmannstadt, S. 363.

834 Eintrag, 25.9.1042, in: Feuchert/Leibfried/Riecke (Hrsg.), Die Chronik des Gettos Lodz, S. 471.

835 Eintrag, 25.9.1042, in: ebenda, S. 471-473.

836 Eintrag, 3.10.1942, in: ebenda, S. 487.

837 Löw, Juden im Getto Litzmannstadt, S. 363. Das Krankenhaus in der ul. Dworska 75 wurde am 30.10.1942 eröffnet. Vgl. Eintrag, 31.10.1942, in: Feuchert/Leibfried/Riecke (Hrsg.), Die Chronik des Gettos Lodz.

Schulgebäude und das Gebäude des Krankenhauses wurde umfunktioniert – es entstanden riesige Fabrikhallen. Dort entstand eine Schneiderei.«[838]

Im November 1942 befanden sich im Krankenhaus in der ul. Mickiewicza 130 Kranke. Vor der »Sperre« waren die Betten in den Kliniken begehrt. Die Menschen mussten lange auf einen Platz warten, wenn sie denn überhaupt einen bekamen. Der Andrang im Herbst 1942 war hingegen gering.[839] Aus Angst vor Deportation und Mord mieden die Menschen die Krankenhäuser.[840] Zudem nahm die Klinik in der ul. Mickiewicza lediglich noch schnell heilbare und vor allem chirurgische Fälle auf, Tuberkulosekranke oder Menschen mit Hungerödem hingegen nicht.[841]

Um die im Ghetto grassierende Typhusepidemie einzudämmen, erlaubte Biebow schließlich den Wiederaufbau eines Gesundheitssystems.[842] Im November 1942 wurde die Gesundheitsversorgung neu organisiert: Jedes Ressort mit mehr als 1.000 Arbeitern erhielt einen Arzt, der Kranke und Verletzte im Betrieb versorgte. Für jeweils 2.000 bis 2.500 Menschen wurde zudem ein ärztlicher »Rayon« – insgesamt 40 – eingerichtet. In ihrem jeweiligen Bezirk machten die Ärzte Hausbesuche und übernahmen Dienste in den zwei neu errichteten Ambulatorien. Darüber hinaus baute das Gesundheitsamt im Ghetto zwei Rettungsbereitschaftsstationen auf. Die dezentrale Krankenversorgung entlastete die Krankenhäuser, standen doch auch nach Einrichtung der zusätzlichen Kliniken nicht ausreichend Betten zur Verfügung.[843] Biebows initiale Rolle bei der Reorganisation des Gesundheitswesens verdeutlicht die Abhängigkeit des Ghettos und seiner Bewohner von den deutschen Stellen auch im Bereich des Gesundheitswesens.

Die Anzahl der Geburten ging drastisch zurück. Waren im Juli 1942 noch 64 und im August 42 Kinder geboren worden, sank die Geburtenzahl im Oktober auf 21 und im November und Dezember jeweils gar auf 11.[844] Isaiah Trunk schätzt, dass zwischen Oktober 1942 und März 1944 nicht mehr als insgesamt 500 Kinder auf die Welt kamen.[845] Für Wöchnerinnen führte Rumkowski im November 1942 wieder »Talone« ein, um ihnen eine bessere Ernährung zu sichern.[846]

Mit der Umwandlung der Kliniken in Werkstätten wurden die Möglichkeiten für eine Entbindung in der Klinik eingeschränkt. Selbst als einige Kliniken neu öffneten,

838 Ewa Wiatr: Interview mit Helena Bergson, 2011. Vgl. auch Eintrag, 30.9.1042, in: Feuchert/Leibfried/Riecke (Hrsg.), Die Chronik des Gettos Lodz, S. 479.
839 Eintrag, November 1942, in: Feuchert/Leibfried/Riecke (Hrsg.), Die Chronik des Gettos Lodz, S. 528.
840 Eintrag, 7.10.1942, in: ebenda, S. 494.
841 Eintrag, November 1942, in: ebenda, S. 528.
842 Löw, Juden im Getto Litzmannstadt, S. 363.
843 Es gab im November 1942 im Ghetto 161 Ärzte, ebenda, S. 362-364. Eintrag, 5.11.1942, in: Feuchert/Leibfried/Riecke (Hrsg.), Die Chronik des Gettos Lodz, S. 539.
844 Vgl. Feuchert/Leibfried/Riecke (Hrsg.), Die Chronik des Gettos Lodz, S. 333; 398; 483; 529; 581.
845 Vgl. Trunk, Łódź Ghetto, S. 300.
846 Eintrag, November 1942, in: Feuchert/Leibfried/Riecke (Hrsg.), Die Chronik des Gettos Lodz, S. 528.

entschieden sich Frauen, die dazu die Chance hatten, für eine Geburt in der eigenen Unterkunft. »Mom delivered a few babies at home of the privileged few because the ›bonzes‹ knew that a hospital is a risqué place prone to the Nazi's visit«, erinnerte sich Salomea Kape.[847] Die jüngsten Ereignisse vor Augen, wollte niemand das Risiko eingehen, aus dem Krankenhaus deportiert zu werden.

In der Klinik in der ul. Mickiwicza assistierte Róża Herszenberg immer häufiger bei Abtreibungen. Salomea Kape erzählte: »After the Gehsperre an abortion clinic headed by Dr. Helena Borzekowska and my Mom as her assistant was very busy.«[848] Róża Herszenberg führte die Eingriffe zum Abbruch einer Schwangerschaft nicht eigenständig durch. »My mother's task during the abortion was the equivalent of the operating room nurse which means: instrumentation, cleaning the instruments and patient's positioning.«[849] Salomea Kape half ihrer Mutter in der Abtreibungsklinik: »I cleaned and cooked the used instruments in boiling water at home to maintain an illusion of sterility and ran to and from home to the clinic several times a day.«[850]

Wie die Berichte zeigen, waren Schwangerschaft und Geburt für Frauen unter den Bedingungen der von den Deutschen forcierten Kategorisierung in »arbeitsfähig« und »nicht-arbeitsfähig« lebensbedrohlich. Die Überlebenschancen hingen zunehmend ab von Leistungsfähigkeit, Produktivität und Gesundheit.[851] Abtreibungen boten die Ärzte im Ghetto daher kostenlos an, bzw. die jüdische Ghettoverwaltung übernahm die Kosten.[852] Im Ghetto in Kovno entschieden Rabbiner, dass das von den Deutschen verhängte Geburtenverbot eine grundsätzliche Gefährdung des Lebens der Frauen darstellte und daher eine Abtreibung auch ohne medizinische Indikation erlaubt sei.[853] Im Ghetto Litzmannstadt wurde das Rabbinat nach der »Sperre« aufgelöst. Rumkowski übernahm die Aufgaben eines Rabbiners, wurde mithin verantwortlich für alle religiösen Fragen und unterstützte offenbar auch im Ghetto Litzmannstadt Abtreibungen.[854] Salomea Kape meinte: »Abortions were always accessible for women in the ghetto. In medical circles, the fate of the Gehsperre children eliminated any moral, ethical, or religious hesitation to allow or perform abortions.«[855] Sie führte aus: »A pregnant woman was for the Nazis a double ticket to death – a question arose whom to save the mother or the unborn child?«[856]

Medizinische Hilfe bei Abtreibungen anzubieten sowie die Organisation einer geburtshilflichen Versorgung waren Maßnahmen, um für Schwangere und Mütter im

847 Salomea Kape, E-Mail, 3.11.2012.
848 Salomea Kape, E-Mail, November 2012.
849 Salomea Kape, E-Mail, 3.11.2012.
850 Salomea Kape, E-Mail von Oktober 2012.
851 Löw, Arbeit in den Gettos.
852 Fijałek/Indulski, Opieka Zdrowotna w Łodzi do Roku 1945, S. 488.
853 Waxman, Women in the Holocaust, S. 31.
854 Löw, Juden im Getto Litzmannstadt, S. 436; Eintrag, 28.10.1942, in: Feuchert/Leibfried/Riecke (Hrsg.), Die Chronik des Gettos Lodz, S. 523-525.
855 Salomea Kape, E-Mail von Oktober 2012.
856 Salomea Kape, E-Mail, 3.11.2013.

Kontext von Verfolgung und Ghettoisierung bestmögliche Bedingungen zu schaffen, ihre Gesundheit und ihr Leben zu erhalten. Mit der Liquidierung des Ghettos 1944 verschärfte sich jedoch die Situation für Schwangere; ihre Versorgung konnte nicht aufrechterhalten werden.

Die lange in der Forschung vertretende These, das Ghetto Litzmannstadt hätte aufgrund seiner Produktivität am längsten im besetzten Polen existiert, zweifelt Peter Klein an. Er argumentiert, die Gewinne aus der Produktion im Ghetto seien weniger hoch als bislang angenommen gewesen. Vielmehr weist er auf die zentrale Bedeutung der Verwaltungshoheit für dessen Existenz hin, wurde das Ghetto doch von den lokalen Behörden der Zivilverwaltung im Auftrag des Reichsministeriums des Innern geführt. Erst als Himmler 1943 zum Reichsminister des Innern ernannt wurde, habe er Zugriff auf das Ghetto erhalten und sich Anfang 1944 mit Greiser darauf geeinigt, das Ghetto zunächst zu verkleinern und es später ganz aufzulösen.[857] Himmler ordnete an, das Vernichtungslager in Kulmhof, das im April 1943 stillgelegt worden war, wieder in Betrieb zu nehmen.[858] Am 23. Juni 1944 begann die endgültige Räumung des Ghettos. In nicht einmal einem Monat wurden 7.196 Menschen in Kulmhof ermordet. Am 14. Juli fuhr der letzte Zug nach Kulmhof und die Deportationen wurden zunächst eingestellt.[859] Am 1. August eröffneten Hans Biebow und Otto Bradfisch, Chef der Gestapo und inzwischen Oberbürgermeister von Litzmannstadt,[860] Rumkowski, dass die verbliebenen Menschen im Ghetto zur Arbeit ins Deutsche Reich deportiert würden. Das Ghetto solle verlagert werden. Tatsächlich fuhren die Züge jedoch nach Auschwitz, wo die meisten ehemaligen Ghettobewohnerinnen und Ghettobewohner direkt nach ihrer Ankunft ermordet wurden. Viele der im Ghetto Verbliebenden ahnten dies; kaum jemand folgte der Aufforderung, sich am Bahnhof einzufinden. Das öffentliche Leben im Ghetto brach zusammen; es war kaum mehr möglich, Lebensmittel zu erhalten, die Menschen gingen nicht zur Arbeit in die Ressorts, aus Angst, dort verhaftet und zur Deportation gezwungen zu werden. Viele versteckten sich auf Dachböden und in Kellern, da bekannt war, dass die Rote Armee nahte, und man auf Befreiung hoffen durfte.[861] Róża Herszenberg, ihr Mann Calel und Salomea versteckten sich ebenfalls: »During the liquidation of the ghetto in the summer of 1944 we followed our old road of hiding in the cellars«, erinnerte sich Salomea.[862]

Gestapo und deutsche Schutzpolizei machten ab dem 8. August 1944 Jagd auf die Menschen im Ghetto, nachdem Appelle und Razzien der jüdischen Ordnungspolizei

857 Vgl. Klein, Die »Ghettoverwaltung Litzmannstadt« 1940-1944, S. 590-612; 625-626.

858 Vgl. Krakowskis, Kulmhof, S. 124-127.

859 Feuchert/Leibfried/Riecke/Baranowski/Podolska/Radziszewska/Walicki (Hrsg.), Die Chronik des Gettos Lodz/Litzmannstadt. 1944, S. 7-11.

860 Bradfisch war Leiter der Stapostelle Litzmannstadt, ab Juni 1943 Oberbürgermeister. Greiser und Himmler tauschten in Vorbereitung auf die Auflösung des Ghettos 1942/43 die Verwaltung aus und verkleinerten die Behörde der Ghettoverwaltung. Vgl. Klein, Die »Ghettoverwaltung Litzmannstadt« 1940-1944, S. 440-446.

861 Vgl. Löw, Juden im Getto Litzmannstadt, S. 470-472.

862 Salomea Kape: My Mother, myself, o. D., unveröffentlicht, Privatbesitz: John Kape.

sich nach Ansicht der deutschen Behörden als wenig effektiv erwiesen hatten. Wie bereits zwei Jahre zuvor, während der »Sperre«, gingen sie mit äußerster Gewalt vor und räumten systematisch Straßen und Häuserblocks, schossen auf Menschen und in die Fenster der Häuser. Zugleich verkleinerten sie das Ghetto und trennten größere Gebiete ab. Der Aufenthalt in diesen Gebieten stand fortan unter Todesstrafe. Hunger und die Angst vor der Brutalität, mit der Gestapo und Polizei die Verstecke aushoben, brachte schließlich etliche Menschen dazu, sich »freiwillig« zur Deportation zu melden.[863] Am 29. August verließen die letzten Deportationszüge den Bahnhof Radegast nach Auschwitz. In einem davon befand sich Rumkowski. Mehr als 45.000 Juden aus dem Ghetto Litzmannstadt wurden ab August 1944 in Auschwitz ermordet. Lediglich etwa 2.000 wurden als Arbeiter ausgewählt und im Konzentrationslager Auschwitz-Birkenau als Häftlinge registriert. Viele von ihnen wurden von da aus in andere Lager weiter deportiert.[864] 5.000 bis 10.000 ehemalige Insassen des Ghettos Litzmannstadt überlebten.[865]

Parallel zu den Deportationen kam das Gerücht auf, eine Gruppe von Arbeitern könne für Aufräumarbeiten auf dem Gebiet des Ghettos bleiben. »Mom felt that it was a God-send opportunity to stay longer in the ghetto«, erzählte Salomea Kape.[866] Róża Herszenbergs Bruder Mel hatte die Aufsicht über die Stallungen und Pferde. Róża Herszenberg nahm Kontakt zu ihrem Bruder auf und bat ihn um Arbeit. Salomea sollte in der Wohnung auf sie warten.

> »I was alone. […] Suddenly I heard a commotion in the courtyard. The roundup had started. Through the window I saw the familiar sight of the Gestapo at the corner of the street. […] I wanted to run but my feet were glued to the floor. My heart was pounding ready to explode. […] My mind raced from one idea to another and I decided. ›No, they'll not find me so easily. Where can I hide? The closet, the big closet.‹ […] In the closet I read All Quiet on the Western Front trying to detach myself from the events in the streets but my sharpened ear heard the heavy stampeding on the stairs. Then I heard the police shout, ›The building is clean, nobody's left. Let's go.‹ I thought I smelled the odor of the people taken to the trucks but it was my own odor of fear. […] a deadly silence fell upon the street. In this silence I started to cry and my tears wetted the famous book.«[867]

863 Feuchert/Leibfried/Riecke/Baranowski/Podolska/Radziszewska/Jacek Walicki (Hrsg.), Die Chronik des Gettos Lodz/Litzmannstadt, 1944, S. 7-11.

864 Löw, Juden im Getto Litzmannstadt, S. 481-485; Krakowski, Das Todeslager Chełmno, S. 121-157.

865 Bömelburg hält Schätzungen von 5.000 bis 10.000 Menschen für glaubhaft. Vgl. Bömelburg, Lodz, S. 285.

866 Salomea Kape, Bericht (Entwurf) für das USHMM, 1992, Privatbesitz, John Kape. Im USHMM unter: 1994.A.0307 | RG Number: RG-05.010. Vgl. auch: Kape, Kocham twą urodę złą, najdroższe miasto na świece, S. 91-98.

867 Salomea Kape, Bericht (Entwurf) für das USHMM, 1992, Privatbesitz, John Kape. Im USHMM unter: 1994.A.0307 | RG Number: RG-05.010.Vgl. auch: Salomea Kape, The Midwife from Lodz, http://www.anja-peters.de/download/Midwife_from_Lodz.pdf [3. 5. 2025].

Kurze Zeit nach der Razzia kam Róża Herszenberg zurück in die Wohnung.

»›They didn't find you. Good girl.‹ My mother touched my face as if not believing her own eyes, ›I have some news‹, she said. ›The Nazis are leaving a few hundred Jews to clean the ghetto, and your uncle Mel [...] offered us the job to clean the stable and to take care of the horses. Horses are benign animals. We have a chance to be together for a while, if we're lucky.‹«[868]

Róża Herszenberg konnte auf familiäre Netzwerke zurückgreifen und so nach einer Möglichkeit suchen, auf dem Gebiet des Ghettos zu bleiben und zu überleben.[869] Bevor Róża und Salomea Herszenberg jedoch im Pferdestall arbeiten konnten, mussten sie eine Selektion durch Biebow zur Auswahl des »Aufräumkommandos« über sich ergehen lassen.[870] Róża Herszenbergs Geistesgegenwart rettete, so Salomea Kapes Darstellung, die Familie:

»The selection of ›cleaners‹ took place in Baluter Ring. During the selection Biebow sent us to the left and then turned his back on us. Mom made a ›Strassendiagnose‹ (›the group on the right is younger and healthier looking‹) and a ›Blitz-decision‹ (she pushed us with all her strength to the right) to the group chosen by Biebow to remain in the ghetto. The decision, made by the use of her sharp eyes, her refined sense of mortal emergency and her quick reaction saved our lives. Like a good midwife as she certainly was, she knew how to change quickly information into action.«[871]

Auf dem Gebiet des Ghettos verblieben etwa 1.300 Menschen als »Aufräumkommando«. Darüber hinaus versteckten sich einige in den verlassenen Gebäuden. Wurden sie entdeckt, drohte ihnen die sofortige Tötung. Viele von ihnen schlossen sich daher nach und nach dem Aufräumkommando an. Das Aufräumkommando sollte das Gelände des Ghettos säubern, Wertgegenstände aus den verlassenen Wohnungen holen und sortieren. »Es kann auch Ariern kaum zugemutet werden, diese ekelerregenden Tätigkeiten durchzuführen«,[872] schrieb Karl Marder, Bürgermeister in Litzmannstadt. Möbel und Hausrat sollte die VoMi erhalten, um die Gegenstände an Umsiedlerfamilien zu verteilen; die Einrichtung der Krankenhäuser, darunter gynäkologische Instrumente, wurden deutschen Krankenhäusern überlassen.[873]

Das Ghetto existierte nicht mehr. Die verbliebenen Menschen wurden in einer ehemaligen Schneiderwerkstatt in der ul. Jakuba 16 (Rembrandtstraße) in einem be-

868 Ebenda.

869 Es konnten vor allem diejenigen bleiben, die Leiter der Arbeitsressorts waren, Menschen, die Beziehungen zu diesen hatten, sowie Facharbeiter. Vgl. Löw, Juden im Getto Litzmannstadt, S. 485.

870 Vgl. Kape, Kocham twą urodę złą, najdroższe miasto na świece, S. 95.

871 Salomea Kape, E-Mail, November 2012.

872 Karl Marder, Schreiben an Stadtmedizinalrat D. Wiedenbrüg, Eing. 26.8.1944, in: APŁ, L-15064, Bl. 140.

873 Vgl. Schreiben gez. Marder an D. Wiedenbrüg, Eingang: 26.8.1944, in: APŁ, L-15064, Bl. 140; Schreiben, betr. Räumung des Gettos durch das Gesundheitsamt, 3.10.1944, in: APŁ, L-15064, Bl. 200-202.

wachten Lager kaserniert.[874] Jeden Morgen transportierten LKWs die Arbeitstrupps in die verschiedenen Teile des ehemaligen Ghettos.[875] Bevor Familie Herszenberg in die ul. Jakuba umzog, kehrte sie in ihre Wohnung zurück. Calel Herszenberg machte seiner Wut und Verzweiflung Luft:

»My father, a hard working and frugal man, smashed his lifework, the sum of his dreams, the furniture. [...] With the last force of a blinded Samson he threw the heavy couch out from the third floor window. The flying couch hit the ground with a canon-like blast. [...] The thunder of the falling heavy objects didn't cause any reaction. No one came to the open windows. [...] The tenants were on their way to Auschwitz. This was my father's way of protesting against the silence of the world, against the futility of his life's efforts, against bonding with material objects, against Hitler, against Nazis, against God.«[876]

In der ul. Jakuba wurden Männer und Frauen in getrennten Schlafsälen untergebracht. Róża und Salomea Herszenberg arbeiteten im Pferdestall. Jeden Morgen mussten die Menschen zum Apell antreten, bevor sie zur Arbeit gingen.[877] An einem Tag sollte es, so erinnerte es Salomea Kape, eine Selektion durch die Deutschen geben. Róża Herszenberg fürchtete, das Prozedere nicht zu bestehen und versteckte sich. Am nächsten Morgen, beim Appell, lasen die Deutschen auf einer Liste stehende Namen vor, darunter auch den Namen »Róża Herszenberg«. Nach einer Zeit, die Salomea Kape endlos vorkam, meldete sich schließlich eine Frau.

»Later, my mother said, ›I would have gone to the front line the first time the Nazi called my name. I didn't know that there was another Rose Herszenberg in our camp.‹ I never asked where she had hid but I knew that the safest place was in the stable, between the horses, ›the benign animals‹.«[878]

Am 22. Oktober wurden etwa 600 Personen des Aufräumkommandos zur Zwangsarbeit nach Deutschland deportiert. Möglicherweise waren sie während des Appells, von dem Salomea Kape erzählte, dafür selektiert worden.[879]

In den verlassenen Wohnungen fanden die im »Aufräumkommando« Verbliebenen ausreichend Lebensmittel, so dass sie nicht mehr hungern mussten, wie sich Salomea Kape erinnerte. Die Zeit im Aufräumkommando beschrieb sie als eine Zeit der

874 Zuvor waren zwei Gruppen, eine im Schneider-Ressort in der Hanseatenstraße 36 und die zweite im Metall-Ressort in der Hanseatenstraße 63 kaserniert gewesen. Diese beiden Gruppen sollten am 22. 10. 1944 zur Zwangsarbeit nach Deutschland deportiert werden. Vgl. Löw, Juden im Getto Litzmannstadt, S. 485.

875 Steinert, Holocaust und Zwangsarbeit, S. 137.

876 Salomea Kape, Bericht (Entwurf) für das USHMM, 1992, Privatbesitz: John Kape. Im USHMM unter: 1994.A.0307 | RG Number: RG-05.010.

877 Vgl. Löw, Juden im Getto Litzmannstadt, S. 488.

878 Salomea Kape, Bericht (Entwurf) für das USHMM, 1992, Privatbesitz: John Kape. Im USHMM unter: 1994.A.0307 | RG Number: RG-05.010.

879 Vgl. Löw, Juden im Getto Litzmannstadt, S. 485.

Anspannung. Zugleich machten Nachrichten über die immer näher rückende Rote Armee Hoffnung auf ein baldiges Ende der Besatzung und verhießen Befreiung.[880]

Neben ihrer Arbeit im Pferdestall betreute Róża Herszenberg im Geheimen zwei Geburten. Ihre Tochter schilderte, was es bedeutete, unter den Bedingungen von Kasernierung und Zwangsarbeit als Hebamme tätig zu sein.

> »In late fall a man secretly came to the camp. He and his wife had hidden in one of the abandoned buildings in the ghetto. He came in the darkness of the night, for his wife was bleeding to death after giving birth to a boy. In a filthy, well-camouflaged cellar my mother examined the heavily bleeding woman and removed the placenta. She came back beaming with joy and with a loaf of bread. The mother and the baby were doing well.
>
> My mother delivered another baby in the camp. […] The woman's bed was put in a dark corner in the hall of the women's quarter. I sat nearby and heard a slight commotion behind the improvised curtain, the husband's whispers, and my mother's quiet voice. No groan or moan. There were only my mother's quick steps and later a weak cry, a chirp. Then there was a total silence behind the curtain. In the early morning there was no trace of the event and no trace of the baby. The woman went to her usual work assignment with a deathly white face. My mother came to me in tears and said, ›but the boy, the baby-boy in the cellar, he'll survive. You'll see, he'll survive.‹«[881]

In beiden von Salomea Kape geschilderten Situationen bedeutete es für Róża Herszenberg ein Risiko, den Müttern zu helfen. Mindestens zwei Mal schlich sie sich aus dem Zwangsarbeitslager, um Mutter und Kind im Versteck zu versorgen und riskierte, von der deutschen Polizei entdeckt und erschossen zu werden. Salomea war in Sorge um ihre Mutter und versuchte sie davon abzubringen, das Lager zu verlassen. Die Hoffnung, dass der kleine Junge im Versteck überleben würde, gab Róża Herszenberg jedoch Kraft und tröstete sie über den Tod des im Lager geborenen Kindes hinweg. Das Überleben des kleinen Jungen wurde, wie Salomea Kape betont, für Róża Herszenberg »a symbol of the rebirth of our nation«.[882]

Anfang des Jahres 1945 ließen die Deutschen Massengräber auf dem jüdischen Friedhof ausheben. Als am 17. Januar der jüdische Ordnungsdienst den Befehl der Deutschen übermittelte, am nächsten Morgen zu einem allgemeinen Appell zu erscheinen, versteckten sich alle in den verlassenen Gebäuden auf dem Ghettogelände. Sie hofften, die Rote Armee würde die Stadt erreichen, bevor die Deutschen sie zu den Massengräbern bringen würden.[883] »Wir bemerkten die Flugzeuge und die Deutschen flüchteten in Panik. Wir hatten Angst und versteckten uns in menschenleeren Häusern, vis-à-vis der Fabrik«, schilderte Helena Bergson.[884]

880 Interview Salomea Kape, 20.9.2019.
881 Kape, The Midwife from Lodz.
882 Ebenda.
883 Vgl. Löw, Juden im Getto Litzmannstadt, S. 489-490.
884 Ewa Wiatr: Interview mit Helena Bergson, 2011.

Am 19. Januar befreite die Rote Armee die verbliebenen Ghettobewohner. »We were drunk without a drop of vodka«, erinnerte sich Salomea Kape.[885] »Als erstes demolierten wir den Stacheldrahtzaun des Gettos. Dann ging ich mit einigen Freunden in die Stadt«, erzählte Helena Bergson.[886]

d) Zwischenfazit

Mit der Abriegelung des Ghettos Litzmannstadt brachen die individuellen Kontaktmöglichkeiten zur Außenwelt größtenteils ab, so auch für die Familie Herszenberg. Dennoch war die im Ghetto isolierte jüdische Bevölkerung Teil der Litzmannstädter Bevölkerung, obgleich zwischen den Erfahrungen der Eingesperrten und denen der polnischen und deutschen Einwohner Welten lagen. Nach der Abriegelung galt es, das Leben im Ghetto, so auch die Geburtshilfe, unter den katastrophalen Bedingungen von extremer Mangelversorgung und Gewalt zu organisieren. Trotz der Widrigkeiten gelang es der jüdischen Bevölkerung, differenzierte Verwaltungsstrukturen mit einem umfassenden Gesundheitswesen aufzubauen. Für die von der jüdischen Ghettoverwaltung angestellten Hebammen, Krankenschwestern und Ärzte bot die Tätigkeit in den Kliniken und in der Gesundheitsabteilung die Möglichkeit, in ihrem in der Vorkriegszeit erlernten Beruf zu arbeiten, durch ihre Arbeit Not und Elend im Ghetto etwas zu lindern und unter den Bedingungen des Ghettos für sich und ihre Familien ein – zumindest temporäres – Überleben zu sichern, wenn auch ihre Tätigkeit sie nicht vor Hunger und Gewalt schützte. Die Menschen im Ghetto konnten – auch im Bereich der Gesundheitsversorgung und Geburtshilfe – nur in den engen Grenzen der von den Deutschen geschaffenen Rahmenbedingungen agieren.[887]

Die Hebamme Róża Herszenberg, ihre Tochter Salomea und ihr Mann Calel blieben 1944 nach der Liquidierung zusammen mit etwa 850 bis 900 anderen Menschen auf dem Gebiet des Ghettos.[888] Dieses erwies sich für sie als ein »Überlebensraum«. Die Tätigkeit als Hebamme bot Róża Herszenberg die Möglichkeit, überlebenswichtige soziale Kontakte aufzubauen und zu nutzen. Ebenso konnte sie auf familiäre Netzwerke zurückgreifen. Róża Herszenbergs Ortskenntnisse, die sie durch ihre langjährige Tätigkeit als Hausgeburtshebamme in Łódź-Bałuty erworben hatte, halfen ihr immer wieder, sichere Verstecke für die Familie und unbeobachtete Wege durch das Ghetto zu finden. Róża Herszenbergs Voraussicht, Geistesgegenwart und Entschlossenheit waren, wie Salomea Kape schilderte, für die Familie lebensrettend.[889] Ob der von Róża Herszenberg in einem Versteck betreute Junge und seine Eltern den

885 Interview mit Salomea Kape, 20.9.2019, Sprachmemo 6.

886 Ewa Wiatr: Interview mit Helena Bergson, 2011.

887 Vgl. Löw, Juden im Getto Litzmannstadt, S. 191.

888 Feuchert/Leibfried/Riecke/Baranowski/Podolska/Radziszewska/Jacek Walicki (Hrsg.), Die Chronik des Gettos Lodz/Litzmannstadt 1944, S. 11; Löw, Juden im Getto Litzmannstadt, S. 491.

889 Vgl. Ringelheim, Women and the Holocaust, in: Rittner/Roth (Hrsg.), Different Voices.

Krieg überlebt haben, ist unbekannt.[890] Von den 2.306 Kindern, die im Ghetto Litzmannstadt bis zur Liquidierung des Lagers geboren wurden, überlebten, soweit bekannt, vier den Holocaust.[891]

4. Ende der Besatzungszeit

Im Januar 1945 marschierte die Rote Armee in das Wartheland ein. Die deutsche Bevölkerung floh überstürzt Richtung Westen. Bis zuletzt hatten die Verantwortlichen die Evakuierung hinausgezögert.[892] Nur ein Teil der Mütter mit kleinen Kindern, einige Schwangere und die Krankenhauspatienten waren per Bahn evakuiert worden. Als endlich der allgemeine Befehl zur Räumung gegeben wurde, war es für viele zu spät; sie wurden von der Roten Armee überrollt.[893] Andere machten sich gerade noch rechtzeitig mit Pferd und Wagen auf den Weg und zogen in Trecks nach Westen. Die Bilder und Berichte sind bekannt: Wege waren vereist, die Straßen verstopft, etliche Wagen gingen unterwegs verloren.[894]

Was aus Marie Bigott in Litzmannstadt und was aus Julie Prinz in Welun wurde, ob ihnen die Flucht gelang und wo sie sich eventuell später niederließen, ist unbekannt. Beide Hebammen waren nach dem Krieg nicht mehr in der Hebammenberufsorganisation aktiv.[895] Ingeborg Morsbach und ihrer Freundin Else gelang am 18. Januar 1945 die Flucht aus dem Wartheland. 1965 stellte Ingeborg Morsbach einen Antrag auf Lastenausgleich und erhielt eine Entschädigung für ihr auf der Flucht verlorenes Vermögen. Gemeinsam mit Else P. lebte sie zu dieser Zeit in Hessen, wo sie als Hebamme arbeitete.[896]

Für volksdeutsche Hebammen, die bereits vor Kriegsbeginn in Polen gelebt hatten, war die Entscheidung, zu bleiben oder ins Deutsche Reich zu fliehen, nicht einfach. Einige von ihnen wollten ihren Wohnort nicht verlassen und sahen ihre Zukunft in Polen. Wie Irene P. aus Włocławek handelte, ist unbekannt. Die Deutschen, die sich für ein Leben in Polen entschieden, waren vor allem in der ersten Zeit immer wieder Anfeindungen und Plünderungen ausgesetzt. Ihr Verhalten während des Krieges empfanden viele Polen als Verrat. Dieses Gefühl fand seinen Ausdruck in einem nationalen

890 Die Menschen im Aufräumkommando versorgten die Versteckten mit Lebensmitteln. Etliche der Verstecke wurden durch Denunziation entdeckt. Vgl. Löw, Juden im Getto Litzmannstadt, S. 487-489.

891 Feuchert/Leibfried/Riecke (Hrsg.), Chronik des Gettos Lodz, 1941, S. 336, FN 9.

892 Vgl. Bömelburg, Lodz, S. 301-302.

893 So auch zwei Landjahrlager mit insgesamt 60 Mädchen im Kreis Wollstein. Vgl. Bericht des Landrates in Wollstein, Frankfurt an der Oder, 28. 1. 1945, in: BArch, R 138 II/7.

894 Bericht des Oberbürgermeisters und Kreisleiters Julius Theodor Lorenzen über den Treck von Gnesen Stadt nach Osthannover vom 20. 1. bis 26. 2. 1945, in: BArch Berlin, R 138 II/7.

895 In der Hebammenzeitschrift, die seit Januar 1949 unter dem neuen Titel »Deutsche Hebammen-Zeitschrift« im Elwin Staude Verlag herausgegeben wurde, finden beide Hebammen keine Erwähnung mehr. Ich danke Annika Dix für ihre Hilfe bei der Auswertung der Zeitschriften.

896 Vgl. Lastenausgleichsakte Ingeborg M., 1965, in: BArch Bayreuth, ZLA 1 3 144143.

Verratsdiskurs, der durch das Sicherheitsamt, aber auch durch Vertreter von Parteien, vor allem der kommunistischen, und von nationalkonservativen Kräften geschürt wurde.[897] Volksdeutsche, die die polnische Staatsbürgerschaft erhalten und in Polen bleiben wollten, mussten sich einem Rehabilitierungsverfahren unterziehen.[898] Die Hebamme Anna K. (1899-?) aus Pabianice stellte im August 1945 einen entsprechenden Antrag. Sie wollte Pabianice und ihr Haus nicht verlassen. Anna K. war als Tochter von Landwirten in Polen aufgewachsen, hatte 1920 die Hebammenschule in Warschau absolviert und seitdem in Pabianice als niedergelassene Hebamme und ab 1943 als angestellte Hebamme im Krankenhaus gearbeitet. Im Rehabilitationsverfahren gab sie an, 1940 vom Leiter der Sozialversicherung in Pabianice gezwungen worden zu sein, die DVL zu unterzeichnen. Sie habe sich aber immer als Polin gefühlt und während der Besatzungszeit Polen geholfen. So habe sie Polinnen unentgeltlich behandelt, mit ihnen polnisch gesprochen, keiner deutschen Organisation angehört und wie alle Polen sehnsüchtig auf die Befreiung gewartet. Die Aussagen von Anna K. vor Gericht spiegeln die damalige Rechtslage wider: Ab Mai 1945 mussten alle, die im Gebiet des ehemaligen Warthelandes die DVL unterschrieben hatten, eine individuelle Zwangslage nachweisen und ihre Zugehörigkeit zur polnischen Nation bezeugen.[899] Anna K. brachte Argumente vor, mit denen sie das Gericht zu überzeugen hoffte, sie zu rehabilitieren. Unterstützend wirkte sich in ihrem Fall aus, dass eine Reihe von Zeuginnen und Zeugen für sie aussagten. Im Juli 1946 erklärte das Gericht Anna K. schließlich für rehabilitiert, bestrafte sie aber gleichzeitig für die Unterzeichnung der Deutschen Volksliste: Es erkannte ihr für zwei Jahre die bürgerlichen Ehrenrechte ab, und da diese Voraussetzung für die Tätigkeit als Hebamme waren, konnte sie in dieser Zeit vermutlich nicht arbeiten. Außerdem verurteilte das Gericht sie zu einer Geldstrafe in Höhe von 5.000 Złoty.[900]

Soziale Netzwerke in ihrem Umfeld halfen Anna K. und schützten sie. Die Personen, die für sie aussagten, kannte sie seit vielen Jahren. Ihre sozialen Kontakte erwiesen sich als stabil über die Zäsuren des Krieges, der deutschen Besatzung und der Gründung der Republik Polen hinweg. Sie konnte sich mithilfe der entlastenden Aussagen als polnische Staatsbürgerin rehabilitieren. Um an ihrem Wohnort bleiben zu können, nahm Anna K. die vom Gericht verhängten Strafen auf sich. Andere volksdeutsche Hebammen hingegen verließen Polen noch vor Abschluss des Verfahrens und entgingen so möglichen Strafen.[901]

Kenntnisse der Lebensumstände während der deutschen Besatzung konnten allerdings auch gegen eine Person und zur persönlichen Rache verwendet werden. Das am

897 Vgl. Bömelburg, Lodz, S. 302-305; Borodziej, Geschichte Polens, S. 267-270.

898 Nach Dekret vom 28.2.1945 konnte sich rehabilitieren, wer unter Zwang in die DVL, Kategorie 3 und 4, aufgenommen worden war. Vgl. Bömelburg, Lodz, S. 315-316.

899 Vgl. ebenda, S. 314-315.

900 Vgl. Gerichtsakte Anna K., in: AP w Pabianicach, Akta Sądu Grodzkiego w Pabianicach/273. Ich danke Michał Turski für das Finden und Überlassen der Akte sowie Franziska Rebmann für die Übersetzung.

901 Vgl. Gerichtsakte Anna F., in: AP w Pabianicach, Akta Sądu Grodzkiego w Pabianicach/106.

28. Februar 1945 erlassene Dekret, das die Rehabilitierung von Volksdeutschen regelte, räumte jedem Polen die Möglichkeit ein, Volksdeutsche zu denunzieren, wenn ihr Verhalten die polnische »nationale Eigenart« hatte vermissen lassen.[902] Von dieser Möglichkeit machte auch die Hebamme Marta L. Gebrauch, als sie ihre volksdeutsche Kollegin Amanda P. (1903-?) aus der Region Toruń anzeigte.

Amanda P. war mit einem Polen verheiratet und zog ein polnisches Adoptivkind groß. Während der deutschen Besatzung hatte sie die DVL unterzeichnet. Marta L. beschuldigte Amanda P., als Deutsche für Repressalien verantwortlich gewesen zu sein, die sie, Marta L., während der Besatzungszeit habe erleiden müssen. Im Laufe des Verfahrens beschuldigten weitere Zeugen Amanda P., ihrem Mann aus »rassischen Gründen« eigene Kinder verweigert zu haben. Außerdem habe sie einen Nachbarn wegen Diebstahls angezeigt, der daraufhin von der deutschen Polizei misshandelt worden sei. Das Gericht hielt die Vorwürfe für schwerwiegend und ordnete im November 1946 Untersuchungshaft gegen Amanda P. an. Im März 1947 wurde sie zwar freigesprochen, doch ob sie in ihrem Bezirk als Hebamme wieder Fuß fassen konnte, ist ungewiss.[903]

Hebammen wurden im Nachkriegspolen dringend für die geburtshilfliche Versorgung der Bevölkerung benötigt. Ziel der polnischen Regierung war es, die Kriegsverluste durch geburtenfördernde Maßnahmen auszugleichen.[904] Gleichzeitig herrschte in Polen ein dramatischer Mangel an Hebammen und Ärzten. 39 % der Vorkriegsärzteschaft waren ermordet worden. Darüber hinaus fehlte es an jungen Hebammen und Ärzten. Grund dafür war das Ausbildungsverbot, das die deutschen Besatzer während des Krieges für Polinnen und Polen verhängt hatten.[905] Infolge der zerstörten Infrastruktur mangelte es zudem an medizinischen Einrichtungen.[906] Alle in Polen lebenden Hebammen waren daher aufgerufen zu praktizieren. Zuvor waren sie allerdings verpflichtet, ihre Zugehörigkeit zur polnischen Nation nachzuweisen. Dazu mussten sie sich bei der Ärztekammer registrieren und in einem Fragebogen versichern, dass sie während der Besatzung weder die DVL unterzeichnet hatten, noch »Leistungspole« gewesen waren.[907] Auf diese Weise sollten sie ihr Bekenntnis und ihre Zugehörigkeit zur polnischen Nation versichern.[908]

902 Vgl. Bömelburg, Lodz, S. 305.

903 Vgl. Gerichtsakte von Amanda P., in: IPN, By 686-1109 Sec. Sądu Karnego w Toruniu. Ich danke Elżbieta Kassner für die Übersetzung der Akte.

904 Vgl. Klich-Kluczewska, Making up.

905 Vgl. Borodziej, Geschichte Polens, S. 260. In Warschau wurden bis 1943 Hebammen ausgebildet, bis die Besatzungsbehörden die Schule schlossen. Danach bestand im Stadtteil Praga eine Hebammenschule im Untergrund weiter. Die Hebamme Teresa Kulczyńska leitete die Schule. Vgl. Wirtualne Muzeum Pielęgniarstwa Polskiego: Teresa Kulczyńska 1894-1992, https://wmpp.org.pl/en/the-merited-nurse/teresa-kulczynska-1894-1992-3/ [2.5.2025]

906 Zu Hebammen in der Volksrepublik Polen und zur polnischen Geburtenpolitik nach 1945 verfasst aktuell Elżbieta Kassner an der Leibniz Universität Hannover eine Dissertation.

907 Zum 1.1.1943 wurde der Status »Leistungspole« eingeführt. Es sollte für einige Personen (bis Oktober 1944 waren es 20.000) ein Anreiz geschaffen werden. Sie erhielten z. B. den gleichen Lohn wie deutsche Arbeiter. Vgl. Stiller, Völkische Politik, S. 507-508.

908 Vgl. Fragebögen im Bestand der Izba Lekarska Poznańska, in: Główna Biblioteka Lekarska.

Es ist möglich, dass die Hebamme Bronisława Z. aus der Nähe von Leslau, ihre Kinder und ihre Mutter den Krieg überlebten. Im Mai 1944 vermuteten die deutschen Behörden Bronisława Z. im Warschauer Stadtteil Praga. Als wenige Monate später, am 1. August, der Warschauer Aufstand begann, war dieser Teil der Stadt bereits von der Roten Armee eingenommen worden. Praga war daher weder von den Kämpfen während des Aufstandes noch von den Gewalttaten der Deutschen gegen die Zivilbevölkerung und der systematischen Zerstörung von Gebäuden betroffen. Hinweise auf Bronisława Z. und ihre Familie im Nachkriegspolen ließen sich jedoch nicht finden.

Veronika R. kehrte im Oktober 1945 nach Kalisz zurück. 1943 war sie von der Gestapo verhaftet und 1944 als »politischer Häftling« (Häftlingsnummer 60436) in das Konzentrationslager Ravensbrück eingeliefert worden.[909] Von dort wurde sie im Februar 1945 im Rahmen der Rettungsaktion des Schwedischen Roten Kreuzes unter Leitung von Folke Graf Bernadotte nach Schweden gebracht.[910] In Kalisz arbeitete sie ab 1946 wieder als Hebamme und ließ sich bei der Ärztekammer registrieren. Ihre finanzielle Situation war jedoch so prekär, dass sie um finanzielle Unterstützung bitten musste.[911]

Róża Herszenberg und Anna Toronczyk überlebten Besatzung, Ghetto und Holocaust, soweit bekannt, als einzige jüdische Hebammen aus Łódź. Bei Kriegsende war Róża Herszenberg jedoch schwer krank. Sechs Wochen lang musste sie im Krankenhaus in Łódź behandelt werden und blieb weitere fünf Monate arbeitsunfähig.[912] Sie zog zusammen mit ihrer Familie in ihre alte Wohnung in Łódź-Bałuty. »Mom nailed a plate on the wall and wrote in bold letters ›Akuszerka‹ (midwife)«,[913] erinnerte sich Salome Kape. Bis zu ihrem Rentenalter arbeitete Róża Herszenberg als freiberufliche Hebamme in Łódź-Bałuty. Wie schon vor dem Krieg, betreute sie Geburten in den Wohnungen der Gebärenden. Ihre jüdische Klientel gab es in Łódź-Bałuty jedoch nicht mehr. Der Großteil der Jüdinnen und Juden im Wartheland war ermordet worden; nur 3,5% der jüdischen Vorkriegsbevölkerung hatten überlebt.[914] Róża Herszenberg betreute nun vielfach Geburten in polnischen Familien.[915]

Anna Toronczyk, Róża Herszenbergs Zwillingsschwester, kehrte ebenfalls nach Łódź zurück. Nach dem deutschen Überfall auf die Sowjetunion im Juni 1941 war sie

909 Vgl. List of Polish citizens evacuated from Nazi concentration camps by the Swedish Red Cross during the leadership of Count Folke Bernadotte, unter: https://www.alvin-portal.org/alvin/imageViewer.jsf?dsId=ATTACHMENT-0139&pid=alvin-record%3A109677&dswid=1943. [6.5.2022]

910 Folke Graf Bernadotte erhielt 1945 die Erlaubnis, 7.000 weibliche KZ-Häftlinge nach Schweden zu bringen. vgl. z.B. Lomfors, Blind Spot, in: von Wrochem/Jockheck (Hrsg.), Skandinavien im Zweiten Weltkrieg, S. 145-159; Dokument 6.3.3.3/109916163, in: ITS Archiv Bad Arolsen.

911 Akte Weronika R., in: Główna Biblioteka Lekarska, Izba Lekarska Poznańska, Nr. 365.

912 Vgl. Korrespondenzakte Herszenberg, in: ITS Archives Bad Arolsen, 6.3.3.2/104933381.

913 Salomea Kape, E-Mail, November 2012.

914 Vgl. Alberti, Die Verfolgung und Vernichtung, S. 517-518.

915 Von ihr sprachen die polnischen Familien als der »jüdischen Hebamme«. Vgl. Kape/Lisner/Peters, Die Hebamme von Lodz.

aus dem Gulag entlassen worden, in dem sie der NKWD als Flüchtling aus Westpolen interniert hatte, und arbeitete als Krankenschwester in einem Lazarett der Roten Armee. Nach dem Krieg war sie als Hebamme in einem DP-Camp in Berlin tätig.[916] Erst 1950/51 kehrte sie nach Łódź zurück und nahm eine Stelle als Hebamme im Krankenhaus des Polnischen Roten Kreuzes an.[917] Mit ihren Kolleginnen und einigen ihrer Patientinnen blieb sie in Kontakt, auch als sie bereits Rentnerin war und in den USA lebte.[918] Obwohl es durchaus gute persönliche Kontakte zwischen Polen und Juden gab und sich Teile der polnischen Gesellschaft für ein Miteinander einsetzten, bestimmten antisemitische Ressentiments vielfach die Beziehungen im Nachkriegspolen. In einer Schrift der Nationalen Streitkräfte (Narodowe Siły Zbrojne) hatte es 1943 geheißen, jeder »aufrechte Pole« wisse, »dass im neu entstandenen Polen weder für Deutsche noch für Juden Platz sein wird«.[919]

Die Stadt Łódź entwickelte sich 1945/46 dennoch zu einem Zentrum jüdischen Lebens. Über 30.000 Juden, die aus der Sowjetunion und aus den deutschen Lagern zurückkehrt waren, lebten 1946 in Łódź. Das nach dem Krieg gegründete Zentralkomitee der Juden in Polen (Centralny Komitet Żydów w Polsce) mit seiner Lodzer Zweigstelle bot den Überlebenden Anlaufstellen und organisierte jüdisches Leben und Kultur.[920] Am 4. Juli 1946 eskalierten die antijüdischen Ausschreitungen in Kielce. Polnische Einwohner ermordeten unter den Augen und teilweise mithilfe des Korps für Innere Sicherheit 40 Jüdinnen und Juden.[921]

Antisemitismus, Ausgrenzungen und Übergriffe, die nach dem Pogrom von Kielce auch in Łódź zunahmen, beschrieb Salomea Kape als eine schmerzhafte Erfahrung. Sie verstand sich als polnische Staatsbürgerin.[922] Jüdisches Leben in Polen schien angesichts der zunehmenden antisemitischen Anfeindungen nicht mehr möglich, Zehntausende verließen das Land.[923] Salomea Kape blieb jedoch in Łódź und beendete 1952 ihr Medizinstudium. Vier Jahre später emigrierte sie mit ihrem Mann Mietek nach Israel. Verbale antisemitische Angriffe und die Aussicht auf bessere Lebensperspektiven begründeten ihre Entscheidung. In Israel schloss Salomea Kape ihre Facharztausbildung ab, zog 1966 mit ihrer Familie nach New York und arbeitete dort als Anästhesistin.[924]

Ihre Mutter Róża Herszenberg wollte nicht auswandern. Salomea Kape meinte: »In Poland or rather in Lodz she was home even if her home was destroyed during the war,

916 Vgl. International Refugee Organization, Berlin-Mariendorf, 24.7.1948. Privatbesitz: John Kape.
917 Vgl. Bescheinigung des Standesamtes vom 8.3.1951. Privatbesitz, John Kape.
918 Vgl. verschiedene Briefe und Karten adressiert an Anna Toronczyk. Privatbesitz, John Kape.
919 Propaganda Centralna, zitiert nach Grabowski, Die polnische Gesellschaft unter deutscher Besatzung, S. 47.
920 Jüdische Statistiken verzeichneten sogar knapp 62.000 Juden in Lodz. Vgl. Bömelburg, Lodz, S. 320-321.
921 Vgl. Borodziej, Geschichte Polens, S. 268-269.
922 Interview mit Salomea Kape, 18.-20.9.2019. Łódź galt lange als relativ sichere Stadt. Vgl. Bömelburg, Lodz, S. 322-323.
923 Vgl. ebenda, S. 328.
924 Salomea Kape, E-Mail, November 2012.

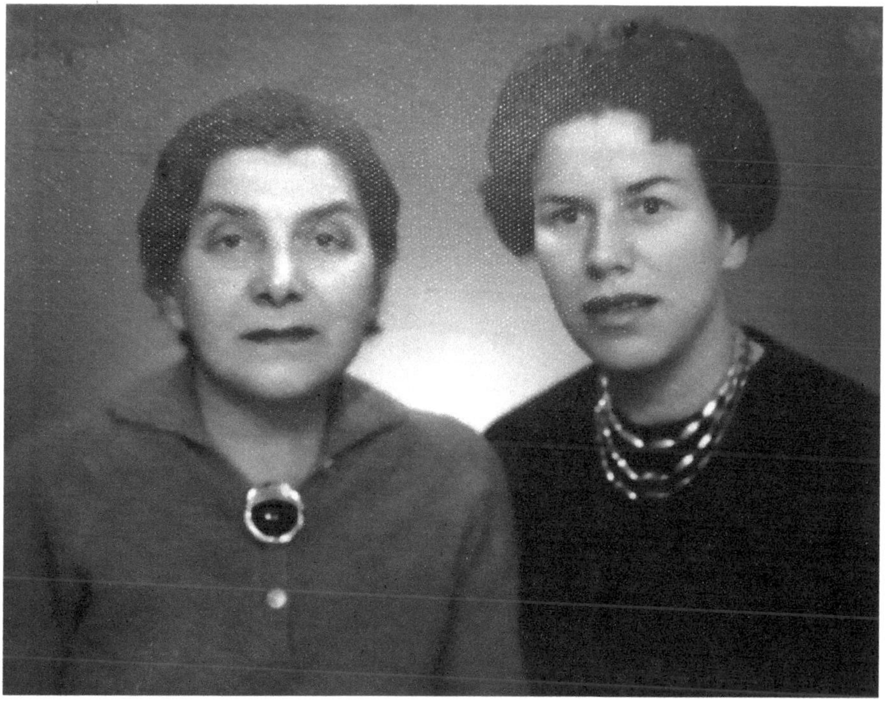

Abb. 15: Róża Herszenberg mit Tochter Salomea Kape, 1950er oder frühe 1960er Jahre

even if the fire of anti-semitic hatred licked at her now and then.«[925] Doch 1968, Róża Herszenberg war gerade seit einem Jahr im Ruhestand, nahm der Antisemitismus in Polen so stark zu, dass sie, ihr Mann Calel und Anna Toronczyk beschlossen, doch das Land zu verlassen. Nach dem Sechstagekrieg zwischen Israel, Ägypten, Jordanien und Syrien im Juni 1967 brachen Polen und die UdSSR die diplomatischen Beziehungen zu Israel ab. Ein Jahr später lancierte die polnische Regierung als Reaktion auf Studentenproteste eine antijüdische Kampagne, in der sie Juden bezichtigte, »Spione des Westens« bzw. Israels zu sein. Jüdinnen und Juden wurden als Verräter und Anstifter der Proteste bezeichnet, aus öffentlichen Ämtern gedrängt und aus dem Staatsdienst entlassen. Die Kampagne zwang etwa 25.000 Juden zur Auswanderung.[926] Anna Toronczyk, Róża und Calel Herszenberg zogen zu Salomea Kape in die USA.[927] Calel Herszenberg starb 1973, Róża Herszenberg 1975 und Anna Toronczyk 1977.[928]

925 Ebenda.
926 Vgl. Alexander, Kleine Geschichte Polens. Vgl. auch: Bömelburg, Lodz, S. 360-366.
927 Vgl. Kape, Kocham twą urodę złą.
928 Samolea Kape, E-Mails, Juni 2013, April 2019.

VI. FAZIT

Der Überfall auf Polen bedeutete für Hebammen, die Bürgerinnen der Zweiten Polnischen Republik gewesen waren, einen Bruch und eine erdrutschartige Veränderung ihres bisherigen (Berufs-)Lebens. Errungene berufspolitische Erfolge der Zwischenkriegszeit verloren ihre Relevanz, angestoßene Reform- und Standardisierungsprozesse blieben unvollendet. Die Gewalt der deutschen Besatzer und die Praktiken von Inklusion und Exklusion stellten bisherige Gewissheiten infrage, hebelten Werte- und Normvorstellungen ebenso aus wie Deutungen von privater und öffentlicher Sphäre. So griff das Besatzungsregime kontrollierend in die Geburtshilfe ein und strukturierte sie nach rassistischen und erbbiologischen Kriterien neu. Volkstumspolitische und rassische Zuordnungen bestimmten fortan Handlungsoptionen und Überlebenschancen. Die jeweiligen Wahrnehmungen des Krieges und bestimmter Ereignisse, Logiken und Abläufe waren dabei disparat.[1] Für die polnisch-christliche und vor allem die polnisch-jüdische Bevölkerung bedeutete die deutsche Besatzungsherrschaft eine stetige Verengung von Optionen und eine »Veralltäglichung von Gewalt«,[2] während sich für Volksdeutsche und Reichsdeutsche neue Räume und Möglichkeiten eröffneten.[3]

Infolgedessen waren Wahrnehmungen und Deutungen von Krieg und Besatzung auch im Bereich der Geburtshilfe je nach Perspektive und Identität, vor allem aber je nach rassischer und volkstumspolitischer Zuordnung durch das NS-Regime, völlig unterschiedlich und widersprüchlich. Der geografische Raum des »Warthegaus« bildete dabei jedoch einen Rahmen für Erfahrungen und Handeln der Hebammen.[4] Besatzer und unter Besatzung Lebende bildeten eine Besatzungsgesellschaft (Tönsmeyer). Bestimmt wurde das Leben in dieser Gesellschaft insgesamt und so auch in der Geburtshilfe durch Sonderregelungen und unterschiedliche Normen für die einzelnen Bevölkerungsgruppen. Diese zielten einerseits darauf, eine »erweiterte Volksgemeinschaft« zu schaffen, andererseits darauf, die als »fremdvölkisch« Betrachteten auszugrenzen. Das 1940 im Wartheland eingeführte Reichshebammengesetz zementierte die rassistische Hierarchisierung im Bereich der Geburtshilfe. Das Gesetz, das im »Altreich« den Hebammenberuf wirtschaftlich, sozial und rechtlich absicherte, stellte in der Geburtshilfe im Wartheland das zentrale Instrument des »Volkstumskampfes« dar. Es schuf die rechtliche Grundlage für die Inklusion volksdeutscher und die Exklusion polnisch-christlicher und polnisch-jüdischer Hebammen.

Das NS-Regime verfolgte das Ziel einer »rassischen Homogenisierung« der Bevölkerung Europas unter der Prämisse der »Germanisierung« der »eingegliederten Gebiete«

1 Vgl. Maubach, Expansionen weiblicher Hilfe. Vgl. auch: Koselleck, Vergangene Zukunft.
2 Vgl. z. B. Lehnstaedt, Zwei Okkupationsregime.
3 Vgl. Harvey, »Ich war überall«; Röger/Leiserowitz, Introduction.
4 Vgl. Maubach, Expansionen weiblicher Hilfe.

und insbesondere des Warthelandes. Um dieses Ziel zu erreichen, wurde die Ansiedlung volksdeutscher Umsiedler aus Südost- und Osteuropa ebenso forciert wie die Zwangsumsiedlung, Vertreibung und Ermordung von christlichen und jüdischen Polinnen und Polen. Diese »Umvolkungspolitik«, die natürlich auch Hebammen, Schwangere und Mütter betraf, veränderte die Zusammensetzung der Bevölkerung im Wartheland. Die angeführten Beispiele zeigen, dass die angestrebte »Abschiebung« der gesamten »fremdvölkischen« Bevölkerung aus den annektierten Gebieten aus personellen, wirtschaftlichen und kriegsbedingten Gründen letztendlich gar nicht durchführbar war. Insbesondere auf polnisch-christliche Arbeitskräfte, so auch auf Hebammen, konnte nicht verzichtet werden. Viele polnisch-christliche Hebammen erhielten daher die Erlaubnis, unter deutscher Kontrolle weiter zu praktizieren. Das Verfahren der Deutschen Volksliste flexibilisierte die Optionen des Deutschseins und hierarchisierte zugleich die Gruppe der Volksdeutschen durch die eingeführten Auffächerungen und Abstufungen. Um eine »erweiterte Volksgemeinschaft« in einem Territorium mit einer »fremdvölkischen« Bevölkerungsmehrheit zu schaffen und um Herrschaft durchsetzen zu können, bediente sich das Besatzungsregime einer radikalen rassischen Segregation, verbunden mit einem Umgangsverbot zwischen den einzelnen Bevölkerungsgruppen. Gewachsene soziale Beziehungen zwischen Hebammen, Gebärenden und ihren Familien erwiesen sich jedoch auch unter deutscher Besatzung zumindest teilweise als tragfähig, wenngleich persönliche Kontakte auch Gelegenheiten zu Denunziation und Verrat boten.

Unter der Prämisse der »Germanisierung« konzentrierten sich gesundheitspolitische Bemühungen auf eine »zahlenmäßige Stärkung« der deutschen Bevölkerung und die Fürsorge für deutsche Mütter und Kinder. Gleichzeitig sollte die »biologische Kraft« der polnischen Bevölkerung gebrochen und die Geburtenrate von Juden gesenkt sowie ihre Sterblichkeitsrate erhöht werden.[5] Die deutschen Besatzer wähnten sich in einem »Geburtenkrieg«, in dem sie auf der gegnerischen Seite vor allem polnische Frauen im gebärfähigen Alter ausmachten. Geburt und Reproduktion als Ansatzpunkte der Bevölkerungskontrolle waren zentrale Felder der »Germanisierung« und Biopolitik. Genau diese Felder – Geburt und Reproduktion – betrafen den Kompetenzbereich von Hebammen, die im Wartheland den größten Teil der Geburten eigenverantwortlich betreuten. Dies begründete das Interesse der NS-Gesundheitsverwaltung an einer Kontrolle und Indienstnahme der Hebammen.

Reichsdeutsche Hebammen wie Marie Bigott, Ingeborg Morsbach oder Julie Prinz versprachen sich von einer Tätigkeit im Wartheland persönliche Vorteile und Karrierechancen. Gleichzeitig waren sie davon überzeugt, durch ihren Einsatz in den »eingegliederten Gebieten« und bei der »Umsiedlungsaktion« volksdeutschen Müttern und Kindern zu helfen und einen Beitrag dazu zu leisten, eine »erweiterte Volksgemeinschaft« herzustellen. Sie erhielten im Wartheland eine neue Autoritäts- und Macht-

5 Schreiben des Polizeihauptquartiers, Bildung von Gettos in den Landkreisen des Reg. Bezirkes Litzmannstadt, 7. August 1941, AŻIH, 205/140.

position gegenüber volksdeutschen Müttern und Familien sowie gegenüber volksdeutschen und polnischen Ärzten und Hebammen. Während das Verhältnis zwischen Ärzten und Hebammen im »Altreich« hierarchisch strukturiert war, trat dies im Wartheland unter der Priorisierung rassistischer Differenzkonstruktionen zugunsten eines anderen Hierarchiemusters deutlich in den Hintergrund: Gegenüber den niedergelassenen volksdeutschen und polnischen Ärzten nahmen die reichsdeutschen Hebammen eine höhere Position in der rassistischen Sozialhierarchie ein. Als Akteurinnen des Besatzungsregimes konnten sie ein hohes Maß an Selbstständigkeit sowie neue Gestaltungs- und Handlungsoptionen gewinnen und Erfahrungen einer »gesteigerten Selbstbedeutsamkeit« (Franka Maubach) machen.

In der Geburtshilfe traten unterschiedliche Vorstellungen von Gesundheit und Pflege, von Routinen und von sozialem Miteinander zwischen den verschiedenen Bevölkerungsgruppen zutage. Die Grenzen zwischen privat und öffentlich wurden auf verschiedenen Ebenen verhandelt und neu gezogen. Deutsche und vor allem reichsdeutsche Hebammen sollten eine bestimmte Kultur rund um Schwangerschaft und Geburt vermitteln oder auch im Sinne sozialer Disziplinierung durchsetzen, etwa im Verhältnis zu den Wolhyniendeutschen, die in der NS-Propaganda als bäuerliche Unterschicht konstruiert wurden. Verbunden war damit im Sinne eines *cultural and social engineering* (Wilhelm Fielitz) der Zugriff auf Frauen und die private häusliche Sphäre. Ziel war die Prägung einer nationalsozialistischen deutschen Identität und die Integration der Volksdeutschen in eine »erweiterte Volksgemeinschaft«, einhergehend mit einer »biologischen Stärkung« der deutschen Bevölkerung, u. a. durch eine Verringerung der Mütter- und Säuglingssterblichkeit.

Im »Altreich« und auch im Polen der Zwischenkriegszeit war das Verhältnis zwischen Hebammen und ihrer Klientel vor allem im ländlichen und kleinstädtischen Raum vielfach durch Gemeinsamkeiten geprägt, die auf eine Verwurzelung in der gleichen Lebens- und Erfahrungswelt von Kindheit an zurückgingen. Die persönliche Bekanntschaft begründete ein spezifisches wechselseitiges Vertrauensverhältnis. Im Wartheland hingegen fehlte den reichsdeutschen Hebammen und ihrer volksdeutschen Klientel diese verbindende Erfahrung, vielmehr trennten sie unterschiedliche soziale und kulturelle Prägungen und oft auch unterschiedliche Muttersprachen. Die rassistische soziale Hierarchie im Wartheland vergrößerte diese Kluft noch. Das Verhältnis zwischen volksdeutscher Klientel und reichsdeutscher Hebamme glich daher einer Experten-Klienten-Beziehung, etwa zwischen Ärztin und Patientin. Im Vergleich zu polnischen oder auch volksdeutschen Hebammen standen reichsdeutsche Hebammen kaum in einem interdependenten Verhältnis zu ihrer Klientel. Mehr noch: Als privilegierte Akteurinnen des NS-Regimes vertraten sie dieses in ihrem Kompetenzbereich, selbst am Geburtsbett. Sie leisteten einen eigenständigen Beitrag zur Umsetzung der deutschen Besatzungspolitik, zur »Germanisierung« und Biopolitik. Ihre Interaktion mit den volksdeutschen Müttern wurde so zu einer herrschaftsbezogenen Handlung. Die Mütter konnten von reichsdeutschen Hebammen nicht unbedingt Wohlwollen und Rücksichtnahme auf ihre individuellen Bedürfnisse oder ihre Traditionen erwarten.

Vielmehr zielten die Hebammen durch die Wahrnehmung der ihnen übertragenen Erziehungs- und Kontrollaufgaben darauf, ihre Klientel an reichsdeutsche (Hygiene-) Standards und NS-Vorstellungen von Mütterlichkeit und Säuglingspflege anzupassen. Sie trugen damit dazu bei, eine »erweiterte Volksgemeinschaft« zu schaffen und identitätsstiftende Praktiken und soziale Distinktion von Polen im Bereich von Schwangerschaft, Geburt und Säuglingspflege zu verankern. Für Hebammen war es dabei wichtig, im Einklang mit anderen Akteurinnen und Akteuren des NS-Besatzungsregimes zu agieren, z. B. mit der NSV oder den (Amts-)Ärzten. Konflikte und ein Handeln, das Kritik an »Germanisierung« und Biopolitik oder eine laxe Umsetzung der formulierten Ziele vermuten ließ, konnten, wie im Falle der reichsdeutschen Hebammen Charlotte M. und Anna W., dazu führen, dass sie »abgesetzt« wurden. Die Gesundheitsbehörden an der »Rassenfront« im Wartheland setzten auf diese Weise ihre Loyalitätserwartungen an Hebammen durch.

Die dezentrale Organisation der geburtshilflichen Betreuung in der Privatwohnung der Gebärenden sowie die selbstständige und weisungsungebundene Tätigkeit der Hebammen boten zugleich Möglichkeiten der eigenständigen und individuellen Entscheidung sowie Definition und Deutung des Handelns durch Hebammen und Gebärende. Insbesondere für polnische Hebammen sowie volksdeutsche und polnische Mütter ergaben sich daraus Handlungschancen. So konnten Frauen und ihre Familien in der häuslichen Sphäre situativ Einfluss nehmen und in Absprache mit der Hebamme Geburt und Wochenbett nach ihren Vorstellungen gestalten, z. B. aushandeln, wer bei der Geburt dabei sein durfte. Überlegungen, die Geburtshilfe für Deutsche im Wartheland zu institutionalisieren, um mehr Kontrolle zu gewinnen und eine Versorgung durch deutsche Hebammen und Ärzte sicherzustellen, scheiterten an den schlechten Wegeverhältnissen und der fehlenden Infrastruktur.

Eine Entbindung in einem häuslichen und eher privaten Bereich war jedoch nur möglich, wenn die Gebärende über eine Wohnung verfügte. In den Lagern der Volksdeutschen Mittelstelle beispielsweise, in denen die volksdeutschen Umsiedler bis zu ihrer »Ansetzung« untergebracht waren, war eine Entbindung in einer privaten Sphäre allenfalls sehr eingeschränkt möglich. Vor diesem Hintergrund kann die geburtshilfliche Betreuung und Entbindung im häuslichen Bereich auch als ein Privileg angesehen werden, das jenen Volksdeutschen zugestanden wurde, die das Prozedere der Musterung und Einbürgerung durch die Einwandererzentralstelle mit positivem Ergebnis durchlaufen hatten und damit als »wertvolle« Mitglieder der »Volksgemeinschaft« anerkannt und angesiedelt worden waren.[6] Das NS-Regime gestand ihnen Privatheit im Bereich von Schwangerschaft, Geburt und Wochenbett zu – allerdings verbunden mit dem Anspruch, hier regulierend und kontrollierend einwirken zu können. Durch immer engmaschigere Kontrollen, zudem durch Erziehung und Fürsorge versuchten die Akteure des NS-Regimes, so auch die reichsdeutschen Hebammen, Geburt und Reproduktion zu steuern.

6 Vgl. Lisner, »A Birth is Nothing Out of the Ordinary Here …«.

Engagierten volksdeutsche Familien eine polnische Hebamme oder auch eine Laiengeburtshelferin, konnten sie sich den Disziplinierungen durch reichsdeutsche Hebammen entziehen und Schwangerschaft und Geburt eher nach ihren Vorstellungen gestalten. Im Gegensatz zu reichsdeutschen Hebammen waren polnische Hebammen oft in der gleichen Lebens- und Erfahrungswelt verwurzelt wie ihre Klientel. Vielfach konnten sie an soziale Strukturen der Vorkriegszeit und an ihre erarbeitete Position und Vertrauensstellung im Bezirk anknüpfen. Die Parteinahme der Bevölkerung für »ihre« Hebamme konnte einen gewissen Schutz vor der Willkür des NS-Besatzungsregimes bieten. Allerdings blieb der Rahmen von Entrechtung, Diskriminierung und Willkür unverändert. Polnische Hebammen waren stets davon bedroht, ihre Wohnung räumen zu müssen, ein Berufsverbot zu erhalten, »ausgesiedelt« und kriminalisiert zu werden. Es musste ihnen daher gelingen, die ihnen auferlegten Meldepflichten und die Weisungen der deutschen Gesundheitsbehörden im Einklang mit den Wert- und Normvorstellungen ihrer (volks-)deutschen und polnischen Klientel umzusetzen. In Situationen, in denen es darum ging, die Regeln der deutschen Gesundheitsbehörden zugunsten ihrer Klientel zu dehnen oder zu übertreten, beispielsweise durch die verzögerte Meldung einer Geburt, barg dies Risiken. Vor- und Nachteile mussten von den Hebammen jeweils situativ gegeneinander abgewogen und Handlungsspielräume mit ihrer Klientel ausgehandelt werden, wie die Beispiele der Hebammen Bronisława Z., Katharina Z. und Kazimiera J. zeigen.

Polnisch-christlichen Hebammen wurde ein eigenständiges Handeln innerhalb ihres Kompetenzbereichs und innerhalb der vom Besatzungsregime gesteckten Grenzen zugesprochen. Die katholische Kirche gestand ihnen zudem traditionell das Recht zu, in Notfällen Neugeborene zu taufen. Dies eröffnete Hebammen und Müttern Handlungsspielräume.[7] Arthur Greiser verfolgte im Wartheland eine restriktive, auf die Unterdrückung der polnisch-katholischen Kirche ausgerichtete Politik, die darauf abzielte, die Ausübung des Glaubens in den individuellen, privaten Raum zu verdrängen. Ein Verbot der Nottaufe durch Hebammen strengte er jedoch nicht an.[8] Berichte von polnisch-christlichen Frauen, die im Konzentrationslager Auschwitz mithilfe der Hebamme Stanisława Leszczyńska aus Łódź entbanden, weisen darauf hin, dass sie Taufen durchführte. Stanisława Leszczyńska war seit 1943 in Auschwitz inhaftiert und arbeitete dort als Hebamme in der Krankenbaracke.[9] Für die gläubigen Katholikinnen hatte die

7 Vgl. Würthinger, Instruktionen für die katholische Hebamme.

8 Zur Kirchenpolitik im Wartheland vgl. Huener, The Polish Catholic Church.

9 Zur Biografie von Leszczyńska vgl. Dobrowolska/Hoch/Jabkowska-Sochanska/Benedict/Shields, Wanda Ossowska (1912-2001) and Stanisława Leszczyńska (1896-1974); Stanisława Leszczyńska, Bericht, eingereicht bei der Komisja do Badan Zbrodni Hitlerowskich w Polsce Ministerstwo Sprawiedliwosci, 5.5.1958, in: IPN, 162/821. Aktuell gibt es Bestrebungen, Leszczyńska heilig sprechen zu lassen. Vgl. Kardinal Grzegorz Ryś: List pasterski Metropolity Łódzkiego na zakończenie diecezjalnego etapu procesu beatyfikacyjnego Sługi Bożej Stanisławy Leszczyńskiej, https://www.archidiecezja.lodz.pl/aktualnosci/2024/03/list-pasterski-metropolity-lodzkiego-na-zakonczenie-diecezjalnego-etapu-procesu-beatyfikacyjnego-slugi-bozej-stanislawy-leszczynskiej, [25.4.2024]. Ich danke Krystyna Radziszewska für diesen Hinweis.

Taufe ihrer Kinder in der lebensfeindlichen Umgebung des Konzentrationslagers eine große religiös-emotionale Bedeutung.[10] Mit der Taufe von Neugeborenen hielten Hebammen wichtige gemeinschafts- und identitätsstiftende Praktiken aufrecht. Sie halfen ihrer polnischen Klientel, sich selbst zu behaupten. Ob und in welchem Umfang jedoch polnische Hebammen außerhalb des Konzentrationslagers Nottaufen durchführten, konnte aufgrund fehlender Quellen nicht geklärt werden.

Gute Kontakte auch und gerade zur volksdeutschen Bevölkerung konnten für polnisch-christliche Hebammen existenziell sein, da sie größere Handlungsspielräume ermöglichten und sogar Schutz vor Repressionen boten. Allerdings gestalteten sich diese Kontakte ambivalent. Geburtshilfe in der Wohnung der Gebärenden fand an einer Schnittstelle zwischen privater und öffentlicher Sphäre statt. Gerade Kontakte im privaten Bereich sanktionierte das NS-Besatzungsregime und zielte darauf, diese durch das von Arthur Greiser verhängte Umgangsverbot zu unterbinden. Polnische Hebammen und volksdeutsche Familien bewegten sich insofern in einer Grauzone des Handelns, wenn sie enge Beziehungen zueinander pflegten. Interaktionen und Beziehungen zwischen polnischen Hebammen und ihrer volksdeutschen Klientel waren fragil, standen unter Beobachtung und eröffneten aufgrund der im Wartheland eingeführten rassistischen Sozialhierarchie neue Möglichkeiten für Machtausübung und Denunziation.

Die »Flexibilisierung des Deutschseins« (Birthe Kundrus) durch die Einführung der Deutschen Volksliste und die sich dadurch ergebenden Grauzonen und Uneindeutigkeiten von Volkstumszugehörigkeit schufen Handlungsoptionen für polnische Hebammen und volksdeutsche Mütter. Gegenüber den deutschen Behörden beriefen sie sich beispielsweise auf Unklarheiten und Nicht-Wissen um Zugehörigkeiten, um Kontakte zu begründen und Strafen zu entgehen. Darüber hinaus brachte die Unterzeichnung der DVL Privilegien mit sich. Frauen, die wie z. B. Marja Z. als polnische Zwangsarbeiterinnen ins Deutsche Reich gebracht worden waren und wegen einer Schwangerschaft ins Wartheland zurückgeschickt wurden, konnten so die vorgesehene Trennung von ihrem Kind verhindern.

Hebammen waren gehalten, Informationen aus den Familien an die Amtsärzte weiterzugeben. Indem deutsche Hebammen Verstöße gegen die Rassen- und Besatzungspolitik anzeigten, etwa eine inkonsequente Umsetzung der Schlechterstellung von Polen, trugen sie nicht nur dazu bei, rassische Segregation durchzusetzen und der »erweiterten Volksgemeinschaft« Konturen zu verleihen, vielmehr beförderten sie zugleich rassistische Radikalisierungsprozesse. Durch die Wahrnehmung ihrer Meldepflichten, z. B. von gesundheitlich Unerwünschten oder von deutschen und polnischen Kindern mit Behinderungen, wurden deutsche Hebammen über die Gesundheitsämter sowie über das Rassenpolitische Amt der NSDAP in die Erfassung von Polen im Kontext der »Aussiedlungen« einbezogen, bis hin zu Morden an Kranken und an

10 Vgl. APM Auschwitz-Birkenau w Oświęcimu, Osw./Letkiewicz/2154, Nr. 165377; Oyrzyńska/2219, Nr. 165897; Oyrzyńska/1425, Nr. 155481; Wojnar-Sujecka/3124, Nr. 173795; Gabruk-Krzyżanowska/9474, Nr. 178585; Pracka-Raczyńska/3119, Nr. 173752; Zambrzycka/2758, Nr. 169268; Świętek/3531, Nr. 179923.

Kindern im Rahmen der Kinder-»Euthanasie«. Über ihre Meldepflichten erhielten deutsche Hebammen insofern eine Funktion bei der Umsetzung erb- und rassenhygienischer Maßnahmen. Diese betrafen sowohl die deutsche als auch die polnische Bevölkerung, der die »ausmerzende Volkstumspolitik« galt.[11]

Polnische Hebammen hatten zwar keinen Erziehungsauftrag gegenüber ihrer Klientel, fungierten aber als Verbindung zwischen den deutschen Amtsärzten bzw. den reichsdeutschen Hebammen und den Frauen und Familien. So waren sie wie die deutschen Hebammen verpflichtet, Schwangerschaften, Neugeborene, Abtreibungen, Fehl- und Frühgeburten der deutschen Hebamme und dem Amtsarzt zu melden. Sie erhielten damit ebenfalls Kontroll- und Meldeaufgaben. Die Meldungen der Neugeborenen an das Standesamt enthielten z. B. Angaben zum familiären Hintergrund und zur »Volkstumszugehörigkeit«. Sie hatten damit eine Funktion bei der Suche nach »eindeutschungsfähigen« Kindern oder dabei, Übertretungen des Umgangsverbotes aufzudecken. Meldungen von Fehl- und Frühgeburten konnten zudem zur Verfolgung kriminalisierter Abtreibungen beitragen, da sie direkt an die Polizei bzw. Gestapo weitergeleitet wurden.

Polnisch-christliche Hebammen standen aufgrund ihrer Verwurzelung in der Bevölkerung und ihrer vermeintlich illoyalen Haltung gegenüber den biopolitischen Zielen der deutschen Besatzer unter dem Generalverdacht, Meldungen fehlerhaft auszuführen oder gar selbst Schwangerschaftsabbrüche vorzunehmen. Abtreibungen an Polinnen entsprachen zwar dem Ziel der NS-Biopolitik, die Natalität der polnischen Bevölkerung »zu brechen«. Doch die Möglichkeit, auch an deutschen Frauen Abtreibungen vorzunehmen, und das Wissen um flexible und uneindeutige Grenzen zwischen den »Volkstumsgruppen« bewogen die Gerichte im Wartheland dazu, hohe Zuchthausstrafen gegen verdächtige polnische Hebammen zu verhängen. Diese nutzten vor Gericht die Grauzonen und Uneindeutigkeiten der Volkstumszugehörigkeit und den Bereich des Nicht-Wissens zwischen Schwangerschaft und krankhaftem Ausbleiben der Menstruation als Argumentation, um Straffreiheit zu erwirken. Die Gerichte machten sich jedoch nicht immer die Mühe zu prüfen, ob eine Schwangerschaft eindeutig vorgelegen und die Hebamme den Abbruch tatsächlich verursacht hatte. Für eine Verurteilung genügte oft allein die Annahme eines versuchten Eingriffs. Mit dieser Strafpraxis kriminalisierten die Gerichte zum Teil auch die erweiterten Kompetenzen, die den Hebammen in der Zweiten Polnischen Republik aufgrund des Ärztemangels zugestanden worden waren. Die vor 1939 im ländlichen Raum verbreitete Praxis, über die Geburtshilfe hinaus auch medizinische Versorgung zu leisten, erkannten die deutschen Gerichte nicht an. Zugleich erhielten die als deutsch klassifizierten Hebammen mit den erweiterten Befugnissen aufgrund der Kriegssituation nun die Erlaubnis, in Notfällen Tätigkeiten auszuführen, die bisher Ärzten vorbehalten waren, bis hin zur inneren Wendung des Kindes bei Querlage.

11 Vgl. Fiebrandt, Auslese für die Siedlergesellschaft, S. 544-555.

Trotz hoher Strafen und ungeachtet biopolitischer Ziele des NS-Regimes versuchten deutsche und polnische Frauen im Wartheland, ihre Geburten durch Abtreibungen zu regulieren. Sie wandten sich gezielt an polnische Hebammen in der Hoffnung auf praktische Hilfe. Diese Hoffnung beruhte auf gewachsenen und von Vertrauen geprägten Beziehungen. Zudem konnte von einer größeren Bereitschaft polnischer Hebammen ausgegangen werden, Regelungen der Besatzungsmacht zu umgehen. Die schwache eigene Position erschwerte es den polnischen Hebammen, sich den Anfragen zu verweigern, insbesondere wenn es sich um (volks-)deutsche Frauen und Familien handelte, die den Hebammen massiv schaden konnten. Polnische Hebammen befanden sich gegenüber ihrer volksdeutschen Klientel in einer Abhängigkeitssituation, die diese nutzte, um das Geburtsgeschehen nach ihren Vorstellungen zu gestalten oder eben auch, um eine Schwangerschaft abzubrechen.

Jüdische Hebammen erfuhren mit Beginn der Besatzung eine radikale Ausgrenzung bis hin zum »sozialen Tod« (Marion Kaplan) und zur physischen Vernichtung. Sie erlebten eine doppelte Verfolgungssituation: als Jüdin und als Angehörige der besetzten polnischen Nation.[12] Dabei waren sie Übergriffen der reichsdeutschen Besatzer, aber auch der ehemaligen volksdeutschen und polnischen Nachbarn ausgesetzt.[13] Kennzeichnungspflichten, gewaltsame Exklusion und Ghettoisierung schlossen die heterogene jüdische Bevölkerung der Zwischenkriegszeit zu einer Zwangsgemeinschaft zusammen und aus der »arischen« Gesellschaft aus. Jüdische Hebammen und Mütter wurden, wie die gesamte jüdische Bevölkerung, zum »Fremden«, ja gewissermaßen zu einer Kontrastfolie, die die Zugehörigkeit der deutschen Hebammen zur »erweiterten Volksgemeinschaft« sichtbar machte und dieser Konturen verlieh.

Gerade in Litzmannstadt, wo Juden, Polen und Deutsche bis zur Auflösung des Ghettos 1944 und darüber hinaus so eng zusammenlebten, dass sie sich gegenseitig wahrnehmen mussten, wurden die rassisch definierten Grenzen der »Volksgemeinschaft« spürbar. So berichteten reichsdeutsche Hebammen wie Marie Bigott in ihrer Fachzeitschrift über die jüdische Bevölkerung, dokumentierten deren Ausgrenzung und konstruierten »die Juden« als Gegenstück der »Volksgemeinschaft«. Indem sie NS-Propaganda aufgriffen und ergänzt durch persönliche Erlebnisse und Erfahrungen an ihre Kolleginnen im »Altreich« vermittelten, gestalteten sie Rassen- und Germanisierungspolitik mit. In Bezug auf polnische Hebammen hoben reichsdeutsche Hebammen mangelnde Hygiene wie verschmutzte Kleidung und Instrumente, veraltete geburtshilfliche Praktiken und unzureichende Routinen, z. B. zu wenig Wochenbettbesuche, hervor. Sie begründeten damit eine soziale und berufliche Hierarchie und zogen volkstumspolitische Grenzen. Demgegenüber erkannten die reichsdeutschen Hebammen den beruflichen Status jüdischer Hebammen nicht an, sondern äußerten sich in ihren propagandistisch aufgeladenen Berichten in der Fachzeitschrift abwertend. Jüdinnen und Juden verschmolzen in diesen Darstellungen zu einer sie abstoßenden, verarmten

12 Vgl. Tönsmeyer, Kriegstrennungen und Familienzerstörungen.
13 Vgl. z. B. Bömelburg/Klatt (Hrsg.), Lodz im Zweiten Weltkrieg.

Masse. Individualität wurde ihnen in dieser Pauschalverurteilung nicht mehr zugesprochen. Umso deutlicher hoben sich die »blitzsauberen« deutschen Hebammen ab.

Die medizinische und geburtshilfliche Versorgung der jüdischen Bevölkerung überließen die deutschen Besatzer der eingesetzten jüdischen »Selbstverwaltung«. Für die deutschen Gesundheitsbehörden war die medizinische Versorgung von Jüdinnen und Juden nur insofern von Interesse, als es galt, gesundheitliche Gefahren für die deutsche Bevölkerung, etwa durch Infektionskrankheiten, abzuwenden. Den deutschen Gesundheitsämtern unter Leitung der Amtsärzte kam jedoch eine Kontrollfunktion zu. So beantragte die jüdische »Selbstverwaltung« in Leslau beim Gesundheitsamt die Zulassung von Hebammen. Unter Rückgriff auf die Strukturen der in der Zwischenkriegszeit parallel zu den staatlichen Einrichtungen entstandenen jüdischen Gesundheitsfürsorge, u.a. durch die Towarzystwo Ochrony Zdrowia Ludności Żydowskiej w Polsce (TOZ), gelang es der jüdischen »Selbstverwaltung« lange Zeit, eine gesundheitliche und geburtshilfliche Versorgung aufrechtzuerhalten.[14] Im Ghetto Litzmannstadt richtete sie eine geburtshilflich-gynäkologische Abteilung ein, in der die meisten Geburten stattfanden. Jüdische Ärztinnen, Ärzte und Hebammen wie Róża Herszenberg praktizierten hier unter den Bedingungen von Mangel, Beschlagnahmungen, Demütigungen und Gewalt, die das Leben im Ghetto insgesamt kennzeichneten.

Hebammen und Ärzte trugen durch ihre Arbeit und die Organisation medizinischer Versorgungsstrukturen im Bereich der Geburtshilfe dazu bei, das Leben im Ghetto zu organisieren und eine Infrastruktur aufzubauen. Sie schufen ein Stück Normalität in der »unnormalen Welt« des Ghettos. Unter den aufgezwungenen Bedingungen boten sie Müttern und Neugeborenen die bestmögliche medizinische Versorgung und damit – zumindest temporär – Überlebenschancen.[15] Die geburtshilflichen Angebote können insofern als eine Strategie der Selbstbehauptung bezeichnet werden.[16] Die von den deutschen Behörden verursachte Mangelversorgung führte jedoch zu hohen Mütter- und Kindersterblichkeitsraten. Nur wenige Frauen im Ghetto entschieden sich unter diesen Bedingungen für ein Kind.

In Orten, an denen die jüdische Bevölkerung nicht in geschlossenen Ghettos leben musste, etwa in Belchatow, kam es trotz Umgangsverbot und rassischer Segregation durch die enge Nachbarschaft zu Begegnungen und Interaktionen. In einigen Fällen wurden jüdische Hebammen und Ärztinnen, wie Frau Haba im Kreis Warthbrücken, zu Geburten bei Nicht-Jüdinnen hinzugezogen. Eine Beschränkung der Tätigkeit jüdischer Hebammen auf die Geburtshilfe bei Jüdinnen erfolgte zwar spätestens im Oktober 1940 mit der Einführung des Reichshebammengesetzes, wurde aber erst mit der Deportation bzw. Isolation der jüdischen Bevölkerung in den Ghettos konsequent durchgesetzt. Gründe, eine jüdische Hebamme zur Geburt hinzuzuziehen, resultierten teils aus sozialen und beruflichen Strukturen der Vorkriegszeit und knüpften an

14 Vgl. hierzu auch Offer, White Coats in the Ghetto, S. 177-198.
15 Vgl. Bergen/Hájková/Löw, Warum eine Alltagsgeschichte des Holocaust?.
16 Vgl. Hansen/Steffen/Tauber, Fremd- und Selbstbestimmung.

Bekanntschaften aus der Zeit vor der Besatzung an, waren aber auch eine Folge des Mangels an Personal während des Krieges.

Die Entrechtung und Enteignung der jüdischen Bevölkerung bot Deutschen und teilweise auch Polen zahlreiche Möglichkeiten, die Situation zu ihren Gunsten zu nutzen. Deutsche konnten auf die Arbeitskraft von Jüdinnen und Juden, ihr Wissen, ihre Fähigkeiten und ihren Besitz zurückgreifen, um sich persönliche Vorteile zu verschaffen. Sie konnten beispielsweise, wie Erika J. gegenüber Szejna B., Hilfe beim Abbruch einer ungewollten Schwangerschaft einfordern, auch wenn dies verboten war. Umgekehrt versprachen Kontakte zur polnischen und deutschen Bevölkerung Verdienst- und Tauschmöglichkeiten zur Sicherung des Überlebens. Formen solcher Interaktionen, die der sozialen und ökonomischen Isolation der jüdischen Bevölkerung entgegenwirken konnten, wurden von den deutschen Gesundheitsbehörden mit drastischen Konsequenzen für die jüdischen Hebammen verfolgt. Mit fortschreitender Ausgrenzung und Isolation der jüdischen Bevölkerung waren individuelle Interaktionen zwischen Juden und Nicht-Juden im Bereich der Geburtshilfe kaum mehr möglich.

In Litzmannstadt führte der Umbau des Ghettos zu einem reinen Arbeitslager ab September 1942 zu einer Neuorganisation der medizinischen und geburtshilflichen Versorgung. Obwohl die Deutschen hier, anders als etwa in den Ghettos in Wilna und Kovno, kein Geburtenverbot verhängten, wurden nach der gewaltsamen Deportation und Ermordung von Wöchnerinnen, Neugeborenen und aller als »nicht-arbeitsfähig« eingestuften Menschen ab Herbst 1942 nur noch wenige Kinder geboren. Kinder bedeuteten kaum noch Hoffnung auf Zukunft, sondern eine Einschränkung der Arbeitsfähigkeit der Mutter und damit eine Gefährdung ihres Lebens. Unter diesen Bedingungen wurden Abtreibungen oder in bestimmten Situationen auch Kindstötungen zu Maßnahmen zur Rettung der Mutter.

Anhand biografischer und beruflicher Aspekte reichsdeutscher, volksdeutscher, polnischer und jüdischer Hebammen und ihrer Interaktionen mit Müttern und Familien sowie mit Vertretern des NS-Besatzungsregimes konnten in der vorliegenden Studie Umsetzungen von »Germanisierung« und Biopolitik im weiblich dominierten Aktionsraum von Schwangerschaft, Geburt und Reproduktion aufgezeigt werden. Praktiken zur Herstellung von »Volksgemeinschaft« vollzogen sich in der auf Inklusion zielenden individuellen Interaktion vor allem zwischen reichsdeutschen Hebammen und ihrer volksdeutschen Klientel. Gleichzeitig basierten diese Interaktionen auf alltäglichen Exklusionen und rassistischen Abgrenzungen gegenüber polnischen und jüdischen Hebammen und Müttern. Praktiken zur Herstellung von »Volksgemeinschaft« wurden so im Bereich der Geburtshilfe zu alltäglichen Handlungen, forciert durch deutsche Frauen: Hebammen, Schwangere, Gebärende und Mütter.

Eine private Sphäre konnte im Bereich der Geburtshilfe aufgrund der Zugriffe des NS-Regimes und der Indienstnahme von Hebammen in der Regel nur durch Vertrauen hergestellt werden. Vertrauen war die entscheidende Ressource, um eine eher private Sphäre zu schaffen, in der individuelle Vorstellungen und Bedürfnisse der Gebärenden und ihrer Familien gegenüber reichsdeutschen Normen und staatlichen

Zugriffsversuchen im Vordergrund standen. Hebammen und Mütter folgten dabei ihrer jeweils spezifischen Eigenlogik und agierten ihrem Bedürfnis nach Privatheit und Selbstbehauptung entsprechend. Sie setzten sich dabei nicht selten über rassistische Grenzziehungen und Umgangsverbote hinweg und nutzten biopolitische Vorgaben als Argumentationshilfe, um eigene Interessen durchzusetzen. So war dieser ideologisch aufgeladene Aktionsraum von Ambivalenzen und gewissen Handlungschancen geprägt, in dem sich die Akteurinnen immer wieder auch individuell bewegen konnten.

DANK

Die vorliegende Studie ist die überarbeitete Fassung meiner an der Medizinischen Hochschule Hannover im Fach Medizingeschichte 2024 angenommenen Habilitationsschrift.

Das Deutsche Historische Institut (DHI) in Warschau ermöglichte mir durch ein dreimonatiges Stipendium erste Archivrecherchen in Polen. Die Deutsche Forschungsgemeinschaft (DFG) förderte das zusammen mit Cornelia Rauh am Historischen Seminar der Gottfried Wilhelm Leibniz Universität Hannover durchgeführte Initialprojekt »Hebammen im ›biopolitischen Laborraum‹ des ›Reichsgaus Wartheland‹ – Geburtshilfe zwischen Privatheit und staatlichem Zugriff« (2014-2018). Cornelia Rauh begleitete die Studie von Beginn an. Ihr gilt mein besonderer Dank.

Johannes Hürter und Andreas Wirsching beteiligten mich als assoziierte Wissenschaftlerin am von der Leibniz-Gemeinschaft geförderten Projekt »Das Private im Nationalsozialismus«, das vom Institut für Zeitgeschichte München–Berlin in Kooperation mit der Universität Nottingham (Elizabeth Harvey) und dem Deutschen Historischen Institut Warschau (Maren Röger) durchgeführt wurde, und nahmen meine Studie in der entsprechenden Buchreihe im Wallstein Verlag auf. Die Arbeit profitierte von den kritischen und kenntnisreichen Kommentaren und Diskussionen mit ihnen und den Mitarbeiterinnen und Mitarbeitern der Projektgruppe, Annemone Christians-Bernsee, Carlos Alberto Haas, Sven Keller und Christian Packheiser, sowie den beratenden Mitgliedern, insbesondere Elizabeth Harvey, Ingo Loose und Maren Röger. Bei ihnen allen bedanke ich mich herzlich.

Meinen Kolleginnen und Kollegen am Institut für Ethik, Geschichte und Philosophie der Medizin der Medizinischen Hochschule Hannover, insbesondere Bernd Gausemeier, Sabine Salloch, Heiko Stoff, Karsten Wilke und Christine Wolters danke ich für den Austausch, die Lektüre einzelner Texte und ihre Unterstützung.

Verena Dohrn, Elżbieta Kassner, Benedikt Tondera und Teresa Willenborg danke ich für ihre konstruktive Kritik in unserer regelmäßigen Arbeitsgruppe. Sie kommentierten weite Teile der Arbeit als Erstleser. Einzelne Kapitel lasen zudem Frauke Müller von Asow, Marion Schumann und Jonathan Voges. Ihnen danke ich für ihre hilfreichen Anmerkungen. Besonders danke ich Lu Seegers und Alexa Stiller für die zahlreichen Diskussionen, Anregungen und Kommentare zu Thesen und Texten über den gesamten Entstehungsprozess der Arbeit.

Elżbieta Kassner, die als wissenschaftliche Hilfskraft im DFG-Projekt mitarbeitete, half mir dabei, polnische Texte und Quellen zu verstehen, und begleitete mich in einzelne Archive. Als studentische Hilfskräfte unterstützten mich in unterschiedlichen Phasen der Arbeit: Annika Dix, Maximilian Michael Jakob, Franziska Rebmann und Laura Schlutter. Sie halfen mir, statistische Daten zusammenzustellen, die Literatur zu verwalten und bei Zeitschriftenrecherchen. Maximilian Michael Jakob recherchierte zudem zu einzelnen Personen im Bundesarchiv Berlin, und Franziska Rebmann übersetzte einige der polnischsprachigen Quellen. Ihnen allen danke ich für ihre Hilfe.

Auf Tagungen in Deutschland, Polen, Israel und den USA hatte ich Gelegenheit, meine Forschung zu präsentieren. Für hilfreiche Kommentare und Anregungen danke ich stellvertretend Natalia Aleksiun, Matthias Barelkowski, Marcel Brüntrup, Gabriele Czarnowski, Mechthild Groß, Isabel Heinemann, Volker Hess, Marlene Klatt, Claudia Kraft, Ruth Leiserowitz, Anna Malinowska, Karen Nolte, Dalia Ofer, Anja Peters, Krystyna Radziszewska, Malte Rolf, Adelheid von Saldern, Christoph Schutte, Nicholas Stargardt, Sybille Steinbacher, Tatjana Tönsmeyer, Michał Turski, Michal Unger und Johannes Vossen.

Den Archivarinnen und Archivaren in den Archiven in Polen, Israel und Deutschland danke ich für Hinweise auf relevante Bestände und die Gespräche, die mir halfen, die Quellen einzuordnen und Zusammenhänge zu verstehen.

Katja Klee, Runheide Schultz und Sibylle Strobel nahmen die Mühe auf sich, das Manuskript zu lektorieren bzw. zu korrigieren. Günther Opitz betreute die Publikation im Institut für Zeitgeschichte München–Berlin und Ina Lorenz im Wallstein Verlag. Ihnen allen danke ich für die gute Zusammenarbeit.

Ohne die Unterstützung meiner Familie und ihr Verständnis für meine schreibende Abwesenheit hätte ich diese Arbeit nicht fertigstellen können. Dafür danke ich meinen Kindern Ylva und Marian, meinen Eltern Runheide und Dieter (†) und meinem Mann Mark.

Salomea Kape erzählte mir von ihren Erinnerungen an ihre Mutter Róża Herszenberg und ihre Tante Anna Toronczyk, die beide Hebammen in Łódź waren, in E-mails, in Gesprächen in New York und während der Covid-19-Pandemie in regelmäßigen Online-Treffen. John Kape organisierte die Treffen und sorgte für eine funktionierende Technik. Beiden verdanke ich viel. Ich bedaure sehr, dass Salomea Kape die Veröffentlichung des Buches nicht mehr erlebt. Ihr ist diese Arbeit gewidmet.

ABKÜRZUNGSVERZEICHNIS

Abt.	Abteilung(en)
AK	Armina Krajowa (polnische Untergrundarmee)
APB	Archiwum Państwowe w Bydgoszczy
APG	Archiwum Państwowe w Gedańsku
APK	Archiwum Państwowe w Katowicach
APŁ	Archiwum Państwowe w Łodzi
APP	Archiwum Państwowe w Poznaniu
APW	Archiwum Państwowe w Włoławcu
AŻIH	Archiv des Jüdischen Historischen Instituts in Warschau (Archiwum Żydowskiego Instytutu Historycznego)
BArch	Bundesarchiv
BDM	Bund Deutscher Mädel
CdS	Chef der Sicherheitspolizei und des SD
CdZ	Chef der Zivilverwaltung
DÄB	Deutsches Ärzteblatt
DAF	Deutsche Arbeitsfront
DDH	Die Deutsche Hebamme
DFG	Deutsche Forschungsgemeinschaft
DGT	Deutscher Gemeindetag
DKuWB	Deutscher Kultur- und Wirtschaftsbund
DRK	Deutsches Rotes Kreuz
DSAP	Deutsche Sozialistische Arbeiterpartei Polens
DVL	Deutsche Volksliste
DVO	Durchführungsverordnung
DVV	Deutscher Volksverband
EWZ	Einwandererzentralstelle
Gestapo	Geheime Staatspolizei
GG	Generalgouvernement
GzVeN	Gesetz zur Verhütung erbkranken Nachwuchses
HJ	Hitler-Jugend
HSSPF	Höherer SS- und Polizeiführer
HTO	Haupttreuhandstelle Ost
ICM	International Confederation of Midwives
IfZ	Institut für Zeitgeschichte
IPN	Institut für Nationales Gedenken (Instytut Pamięci Narodowej)
JDC	Jewish Joint Distribution Committee
KdF	Kraft durch Freude

KZ	Konzentrationslager
MBliV	Ministerialblatt für die innere Verwaltung
NKWD	Volkskommissariat für innere Angelegenheiten der Sowjetunion (Narodny Kommissariat Wnutrennich Del)
NSDAP	Nationalsozialistische Deutsche Arbeiterpartei
NSF	Nationalsozialistische Frauenschaft
NSV	Nationalsozialistische Volkswohlfahrt
ÖGD	Der Öffentliche Gesundheitsdienst
PPS	Polska Partia Socjalistyczna (Polnische Sozialistische Partei)
RAD	Reichsarbeitsdienst
RAM	Reichsarbeitsministerium
RdErl.	Runderlass
RFSS	Reichsführer-SS
RGBl.	Reichsgesetzblatt
RKF	Reichskommissar für die Festigung deutschen Volkstums
RM	Reichsmark
RMdI	Reichsministerium des Innern
RSHA	Reichssicherheitshauptamt
RuS-	Rasse- und Siedlungs-
RuSHA	Rasse- und Siedlungshauptamt der SS
SA	Sturmabteilung
SD	Sicherheitsdienst
SS	Schutzstaffel
SSPF	SS- und Polizeiführer
TOZ	Towarzystwo Ochrony Zdrowia Ludności Żydowskiej w Polsce [Gesellschaft zum Schutz der Gesundheit der jüdischen Bevölkerung in Polen]
UB/FU	Universitätsbücherei der Freien Universität Berlin
Ul.	Ulica [Straße]
UNRRA	United Nations Relief and Rehabilitation Administration
USHMM	Archives of the United States Holocaust Memorial Museum, Washington DC
UWZ	Umwandererzentralstelle
VDA	Volksbund für das Deutschtum im Ausland
VEJ	Die Verfolgung und Ermordung der europäischen Juden durch das nationalsozialistische Deutschland 1933-1945 (Edition)
VoMi	Volksdeutsche Mittelstelle
ZRDH	Zeitschrift der Reichsfachschaft Deutscher Hebammen (1933-1939)
ZLA	Zentrales Lastenausgleichsarchiv
YIVO	Yidisher Visnshaftlekher Institut [Jüdisches Wissenschaftliches Institut]

VERZEICHNIS DER ABBILDUNGEN UND TABELLEN

Abbildungen

Tabellen

QUELLEN- UND LITERATURVERZEICHNIS

Ungedruckte Quellen

Archivalien

Deutschland

Bundesarchiv Berlin (BArch Berlin)
- NS 2 Rasse- und Siedlungshauptamt SS
- NS 19 Persönlicher Stab Reichsführer SS
- NS 22 Reichsorganisationsleiter der NSDAP
- NS 26 Hauptarchiv der NSDAP
- NS 33 SS-Führungshauptamt
- NS 37 Hauptamt für Volkswohlfahrt der NSDAP
- NS 44 Reichsfrauenführung NS-Frauenschaft
- NS 47 Allgemeine SS, SS-Oberabschnitte
- NS 48 Sonstige zentrale Dienststellen und Einrichtungen der SS
- R6 Reichsministerium für die besetzten Ostgebiete
- R 36 Deutscher Gemeindetag
- R 49 Reichskommissar für die Festigung deutschen Volkstums
- R 57 Deutsches Auslandsinstitut Stuttgart
- R 58 Reichssicherheitshauptamt
- R 59 Volksdeutsche Mittelstelle
- R 69 Einwandererzentralstelle Litzmannstadt
- R 70 Polizeidienststellen in den besetzten Gebieten
- R 75 Umwandererzentralstelle Posen
- R 86 Reichsgesundheitsamt
- R 90 Reichskommissar für das Ostland
- R 138 Behörden der Allgemeinen Inneren Verwaltung und Kommunalen Selbstverwaltung in den Reichsgauen Danzig-Westpreußen und Wartheland
- R 186 Sammlung Volkstum und Umsiedlung
- R 1501 Reichsministerium des Innern

Bundesarchiv Bayreuth (BArch Bayreuth)
- Ost-Dok. 1
- Ost-Dok. 3 Gemeindeseelenlisten und Ortspläne
- Ost-Dok. 8 Berichte von Angehörigen der politischen Führungsschicht aus den ostdeutschen Vertreibungsgebieten zum Zeitgeschehen von 1939-1945
- Ost-Dok. 13 Berichte über die Tätigkeit der Deutschen Verwaltung in den annektierten und okkupierten Gebieten Polens, auch des Baltikums und der Sowjetunion
- Zentrales Lastenausgleichsarchiv

Archiv des International Tracing Service, Bad Arolsen (ITS)
1.1.22 Ghetto und Polen-/Jugendverwahrlager Litzmannstadt
2.2 Dokumente über Registrierungen von Personen nichtdeutscher Staatsangehörigkeit und den Einsatz von Zwangsarbeitern, 1939-1945
R 2 Geheime Staatspolizei Düsseldorf
NS 1 Lebensborn e.V., 1935-1945
M 2 Nürnberger Nachfolge-Kriegsverbrecherprozess Nr. 8: SS-Rasse- und Siedlungshauptamt (RuSHA)

Visual History Archive online, University of Southern California Shoah Foundation über UB/Technische Informationsbibliothek Hannover

Sammlung Rott in UB/FU Berlin

Polen

Archiv Instytut Pamięci Narodowe (IPN)
By 686 Sądu Karnego w Toruniu [Strafgericht in Thorn]
GK 16 Dr. Fritz Bartels
GK 64 Landratsamt Hermannsbad
GK 151 Proces Norymberski [Nürnberger Prozess]
GK 161 Germanizacje dzieci polskich 1947 [Germanisierung der polnischen Kinder]
GK 162 Sprawozdanie Izby Lekarskiej Poznańskiej [Berichte Ärztekammer Poznań]
GK 164 Akta w sprawie germanizacji i wywozu do Niemiec dzieci polskich, 1942-1947 [Akten zur Germanisierung und Ausfuhr polnischer Kinder nach Deutschland]
GK 190 Materiałny Jana Gehna, Deutsches Frauenwerk, 1940-1942
GK 196 Proces Artura Greisera [Arthur Greisers Prozess]
GK 746 Litzmannstadt
GK 778 NSDAP Wartheland Kreisleitung Litzmannstadt, Nationalsozialistische Frauenschaft
GK 831 Landratsamt Kepno, 1940-1944
GK 831 Landratsamt Krotoszyn, 1940-1944
GK 831 Landratsamt Lissa
GK 831 Landratsamt des Kreises Kalisz

Archiwum Akt Nowych (AAN)
813 Główny Komitet Kultury Fizycznej w Warszawie, 1933-1968 [Zentralkomitee für Sportkultur in Warschau]

Archiwum Państwowe w Bydgoszczy (APB)
6 Regierungsbezirk Hohensalza
9 Landratsamt Bromberg
90 Frauenzuchthaus Fordon

Archiwum Państwowe w Gedańsku (APG)
104 Amtsgericht Dirschau, 1939-1947
260 Senat Wolnego Miasta Gdansku
262 Regierung Danzig, 1939-44
263 Reichsstatthalter Danzig-Westpreußen

265 Der Höhere SS-und Polizeiführer Danzig-Westpreußen
266 NSDAP-Gauleitung Danzig
273 Verzeichnis der NSDAP-Mitglieder in Danzig

Archiwum Państwowe w Katowicach (APK)
117 Oberpräsidium
118 Provinzialverwaltung
119 Regierung Kattowitz
134 Sondergericht Kattowitz
142 NSDAP Gauleitung
147 NSDAP Kreisleitung Zabrza
148 NSDAP Kreisleitung Kattowitz
149 Kreisleitung Königshütte
763 Jugendpsychiatrische Klinik Loben
771 Landratsamt Bendsburg
1429 Landrat Bytom
1600 Ältestenrat der Juden in Dombrowa
2179 Kassenärztliche Vereinigung

Archiwum Państwowe w Łodzi (APŁ)
175 Szef Zarządu Cyvillnego okręgu Wojskowego w Łodzi, 1939 [Verwaltungschef im Militärbezirk Lodz]
176 Akta Rejencji Łodzkiej [Regierungspräsident Litzmannstadt]
196 Sąd Specjalny w Łodzi [Sondergericht Lodz]
201/202 Tajna Policja Państwowa w Łodzi, 1939-1945 [Gestapo]
203 Policja Kryminalna w Łodzi [Staatliche Kriminalpolizei], 1940-1945
205 Centrala Imigracyjna w Łodzi [Einwandererzentralstelle]
206 Centrala Przesiedleńcza w Poznaniu Oddział w Łodzi [Umwandererzentralstelle Litzmannstadt]
219 Das Deutsche Rote Kreuz in Litzmannstadt
221 Akta Miasta Łodzi [Akten der Stadt Łódź]
278 Przełożony Starszeństwa Żydów [Ältester der Juden]
900 Polski Czerwony Krzyż z terenu województwa łódzkiego 1939-1945 [Polnisches Rotes Kreuz Wojewodschaft Lodz]
2122 Starosta Powiatu Łódzkiego 1939-1944 [Landrat des Kreises Litzmannstadt]

Archiwum Państwowe Muzeum Auschwitz-Birkenau w Oświęcimu (APM Auschwitz-Birkenau)
Testimonies

Archiwum Państwowe w Pabianicach
Akta Sądu Grodzkiego w Pabianicach [Amtsgericht in Pabianice]

Archiwum Państwowe w Poznańiu (APP)
53 Landesbildstelle Warthegau
86 Sąd Specialny [Sondergericht]
87 Erbgesundheitsgerichte Posen, 1941-1945
298 Szef Zarządu Cywilnego Przy Dowódcy Okręgu Wojskowego w Poznaniu [Chef der Zivilverwaltung beim Kommandanten der Militärregion Posen]

299 Reichsstatthalter Wartheland
300 Regierung Posen
301 Gauselbstverwaltung
304 SS-Ansiedlungsstab Posen
305 Sicherheitsdienst des Reichsführers SS Posen
449 Landratsamt des Kreises Grätz
450 Landratsamt Jarotschin
455 Landratsamt Konin
456 Landratsamt Kosten
457 Landratsamt Krotoschin
458 Landratsamt Lissa
461 Landratsamt Ostrowo
465 Landratsamt Schrimm
466 Landratsamt Kolmer
468 Landratsamt Wollstein
474 Akta Miasta Poznańia [Akten der Stadt Poznań]
800 Volksdeutsche Mittelstelle
890 Amt für Volkswohlfahrt NSV

Archiwum Państwowe w Włocławcu (APW)
91 Die Liste der deutschen Staatsangehörigkeit in Włocławek
829 Państwowy Urząd Zdrowia na Miasto i Powiat Włocławek, 1939-1945 [Staatliches Gesundheitsamt der Stadt und des Landkreises Leslau]
1001/ 1002 Sąd Specjalny [Sondergericht]
Akten der Deutschen Volksliste Leslau

Archiwum Żydowski Instytut Historyczny w Warszawie (AŻIH)
205 Zbior materialow do dziejow ludności żydowskiej w Łodzi, 1939-1944
251 Gesundheitskammer Generalgouvernement
301 Relacje z Czasów Zagłady [Holocaust Survivor Testimonies]
302 Relacje z Czasów Zagłady [Holocaust Survivor Testimonies]

Archiwum Główna Biblioteka Lekarska w Warszawie im. Stanisława Konopki
327 Izba Lekarska Poznańska Personel Pomocniczy II Poznańska [Ärztekammer Poznań, Hilfspersonal]

Israel

Archiv Ghetto Fighter's House, Akko (Israel)
Albums Section
Collections Section
Photo Archive

Archiv Yad Vashem
Gedenkblätter, https://collections.yadvashem.org/en/names [3.5.2025].
Dr. Eliezer Yerushalmi Collection: Documentation from the Siauliai Ghetto, https://portal.ehri-project.eu/units/il-002798-p_4 [8.4.2022].

USA

National Archives and Records Administration (NARA)
RG 238 Collection of WW II War Crimes Records

United States Holocaust Memorial Museum (USHMM)
RG-05.010 Short Stories about the Łódź Ghetto
2005.260.1 Dr. Salomea Kape Papers

Interviews

Salomea Kape, September 2019, geführt von Wiebke Lisner.
Helena Bergson, Interview mit Helena Bergson 2011, geführt von Ewa Wiatr, am Germanistischen Institut der Universität Łódź. http://www.eva-verein.de/lodzer/dokumentation-lodzermenschen/spotkania-Helena%20Bergson_final.pdf [29.1.2023].

Gedruckte Quellen

Zeitschriften

Der Ostdeutsche Beobachter
Deutscher Hebammenkalender
Die Deutsche Hebamme, Organ der Reichshebammenschaft (bis 1939: Zeitschrift der Reichsfachschaft Deutscher Hebammen), 1933-1945
Litzmannstädter Zeitung, Mai 1940-Jan. 1945
Mitteilungen der Internationalen Vereinigung der Hebammenverbände. Communications of the International Midwives' Union, 1932
Nachrichtendienst der Reichsfrauenführung, 1941-1945
Nowiny Akuszeryjne [Hebammen-Nachrichten], Organ des Hebammenverbandes: Związek Akuszerek Poznańsko-Pomorski [Hebammenverband Posen-Pommerellen], 1927-1939
Przegląd Akuszeryjny, [Hebammenrundschau], Organ des Hebammenverbandes: Związek Położnych Rzeczypospolitej Polskiej [Hebammenverband der Republik Polen], 1926-1939
Reichsfrauenführung

Gesetze

Amtsblatt des Regierungspräsidenten in Hohensalza, 1. Jg., 1940.
Amtsblatt des Regierungspräsidenten in Litzmannstadt, 1941-1944.
Amtsblatt der Regierung in Posen, hrsg. vom Regierungspräsidenten in Posen, 1939-1944.
Anordnung des Reichsministers des Innern v. 6.9.1939 (IV d4992/39/3715), in: Die Deutsche Hebamme, 54 (1939), S. 400.
Der Reichsstatthalter im Warthegau (Gauselbstverwaltung): Satzung des Reichsstatthalters im Warthegau (Gauselbstverwaltung) betreffend Gewährleistung eines Mindesteinkommens für Hebammen am 14. Dezember 1941, in: Die Deutsche Hebamme, 56 (1941), S. 290.
Dienstordnung für Hebammen. HebDo, vom 16.2.1943, in: Reichsarbeitsgemeinschaft für Mutter und Kind: Sammlung der gesetzlichen Vorschriften auf dem Gebiete des Hebammen- und Wochenpflegerinnenwesens, Berlin 1943.

Erlass über die Satzung der Reichshebammenschaft, in: Reichsgesetzblatt I, 1939, S. 1455.
Fortbildung der rückgewandeten volksdeutschen Hebammen: Erlass IV d 942/42-3718, in: Die Deutsche Hebamme, 57 (1942), S. 195-196.
Gauamtsblatt der NSDAP Gau Wartheland.
Gesetz zur Verhütung erbkranken Nachwuchses und Angehörige des ehemaligen Polens, in: Die Deutsche Hebamme, 56 (1941), S. 39.
Die Gesetze zur Verhütung erbkranken Nachwuchses und zum Schutze der Erbgesundheit im Osten eingeführt, in: Die Deutsche Hebamme, 57 (1942), S. 25.
Hammerschlag, Siegfried: Ohne Titel, in: Mitteilungen der Internationalen Vereinigung der Hebammenverbände – Communications of the International Midwives' Union (1932) 6, S. 57-64.
Hebammengesetz vom 21.12.1938, in: Reichsgesetzblatt, 1938 I, S. 1893.
Kodeks Karny r. 1903 (Przekład z Rosyjskiego) z uwzględniem zmian i uzupełnień obowiązujących w Rzeczypospolitej Polskiej w dniu 1 Maja 1921 r. [Strafgesetzbuch von 1903 (Russisches Teilungsgebiet) in der durch Gesetze der Republik Polen geänderten Fassung vom 1.5.1921], Warszawa 1922, https://www.bibliotekacyfrowa.pl//dlibra/metadatasearch?action=AdvancedSearchAction&type=-3&val1=Title:%22Kodeks+karny+z+r.+1903+%5C:+%5C(przek%C5%82ad+z+rosyjskiego%5C)+z+uwzgl%C4%99dnieniem+zmian+i+uzupe%C5%82nie%C5%84+obowi%C4%85zuj%C4%85cych+w+Rzeczypospolitej+Polskiej+w+dniu+1+maja+1921+r.%22 [29.1.2023].
Rd. Erl. d. RMdI v. 22.11.1940 – IV d 6159/40-3700, Durchführung des Hebammengesetzes. Hebammentätigkeit ohne Niederlassungserlaubnis nach dem 31.12.1940. (RMBliV, S. 2148), in: Die Deutsche Hebamme, 55 (1940), S. 269.
RdErl. d. RMdI v. 30.10.1939 – IVd 5918/39-3732, Anwendung von Arzneimitteln und sonstigen Maßnahmen durch Hebammen bei drohender Lebensgefahr von Mutter oder Kind, in: Die Deutsche Hebamme, 54 (1939), S. 435.
Reichsadressbuch. Die Ostgebiete, Berlin, 1942.
Reichsarbeitsgemeinschaft für Mutter und Kind (RAG): Sammlung der gesetzlichen Vorschriften auf dem Gebiete des Hebammen- und Wochenpflegerinnenwesens, Berlin 1943.
Reichsminister des Innern, in Vertretung Leonardo Conti und Dr. Syrup: Verordnung zur Einführung des Hebammengesetzes in den eingegliederten Ostgebieten vom 7. Oktober 1940, in: Reichsgesetzblatt, 1940, I, S. 1333, in: Die Deutsche Hebamme vom 1940, S. 227-228.
Reichsministerium des Innern (Runderlass vom 3.12.1942): Notdienstverpflichtung von Hebammen, in: Die Deutsche Hebamme, 58 (1943), S. 8.
Reichsministerium des Inneren (Runderlass vom 7.12.1942): Hebammentätigkeit in Anstalten, in: Die Deutsche Hebamme, 58 (1943), S. 8.
Reichsministerium des Inneren (Runderlass vom 16.10.1942): Siebente VO. zur Durchführung des Hebammengesetzes. Prüfung der Zuverlässigkeit der Hebamme, in: Die Deutsche Hebamme, 57 (1942), S. 259.
Richtlinien für die Beurteilung der Erbgesundheit. RdErl. d. RMdI. v. 18.7.1940 – IVb 1446/40-1072c (RMBliV. 1940 Nr. 30, S. 1519), in: Die Deutsche Hebamme, 55 (1940), S. 158-160.
Rozporządzenie Ministra Spraw Wewnętrznych z dnia 25 września 1928 r. w sprawie wykonania rozporządzenia Prezydenta Rzeczypospolitej z dnia 16 marca 1928 roku o położnych [Verordnung des Ministers des Innern vom 25. September 1928 über die Durchführung der Verordnung des Präsidenten der Republik vom 16. März 1928 über Hebammen], https://eli.gov.pl/eli/DU/1929/20/ogl [29.1.2023].

Rozporządzenie Ministra Spraw Wewnętrznych z dnia 2 maja 1929 r.: Zawierające instrukcje dla położnych [Verordnung des Ministers des Innern, Dienstanweisungen für Hebammen, 2. Mai 1929], Monitor Polskim, Nr. 185, Poz. 448, https://dziennikustaw.gov.pl/M1929185044801.pdf [3.5.2025].
Rozporządzenie Prezydenta Rzeczypospolitej o położnych z dn. 16. Marca 1928 [Verordnung des Präsidenten der Republik über Hebammen vom 16. März 1928], https://isap.sejm.gov.pl/isap.nsf/download.xsp/WDU19280340316/O/D19280316.pdf [29.1.2023].
Rozporządzenie Prezydenta Rzeczypospolitej z dnia 11 lipca 1932r. [Verordnung des Präsidenten der Republik vom 11. Juli 1932, Strafgesetzbuch], Kodeks karny, in: Dziennik Ustaw. Poz. 571, No 60, S. 1153-1174, https://isap.sejm.gov.pl/isap.nsf/download.xsp/WDU19320600571/ O/D19320571.pdf [29.1.2023].
Verordnung über die Strafrechtspflege gegen Polen und Juden in den eingegliederten Ostgebieten, 4.12.1941 (»Polenstrafverordnung«), in: Reichsgesetzblatt, 1941 I, S. 759.
Verordnung zur Einführung des Gesetzes über die Vereinheitlichung des Gesundheitswesens in den eingegliederten Gebieten vom 22.5.1942, in: Die Deutsche Hebamme, 57 (1942), S. 259.
Verordnung zur Einführung des Hebammengesetzes in den eingegliederten Ostgebieten vom 7. Oktober 1940, in: Reichsgesetzblatt, 1940 I, Nr. 178, S. 1333.
Verordnungsblatt des Reichsstatthalters im Reichsgau Wartheland, 1939-1944.
Zasadnicza ustawa sanitarna z dnia 19 lipca 1919r [Das Sanitätsgrundgesetz vom 19. Februar 1919], in: Dzinnik Praw. Poz. 371, No. 63, S. 654-657.
Zimdars, Kurt/Sauer, Karl (Hrsg.): Hebammengesetz vom 21. Dezember 1938 nebst Erläuterungen und einem Anhang mit den wichtigsten den Hebammenberuf betreffenden Gesetzen und amtlichen Vorschriften einschließlich der Verordnungen und Erlasse zur Durchführung des Hebammengesetzes, Berlin/Osterwieck am Harz 1941.

Quelleneditionen

Bömelburg, Hans-Jürgen/Klatt, Marlene (Hrsg.): Lodz im Zweiten Weltkrieg. Deutsche Selbstzeugnisse über Alltag, Lebenswelten und NS-Germanisierungspolitik in einer multiethnischen Stadt, Osnabrück 2015.
Bopp, Dominika/Feuchert, Sascha/Löw, Andrea/Riecke, Jörg/Roth, Markus/Turvold, Elisabeth (Hrsg.): Die Enzyklopädie des Gettos Lodz/Litzmannstadt, Göttingen 2020.
Die Verfolgung und Ermordung der europäischen Juden durch das nationalsozialistische Deutschland 1933-1945 (VEJ), hrsg. im Auftrag des Bundesarchivs u.a., Bd. 4: Polen, September 1939-Juli 1941, bearb. von Friedrich, Klaus-Peter/Löw, Andrea, München 2011.
Die Verfolgung und Ermordung der europäischen Juden durch das nationalsozialistische Deutschland 1933-1945, hrsg. im Auftrag des Bundesarchivs u.a., Bd. 7: Sowjetunion mit annektierten Gebieten I: Besetzte sowjetische Gebiete unter deutscher Militärverwaltung, Baltikum und Transnistrien, bearb. von Hoppe, Bert/Glass, Hildrun, München 2011.
Die Verfolgung und Ermordung der europäischen Juden durch das nationalsozialistische Deutschland 1933-1945, hrsg. im Auftrag des Bundesarchivs u.a., Bd. 9: Polen: Generalgouvernement August 1941-1945, bearb. von Friedrich, Klaus-Peter, München 2014.
Die Verfolgung und Ermordung der europäischen Juden durch das nationalsozialistische Deutschland 1933-1945, hrsg. im Auftrag des Bundesarchivs u.a., Bd. 10: Polen: Die eingegliederten Gebiete August 1941-1945, bearb. von Loose, Ingo, Berlin 2020.

Dokumentation der Vertreibung der Deutschen aus Ost-Mitteleuropa, bearbeitet von Theodor Schieder, hrsg. im Auftrag des Bundesministeriums für Vertriebene, Flüchtlinge und Kriegsgeschädigte, Bd. I–V, 3 Beihefte, Bonn 1953-1962.
Feuchert, Sascha/Leibfried, Erwin/Riecke, Jörg (Hrsg.): Chronik des Gettos Lodz/Litzmannstadt 1941, Göttingen 2007.
Feuchert, Sascha/Leibfried, Erwin/Riecke, Jörg (Hrsg.): Die Chronik des Gettos Lodz/Litzmannstadt. 1942, Göttingen 2007.
Feuchert, Sascha/Leibfried, Erwin/Riecke, Jörg (Hrsg.): Die Chronik des Gettos Lodz/Litzmannstadt. 1943, Göttingen 2007.
Feuchert, Sascha/Leibfried, Erwin/Riecke, Jörg/Radziszewska, Krystyna/Baranowski, Julian (Hrsg.): Letzte Tage. Die Łódzer Getto-Chronik Juni/Juli 1944, Göttingen 2004.
Feuchert, Sascha/Leibfried, Erwin/Riecke, Jörg (Hrsg.): Die Chronik des Gettos Lodz/Litzmannstadt. Supplemente und Anhang, Göttingen 2007.
Feuchert, Sascha/Leibfried, Erwin/Riecke, Jörg/Baranowski, Julian/Podolska, Joanna/Radziszewska, Krystyna/ Walicki, Jacek (Hrsg.): Die Chronik des Gettos Lodz/Litzmannstadt. 1944, Göttingen 2007.
Feuchert, Sascha/Leibfried, Erwin/Riecke, Jörg/Baranowski, Julian/Radziszewska, Krystyna/ Wozniak, Krysztof (Hrsg.): Oskar Singer. »Im Eilschritt durch den Gettotag …« Reportagen und Essays aus dem Ghetto Lodz, Berlin/Wien 2002.
Heiber, Helmut: Der Generalplan Ost. Dokumentation, in: Vierteljahrshefte für Zeitgeschichte 6 (1958), H. 3, S. 281-325.
Hürter, Johannes/Raithel, Thomas/Oelwein, Reiner (Hrsg.), »Im Übrigen hat die Vorsehung das letzte Wort …«. Tagebücher und Briefe von Marta und Egon Oelwein 1938-1945, Göttingen 2021.
Łuczak, Czesław (Hrsg.): Położenie ludności polskiej w tzw. Kraju warty w okresie hitlerowskiej okupacji. Wybór źródeł i opracowanie [Die Lage der polnischen Bevölkerung im sog. Wartheland während der Besatzung unter Hitler. Eine Quellenauswahl], (Documenta Occupationis Bd. XIII), Poznań 1990.
Moll, Martin: »Führer-Erlasse« 1939-1945. Edition sämtlicher überlieferter, nicht im Reichsgesetzblatt abgedruckter, von Hitler während des Zweiten Weltkriegs schriftlich erteilter Direktiven aus den Bereichen Staat, Partei, Wirtschaft, Besatzungspolitik und Militärverwaltung, Stuttgart 1997.

Memoiren und Tagebücher

David, Janina: Ein Stück Himmel. Erinnerungen an eine Kindheit (Orig. Ausg. London 1965), Augsburg 2000.
Edelbaum, Ben: Growing up in the Holocaust, Kansas City 1980.
Hohenstein, Alexander: Wartheländisches Tagebuch aus den Jahren 1941/1942 (Veröffentlichungen des Instituts für Zeitgeschichte, Bd. 8), Stuttgart 1961.
Kape, Salomea: Kocham twą urodę złą, najdroższe miasto na świece. Wspomnienia z getta łódzkiego [Ich liebe Deine böse Schönheit, teuerste Stadt der Welt. Erinnerungen an das Litzmannstadt Getto], Warszawa 2014.
Margolin, Julius: Reise in das Land der Lager, Berlin 2013.
Mostowicz, Arnold: Lekarska Ballad a [Artzballade], Łódź 2003.

Mostowicz, Arnold: With a Yellow Star and a Red Cross. A Doctor in the Łódź Ghetto, Chicago 2005.
Perl, Gisella: I was a Doctor in Auschwitz, New York 1979.
Rosenfeld, Oskar: Wozu noch Welt. Aufzeichnungen aus dem Getto Lodz, Frankfurt a. M. 1994.
Sierakowiak, Dawid: Das Ghettotagebuch des Dawid Sierakowiak. Aufzeichnungen eines Siebzehnjährigen, 1941/42, Leipzig 1993.
Singer, Oskar: Im Eilschritt durch den Gettotag ..., in: Feuchert, Sascha/Leibfried, Erwin/Riecke, Jörg/Baranowski, Julian/Radziszewska, Krystyna/Wozniak, Krysztof (Hrsg.), Oskar Singer. »Im Eilschritt durch den Gettotag ...« Reportagen und Essays aus dem Ghetto Lodz, Berlin/Wien 2002, S. 27-176.
Singer, Oskar: Bericht über die Aussiedlungen im September 1942, in: Feuchert, Sascha/Leibfried, Erwin/Riecke, Jörg (Hrsg.), Die Chronik des Gettos Lodz/Litzmannstadt. Supplemente und Anhang, Göttingen 2007, S. 37-48.
Sutzkever, Abraham: Wilner Getto. 1941-1944, Zürich 2009.
Szwajger, Adina Blady: I Remember Nothing More. The Warsaw Children's Hospital and the Jewish Resistance, London 1990.
Zelkowicz, Józef: In diesen albtraumhaften Tagen. Tagebuchaufzeichnungen aus dem Getto Lodz/Litzmannstadt, September 1942, hrsg. von: Genger, Angela/Löw, Andrea/Feuchert, Sascha, Göttingen 2015.

Literatur vor 1945

Anonym: Zwei Hebammenschulen im Warthegau, in: Der Ostdeutsche Beobachter, 79, Nr. 235, 24. 8. 1940.
Anonym: Die Bevölkerungsbewegung 1937, in: Die Deutsche Hebamme, 56 (1941), S. 145.
Anonym: Ein Brief aus dem Osten, in: Die Deutsche Hebamme, 55 (1940), S. 166.
Anonym: Heimkehr nach Deutschland, in: Die Deutsche Hebamme, 56 (1941), S. 17.
Anonym: Zwei Lehrgänge in Alt-Rehse, in: Die Deutsche Hebamme, 56 (1941), S. 259.
B.: Kleine Erlebnisse mit Wolhyniendeutschen, in: Die Deutsche Hebamme, 56 (1941), S. 148.
Bach, Karl-Otto: 25 Jahre Reichshebammengesetz. Rückblick und Ausblick, in: Deutsche Hebammenzeitschrift (1964), S. 14-17.
Bigott, Marie: Aufbau im Osten, in: Die Deutsche Hebamme, 57 (1942), S. 254-256.
Blöcher (Verwaltungsdirektor): Hebammensonderlehrgang für die Ostgebiete, in: Die Deutsche Hebamme, 57 (1942), S. 118.
Conti, Nanna: Aufruf, in: Die Deutsche Hebamme, 54 (1939), S. 393.
Conti, Nanna: Achtung! Gebietsneueinteilungen im Reich, in: Die Deutsche Hebamme, 54 (1939), S. 434.
Conti, Nanna: Der Einsatz der Hebamme bei der großen Heimkehr im Osten, in: Die Deutsche Hebamme, 55 (1940), S. 65-67.
Conti, Nanna: Verordnung über die von den Krankenkassen für Hebammenhilfe zu zahlenden Gebühren, 4. 7. 1941, in: Die Deutsche Hebamme, 56 (1941), S. 176-178.
Conti, Nanna: Rückblick und Ausblick, in: Die Deutsche Hebamme, 56 (1941), S. 301-305.

Conti, Nanna: Die finanzielle Lage der Hebammen in den neuen Gebieten Ostpreußens, in: Die Deutsche Hebamme, 57 (1942), S. 43.
Conti, Nanna: Rückblick und Ausblick, in: Die Deutsche Hebamme, 58 (1943), S. 2-8.
Conti, Nanna: Das Hebammen-Erholungsheim in Oberschlesien, in: Die Deutsche Hebamme, 58 (1943), S. 115.
Conti, Nanna: Rückblick und Ausblick, in: Die Deutsche Hebamme, 59 (1944), S. 5-11.
Conti, Nanna: Rückblick und Ausblick, in: Die Deutsche Hebamme, 60 (1945), S. 3-4.
Conti, Leonardo: Der Gesundheitsdienst bei der Umsiedlung der Volksdeutschen aus dem Baltikum und aus Wolhynien, Galizien und Weißrußland, in: Die Gesundheitsführung. Ziel und Weg, (1940), H. 4, S. 123-131.
Czyżewicz, Adam: Położnictwo [Geburtshilfe], Warszawa 1932, Część 2.
Dornblüth, Otto: Klinisches Wörterbuch, 1927, https://www.textlog.de/12024.html [29.1.2023].
Dwinger, Edwin Erich: Der Tod in Polen. Die volksdeutsche Passion, Leipzig 1940.
E. J., Auf vorgeschobenem Posten als deutsche Hebamme im befreiten Osten, in: Die Deutsche Hebamme, 55 (1940), S. 84-86.
E. J.: Die Arbeit im neuen Osten, in: Die Deutsche Hebamme, 57 (1942), S. 118-119.
Giergielewicz, Adela: O posadach dla położnych, in: Przegląd Akuszeryjny, 85 (1939), H. 3, S. 20-21.
Główny Urząd Statystyczny Rzeczypospolitej Polskiej: Mały Rocznik Statystyczny 1939 [Kleines Statistisches Jahrbuch], Warszawa 1939, https://rcin.org.pl/dlibra/doccontent?id=17198. [29.1.2023].
Główny Urząd Statystyczny Rzeczypospolitej Polskiej: Drugi Powszechny Spis Ludności z dn. 9.XII 1931 r. Mieszkania i Gospodarstwa Domowe. Ludność [Zweite allgemeine Volkszählung vom 9.12.1931 Wohnungen und Haushaltungen. Bevölkerung], Warszawa 1938.
G. P.: Ein Stimmungsbild aus dem Osten, in: Die Deutsche Hebamme, 57 (1942), S. 188.
Haag, Lina/Conti, Nanna: Tagung der Leiterinnen im neuen Heim der Reichshebammenschaft, in: Die Deutsche Hebamme, 55 (1940), S. 160-161.
Hammerschlag, Sigfried/Langstein, Leo/Ostermann, Artur (Hrsg.): Hebammenlehrbuch, 5. Aufl., Berlin 1928.
Hartmann, Käthe: Bericht über den Lehrgang in der Führerschule zu Alt-Rehse, in: Zeitschrift der Reichsfachschaft Deutscher Hebammen, 3 (1935), S. 594-597; Schluss: S. 628-630.
Hartmann, K.(äthe): Umsiedlung nicht voll beschäftigter Berufsschwestern, in: Die Deutsche Hebamme, 56 (1941), S. 163.
Hoche, Alfred/Binding, Karl: Die Freigabe der Vernichtung lebensunwerten Lebens. Ihr Maß und ihre Form, Leipzig 1920.
Informationsstelle des Auswärtigen Amtes: Dokumente polnischer Grausamkeit, Berlin 1940.
I. S., Bericht einer Hebamme aus dem Gau Westpreußen, in: Die Deutsche Hebamme, 57 (1942), S. 43-44.
Kehle, Charlotte: Einweihung des Hebammen- und Schwesternheimes der Landesfrauenklinik und Hebammenlehranstalt in Posen, in: Die Deutsche Hebamme, 55 (1940), S. 245-246.
Kehle, Charlotte: Hebammen gesucht, in: Die Deutsche Hebamme, 56 (1941), S. 278-279.
K.(ehle), Ch.(arlotte): Hebammenheim Wartheland, in: Die Deutsche Hebamme, 58 (1943), S. 99-100.
Kehle, Charlotte: Die Hebammen-Geburten im Warthegau, in: Die Deutsche Hebamme, 59 (1944), S. 37.

Kirstein, Fritz: Leitfaden der Desinfektion für Desinfektoren und Krankenpflegepersonen in Frage und Antwort, 20. Aufl., Heidelberg 1944.

Kleindienst, Alfred: Unsere Gemeinden 1937, in: Wolhynischer Volkskalender, 1938, S. 125-129.

Lorenz, Werner: Der Treck der Volksdeutschen aus Wolhynien, Galizien und dem Narew-Gebiet, Berlin, Amsterdam, Prag, Wien 1942.

Maniszewski, K.: Rola położnej i jej praca na wsi. Rerferat wygłoszony na V Zjeździe Związku Położnych R.P. w Warszawie, in: Nowiny Akuszeryjne (1939), Nr. 3, S. 6-8; Nr. 4, S. 8-11.

Menzel, Margarete: Meine Eindrücke im Litauenlager, in: Die Deutsche Hebamme, 56 (1941), S. 148-149.

Ministerstwo Kultury i Dziedzictwa Narodowego: Księga Adresowa ziem Zachodniej Polski. Gdynia-Wybrzeze, Woje. Pomorskie z informatorami Warszawa Gdańsk Poznań Śląsk Kraków, Rocznik 1937-1938 (1937) [Adressbuch von Westpolen. Gdynia-Wybrzeze, Wojewodschaft Pommern mit Reiseführern zu Warschau, Danzig, Posen, Schlesien, Krakau der Jahre 1937-1938], http://bibliotekacyfrowa.eu/dlibra/show-content/publication/57918/edition/53071/ [3.5.2025].

Morsbach, Ingeborg: Von der Arbeit in den Ostgebieten, in: Die Deutsche Hebamme, 57 (1942), S. 60-61.

Morsbach, Ingeborg: Aus einem Hebammenbrief aus dem neuen Osten, in: Die Deutsche Hebamme, 57 (1942), S. 119.

Morsbach, Ingeborg: Erlebnisse aus dem Warthegau, in: Die Deutsche Hebamme, 57 (1942), S. 172.

Morsbach, Ingeborg: Bericht über die Tagung in Posen am 28. Juli 1942, in: Die Deutsche Hebamme, 57 (1942), S. 205-207.

Morsbach, Ingeborg: Arbeitsbesprechung der Hebammen des Reichsgaues Wartheland in Polen am 22.3.1944, in: Die Deutsche Hebamme, 59 (1944), S. 58.

Morsbach, Ingeborg: Tagung am 28. Juni 1944 in Penskau, in: Die Deutsche Hebamme, 59 (1944), S. 106-107.

Naczelna Izba Lekarska: Rocznik Lekarski Rzeczypospolitej Polskiej 1938. Urzedowy Spis Lekarzy stan rozmieszczenia lekarzy z dnia 15 maja 1938 (1938) [Oberste Ärztekammer, Medizinisches Jahrbuch der Republik Polen, amtsärztliche Zählung, Stand des medizinischen Einsatzes, 15. Mai 1938], http://www.wbc.poznan.pl/dlibra/docmetadata?id=73197. [29.1.2023].

Ormicki, Wiktor: O polski program ludnościowy. Odbitka z tygodnika »Naród i Państwo«, Warszawa 1939 [Über das polnische Bevölkerungsprogramm. Abgedruckt in der Wochenschrift »Nation und Staat«], http://obc.opole.pl/Content/12330/PDF/314481.pdf [10.2.2022].

Pingot, Teodor: Informator Lekarski Województwa Łódzkiego 1939 [Verzeichnis der Ärzte in der Wojewodschaft Lodz], Łódź 1939.

Polski Czerwony Krzyż: Okręg Wielkopolski, Spis urzędów oraz instytucyj w Poznaniu (1945) [Polnisches Rotes Kreuz, Bezirk Großpolen, Liste der Ämter und Institutionen in Poznań], http://www.wbc.poznan.pl/dlibra/docmetadata?id=243238&from=&dirids=1&ver_id=&lp=68&QI= [29.1.2023].

Prehn, Brunhilde: Die geburtshilflichen Verhältnisse in Posen-Stadt, in: Die Deutsche Hebamme, 54 (1939), S. 456-457.

Prinz, J.(uli): Erlebtes und Erlauschtes einer Hebamme unter den Rücksiedlern im Wartheland, in: Die Deutsche Hebamme, 58 (1943), S. 202-204, 215-216.

Pumptow, Joachim: Scharlach und aktive Scharlach-Schutzimpfung in den volksdeutschen Umsiedlungslagern (für die Zeit von Dez. 1939 bis März 1943), Med. Diss, Berlin 1944.

Rahlfs-Wentz, Leni: Mutter werden ... Ein Helfer zur Überwindung der Beschwerden dieser Zeit (Heilgarten Bücherei Bd. 6), Stuttgart 1941.

Reichert, F.: Die Entbindungen in Kranken- und Entbindungsanstalten 1931 bis 1938, in: Deutsches Ärzteblatt, 44 (1940), Sonderdruck, S. 1-16.

Reichsbund Deutscher Schwestern: Der NS-Reichsbund Deutscher Schwestern, Berlin 1943.

Reichsministerium des Innern (Hrsg.): Hebammenlehrbuch, Berlin/Osterwieck am Harz 1943.

Rose, Gerhard: Fleckfieberfragen bei der Umsiedlung der Volksdeutschen aus dem Ostraum 1939/1940, in: Deutsche Medizinische Wochenschrift, 46 (1941), S. 1262-1265.

Spis Abonentów sieci Telefonicznych. Panstwowych i Koncesjonowanych w Polsce na 1938 [Telefonverzeichnis. Staatliche und konzessionierte Anschlüsse für Polen 1938], Wloclawek (1938). https://znad-wisly.blogspot.de/2015/08/ksiazka-telefoniczna-wocawek -i-okolice.html. [29.1.2023].

Staudenmayer, P.: Deutsches Reichs-Adressbuch. Die Ostgebiete. Ortsverzeichnis – Branchenverzeichnis, Berlin 1942.

Statistisches Reichsamt: C. Erkrankungen an übertragbaren, polizeilich meldepflichtigen Krankheiten im Jahre 1924, Bd. 45, Berlin 1926.

Statistisches Jahrbuch für das Deutsche Reich 50. Jg, Berlin 1932, http://www.digizeitschriften.de/dms/img/?PID=PPN514401303_1931%7Clog60 [29.1.2023].

Statistisches Reichsamt: I. Gebietseinteilung und Bevölkerung, Bd. 53, Berlin 1934.

Statistisches Jahrbuch für das Deutsche Reich, 53. Jg., Berlin 1935, http://www.digizeitschriften.de/dms/img/?PID=PPN514401303_1934%7Clog69 [29.1.2023].

Storck, W.: Vom Hebammenwesen im Reichsgau Wartheland, in: Die Deutsche Hebamme, 58 (1943), S. 201.

Thomalla, Franziska/Schwarz, Klara: Tagung für Niederschlesien und Oberschlesien, in: Die Deutsche Hebamme, 54 (1939), S. 205.

Tornau [Vorn. unbek.]: Baltendeutsche kommen ins Reich. Ärztliche Betreuung der Kranken, Gebrechlichen und Alten, in: Deutsches Ärzteblatt, 69 (1939), Nr. 53/53, S. 729-731.

Urzędowy spis lekarzy, lekarzy-dentystów, farmaceutów, felczerów, pielęgniarek, położnych, uprawnionych i samodzielnych techników dentystycznych oraz wykazy: aptek, szpitali, ubezpieczalni społecznych,ośrodków zdrowia, przychodni samodzielnych oraz centrali i filii Państwowej Szkoły Higieny. [Offizielles Verzeichnis von Ärzten, Zahnärzten, Apothekern, Krankenpflegern, Hebammen, Zahntechnikern sowie Verzeichnisse von: Apotheken, Krankenhäusern, Sozialversicherungen, Gesundheitszentren, selbstständigen Kliniken und den Hauptsitzen und Zweigstellen der Hygieneschule] (1939), https://pbc.biaman.pl/dlibra/publication/14794/edition/14105/content [3.5.2025].

W. B. Sonderberichterstatter: Volksdeutsche in Lodz jubeln dem Führer zu. Zur gleichen Zeit lügt Reuter, daß die polnischen Truppen Lodz wieder erobert hätten, in: Niedersächsische Tageszeitung (1939), Nr. 215, S. 5.

Weßler, Martha aus Bromberg: Rückblick auf ein Jahr Hebammenarbeit im Osten, in: Die Deutsche Hebamme, 55 (1940), S. 259-260.

Witte [Vorname unbekannt]: Haupttagung der Hebammenschaft im Reichsgau Danzig-Westpreußen, in: Die Deutsche Hebamme, 55 (1940), S. 228-229.

Żumański, Antoni: Księga Adresowa Miasta Łodzi i Województwa Łódzkiego rocznik 1937-1939 [Adressbuch der Stadt Lodz und der Wojewodschaft Lodz] (1937), http://bcul.lib.uni.lodz.pl/dlibra/docmetadata?id=21339&from=publication [29.1.2023].

Literatur nach 1945

Ackermann, Felix: Palimpsest Grodno. Nationalisierung, Nivellierung und Sowjetisierung einer mitteleuropäischen Stadt 1919-1991, Wiesbaden 2010.

Ackermann, Felix: Krieg und Identität. Ethnizität als staatliche Ordnungs- und alltägliche Wahrnehmungskategorie in Grodno von 1939 bis 1949, in: Böhler, Jochen/Lehnstaedt, Stephan (Hrsg.), Gewalt und Alltag im besetzten Polen 1939-1945, Osnabrück 2012, S. 231-254.

Adler, Eliyana R.: Out of the Ghetto? Historiography on Jewish Women in Eastern Europe, in: Aleksiun, Natalia/Horowitz, Brian/Polonsky, Antony (Hrsg.), Writing Jewish History in Eastern Europe, Oxford/Portland, Or. 2017, S. 301-318.

Adler, Eliyana R.: Survival on the Margins. Polish Jewish Refugees in the Wartime Soviet Union, Cambridge, Mass./ London, 2020.

Alberti, Michael: »Exerzierplatz des Nationalsozialismus«. Der Reichsgau Wartheland 1939-1941, in: Mallmann, Klaus-Michael/Musiał, Bogdan (Hrsg.), Genesis des Genozids. Polen 1939-1941, Darmstadt 2004, S. 111-126.

Alberti, Michael: Die Verfolgung und Vernichtung der Juden im Reichsgau Wartheland 1939-1945, Wiesbaden 2006.

Aleksiun, Natalia: Female, Jewish, Educated, and Writing Polish Jewish History, in: Aleksiun, Natalia/Horowitz, Brian/Polonsky, Antony (Hrsg.), Writing Jewish History in Eastern Europe, Oxford/ Portland, Oregon 2017, S. 195-216.

Aleksiun, Natalia/Horowitz, Brian: Introduction, in: Aleksiun, Natalia/Horowitz, Brian/ Polonsky, Antony (Hrsg.), Writing Jewish History in Eastern Europe, Oxford/Portland, Or. 2017, S. 1-18.

Aleksiun, Natalia/Horowitz, Brian/Polonsky, Antony (Hrsg.): Writing Jewish History in Eastern Europe, Oxford/Portland, Or. 2017.

Alexander, Manfred: Kleine Geschichte Polens, Stuttgart 2005.

Aly, Götz: »Endlösung«. Völkerverschiebung und der Mord an den europäischen Juden, Frankfurt a. M. 2005.

Aly, Götz: Die Belasteten. »Euthanasie« 1939-1945. Eine Gesellschaftsgeschichte, Bonn 2013.

Aly, Götz/Heim, Susanne: Vordenker der Vernichtung. Auschwitz und die deutschen Pläne für eine neue europäische Ordnung, Hamburg 1991.

Amenda, Lars/Rass, Christoph: Fremdarbeiter, Ostarbeiter, Gastarbeiter. Semantiken der Ungleichheit und ihre Praxis im »Ausländereinsatz«, in: Kramer, Nicole/Nolzen, Armin (Hrsg.), Ungleichheiten im »Dritten Reich«. Semantiken, Praktiken, Erfahrungen, Göttingen 2012, S. 90-116.

Amesberger, Helga: Reproduction under the Swastika. The other Side of the Glorification of Motherhood, in: Hedgepeth, Sonja Maria/Saidel, Rochelle G. (Hrsg.), Sexual Violence Against Jewish Women During the Holocaust, Waltham, Mass./Hanover N.H 2010, S. 139-155.

Amesberger, Helga/Auer, Katrin/Brigitte Halbmayr: Sexualisierte Gewalt. Weibliche Erfahrungen in NS-Konzentrationslagern, Wien 2004.

Anders, Freia/Stoll, Katrin/Wilke, Karsten (Hrsg.): Der Judenrat von Białystok. Dokumente aus dem Archiv des Białystoker Ghettos 1941-1943, Paderborn u. a. 2010.

Andresen, Knud/Apel, Linde/Heinsohn, Kirsten (Hrsg.): Es gilt das gesprochene Wort. Oral History und Zeitgeschichte heute, Göttingen 2015.

Anklage gegen Adolf Eichmann, 1961, abgedruckt in: Freiburger Rundbrief. Beiträge zur Förderung der Freundschaft zwischen dem Alten und dem Neuen Gottesvolk im Geiste beider Testamente, Nr. 50/52, (1961), S. 57, https://freidok.uni-freiburg.de/dnb/download/7037 [21.3.2022].

Arani, Miriam Y.: Fotografische Selbst- und Fremdbilder von Deutschen und Polen im Reichsgau Wartheland 1939-1945. Unter besonderer Berücksichtigung der Region Wielkopolska, Hamburg 2008.

Aranoff, Deena: Mother's Milk. Child-Rearing and the Production of Jewish Culture, in: Journal of Jewish Identities, 12 (2019), H.1, S. 1-17, doi: https://doi.org/10.1353/jji.2019.00001.

Arndt, Nikolaus: Die Deutschen in Wolhynien. Ein kulturhistorischer Überblick, Würzburg 1994.

Arnold, Jörg/Süß, Dietmar/Thießen, Malte (Hrsg.): Luftkrieg. Erinnerungen in Deutschland und Europa, Göttingen 2009.

Arnot, Margaret/Usborne, Cornelie (Hrsg.): Gender and Crime in Modern Europe, London 1999.

Ayaß, Wolfgang: »Asoziale« im Nationalsozialismus. Überblick über die Breite der Maßnahmen gegen soziale Außenseiter und die hieran beteiligten Stellen, in: Sedlaczek, Dietmar/Lutz, Thomas/Puvogel, Ulrike/Tomkowiak, Ingrid (Hrsg.), »minderwertig« und »asozial«. Stationen der Verfolgung gesellschaftlicher Außenseiter, Zürich 2005, S. 51-64.

Baberowski, Jörg (Hrsg.): Dem Anderen begegnen. Eigene und fremde Repräsentationen in sozialen Gemeinschaften, Frankfurt a. M./New York 2009.

Baberowski, Jörg: Dem Anderen begegnen. Repräsentationen im Kontext, in: Jörg Baberowski (Hrsg.), Dem Anderen begegnen. Eigene und fremde Repräsentationen in sozialen Gemeinschaften, Frankfurt a. M./New York 2009, S. 9-16.

Bächi, Beat: LSD auf dem Land. Produktion und kollektive Wirkung psychotroper Stoffe, Konstanz 2020.

Bacon, Gershon: The Missing 52 Percent. Research on Jewish Women in Interwar Poland and Its Implications for Holocaust Studies, in: Ofer, Dalia/Weitzman, Lenore J. (Hrsg.), Women in the Holocaust, New Haven/London 1998, S. 55-67.

Bacon, Gershon: Agudat Israel, in: Jewish Women: A Comprehensive Historical Encyclopedia (2009). https://jwa.org/encyclopedia/article/agudat-israel-interwar-Poland [3.5.2025].

Bacon, Gershon: Poland: Interwar. In: Jewish Women: A Comprehensive Historical Encyclopedia (2009). jwa.org/encyclopedia/article/poland-interwar [30.1.2023].

Bajohr, Frank/Wildt, Michael (Hrsg.): Volksgemeinschaft. Neue Forschungen zur Gesellschaft des Nationalsozialismus, Frankfurt a. M. 2009.

Bajohr, Frank: Der Nationalsozialismus als »Krankengeschichte der Moderne«. Ein kritischer Blick zurück, in: Hachtmann, Rüdiger/Reichardt, Sven (Hrsg.), Detlev Peukert und die NS-Forschung, Göttingen 2015, S. 146-158.

Bajohr, Frank/Löw, Andrea (Hrsg.): Der Holocaust. Ergebnisse und neue Fragen der Forschung, Bonn 2015.

Bajohr, Frank/Löw, Andrea (Hrsg.): The Holocaust and European Societies. Social Processes and Social Dynamics, London 2016.

Bajohr, Frank/Steinbacher, Sybille (Hrsg.): »... Zeugnis ablegen bis zum letzten«. Tagebücher und persönliche Zeugnisse aus der Zeit des Nationalsozialismus und des Holocaust, Göttingen 2015.

Baker, Catherine (Hrsg.): Gender in Twentieth-Century Eastern Europe and the USSR, London 2017.

Balinska, Marta Aleksandra: The National Institute of Hygiene and Public Health in Poland 1918-1939, in: Social History of Medicine 9, H. 3 (1996), S. 427-445.

Baranowski, Julian: Zur Vorgeschichte und Geschichte des Gettos Lodz, in: Feuchert, Sascha/Leibfried, Erwin/Riecke, Jörg/Baranowski, Julian/Radziszewska, Krystyna/Wozniak, Krysztof (Hrsg.), Oskar Singer. »Im Eilschritt durch den Gettotag …« Reportagen und Essays aus dem Ghetto Lodz, Berlin/Wien 2002.

Baranowski, Julian/Nowinowski, Sławomir M. (Hrsg.): Lodz Ghetto–Litzmannstadt Getto, 1940-1944, Łódź 2014.

Barelkowski, Matthias/Kraft, Claudia/Röskau-Rydel, Isabel (Hrsg.): Zwischen Geschlecht und Nation. Interdependenzen und Interaktionen in der multiethnischen Gesellschaft Polens im 19. und 20. Jahrhundert, Osnabrück 2016.

Barelkowski, Matthias/Schutte, Christoph: Neuer Staat, neue Identität? Deutsch-polnisch-jüdische Biografien nach 1918. Einführung, in: Barelkowski, Matthias/Schutte, Christoph (Hrsg.), Neuer Staat, neue Identitäten? Deutsch-polnisch-jüdische Biografien nach der Wiedererrichtung Polens 1918, Osnabrück 2021, S. 9-24.

Bartoszewski, Władysław: Polen und Juden in der deutschen Besatzungszeit, in: Kleßmann, Christoph (Hrsg.), September 1939. Krieg, Besatzung, Widerstand in Polen, Göttingen 1989, S. 139-155.

Bartov, Omer: Social Outcasts in War and Genocide. A Comparative Perspective, in: Gellately, Robert/Stoltzfus, Nathan (Hrsg.), Social outsiders in Nazi Germany, Princeton, N. J. 2001, S. 294-318.

Bartov, Omer: Wartime Lies and Other Testimonies. Jewish-Christian Relations in Buczacz, 1939-1944, in: Gross, Jan Tomasz (Hrsg.), The Holocaust in Occupied Poland. New Findings and New Interpretations, Frankfurt a. M. 2012, S. 131-160.

Bartov, Omer: Anatomie eines Genozids. Vom Leben und Sterben einer Stadt namens Buczacz, Berlin 2021.

Bashford, Alison/Philippa, Levine (Hrsg.): The Oxford Handbook of The History of Eugenics, Oxford/New York 2010.

Bauerkämper, Arnd (Hrsg.): Die Praxis der Zivilgesellschaft. Akteure, Handeln und Strukturen im internationalen Vergleich, Frankfurt a. M. 2003.

Baumel, Judith Tydor: Double Joepardy. Gender and the Holocaust, London/Portland, Or. 1998.

Beck, Birgit: Vergewaltigung von Frauen als Kriegsstrategie im Zeiten Weltkrieg?, in: Gestrich, Andreas (Hrsg.), Gewalt im Krieg. Ausbeutung, Erfahrung und Verweigerung von Gewalt in Kriegen des 20. Jahrhunderts, Münster 1996, S. 34-50.

Becker, Maximilian: Mitstreiter im Volkstumskampf. Deutsche Justiz in den eingegliederten Ostgebieten 1939-1945, München 2014.

Beddies, Thomas/Schmiedebach, Heinz-Peter: Der Pädiater Dr. Ernst Wentzler und die Kinderklinik Frohnau (1923-1964), in: Berlin in Geschichte und Gegenwart. Jahrbuch des Landesarchivs Berlin, Berlin 2002, S. 137-158.

Beddies, Thomas/Hübener, Kristina (Hrsg.): Kinder in der NS-Psychiatrie, Berlin 2004.

Beddies, Thomas: Die Tötung »lebensunwerter« Kinder im Nationalsozialismus. Die »Kinderfachabteilungen«, in: Kampmeyer, Margret (Hrsg.), Tödliche Medizin. Rassenwahn im Nationalsozialismus, Göttingen 2009, S. 76-83.

Beer, Mathias/Beyrau, Dietrich/Rauh, Cornelia (Hrsg.): Deutschsein als Grenzerfahrung. Minderheitenpolitik in Europa zwischen 1914 und 1950, Essen 2009.

Benedict, Susan/Shields, Linda (Hrsg.): Nurses and Midwives in Nazi Germany. The »Euthanasia Programs«, New York/London 2014.

Ben-Sasson, Havi: Polish-Jewish Relations during the Holocaust. A Changing Jewish Viewpoint, in: Cherry, Robert/Orla-Bukowska, Annamaria (Hrsg.), Rethinking Poles and Jews. Troubled Past, Brighter Future, Lanham/Boulder/New York u. a. 2007, S. 89-97.

Ben-Seffer, Ellen: Forced Sterilization and Abortion as Sexual Abuse, in: Hedgepeth, Sonja Maria/Saidel, Rochelle G. (Hrsg.), Sexual violence against Jewish women during the Holocaust, Waltham/Mass./Hanover, N.H. 2010.

Benz, Wolfgang: Ghetto. Topographie – Strukturen – Funktion, in: Hansen, Imke/Steffen, Katrin/Tauber, Joachim (Hrsg.), Lebenswelt Ghetto. Alltag und soziales Umfeld während der nationalsozialistischen Verfolgung, Wiesbaden 2013, S. 24-36.

Benzenhöfer, Udo: Überblick über die »Kinderfachabteilungen« im Rahmen des »Reichsausschussverfahrens«, in: Kaelber, Lutz/Reiter, Raimond (Hrsg.), Kindermord und »Kinderfachabteilungen« im Nationalsozialismus. Gedenken und Forschung, Frankfurt a. M./Berlin/Bern, u. a. 2011, S. 67-75.

Berent, Barbara: Holocaust Ludności Żydowskiej we Włocławku [Holocaust in Włocławek], in: Wojciechowski, Mieczysław (Hrsg.), Mniejszości narodowe na Kujawach wschodnich i w ziemi dobrzyńskiej [Nationale Minderheiten in Ost-Kujawien und im Land Dobrzyń], Włocławek 1999, S. 247-274.

Berent, Barbara: Zagłada Żydow, [Holocaust],in: Staszewski, Jacek (Hrsg.), Włocławek. Dzieje miasta. Lata 1918-1998 [Geschichte der Stadt Włocławek, 1918-1998], Włocławek 2001, S. 430-446.

Berent, Barbara: Żydzi we Włocławku w Drugiej Rzeczypospolitej [Juden in Włocławek während der Zweiten Republik], in: Staszewski, Jacek (Hrsg.), Włocławek. Dzieje miasta. Lata 1918-1998, Włocławek 2001, S. 278-315.

Bergen, Doris L.: Sex, Blood, and Vulnerability. Women Outsiders in German-Occupied Europe, in: Gellately, Robert/Stoltzfus, Nathan (Hrsg.), Social outsiders in Nazi Germany, Princeton 2001, S. 273-293.

Bergen, Doris L.: Instrumentalization of »Volksdeutschen« in German Propaganda in 1939. Replacing/Erasing Poles, Jews, and Other Victims, in: German Studies Review, 31 (2008), H. 3, S. 447-470.

Bergen, Doris L.: What Do Studies of Women, Gender, and Sexuality Contribute to Understanding the Holocaust?, in: Goldenberg, Myrna/Shapiro, Amy H. (Hrsg.), Different Horrors – Same Hell. Gender and the Holocaust, Seattle/London 2013, S. 16-37.

Bergen, Doris L.: Holocaust und Besatzungsgeschichte, in: Bajohr, Frank/Löw, Andrea (Hrsg.), Der Holocaust. Ergebnisse und neue Fragen der Forschung, Bonn 2015, S. 299-320.

Bergen, Doris L./Hájková, Anna/Löw, Andrea: Warum eine Alltagsgeschichte des Holocaust?, in: Löw, Andrea/Bergen, Doris L./Hájková, Anna (Hrsg.), Alltag im Holocaust. Jüdisches Leben im Großdeutschen Reich 1941-1945, München 2013, S. 1-12.

Berger, Sara: »Das Umbringen war schon ihr Beruf«. Das Personal der »Aktion T4« in den Vernichtungslagern der »Aktion Reinhardt«, in: Osterloh, Jörg/Schulte, Jan Erik (Hrsg.), »Euthanasie« und Holocaust. Kontinuitäten, Kausalitäten, Parallelitäten, Paderborn u. a. 2021, S. 253-272.

Bessel, Richard: Eine »Volksgemeinschaft« der Gewalt, in: Schmiechen-Ackermann, Detlef (Hrsg.), »Volksgemeinschaft«: Mythos, wirkungsmächtige soziale Verheißung oder soziale Realität im »Dritten Reich«? Zwischenbilanz einer kontroversen Debatte, Paderborn 2012, S. 357-360.

Bethke, Svenja: Tanz auf Messers Schneide. Kriminalität und Recht in den Ghettos Warschau, Litzmannstadt und Wilna, Hamburg 2015.

Betzien, Petra: Krankenschwestern im System der nationalsozialistischen Konzentrationslager. Selbstverständnis, Berufsethos und Dienst an den Patienten im Häftlingsrevier und SS-Lazarett, Frankfurt a. M. 2018.

Beyrau, Dietrich: Anti-Semitism and Jews in Poland 1918-1939, in: Strauss, Herbert A. (Hrsg.), Hostages of Modernization. Studies on Modern Antisemitism 1870-1933/39. Austria – Hungary – Poland – Russia, Berlin/New York 1993, S. 1063-1090.

Bialas, Wolfgang/Fritze, Lothar (Hrsg.): Ideologie und Moral im Nationalsozialismus, Göttingen u. a. 2014.

Bischl, Kerstin: Telling Stories. Gender Relationships and Masculinity in the Red Army 1941-45, in: Röger, Maren/Leiserowitz, Ruth (Hrsg.), Women and Men at War. A gender perspective on World War II and Its Aftermath in Central and Eastern Europe, Osnabrück 2012, S. 117-134.

Blaschke, Anette: Zwischen »Dorfgemeinschaft« und »Volksgemeinschaft«. Landbevölkerung und ländliche Lebenswelten im Nationalsozialismus, Paderborn 2018.

Blatman, Daniel: Women in the Jewish Labor Bund in Interwar Poland, in: Ofer, Dalia/Weitzman, Lenore J. (Hrsg.), Women in the Holocaust, New Haven/London 1998, S. 68-84.

Bock, Gisela: Zwangssterilisation im Nationalsozialismus. Studien zur Rassenpolitik und Frauenpolitik, Opladen 1986.

Bock, Gisela: Racism and Sexism in Nazi Germany: Motherhood, Compulsory Sterilization, and the State, in: Rittner, Carol/Roth, John K. (Hrsg.), Different Voices. Women and the Holocaust, Minnesota 1993, S. 161-186.

Bock, Gisela: Ordinary Women in Nazi Germany. Perpetrators, Victims, Followers, and Bystanders, in: Ofer, Dalia/Weitzman, Lenore J. (Hrsg.), Women in the Holocaust, New Haven/London 1998, S. 85-100.

Böhler, Jochen (Hrsg.): »Grösste Härte …«. Verbrechen der Wehrmacht in Polen. September/Oktober 1939, Osnabrück 2005.

Böhler, Jochen: Auftakt zum Vernichtungskrieg. Die Wehrmacht in Polen 1939, Frankfurt a. M. 2006.

Böhler, Jochen/Lehnstaedt, Stephan (Hrsg.): Gewalt und Alltag im besetzten Polen. 1939-1945, Osnabrück 2012.

Bömelburg, Hans-Jürgen: Lodz. Geschichte einer multikulturellen Industriestadt im 20. Jahrhundert, Paderborn u. a. 2022.

Bömelburg, Hans-Jürgen/Hensel, Jürgen: Am Rande des Vorstellbaren – der Judenrat als Quadratur des Kreises. Eine Einführung, in: Polit, Monika (Hrsg.), »Meine jüdische Seele fürchtet den Tag des Gerichts nicht«. Mordechaj Chaim Rumkowski – Wahrheit und Legende, Osnabrück 2017, S. 7-36.

Bömelburg, Hans-Jürgen/Krol, Eugeniusz Cezary/Thomae, Michael (Hrsg.): Der Warschauer Aufstand 1944. Ereignis und Wahrnehmung in Polen und Deutschland, Paderborn/München/Wien u. a. 2011.

Bömelburg, Hans-Jürgen/Musiał, Bogdan: Die deutsche Besatzungspolitik in Polen 1939-1945, in: Deutsch-polnische Beziehungen 1939-1945-1949 (2000), S. 43-111.

Borodziej, Włodzimierz: Soziale und politische Konturen des polnischen Widerstandes, in: Kleßmann, Christoph (Hrsg.), September 1939. Krieg, Besatzung, Widerstand in Polen, Göttingen 1989, S. 95-116.

Borodziej, Włodzimierz: Terror und Politik. Die Ddeutsche Polizei und die polnische Widerstandsbewegung im Generalgouvernement, 1939-1944, Mainz 1999.

Borodziej, Włodzimierz: Geschichte Polens im 20. Jahrhundert, München 2010.

Bos, Pascale Rachel: Women and the Holocaust. Analyzing Gender Difference, in: Baer, Elizabeth R./Goldenberg, Myrna (Hrsg.), Experience and Expression. Women, the Nazis, and the Holocaust, Detroit 2003, S. 23-51.

Bosse, Lars: Vom Baltikum in den Reichsgau Wartheland, in: Garleff, Michael (Hrsg.), Deutschbalten, Weimarer Republik und Drittes Reich, Köln/Weimar/Wien 2001, S. 297-388.

Brockhaus, Gudrun: Muttermacht und Lebensangst. Zur Politischen Psychologie der NS-Erziehungsratgeber Johanna Haarers, in: Brunner, José (Hrsg.), Mütterliche Macht und väterliche Autorität. Elternbilder im deutschen Diskurs, Göttingen 2008, S. 63-77.

Brockhaus, Gudrun (Hrsg.): Attraktion der NS-Bewegung, Essen 2014.

Broszat, Martin: Nationalsozialistische Polenpolitik. 1939-1945, Stuttgart 1961.

Browning, Christopher R.: Remembering Survivals. Inside a Nazi Slave-Labor Camp, New York/London.

Browning, Christopher R.: Die Entfesselung der »Endlösung«. Nationalsozialistische Judenpolitik 1939-1942, Berlin 2006.

Brubaker, Rogers: Ethnizität ohne Gruppen, Hamburg 2004.

Brüggemann, Karsten: Erinnerungen von Frauen an Krieg und Revolution. Autobiografische Darstellungen von Umbruch in und Aufbruch aus Estland 1914-1920, in: Steffen, Katrin (Hrsg.), Nach dem Zerfall der Imperien. Historische Zäsur und biografische Erfahrung im östlichen Europa, Lüneburg 2015, S. 168-191.

Brunner, José (Hrsg.): Mütterliche Macht und väterliche Autorität. Elternbilder im deutschen Diskurs, Göttingen 2008.

Brüntrup, Marcel: Verbrechen und Erinnerung. Das »Ausländerkinderpflegeheim« des Volkswagenwerks, Göttingen 2019.

Brüntrup, Marcel: Osteuropäische Zwangsarbeiterinnen und ihre Kinder zwischen Zwangstrennung und Familienzusammenführung. 1940-1945, in: Lisner, Wiebke/Hürter, Johannes/Rauh, Cornelia/Seegers, Lu (Hrsg.), Familientrennungen im nationalsozialistischen Krieg. Erfahrungen und Praktiken in Deutschland und im besetzten Europa 1939-1945, Göttingen 2022, S. 257-279.

Brush, Barbara L.: Caring for Life. Nursing During the Holocaust, in: Nursing History Review, 10 (2002), S. 69-81.

Bucur, Maria: Eugenics in Eastern Europe, 1870s-1945, in: Bashford, Alison/Philippa, Levine (Hrsg.), The Oxford Handbook of The History of Eugenics, Oxford/New York 2010, S. 398-412.

Budde, Gunilla: Das Öffentliche des Privaten. Die Familie als zivilgesellschaftliche Kerninstitution, in: Bauerkämper, Arnd (Hrsg.), Die Praxis der Zivilgesellschaft. Akteure, Handeln und Strukturen im internationalen Vergleich, Frankfurt a. M. 2003, S. 57-76.

Budziarek, Marek: Konfessionelle Koexistenz in Lodz im 19. und 20. Jahrhundert, in: Hensel, Jürgen (Hrsg.), Polen, Deutsche und Juden in Lodz 1820-1939. Eine schwierige Nachbarschaft, Osnabrück 1999, S. 269-282.

Buggeln, Marc: Unfreie Arbeit im Nationalsozialismus. Begrifflichkeiten und Vergleichsaspekte zu den Arbeitsbedingungen im Deutschen Reich und in den besetzten Gebieten, in: Buggeln, Marc/Wildt, Michael (Hrsg.), Arbeit im Nationalsozialismus, München 2014, S. 231-252.

Buggeln, Marc/Wildt, Michael (Hrsg.): Arbeit im Nationalsozialismus, München 2014.

Bukowska, Agnieszka: Związki zawodowe położnych w Polsce w okresie międzywojennym, [Die Berufsorganisationen der Hebammen in der Zwischenkriegszeit], in: Urbanek, Bożena (Hrsg.), Zawód Położnej na Ziemiach Polskich w XIX i XX Wieku, Katowice 2004, S. 129-142.

Bund Deutscher Hebammen (Hrsg.): Zwischen Bevormundung und Autonomie. Die Geschichte des Bundes Deutscher Hebammen, Karlsruhe 2006.

Burleigh, Michael: Tod und Erlösung. Euthanasie in Deutschland 1900-1945, Zürich/München 2001.

Buske, Sybille: Fräulein Mutter und ihr Bastard. Eine Geschichte der Unehelichkeit in Deutschland 1900-1970, Göttingen 2004.

Bussiek, Dagmar: Eintopf für die Volksgemeinschaft. Die Kultur des Alltags unter den Bedingungen der Diktatur, in: Die Kultur der 30er und 40er Jahre (2009), S. 43-55.

Butke, Silke/Kleine, Astrid: Der Kampf für den gesunden Nachwuchs. Geburtshilfe und Säuglingsfürsorge im Deutschen Kaiserreich, Münster 2004.

Butta-Bieck, Friederike: »Ich war so stolz auf meine Uniform!«. DRK-Schwestern im Zweiten Weltkrieg, in: Arias, Ingrid (Hrsg.), »Im Dienste der Volksgesundheit«. Frauen – Gesundheitswesen – Nationalsozialismus, Wien 2006, S. 93-114.

Cain, Friedrich: Wissen im Untergrund. Praxis und Politik klandestiner Forschung im besetzten Polen (1939-1945), Tübingen 2021.

Caplan, Jane: Registering the Volksgemeinschaft. Civil Status in Nazi Germany 1933-1939, in: Steber, Martina/Gotto, Bernhard (Hrsg.), Visions of Community in Nazi Germany. Social Engineering and Private Lives, Oxford 2014, S. 116-128.

Caumanns, Ute/Esch, Michael G.: Fleckfieber und Fleckfieberbekämpfung im Warschauer Ghetto und die Tätigkeit der deutschen Gesundheitsverwaltung 1941/42, in: Woelk, Wolfgang/Vögele, Jörg (Hrsg.), Geschichte der Gesundheitspolitik in Deutschland. Von der Weimarer Republik bis in die Frühgeschichte der »doppelten Staatsgründung«, Berlin 2002, S. 225-262.

Ceserani, David: »Endlösung«. Das Schicksal der Juden 1933 bis 1948, Berlin 2016.

Chalmers, Beverley: Birth, Sex and Abuse. Women's Voices under Nazi Rule, Guildford, Surrey 2015.

Cherry, Robert/Orla-Bukowska, Annamaria (Hrsg.): Rethinking Poles and Jews. Troubled Past, Brighter Future, Lanham 2007.

Chodakiewicz, Marek Jan: Between Nazis and Soviets. Occupation Politics in Poland, 1939-1947, Maryland 2004.

Chu, Winson: The German Minority in Interwar Poland, Cambridge 2012.

Chu, Winton: Metropole der Minderheit. Die Deutschen in Lodz und Mittelpolen 1918-1939, in: Kochanowski, Jerzy/Sach, Maike (Hrsg.), Die »Volksdeutschen« in Polen, Frankreich, Ungarn und der Tschechoslowakei. Mythos und Realität, Osnabrück 2006, S. 95-112.

Ciesielska, Maria: The Doctors of the Warsaw Ghetto (The Holocaust: History and Literature, Ethics and Philosophy), Boston 2022.

Cramsey, Sarah A.: »It was easier with a child than without«. Creating and Caring for Polish Jewish Families in the Wartime Soviet Union, 1939-1946, in: Polin. Studies in Polish Jewry, 36 (2024), S. 342-364.

Cummings, Tanja: Linie 41, Dokumentarfilm, 2015, http://www.linie41-film.net [4.4.2022].

Cüppers, Martin: »... auf eine so saubere und anständige SS-mäßige Art«. Die Waffen-SS in Polen 1939-1941, in: Mallmann, Klaus-Michael/Musiał, Bogdan (Hrsg.), Genesis des Genozids. Polen 1939-1941, Darmstadt 2004, S. 90-110.

Czarnowski, Gabriele: Das kontrollierte Paar. Ehe- und Sexualpolitik im Nationalsozialismus, Weinheim 1991.

Czarnowski, Gabriele: Frauen als Mütter der Rasse. Abtreibungsverfolgung und Zwangseingriff im Nationalsozialismus, in: Staupe, Gisela (Hrsg.), Unter anderen Umständen. Zur Geschichte der Abtreibung, Dortmund 1996, S. 58-72.

Czarnowski, Gabriele: Women's Crimes, State Crimes. Abortion in Nazi Germany, in: Arnot, Margaret/Usborne, Cornelie (Hrsg.), Gender and Crime in Modern Europe, London 1999, S. 238-249.

Czarnowski, Gabriele: Zwischen Germanisierung und Vernichtung. Verbotene polnisch-deutsche Liebesbeziehungen und die Re-Konstruktion des Volkskörpers im Zweiten Weltkrieg, in: Kramer, Helgard (Hrsg.), Die Gegenwart der NS-Vergangenheit, Berlin/Wien 2000, S. 295-303.

Dahl, Matthias: Dr. Elisabeth Hecker (1895-1986). Verdienste als Kinder- und Jugendpsychiaterin einerseits – Beteiligung an der Ausmerzung Behinderter andererseits, in: Praxis der Kinderpsychologie und Kinderpsychiatrie, 52 (2003), H. 2, S. 98-108.

Danker, Uwe (Hrsg.): »Wir empfehlen Rückverschickung, da sich der Arbeitseinsatz nicht lohnt«. Zwangsarbeit und Krankheit in Schleswig-Holstein 1939-1945, Bielefeld 2001.

David, Henry P. (Hrsg.): From Abortion to Contraception. A Resource to Public Policies and Reproductive Behavior in Central and Eastern Europe from 1917 to the Present, Westport, Connecticut/London 1999.

David, Matthias/Ebert, Andreas D. (Hrsg.): Berühmte Frauenärzte in Berlin, Band 2, Frankfurt a. M. 2018.

Davidovitch, Nadav/Zalashik, Rakefet: »Air, Sun, Water«. Ideology and Activities of OZE (Society for the preservation of the health of the Jewish population) during the Interwar Period (2008), doi: 10.4321/s0211-95362008000100006 [29.1.2023].

Davies, Norman: God's Playground. A History of Poland. Vol II: 1795 to the Present, Oxford 1981.

Davies, Norman: Ethnic Diversity in Twentieth Century Poland, in: Strauss, Herbert A. (Hrsg.), Hostages of Modernization. Studies on Modern Antisemitism 1870-1933/39. Austria – Hungary – Poland – Russia, Berlin/New York 1993, S. 1006-1021.

Davies, Norman, Polish-Jewish Relations: Historic Background, in: Strauss, Herbert A. (Hrsg.), Hostages of Modernization. Studies on Modern Antisemitism 1870-1933/39. Austria – Hungary – Poland – Russia, Berlin/New York 1993, S. 972-988.

Dean, Martin: Regional Patterns of Ghettoization in the Annexed and occupied Territories of the Third Reich, in: Hansen, Imke/Steffen, Katrin/Tauber, Joachim (Hrsg.), Lebenswelt Ghetto. Alltag und soziales Umfeld während der nationalsozialistischen Verfolgung, Wiesbaden 2013, S. 37-51.

Dickinson, Edward Ross: Biopolitics, Fascism, Democracy. Some reflections on Our Discourse About »Modernity«, in: Central European History, 37 (2004), H. 1, S. 1-48.

Dieckmann, Christoph: Deutsche Besatzungspolitik in Litauen. 1941-1944, Göttingen 2011.

Dieckmann, Christoph/Quinkert, Barbara/Tönsmeyer, Tanja (Hrsg.): Kooperation und Verbrechen. Formen der »Kollaboration« im östlichen Europa 1939-1945, Göttingen 2003.

Dieckmann, Christoph/Quinkert, Babette (Hrsg.): Im Ghetto 1939-1945. Neue Forschungen zu Alltag und Umfeld, Göttingen 2009.

Dierl, Florian/Janjetovic, Zoran/Linne, Karsten (Hrsg.): Pflicht, Zwang und Gewalt. Arbeitsverwaltungen und Arbeitskräftepolitik im deutsch besetzten Polen und Serbien 1939-1944, Essen 2013.

Dill, Gregor: Nationalsozialistische Säuglingspflege. Eine frühe Erziehung zum Massenmenschen, Stuttgart 1999.

Diner, Dan: Die Perspektive des »Judenrats«. Zur universellen Bedeutung einer partikularen Erfahrung, in: Kiesel, Doron/Kugelmann, Cilly/Loewy, Hanno/Neuhauß, Dietrich (Hrsg.), »Wer zum Leben, wer zum Tod …«. Strategien jüdischen Überlebens im Ghetto, Frankfurt a. M. 1992, S. 11-35.

Distel, Barbara (Hrsg.): »Wir konnten die Kinder doch nicht im Stich lassen«. Frauen im Holocaust, Köln 2001.

Dobrowolska, B./Hoch, S./Jabkowska-Sochanska, A./Benedict, Susan/Shields, Linda: Wanda Ossowska (1912-2001) and Stanislawa Leszczynska (1896-1974): Polish Nurses Working Under Nazi Occupation, in: Journal of Medical Biography, 19 (2012), H. 4, S. 168-170.

Dohrn, Verena: Baltische Reise. Vielvölkerlandschaft des alten Europas, Frankfurt a. M. 2014.

Dohrn, Verena: Die Kahans aus Baku. Eine Familienbiographie, Göttingen 2018.

Döring, Stephan: Die Umsiedlung der Wolhyniendeutschen in den Jahren 1939 bis 1940, Frankfurt a. M./Berlin/Bern u. a. 2001.

Doroszewska, Antonia: Społeczne role położnych. Analiza zawodu położnej z perspektywy socjologii zawodów medycznych [Die soziale Rolle der Hebammen. Eine Analyse des Hebammenberufs aus der Perspektive der Soziologie der Gesundheitsberufe], Warszawa 2013.

Dross, Fritz/Frobenius, Wolfgang/Thum, Andreas: »Wir können ihr Geschick nicht wenden«. Die jüdischen Mitglieder der »Deutschen Gesellschaft für Gynäkologie« im Nationalsozialismus: ein Gedenkbuch, Berlin/Leipzig 2020.

Dross, Fritz/Frobenius, Wolfgang/Thum, Andreas/Bastian, Alexander: »Ausführer und Vollstrecker des Gesetzeswillens«. Die Deutsche Gesellschaft für Gynäkologie im Nationalsozialismus, in: Geburtshilfe und Frauenheilkunde, 76 (2016), S01, S. S1–S158.

Dublon-Knebel, Irith: Holocaust Parenthood. The Transformation of Child-Parent Relationships as Perceived by the Survivors, in: Brunner, José (Hrsg.), Mütterliche Macht und väterliche Autorität. Elternbilder im deutschen Diskurs, Göttingen 2008, S. 93-107.

Duden, Barbara: Geschichte unter der Haut. Ein Eisenacher Arzt und seine Patientinnen um 1730, Stuttgart 1987.

Duden, Barbara: Die Ungeborenen. Vom Untergang der Geburt im späten 20. Jahrhundert, in: Duden, Barbara/Schlumbohm, Jürgen/Gelis, Jacques/Veit, Patrice (Hrsg.), Rituale der Geburt. Eine Kulturgeschichte, München 1998, S. 149-170.

Duden, Barbara: Zwischen wahrem Wissen und Prophetie. Konzeptionen des Ungeborenen, in: Duden, Barbara/Schlumbohm, Jürgen/Veit, Patrice (Hrsg.), Geschichte des Ungeborenen. Zur Erfahrungs- und Wissenschaftsgeschichte der Schwangerschaft, 17.-20. Jahrhundert, Göttingen 2002, S. 11-48.

Duden, Barbara: Der Frauenleib als öffentlicher Ort. Vom Mißbrauch des Begriffs Leben, Frankfurt a. M. 2007.
Duden, Barbara: Von der Tauglichkeit der Geschichte für Hebammen, in: Schäfer, Daniel (Hrsg.), Rheinische Hebammengeschichte im Kontext, Kassel 2010, S. 273-284.
Dunn, P.M.: Adolphe Pinard (1844-1934) of Paris and intrauterine paediatric care, in: Archives of disease in childhood. Fetal and neonatal edition, 91 (2006), H.3, S. F231–F32, https://doi.org/10.1136/adc.2005.074518 [21.11.2024].
Dworecka, Teresa: »Nowiny Akuszeryjne« w latach 1927-1939. Oferta dla połoznych [»Hebammennachrichten« in den Jahren 1927-1939. Angebote für Hebammen], in: Urbanek, Bożena (Hrsg.), Zawód Położnej na Ziemiach Polskich w XIX i XX Wieku, Katowice 2004, S. 203-210.
Dyroff, Stefan/Radziszewska, Krystyna/Röskau-Rydel, Isabel (Hrsg.): Lodz jenseits von »Fabriken, Wildwest und Provinz«. Kulturwissenschaftliche Studien über die Deutschen in und aus den polnischen Gebieten, München 2009.
Dziki, Tomasz: Związki i stowarzyszenia mniejszości narodowych we Włocławku w okresie międzywojennym [Parteien und Verbände der nationalen Minderheiten in Włocławek während der Zwischenkriegszeit], in: Wojciechowski, Mieczysław (Hrsg.), Mniejszości narodowe na Kujawach wschodnich i w ziemi dobrzyńskiej, Włocławek 1999, S. 9-42.
Ebert, Andreas D./Tammiksaar, Erik/David, Matthias: Zum Wirken von Benno Ottow (1884-1975) in Dorpat, Berlin und Stockholm, in: David, Matthias/Ebert, Andreas D. (Hrsg.), Berühmte Frauenärzte in Berlin. Band 2, Frankfurt a. M. 2018, S. 131-138.
Eckart, Wolfgang U.: Medizin und Kolonialimperialismus Deutschland, 1884-1945, Paderborn/München/Wien u. a. 1997.
Effenberger, Edmund: Das Archiv der Deutschen aus Mittelpolen und Wolhynien, in: Der Kulturwart, 26 (1978), H. 13, S. 15.
Einhorn, Ignacy: Towarzystwo Ochrony Zdrowia Ludności Żydowskiej w Polsce w latach 1921-1950 [Gesellschaft zum Schutz der Gesundheit der jüdischen Bevölkerung in Polen, 1921-1950], Toruń 2008.
Eisfeld, Alfred (Hrsg.): Deutsche im Schwarzmeergebiet, auf der Krim und im Kaukasus vom 19. Jahrhundert bis 1941, Hamburg 2016.
Engelking, Barbara: »Sehr geehrter Herr Gestapo«. Denunziationen im deutsch besetzten Polen 1940/41, in: Mallmann, Klaus-Michael/Musiał, Bogdan (Hrsg.), Genesis des Genozids. Polen 1939-1941, Darmstadt 2004, S. 206-220.
Engelking, Barbara: Murdering and Denouncing Jews in the Polish Countryside. 1942-1945, in: Gross, Jan T. (Hrsg.), The Holocaust in Occupied Poland. New Findings and New Interpretations, Frankfurt a. M. 2012, S. 55-82.
Engelking, Barbara: Such a Beautiful Sunny Day. Jews Seeking Refuge in the Polish Countryside, 1942-1945, Jerusalem 2016.
Engelking, Barbara/Hirsch, Helga: Unbequeme Wahrheiten. Polen und sein Verhältnis zu den Juden, Frankfurt a. M. 2008.
Epstein, Catherine: Model Nazi. Arthur Greiser and the Occupation of Western Poland, Oxford 2010.
Esch, Michael G.: »Gesunde Verhältnisse«. Deutsche und polnische Bevölkerungspolitik in Ostmitteleuropa 1939-1950, Marburg 1998.
Esch, Michael G.: Zur historischen Verortung von »ethnischer Säuberung« und Völkermord, in: Beer, Mathias/Beyrau, Dietrich/Rauh, Cornelia (Hrsg.), Deutschsein als

Grenzerfahrung. Minderheitenpolitik in Europa zwischen 1914 und 1950, Essen 2009, S. 15-34.

Eser, Ingo: Lodz. Blick(e) auf eine Stadtgeschichte, in: Dyroff, Stefan/Radziszewska, Krystyna/Röskau-Rydel, Isabel, (Hrsg.), Lodz jenseits von »Fabriken, Wildwest und Provinz«. Kulturwissenschaftliche Studien über die Deutschen in und aus den polnischen Gebieten, München 2009, S. 31-56.

Eser, Ingo: »Volk, Staat, Gott!«. Die deutsche Minderheit in Polen und ihr Schulwesen 1918-1939, Wiesbaden 2010.

Eser, Ingo: »... so geht es bei einer geordneten Planwirtschaft nicht weiter«. Die Bildungspolitik deutscher Minderheitenparteien und -verbände in Mittelpolen und der Zentralismus des »Deutschen Schulvereins« in Bromberg, in: G. Müller, Michael/Struve, Kai (Hrsg.), Fragmentierte Republik? Das politische Erbe der Teilungszeit in Polen 1918-1939, Göttingen 2017, S. 370-395.

Fahlbusch, Michael/Haar, Ingo: Völkische Wissenschaften und Politikberatung, in: Fahlbusch, Michael/Haar, Ingo (Hrsg.), Völkische Wissenschaften und Politikberatung im 20. Jahrhundert. Expertise und »Neuordnung« Europas, Paderborn u. a. 2010, S. 9-38.

Fallwell, Lynne: Modern German Midwifery. 1885-1960, London 2013.

Fangrad, Alana: Wartime Rape and Sexual Violence. An Examination of the Perpetrators, Motivations, and Functions of Sexual Violence Against Jewish Women during the Holocaust, London, Ontario 2013.

Feldmanis, Inesis: Die Umsiedlung der Deutschbalten aus Estland und Lettland (1939-1941), in: Übersetzte Geschichte, hrsg. v. Nordost-Institut (2016), https://www.ikgn.de/ubersetzte-geschichte/uebersetzte-geschichte-artikel/umsiedlung-der-deutschbalten.html [16. 4. 2025].

Feuchert, Sascha: Oskar Singer und seine Texte aus dem Getto. Eine Hinführung, in: Feuchert, Sascha/Leibfried, Erwin/Riecke, Jörg/Baranowski, Julian/Radziszewska, Krystyna/Wozniak, Krysztof (Hrsg.), Oskar Singer. »Im Eilschritt durch den Gettotag ...« Reportagen und Essays aus dem Ghetto Lodz, Berlin/Wien 2002, S. 7-26.

Fiebrandt, Maria: Auslese für die Siedlergesellschaft. Die Einbeziehung Volksdeutscher in die NS-Erbgesundheitspolitik im Kontext der Umsiedlungen 1939-1945, Göttingen 2014.

Fielitz, Wilhelm: Das Stereotyp des wolhyniendeutschen Umsiedlers. Popularisierungen zwischen Sprachinselforschung und nationalsozialistischer Propaganda, Marburg 2000.

Fijałek, Jan/Indulski Janusz: Opieka zdrowotna w Łodzi do roku 1945. Studium organizacyjno-historyczne [Die Gesundheitsversorgung in Lodz bis zum Jahr 1945. Eine organisationshistorische Studie], Łódź 1990.

Flaschka, Monika J.: Race, Rape and Gender in Nazi-Occupied Territories, Kent/Ohio 2009.

Flügel-Martinsen, Oliver: Privatheit zwischen Moral und Politik. Konturen und Konsequenzen eines Spannungsverhältnisses, in: Seubert, Sandra/Niesen, Peter (Hrsg.), Die Grenzen des Privaten, Baden-Baden 2010, S. 59-74.

Foucault, Michel: Sexualität und Wahrheit. Der Wille zum Wissen, Frankfurt a. M. 1977.

Foucault, Michel: Leben machen und sterben lassen. Die Geburt des Rassismus, in: Bio-Macht (1992), H. 25, S. 27-50.

Frackowiak, Johannes: Die »Deutsche Volksliste« als Instrument der nationalsozialistischen Germanisierungspolitik in den annektierten Gebieten, 1939-1945, in: Johannes Frackowiak (Hrsg.), Nationalistische Politik und Ressentiments. Deutsche und Polen von 1871 bis zur Gegenwart, Göttingen 2013, S. 181-220.

Frei, Norbert (Hrsg.): Medizin und Gesundheitspolitik in der NS-Zeit, München 1991.
Frei, Norbert: 1945 und wir. Das Dritte Reich im Bewußtsein der Deutschen, München 2005.
Freilich, Miri: Towarzystwo Ochrony Zdrowia Ludności Żydowskiej w Polsce [Gesellschaft zum Schutz der Gesundheit der jüdischen Bevölkerung in Polen] (2010). http://yivoencyclopedia.com/article.aspx/TOZ [29.1.2023].
Frevert, Ute: »Fürsorgliche Belagerung«. Hygienebewegung und Arbeiterfrauen im 19. und frühen 20. Jahrhundert, in: Geschichte und Gesellschaft, 11 (1985), S. 420-446.
Frevert, Ute (Hrsg.): Vertrauen. Historische Annäherungen, Göttingen 2003.
Frevert, Ute: Vertrauen – eine historische Spurensuche, in: Frevert, Ute (Hrsg.), Vertrauen. Historische Annäherungen, Göttingen 2003, S. 7-66.
Frewer, Andreas/Schmidt, Ulf/Wolters, Christine: Hilfskräfte, Hausschwangere, Untersuchungsobjekte. Der Umgang mit Zwangsarbeitenden in der Universitätsklinik Göttingen, in: Frewer, Andreas/Siedbürger, Günther (Hrsg.), Medizin und Zwangsarbeit im Nationalsozialismus. Einsatz und Behandlung von »Ausländern« im Gesundheitswesen, Frankfurt a. M./New York 2004, S. 341-362.
Frewer, Andreas/Siedbürger, Günther (Hrsg.): Medizin und Zwangsarbeit im Nationalsozialismus. Einsatz und Behandlung von »Ausländern« im Gesundheitswesen, Frankfurt a. M./New York 2004.
Friedlander, Henry: Der Weg zum NS-Genozid. Von der Euthanasie zur Endlösung, Darmstadt 1997.
Friedlander, Henry: The Exclusion and Murder of the Disabled, in: Gellately, Robert/Stoltzfus, Nathan (Hrsg.), Social Outsiders in Nazi Germany, Princeton, N. J. 2001, S. 145-164.
Friedländer, Saul: Den Holocaust beschreiben. Auf dem Weg zu einer integrierten Geschichte, Göttingen 2007.
Friedländer, Saul: Eine integrierte Geschichte des Holocaust, in: Bundeszentrale für politische Bildung, 2007, https://www.bpb.de/themen/nationalsozialismus-zweiter-weltkrieg/dossier-nationalsozialismus/39637/eine-integrierte-geschichte-des-holocaust/ [3.5.2025].
Friedländer, Saul: Nazi Germany and the Jews. The Years of Extermination, 1939-1945, London 2007.
Friedländer, Saul/Kenan, Orna: Das Dritte Reich und die Juden, 1933-1945, München 2010.
Friedrich, Klaus-Peter: Zusammenarbeit und Mittäterschaft in Polen 1939-1945, in: Dieckmann, Christoph/Quinkert, Barbara/Tönsmeyer, Tanja (Hrsg.), Kooperation und Verbrechen. Formen der »Kollaboration« im östlichen Europa 1939-1945, Göttingen 2003, S. 113-150.
Friedrich, Klaus-Peter: Die jüdische Bevölkerung im Warthegau. Vertreibung, Ausbeutung, Ermordung, in: Eckhart Neander (Hrsg.), Umgesiedelt – Vertrieben. Deutschbalten und Polen 1939-1945 im Warthegau, Marburg 2010, S. 101-116.
Fuchs, Petra: Irmgard R. »Tante naß, nicht schimpfen, ich krank«, in: Kampmeyer, Margret (Hrsg.), Tödliche Medizin. Rassenwahn im Nationalsozialismus, Göttingen 2009, S. 94-99.
Fuchs, Petra/Rotzoll, Maike/Richter, Paul/Hinz-Wessels, Annette/Hohendorf, Gerrit: Minderjährige als Opfer der Krankenmordaktion »T4«, in: Beddies, Thomas/Hübener, Kristina (Hrsg.), Kinder in der NS-Psychiatrie, Berlin 2004, S. 55-70.
Fulbrook, Mary: »Unschuldig schuldig werden«? Systemische Gewalt und die Verfolgung der Juden von Bedzin, in: Löw, Andrea/Bergen, Doris L./Hájková, Anna (Hrsg.), Alltag im Holocaust. Jüdisches Leben im Großdeutschen Reich 1941-1945, München 2013, S. 117-136.
Fulbrook, Mary: Eine kleine Stadt bei Auschwitz. Gewöhnliche Nazis und der Holocaust, Essen 2015.

Gaida, Ulrike: Zwischen Pflegen und Töten. Krankenschwestern im Nationalsozialismus. Einführung und Quellen für Unterricht und Selbststudium, Frankfurt a.M. 2008.

Garbarini, Alexandra: Numbered Days. Diaries and the Holocaust, New Haven/London 2006.

Garbarini, Alexandra: Jewish Responses to Persecution. Volume II, 1938-1940, Lanham 2011.

Garleff, Michael: Deutschbalten in Auseinandersetzung mit der Weimarer Republik und dem Dritten Reich. Zur Forschungssituation und Problemlage, in: Garleff, Michael (Hrsg.), Deutschbalten, Weimarer Republik und Drittes Reich, Köln/Weimar/Wien 2001, S. 1-10.

Garleff, Michael (Hrsg.): Deutschbalten, Weimarer Republik und Drittes Reich, Köln/Weimar/Wien 2001.

Gawin, Magdalena, Planowanie Rodziny. Hasła i Rzeczywistość [Familienplanung. Propaganda und Wirklichkeit], in: Żarnowska, Anna/Szwarc, Andrzeja (Hrsg.), Równe Prawa i Nierówne Szanse. Kobiete w Polsce Międzywojennej, Warszawa 2000, S. 221-239.

Gawin, Magdalena: Rasa i nowoczesność. Historia polskiego ruchu eugenicznego (1880-1952) [Rasse und Moderne. Geschichte der polnischen Eugenikbewegung, 1880-1952], Warszawa 2003.

Gawin, Magdalena: Progressivism and Eugenic Thinking in Poland, 1905-1939, in: Turda, Marius/Weindling, Paul Julian (Hrsg.), »Blood and homeland«. Eugenics and racial nationalism in Central and Southeast Europe, 1900-1940, Budapest, New York 2007, S. 167-184.

Gebhardt, Miriam: Die Angst vor dem kindlichen Tyrannen. Eine Geschichte der Erziehung im 20. Jahrhundert, München 2009.

Gehmacher, Johanna/Harvey, Elizabeth/Kemlein, Sophia (Hrsg.): Zwischen Kriegen. Nationen, Nationalismen und Geschlechterverhältnisse in Mittel- und Osteuropa 1918-1939, Osnabrück 2004.

Gehmacher, Johanna/Hauch, Gabriella (Hrsg.): Frauen- und Geschlechtergeschichten des Nationalsozialismus. Fragestellungen, Perspektiven, neue Forschungen, Innsbruck/Wien/Bozen 2007.

Gellately, Robert/Stoltzfus, Nathan (Hrsg.): Social Outsiders in Nazi Germany, Princeton/Oxford 2001.

Gembries, Ann-Katrin/Heinemann, Isabel/Theuke, Theresia (Hrsg.): Children by Choice? Changing Values, Reproduction, and Family Planning in the 20th Century, München 2018.

Gerson, Daniel: Antisemitische Erfahrungen in Lodz zwischen den beiden Weltkriegen, in: Hensel, Jürgen (Hrsg.), Polen, Deutsche und Juden in Lodz 1820-1939. Eine schwierige Nachbarschaft, Osnabrück 1999, S. 257-268.

Gildea, Robert/Wieviorka, Olivier/Warring, Anette (Hrsg.): Surviving Hitler and Mussolini. Daily Life in Occupied Europe, Oxford/New York 2006.

Glowacka-Penczynska, Anetta/Kawski, Tomasz/Medykowski, Witold: The First to be Destroyed. The Jewish Community of Kleczew and the Beginning of the Final Solution, Boston/Brighton 2015.

Goehrke, Carsten: Russischer Alltag. Eine Geschichte in neun Zeitbildern. Band 2: Auf dem Weg in die Moderne, Zürich 2003.

Golden, Juliet D.: »Show that you are really alive«. Sara-Zofia Syrkin-Binsztejnowa's Emergency Medical Relief and Public Health Work in Early Interwar Poland and the Warsaw Ghetto, in: Medizinhistorisches Journal, 53 (2018), H. 2, S. 125-162.

Goldenberg, Myrna: Sex-Based Violence and the Politics and Ethics of Survival, in: Goldenberg, Myrna/Shapiro, Amy H. (Hrsg.), Different Horrors – Same Hell. Gender and the Holocaust, Seattle/London 2013, S. 99-127.

Goldenberg, Myrna/Shapiro, Amy H. (Hrsg.): Different Horrors – Same Hell. Gender and the Holocaust, Seattle/London 2013.

Grabowski, Jan/Grabowski, Zbigniew R.: Germans in the Eyes of the Gestapo. The Ciechanów District, in: Contemporary European History, 13 (2004), H. 1, S. 21-43.

Grabowski, Jan: Hunt for the Jews. Betrayal and murder in German-Occupied Poland, Bloomington, Indiana 2013.

Grabowski, Jan: Die polnische Gesellschaft unter deutscher Besatzung. Unterdrückung, Widerstand und selektive Solidarität, in: Bingen, Dieter/Lengemann, Simon (Hrsg.), Deutsche Besatzungspolitik in Polen 1939-1945. Eine Leerstelle deutscher Erinnerung?, Bonn 2019, S. 35-49.

Gross, Jan Tomasz (Hrsg.): The Holocaust in Occupied Poland. New Findings and New Interpretations, Frankfurt a. M. 2012.

Gross, Jan Tomasz/Grudzińska-Gross, Irena: Golden Harvest. Events at the Periphery of the Holocaust, New York 2012.

Gruner, Wolf/Osterloh, Jörg (Hrsg.): Das »Großdeutsche Reich« und die Juden. Nationalsozialistische Verfolgung in den »angegliederten« Gebieten, Frankfurt a. M./New York 2010.

Gruszczyńska, Marianna: Organizacja władz miejskich Włocławka w latach 1914-1939, [Organisation der Gemeindeverwaltung von Włocławek in den Jahren 1918-1998], in: Staszewski, Jacek (Hrsg.), Włocławek. Dzieje miasta. Lata 1918-1998, Włocławek 2001, S. 86-140.

Guesnet, François: »Die beiden Bekenntnisse leben weit entfernt voneinander, sie kennen und schätzen sich gegenseitig nicht«. Das Verhältnis von Juden und Deutschen im Spiegel ihrer Organisationen im Lodz des 19. Jahrhunderts, in: Hensel, Jürgen (Hrsg.), Polen, Deutsche und Juden in Lodz 1820-1939. Eine schwierige Nachbarschaft, Osnabrück 1999, S. 139-170.

Gutman, Yisrael: Poles and Jews Between the Wars. Historic Overview, in: Strauss, Herbert A. (Hrsg.), Hostages of Modernization. Studies on Modern Antisemitism 1870-1933/39. Austria – Hungary – Poland – Russia, Berlin/New York 1993, S. 1038-1062.

Haar, Ingo: Vom »Volksgruppen-Paradigma« bis zum »Recht auf Heimat«. Exklusion und Inklusion als Deutungsmuster in den Diskursen über Zwangsmigrationen vor und nach 1945, in: Kochanowski, Jerzy/Sach, Maike (Hrsg.), Die »Volksdeutschen« in Polen, Frankreich, Ungarn und der Tschechoslowakei. Mythos und Realität, Osnabrück 2006, S. 17-40.

Haar, Ingo: Biopolitische Differenzenkonstruktionen als bevölkerungspolitisches Ordnungsinstrument in den Ostgauen. Raum- und Bevölkerungsplanung im Spannungsfeld zwischen regionaler Verankerung und zentralstaatlichem Planungsanspruch, in: John, Jürgen/Möller, Horst/Schaarschmidt, Thomas (Hrsg.), Die NS-Gaue. Regionale Mittelinstanzen im zentralistischen »Führerstaat«, München 2007, S. 105-122.

Haar, Ingo: Bevölkerungspolitik im Generalgouvernement. Nationalitäten-, Juden- und Siedlungspolitik im Spannungsfeld regionaler und zentraler Initiativen, in: Młynarczyk, Jacek Andrzej (Hrsg.), Polen unter deutscher und sowjetischer Besatzung 1939-1945, Osnabrück 2009, S. 281-305.

Haar, Ingo: Inklusion und Genozid. Raum- und Bevölkerungspolitik im besetzten Polen 1939 bis 1944, in: Beer, Mathias/Beyrau, Dietrich/Rauh, Cornelia (Hrsg.), Deutschsein als Grenzerfahrung. Minderheitenpolitik in Europa zwischen 1914 und 1950, Essen 2009, S. 35-59.

Haas, Carlos Alberto: Transformations of the »Private«. Proximity and Distance in the Spatial Confinement of the Ghettos in Occupied Poland, 1939-1942, in: Harvey, Elizabeth/Hürter, Johannes/Umbach, Maiken/Wirsching, Andreas (Hrsg.), The Private in Nazi Germany, Cambridge 2019, S. 331-352.

Haas, Carlos Alberto: Das Private im Ghetto. Jüdisches Leben im deutsch besetzten Polen, 1939 bis 1944, Göttingen 2020.

Haas, Carlos Alberto: Vergangenheit erinnern, Zukunft erhoffen. Zeitbezug und Trennungserfahrungen jüdischer Familien in Krieg und Ghetto, in: Lisner, Wiebke/Hürter, Johannes/Rauh, Cornelia/Seegers, Lu (Hrsg.), Familientrennungen im nationalsozialistischen Krieg. Erfahrungen und Praktiken in Deutschland und im besetzten Europa 1939-1945, Göttingen 2022, S. 308-334.

Hachtmann, Rüdiger/Süß, Winfried (Hrsg.): Hitlers Kommissare. Sondergewalten in der nationalsozialistischen Diktatur, Göttingen 2006.

Hagemann, Karen/Schüler-Springorum, Stefanie (Hrsg.): Heimat-Front. Militär und Geschlechterverhältnisse im Zeitalter der Weltkriege, Frankfurt a. M. 2002.

Hämmerle, Christa: »Mentally broken, physically a wreck ...«. Violence in War Accounts of Nurses in Austro-Hungarian Service, in: Hämmerle, Christa/Überegger, Oswald/ Bader Zaar, Brigitta (Hrsg.), Gender and the First World War, New York 2014, S. 89-107.

Hankova, Monika: »November Winds Destroyed My Happiness«. Gender, Ethnicity, and Geographical Displacement During and After the Shoah, in: Peto, Andrea/Hecht, Louise/Krasuska, Karolina (Hrsg.), Women and the Holocaust: New Perspectives and Challenges, Warszawa 2015, S. 125-144.

Hansen, Imke/Steffen, Katrin/Tauber, Joachim (Hrsg.): Lebenswelt Ghetto. Alltag und soziales Umfeld während der nationalsozialistischen Verfolgung, Wiesbaden 2013.

Harten, Hans-Christian: De-Kulturation und Germanisierung. Die nationalsozialistische Rassen- und Erziehungspolitik in Polen 1939-1945, Frankfurt a. M./New York 1996.

Harvey, Elizabeth: Erinnern und Verdrängen. Deutsche Frauen und der »Volkstumskampf« im besetzten Polen, in: Hagemann, Karen/Schüler-Springorum, Stefanie (Hrsg.), Heimat-Front. Militär und Geschlechterverhältnisse im Zeitalter der Weltkriege, Frankfurt a. M. 2002, S. 291-310.

Harvey, Elizabeth: Women and the Nazi East. Agents and Witnesses of Germanization, New Haven, Conn. 2003.

Harvey, Elizabeth: National Icons and Visions of Modernity. Asserting and Debating Gender Identities in New National Contexts, in: Gehmacher, Johanna/Harvey, Elizabeth/Kemlein, Sophia (Hrsg.), Zwischen Kriegen. Nationen, Nationalismen und Geschlechterverhältnisse in Mittel- und Osteuropa 1918-1939, Osnabrück 2004, S. 305-316.

Harvey, Elizabeth: »Ich war überall«. Die NS-Propagandaphotographin Liselotte Purper, in: Steinbacher, Sybille (Hrsg.), Volksgenossinnen. Frauen in der NS-Volksgemeinschaft, Göttingen 2007, S. 138-153.

Harvey, Elizabeth: »Der Osten braucht dich!« Frauen und nationalsozialistische Germanisierungspolitik, Hamburg 2010.

Harvey, Elizabeth: Homelands on the Move. Gender, Space and Dislocation in the Nazi Resettlement of German Minorities from Eastern and Southeastern Europe, in: Röger,

Maren/Leiserowitz, Ruth (Hrsg.), Women and Men at War. A Gender Perspective on World War II and its Aftermath in Central and Eastern Europe, Osnabrück 2012, S. 35-58.

Harvey, Elizabeth: Weibliche Gemeinschaft als »Volksgemeinschaft«. Vergnügen, Konformität und Zwang, in: Schmiechen-Ackermann, Detlef (Hrsg.), »Volksgemeinschaft«: Mythos, wirkungsmächtige soziale Verheißung oder soziale Realität im »Dritten Reich«? Zwischenbilanz einer kontroversen Debatte, Paderborn 2012, S. 249-264.

Harvey, Elizabeth: Eine Utopie mit tödlichen Ausschlussklauseln, in: Vierteljahrshefte für Zeitgeschichte, (2014), H. 3, S. 445-453.

Harvey, Elizabeth: Geschlechterordnung und »Volksgemeinschaft« im Nationalsozialismus, in: Winfried Nerdinger (Hrsg.), München und der Nationalsozialismus. Katalog des NS-Dokumentationszentrums München, München 2015, S. 490-498.

Harvey, Elizabeth: Housework, Domestic Privacy and the »German Home«. Paradoxes of Private Life During the Second World War, in: Hachtmann, Rüdiger/Reichardt, Sven (Hrsg.), Detlev Peukert und die NS-Forschung, Göttingen 2015, S. 115-131.

Harvey, Elizabeth: Die Inszenierung der expandierenden »Volksgemeinschaft«. Offizielle Fotos der »Heimkehr« deutscher Minderheiten ins Reich 1939-1941, in: Schmiechen-Ackermann, Detlef/Buchholz, Marlis/ Roitsch, Bianca/Schröder, Christiane (Hrsg.), Der Ort der »Volksgemeinschaft« in der deutschen Gesellschaftsgeschichte, Paderborn 2018, S. 353-374.

Harvey, Elizabeth/Hürter, Johannes/Umbach, Maiken/Wirsching, Andreas: Introduction. Reconsidering Private Life under the Nazi Dictatorship, in: Harvey, Elizabeth/Hürter, Johannes/Umbach, Maiken/Wirsching, Andreas (Hrsg.), The Private in Nazi Germany, Cambridge 2019, S. 3-29.

Harvey, Elizabeth/Hürter, Johannes/Umbach, Maiken/Wirsching, Andreas (Hrsg.): The Private in Nazi Germany, Cambridge 2019.

Haska, Agnieszka: Discourse of Treason in Occupied Poland, in: Gross, Jan T. (Hrsg.), The Holocaust in Occupied Poland. New Findings and New Interpretations, Frankfurt a. M. 2012, S. 9-28.

Haslinger, Peter/Bamberger-Stemmann, Sabine/Tönsmeyer, Tatjana (Hrsg.): Auf beiden Seiten der Barrikade. Fotografie und Kriegsberichterstattung im Warschauer Aufstand 1944, Marburg/Hamburg 2017.

Hauch, Gabriella: »... das gesunde Volksempfinden gröblich verletzt«. Verbotener Geschlechtsverkehr mit »Anderen« während des Nationalsozialismus, in: Hauch, Gabriella (Hrsg.), Frauen im Reichsgau Oberdonau. Geschlechtsspezifische Bruchlinien im Nationalsozialismus, Linz 2006, S. 245-270.

Hauch, Gabriella: Die Institutionalisierung der NS-Bevölkerungs- und Sexualpolitik gegen Ostarbeiterinnen und Polinnen. »Modell Oberdonau?«, in: Hauch, Gabriella (Hrsg.), Frauen im Reichsgau Oberdonau. Geschlechtsspezifische Bruchlinien im Nationalsozialismus, Linz 2006, S. 215-226.

Hauser, Przemyslaw: Die deutsche Minderheit in den Wojewodschaften Posen und Pommerellen 1919-1939, in: Jaworski, Rudolf/Wojciechowski, Marian (Hrsg.), Deutsche und Polen zwischen den Kriegen. Minderheitenstatus und Volkstumskampf im Grenzgebiet. Amtliche Berichterstattung aus beiden Ländern 1920-1939, München/New Providence/ London/Paris 1997, S. 273-282.

Hecker, Hellmuth: Die Umsiedlungsverträge des Deutschen Reiches während des Zweiten Weltkrieges, Frankfurt a. M./Berlin 1971.

Hedgepeth, Sonja Maria/Saidel, Rochelle G. (Hrsg.): Sexual Violence Against Jewish Women During the Holocaust, Waltham, Mass./Hanover N.H. 2010.

Heimatverein Linstow e.V. (Hrsg.): Wolhynien – Linstow. Erinnerungen für die Zukunft. Erlebnisberichte von Wolhyniendeutschen und ihren Nachkommen, Linstow 2012.

Hein, Heidi: Der Piłsudski-Kult und seine Bedeutung für den polnischen Staat 1926-1939, Marburg 2002.

Heineman, Elizabeth D.: What difference does a husband make? Women and marital status in Nazi and postwar Germany, Berkeley 1999.

Heineman, Elizabeth D.: Whose Mothers? Generational Difference, War, and the Nazi Cult of Motherhood, in: Journal of Women's History, 12 (2001), H. 4, S. 139-164.

Heinemann, Isabel: Rasse, Siedlung, deutsches Blut. Das Rasse- und Siedlungshauptamt der SS und die rassenpolitische Neuordnung Europas, Göttingen 2003.

Heinemann, Isabel: »Deutsches Blut«. Die Rasseexperten der SS und die Volksdeutschen, in: Kochanowski, Jerzy/Sach, Maike (Hrsg.), Die »Volksdeutschen« in Polen, Frankreich, Ungarn und der Tschechoslowakei. Mythos und Realität, Osnabrück 2006, S. 163-182.

Heinemann, Isabel: Wissenschaft und Homogenisierungsplanungen für Osteuropa. Konrad Meyer, der »Generalplan Ost« und die Deutsche Forschungsgemeinschaft, in: Heinemann, Isabel/Wagner, Patrick (Hrsg.), Wissenschaft – Planung – Vertreibung. Neuordnungskonzepte und Umsiedlungspolitik im 20. Jahrhundert, Stuttgart 2006, S. 45-72.

Heinemann, Isabel/Wagner, Patrick (Hrsg.): Wissenschaft – Planung – Vertreibung. Neuordnungskonzepte und Umsiedlungspolitik im 20. Jahrhundert, Stuttgart 2006.

Heinemann, Isabel: Privilegierung und Gewalt. Polnische »Wiedereindeutschungsfähige« in der nationalsozialistischen Umsiedlungspolitik, in: Böhler, Jochen/Lehnstaedt, Stephan (Hrsg.), Gewalt und Alltag im besetzten Polen. 1939-1945, Osnabrück 2012, S. 255-278.

Heinemann, Isabel: From »Children by Choice« to »Families by Choice«? 20th-Century Reproductive Decision-Making between Social Change and Normative Transitions, in: Gembries, Ann-Katrin/Heinemann, Isabel/Theuke, Theresia (Hrsg.), Children by Choice? Changing Values, Reproduction, and Family Planning in the 20th Century, München 2018, S. 215-236.

Heinemann, Isabel: »Keimzelle des Rassenstaates«. Die Familie als Relais der nationalsozialistischen Umsiedlungspolitik in Osteuropa, in: Latzel, Klaus/Mailänder, Elissa/Maubach, Franka (Hrsg.), Geschlechterbeziehungen und »Volksgemeinschaft«, Göttingen 2018, S. 133-154.

Heinemann, Isabel: Fundament der Volksgemeinschaft? Familientrennungen und -gründungen in der nationalsozialistischen In- und Exklusionspolitik, in: Lisner, Wiebke/Hürter, Johannes/Rauh, Cornelia/ Seegers, Lu (Hrsg.), Familientrennungen im nationalsozialistischen Krieg. Erfahrungen und Praktiken in Deutschland und im besetzten Europa 1939-1945, Göttingen 2022, S. 57-82.

Heinsohn, Kirsten: »Volksgemeinschaft« als gedachte Ordnung. Zur Geschlechterpolitik in der Deutschnationalen Volkspartei, in: Boukrif, Gabriele/Bruns, Claudia/Heinsohn, Kirsten (Hrsg.), Geschlechtergeschichte des Politischen: Entwürfe von Geschlecht und Gemeinschaft im 19. und 20. Jahrhundert , Münster/Hamburg u.a. 2002, S. 83-106.

Henschel, Christhardt/Stach, Stephan: Nationalisierung und Pragmatismus. Staatliche Institutionen und Minderheiten in Polen 1918-1939, in: Zeitschrift für Ostmitteleuropa-Forschung 62, (2013), H. 2, S. 164-186.

Hensel, Jürgen (Hrsg.): Polen, Deutsche und Juden in Lodz 1820-1939. Eine schwierige Nachbarschaft, Osnabrück 1999.

Hensel, Jürgen/Lehnstaedt, Stephan (Hrsg.): Arbeit in den nationalsozialistischen Ghettos, Osnabrück 2013.

Herbert, Ulrich (Hrsg.): Europa und der »Reichseinsatz«. Ausländische Zivilarbeiter, Kriegsgefangene und KZ-Häftlinge in Deutschland 1938-1945, Essen 1991.

Herbert, Ulrich (Hrsg.): Nationalsozialistische Vernichtungspolitik 1939-1945, Frankfurt a. M. 1998.

Herbert, Ulrich: Fremdarbeiter. Politik und Praxis des »Ausländereinsatzes« in der Kriegswirtschaft des Dritten Reiches, Berlin 1999.

Herbert, Ulrich: »Volksgemeinschaft«: Gleichheit und Ungleichheit, in: Nerdinger, Winfried (Hrsg.), München und der Nationalsozialismus. Katalog des NS-Dokumentationszentrums München, München 2015, S. 408-418.

Hering, Sabine/Waaldijk, Berteke (Hrsg.): Guardians of the Poor – Custodians of the Public. Welfare History in Eastern Europe, Opladen, Farmington Hills 2006.

Herrmann, Theo: Hildegard Hetzer in Polen (2011), https://www.yumpu.com/de/document/view/7562008/herrmann-t-2011-hildegard-hetzer-in-polen-dgps/12 [3. 5. 2025].

Hertzog, Esther: Introduction: Studying the Holocaust as a Feminist, in: Hertzog, Esther (Hrsg.), Life, Death and Sacrifice. Women and Family in the Holocaust, Jerusalem/New York 2008, S. 1-17.

Herzog, Dagmar: Hubris and Hypocrisy, Incitement and Disavowal. Sexuality and German Fascism, in: Journal of the History of Sexuality, 11 (2002), H. 1/2, S. 3-21.

Hilberg, Raul: Rettung und Kollaboration. Der Fall Lodz, in: Kiesel, Doron/Kugelmann, Cilly/Loewy, Hanno/Neuhauß, Dietrich (Hrsg.), »Wer zum Leben, wer zum Tod …«. Strategien jüdischen Überlebens im Ghetto, Frankfurt a. M. 1992, S. 65-75.

Hildebrandt, Sabine/Offer, Miriam/Grodin, Michael A. (Hrsg.): Recognizing the Past in the Present. New Studies on Medicine Before, During, and After the Holocaust, New York 2021.

Hindenburg, Barbara von: Erwerbstätigkeit von Frauen im Kaiserreich und in der Weimarer Republik, in: Digitales Deutsches Frauenarchiv, 2019, https://www.digitales-deutsches-frauenarchiv.de/themen/erwerbstaetigkeit-von-frauen-im-kaiserreich-und-der-weimarer-republik [29. 1. 2023].

Hinz-Wessels: Annette, Hilde G. »hat sich bei der sorgfältigen Pflege der Mutter ganz gut entwickelt«, in: Kampmeyer, Margret (Hrsg.), Tödliche Medizin. Rassenwahn im Nationalsozialismus, Göttingen 2009, S. 88-93.

Hofmann, Andreas R.: Imageprobleme einer Antimetropole. Lodz 1900/1930, in: Hofmann, Andreas R./Wendland, Anna V. (Hrsg.), Stadt und Öffentlichkeit in Ostmitteleuropa 1900-1939. Beiträge zur Entstehung moderner Urbanität zwischen Berlin, Charkiv, Tallinn und Triest, Stuttgart 2002, S. 235-257.

Hohendorf, Gerrit: Krankenmorde im Osten. Das Beispiel Mogilew/Belarus, in: Arbeitskreis zur Erforschung der nationalsozialistischen »Euthanasie« und Zwangssterilisation (Hrsg.), NS-Euthanasie in der »Ostmark«, Berlin 2012, S. 139-154.

Hohendorf, Gerrit/Rotzoll, Maike: »Kindereuthanasie« in Heidelberg, in: Beddies, Thomas/Hübener, Kristina (Hrsg.), Kinder in der NS-Psychiatrie, Berlin 2004, S. 125-148.

Hopfer, Ines: Geraubte Identität. Die gewaltsame »Eindeutschung« von polnischen Kindern in der NS-Zeit, Wien 2010.

Hornung, Ela/Langthaler, Ernst/Schweitzer, Sabine: Zwangsarbeit in der Landwirtschaft, in: Echternkamp, Jörg (Hrsg.), Die deutsche Kriegsgesellschaft 1939-1945. Zweiter Halbband: Ausbeutung, Deutungen, Ausgrenzung, München 2005, S. 577-666.

Horowitz, Sara R.: Women in Holocaust Literature. Engendering Trauma Memory, in: Ofer, Dalia/Weitzman, Lenore J. (Hrsg.): Women in the Holocaust, New Haven/London 1998, S. 363-378.

Horwitz, Gordon J.: Ghettostadt. Lodz and the making of a Nazi city, Cambridge, Massachusetts/London 2008.

Howard-Hassmann, Rhoda E.: Sexual Violence against Jewish Women During the Holocaust, in: Journal of Genocide Research 14, (2012), H. 2, S. 247-250.

Hoyer, Vincent: »Volksgemeinschaft« im Werden? »Baltendeutsche« im Warthegau 1939-1941, in: Rocznik Polsko-Niemiecki [Polnisch-deutsches Jahrbuch], 27 (2019), S. 31-43.

Hüchtker, Dietlind: Der Blick von der Peripherie. Die Erinnerungen an die polnische Frauenbewegung und die galizische Unabhängigkeitsbewegung im geteilten Polen, in: Gehmacher, Johanna/Harvey, Elizabeth/Kemlein, Sophia (Hrsg.), Zwischen Kriegen. Nationen, Nationalismen und Geschlechterverhältnisse in Mittel- und Osteuropa 1918-1939, Osnabrück 2004, S. 83-104.

Huener, Jonathan: The Polish Catholic Church under German Occupation. The Reichsgau Wartheland, 1939-1945, Bloomington, Indiana 2021.

Hüntelmann, Axel C./Vossen, Johannes/Czech, Herwig (Hrsg.): Gesundheit und Staat. Studien zur Geschichte der Gesundheitsämter in Deutschland, 1870-1950, Husum 2006.

Hütt, Götz: Urteile des Sondergerichts Kalisch und der Richter Ferdinand Trümper aus Duderstadt, Norderstedt 2015.

Hyman, Paula E.: The Modern Jewish Family. Image and Reality, in: Kraemer, David (Hrsg.), The Jewish Family. Metaphor and Memory, New York/Oxford 1989, S. 179-196.

Hyman, Paula E.: Gender and the Jewish Family in Modern Europe, in: Ofer, Dalia/Weitzman, Lenore J. (Hrsg.), Women in the Holocaust, New Haven/London 1998, S. 25-38.

Hytrek-Hryciuk, Joanna/Jarska, Natalia/Kałwa, Dobrochna/Urbanek, Joanna, Dyskusja: Wojna i okupacja w Polsce z perspektywy historii kobiet i płci. Co i jak badac? Jak upamiętac? [Krieg und Besatzung in Polen aus frauen- und geschlechtergeschichtlicher Perspektive. Was und wozu soll geforscht werden? Wie soll erinnert werden?], in: Pamięć i Sprawiedliwość, 26 (2015), H. 2, S. 13-26.

Jacobmeyer, Wolfgang: Der Überfall auf Polen und der neue Charakter des Krieges, in: Christoph Kleßmann (Hrsg.), September 1939. Krieg, Besatzung, Widerstand in Polen, Göttingen 1989, S. 16-37.

Jacobs, Jack: Women in the Bund, in: in: The Shalvi/Hyman Encyclopedia of Jewish Women (2009). https://jwa.org/encyclopedia/article/bund [29.1.2023].

Jahns, Arnold: Vereine und Vertretungen sowie andere gesellschaftliche Einrichtungen der deutschen Volksgruppe in Wolhynien nach dem Wolhynischen Kalender 1937 und aus der Erinnerung des Verfassers, in: Wolhynische Hefte, 2. Folge, 1982, S. 15-18.

Jansen, Christian/Weckbecker, Arno: Der »Volksdeutsche Selbstschutz« in Polen 1939/40, München 1992.

Jaworski, Rudolf/Wojciechowski, Marian (Hrsg.): Deutsche und Polen zwischen den Kriegen. Minderheitenstatus und Volkstumskampf im Grenzgebiet. Amtliche Berichterstattung aus beiden Ländern 1920-1939, München/New Providence/London/Paris 1997.

Jensen, Olaf/Szejnmann, Claus-Christian W. (Hrsg.): Ordinary People as Mass Murderers. Perpetrators in Comparative Perspectives, Hampshire/New York 2008.

Jobst, Kerstin S.: Nationalitäten, Geschlecht und geographischer Raum. Anmerkungen zu dem »Sonderfall« Osteuropa, in: Gehmacher, Johanna/Harvey, Elizabeth/Kemlein, Sophia (Hrsg.), Zwischen Kriegen. Nationen, Nationalismen und Geschlechterverhältnisse in Mittel- und Osteuropa 1918-1939, Osnabrück 2004, S. 129-142.

John, Jürgen/Möller, Horst/Schaarschmidt, Thomas (Hrsg.): Die NS-Gaue. Regionale Mittelinstanzen im zentralistischen »Führerstaat«, München 2007.

Jolluck, Katherine: The Nation's Pain and Women's Shame. Polish Women and Wartime Violence, in: Wingfield, Nancy M./Bucur, Maria (Hrsg.), Gender and War in Twentieth-Century Eastern Europe, Bloomington/Indianapolis 2006, S. 193-219.

Jolluck, Katherine: Life and Fate. Race, Nationality, Class and Gender in Wartime Poland, in: Baker, Catherine (Hrsg.), Gender in Twentieth-Century Eastern Europe and the USSR, London 2017, S. 96-112.

Jordan, Stefan (Hrsg.): Lexikon Geschichtswissenschaft. Hundert Grundbegriffe, Stuttgart 2002.

Jureit, Ulrike: Erinnerungsmuster. Zur Methodik lebensgeschichtlicher Interviews mit Überlebenden der Konzentrations- und Vernichtungslager, Hamburg 1999.

Kaczmarek, Ryszard: Kollaboration und Kollaborationismus unter der deutschen Besatzung, in: Deutsches Historisches Institut Warschau, Gleiche Muster der Zusammenarbeit unter NS- und Sowjetbesatzung? Individuelle Kollaborateure im »Land ohne Quisling«, Lelewel-Gespräche 8/2012, https://perspectivia.net/receive/ploneimport_mods_00011531 [29.1.2023].

Kaczmarek, Ryszard: Zwischen Altreich und Besatzungsgebiet. Der Gau Oberschlesien 1939/41-1945, in: John, Jürgen/Möller, Horst/Schaarschmidt, Thomas (Hrsg.), Die NS-Gaue. Regionale Mittelinstanzen im zentralistischen »Führerstaat«, München 2007, S. 348-360.

Kaczmarek, Ryszard: Die NS-Eliten in Oberschlesien 1939-1945, in: Beer, Mathias/Beyrau, Dietrich/Rauh, Cornelia (Hrsg.), Deutschsein als Grenzerfahrung. Minderheitenpolitik in Europa zwischen 1914 und 1950, Essen 2009, S. 225-240.

Kadari, Tamar: Midwife. Midrash and Aggadah (2009), , in: The Shalvi/Human Encyclopedia of Jewish Women, https://jwa.org/encyclopedia/article/midwife-midrash-and-aggadah [29.1.2023]

Kaelber, Lutz/Reiter, Raimond (Hrsg.): Kindermord und »Kinderfachabteilungen« im Nationalsozialismus. Gedenken und Forschung, Frankfurt a. M./Berlin/Bern, u. a. 2011.

Kallis, Aristotle A.: Racial Politics and Biomedical Totalitarianism in Interwar Europe, in: Turda, Marius/Weindling, Paul Julian (Hrsg.), »Blood and Homeland«. Eugenics and Racial Nationalism in Central and Southeast Europe, 1900-1940, Budapest/New York 2007, S. 389-416.

Kałwa, Dobrochna: Model Kobiety Aktywnej na tle Sporów Światopoglądowych. Ruch Feministyczny w Dwudziestoleciu Międzywojennym, in: Żarnowska, Anna/Szwarc, Andrzeja (Hrsg.), Równe Prawa i Nierówne Szanse. Kobiete w Polsce Międzywojennej, Warszawa 2000, S. 135-153.

Kałwa, Dobrochna: Polnische Emanzipation durch nationale Mobilisierung? Bemerkungen zur Aktivität von Frauen im polnischen nationalen Lager der Zweiten Republik, in: Gehmacher, Johanna/Harvey, Elizabeth/Kemlein, Sophia (Hrsg.), Zwischen Kriegen. Nationen,

Nationalismen und Geschlechterverhältnisse in Mittel- und Osteuropa, Osnabrück 2004, S. 43-61.

Kaminska, Maria: Das Lodzer Polnisch als Ausdruck des multiethnischen Charakters der Stadt, in: Hensel, Jürgen (Hrsg.), Polen, Deutsche und Juden in Lodz 1820-1939. Eine schwierige Nachbarschaft, Osnabrück 1999, S. 291-298.

Kaminsky, Anna (Hrsg.): Der Hitler-Stalin-Pakt 1939 in den Erinnerungskulturen der Europäer, Göttingen 2011.

Kampmeyer, Margret (Hrsg.): Tödliche Medizin. Rassenwahn im Nationalsozialismus, Göttingen 2009.

Kape, Salomea: Hunger, in: The Journal of the American Medical Association, September 23, 260 (1988), S. 30.

Kape, Salomea: Work Makes You Free, in: Student Short Story International, 16 (1996), H. 61, S. 25-34.

Kape, Salomea: The Unforgotten, in: The Hidden Child, Vol. XX, 2012, S. 23-24.

Kape, Salomea/Lisner, Wiebke/Peters, Anja K.: Die Hebamme von Lodz, in: Deutsche Hebammenzeitschrift (2013), H. 11, S. 71-74.

Kape, Salomea: The Midwife from Lodz, http://www.anja-peters.de/download/Midwife_from_Lodz.pdf [1. 2. 2023].

Kaplan, Marion: Der Mut zum Überleben. Jüdische Frauen und ihre Familien in Nazideutschland, Berlin 2001.

Karge, Heike/Kind-Kovacs, Friederike/Bernasconi, Sara (Hrsg.): From the Midwife's Bag to the Patient's File. Public Health in Eastern Europe, Budapest/New York 2017.

Karpińska-Morek, Ewelina/Waś-Turecka, Agnieszka/Sieradzka, Monika/Wróblewski, Artur/Majta, Tomasz/ Drzonek, Michał: Als wäre ich allein auf der Welt. Der nationalsozialistische Kinderraub in Polen, Freiburg/Basel/Wien 2020.

Kassner, Elzbieta: Zwischen Haus und Hospital. Zur Geschichte des Hebammenwesens und der Entbindungsstuben von 1945 bis 1970 in Polen, Unveröff. Magisterarbeit, Hannover 2005.

Kassner, Elzbieta/Lisner, Wiebke: Zwischen staatlichen Vorgaben und gesellschaftlichen Bedürfnissen. Berufskarrieren von Hebammen und die Geburtshilfe in Polen zwischen 1918 und 1945, in: Barelkowski, Matthias/Schutte, Christoph (Hrsg.), Neuer Staat, neue Identitäten? Deutsch-polnisch-jüdische Biografien nach der Wiedererrichtung Polens 1918, Osnabrück 2021, S. 121-156.

Kassow, Samuel: The Historiography of the Bund, in: Aleksiun, Natalia/Horowitz, Brian/Polonsky, Antony (Hrsg.), Writing Jewish History in Eastern Europe, Oxford/Portland, Oregon 2017, S. 121-140.

Kawski, Tomasz: Ludność Żydowska na Kujawach wschodnich i w ziemi Dobrzyńskiej w okresie międzywojennym (1918-1939) [Jüdische Bevölkerung im östlichen Kujawien und im Dobrzyńsker Land während der Zwischenkriegszeit, 1918-1939], in: Wojciechowski, Mieczysław (Hrsg.), Mniejszości narodowe na Kujawach wschodnich i w ziemi dobrzyńskiej, Włocławek 1999, S. 127-178.

Kellmann, Klaus: Dimensionen der Mittäterschaft. Die europäische Kollaboration mit dem Dritten Reich, Bonn 2019.

Kenkmann, Alfons/Kohlhaas, Elisabeth: Frühe Zeugnisse über den Holocaust. Befragungen von Kindern in Polen nach der Befreiung von der deutschen Herrschaft, in: BIOS – Zeitschrift für Biographieforschung, Oral History und Lebensverlaufsanalysen, 23 (2010), H. 1, S. 138-152.

Kershaw, Ian: Wendepunkte. Schlüsselentscheidungen im Zweiten Weltkrieg 1940/41, München 2008.

Kershaw, Ian: »Volksgemeinschaft«. Potenzial und Grenzen eines neuen Forschungskonzepts, in: Vierteljahrshefte für Zeitgeschichte, 59 (2011), H. 1, S. 1-17.

Kessler, Wolfgang: Die Deutschen im polnischen Westwolhynien (1921-1939/40) in der historischen Forschung, in: Nord-Ost Archiv, 9 (2000), H. 2, S. 449-457.

Kiesel, Doron/Kugelmann, Cilly/Loewy, Hanno/Neuhauß, Dietrich (Hrsg.): »Wer zum Leben, wer zum Tod ...«. Strategien jüdischen Überlebens im Ghetto, Frankfurt a. M./New York 1992.

Kinzel, Tanja: Zwangsarbeit im Fokus. Drei fotografische Perspektiven aus dem Ghetto Litzmannstadt, in: Dieckmann, Christoph/Quinkert, Babette (Hrsg.), Im Ghetto 1939-1945. Neue Forschungen zu Alltag und Umfeld, Göttingen 2009, S. 171-204.

Kinzel, Tanja: Der Blick auf den Menschen. Porträtfotografien aus dem Getto Litzmannstadt, in: Zeitschrift für Genozidforschung, 1 (2012), S. 102-137.

Kinzel, Tanja: Im Fokus der Kamera. Fotografien aus dem Getto Lodz, Berlin 2021.

Kipp, Michaela: »Großreinemachen im Osten«. Feindbilder in deutschen Feldpostbriefen im Zweiten Weltkrieg, Frankfurt a. M./New York 2014.

Klein, Peter: Die »Ghettoverwaltung Litzmannstadt« 1940-1944. Eine Dienststelle im Spannungsfeld von Kommunalbürokratie und staatlicher Verfolgungspolitik, Hamburg 2009.

Klein, Peter: Marketing und Massenmord. Die »Gettoverwaltung Litzmannstadt« 1940-1944, in: Newsletter Haus der Wannsee Konferenz (2011), H. 28, S. 1-12.

Klein, Peter: Behördenbeamte oder Gefolgschaftsmitglieder? Arthur Greisers Personalpolitik in Posen, in: Böhler, Jochen/Lehnstaedt, Stephan (Hrsg.), Gewalt und Alltag im besetzten Polen 1939-1945, Osnabrück 2012, S. 187-204.

Kleßmann, Christoph (Hrsg.): September 1939. Krieg, Besatzung, Widerstand in Polen, Göttingen 1989.

Klich-Kluczewska, Barbara: Making Up for the Losses of War. Reproduction Politics in Post-War Poland, in: Röger, Maren/Leiserowitz, Ruth (Hrsg.), Women and Men at War. A Gender Perspective on World War II and its Aftermath in Central and Eastern Europe, Osnabrück 2012, S. 307-328.

Kochanowski, Jerzy/Sach, Maike (Hrsg.): Die »Volksdeutschen« in Polen, Frankreich, Ungarn und der Tschechoslowakei. Mythos und Realität, Osnabrück 2006.

Kochanowski, Jerzy: Verräter oder Mitbürger? Staat und Gesellschaft in Polen zum Problem der Volksdeutschen vor und nach 1945, in: Kochanowski, Jerzy/Sach, Maike (Hrsg.), Die »Volksdeutschen« in Polen, Frankreich, Ungarn und der Tschechoslowakei. Mythos und Realität, Osnabrück 2006, S. 333-352.

Kochanski, Halik: The Eagle Unbowed. Poland and the Poles in the Second World War, Cambridge 2012.

König, Sophia: »[D]ieWacht an der Wiege des deutschen Volkes«. Leipziger Hebammen, ihre Betreuungsaufgaben und Beteiligung an der nationalsozialistischen Bevölkerungspolitik, in: Pfütsch, Pierre (Hrsg.), Die Rolle der Pflege in der NS-Zeit. Neue Perspektiven, Forschungen und Quellen (Jahrbuch des Instituts für Geschichte der Medizin der Robert Bosch Stifung, Beiheft 83), Stuttgart 2024, S. 273-308.

Kohlrausch, Martin/Steffen, Katrin/Wiederkehr, Stefan (Hrsg.): Expert Cultures in Central Eastern Europe. The Internationalization of Knowledge and the Transformation of Nation States since World War I, Osnabrück 2010.

Kohlrausch, Martin/Steffen, Katrin/Wiederkehr, Stefan: Expert Cultures in Central Eastern Europe. The Internationalization of Knowledge and the Transformation of Nation States since World War I – Introduction, in: Kohlrausch, Martin/Steffen, Katrin/Wiederkehr, Stefan (Hrsg.), Expert Cultures in Central Eastern Europe. The Internationalization of Knowledge and the Transformation of Nation States since World War I, Osnabrück 2010, S. 9-30.

Koonz, Claudia: Consequences: Women, Nazis, and Moral Choice, in: Rittner, Carol/Roth, John K. (Hrsg.), Different Voices. Women and the Holocaust, Minnesota 1993, S. 287-308.

Kopczyńska-Jaworska, Bronisława: Der Eigene und der Fremde. Formen kultureller Distanz, in: Hensel, Jürgen (Hrsg.), Polen, Deutsche und Juden in Lodz 1820-1939. Eine schwierige Nachbarschaft, Osnabrück 1999, S. 249-256.

Kopp, Kristin: Germany's Wild East. Constructing Poland as Colonial Space, Michigan 2012.

Koselleck, Reinhart: Vergangene Zukunft. Zur Semantik geschichtlicher Zeiten, Frankfurt a. M. 1979.

Kosmala, Beata: Lodzer Juden und Deutsche im Jahr 1933. Die Rezeption der nationalsozialistischen Machtübernahme in Deutschland und ihre Wirkung auf das Verhältnis von jüdischer und deutscher Minderheit, in: Hensel, Jürgen (Hrsg.), Polen, Deutsche und Juden in Lodz 1820-1939. Eine schwierige Nachbarschaft, Osnabrück 1999, S. 237-245.

Kosmala, Beata: Juden und Deutsche im polnischen Haus. Tomaszów Mazowiecki 1914-1939, Berlin 2001.

Kossert, Andreas: »Gelobtes Land«? Religiosität und Unternehmer in der Industriegesellschaft. Lodz und Manchester im langen 19. Jahrhundert, in: Gebhard, Jörg/Lindner, Rainer/Pietrow-Ennker, Bianka (Hrsg.), Unternehmer im Russischen Reich. Sozialprofil, Symbolwelten, Integrationsstrategien im 19. und frühen 20. Jahrhundert, Osnabrück 2006, S. 143-164.

Kostjuk, Michail: Die Deportation von Wolhyniendeutschen im Winter 1915/16, in: Eisfeld, Alfred (Hrsg.), Deutsche im Schwarzmeergebiet, auf der Krim und im Kaukasus vom 19. Jahrhundert bis 1941, Hamburg 2016, S. 359-354.

Kostjuk, Michail: Die deutsche Kolonisierung in Wolhynien in der zweiten Hälfte des 19. und zu Beginn des 20. Jahrhunderts, in: Eisfeld, Alfred (Hrsg.), Deutsche im Schwarzmeergebiet, auf der Krim und im Kaukasus vom 19. Jahrhundert bis 1941, Hamburg 2016, S. 147-172.

Kostjuk, Michail: Die Deutschen in Ostwolhynien Ende der 20er Jahre und in den 30er Jahren des 20. Jahrhunderts, in: Eisfeld, Alfred (Hrsg.), Deutsche im Schwarzmeergebiet, auf der Krim und im Kaukasus vom 19. Jahrhundert bis 1941, Hamburg 2016, S. 521-547.

Kozińska-Witt, Hanna: Broken Traditions? Jewish Presence on the City Councils of Krakow, Poznan, and Warsaw, 1919-1939, in: Aleksiun, Natalia/Horowitz, Brian/Polonsky, Antony (Hrsg.), Writing Jewish History in Eastern Europe, OxfordStefanPortland, Or. 2017, S. 177-194.

Kozińska-Witt, Hanna: Jüdische Stadtdeputierte in der Zweiten Polnischen Republik, (Polen: Kultur – Geschichte – Gesellschaft, Bd. 6), Göttingen 2021.

Kraemer, David (Hrsg.): The Jewish Family. Metaphor and Memory, New York/Oxford 1989.

Kraft, Claudia: Das Eherecht in der Zweiten Polnischen Republik (1918-1939) und das gescheiterte Ideal gleichberechtigter Staatsbürgerschaft, in: Gehmacher, Johanna/Harvey, Elizabeth/Kemlein, Sophia (Hrsg.), Zwischen Kriegen. Nationen, Nationalismen und Geschlechterverhältnisse in Mittel- und Osteuropa, Osnabrück 2004, S. 63-82.

Kraft, Claudia: Vertreibungen und Umsiedlungen in, aus und nach Polen. Kontexte aufzeigen, in: Geschichte lernen (2005), H. 105, S. 31-37.

Krakowski, Shmuel: Das Todeslager Chełmn/Kulmhof. Der Beginn der »Endlösung«, Göttingen 2007.

Kramer, Nicole: Volksgenossinnen an der Heimatfront. Mobilisierung, Verhalten, Erinnerung, Göttingen 2011.

Kramer, Nicole: Volksgenossinnen on the German Home Front, in: Steber, Martina/Gotto, Bernhard (Hrsg.), Visions of community in Nazi Germany. Social Engineering and Private Lives, Oxford 2014, S. 171-186.

Kramer, Nicole/Nolzen, Armin (Hrsg.): Ungleichheiten im »Dritten Reich«. Semantiken, Praktiken, Erfahrungen, Göttingen 2012.

Kramer, Haushalt, Betrieb, Ehrenamt, in: Buggeln, Marc/Wildt, Michael (Hrsg.): Arbeit im Nationalsozialismus, München 2014, S. 34-51.

Kranz, Alexander: Reichsstatthalter Arthur Greiser und die »Zivilverwaltung« im Wartheland 1939/40. Die Bevölkerungspolitik in der ersten Phase der deutschen Besatzungsherrschaft, Potsdam 2010.

Kranzl-Greinecker, Martin: »Ich könnte weinen, weinen, weinen.«. Das »Fremdvölkische Kinderheim« Schloss Etzelsdorf in Pichl bei Wels, in: Hauch, Gabriella (Hrsg.), Frauen im Reichsgau Oberdonau. Geschlechtsspezifische Bruchlinien im Nationalsozialismus, Linz 2006, S. 227-244.

Krauss, Marita (Hrsg.): Sie waren dabei. Mitläuferinnen, Nutznießerinnen, Täterinnen im Nationalsozialismus, Göttingen 2008.

Kretschmar, Heike: Zur Praxis der Geburtenpolitik und des Schwangerschaftsabbruchs in der Zeit des Nationalsozialismus in Deutschland von 1933 bis 1945, Med. Diss., Humboldt-Universität Berlin, 1997.

Kreuder-Sonnen, Katharina: Wie man Mikroben auf Reisen schickt. Zirkulierendes bakteriologisches Wissen und die polnische Medizin, 1885-1939, Tübingen 2018.

Kronika Stołecznego Miasta Poznania [Chronik der Hauptstadt Poznań], Nr. 1, 1946, https://www.wbc.poznan.pl/dlibra/publication/127742/edition/136242/content [3.5.2025].

Krzemiński, Adam: Polen im 20. Jahrhundert. Ein historischer Essay, München 1993.

Krzoska, Markus: Bromberger Blutsonntag. Unklare Fakten, klare Interpretationen, in: Hahn, Hans Henning/Traba, Robert (Hrsg.), Deutsch-Polnische Erinnerungsorte. Geteilt/Gemeinsam, Paderborn u. a., S. 351-363.

Krzoska, Markus: Volksdeutsche im Warthegau, in: Neander, Eckhart (Hrsg.), Umgesiedelt – Vertrieben. Deutschbalten und Polen 1939-1945 im Warthegau, Marburg 2010, S. 66-82.

Kühne, Thomas: Vertrauen und Kameradschaft. Soziales Kapital im »Endkampf« der Wehrmacht, in: Frevert, Ute (Hrsg.), Vertrauen. Historische Annäherungen, Göttingen 2003, S. 245-278.

Kühne, Thomas: Kameradschaft. Die Soldaten des nationalsozialistischen Krieges und das 20. Jahrhundert, Göttingen 2006.

Kühne, Thomas: Belonging and Genocide. Hitler's Community, New Haven/London 2010.

Kulczycki, John J.: Belonging to the Nation. Inclusion and Exclusion in the Polish-German Borderlands 1939-1951, Cambridge/London 2016.

Kulesza, Witold: Verbrechen der Wehrmacht in Polen im September 1939, in: Böhler, Jochen (Hrsg.), »Grösste Härte …«. Verbrechen der Wehrmacht in Polen. September/Oktober 1939, Osnabrück 2005, S. 39-50.

Kulesza, Witold: »Euthanasie« – Morde an polnischen Psychiatriepatient/innen während des Zweiten Weltkriegs, in: Rotzoll, Maike/Hohendorf, Gerrit/Fuchs, Petra/Richter, Paul/Mundt, Christoph/Eckart, Wolfgang U. (Hrsg.), Die nationalsozialistische »Euthanasie«-Aktion »T4« und ihre Opfer. Geschichte und ethische Konsequenzen für die Gegenwart, Paderborn/München/Wien/Zürich 2010, S. 175-178.

Kundrus, Birthe: Regime der Differenz. Volkstumspolitische Inklusionen und Exklusionen im Warthegau und Generalgouvernement 1939-1944, in: Bajohr, Frank/Wildt, Michael (Hrsg.), Volksgemeinschaft. Neue Forschungen zur Gesellschaft des Nationalsozialismus, Frankfurt a. M. 2009, S. 105-123.

Kundrus, Birthe: Greasing the Palm of the Volksgemeinschaft? Consumption under National Socialism, in: Steber, Martina/Gotto, Bernhard (Hrsg.), Visions of Community in Nazi Germany. Social Engineering and Private Lives, Oxford 2014, S. 157-172.

Kundrus, Birthe: »Dieser Krieg ist der große Rassenkrieg«. Krieg und Holocaust in Europa, München 2018.

Kundrus, Birthe/Steinbacher, Sybille (Hrsg.): Kontinuitäten und Diskontinuitäten. Der Nationalsozialismus in der Geschichte des 20. Jahrhunderts, Göttingen 2013.

Kundrus, Birthe/Szobar, Patricia: Forbidden Company. Romantic Relationships Between Germans and Foreigners, in: Journal of the History of Sexuality, 11 (2002), H. 1, S. 201-222.

Kusiak, Alicja: Polin, Patriotin, Frau. Über die Konstruktion von Weiblichkeit in Rekonstruktionen der Vergangenheit, in: Gehmacher, Johanna/Harvey, Elizabeth/Kemlein, Sophia (Hrsg.), Zwischen Kriegen. Nationen, Nationalismen und Geschlechterverhältnisse in Mittel- und Osteuropa 1918-1939, Osnabrück 2004, S. 165-186.

Kuźma-Markowska, Sylwia: »Zbudź się, Żydówko!«. Genderowe ujęcie tematu kontroli urodzeń wśród Żydów w międzywojennej Polsce, [»Wacht auf, Juden!« Geschlechtsspezifische Bedeutung der Geburtenkontrolle unter Juden in Polen], in: Lisek, Joanna (Hrsg.), Nieme dusze? Kobiety w kulturze jidysz, Wrocław 2010, S. 465-480.

Kuźma-Markowska, Sylwia: From »Drop of Milk« to Schools for Mothers – Infant Care and Visions of Medical Motherhood in the Early Twentieth Century Polish Part of the Habsburg Empire, in: Sechel, Teodora Daniela (Hrsg.), Medicine Within and Between the Habsburg and Ottoman Empires. 18th-19th Centuries, Bochum 2011, S. 131-147.

Kwiet, Konrad: Erziehung zum Mord – Zwei Beispiele zur Kontinuität der deutschen »Endlösung der Judenfrage«, in: Grüttner, Michael/Hachtmann, Rüdiger/Haupt, Heinz-Gerhard (Hrsg.), Geschichte und Emanzipation. Festschrift für Reinhard Rürup, Frankfurt a. M./New York 1999, S. 435-458.

Lakeberg, Beata Dorota: Die deutsche Minderheitenpresse in Polen 1918-1939 und ihr Polen- und Judenbild, Frankfurt a. M./Berlin/Bern 2010.

Lakeberg, Beata Dorota: Das politische Leben der Deutschen in der Zweiten Republik und die Auswirkungen der Teilungszeit, in: Müller, Michael G./Struve, Kai (Hrsg.), Fragmentierte Republik? Das politische Erbe der Teilungszeit in Polen 1918-1939, Göttingen 2017, S. 351-369.

Landwerd, Susanne/Stoehr, Irene: Frauen- und Geschlechterforschung zum Nationalsozialismus seit den 1970er Jahren. Forschungsstand, Veränderungen, Perspektiven, in: Gehmacher, Johanna/Hauch, Gabriella (Hrsg.), Frauen- und Geschlechtergeschichten des Nationalsozialismus. Fragestellungen, Perspektiven, neue Forschungen, Innsbruck/Wien/Bozen 2007, S. 22-68.

Langer, Lawrence L.: Gendered Suffering? Women in Holocaust Testimonies, in: Ofer, Dalia/Weitzman, Lenore J. (Hrsg.), Women in the Holocaust, New Haven/London 1998, S. 351-363.
Lappin, Eleonore/Nagel, Michael (Hrsg.): Frauen und Frauenbilder in der europäisch-jüdischen Presse von der Aufklärung bis 1945, Bremen 2007.
Latzel, Klaus/Mailänder, Elissa/Maubach, Franka (Hrsg.): Geschlechterbeziehungen und »Volksgemeinschaft«, Göttingen 2018.
Lefebvre, Henri: The Production of Space, Malden/Oxford/Carlton 1991.
Lehmann, Sebastian: »... stärkste Befürchtungen, dass das Kind doch der Allgemeinheit zur Last fällt«. Schwangerschaft und Zwangsarbeit in Schleswig-Holstein, in: Danker, Uwe (Hrsg.), »Wir empfehlen Rückverschickung, da sich der Arbeitseinsatz nicht lohnt«. Zwangsarbeit und Krankheit in Schleswig-Holstein 1939-1945, Bielefeld 2001, S. 193-221.
Lehnstaedt, Stephan: Zwei Okkupationsregime. Einleitende Überlegungen zur Erforschung von Gewalt und Alltag im besetzten Polen, in: Böhler, Jochen/Lehnstaedt, Stephan (Hrsg.), Gewalt und Alltag im besetzten Polen. 1939-1945, Osnabrück 2012, S. 15-32.
Lehnstaedt, Stephan: Deutsche in Warschau. Das Alltagsleben der Besatzer 1939-1944, in: Böhler, Jochen/Lehnstaedt, Stephan (Hrsg.), Gewalt und Alltag im besetzten Polen. 1939-1945, Osnabrück 2012, S. 205-230.
Lehnstaedt, Stephan: Zwischen Profitgier, Überleben und Rente. Überlegungen zu einer Geschichte der Arbeit in nationalsozialistischen Ghettos, in: Hensel, Jürgen/Lehnstaedt, Stephan (Hrsg.), Arbeit in den nationalsozialistischen Ghettos, Osnabrück 2013, S. 11-32.
Lehnstaedt, Stephan: Der Kern des Holocaust. Belzec, Sobibor, Treblinka und die Aktion Reinhardt, Bonn 2017.
Lehnstaedt, Stephan: Imperiale Polenpolitik in den Weltkriegen. Eine vergleichende Studie zu den Mittelmächten und zu NS-Deutschland, Osnabrück 2017.
Lehnstaedt, Stephan/Platt, Kristin (Hrsg.): Alltag im Ghetto. Strukturen, Ordnungen, Lebenswelt(en) im Blick neuer Forschung 2012, Themenheft: Zeitschrift für Genozidforschung, 13 (2012), 1-2.
Leiserowitz, Ruth: Gleiche Muster der Zusammenarbeit unter NS- und Sowjetbesatzung? Individuelle Kollaborateure im »Land ohne Quisling«. Berichte über das Achte Lelewel-Gespräch am 27. November 2012.
Lemke, Thomas: Biopolitik. Zur Einführung, Hamburg 2007.
Leniger, Markus: »Heim im Reich?«. Das Amt XI und die Umsiedlerlager der Volksdeutschen Mittelstelle, in: Gruner, Wolf/Nolzen, Armin (Hrsg.), »Bürokratien«. Initiative und Effizienz, Berlin 2001, S. 81-110.
Leniger, Markus: Nationalsozialistische Volkstumsarbeit und Umsiedlungspolitik 1933-1945. Von der Minderheitenbetreuung zur Siedlerauslese, Berlin 2006.
Lieberman, Benjamin: Model Nazi. Arthur Greiser and the Occupation of Western Poland, in: Journal of Genocide Research, 13 (2011), H. 3, S. 375-376.
Lilienthal, Georg: Der »Lebensborn e. V.«. Ein Instrument nationalsozialistischer Rassenpolitik, Stuttgart/New York 1985.
Limper, Verena: Flaschenkinder. Säuglingsernährung und Familienbeziehungen in Deutschland und Schweden im 20. Jahrhundert, Köln 2021.
Lindenberger, Thomas: Eigen-Sinn, Herrschaft und kein Widerstand. Version 1.0, in: Docupedia Zeitgeschichte (2014).

Linne, Karsten: Die deutsche Arbeitsverwaltung zwischen »Volkstumspolitik« und Arbeiterrekrutierung. Das Beispiel Warthegau, in: Dierl, Florian/Janjetovic, Zoran/Linne, Karsten (Hrsg.), Pflicht, Zwang und Gewalt. Arbeitsverwaltungen und Arbeitskräftepolitik im deutsch besetzten Polen und Serbien 1939-1944, Essen 2013, S. 47-170.

Linne, Karsten: Struktur und Praxis der deutschen Arbeitsverwaltung im besetzten Polen und Serbien 1939-1944, in: Pohl, Dieter/Sebta, Tanja (Hrsg.), Zwangsarbeit in Hitlers Europa. Besatzung, Arbeit, Folgen, Berlin 2013, S. 39-62.

Lisek, Joanny (Hrsg.): Nieme dusze? Kobiety w kulturze jidysz [Stumme Seelen? Frauen in der jüdischen Kultur], Wrocław 2010.

Lisner, Wiebke: »Hüterinnen der Nation«. Hebammen im Nationalsozialismus, Frankfurt a. M./ New York 2006.

Lisner, Wiebke: Hebammen und Hebammen-Schwestern im Nationalsozialismus. Zwischen Aufwertung, Profitieren und Indienstnahme, in: Steppe, Hilde/Ulmer, Eva-Maria (Hrsg.), Krankenpflege im Nationalsozialismus, Frankfurt a. M. 2013, S. 299-312.

Lisner, Wiebke/Peters, Anja K.: German Midwifery in the »Third Reich«, in: Benedict, Susan/Shields, Linda (Hrsg.), Nurses and Midwives in Nazi Germany. The »Euthanasia Programs«, New York/London 2014, S. 164-197.

Lisner, Wiebke: Hebammen im »Reichsgau Wartheland« 1939-45. Geburtshilfe im Spannungsfeld von Germanisierung, Biopolitik und individueller biographischer Umbruchsituation, in: Barelkowski, Matthias/Kraft, Claudia/Röskau-Rydel, Isabel (Hrsg.), Zwischen Geschlecht und Nation. Interdependenzen und Interaktionen in der multiethnischen Gesellschaft Polens im 19. und 20. Jahrhundert, Osnabrück 2016, S. 237-264.

Lisner, Wiebke: Midwifery and Racial Segregation in Occupied Western Poland 1939-1945, in: German History 35 (2017), H. 2, S. 229-246.

Lisner, Wiebke: »A Birth is Nothing out of the Ordinary Here …«. Mothers, Midwives and the Private Sphere in the »Reichsgau Wartheland« 1939-1945, in: Harvey, Elizabeth/Hürter, Johannes/Umbach, Maiken/ Wirsching, Andreas (Hrsg.), The Private in Nazi Germany, Cambridge 2019, S. 304-330.

Lisner, Wiebke: Midwifery under German Occupation in the Litzmannstadt Ghetto and in Western Poland, 1939-1945, in: NASHIM. A Journal of Jewish Women's Studies and Gender Issues (2020), H. 36, S. 86-116.

Lisner, Wiebke: Schwangerschaft und Geburt während der »Umsiedlungsaktionen«. Familientrennungen zum Schutz von Mutter und Kind?, in: Lisner, Wiebke/Hürter, Johannes/ Rauh, Cornelia/Seegers, Lu (Hrsg.), Familientrennungen im nationalsozialistischen Krieg. Erfahrungen und Praktiken in Deutschland und im besetzten Europa 1939-1945, Göttingen 2022, S. 227-254.

Lisner, Wiebke/Hürter, Johannes/Rauh, Cornelia/Seegers, Lu, Familientrennungen 1939-1945. Krieg und Besatzung in neuer Perspektive, in: Lisner, Wiebke/Hürter, Johannes/Rauh, Cornelia/Seegers, Lu (Hrsg.), Familientrennungen im nationalsozialistischen Krieg. Erfahrungen und Praktiken in Deutschland und im besetzten Europa 1939-1945, Göttingen 2022, S. 11-31.

Lisner,Wiebke/Hürter, Johannes/Rauh, Cornelia/Seegers, Lu (Hrsg.): Familientrennungen im nationalsozialistischen Krieg. Erfahrungen und Praktiken in Deutschland und im besetzten Europa 1939-1945, Göttingen 2022.

Lisner, Wiebke: »[A]ls deutsche Hebamme im befreiten Osten«. Geburtshilfe und Reichshebammengesetz als Instrumente des »Volkstumskampfes« im Warthegau, 1939-1945?, in:

Pfütsch, Pierre (Hrsg.), Die Rolle der Pflege in der NS-Zeit. Neue Perspektiven, Forschungen und Quellen, Stuttgart 2024, S. 309-340.

Lisner, Wiebke: »Halted Blood« or Pregnancy? On the Liminal Perception of Life and Death between Biopolitics and Social Practice in Occupied Western Poland, 1939-1945, in: Greiner, Florian/Zok, Michael: The Circle of Life. Birth, Dying, and the Liminality of Life in Modern Times, Baden-Baden 2024, S. 35-58, https://www.nomos-elibrary.de/10.5771/9783988580641/the-circle-of-life?page=1 [5. 12. 2024].

Loew, Peter Oliver: Zwillinge zwischen Endecja und Sanacja. Die neue polnische Rechtsregierung und ihre historischen Wurzeln, in: Osteuropa, 55 (2005), H. 11, S. 9-20.

Loewy, Hanno: Vorwort, in: Oskar Rosenfeld, Wozu noch Welt. Aufzeichnungen aus dem Getto Lodz, Frankfurt a. M. 1994, S. 7-36.

Lohmann, Heinrich: Fünfeinhalb Jahre Baltenheim in Schwetz 1939-1945, in: Deutsch-Baltisches Jahrbuch. Jahrbuch des baltischen Deutschtums, 63 (2015), S. 156-163.

Lomfors, Ingrid: Blind Spot. Rememberance and Forgetfulness Regarding the Swedish Red Cross Relief Operation in Nazi Germany 1945, in: Wrochem, Oliver von/Jockheck, Lars (Hrsg.), Skandinavien im Zweiten Weltkrieg und die Rettungsaktion Weiße Busse. Ereignisse und Erinnerung, Berlin 2012, S. 145-159.

Longerich, Peter: Heinrich Himmler. Biographie, München 2008.

Loose, Ingo: Die Enteignung der Juden im besetzten Polen 1939-1945, in: Stengel, Katharina (Hrsg.), Vor der Vernichtung. Die staatliche Enteignung der Juden im Nationalsozialismus, Frankfurt a. M. 2007, S. 283-307.

Loose, Ingo: Kredite für NS-Verbrechen. Die deutschen Kreditinstitute in Polen und die Ausraubung der polnischen und jüdischen Bevölkerung 1939-1945, München 2007.

Loose, Ingo: Wartheland, in: Gruner, Wolf/Osterloh, Jörg (Hrsg.), Das »Großdeutsche Reich« und die Juden. Nationalsozialistische Verfolgung in den »angegliederten« Gebieten, Frankfurt a. M./New York 2010, S. 229-260.

Loose, Ingo: Der Ghettoalltag in der zeitgenössischen Photographie, in: Hansen, Imke/Steffen, Katrin/Tauber, Joachim (Hrsg.), Lebenswelt Ghetto. Alltag und soziales Umfeld während der nationalsozialistischen Verfolgung, Wiesbaden 2013, S. 267-290.

Loose, Ingo: Das Vernichtungslager Kulmhof am Ner (Chełmno nad Narem) 1941-1945, in: Meyer, Beate (Hrsg.), Deutsche Jüdinnen und Juden in Ghettos und Lagern (1941-1945). Łódź. Chełmno. Minsk. Riga. Auschwitz. Theresienstadt, Berlin 2017, S. 54-75.

Loose, Ingo: Polen. Die eingegliederten Gebiete, August 1941-1945, in: Aly, Götz/Herbert, Ulrich/Heim, Susanne/Hollmann, Michael/Möller, Horst (Hrsg.), Die Verfolgung und Ermordung der europäischen Juden durch das nationalsozialistische Deutschland 1933-1945, Bd. 10, München/Berlin, 2020.

Löw, Andrea: »Nicht in Melancholie verfallen«. Reaktionen der jüdischen Minderheiten im deutsch besetzten Polen 1939-1941, in: Mallmann, Klaus-Michael/Musiał, Bogdan (Hrsg.), Genesis des Genozids. Polen 1939-1941, Darmstadt 2004, S. 170-186.

Löw, Andrea: Juden im Getto Litzmannstadt. Lebensbedingungen, Selbstwahrnehmung, Verhalten, Göttingen 2006.

Löw, Andrea: Das Ghetto Litzmannstadt – eine historische Einführung, in: Feuchert, Sascha/Leibfried, Erwin/ Riecke, Jörg (Hrsg.), Die Chronik des Gettos Lodz/Litzmannstadt. Supplemente und Anhang, Göttingen 2007, S. 145-165.

Löw, Andrea: Arbeit in den Gettos. Rettung oder temporärer Vernichtungsaufschub?, in: Buggeln, Marc/Wildt, Michael (Hrsg.), Arbeit im Nationalsozialismus, München 2014, S. 293-308.

Löw, Andrea: Tagebücher aus dem Ghetto Litzmannstadt. Autoren, Themen, Funktionen, in: Bajohr, Frank/ Steinbacher, Sybille (Hrsg.), »... Zeugnis ablegen bis zum letzten«. Tagebücher und persönliche Zeugnisse aus der Zeit des Nationalsozialismus und des Holocaust, Göttingen 2015, S. 142-163.

Löw, Andrea/Bergen, Doris L./Hájková, Anna (Hrsg.): Alltag im Holocaust. Jüdisches Leben im Großdeutschen Reich 1941-1945, München 2013.

Lower, Wendy: Hitlers Helferinnen. Deutsche Frauen im Holocaust, München 2014.

Łuczak, Czesław: Diskriminierung der Polen in Wielkopolska zur Zeit der Hitler Okkupation. Dyskryminacja Polaków w Wielkopolsce w Okresie Okupacju Hitlerowskiej, Poznań 1966.

Łuczak, Czesław: Polnische Arbeiter im nationalsozialistischen Deutschland während des Zweiten Weltkrieges. Entwicklung und Aufgaben der polnischen Forschung, in: Herbert, Ulrich (Hrsg.), Europa und der »Reichseinsatz«. Ausländische Zivilarbeiter, Kriegsgefangene und KZ-Häftlinge in Deutschland 1938-1945, Essen 1991, S. 90-105.

Lüdtke, Alf (Hrsg.), Herrschaft als soziale Praxis. Historische und sozial-anthropologische Studien, Göttingen 1991.

Lüdtke, Alf: Einleitung. Herrschaft als soziale Praxis, in: Lüdtke, Alf (Hrsg.), Herrschaft als soziale Praxis. Historische und sozial-anthropologische Studien, Göttingen 1991, S. 9-63.

Lüdtke, Alf: Eigensinn, in: Jordan, Stefan (Hrsg.), Lexikon Geschichtswissenschaft. Hundert Grundbegriffe, Stuttgart 2002, S. 64-66.

Luhmann, Niklas: Vertrauen. Ein Mechanismus der Reduktion sozialer Komplexität, Stuttgart 1989.

Lumans, Valdis O.: Himmler's Auxiliaries. The Volksdeutsche Mittelstelle and the German National Minorities of Europe, 1933-1945, Chapel Hill/London 1993.

Lustiger, Arno: Zum Kampf auf Leben und Tod! Das Buch vom Widerstand der Juden 1933-1945, Köln 1994.

Lustiger, Arno (Hrsg.): The Black Book of Polish Jewry. An Account of the Martyrdom of Polish Jewry under the Nazi Occupation, Bodenheim 1995 [Orig. Ausg. 1943].

Machowska, Marta: Dr. Judym and Mr. Janieszewski. The Polish Eugenics Society and Other Stories. https://www.academia.edu/es/25638551/Dr_Judym_and_Mr_Janiszewski_The_Polish_Eugenics_Society_and_other_stories [27.8.2022].

Madajczyk, Czesław: Allgemeine Richtlinien der deutschen Besatzungspolitik in Polen, in: Młynarczyk, Jacek Andrzej (Hrsg.), Polen unter deutscher und sowjetischer Besatzung 1939-1945, Osnabrück 2009, S. 37-51.

Madajczyk, Czesław: Die Okkupationspolitik Nazideutschlands in Polen 1939-1945, Köln 1988.

Madajczyk, Czesław, unter Mitarbeit von: Biernacki, Stanisław/Borck, Karin/Hahn, Hans Henning/Janus, Eligiusz//Meissner, Blanka: Vom Generalplan Ost zum Generalsiedlungsplan, München/New Providence/London 1994, doi.org/10.1515/9783110961768.fm [3.5.2025].

Madajczyk, Piotr: Generalplan Ost, in: Haar, Ingo/Fahlbusch, Michael (Hrsg.), Handbuch der völkischen Wissenschaften. Personen – Institutionen – Forschungsprogramme – Stiftungen, München 2008, S. 187-192.

Madajczyk, Piotr: Vertreibung und Zwangsarbeit von Polen in den Jahren 1939 bis 1945, in: Schulz, Eberhard Günter (Hrsg.), Schicksal und Bewältigung der Flucht und Vertreibung von Deutschen und Polen. Vorträge und Berichte der Tagungen der Stiftung Ostdeutscher Kulturrat, Hildesheim/Zürich/New York 2009, S. 65-78.

Maibaum, Thomas: Die Führerschule der deutschen Ärzteschaft Alt-Rehse, Hamburg 2007.

Malich, Lisa: Die hormonelle Natur und ihre Technologien. Zur Hormonisierung der Schwangerschaft im 20. Jahrhundert, in: L'Homme, 25 (2014), H. 2, S. 71-86.

Majer, Diemut: »Fremdvölkische« im Dritten Reich. Ein Beitrag zur nationalsozialistischen Rechtssetzung und Rechtspraxis in Verwaltung und Justiz unter besonderer Berücksichtigung der eingegliederten Ostgebiete und des Generalgouvernements, Boppard am Rhein 1981.

Malinowska, Anna: Brunatna Kołysanka. Historie uprowadzonych dzieci [Braunes Gutenachtlied. Geschichte der entführten Kinder], Warszawa 2017.

Mallmann, Klaus-Michael: »... Mißgeburten, die nicht auf diese Welt gehören«. Die deutsche Ordnungspolizei in Polen 1939-1941, in: Mallmann, Klaus-Michael/Musiał, Bogdan (Hrsg.), Genesis des Genozids. Polen 1939-1941, Darmstadt 2004, S. 71-89.

Mallmann, Klaus-Michael/Böhler, Jochen/Matthäus, Jürgen: »Beseitigung der lebendigen Kräfte«, in: Mallmann, Klaus-Michael/Böhler, Jochen/Matthäus, Jürgen (Hrsg.), Einsatzgruppen in Polen. Darstellung und Dokumentation, Darmstadt 2008, S. 11-108.

Mallmann, Klaus-Michael/Musiał, Bogdan (Hrsg.): Genesis des Genozids. Polen 1939-1941, Darmstadt 2004.

Marcus, Joseph: Social and Political History of the Jews in Poland, 1919-1939, Berlin/New York/Amsterdam 1983.

Marcus, Joseph: Anti-Semitism and Jewish Economic and Social Conditions 1918-1939, in: Strauss, Herbert A. (Hrsg.), Hostages of Modernization. Studies on Modern Antisemitism 1870-1933/39. Austria – Hungary – Poland – Russia, Berlin/New York 1993, S. 1091-1134.

Marcysiak, Małgorzata: Rola i status zawodu położnej w społeczeństwie II Rzeczypospolitej, w latach 1918-1939, na łamach prasy okresu międzywojennego [Rolle und Status des Hebammenberufes in der Gesellschaft der Zweiten Republik in den Jahren 1918-1939 in der Presse der Zwischenkriegszeit], in: Urbanek, Bożena (Hrsg.), Zawód Położnej na Ziemiach Polskich w XIX i XX Wieku, Katowice 2004, S. 174-194.

Margolin, Julij Borisovic: Reise in das Land der Lager, Berlin 2013.

Marland, Hilary: The Midwife as Health Missionary. The Reform of Dutch Childbirth Practices in the Early Twentieth Century, in: Marland, Hilary/Rafferty, Anne Marie (Hrsg.), Midwives, Society, and Childbirth. Debates and Controversies in the Modern Period, London/New York 1997, S. 153-179.

Marland, Hilary/Rafferty, Anne Marie (Hrsg.): Midwives, Society, and Childbirth. Debates and Controversies in the Modern Period, London/New York 1997.

Maubach, Franka: Expansionen weiblicher Hilfe. Zur Erfahrungsgeschichte von Frauen im Kriegsdienst, in: Steinbacher, Sybille (Hrsg.), Volksgenossinnen. Frauen in der NS-Volksgemeinschaft, Göttingen 2007, S. 93-111.

Maubach, Franka: Die Stellung halten. Kriegserfahrungen und Lebensgeschichten von Wehrmachthelferinnen, Göttingen 2009.

Maubach, Franka: »Volksgemeinschaft« als Geschlechtergemeinschaft. Zur Genese einer nationalsozialistischen Beziehungsform, in: Brockhaus, Gudrun (Hrsg.), Attraktion der NS-Bewegung, Essen 2014, S. 251-268.

Maubach, Franka/Satjukow, Silke: Zwischen Emanzipation und Trauma. Soldatinnen im Zweiten Weltkrieg (Deutschland, Sowjetunion, USA). Ein Vergleich, in: Historische Zeitschrift 288 (2009), S. 347-348.

Mazower, Mark: Hitlers Imperium. Europa unter der Herrschaft des Nationalsozialismus, München 2009.

Mazur, Grzegorz: Die politischen Gründe für die Auslösung des Warschauer Aufstandes, in: Bömelburg, Hans-Jürgen/Krol, Eugeniusz Cezary/Thomae, Michael (Hrsg.), Der Warschauer Aufstand 1944. Ereignis und Wahrnehmung in Polen und Deutschland, Paderborn/München/Wien/Zürich 2011, S. 23-44.

Mazur, Zbigniew/Sakson, Andrzej: Die Vertreibung der Polen und die Umsiedlung der Deutschen im Warthegau im polnischen kollektiven Gedächtnis, in: Neander, Eckhart (Hrsg.), Umgesiedelt – Vertrieben. Deutschbalten und Polen 1939-1945 im Warthegau, Marburg 2010, S. 117-129.

Meacham, Tirzah (leBeit Yoreh): Abortion, Halakhic Perspektives, in: The Shalvi/Hyman Encyclopedia of Jewish Women (2009), https://jwa.org/encyclopedia/article/abortion [29.1.2023].

Medick, Hans: Mikrohistorie, in: Jordan, Stefan (Hrsg.), Lexikon Geschichtswissenschaft, Hundert Grundbegriffe, Stuttgart 2002, S. 215-218.

Mendelsohn, Ezra: The Jewries of Interwar Poland, in: Strauss, Herbert A. (Hrsg.), Hostages of Modernization. Studies on Modern Antisemitism 1870-1933/39. Austria – Hungary – Poland – Russia, Berlin/New York 1993, S. 989-995.

Menzel, Julia: »Von jetzt an also ist keine Zeit«. Zeitordnungen und Zeitbrüche in H. G. Adlers wissenschaftlicher und literarischer Auseinandersetzung mit der Shoah, in: Osterloh, Jörg/Rauschenberger, Katharina (Hrsg.), Der Holocaust. Neue Studien zu Tathergängen, Reaktionen und Aufarbeitung, Frankfurt a. M. 2017, S. 191-208.

Metzger, Nadine: Medizinische Terminologie für Hebammen. Für Studium und Beruf (Studium Pflege, Therapie, Gesundheit), Berlin 2023.

Michlic, Joanna Beata (Hrsg.): Jewish Families in Europe, 1939-Present. History, Representation, and Memory, New England 2017.

Michlic, Joanna Beata: Jewish Families in Europe, 1939-Present: History, Representation, and Memory. An Introduction, in: Michlic, Joanna Beata (Hrsg.), Jewish Families in Europe, 1939-Present. History, Representation, and Memory, New England 2017, S. xv-xxxiv.

Michman, Dan: Angst vor den »Ostjuden«. Die Entstehung der Ghettos während des Holocaust, Frankfurt a. M. 2010.

Michman, Dan: Handeln und Erfahrung. Bewältigungsstrategien im Kontext der jüdischen Geschichte, in: Bajohr, Frank/Löw, Andrea (Hrsg.), Der Holocaust. Ergebnisse und neue Fragen der Forschung, Bonn 2015, S. 255-280.

Mickute, Jolanta: Making of the Zionist Woman: Zionist Discourse on the Jewish Woman's Body and Selfhood in Interwar Poland, in: East European Politics & Societies, 28 (2014), H. 1, S. 137-162.

Milton, Sybil/Bogin: Frederick D., American Jewish Joint Distribution Committee, New York Part 2, New York/London 1995.

Miron, Guy/Shulhani, Shlomit (Hrsg.): Die Yad Vashem Enzyklopädie der Ghettos während des Holocaust, Bd. 1 A-M; Band 2 N-Z, Göttingen 2014.

Młynarczyk, Jacek Andrzej: Die zerrissene Nation. Die polnische Gesellschaft unter deutscher und sowjetischer Herrschaft 1939-1941, in: Mallmann, Klaus-Michael/Musiał, Bogdan (Hrsg.), Genesis des Genozids. Polen 1939-1941, Darmstadt 2004, S. 145-169.

Młynarczyk, Jacek Andrzej (Hrsg.): Polen unter deutscher und sowjetischer Besatzung 1939-1945, Osnabrück 2009.

Morgenbrod, Brigitte/Merkenich, Stephanie: Das Deutsche Rote Kreuz unter der NS-Diktatur 1933-1945, Paderborn 2008.

Moskalewicz, Marcin/Caumanns, Ute/Dross, Fritz (Hrsg.): Jewish Medicine and Health Care in Central Eastern Europe. Shared Identities, Entangled Histories, Cham, Schweiz 2019.

Mouton, Michelle: From Nurturing the Nation to Purifying the Volk. Weimar and Nazi Family Policy, 1918-1945, New York 2007.

Mroczka, Ludwik: Berufs- und Sozialstruktur der wichtigsten ethnischen Gruppen in Lodz und ihre Entwicklung in den Jahren 1918-1939, in: Hensel, Jürgen (Hrsg.), Polen, Deutsche und Juden in Lodz 1820-1939. Eine schwierige Nachbarschaft, Osnabrück 1999, S. 45-66.

Mühlhäuser, Regina: Eroberungen. Sexuelle Gewalttaten und intime Beziehungen deutscher Soldaten in der Sowjetunion, 1941-1945, Hamburg 2010.

Müller, Dietmar: Staatsbürgerschaft und Minderheitenschutz. »Managing Diversity« im östlichen und westlichen Europa, in: Clio online (2006), www.europa.clio-online.de/2006/article=172 [16. 4. 2025].

Müller, Michael G./Struve, Kai (Hrsg.): Fragmentierte Republik? Das politische Erbe der Teilungszeit in Polen 1918-1939, Göttingen 2017.

Münch, Paul (Hrsg.): »Erfahrung« als Kategorie der Frühneuzeitgeschichte, München 2001.

Musiał, Bogdan: Das Schlachtfeld zweier totalitärer Systeme. Polen unter deutscher und sowjetischer Herrschaft 1939-1941, in: Mallmann, Klaus-Michael/Musiał, Bogdan (Hrsg.), Genesis des Genozids. Polen 1939-1941, Darmstadt 2004, S. 13-35.

Neander, Eckhart (Hrsg.): Umgesiedelt – Vertrieben. Deutschbalten und Polen 1939-1945 im Warthegau, Marburg 2010.

Nerdinger, Winfried (Hrsg.): München und der Nationalsozialismus. Katalog des NS-Dokumentationszentrums München, München 2015.

Neutatz, Dietmar: Wo steht die Forschung über die Russlanddeutschen?, in: Eisfeld, Alfred (Hrsg.), Deutsche im Schwarzmeergebiet, auf der Krim und im Kaukasus vom 19. Jahrhundert bis 1941, Hamburg 2016, S. 595-612.

Niethammer, Lutz/Satjukow, Silke (Hrsg.): »Wenn die Chemie stimmt …«. Geschlechterbeziehungen und Geburtenplanung im Zeitalter der Pille, Göttingen 2016.

Nolzen, Armin: Praktizierte Volksgemeinschaft. Die Nationalsozialistische Volkswohlfahrt (NSV) im Dritten Reich, in: Braches-Chyrek, Rita/Nelles, Dieter/Oelerich, Gertrud/Schaarschuch, Andreas (Hrsg.), Bildung, Gesellschaftstheorie und Soziale Arbeit, Leverkusen 2013, S. 217-226.

Nowak, Kurt: Widerstand, Zustimmung, Hinnahme. Das Verhalten der Bevölkerung zur »Euthanasie«, in: Norbert Frei (Hrsg.): Medizin und Gesundheitspolitik in der NS-Zeit, München 1991, S. 235-252.

Ofer, Dalia: Cohesion and Rupture. The Jewish Family in the East European Ghettos during the Holocaust, in: Studies in Contemporary Jewry, 14 (1998), S. 143-165.

Ofer, Dalia: Gender Issues in Diaries and Testimonies of the Ghetto. The Case of Warsaw, in: Ofer, Dalia/Weitzman, Lenore J. (Hrsg.), Women in the Holocaust, New Haven/London 1998, S. 143-167.

Ofer, Dalia; Die Belagerung der Mutterschaft, in: Theresienstädter Studien und Dokumente (2007), S. 257-287.

Ofer, Dalia: Motherhood under Siege, in: Hertzog, Esther (Hrsg.): Life, Death and Sacrifice. Women and Family in the Holocaust, Jerusalem/New York 2008, S. 41-68.

Ofer, Dalia: Family During the Holocaust (2009), in: Jewish Women's Archive. The Shalvi/Hyman Encyclopedia of Jewish Women, https://jwa.org/encyclopedia/about [19.4.2024].

Ofer, Dalia: Parenthood in the Shadow of the Holocaust, in: Michlic, Joanna Beata (Hrsg.): Jewish Families in Europe, 1939-Present. History, Representation, and Memory, New England 2017, S. 3-25.

Ofer, Dalia/Weitzman, Lenore J. (Hrsg.): Women in the Holocaust, New Haven/London 1998.

Offer, Miriam: Coping with the Impossible. The Developmental Roots of the Jewish Medical System in the Ghettos, in: Moskalewicz, Marcin/Caumanns, Ute/Dross, Fritz (Hrsg.), Jewish Medicine and Health Care in Central Eastern Europe. Shared Identities, Entangled Histories, Cham, Schweiz 2019, S. 261-277.

Offer, Miriam: Introduction, in: Miriam Offer (Hrsg.): NASHIM. Jewish Women Medical Practitioners in Europe – Before, During and After the Holocaust, Jerusalem 5780/2020, S. 10-21.

Offer, Miriam: White Coats in the Ghetto. Jewish Medicine in Poland during the Holocaust, Jerusalem 2020.

Orlowski, Hubert: Daheim in der Fremde? Deutschbalten im »Warthegau« – Ein Nebendiskurs in der deutschen Literatur, in: Neander, Eckhart (Hrsg.): Umgesiedelt – Vertrieben. Deutschbalten und Polen 1939-1945 im Warthegau, Marburg 2010, S. 83-91.

Osterloh, Jörg/Schulte, Jan Erik (Hrsg.): »Euthanasie« und Holocaust. Kontinuitäten, Kausalitäten, Parallelitäten, Paderborn u.a. 2021.

Osterloh, Jörg/Schulte, Jan Erik/Steinbacher, Sybille (Hrsg.): »Euthanasie«-Verbrechen im besetzten Europa. Zur Dimension des nationalsozialistischen Massenmords, Göttingen 2022.

Paciorek, Magdalena: Położna w podrecznikach do nauki zawodu okresu międzywojennego [Das Hebammenwesen im wissenschafltichen Lehrbuch des Berufes während der Zwischenkriegszeit], in: Urbanek, Bożena (Hrsg.): Zawód Położnej na Ziemiach Polskich w XIX i XX Wieku, Katowice 2004, S. 159-173.

Parzer, Robert: Holocaust und »Euthanasie«-Verbrechen: eine alte Debatte empirisch geerdet. Das Beispiel der frühen »Euthanasie«-Morde im besetzten Polen und in Brandenburg, in: Osterloh, Jörg/Schulte, Jan Erik (Hrsg.): »Euthanasie« und Holocaust. Kontinuitäten, Kausalitäten, Parallelitäten, Paderborn u.a. 2021, S. 235-252.

Parzer, Robert: »Euthanasie« im besetzten Polen. Täterschaft und Opferstatus als fließende Zuschreibungen, in: Osterloh, Jörg/Schulte, Jan Erik/Steinbacher, Sybille (Hrsg.): »Euthanasie«-Verbrechen im besetzten Europa. Zur Dimension des nationalsozialistischen Massenmords, Göttingen 2022, S. 159-172.

Patterson, David: The Nazi Assult on the Jewish Soul through the Murder of the Jewish Mother, in: Goldenberg, Myrna/Shapiro, Amy H. (Hrsg.): Different Horrors – Same Hell. Gender and the Holocaust, Seattle/London 2013, S. 163-176.

Paul, Gerhard: Visual History, Version 3.0, in: Docupedia-Zeitgeschichte, 13.3.2014, https://docupedia.de/zg/Visual_History_Version_3.0_Gerhard_ Paul#cite_ref-13 [2.2.2023].

Paulus, Julia/Röwekamp, Marion (Hrsg.): Eine Soldatenheimschwester an der Ostfront. Briefwechsel von Annette Schücking mit ihrer Familie (1941-1943), Paderborn/München/Wien/Zürich 2015.

Pelz, Lothar: »... Aber ich sorge mich so um mein Kind ...«. Kinderärzte und NS-»Kinder-Euthanasie«, Göttingen 2005.

Peters, Anja K.: Der Geist von Alt-Rehse. Die Hebammenkurse an der Reichsärzteschule 1935-1941, Frankfurt a.M. 2005.

Peters, Anja K.: Nanna Conti (1881-1951). Eine Biographie der Reichshebammenführerin, Münster 2018.
Peto, Andrea/Hecht, Louise/Krasuska, Karolina (Hrsg.): Women and the Holocaust. New Perspectives and Challenges, Warszawa 2015.
Pickhan, Gertrud: »Gegen den Strom«. Der Allgemeine Jüdische Arbeiterbund »Bund« in Polen 1918-1939, Stuttgart/München 2001.
Pickhan, Gertrud: »Wo sind die Frauen?«. Zur Diskussion um Weiblichkeit, Männlichkeit und Jüdischkeit im Allgemeinen Jüdischen Arbeiterbund (»Bund«) in Polen, in: Gehmacher, Johanna/Harvey, Elizabeth/Kemlein, Sophia (Hrsg.): Zwischen Kriegen. Nationen, Nationalismen und Geschlechterverhältnisse in Mittel- und Osteuropa 1918-1939, Osnabrück 2004, S. 187-200.
Pickhan, Gertrud/Steffen, Katrin: Jüdische Polonität, in: WerkstattGeschichte, 40 (2005), S. 126-128.
Pietrow-Ennker, Bianka: Wirtschaftsbürger und Bürgerlichkeit im Königreich Polen. Das Beispiel von Lodz, dem »Manchester des Ostens«, in: Geschichte und Gesellschaft, 31 (2005), H. 2, S. 169-202.
Pietrzak, Michał: Sytuacja Prawna Kobiet w II Rzeczypospolitej [Die rechtliche Situation der Frau in der Zweiten Republik], in: Żarnowska, Anna/Szwarc, Andrzeja (Hrsg.), Równe Prawa i Nierówne Szanse. Kobiete w Polsce Międzywojennej], in: Gleiche Rechte und ungleiche Chancen. Frauen im Polen der Zwischenkriegszeit], Warszawa 2000, S. 77-91.
Pine, Lisa: Nazi Family Policy, 1933-1945, Oxford/New York 1997.
Plato, Alexander von: Oral History, in: Jordan, Stefan (Hrsg.): Lexikon Geschichtswissenschaft. Hundert Grundbegriffe, Stuttgart 2002, S. 231-234.
Platt, Kristin: Die Erfahrung des Ghettos in Tagebüchern und Erinnerungsberichten. Die jüngeren Forschungen über Ghettos im NS stellen die Frage nach dem Zeitzeugen (nicht) neu, in: Zeitschrift für Genozidforschung. Strukturen, Folgen, Gegenwart kollektiver Gewalt, 13 (2012), H. 1-2, S. 138-184.
Podolska, Joanna: Traces of the Litzmannstadt Getto. A Guide to the Past, Łódź 2004.
Pohl, Dieter: Verfolgung und Massenmord in der NS-Zeit 1933-1945, Darmstadt 2003.
Pohl, Dieter: Die Reichsgaue Danzig-Westpreußen und Wartheland. Koloniale Verwaltung oder Modell für die zukünftige Gauverwaltung?, in: John, Jürgen/Möller, Horst/Schaarschmidt, Thomas (Hrsg.), Die NS-Gaue. Regionale Mittelinstanzen im zentralistischen »Führerstaat«, München 2007, S. 395-405.
Pohl, Dieter/Sebta, Tanja (Hrsg.): Zwangsarbeit in Hitlers Europa. Besatzung, Arbeit, Folgen, Berlin 2013.
Polit, Monika (Hrsg.): »Meine jüdische Seele fürchtet den Tag des Gerichts nicht«. Mordechaj Chaim Rumkowski – Wahrheit und Legende, Osnabrück 2017.
Polonsky, Antony: Fragile Coexistence, Tragic Acceptance. The Politics and History of the East European Jews, in: Osteuropa (2008), S. 7-24.
Polonsky, Antony: The Jews in Poland and Russia. 1914 to 2008, Oxford/Portland (Oregon) 2012.
Preiss, Leah: Women's Health in the Ghettos of Eastern Europe (2009), in: Jewish Women's Archive. The Shalvi/ Hyman Encyclopedia of Jewish Women, https://jwa.org/encyclopedia/article/womens-health-in-ghettos-of-eastern-europe [29.1.2023].

Prestel, Claudia T.: Die jüdische Familie in der Krise. Symptome und Debatten, in: Heinsohn, Kirsten/Schüler-Springorum, Stefanie (Hrsg.), Deutsch-jüdische Geschichte als Geschlechtergeschichte. Studien zum 19. und 20. Jahrhundert, Göttingen 2006, S. 105-122.

Pschyrembel: Medizin Lexikon, https://www.pschyrembel.de/ [25. 1. 2023].

Radchenko, Olga: Getrennte jüdische Familien diesseits und jenseits der deutsch-sowjetischen Demarkationslinie 1939-1941, in: Lisner, Wiebke/Hürter, Johannes/Rauh, Cornelia/Seegers, Lu (Hrsg.): Familientrennungen im nationalsozialistischen Krieg. Erfahrungen und Praktiken in Deutschland und im besetzten Europa 1939-1945, Göttingen 2022, S. 280-307.

Radetzkaja, Olga: Der einsame Zeuge. Julius Margolin und sein Bericht aus der Unterwelt, in: Margolin, Julij Borisovic, Reise in das Land der Lager, Berlin 2013, S. 620-623.

Radziszewska, Krystyna (Hrsg.): Niemieckimi śladami po »Ziemi Obiecanej«. Auf deutschen Spuren im »Gelobten Land«, Łódź 2001.

Radziszewska, Krystyna: »Flaschenpost« aus der Hölle. Texte aus dem Lodzer Getto, Frankfurt a. M. u. a. 2011.

Radziszewska, Krystyna: Frauen im Getto Lodz/Litzmannstadt, in: Barelkowski, Matthias/Kraft, Claudia/Röskau-Rydel, Isabel (Hrsg.): Zwischen Geschlecht und Nation. Interdependenzen und Interaktionen in der multiethnischen Gesellschaft Polens im 19. und 20. Jahrhundert, Osnabrück 2016, S. 266-278.

Radziszewska, Krystyna/Rieke, Jörg (Hrsg.): Germanizacja Łodzi w nazistowskiej prasie z lat 1939-1943 wybór artykulów/Die Germanisierung von Lodz im Spiegel der nationalsozialistischen Presse (1939-1943), Łódź 2004.

Radziszewska, Krystyna/Woźniaka, Krzysztofa (Hrsg.): Pod jednym dachem. Niemcy oraz ich polscy i żydowscy sąsiedzi w Łodzi w XIX i XX wieku. Unter einem Dach. Die Deutschen und ihre polnischen und jüdischen Nachbarn in Lodz im 19. und 20. Jahrhundert, Łódź 2000.

Raphael, Lutz: Imperiale Gewalt und mobilisierte Nation. Europa 1914-1945, München 2014.

Reagin, Nancy Ruth: Sweeping the German Nation. Domesticity and National Identity in Germany, 1870-1945, Cambridge 2007.

Reeken, Dietmar von/Thießen, Malte (Hrsg.): »Volksgemeinschaft« als soziale Praxis: neue Forschungen zur NS-Gesellschaft vor Ort, Paderborn u. a. 2013.

Reicherdt, Babette: »Gördener Forschungskinder«. NS-»Euthanasie« und Hirnforschung, in: Rotzoll, Maike/Hohendorf, Gerrit/Fuchs, Petra/Richter, Paul/Mundt, Christoph/Eckart, Wolfgang U. (Hrsg.): Die nationalsozialistische »Euthanasie«-Aktion »T4« und ihre Opfer. Geschichte und ethische Konsequenzen für die Gegenwart, Paderborn/München/Wien u. a. 2010, S. 147-151.

Reinfeldt, Sebastian/Schwarz, Richard/Foucault, Michel: Bio-Macht, Duisburg 1992.

Reiter, Raimond: Tötungsstätten für ausländische Kinder im Zweiten Weltkrieg. Zum Spannungsverhältnis von kriegswirtschaftlichem Arbeitseinsatz und nationalsozialistischer Rassenpolitik in Niedersachsen, Hannover 1993.

Rejmanowski, Tadeusz: Felczerzy i Lekarze wyznania mojżeszowego Włocławka i regionu kujawskiego (XIX w.-1939r.) [Feldschere und Ärzte jüdischen Glaubens in Włoławek und der Region Kujawien], in: Wojciechowski, Mieczysław (Hrsg.): Mniejszości narodowe na Kujawach wschodnich i w ziemi dobrzyńskiej, Włocławek 1999, S. 179-198.

Rejmanowski, Tadeusz: Opieka zdrowotna i społeczna w latach 1918-1939 [Gesundheits- und Sozialwesen in den Jahren 1918-1939], in: Jacek Staszewski (Hrsg.): Włocławek. Dzieje miasta. Lata 1918-1998, Włocławek 2001, S. 339-352.

Rejmanowski, Tadeusz: Opieka zdrowotna i społeczna w latach 1939-1945 [Gesundheits- und Sozialwesen in den Jahren 1939-1945], in: Jacek Staszewskiego (Hrsg.): Włocławek. Dzieje miasta. Lata 1918-1998, Włocławek 2001, S. 447-456. .

Rezmer, Waldemar: Mniejszości narodowe w Garnizonie Włocławskim w okresie międzywojennym [Nationale Minderheiten in der Garnison Włocławek während der Zwischenkriegszeit], in: Wojciechowski, Mieczysław (Hrsg.): Mniejszości narodowe na Kujawach wschodnich i w ziemi dobrzyńskiej, Włocławek 1999, S. 43-63.

Riesenberger, Dieter: Das Deutsche Rote Kreuz. Eine Geschichte, 1864-1990, Paderborn/München/Wien/Zürich 2002.

Rieß, Volker: Die Anfänge der Vernichtung »lebensunwerten Lebens« in den Reichsgauen Danzig-Westpreußen und Wartheland 1939/40, Frankfurt a. M. u. a. 1995.

Rieß, Volker: Zentrale und dezentrale Radikalisierung. Die Tötungen »unwerten Lebens« in den annektierten west- und nordpolnischen Gebieten 1939-1941, in: Mallmann, Klaus-Michael/Musiał, Bogdan (Hrsg.): Genesis des Genozids. Polen 1939-1941, Darmstadt 2004, S. 127-144.

Ringelheim, Joan: Women and the Holocaust: A Reconsideration of Research, in: Rittner, Carol/Roth, John K. (Hrsg.): Different Voices. Women and the Holocaust, Minnesota 1993, S. 373-418.

Ringelheim, Joan: The Split between Gender and the Holocaust, in: Ofer, Dalia/Weitzman, Lenore J. (Hrsg.), Women in the Holocaust, New Haven/London 1998, S. 340-350.

Rittner, Carol/Roth, John K. (Hrsg.): Different Voices. Women and the Holocaust, Minnesota 1993.

Rogall, Joachim (Hrsg.): Die Räumung des »Reichsgaus Wartheland« vom 16. bis 26. Januar 1945, Sigmaringen 1993.

Röger, Maren: Sexual Contact between German Occupiers and Polish Occupied in World War II in Poland, in: Röger, Maren/Leiserowitz, Ruth (Hrsg.): Women and Men at War. A Gender Perspective on World War II and its Aftermath in Central and Eastern Europe, Osnabrück 2012, S. 135-156.

Röger, Maren/Leiserowitz, Ruth (Hrsg.): Women and Men at War. A Gender Perspective on World War II and its Aftermath in Central and Eastern Europe, Osnabrück 2012.

Röger, Maren: Kriegsbeziehungen. Intimität, Gewalt und Prostitution im besetzten Polen 1939 bis 1945, Frankfurt a. M. 2015.

Röger, Maren: Die Grenzen der »Volksgemeinschaft«. Deutsch-ausländische Eheschließungen 1933-1945, in: Latzel, Klaus/Mailänder, Elissa/Maubach, Franka (Hrsg.): Geschlechterbeziehungen und »Volksgemeinschaft«, Göttingen 2018, S. 87-108.

Röhr, Werner: Occupatio Poloniae. Forschungen zur deutschen Besatzungspolitik in Polen 1939-1945, Berlin 2004.

Rosenkötter, Bernhard: »… eine der radikalsten Räubereien der Weltgeschichte …«. Die Rolle der Haupttreuhandstelle Ost und ihre »Sonderabteilung Altreich«, in: Stengel, Katharina (Hrsg.), Vor der Vernichtung. Die staatliche Enteignung der Juden im Nationalsozialismus, Frankfurt a. M. 2007, S. 114-124.

Rosmus, Anna: Involuntary Abortions for Polish Forced Laborers, in: Baer, Elizabeth R./Goldenberg, Myrna (Hrsg.), Experience and Expression. Women, the Nazis, and the Holocaust, Detroit 2003, S. 76-94.

Rossino, Alexander B.: Hitler strikes Poland. Blitzkrieg, Ideology, and Atrocity, Kansas 2003.

Rössler, Beate: Privatheit und Autonomie. Zum individuellen und gesellschaftlichen Wert des Privaten, in: Seubert, Sandra/Niesen, Peter (Hrsg.), Die Grenzen des Privaten, Baden-Baden 2010, S. 41-58.

Roth, John K.: Equality, Neutrality, Particularity. Perspectives on Women and the Holocaust, in: Baer, Elizabeth R./Myrna Goldenberg (Hrsg.), Experience and Expression. Women, the Nazis, and the Holocaust, Detroit 2003, S. 5-22.

Roth, Markus: Herrenmenschen. Die deutschen Kreishauptleute im besetzten Polen – Karrierewege, Herrschaftspraxis und Nachgeschichte, Göttingen 2009.

Roth, Markus: Nationalsozialistische Umsiedlungspolitik im besetzten Polen. Ziele, beteiligte Institutionen, Methoden und Ergebnisse, in: Neander, Eckhart (Hrsg.), Umgesiedelt – Vertrieben. Deutschbalten und Polen 1939-1945 im Warthegau, Marburg 2010, S. 9-20.

Roth, Markus: Die nationalsozialistische Besatzungspolitik in Polen, 1939-1945. Grundlagen – Akteure – Handlungsspielräume, in: Frackowiak, Johannes (Hrsg.), Nationalistische Politik und Ressentiments. Deutsche und Polen von 1871 bis zur Gegenwart, Göttingen 2013, S. 167-180.

Rotzoll, Maike: Anita A. »Das einzige, womit man sie erreicht, ist Singen.«, in: Kampmeyer, Margret (Hrsg.), Tödliche Medizin. Rassenwahn im Nationalsozialismus, Göttingen 2009, S. 84-87.

Rotzoll, Maike/Hohendorf, Gerrit/Fuchs, Petra/Richter, Paul/Mundt, Christoph/Eckart, Wolfgang U. (Hrsg.): Die nationalsozialistische »Euthanasie«-Aktion »T4« und ihre Opfer. Geschichte und ethische Konsequenzen für die Gegenwart, Paderborn u. a. 2010.

Rutherford, Philip T.: Prelude to the Final Solution. The Nazi Program for Deporting Ethnic Poles, 1939-1941, Kansas 2007.

Rutowska, Maria: Nationalsozialistische Verfolgungsmaßnahmen gegenüber der polnischen Zivilbevölkerung in den eingegliederten polnischen Gebieten, in: Młynarczyk, Jacek Andrzej (Hrsg.), Polen unter deutscher und sowjetischer Besatzung 1939-1945, Osnabrück 2009, S. 197-216.

Rutowska, Maria: Die Aussiedlung von Polen und Juden aus den in das Dritte Reich eingegliederten Gebieten ins Generalgouvernement in den Jahren 1939-1941, in: Neander, Eckhart (Hrsg.), Umgesiedelt – Vertrieben. Deutschbalten und Polen 1939-1945 im Warthegau, Marburg 2010, S. 43-51.

Sabin, Stefana: Beschützer des jiddischen Wortes, Buchrezension, in: Neue Züricher Zeitung, 21. 11. 2009, unter: https://www.nzz.ch/beschuetzer_des_jiddischen_wortes-ld.927885 [19. 3. 2022].

Sachse, Carola: Das nationalsozialistische Mutterschutzgesetz. Eine Strategie zur Rationalisierung des weiblichen Arbeitsvermögens im Zweiten Weltkrieg, in: Reese, Dagmar/Rosenhaft, Eve/Sachse, Carola/Tille Siegel (Hrsg.), Rationale Beziehungen? Geschlechterverhältnisse im Rationalisierungsprozeß, Frankfurt a. M. 1993, S. 270-294.

Sakson, Andrzej: Polnische Zeitzeugen berichten, in: Neander, Eckhart (Hrsg.), Umgesiedelt – Vertrieben. Deutschbalten und Polen 1939-1945 im Warthegau, Marburg 2010, S. 21-30.

Saldern, Adelheid von: Innovative Trends in Women's and Gender Studies of National Socialist Era, in: German History, 27 (2009), H. 1, S. 84-112.

Saldern, Adelheid von: Zur Inszenierung der NS-Volksgemeinschaft im Rundfunk, in: Schmiechen-Ackermann, Detlef (Hrsg.), »Volksgemeinschaft«: Mythos, wirkungsmächtige soziale Verheißung oder soziale Realität im »Dritten Reich«? Zwischenbilanz einer kontroversen Debatte, Paderborn 2012, S. 229-248.

Samuś, Pawel: Lodz. Heimatstadt von Polen, Deutschen und Juden, in: Hensel, Jürgen (Hrsg.), Polen, Deutsche und Juden in Lodz 1820-1939. Eine schwierige Nachbarschaft, Osnabrück 1999, S. 13-32.
Sandvik, Gunnhild Blaka: How Do You Learn to Be a Wise Midwife?, Oslo 1996.
Sarasin, Philipp: Zweierlei Rassismus? Die Selektion des Fremden als Problem in Michel Foucaults Verbindung von Biopolitik und Rassismus, in: Stingelin, Martin (Hrsg.), Biopolitik und Rassismus, Frankfurt a. M. 2003, S. 55-79.
Sauerland, Karol: Polen und Juden zwischen 1939 und 1968. Jedwabne und die Folgen, Berlin 2004.
Schabel, Elmer: Soziale Hygiene zwischen Sozialer Reform und Sozialer Biologie. Fritz Rott (1878-1959) und die Säuglingsfürsorge in Deutschland, Husum 1995.
Schenk, Dieter: Hitlers Mann in Danzig. Albert Forster und die NS-Verbrechen in Danzig-Westpreußen, Bonn 2000.
Schenk, Dieter: Danzig 1930-1945. Das Ende einer Freien Stadt, Berlin 2013.
Schiff, Daniel: Abortion in Judaism, Cambridge 2002.
Schindler, Margot: Geburt und Gesellschaft im Blick der Kulturwissenschaft, in: Dorffner, Gabriele/Horn, Sonia (Hrsg.), Aller Anfang. Geburt – Birth – Naissance, Wien 2004, S. 7-16.
Schlau, Wilfried (Hrsg.): Die Deutsch-Balten, München 1995.
Schlau, Wilfried: Um- und Ansiedlung. Die Deutschbalten zwischen 1939 und 1944/45, in: Schlau, Wilfried (Hrsg.), Die Deutsch-Balten, Bd. 6, München 1995, S. 116-134.
Schlau, Wilfried: Zur Wanderung und Sozialgeschichte der baltischen Deutschen, in: Schlau, Wilfried (Hrsg.): Die Deutsch-Balten, Bd. 6, München 1995, S. 32-50.
Schlechter, Susanne: Verschwundene Umsiedler aus Bessarabien. Eine Spurensuche, Berlin 2023.
Schlechter, Susanne: Verschwundene Umsiedler. Spurensuche – Projekt zum Schicksal sogenannten »lebensunwerten Lebens« bei der Umsiedlung der Bessarabiendeutschen im Herbst 1940, in: Arbeitskreis zur Erforschung der nationalsozialistischen »Euthanasie« und Zwangssterilisation (Hrsg.), NS-Euthanasie in der »Ostmark«, Berlin 2012, S. 193-218.
Schleiermacher, Sabine: Rassenhygienische Mission und berufliche Diskriminierung. Übereinstimmung zwischen Ärztinnen und Nationalsozialismus, in: Lindner, Ulrike/Niehuss, Merith (Hrsg.), Ärztinnen, Patientinnen. Frauen im deutschen und britischen Gesundheitswesen des 20. Jahrhunderts, Köln 2002, S. 95-109.
Schlögel, Karl: Im Raume lesen wir die Zeit. Über Zivilisationsgeschichte und Geopolitik, Frankfurt a. M. 2007.
Schlögel, Rudolf: Kommunikation und Vergesellschaftung unter Anwesenden. Formen des Sozialen und ihre Transformation in der Frühen Neuzeit, in: Geschichte und Gesellschaft, 34 (2008), S. 155-224.
Schlögel, Rudolf: Anwesende und Abwesende. Grundriss für eine Gesellschaftsgeschichte der Frühen Neuzeit, Konstanz 2014.
Schlüter, Holger: »... für die Menschlichkeit im Strafmaß bekannt ...«. Das Sondergericht Litzmannstadt und sein Vorsitzender Richter, Recklinghausen 2014.
Schmidt, Hugo Karl: Die Wolhyniendeutschen im Umbruch des 2. Weltkrieges, in: Der Kulturwart, 26 (1978), H. 133, S. 18-24.
Schmidt, Hugo Karl: Historische Quellen und die Auswertung von Berichten der Erlebnisgeneration Wolhyniens, in: Wolhynische Hefte, 2. Folge, 1982, S. 10-14.

Schmidt, Ute: Die Deutschen aus Bessarabien. Eine Minderheit aus Südosteuropa (1814 bis heute), Köln/Weimar/Wien 2004.

Schmidt-Holländer, Hanna: Reinstating Normality. The Stabilizing Function of School in Jewish Ghettos in German-Occupied Poland, in: Lehnstaedt, Stephan/Platt, Kristin (Hrsg.), Alltag im Ghetto. Strukturen, Ordnungen, Lebenswelt(en) im Blick neuer Forschung 2012, S. 82-101.

Schmiechen-Ackermann, Detlef (Hrsg.): »Volksgemeinschaft«: Mythos, wirkungsmächtige soziale Verheißung oder soziale Realität im »Dritten Reich«? Zwischenbilanz einer kontroversen Debatte, Paderborn 2012.

Schmiechen-Ackermann, Detlef: »Volksgemeinschaft«: Mythos der NS-Propaganda, wirkungsmächtige soziale Verheißung oder soziale Realität im »Dritten Reich«? Einführung, in: Schmiechen-Ackermann, Detlef (Hrsg.), »Volksgemeinschaft«: Mythos, wirkungsmächtige soziale Verheißung oder soziale Realität im »Dritten Reich«? Zwischenbilanz einer kontroversen Debatte, Paderborn 2012, S. 13-54.

Schmiechen-Ackermann, Detlef: »Mobilisierung« und »Volksgemeinschaft«. Konkurrierende oder sich ergänzende Ansätze zur Analyse der Geschichte des Nationalsozialismus?, in: Werner, Oliver (Hrsg.), Mobilisierung im Nationalsozialismus. Institutionen und Regionen in der Kriegswirtschaft und der Verwaltung des »Dritten Reiches« 1936 bis 1945, Paderborn 2013, S. 59-68.

Schmiechen-Ackermann, Detlef/Buchholz, Marlis/Roitsch, Bianca/Schröder, Christiane (Hrsg.): Der Ort der »Volksgemeinschaft« in der deutschen Gesellschaftsgeschichte, Paderborn 2018.

Schmitz-Köster, Dorothee: »Deutsche Mutter, bist Du bereit …«. Alltag im Lebensborn, Berlin 2002.

Schmuhl, Hans-Walter: Rassenhygiene, Nationalsozialismus, Euthanasie. Von der Verhütung zur Vernichtung »lebensunwerten Lebens« 1890-1945, Göttingen 1992.

Schmuhl, Hans-Walter: Das »Dritte Reich« als biopolitische Entwicklungsdiktatur. Zur inneren Logik der nationalsozialistischen Genozidpolitik, in: Kampmeyer, Margret (Hrsg.), Tödliche Medizin. Rassenwahn im Nationalsozialismus, Göttingen 2009, S. 8-21.

Schmuhl, Hans-Walter: Eugenik und Rassenanthropologie, in: Jütte, Robert (Hrsg.), Medizin und Nationalsozialismus. Bilanz und Perspektiven der Forschung, Göttingen 2011, S. 24-38.

Schneider, Silke: Verbotener Umgang. Ausländer und Deutsche im Nationalsozialismus. Diskurse um Sexualität, Moral, Wissen und Strafe, Baden-Baden 2010.

Schoor, Kerstin/Schüler-Springorum, Stefanie (Hrsg.): Gedächtnis und Gewalt. Nationale und transnationale Erinnerungsräume im östlichen Europa, Göttingen 2016.

Schröder, Matthias: »Rettung vor dem Bolschewismus«? Die Ansiedlung der Deutschbalten im Warthegau, in: Neander, Eckhart (Hrsg.), Umgesiedelt – Vertrieben. Deutschbalten und Polen 1939-1945 im Warthegau, Marburg 2010, S. 52-65.

Schulz, Andreas: Regierungsbezirk Zichenau, in: Gruner, Wolf/Osterloh, Jörg (Hrsg.), Das »Großdeutsche Reich« und die Juden. Nationalsozialistische Verfolgung in den »angegliederten« Gebieten, Frankfurt a. M./New York 2010, S. 261-282.

Schulze, Rainer: »Der Führer ruft!«. Zur Rückholung der Volksdeutschen aus dem Osten, in: Kochanowski, Jerzy/Sach, Maike (Hrsg.), Die »Volksdeutschen« in Polen, Frankreich, Ungarn und der Tschechoslowakei. Mythos und Realität, Osnabrück 2006, S. 183-204.

Schumann, Marion: Vom Dienst an Mutter und Kind zum Dienst nach Plan. Hebammen in der Bundesrepublik 1950-1975, Göttingen 2009.

Schwanke, Enno: Die Landesheil- und Pflegeanstalt Tiegenhof. Die nationalsozialistische Euthanasie in Polen während des Zweiten Weltkrieges, Frankfurt a.M. 2015.

Schwartz, Michal: Vertriebene und »Umsiedlerpolitik«. Integrationskonflikte in den deutschen Nachkriegs-Gesellschaften und die Assimilationsstrategien in der SBZ/DDR 1945-1961, München 2004.

Schwarz, Gudrun: »... möchte ich nochmals um meine Einberufung als SS-Aufseherin bitten«. Wärterinnen in den nationalsozialistischen Konzentrationslagern, in: Distel, Barbara (Hrsg.), »Wir konnten die Kinder doch nicht im Stich lassen«. Frauen im Holocaust, Köln 2001, S. 331-354.

Schwarz, Gudrun: »During Total War, We Girls Want to Be Where We Can Really Accomplish Something«. What Women Do in Wartime, in: Bartov, Omer/Grossman, Atina/Nolan, Mary (Hrsg.): Crimes of War. Guilt and Denial in the Twentieth Century, New York 2003, S. 121-137.

Schwarzenberger, Julia: Hebammen im Nationalsozialismus, Linz 2008.

Schwelling, Birgit: Identität – Differenz – Ähnlichkeit. Überlegungen zu Konzepten der Vermessung des europäischen Erinnerungsraums, in: Schoor, Kerstin/Schüler-Springorum, Stefanie (Hrsg.), Gedächtnis und Gewalt. Nationale und transnationale Erinnerungsräume im östlichen Europa, Göttingen 2016, S. 16-32.

Schwoch, Rebecca: Ärztinnen in der Landesanstalt Görden, 1936-1947. Anpassung, Unterordnung oder Karriere?, in: Beddies, Thomas/Hübener, Kristina (Hrsg.), Kinder in der NS-Psychiatrie, Berlin 2004, S. 185-202.

Sedlaczek, Dietmar/Lutz, Thomas/Puvogel, Ulrike/Tomkowiak, Ingrid (Hrsg.): »Minderwertig« und »asozial«. Stationen der Verfolgung gesellschaftlicher Außenseiter, Zürich 2005.

Seegers, Lu: »Vati blieb im Krieg«. Vaterlosigkeit als generationelle Erfahrung im 20. Jahrhundert. Deutschland und Polen, Göttingen 2013.

Seifert, Ruth: Der weibliche Körper als Symbol und Zeichen. Geschlechtsspezifische Gewalt und die kulturelle Konstruktion des Krieges, in: Gestrich, Andreas (Hrsg.), Gewalt im Krieg. Ausbeutung, Erfahrung und Verweigerung von Gewalt in Kriegen des 20. Jahrhunderts, Münster 1996, S. 13-33.

Seubert, Sandra: Privatheit und Öffentlichkeit heute: Ein Problemaufriss, in: Seubert, Sandra/Niesen, Peter (Hrsg.), Die Grenzen des Privaten, Baden-Baden 2010, S. 9-24.

Seubert, Sandra/Niesen, Peter (Hrsg.): Die Grenzen des Privaten, Baden-Baden 2010.

Shapiro, Robert Moses: Aspects of Jewish Self-Government in Lodz, 1914-1939, in: Polonsky, Antony (Hrsg.), From Shtetl to Socialism. Studies from Polin, London/Washington 1993, S. 296-317.

Sherman, Batsheva: Marriage in Halakhic Judaism, in: The Shalvi/Hyman Encyclopedia of Jewish Women (2009), https://jwa.org/encyclopedia/article/marriage [29.1.2023].

Shik, Na'ama: Weibliche Erfahrung in Auschwitz-Birkenau, in: Bock, Gisela (Hrsg.), Genozid und Geschlecht. Jüdische Frauen im nationalsozialistischen Lagersystem, Frankfurt a.M./New York 2005, S. 103-122.

Siegel, Sari J.: Treating an Auschwitz Prisoner-Physician. The Case of Dr. Maximilian Samuel, in: Holocaust and Genocide Studies, 28 (2014), H. 3, S. 450-481.

Sienkiewicz, Witold/Hryciuk, Grzegorz/Hölscher-Valtchuk, Werner (Hrsg.): Zwangsumsiedlung, Flucht und Vertreibung 1939-1959. Atlas zur Geschichte Ostmitteleuropas, Bonn 2009.

Sierakowska, Katarzyna: Macierzyństwo. Wiezje A Rzeczywistość [Mutterschaft. Visionen werden Wirklichkeit], in: Żarnowska, Anna/Szwarc, Andrzeja (Hrsg.), Równe Prawa i Nierówne Szanse. Kobiete w Polsce Międzywojennej, Warszawa 2000, S. 209-219.

Simon, Gerd/Lerchenmüller, Joachim/Schermaul, Ulrich: Das Wartheland als Ostwall. Kommentiertes Schriftstück des Reichssicherheitshauptamtes vom 1. 11. 1940 (2009), https://homepages.uni-tuebingen.de//gerd.simon/Volksliste.pdf [29. 1. 2023].

Sinnreich, Helene: Polish and Jewish Historiography of Jewish-Polish Relations during World War II, in: Cherry, Robert/Orla-Bukowska, Annamaria (Hrsg.), Rethinking Poles and Jews. Troubled Past, Brighter Future, Lanham/Boulder/New York/Toronto/Plymouth 2007, S. 99-108.

Sitarek, Adam: Otoczone Drutem Państwo. Struktura i funkcjonowanie administracji żydowskiej getta łódzkiego [Von Stacheldraht umgebenes Land. Struktur und Funktionsweise der jüdischen Verwaltung des Gettos Lodz], Łódź 2015.

Sitarek, Adam/Trębacz, Michał: Drei Städte. Besatzungsalltag in Lodz, in: Böhler, Jochen/Lehnstaedt, Stephan (Hrsg.), Gewalt und Alltag im besetzten Polen. 1939-1945, Osnabrück 2012, S. 299-322.

Skóra, Wojciech: Auswärtige Nationalitätenpolitik. Der konsularische Dienst Polens und die nationalen Minderheiten (1918-1939), in: Zeitschrift für Ostmitteleuropa-Forschung, 62 (2013), H. 2, S. 206-232.

Snyder, Timothy: Everyday Life during an Age of Mass Violence. A Foreword, in: Böhler, Jochen/Lehnstaedt, Stephan (Hrsg.), Gewalt und Alltag im besetzten Polen. 1939-1945, Osnabrück 2012, S. 11-14.

Sołga, Przemysław: Społeczny, medyczny i prawny kontekst aborcji w Drugiej Rzeczypospolitej [Sozialer, medizinischer und rechtlicher Kontext des Schwangerschaftsabbruchs in der Zweiten Polnischen Republik], in: Res Historica, 53 (2022), S. 429-454.

Spoerer, Mark: Die soziale Differenzierung der ausländischen Zivilarbeiter, Kriegsgefangenen und Häftlinge im Deutschen Reich, in: Echternkamp, Jörg (Hrsg.), Die deutsche Kriegsgesellschaft 1939-1945. Zweiter Halbband: Ausbeutung, Deutungen, Ausgrenzung, München 2005, S. 485-576.

Stach, Stephan: Holocaust und Kalter Krieg im deutsch-polnisch-jüdischen Kontext. Das Jüdische Historische Institut in Warschau und die beiden deutschen Staaten, in: Historie Erinnern, Historie Erzählen, 2 (2008/2009), S. 57-81.

Stargardt, Nicholas: »Maikäfer flieg!«. Hitlers Krieg und die Kinder, München 2006.

Stargardt, Nicholas: Der Deutsche Krieg 1939-1945, Frankfurt a. M. 2015.

Staszewski, Jacek (Hrsg.): Włocławek. Dzieje miasta. Lata 1918-1998 [Włocławek. Geschichte der Stadt, 1918-1998], Włocławek 2001.

Staupe, Gisela (Hrsg.): Unter anderen Umständen. Zur Geschichte der Abtreibung, Dortmund 1996.

Steber, Martina: Volksgemeinschaft und die Gesellschaftsgeschichte des NS-Regimes, in: Vierteljahrshefte für Zeitgeschichte, 62 (2014), H. 3, S. 433-467.

Steber, Martina/Gotto, Bernhard (Hrsg.): Visions of Community in Nazi Germany. Social Engineering and Private Lives, Oxford 2014.

Steber, Martina/Gotto, Bernhard: Volksgemeinschaft. Writing the Social History of the Nazi Regime, in: Martina Steber/Bernhard Gotto (Hrsg.), Visions of Community in Nazi Germany. Social Engineering and Private Lives, Oxford 2014, S. 1-28.

Steber, Martina/Gotto, Bernhard: Volksgemeinschaft im NS-Regime. Wandlungen, Wirkungen und Aneignungen eines Zukunftsversprechens, in: Vierteljahrshefte für Zeitgeschichte, 62 (2014), H. 3, S. 433-445.

Steber, Martina/Gotto, Bernhard/Föllmer, Moritz/Süß, Dietmar/Harvey, Elizabeth: Volksgemeinschaft und die Gesellschaftsgeschichte des NS-Regimes, in: Vierteljahrshefte für Zeitgeschichte, 62 (2014), H. 3, S. 433-467.

Steffen, Katrin: Jüdische Polonität. Ethnizität und Nation im Spiegel der polnischsprachigen jüdischen Presse 1918-1939, Göttingen 2004.

Steffen, Katrin: Für »bewusste Mutterschaft« und eine »physische Erneuerung der Judenheit«. Die jüdische Frauenzeitschrift Ewa (1928-1933) in Warschau, in: Lappin, Eleonore/Nagel, Michael (Hrsg.), Frauen und Frauenbilder in der europäisch-jüdischen Presse von der Aufklärung bis 1945, Bremen 2007, S. 103-122.

Steffen, Katrin: Experts and the Modernization of the Nation: The Arena of Public Health in Poland in the First Half of the Twentieth Century, in: Jahrbücher für Geschichte Osteuropas, 61 (2013), H. 4, S. 574-590.

Steffen, Katrin: Das Nachleben der Imperien: Eine integrierte biografische Perspektive auf Russland, Deutschland, Polen und das Baltikum, in: Steffen, Katrin (Hrsg.), Nach dem Zerfall der Imperien. Historische Zäsur und biografische Erfahrung im östlichen Europa, Lüneburg 2015, S. 9-22.

Steffen, Katrin (Hrsg.): Nach dem Zerfall der Imperien. Historische Zäsur und biografische Erfahrung im östlichen Europa, Lüneburg 2015.

Steffen, Katrin: Who Belongs to the Healthy Body of the Nation? Health and National Integration in Poland and the Polish Army after the First World War, in: Karge, Heike/Kind-Kovacs, Friederike/Bernasconi, Sara (Hrsg.), From the Midwife's Bag to the Patient's File. Public Health in Eastern Europe, Budapest/New York 2017, S. 119-144.

Steffen, Katrin: Blut und Metall, Die transnationalen Wissensräume von Ludwik Hirszfeld und Jan Czochralski im 20. Jahrhundert, Göttingen 2021.

Steffen, Katrin/Kohlrausch, Martin: The Limits and Merits of Internationalism. Experts, the State and the International Community in Poland in the First Half of the Twentieth Century, http://hdl.handle.net/1814/12235 [29.1.2023].

Stegmann, Natali: Die Töchter der geschlagenen Helden. »Frauenfrage«, Feminismus und Frauenbewegung in Polen 1863-1919, Wiesbaden 2000.

Steinbacher, Sybille: »Musterstadt« Auschwitz. Germanisierungspolitik und Judenmord in Ostoberschlesien, München 2000.

Steinbacher, Sybille (Hrsg.): Volksgenossinnen. Frauen in der NS-Volksgemeinschaft, Göttingen 2007.

Steinberg, Avraham: Encyclopedia of Jewish Medical Ethics. A Compilation of Jewish Medical Law on All Topics of Medical Interest, from the Most Ancient Sources to the Most Current Deliberations and Decisions, with a Concise Medical and Historical Background, and a Comprehensive Comparative Analysis of Relevant General Ethical Approaches, Jerusalem 2003.

Steinert, Johannes-Dieter: Deportation und Zwangsarbeiter. Polnische und sowjetische Kinder im nationalsozialistischen Deutschland und im besetzten Osteuropa, Essen 2013.

Steinert, Johannes-Dieter: Holocaust und Zwangsarbeit. Erinnerungen jüdischer Kinder, 1938-1945, Essen 2018.

Steinweis, Alan E.: Judenverfolgung und Holocaust, in: Süß, Dietmar/Süß, Winfried (Hrsg.), Das »Dritte Reich«. Eine Einführung, München 2008, S. 287-310.

Stengel, Katharina: Einleitung, in: Stengel, Katharina (Hrsg.), Vor der Vernichtung. Die staatliche Enteignung der Juden im Nationalsozialismus, Frankfurt a. M. 2007, S. 9-30.

Stengel, Katharina (Hrsg.): Vor der Vernichtung. Die staatliche Enteignung der Juden im Nationalsozialismus, Frankfurt a. M. 2007.

Stephenson, Jill: The Volksgemeinschaft and the Problems of Permeability. The Persistence of Traditional Attitudes in Württemberg Villages, in: German History, 34 (2016), H. 1, S. 49-69.

Stepko-Pape, Małgorzata: Aspekte der NS-Bevölkerungspolitik im besetzten Gdingen 1939 bis 1940, in: Böhler, Jochen/Lehnstaedt, Stephan (Hrsg.), Gewalt und Alltag im besetzten Polen 1939-1945, Osnabrück 2012, S. 279-298.

Steppe, Hilde/Ulmer, Eva-Maria (Hrsg.): Krankenpflege im Nationalsozialismus, Frankfurt a. M. 2013.

Steuwer, Janosch: »Ein Drittes Reich, wie ich es auffasse«. Politik, Gesellschaft und privates Leben in Tagebüchern 1933-1939, Göttingen 2017.

Stiller, Alexa: Reichskommissar für die Festigung deutschen Volkstums, in: Haar, Ingo/Fahlbusch, Michael (Hrsg.), Handbuch der völkischen Wissenschaften. Personen – Institutionen – Forschungsprogramme – Stiftungen, München 2008, S. 531-539.

Stiller, Alexa: Grenzen des »Deutschen«: Nationalsozialistische Volkstumspolitik in Polen, Frankreich und Slowenien während des Zweiten Weltkriegs, in: Beer, Mathias/Beyrau, Dietrich/Rauh, Cornelia (Hrsg.), Deutschsein als Grenzerfahrung. Minderheitenpolitik in Europa zwischen 1914 und 1950, Essen 2009, S. 61-110.

Stiller, Alexa: Reichskommissar für die Festigung deutschen Volkstums, in: Fahlbusch, Michael/Haar, Ingo (Hrsg.), Völkische Wissenschaften und Politikberatung im 20. Jahrhundert. Expertise und »Neuordnung« Europas, Paderborn u. a. 2010, S. 531-540.

Stiller, Alexa: Gewalt und Alltag der Volkstumspolitik. Der Apparat des Reichskommissars für die Festigung deutschen Volkstums und andere gesellschaftliche Akteure der veralltäglichten Gewalt, in: Böhler, Jochen/Lehnstaedt, Stephan (Hrsg.), Gewalt und Alltag im besetzten Polen. 1939-1945, Osnabrück 2012, S. 45-66.

Stiller, Alexa: On the Margins of Volksgemeinschaft. Criteria for Belonging to the Volk within the Nazi Germanization Policy in the Annexed Territories, 1939-1945, in: Szejnmann, Claus-Christian/Umbach, Maiken (Hrsg.), Heimat, Region, and Empire. Spatial Identities under National Socialism, Basingstoke 2012, S. 235-251.

Stiller, Alexa: Völkische Politik. Praktiken der Exklusion und Inklusion in polnischen, französischen und slowenischen Annexionsgebieten 1939-1945, Bd. 1 und 2, Göttingen 2022.

Stingelin, Martin (Hrsg.): Biopolitik und Rassismus, Frankfurt a. M. 2003.

Stingelin, Martin: Einleitung: Biopolitik und Rassismus. Was leben soll und was sterben muß, in: Stingelin, Martin (Hrsg.), Biopolitik und Rassismus, Frankfurt a. M. 2003, S. 7-26.

Stöckel, Sigrid: Säuglingsfürsorge zwischen Sozialer Hygiene und Eugenik, Berlin/New York 1996.

Stoff, Heiko: Biopolitik. Immer noch ein nützlicher Analysebegriff der Wissenschaftsgeschichte?, Unveröff. Habilitationsvortrag, Braunschweig 2011.

Stoler-Liss, Sachlav: »Mother Birth the nation«. Birth, Breast-Feeding and Child Care in the Israeli Nation-Building Process, in: Dorffner, Gabriele/Horn, Sonia (Hrsg.), Aller Anfang. Geburt – Birth – Naissance, Wien 2004, S. 125-130.

Stoltzfus, Nathan: The Limits of Policy. Social Protection of Intermarried German Jews in Nazi Germany, in: Robert Gellately/Nathan Stoltzfus (Hrsg.), Social Outsiders in Nazi Germany, Princeton, N.J. 2001, S. 117-144.

Stone, Dan: Ghettostadt. Lodz and the Making of a Nazi City, in: Journal of Genocide Research, 13 (2011), H. 1-2, S. 169-171.

Stossun, Harry: Die Umsiedlungen der Deutschen aus Litauen während des Zweiten Weltkrieges. Untersuchungen zum Schicksal einer deutschen Volksgruppe im Osten, Marburg/Lahn 1993.

Strauss, Herbert A. (Hrsg.): Hostages of Modernization. Studies on Modern Antisemitism 1870-1933/39. Austria – Hungary – Poland – Russia, Berlin/New York 1993.

Strauss, Herbert A.: Poland – Culture of Anti-Semitism, in: Strauss, Herbert A. (Hrsg.), Hostages of Modernization. Studies on Modern Antisemitism 1870-1933/39. Austria – Hungary – Poland – Russia, Berlin/New York 1993, S. 963-971.

Strippel, Andreas: Einwanderzentrale Litzmannstadt, in: Haar, Ingo/Fahlbusch, Michael (Hrsg.), Handbuch der völkischen Wissenschaften. Personen – Institutionen – Forschungsprogramme – Stiftungen, München 2008, S. 160-168.

Strippel, Andreas: NS-Volkstumspolitik und die Neuordnung Europas. Rassenpolitische Selektion der Einwandererzentralstelle des Chefs der Sicherheitspolizei und des SD (1939-1945), Paderborn 2011.

Struve, Kai: Die Bauernparteien, das Erbe der Teilungszeit und die parlamentarische Demokratie in den Jahren 1918-1926, in: Müller, Michael G./Struve, Kai (Hrsg.), Fragmentierte Republik? Das politische Erbe der Teilungszeit in Polen 1918-1939, Göttingen 2017, S. 131-159.

Stryjkowski, Krzysztof: Nachkriegsfolgen der »Deutschen Volksliste« in Großpolen und das Schicksal der verbliebenen Deutschen, in: Beer, Mathias/Beyrau, Dietrich/Rauh, Cornelia (Hrsg.), Deutschsein als Grenzerfahrung. Minderheitenpolitik in Europa zwischen 1914 und 1950, Essen 2009, S. 261-278.

Sudziński, Ryszard: Mniejszość niemiecka na Kujawach wschodnich i w ziem Dobrzyńskiej po 1945 roku [Die deutsche Minderheit in Ost-Kujawien und im Dobrzyńsker Land], in: Wojciechowski, Mieczysław (Hrsg.), Mniejszości narodowe na Kujawach wschodnich i w ziemi dobrzyńskiej, Włocławek 1999, S. 93-126.

Suleja, Włodzimierz: Józef Piłsudski und das Erbe der Teilungszeit, in: Müller, Michael G./Struve, Kai (Hrsg.), Fragmentierte Republik? Das politische Erbe der Teilungszeit in Polen 1918-1939, Göttingen 2017, S. 183-190.

Süß, Dietmar: Tod aus der Luft. Kriegsgesellschaft und Luftkrieg in Deutschland und England, München 2011.

Süß, Winfried: Der »Volkskörper« im Krieg. Gesundheitspolitik, Gesundheitsverhältnisse und Krankenmord im nationalsozialistischen Deutschland, 1939-1945, München 2003.

Suty, Maciej: Mniejszość niemiecka we Włocławku i w Powiecie Włocławskim w Latach 1918-1939 [Die deutsche Minderheit in Włocławek und im Powiat Włocławek in den Jahren 1918-1939], in: Mieczysław Wojciechowski (Hrsg.), Mniejszości narodowe na Kujawach wschodnich i w ziemi dobrzyńskiej, Włocławek 1999, S. 63-92.

Szasz, Nora Maria: Organisierte Hebammen. Zur Genese ihrer Berufsverbände im deutschen Kaiserreich, in: Dorffner, Gabriele/Horn, Sonia (Hrsg.), Aller Anfang. Geburt – Birth – Naissance, Wien 2004, S. 81-91.

Szasz, Nora Maria: »Den zukünftigen Hebammen die Wege ebnen«. Die Gründung der Hebammenverbände (1885-1933), in: Bund Deutscher Hebammen (Hrsg.), Zwischen Bevormundung und beruflicher Autonomie. Die Geschichte des Bundes Deutscher Hebammen, Karlsruhe 2006, S. 9-42.

Szejnmann, Claus-Christian/Umbach, Maiken (Hrsg.): Heimat, Region, and Empire. Spatial Identities under National Socialism, Basingstoke 2012.

Szepansky, Gerda: »Blitzmädel«, »Heldenmutter«, »Kriegerwitwe«. Frauenleben im Zweiten Weltkrieg, Frankfurt a.M. 1998.

Sziling, Jan: Z dziejów Włocławka w latach okupacji niemieckiej 1939-1945 [Zur Geschichte von Włocławek in den Jahren der deutschen Besatzung, 1939-1945], in: Staszewski, Jacek (Hrsg.), Włocławek. Dzieje miasta. Lata 1918-1998, Włocławek 2001, S. 367-429.

Tewes, Ludger: Rotkreuzschwestern. Ihr Einsatz im mobilen Sanitätsdienst der Wehrmacht 1939-1945, Paderborn 2016.

Thom, Achim: »Aufbauarbeiten im Osten«. Zu Tätigkeiten deutscher Ärzte in den Gesundheitsverwaltungsbehörden und Ostforschungsinstitutionen in den besetzten Territorien Polens und der UdSSR während der Jahre 1939 bis 1945, in: Meinel, Christoph/Voswinckel, Peter (Hrsg.): Medizin, Naturwissenschaft, Technik und Nationalsozialismus. Kontinuitäten und Diskontinuitäten, Stuttgart 1994, S. 62-70.

Thompson, Anne: Establishing the Scope of Practice. Organizing European Midwifery in the Interwar Years 1919-1938, in: Marland, Hilary/Rafferty, Anne Marie (Hrsg.), Midwives, Society, and Childbirth. Debates and Controversies in the Modern Period, London/New York 1997, S. 14-37.

Tiedemann, Kirsten: Hebammen im Dritten Reich. Über die Standesorganisation für Hebammen und ihre Berufspolitik, Frankfurt a.M. 2001.

Tiedemann, Kirsten/Huhn, Irmengard: Die Zeit des Faschismus in Deutschland (1933-1945), in: Bund Deutscher Hebammen (Hrsg.), Zwischen Bevormundung und beruflicher Autonomie. Die Geschichte des Bundes Deutscher Hebammen, Karlsruhe 2006, S. 43-78.

Titkow, Anna: Poland, in: David, Henry P. (Hrsg.), From Abortion to Contraception. A Resource to Public Policies and Reproductive Behavior in Central and Eastern Europe from 1917 to the Present, Westport/Connecticut/London 1999, S. 165-190.

Toczydlowska, Agnieszka: »Położna« w latach 1928-1939 [»Die Hebamme« in den Jahren 1928-1939], in: Urbanek, Bożena (Hrsg.), Zawód Położnej na Ziemiach Polskich w XIX i XX Wieku, Katowice 2004, S. 195-202.

Tomaszewski, Jerzy: Some Methodological Problems of the Study of Jewish History in Poland Between the Two World Wars, in: Polonsky, Antony (Hrsg.), From Shtetl to Socialism. Studies from Polin, London/Washington 1993, S. 251-263.

Tönsmeyer, Tatjana: Raumordnung, Raumerschließung und Besatzungsalltag im Zweiten Weltkrieg. Plädoyer für eine erweiterte Besatzungsgeschichte, in: Zeitschrift für Ostmitteleuropa-Forschung, 63 (2014), H. 1, S. 24-38.

Tönsmeyer, Tatjana: Besatzung als europäische Erfahrungs- und Gesellschaftsgeschichte. Der Holocaust im Kontext des Zweiten Weltkrieges, in: Bajohr, Frank/Löw, Andrea (Hrsg.), Der Holocaust. Ergebnisse und neue Fragen der Forschung, Bonn 2015, S. 281-298.

Tönsmeyer, Tatjana: Besatzungsgesellschaften. Begriffliche und konzeptionelle Überlegungen zur Erfahrungsgeschichte des Alltags unter deutscher Besatzung im Zweiten Weltkrieg. Version 1.0, in: Docupedia Zeitgeschichte, 18.12.2015, https://docupedia.de/zg/Besatzungsgesellschaften [20.5.2025].

Tönsmeyer, Tatjana/Hasslinger, Peter/Laba, Agnes (Hrsg.): Coping with Hunger and Shortage under German Occupation in World War II, London 2018.

Tönsmeyer, Tatjana: Kriegstrennungen und Familienzerstörungen. Von abwesenden Männern, weiblichen Haushaltsvorständen, verlassenen Kindern und dem außeralltäglichen Alltag europäischer Besatzungsgesellschaften, 1939-1945, in: Lisner, Wiebke/Hürter, Johannes/Rauh, Cornelia/Seegers, Lu (Hrsg.), Familientrennungen im nationalsozialistischen Krieg. Erfahrungen und Praktiken in Deutschland und im besetzten Europa 1939-1945, Göttingen 2022, S. 35-56.

Tönsmeyer, Tatjana/Hasslinger, Peter: Projektbeschreibung: Societies under German Occupation. Experiences and Everyday Life in World War II, http://www.societies-under-german-occupation.com/#project-description [30.1.2023].

Tönsmeyer, Tatjana: Unter deutscher Besatzung. Europa 1939-1945, München 2024.

Topp, Sascha: Der »Reichsausschuß zur wissenschaftlichen Erfassung erb- und anlagebedingter schwerer Leiden«. Zur Organisation der Ermordung minderjähriger Kranker im Nationalsozialismus 1939-1945, in: Beddies, Thomas/Hübener, Kristina (Hrsg.), Kinder in der NS-Psychiatrie, Berlin 2004, S. 17-54.

Trębacz, Michał: »Our Power is Not the Number of Seats«. The Bund's Representatives in the Łódź City Council, 1919-1939, in: Jahrbuch des Simon-Dubnow-Instituts, 10 (2011), S. 185-206.

Trocme, Magda: The Courage to Care, in: Rittner, Carol/Roth, John K. (Hrsg.), Different Voices. Women and the Holocaust, Minnesota 1993, S. 309-316.

Trunk, Isaiah: Łódź Ghetto. A History, übersetzt und bearbeitet von Robert Moses Shapiro, Bloomington/Indianapolis 2006.

Turda, Marius/Weindling, Paul Julian (Hrsg.): »Blood and homeland«. Eugenics and racial nationalism in Central and Southeast Europe, 1900-1940, Budapest/New York 2007.

Turda, Marius/Weindling, Paul Julian: Eugenics, Race and Nation in Central and Southeast Europe, 1900-1940. A Historiographic Overview, in: Turda, Marius/Weindling, Paul Julian (Hrsg.), »Blood and Homeland«. Eugenics and Racial Nationalism in Central and Southeast Europe, 1900-1940, Budapest/New York 2007, S. 1-22.

Turkowska, Justyna Aniceta: Der kranke Rand des Reiches. Sozialhygiene und nationale Räume in der Provinz Posen um 1900, Marburg 2020.

Tych, Feliks/Kenkmann, Alfons/Kohlhaas, Elisabeth/Eberhardt, Andreas (Hrsg.), Kinder über den Holocaust. Frühe Zeugnisse 1944-1948. Interviewprotokolle der Zentralen Jüdischen Historischen Kommission in Polen, Berlin 2008.

UN-Völkermordkonvention, unter: https://www.voelkermordkonvention.de/ [21.3.2022].

Unger, Michal: The Status and Plight of Women in the Lodz Ghetto, in: Ofer, Dalia/Weitzman, Lenore J. (Hrsg.), Women in the Holocaust, New Haven/London 1998, S. 123-168.

Unger, Michal: Reassessment of the Image of Mordechai Chaim Rumkowski, Jerusalem 2004.

Urban, Thomas: Der Verlust. Die Vertreibung der Deutschen und Polen im 20. Jahrhundert, München 2004.

Urbanek, Bożena (Hrsg.): Zawód Położnej na Ziemiach Polskich w XIX i XX Wieku [Der Hebammenberuf in Polen während des 19. und 20. Jahrhunderts], Katowice 2004.

Usborne, Cornelie: Gestocktes Blut oder verfallen? Widersprüchliche Redeweisen über unerwünschte Schwangerschaften und deren Abbruch zur Zeit der Weimarer Republik, in: Duden, Barbara/Schlumbohm, Jürgen/Veit, Patrice (Hrsg.), Geschichte des Ungeborenen.

Zur Erfahrungs- und Wissenschaftsgeschichte der Schwangerschaft, 17.-20. Jahrhundert, Göttingen 2002, S. 293-326.

Usborne, Cornelie: Cultures of Abortion in Weimar Germany, New York/Oxford 2007.

Usborne, Cornelie: Abtreibungen in der Weimarer Republik. Weibliche Forderungen und Erfahrungen, in: Niethammer, Lutz/Satjukow, Silke (Hrsg.): »Wenn die Chemie stimmt …«. Geschlechterbeziehungen und Geburtenplanung im Zeitalter der Pille, Göttingen 2016, S. 96-120.

Vossen, Johannes: Gesundheitsämter im Nationalsozialismus. Rassenhygiene und offene Gesundheitsfürsorge in Westfalen 1900-1950 (Düsseldorfer Schriften zur neueren Landesgeschichte und zur Geschichte Nordrhein-Westfalens, 56), Essen 2001.

Vossen, Johannes: Gesundheitspolitik als Teil der »Volkstumspolitik«. Der öffentliche Gesundheitsdienst im »Reichsgau Wartheland«, 1939-1945. Abschlussbericht an die Fritz Thyssen Stiftung, unveröffentlicht 2005.

Vossen, Johannes: Der öffentliche Gesundheitsdienst im »Reichsgau Wartheland« und die Durchführung der nationalsozialistischen Volkstumspolitik 1939-1945, in: Hüntelmann, Axel C./Vossen, Johannes/Czech, Herwig (Hrsg.), Gesundheit und Staat. Studien zur Geschichte der Gesundheitsämter in Deutschland, 1870-1950, Husum 2006, S. 237-254.

Vossen, Johannes: Extreme Typen – Die öffentlichen Gesundheitsdienste in Thüringen und im Warthegau im Vergleich, in: Gesundheitswesen, 75 (2013), H. 11, S. 721-725.

Walicki, Jacek: Juden und Deutsche in der Lodzer Selbstverwaltung 1917-1939, in: Hensel, Jürgen (Hrsg.), Polen, Deutsche und Juden in Lodz 1820-1939. Eine schwierige Nachbarschaft, Osnabrück 1999, S. 215-236.

Warring, Anette: Intimate and Sexual Relations, in: Gildea, Robert/Wieviorka, Olivier/Warring, Anette (Hrsg.), Surviving Hitler and Mussolini. Daily Life in Occupied Europe, Oxford/New York 2006, S. 88-128.

Wasko, Steffen A., Biopolitik in Ostoberschlesien. Grenzpolitik als Technik nationalsozialistischer Bevölkerungspolitik, in: Retterath, Hans-Werner (Hrsg.): Germanisierung im besetzten Ostoberschlesien während des zweiten Weltkriegs, Münster/New York 2018, S. 107-132.

Waszkiewicz, Zofia, Życie Polityczne Włocławka w Latach 1918-1939 [Das politische Leben in Włocławek in den Jahren 1918-1939], in: Staszewski, Jacek (Hrsg.), Włocławek. Dzieje miasta. Lata 1918-1998, Włocławek 2001, S. 11-85.

Waxman, Zoë: Women in the Holocaust. A Feminist History, Oxford 2017.

Weber, Claudia: Der Pakt. Stalin, Hitler und die Geschichte einer mörderischen Allianz 1939-1941, München 2019.

Weindling, Paul Julian: Epidemics and Genocide in Eastern Europe, 1890-1945, Oxford 2000.

Weingart, Peter/Kroll, Jürgen/Bayertz, Kurt: Rasse, Blut und Gene. Geschichte der Eugenik und Rassenhygiene in Deutschland, Frankfurt a. M. 1988.

Weitzman, Lenore J.: Resistance in Everyday Life: Family Strategies, Role Reversals, and Role Sharing in the Holocaust, in: Michlic, Joanna Beata (Hrsg.), Jewish Families in Europe, 1939-Present. History, Representation, and Memory, New England 2017, S. 46-66.

Weitzman, Lenore J./Ofer, Dalia: The Sequential Development of Jewish Women's Coping Strategies (in the Ghettos) During the Holocaust. A New Theoretical Framework, in: Peto, Andrea/Hecht, Louise/Krasuska, Karolina (Hrsg.), Women and the Holocaust: New perspectives and challenges, Warszawa 2015, S. 27-63.

Werther, Thomas: Fleckfieberforschung im Deutschen Reich 1914-1945. Untersuchungen zur Beziehung zwischen Wissenschaft, Industrie und Politik unter besonderer Berücksichtigung der IG Farben, Wiesbaden 2004.

Wette, Wolfram: Karl Jäger. Nur seine Pflicht getan, in: Die Zeit, 26.1.2012, Nr. 5, unter: https://alles-ueber-litauen.de/litauen-geschichte/karl-j%C3%A4ger-von-w-wette [22.3.2022].

Wierzcholska, Agnieszka: Polen, Juden, Tarnowianer? Die Politisierung von Ethnizität im Polen der 1930er Jahre, in: Osteuropa, 62 (2012), H. 10, S. 41-52.

Wierzcholska, Agnieszka: Besatzungsgesellschaften und Mikrohistorie. Alltagspraxen der polnisch-jüdischen Beziehungen im Generalgouvernement, in: Osterloh, Jörg/Rauschenberger, Katharina (Hrsg.), Der Holocaust. Neue Studien zu Tathergängen, Reaktionen und Aufarbeitung, Frankfurt a.M. 2017, S. 99-120.

Wierzcholska, Agnieszka: Nur Erinnerungen und Steine sind geblieben. Leben und Sterben einer polnisch-jüdischen Stadt: Tarnów 1918-1945, Berlin 2022.

Wildt, Michael: »Eine neue Ordnung der ethnographischen Verhältnisse«. Hitlers Reichstagsrede vom 6. Oktober 1939, in: Zeithistorische Forschungen/Studies in Contemporary History (2006), H. 3, S. 129-137.

Wildt, Michael: Völkische Neuordnung Europas (2007), http://www.europa.clio-online.de/essay/id/fdae-1402 [29.1.2023].

Wildt, Michael: Volksgemeinschaft als Selbstermächtigung. Gewalt gegen Juden in der deutschen Provinz 1919 bis 1939, Hamburg 2007.

Wildt, Michael: »Volksgemeinschaft«. Eine Antwort auf Ian Kershaw, in: Zeithistorische Forschungen, 8 (2011), H. 1, S. 102-109.

Wildt, Michael: Volksgemeinschaft. Eine Gewaltkonstruktion des Volkes, in: Bielefeld, Ulrich/Bude, Heinz/Greiner, Bernd (Hrsg.): Gesellschaft – Gewalt – Vertrauen. Jan Philipp Reemtsma zum 60. Geburtstag, Hamburg 2012, S. 438-457.

Wildt, Michael: Volksgemeinschaft als soziale Praxis, in: Bundeszentrale für Politische Bildung (Hrsg.), Volksgemeinschaft – Ausgrenzungsgemeinschaft. Die Radikalisierung Deutschlands ab 1933, Berlin 2013, S. 1-6.

Wildt, Michael: »Volksgemeinschaft«. Eine Zwischenbilanz, in: Reeken, Dietmar von/Thießen, Malte (Hrsg.), »Volksgemeinschaft« als soziale Praxis: neue Forschungen zur NS-Gesellschaft vor Ort, Paderborn u.a. 2013, S. 355-369.

Wildt, Michael: Die Volksgemeinschaft nach Detlev Peukert, in: Hachtmann, Rüdiger/Reichardt, Sven (Hrsg.), Detlev Peukert und die NS-Forschung, Göttingen 2015, S. 49-68.

Wildt, Michael/Heise, Bernard: Hitler's Volksgemeinschaft and the dynamics of racial exclusion. Violence against Jews in provincial Germany, 1919-1939, New York 2012.

Wilhelmi, Anja: Lebenswelten von Frauen der deutschen Oberschicht im Baltikum (1800-1939). Eine Untersuchung anhand von Autobiografien, Wiesbaden 2008.

Wingfield, Nancy M./Bucur, Maria (Hrsg.): Gender and War in Twentieth-Century Eastern Europe, Bloomington/Indianapolis 2006.

Wirsching, Andreas: Volksgemeinschaft and the Illusion of »Normality« from the 1920s to the 1940s, in: Steber, Martina/Gotto, Bernhard (Hrsg.), Visions of Community in Nazi Germany. Social Engineering and Private Lives, Oxford 2014, S. 149-156.

Wirsching, Andreas: Privatheit, in: Winfried Nerdinger (Hrsg.), München und der Nationalsozialismus. Katalog des NS-Dokumentationszentrums München, München 2015, S. 443-449.

Wirtualne Muzeum Pielęgniarstwa Polskiego, unter: http://www.wmpp.org.pl/pl/ [14.12.1023].

Wojciechowski, Mieczysław (Hrsg.): Mniejszości narodowe na Kujawach wschodnich i w ziemi dobrzyńskiej [Nationale Minderheiten in Ost-Kujawien und im Dobrzyńsker Land], Włocławek 1999.

Wolf, Gerhard: Die deutschen Minderheiten in Polen als Instrument der expansiven Außenpolitik Berlins, in: Kochanowski, Jerzy/Sach, Maike (Hrsg.), Die »Volksdeutschen« in Polen, Frankreich, Ungarn und der Tschechoslowakei. Mythos und Realität, Osnabrück 2006, S. 41-78.

Wolf, Gerhard: Deutsche Volksliste, in: Fahlbusch, Michael/Haar, Ingo (Hrsg.), Völkische Wissenschaften und Politikberatung im 20. Jahrhundert. Expertise und »Neuordnung« Europas, Paderborn u.a. 2010, S. 129-135.

Wolf, Gerhard: Auf dem Weg in eine »völkisch« und »rassisch« stratifizierte Gesellschaft: Die Deutsche Volksliste im Wartheland, in: Kramer, Nicole/Nolzen, Armin (Hrsg.), Ungleichheiten im »Dritten Reich«. Semantiken, Praktiken, Erfahrungen, Göttingen 2012, S. 27-47.

Wolf, Gerhard: Ideologie und Herrschaftsrationalität. Nationalsozialistische Germanisierungspolitik in Polen, Hamburg 2012.

Wolf, Gerhard: Exporting Volksgemeinschaft. The deutsche Volksliste in Annexed Upper Silesia, in: Steber, Martina/Gotto, Bernhard (Hrsg.), Visions of Community in Nazi Germany. Social Engineering and Private Lives, Oxford 2014, S. 129-145.

Wolters, Christine: Humanexperimente und Hohlglasbehälter aus Überzeugung. Gerhard Rose – Vizepräsident des Robert Koch-Instituts, in: Werner, Frank (Hrsg.), Schaumburger Nationalsozialisten. Täter, Komplizen, Profiteure, Bielefeld 2010, S. 407-444.

Wolters, Christine: Tuberkulose und Menschenversuche im Nationalsozialismus. Das Netzwerk hinter den Tbc-Experimenten im Konzentrationslager Sachsenhausen, Stuttgart 2011.

Wolz, Erna: Ein Rückblick der deutschen Kolonistenfrau aus den Siedlungsgebieten Polen und Rußland, in: Wolhynische Hefte, 10. Folge, 1996, S. 10-14.

Wolz, Heinrich: Umsiedlung aus Wolhynien 1939 nach Deutschland, in: Wolhynische Hefte, 5. Folge, 1988, S. 226-235.

Woniak, Katarzyna: Zwangswelten. Emotions- und Alltagsgeschichte polnischer »Zivilarbeiter« in Berlin 1939-1945, Paderborn 2020.

Wróblewski, Wiesław, Ludność i Gospodarka Lokalna Włocławka w Latach 1918-1939 [Bevölkerung und lokale Wirtschaft in Włocławek, 1918-1939], in: Staszewski, Jacek (Hrsg.), Włocławek. Dzieje miasta. Lata 1918-1998, Włocławek 2001, S. 255-277.

Wrochem, Oliver von/Jockheck, Lars (Hrsg.): Skandinavien im Zweiten Weltkrieg und die Rettungsaktion Weiße Busse. Ereignisse und Erinnerung, Berlin 2012.

Würthinger, Monika: Instruktionen für die katholische Hebamme im 18. und 19. Jahrhundert, in: Jahrbuch des Oberösterreichischen Musealvereines 2012, H. 157, S. 463-475.

Żarnowska, Anna, Obywatelki II Rzeczypospolitej [Bürger in der Zweiten Republik], in: Żarnowska, Anna/Szwarc, Andrzeja (Hrsg.), Równe Prawa i Nierówne Szanse. Kobiete w Polsce Międzywojennej, Warszawa 2000, S. 287-297.

Żarnowska, Anna/Szwarc, Andrzeja (Hrsg.): Równe Prawa i Nierówne Szanse. Kobiete w Polsce Międzywojennej [Gleiche Rechte und ungleiche Chancen. Frauen im Polen der Zwischenkriegszeit], Warszawa 2000.

Żarnowski, Janusz, Kobiety w Strukturze Społeczno. Zawodowej Polskie Międzywojennej [Frauen in sozioökonomischen Strukturen. Berufstätigkeit im Polen der Zwischenkriegszeit], in: Żarnowska, Anna/Szwarc, Andrzeja (Hrsg.), Równe Prawa i Nierówne Szanse. Kobiete w Polsce Międzywojennej, Warszawa 2000, S. 95-108.

Zeh, Julie: Dann fahr doch!, in: Die Zeit, (6.3.2002), Nr. 11.
Zeidler, Gerhard: Herbert Grohmann. Rassenpolitiker und Arzt. Zur Verstrickung von Nazi-Anthropologie und öffentlichem Gesundheitswesen im okkupierten Polen während des Zweiten Weltkrieges, in: Utopie kreativ (2008), H. 207, S. 59-71.
Ziółkowska, Anna: Die Situation der Polen im Warthegau, in: Neander, Eckhart (Hrsg.), Umgesiedelt – Vertrieben. Deutschbalten und Polen 1939-1945 im Warthegau, Marburg 2010, S. 92-100.
Zloch, Stephanie: Polnischer Nationalismus. Politik und Gesellschaft zwischen den beiden Weltkriegen, Köln/Weimar/Wien 2010.
Zok, Michael: Körperpolitik, (staatstragender) Katholizismus und (De-)Säkularisierung im 20. Jahrhundert. Auseinandersetzungen um Reproduktionsrechte in Irland und Polen, in: bodypolitics, 7 (2019), H. 11, S. 123-158.
Zuchora, Jadwiga: Problematyka kształcenia położnych w opinii polskiego czasopiśmiennictwa medycznego w latach 1922-1939: na przykładzie Ginekologii Polskiej [Zur Problematik der Hebammenausbildung im Spiegel der polnischen medizinischen Fachzeitschriften 1922-1939 am Beispiel der Polnischen Gynäkologie], in: Urbanek, Bożena (Hrsg.), Zawód Położnej na Ziemiach Polskich w XIX i XX Wieku, Katowice 2004, S. 143-158.
Zysiak, Agata/Śmiechowksi, Kamil/Piskała, Kamil/Marzec, Wiktor/Kaźmierska, Kaja/Burski, Jacek: From Cotton and Smoke. Łódź – Industrial City and Discourses of Asynchronous Modernity 1897-1994, Łódź 2018.

ANHANG

Tab. 3: Hebammen in Łódź, 1937; 1939[1]

Nr.	Name	Geburtsjahr	Datum der Zulassung als Hebamme	Adresse
1	Adaczewska, Eleonora			Ul. Słowiańska 6
2	Adamowicz, Julianna	1873	1909	Piastowska 7
3	Adamus, Maria			Przejazd 50
4	Adamska, Irena	1901	1927	Łódź
5	Bączyńska, Maria			Pasterska 19
6	Bajer, Sabina	1898	1933	Rzgowska 63
7	Baum, Citla	1882	1912	Kamienna 2
8	Bawolska, Bronisława	1887	1909	Wapienna 3
9	Becker, Eugenia	1898	1926	Kilińskiego 154
10	Bejm, Zofia	1878	1909	Łódź
11	Berenhaut, Leja			Młynarska 33
12	Berensztein, Chana			Nowo-Zarzewska 16
13	Biegańska, Emilia			Grabowa 32
14	Biegańska, Michalina	1878	1922	Rzgowsku 90
15	Bitner, Helena Józefa			Drewnowska 54
16	Bitner, Berta			Kilińskiego 171
17	Bobowska, Helena	1874	1909	Mińska 15
18	Boczek, Marianna			Napiórkowskiego 100
19	Bogatek, Maria	1897	1929	Łódź
20	Bohn, Aurelia	1914	1935	Łódź
21	Bojmarder, Estera			Zawadzka 12
22	Borsztajn, Chana Ruchla	1888	1923	Łódź
23	Botwinik, Rywka			Główna 62
24	Browerman, Elka	1882	1910	Łódź
25	Brzezińska, Dwojra Ruchla			Sienkiewicza 52
26	Budkowska, Maria-Teofila	1868	1907	Drewnowska 54
27	Bugaj, Maria	1898	1922	Łódź

1 Zusammengestellt aus: Żumański, Księga Adresowa Miasta Łodzi; Urzędowy spis lekarzy, VI Położne, 1939. Beide Listen sind unvollständig. Es könnten insofern auch mehr Hebammen in Łódź tätig gewesen sein.

Nr.	Name	Geburtsjahr	Datum der Zulassung als Hebamme	Adresse
28	Buczek, Marianna			Napiórkowskiego 54
29	Burzyńska, Genowefa			Główna 38
30	Buszynska, Leokadia	1896	1920	Łódź
31	Cegiełkowska, Karolina			Piotrkowska 223
32	Cerecka, Marianna			Zgierska 114
33	Chelminska, Franciszka	1905	1935	Łódź
34	Ciastek, Antonina	1892	1923	Wiznera 20
35	Ciamciak, Antonia			Wiznera 12
36	Cieślak, Aniela			Długosza 8
37	Cymerman, Stanisława			Śródmiejska 80
38	Czekalska, Stanisława			Emilii 20
39	Czelin, Małka			Pólnocna 9
40	Czlenow, Anna	1880	1907	Narutowicza 49
41	Dębowska, Paulina			Fijałkowska 22
42	Dimont, Sara			Napiórkowskiego 9
43	Dogielska, Matylda	1870	1907	Nawrot 56
44	Drzymala, Apolonia	1874	1909	Piotrkowska 223
45	Dyszy z Konarzewskich, Aniela			Wólczańska 262
46	Działoszyńska, Frajda			Zgierska 21
47	Dzięgielewska, Stefania	1900	1928	Pasterska 7
48	Ejlenberg, Rywka	1888	1909	Łódź
49	Elinger, Chaja Frymeta	1879	1914	Brzezińska 4
50	Elinger, Golda Bajla			Piłsudskiego 34
51	Elke, Anna Paulina			Piotrkowska 197
52	Erdberg, Szejwa			Lipowa 9
53	Fajwlewicz, Nirla			Lipowa 57
54	Falkenberg-Piasecka z Ruppertów, Ida	1883	1912	Cymera 5
55	Finkelsztajn, Malka	1909	1925	Łódź
56	Fofel, Anna Dorota	1867	1901	Sienkiewicza 71
57	Frąckiewicz, Wiktoria	1874	1908	Kilinskiego 120
58	Frenkl, Rocha	1885	1909	Piotrkowska 145
59	Fryszberg, Bajla Rajzla			Piotrkowska 6
60	Fulman, Sara-Rebeka	1886	1906	Narutowicza 23
61	Furaszowa ze Zbarów, Sonia	1898	1921	Południowa 31

Nr.	Name	Geburtsjahr	Datum der Zulassung als Hebamme	Adresse
62	Gacek, Helena			Kruczna 24
63	Gałazka, Stefania	1895	1923	N. Zarzewska 35
64	Gebauer, Marianna	1907	1929	Ogrodowa 26
65	Gellert, Berta			Poleska 15
66	Gewere, Hilda	1914	1937	Łódź
67	Glater, Maria			Kilińskiego 17
68	Gockowska, Kazimiera	1901	1928	Rokicińska 61
69	Goldberg, Jenta			Śródmiejska 58
70	Goldenberg, Eugenia			Kopernika 49
71	Gonczarek, Maria			Rzgowska 49
72	Golańska, Józefa			Sanocka 24
73	Gotszling, Ida	1830	1913	Limanowskiego 98
74	Gradis, Rozalia			Kilińskiego 44
75	Gradowska, Wladyslawa	1872	1901	Kopernika 27
76	Grauberg, Franciszka			Andrzeja 29
77	Grodzińska, Stefania			Wrzesińska 37
78	Grossdorf, Rachela			Południowa 19
79	Gruszyńska, Maria			Wysoka 29
80	Gruszyńska, Klementyna			Południowa 21
81	Grzesiak, Pelagia			Pryncypalna 31
82	Gubanska, Pelagia	1884	1926	Łódź
83	Hamburska, Elka	1913	1935	Łódź
84	Haupt, Meta			Sanocka 3
85	Heck, Helena			Grabowa 27
86	Herszenberg, Ruchla	1901	1922	Brzezińska 30
87	Hoda, Hendla			Kilińskiego 109
88	Holcberg, Tauba Fania	1896	1930	Żeromskiego 77
89	Holenderska, Cyna			Al. 1 Maja 4
90	Hummel, Paulina	1886	1932	Łódź
91	Hupińska, Antonia			Chrobrego 9
92	Jablonska, Wladyslawa	1891	1924	Łódź
93	Jagolińska, Zofia	1884	1915	Kilińskiego 162
94	Jakubowicz, Bajla	1895	1926	Łódź
95	Jastrzebski, Józefa	1884	1915	Łódź
96	Jedwab, Hilda	1872	1901	Łódź

Nr.	Name	Geburtsjahr	Datum der Zulassung als Hebamme	Adresse
97	Jehno, Zofia	1906	1932	Łódź
98	Jedrzejczykowa, Maria	1889	1927	Kraszewskiego 30
99	Jungowa, Bronislawa	1881	1911	6-go Sierpnia 59
100	Kaczurowska, Wladyslawa	1894	1927	Limanowskiego
101	Kalmanowska, Cypa Rasia	1890	1914	Traugutta 4
102	Kapecka, Marianna	1880	1910	Andrzeja 37
103	Kasperska, Marianna	1902	1936	Łódź
104	Kasprzykowa, Julianna	1890	1920	Pograniczna 3
105	Kaszubska, Józefa	1884	1927	Skierniewicka
106	Kolankowa, Marta	1900	1924	Radwanska 30
107	Kolodziejska, Florentyna	1891	1924	Młynarksa 35
108	Koman, Antonina	1879	1909	Łódź
109	Koprowicz, Maria	1899	1922	Łódź
110	Korczak, Bronisława	1894	1924	Danilowskiego 5
111	Korn, Bajla	1911	1933	Łódź
112	Koschada, Anna Emma	1881	1920	Lubelska 12
113	Kostrzewa, Stanisława	1881	1916	Radwanska 30
114	Kozlowska, Stanisława	1897	1928	Srebrzynska 35
115	Kozlowska, Waleria	1888	1916	Nawrot 100
116	Krauze, Elza	1897	1924	Rozana 10
117	Kubiak, Franciszka	1880	1910	Napiórkowskiego 88
118	Kurzawska, Waleria	1878	1908	Łódź
119	Kwiasowska, Agnieszka	1896	1923	Emilii 52
120	Kwiatkowska, Elka	1888	1926	Limanowskiego 25
121	Kwiatkowska, Wladyslawa	1894	1924	Mazurska 25
122	Łagiewska, Anna	1902	1923	Zwirki 26
123	Lassowa, Zofia	1899	1921	Łódź
124	Lelewska, Anna	1872	1908	Główna 42
125	Lenard, Wladyslawa	1903	1929	Wacława 9
126	Leszczyńska, Stanislawa	1896	1921	Zorawia 7
127	Leszczyńska, Waleria	1882	1921	Bazarna 1
128	Lew, Itulia	1884	1912	Nowomiejska 16
128	Lewandowska, Marianna	1881	1926	Napiórkowskiego 49
129	Lewkowicz, Sura Leja	1892	1910	Ogrodow 68
130	Majewska, Stanisława	1874	1910	Przejazd 59

Nr.	Name	Geburtsjahr	Datum der Zulassung als Hebamme	Adresse
131	Malewicz, Natalia	1869	1891	11 Listopada 53
132	Marel, Lucja	1873	1913	Hipoleczna 4
133	Marjanowska, Janina	1896	1923	Rzgowska 56b
134	Mastalerz, Helena	1896	1914	Fijalowska 5
135	Michalkiewicz, Józefa	1872	1910	Franciszkanska 61
136	Mikolajewska, Olga	1900	1929	Zgierska 79
137	Milewska, Stefania	1880	1906	Modra 5
138	Minkinowna, Chana	1882	1906	Zawadzka 17
139	Mirowska, Maria	1886	1925	Drukarska 6
140	Misiak, Eugenia	1886	1925	Brzezińska 82
141	Misztal, Emilia	1878	1909	Napiórkowskiego 13
142	Nadolska, Marianna	1873	1915	Limanowskiego 88
143	Nieswarba, Aria	1909	1933	Kilińskiego 23
144	Nosek, Golda-Fajga	1875	1913	Rokicinska 39
145	Nowak, Alfreda	1908	1930	Rokicinska 11
146	Nowicka, Zofia	1876	1909	Tuszyńska 30a
147	Olszewska, Helena	1887	1913	11 Listopada 15
148	Olszewska, Teofila	1885	1911	Zarzewska 49
149	Paciorek, Genowefa	1893	1923	Lokatorska 20
150	Pakula, Dwojra	1898	1926	Łódź
151	Paul, Marta	1896	1926	Żeromskiego 103
152	Pawlikowska, Janina			Limanowskiego 7
153	Pawłowska, Stanisława			Abramowskiego 30
154	Piestrzyńska, Irena	1881	1914	Pomorska 55
155	Pigułowska, Tamara	1897	1926	Kazimierza 15
156	Pikala, Zofia	1890	1925	Łódź
157	Piotrowska, Janina	1890	1925	Zielna 19
158	Pisarska, Maria			Rokicińska 8
159	Piwnienko, Bronisława			Pryncypałna 3
160	Piwowaeska, Maria			Batorego 36
161	Pladek, Maria			Lokatorska 20
162	Płusa, Franciszka	1880	1923	Kilińskiego 158
163	Popiołkiewicz, Franciszka			Nawrot 56
164	Poselt, Marianna			Nawrot 59
165	Preksler, Józefa			Nowa 18/20

Nr.	Name	Geburtsjahr	Datum der Zulassung als Hebamme	Adresse
166	Presman, Bina Ryfka			Andrzeja 29
167	Rabinowicz, Rojzla	1884	1907	Al. 1 Maja 3
168	Radziewicz, Doroffjeja	1898	1927	Napiórkowskiego 65
169	Rajnglas-Lichter, Dwojra			Zgierska 42
170	Redel, Estera Reizla	1889	1909	Pomorska 3
171	Renc, Cecylia			Andrzeja 17
172	Restel, Olga	1897	1928	Łódź
173	Rogowska, Bolesława			Brzezińska 24
174	Romonowicz, Waleria			Limanowskiego 4
175	Rosiak, Helena			Kątna 42
176	Rossygno vel Rosinijon, Michalina	1906	1927	Łagiewnicka 27
177	Rozenbaum, Ejdla			Sienkiewicza 29
178	Rubinstein, Fela			Piłsudskiego 57
179	Rubinsztajn, Fajga	1888	1922	Łódź
180	Rubintraut, Olga			Sterlinga 13
181	Rudnicka, Jadwiga			Podmiejska 16
182	Rutkowska, Aniela	1898	1926	Krakusa 9
183	Rybarkiewiez, Janina	1900	1929	Chojny, Rzgowska 196a
184	Rychlewska, Honorata			Targowa 15
185	Seidel, Helena			Marynarska 28
186	Sirotkin-Syrkin, Brocha			Al. 1 Maja 35
187	Śledzina, Aniela			Targowa 47
188	Sommerfeld, Prakseda			Wólczańska 164
189	Spruch, Wiktoria			Składowa 33
190	Srebrzyńska, Marianna	1874	1900	Suwalska 9
191	Starzyńska, Stanisława	1900	1923	Braterska 15
192	Stefankiewicz, Stanisława	1899	1927	Zgierska 24
193	Stein, Golda			Piłsudskiego 70
194	Stekél, Maria			Sadowa 17
195	Stelmaszczyk, Stanisława	1884	1916	Śródmiejska 69
196	Stolarek, Wiktoria	1895	1924	Brzezińska 59
197	Stolarska, Helena	1888	1924	Łódź
198	Strascheinowa, Emma	1886	1927	Wołczanska 63
199	Studzińska, Józefa			Wesoła 3
200	Suchorska, Janina			Piaseczna 15

Nr.	Name	Geburtsjahr	Datum der Zulassung als Hebamme	Adresse
201	Suter, Stanisława			Cegielniana 42
202	Szajber, Ruchla	1898	1926	Pomorska 101
203	Szapiro, Masza			Zawadzka 37
204	Szatan, Ryfka	1889	1909	Stary Rynek 5
205	Szczawinska, Jenta	1914	1934	Południa 28
206	Szczepańska, Maria			Limanowskiego 127
207	Szczerbińska, Helena			Fabryczna 2
208	Szefler, Apolonia			Granitowa 18
209	Szlegier, Zofia			Kilińskiego 143
210	Szmidt, Józefina			Główna 31
211	Szmulewicz, Maria	1878	1911	Zachodnia 39
212	Szper, Chaja	1878	1906	Zawadzka 10
213	Sztejn, Gitla			Zakątna 21
214	Szternfeld, Estera	1896	1928	Kopernika 61
215	Sztradel, Stanisława			Zgierska 108
216	Sztykiel, Leokadia			Wapienna 36
217	Szubska, Józefa			Rybna 13
218	Szulc, Agnieszka			Letina 11
219	Szulc, Anna Krystyna			Piotrkowska 271
220	Szulc, Eleonora			Kilińskiego 183
221	Szymkiewicz, Gitla			Pomorska 22
222	Szymot, Feliksa			Franciszkańska 81
223	Szymska, Waleria			Piotrkowska 261
224	Tamczyńska, Leokadia	1880	1926	Łódź
225	Taub, Fajga			Brzezińska 20
226	Tkaczyńska, Janina	1902	1927	Pabianicka 38
227	Tomaszewska, Helena			Cmentarna 3
228	Toronczyk, Chana	1901	1929	Brzezińska 33
229	Trenkler, Anna-Emilja	1874	1919	Mała 12
230	Trazaskalska, Franciszka			Nawrot 55
231	Twardowska, Helena	1888	1923	Murarska 41
232	Urban, Lucyna			Kilińskiego 110
233	Waksman, Szejna			Wysoka 38
234	Wałach, Elka Rajzla	1880	1916	6 Sierpnia 32
235	Waliszewska, Konstancja	1900	1923	Dworska 32

Nr.	Name	Geburtsjahr	Datum der Zulassung als Hebamme	Adresse
236	Walyrysiak, Józefa			6 Sierpnia 43
237	Wasik, Feliksa	1885	1916	Łódź
238	Wasilewska, Maria			Kilińskiego 225
239	Weger, Chawa-Rocha	1874	1906	Piotrkowska 82
240	Wencław, Karolina	1898	1921	Dąbrowska 41
241	Wieczorkowska, Helena	1894	1926	Karpia 26
242	Wieczorkowska, Maria	1896	1921	Srebrzyńska 75
243	Wilczek, Małka-Rajzla			Lutomierska 17
244	Wildenman, Fryda			Szymonowicza 22
245	Winer, Sara	1893	1929	Łódź
246	Wiślicka, Szajndla	1897	1926	Południowa 32
247	Wojtasik, Marianna			Rokicińska 54
248	Wójtkowska, Stanisława			Żeromskiego 53
249	Wojtzcak, Stefania			Mazowiecka 79
250	Wojtzcak, Zofia	1884	1918	Andrzeja 40
251	Wojtzcak, Zofia			Pomorska 107
252	Wolman, Gitla	1904	1926	Łódź
253	Wosik, Feliksa			Główna 30
254	Woskowska, Janina			Granitowa 13
255	Wożniakowa, Maria	1903	1923	Limanowskiego 91
256	Wróblewska, Eugenia	1895	1917	Łódź
257	Wyszegrodowa, Chawa Jenta			Piłsudskiego 33
258	Zadrozna, Katarzyna	1900	1927	Wolczanska 97
259	Zandberg, Chawa			Dreewnowska 4
260	Ziemnicka, Józefa	1880	1914	Górna 2
261	Zgit, Amalia			Rzgowska 137
262	Złotogórska, Sura			Franciszkańska 15
263	Znyk, Franciszka			Ogrodowa 22
264	Zuchowska Marianna			Franciszkańska 24
265	Zylberszpic, Jenta	1903	1926	Łódź
267	Zyngier, Syma	1889	1913	Łódź

Tab. 4: Hebammen in Stadt und Land Włocławek 1939[2]

Nr.	Name	Geburts-jahr	Datum der Zulassung als Hebamme	Adresse
1	Amerska-Kochanowicz	1896	1930	Włocławek
2	Biernacka, Jadwiga	1901	1927	Włocławek
3	Blech, Szajna	1896	1916	Włocławek
4	Chlebowska, Aniela	1904		Włocławek
5	Chmelewska, Walentine	1898	1926	Włocławek
6	Czajkowska, Józefa	1893	1913	Włocławek.
7	Czapska, Teresa	1899		Chodecz
8	Dmochowska, Teofilia	1887	1911 (1915)	Kowal
9	Ilecka, Zenobia	1911	1935	Lubień
10	Jaranowska, Irena	1902	1929	Włocławek
11	Jaworska, Kazimiera	1903	1936	Przedecz
12	Joachimowicz-Szitten, Hinda	1884	1930	Włocławek
13	Kanderska, Fanciska		1922	Włocławek
14	Kowalewska, Stanisława	1888	1913	Brešć Kujawski
15	Kramer, Stanisława	1883	1929	Chodecz
16	Kropidłowska, Zofia	1891	1926	Włocławek
17	Kruczkowska, Maria	1885	1908	Włocławek
18	Kwiatkowska, Bronisława	1907	1934	Chodecz
19	Lewandowska, Janina	1900	1932	Włocławek
20	Lipnicka, Hedwig	1901	1927	Dobigniewo
21	Litwicka-Kuśmider, Helena	1896	1923	Lubraniec
22	Luczak, Martha	1904	1934	Włocławek
23	Michalowska-Kaszubska, Bronisława	1886	1905	Włocławek
24	Michalska, Ewa	1901	1934	Włocławek
25	Napiorkowska, Bronisława	1880	1912	Włocławek
26	Neuman, Sara	1902	1927	Włocławek
27	Offenbach, Tolba	1890	1929	Włocławek
28	Pakulska, Jadwiga	1901	1933	Włocławek
29	Palmowska, Filomena	1894	1930	Czerniewice
30	Pfol-Jozwiak, Bronisława	1891	1913	Włocławek
31	Pijanowska, Maria	1873	1912	Włocławek
32	Puffal, Klaudia	1907	1930	Lubień
33	Pugaczewska, Apolonia	1901	1924	Włocławek

2Zusammengestellt aus: Urzędowy spis lekarzy, VI Położne, 1939; APW, 829/41-44.

Nr.	Name	Geburts-jahr	Datum der Zulassung als Hebamme	Adresse
34	Radziejewska-Sztulzaft, Ryfka	1894	1920	Włocławek
35	Rosinska, Stefania	1899	1926	Włocławek
36	Rucinska, Helena	1909	1938	Włocławek
37	Rydel, Sura	1914	1937	Włocławek
38	Rymsza, Hedwig	1894	1926	Kłotno
39	Szott, Pelagia	1903	1928	Włocławek
40	Szurpit, Franciszka	1890	1914	Breść Kujawski
41	Szymakowna, Anna	1894	1928	Włocławek
42	Tabaczek, Józefa	1889	1925	Włocławek
43	Tauman, Fajga	1910	1930	Brześć Kujawski
44	Walewicz, Walentyna	1897	1926	Choceń
45	Weisbrot, Perla	1899	1929	Włocławek
46	Wendolowska, Natalia	1882	1913	Włocławek
47	Wiśniewska-Zbikowska, Paulina	1889	1920	Przedecz
48	Wojko, Janina	1910	1924	Szatki
49	Wojnilowicz, Pelagia Katharina	1873	1909	Włocławek
50	Wrona, Maria	1888	1928	Włocławek
51	Zasadzinska, Katarzyna	1890	1927	Kruschin
52	Zbikowska, Paulina	1891	1920	Przedecz
53	Zuranska, Józefa	1906	1934	Lubraniec
54	Zuchowska, Maria	1885	1914	Włocławek
55	Zwierzchowska, Celina	1910	1929	Breść Kujawski

Tab. 5: Im Ghetto Litzmannstadt durch das deutsche Gesundheitsamt registrierte Hebammen[3]

Nr.	Name	Geboren	Examen	Tätigkeit im Ghetto Litzmannstadt, Adresse
1	Abramowicz, Julianna	1873	1909	G-Str./Richterstr. 2
2	Berensztajn (Borsztajn), Chana Ruchla	1888	1923	Ambulatorium II Telegraphenstr./Hamburger 8
3	Czlenow, Anna	1880	1907	O-Str./Inselstr. 9
4	Działoszyńska, Frajda (Pola?)			Krankenhaus II Hohensteiner Str. 21
5	Elinger, Chaja Frymeta	1879	1914	Rettungsbereitschaft Sulzfelder Str. 5
6	Finkielsztajn, Maria/Malka	1909	1925	Rettungsbereitschaft, Telegraphenstr./Hamburger 21
7	Fryszberg			20-Str./Fischstr.
8	Graf			Telegraphenstr./Hamburger 17
9	Grossdorf, Rachela			Sulzfelder Str. 13
10	Herszenberg, Ruchla	1901	1922	Krankenhaus I, Krankenaus in der Drewnowska 75 (Holzstrasse), Rettungsbereitschaft, Sulzfelder Str. 30
11	Holcberg, Tauba Fania	1896	1930	Au-Str./Putziger 7
12	Jakubowicz, Bajla	1895	1926	Ghetto Litzmannstadt, Sanitätsdienst, Hohensteiner Str. 38
13	Jedwab, Hilda	1872	1901	Apotheke/Sanitätsabteilung/Ärztepunkt, Z-Str./Holzstr. 17
15	Kranc, Freda			Goldschmiedegasse 25
14	Kwiatkowska, Elna (Elka)	1888	1926	Alexanderhofstr. 25
16	Lewkowicz, Sura Leja	1892	1910	Krankenhaus I/Sanitätsabteilung, 30-Str./Zimmer 3
17	Najman, Teofila/Rywka/Adela			Krankenhaus II/Apotheke, 4-Str./Mühlgasse 33
18	Rejder			Telegraphenstr./Hamburger 19
19	Rubinsztajn, Fajga	1888	1922	Sonnleite/Hanseatenstr. 39
20	Rubinraut, Olga			Krankenhaus in der Drewnowska 75
21	Szmulewicz, Maria-Krajudla	1878	1911	Telegraphenstr./Hamburger 71
22	Szmulowicz			Bolzengasse/Gnesener 1
23	Szymkiewicz			Hohensteiner Str. 56

3 Von der jüdischen Ghettoverwaltung im Spätsommer auf Anweisung der deutschen Behörden registrierte Hebammen im Ghetto. Verzeichnis der Hebammen, Spätsommer 1940, in: APŁ, L-15065, Bl. 163. Daten ergänzt und abgeglichen mit: Księga Adresowa Miasta Łodzi, 1937-1939; Urzędowy spis lekarzy. Zur Tätigkeit der Hebammen im Ghetto vgl. Listen der Beschäftigten der Gesundheitsabteilung, in: APŁ, 39/278/0/22/1574. Die Schreibweisen der Namen variieren z.T. je nach Liste.

Nr.	Name	Geboren	Examen	Tätigkeit im Ghetto Litzmannstadt, Adresse
24	Wajnstadt			Alexanderhofstr. 11
25	Zylberszpic, Jenta	1903	1926	Sonnleite/Hanseatenstr. 35

PERSONENREGISTER

Anonymisierte Personen sind nur im Register aufgenommen, wenn sie mehrfach genannt werden. Verweise auf Anmerkungen in den Fußnoten sind kursiv gesetzt.

ORTSREGISTER

Die Ortsnamen sind aufgeführt, wie im Text verwendet. Verweise auf Angaben in den Fußnoten sind kursiv gesetzt.